AF260420

# TRAITÉ PRATIQUE

## DES

# MALADIES DE L'ENFANCE

### PAR

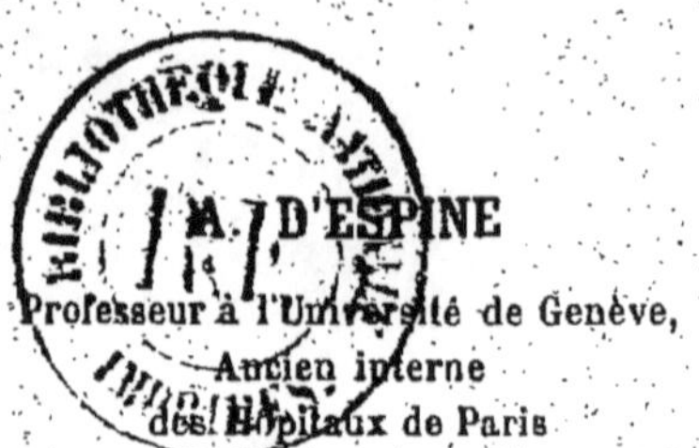

**A. D'ESPINE**
Professeur à l'Université de Genève,
Ancien interne
des Hôpitaux de Paris

**C. PICOT**
Médecin de l'Infirmerie du Prieuré,
Ancien interne
des Hôpitaux de Paris.

## SIXIÈME ÉDITION ENTIÈREMENT REFONDUE

DU MANUEL DES MALADIES DE L'ENFANCE

### PREMIÈRE PARTIE

**Maladies générales, Maladies du système nerveux**

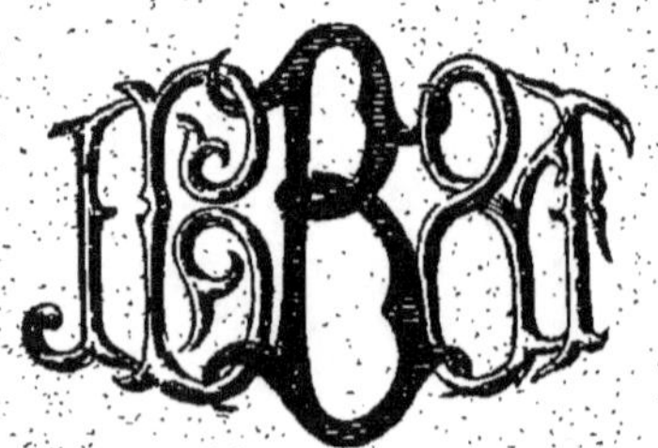

## PARIS

### LIBRAIRIE J.-B. BAILLIÈRE ET FILS

19, Rue Hautefeuille, près du Boulevard Saint-Germain

### 1899

# TRAITÉ PRATIQUE



DES

# MALADIES DE L'ENFANCE

# LIBRAIRIE J.-B. BAILLIÈRE ET FILS

**Traité pratique des maladies des nouveau-nés, des enfants** à la mamelle et de la seconde enfance, par E. Bouchut, médecin de l'hôpital des Enfants malades. 8e édition. 1 vol. in-8 de xvi-1138 pages avec fig...... 18 fr.

**Clinique de l'hôpital des Enfants malades,** par E. Bouchut. 1 vol. in-8 de 700 pages............................................... 8 fr.

**Hygiène de la première enfance.** Guide des mères pour l'allaitement, le sevrage et le choix de la nourrice, par E. Bouchut. 8e édition. 1 vol. in-18 jésus de 460 pages, avec 52 figures.......................................... 3 fr. 50

**Formulaire d'hygiène infantile individuelle,** hygiène de l'enfant à la maison, par le docteur H. Gillet. 1 vol. in-18, 300 pages et fig., cart.... 3 fr.

**Formulaire d'hygiène infantile collective,** hygiène de l'enfant à l'école, à la crèche, à l'hôpital, par le docteur H. Gillet. 1899. 1 vol. in-18, 300 pages et figures, cartonné........................................... 3 fr.

**La pratique de la sérothérapie et les nouveaux traitements de la diphtérie,** sérothérapie, intubation, trachéotomie, par le docteur H. Gillet. 1 vol. in-18, 294 pages et 37 fig., cart............................... 4 fr.

**La pratique des maladies des enfants dans les hôpitaux de Paris,** par le professeur Paul Lefert. 2e édition. 1898. 1 vol. in-18 de 300 pages, cartonné............................................... 3 fr.

**Les Maladies de l'enfance.** Description et traitement, par le docteur M. Jousset, ancien interne de l'hôpital des Enfants malades. 1 vol. in-16. 3 fr. 50

**Chirurgie orthopédique.** Thérapeutique des difformités congénitales ou acquises. Leçons cliniques professées par le docteur L.-A. de Saint-Germain, chirurgien de l'hôpital des Enfants malades. 1 vol. in-8 de 651 pages, avec 129 figures............................................... 9 fr.

**Précis d'hygiène de la première enfance,** par le docteur Jules Rouvier, professeur à la Faculté de médecine de Beyrouth. 1892. 1 vol. in-18 de 500 pages, avec fig., cart............................................... 6 fr.

**Le lait stérilisé dans le traitement de l'atrophie infantile,** par le docteur Paul Ignard. 1899. In-8 de 138 pages........................... 3 fr.

**L'intubation du larynx chez l'enfant et l'adulte,** indications et valeur thérapeutique, par le docteur P. Ferroud. 1894. Gr. in-8.............. 3 fr. 50

**La couveuse artificielle chez les nouveau-nés,** par le docteur V. Pascaud. 1899. Gr. in-8 de 80 pages........................................ 2 fr.

**L'Athétose double et les chorées chroniques de l'enfance,** par J. Audry, médecin des hôpitaux de Lyon. 1 vol. in-8 de 411 pages, avec 2 photogr. et 1 pl.............................................. 10 fr.

1032-98. — Corbeil. Imprimerie Ed. Crété.

# TRAITÉ PRATIQUE

DES

# MALADIES DE L'ENFANCE

PAR

| **A. D'ESPINE** | **C. PICOT** |
| --- | --- |
| Professeur à l'Université de Genève, | Médecin de l'Infirmerie du Prieuré, |
| Ancien interne | Ancien interne |
| des Hôpitaux de Paris | des Hôpitaux de Paris. |

## SIXIÈME ÉDITION ENTIÈREMENT REFONDUE

DU MANUEL DES MALADIES DE L'ENFANCE

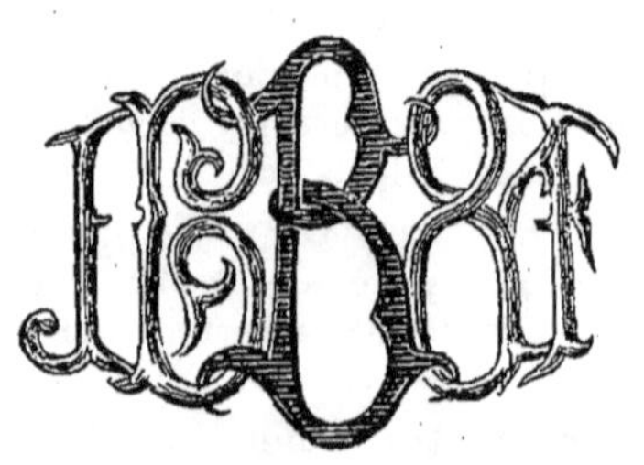

PARIS

## LIBRAIRIE J.-B. BAILLIÈRE ET FILS

19, Rue Hautefeuille, près du Boulevard Saint-Germain

1899

Tous droits réservés.

# PRÉFACE

DE LA PREMIÈRE ÉDITION

La pathologie infantile n'est pas une spécialité; il n'y a pas à proprement parler de maladies de l'enfance; toutes les maladies étudiées chez l'adulte peuvent se rencontrer avant l'âge de quinze ans, et, à part quelques affections spéciales aux nouveau-nés, toutes les maladies observées chez les enfants peuvent affecter les sujets plus âgés.

Néanmoins un certain nombre d'entre elles sont surtout fréquentes dans le jeune âge, telles sont la coqueluche, la rougeole, la diphtérie, la chorée, le rachitisme, etc.; d'autres, telles que la fièvre typhoïde, la broncho-pneumonie, la syphilis, la tuberculose, bien que communes à tous les âges, présentent souvent dans l'enfance une physionomie toute spéciale. C'est à l'étude de ces deux catégories de maladies que nous avons consacré cet ouvrage; quant aux affections qui présentent les mêmes caractères chez l'enfant et chez l'adulte, nous n'avons fait que les mentionner brièvement.

Nous avons utilisé pour ce travail les nombreux traités publiés sur le même sujet en France et à l'étranger, ainsi que les monographies relatives à des points spéciaux qui ont paru dans ces dernières années; nous nous sommes servis également des observations que nous avons recueillies pendant notre internat dans les deux hôpitaux d'enfants de Paris et dans notre pratique privée. Inutile de dire que le traité classique de Rilliet et Barthez est cité presque à chaque page dans notre manuel.

Parmi les ouvrages étrangers qui nous ont fourni le plus de renseignements utiles, nous devons mentionner celui de West et celui de Meigs et Pepper, qui jouissent d'une juste autorité en Angleterre et en Amérique, ainsi que celui de Gerhardt, qui nous a donné de précieuses indications bibliographiques sur les travaux publiés en Allemagne.....

Genève, août 1876.

# PRÉFACE

DE LA SIXIÈME ÉDITION

Les vingt-trois années qui se sont écoulées depuis la publication de notre première édition, ont été marquées par une des révolutions les plus importantes qu'ait eu à enregistrer l'histoire de la médecine, grâce aux découvertes de Pasteur et de ses successeurs. L'étiologie et la thérapeutique des maladies infectieuses, qui jouent un si grand rôle dans la pathologie infantile, ont surtout bénéficié de ce progrès, ce qui nous a amené à remanier notre livre à chaque nouvelle édition. Actuellement, tout en conservant à celui-ci sa forme élémentaire et concise, nous sommes obligés d'augmenter notre format et nous acceptons la modification du titre que nous propose notre éditeur.

L'importance que nous donnons aux indications bibliographiques dans un traité essentiellement pratique, paraîtra peut-être exagérée ; ces indications s'imposaient néanmoins, soit au point de vue de la probité scientifique, en rendant à chacun ce qui lui est dû, tout en conservant notre individualité, soit comme renseignements pour les travailleurs.

Nous avons condensé dans notre introduction toutes les notions relatives à la physiologie et à l'hygiène de l'enfance, ainsi qu'au diagnostic et à la thérapeutique des maladies du jeune âge, qui nous ont paru devoir être utiles au praticien.

Si la médecine des enfants s'est fait une place à part, comme le prouvent la création de chaires spéciales et le nombre toujours croissant des journaux et des revues qui lui sont exclusivement consacrés, elle le doit surtout aux progrès réalisés dans le champ de la pathologie générale. Nous avions donc raison de dire en 1877 que la pathologie infantile n'est pas une spécialité, car elle suppose la connaissance préalable de toutes les branches de la médecine.

Genève, 1899.

# TRAITÉ PRATIQUE

## DES

# MALADIES DE L'ENFANCE

## INTRODUCTION

### CHAPITRE PREMIER

#### CROISSANCE

La croissance est la caractéristique de l'enfance et de l'adolescence. On l'estime par les mensurations des diverses dimensions du corps et par les pesées aux différentes périodes de l'enfance.

#### Taille.

Au moment de la naissance, le nouveau-né à terme présente en moyenne une longueur de 50 centimètres pour les garçons et de 48 centimètres pour les filles ; il offre alors le tiers environ de sa taille définitive (Quételet) (1).

L'accroissement le plus rapide se produit pendant la première année, où il est de 20 centimètres environ. Dans la seconde année, il est de 10 centimètres, et dans la troisième année de 7 centimètres en moyenne.

A partir de quatre ans jusqu'à onze ans, la taille croît en moyenne de 5 centimètres par an, à peu près uniformément pour les garçons et les filles.

La puberté est précédée et accompagnée par une accélération marquée dans l'accroissement en longueur, qui commence plus tôt et s'arrête plus vite chez les filles que chez les garçons. Bowditch (2) a trouvé que c'est à douze ans et demi que les filles commencent à grandir plus vite que les garçons, qu'à quatorze ans elles les dépas-

(1) Quételet, *Anthropométrie*. Bruxelles, 1870.
(2) Bowditch, *Ann. Rep. of the State board of Health of Massachussels*. Boston, 1877.

sent en taille, mais qu'à partir de quatorze ans et demi les garçons prennent leur essor et finissent par dépasser les filles définitivement. Ce fait, qui ne ressort pas de la table de Quételet, a été vérifié par une vaste expérience instituée par la Société de médecine de Boston.

On peut résumer approximativement les tableaux de Quételet, en disant qu'à la naissance l'enfant a un peu moins du tiers de sa taille définitive, qu'à trois ans il a atteint la moitié de cette taille, vers sept ans les deux tiers, et vers dix ans les trois quarts.

La taille définitive est atteinte pour la femme entre vingt et vingt-cinq ans, pour l'homme seulement entre vingt-cinq et trente ans. La taille de l'homme adulte est à celle de la femme comme seize est à quinze. La race et l'hérédité jouent en dehors des causes pathologiques le rôle principal dans la longueur finale de la taille.

Les chiffres absolus ont peu d'importance ; les écarts individuels sont considérables pendant la période de la croissance. On peut retenir néanmoins que l'enfant a doublé sa taille, c'est-à-dire atteint *un mètre*, au commencement de la sixième année, et triplé sa taille, c'est-à-dire atteint *un mètre et demi*, entre quatorze et quinze ans. A ce moment, il ne manque plus à l'enfant qu'un douzième de sa taille définitive.

Nous donnons comme moyenne de l'accroissement de la taille le tableau classique de Quételet :

*Croissance annuelle en Belgique, d'après Quételet.*

| AGE. | HOMMES. | FEMMES. |
|---|---|---|
| 0 | 0.500 | 0.494 |
| 1 an | 0.698 | 0.690 |
| 2 ans | 0.791 | 0.781 |
| 3 — | 0.864 | 0.854 |
| 4 — | 0.927 | 0.915 |
| 5 — | 0.977 | 0.974 |
| 6 — | 1.046 | 1.031 |
| 7 — | 1.104 | 1.087 |
| 8 — | 1.162 | 1.142 |
| 9 — | 1.218 | 1.196 |
| 10 — | 1.273 | 1.249 |
| 11 — | 1.325 | 1.301 |
| 12 — | 1.375 | 1.352 |
| 13 — | 1.423 | 1.400 |
| 14 — | 1.469 | 1.446 |
| 15 — | 1.513 | 1.488 |
| 16 — | 1.554 | 1.521 |
| 17 — | 1.594 | 1.546 |
| 18 — | 1.630 | 1.563 |
| 19 — | 1.655 | 1.570 |
| 20 — | 1.669 | 1.574 |
| 25 — | 1.682 | 1.578 |
| 30 — | 1.686 | 1.580 |
| 40 — | 1.686 | 1.580 |

Membres inférieurs. — Les membres inférieurs jouent le rôle prépondérant dans l'accroissement de la taille. C'est la cuisse qui, de toutes les parties du corps, s'accroît le plus en longueur ; elle acquiert sept fois sa longueur primitive.

Si on divise, avec Liharzik(1), le corps en deux parties, l'une supérieure (du vertex au pubis), l'autre inférieure (du pubis au talon), on trouve que, chez le nouveau-né, le rapport de la partie supérieure à la partie inférieure est comme 3 est à 2.

Dans la huitième année, les deux parties sont égales. A partir de ce moment, la partie inférieure du corps l'emporte sur la supérieure.

Tête. — La circonférence de la tête est en moyenne à la naissance de 35 centimètres, elle est un peu plus grande chez les garçons que chez les filles. Elle s'accroît très rapidement pendant la première année, de 10 centimètres en moyenne.

De la seconde à la cinquième année, elle a gagné 4 centimètres et, à partir de ce moment, ne continue plus à croître que d'une façon très lente.

Vu l'importance de cette dimension pour l'appréciation des cas pathologiques, nous reproduirons ici les mensurations céphalométriques de Bonifay (2) :

*Grande circonférence horizontale de la tête* (3).

| | MOYENNES. | MAXIMA. | MINIMA. |
|---|---|---|---|
| De la naissance (à terme) au 15e jour... | 34 | 37 | 32 |
| Du 15e jour à 2 mois.................. | 36 | 39 | 33 |
| A 3 mois........................... | 38 | 42 | 35 |
| A 6 mois........................... | 42 | 46 | 39 |
| De 1 à 2 ans...................... | 45 | 48 | 43 |
| De 2 à 3 — ...................... | 47 | 51 | 43 |
| De 3 à 4 —. ...................... | 48 | 52 | 46 |
| De 4 à 5 —...................... | 49 | 52 | 46 |
| De 5 à 6 —...................... | 49 | 53 | 46 |
| De 6 à 7 —...................... | 50 | 53 | 47 |
| De 7 à 8 —...................... | 51 | 54 | 48 |
| De 8 à 9 —...................... | 51 | 53 | 49 |
| De 9 à 10 —...................... | 51 | 54 | 48 |
| De 10 à 11 —...................... | 51 | 54 | 49 |
| De 11 à 12 —...................... | 52 | 57 | 46 |

Les grandes sutures du crâne ne sont pas ossifiées avant le sixième mois.

La *grande fontanelle,* la seule qui persiste après la naissance, présente chez le nouveau-né la forme d'un losange à diamètre transverse un peu moins long que le diamètre sagittal. Elsaesser admettait que

(1) Liharzik, *Das Gesetz des Wachsthums.* Wien, 1862.
(2) Bonifay, Thèse de Lyon, 1897.
(3) Passant en avant par la ligne sus-orbitaire, en arrière par le point extrême du diamètre antéro-postérieur maximum.

la fontanelle augmente de volume dans les premiers mois, et ne commence à se rétrécir que vers le neuvième mois. Nous partageons l'opinion de Kassowitz, qui regarde cette augmentation comme pathologique, indiquant tantôt le rachitisme, tantôt l'hydrocéphalie.

La grande fontanelle se rétrécit graduellement à partir de la naissance et est fermée à l'état normal entre l'âge de douze et dix-huit mois. La persistance jusqu'à l'âge de trois ans, qui a été souvent observée, est presque toujours un signe de rachitisme.

La grande fontanelle est, à l'état normal, le siège de légers mouvements inspiratoires (retrait) et expiratoires (saillie), ainsi que de pulsations perceptibles à la vue et au toucher.

Quand il y a augmentation de la tension intracranienne (épanchements, tumeurs, etc.), la grande fontanelle est bombée, elle est tendue et les pulsations disparaissent.

L'enfoncement de la fontanelle indique une déshydratation considérable du sang, telle qu'elle s'observe à la suite de diarrhées profuses. Parrot a montré que c'est un signe grave qui coïncide presque toujours avec une encéphalopathie athrepsique.

THORAX. — Le rapport de la circonférence du thorax à la circonférence de la tête est important à connaître. A la naissance, le thorax est plus petit que la tête, qui le dépasse au maximum de 2 centimètres à 2 centimètres et demi chez les enfants normaux à terme.

La circonférence du thorax devient égale à celle de la tête vers le dix-huitième mois et l'a dépassée au vingt et unième mois. Quand elle lui reste inférieure dans le courant de la troisième année, c'est un fait pathologique qui indique une faiblesse constitutionnelle.

Le pourtour thoracique continue à s'accroître pendant toute l'enfance et se développe surtout rapidement de treize à seize ans, c'est-à-dire à l'époque de la puberté.

**Anomalies de la croissance.** — ARRÊTS DE CROISSANCE. — Ils sont dus principalement à deux causes, l'absence du corps thyroïde qui engendre le nanisme et le crétinisme myxœdémateux (Voir *Myxœdème*) et le rachitisme qui provoque une ossification prématurée des cartilages épiphysaires des membres inférieurs.

SURACTIVITÉ DE LA CROISSANCE. — Elle s'observe surtout à la suite des maladies infectieuses aiguës, telles que la fièvre typhoïde, la scarlatine, la pneumonie. Elle se produit pendant le cours de ces affections et se continue pendant la convalescence. Elle se fait presque entièrement par l'intermédiaire des os longs des membres inférieurs. Elle entraîne souvent au niveau des grandes articulations des vergetures perpendiculaires à l'axe du membre, dues à ce que la peau ne peut suivre assez rapidement le développement en longueur des os (Auboyer) (1).

_________________

(1) Auboyer, *De la croissance*. Paris, 1881.

Fièvre de croissance. — Elle n'est jamais un phénomène physiologique. Elle s'accompagne souvent de douleurs plus ou moins vives
au niveau des cartilages juxta-épiphysaires. Elle doit être considérée
comme la forme la plus atténuée de l'ostéomyélite des enfants et des
adolescents, inflammation due le plus souvent au surmenage et à
l'infection, et dont la suractivité fonctionnelle de la moelle osseuse
des épiphyses au moment des périodes de croissance rapide est la
cause prédisposante.

Céphalalgie de croissance. — Quand elle n'est pas causée par une
anomalie de réfraction de l'œil, elle est due au surmenage scolaire.
On ne peut nier que les grandes périodes de la croissance ne constituent pour le système nerveux un état d'équilibre instable, qui, sous
l'influence de causes diverses héréditaires ou occasionnelles, pourra
engendrer l'hystérie ou la neurasthénie (1).

## Poids.

Le poids des nouveau-nés, dont l'appréciation a pris une si grande
importance depuis les travaux de Chaussier, Quételet, Breslau, Siebold,
Bouchaud (2), etc., atteint en moyenne au moment de la naissance
3250 grammes. Sur 480 enfants pesés par Altherr (3), 353, soit près des
trois quarts, pesaient de 2500 à 3500 grammes; le poids minimum
était compris entre 1000 et 1500 grammes, le poids maximum entre
4500 et 5000; ces poids extrêmes n'étaient atteints chacun que par
un seul enfant. Le poids moyen des garçons l'emportait sur celui des
filles de 120 grammes; celui des enfants nés de multipares sur celui
des enfants de primipares de 120 grammes pour les garçons, de
57 grammes pour les filles.

Immédiatement après la naissance, l'enfant perd de son poids sous
l'influence de l'évacuation du méconium et de l'urine, ainsi que par
les éliminations qui se font par la peau et les poumons, perte que
ne répare pas une alimentation encore peu abondante. Cette diminution de poids se continue pendant les trois ou quatre premiers jours
de la vie; elle est en moyenne de 113 grammes pour le premier jour,
et en tout de 100 à 300 grammes; elle cesse à partir du troisième ou
du quatrième jour. L'enfant commence alors immédiatement à augmenter de poids; il atteint de nouveau son poids initial le dixième
jour, s'il est allaité au sein, un peu plus tard s'il est nourri artificiellement; chez les enfants nés avant terme seulement du quinzième au
trentième jour.

L'enfant nouveau-né s'accroît en moyenne de 20 à 40 grammes par

(1) Voir : Springer, *Étude sur la croissance*. Paris, 1890, p. 101.
(2) Bouchaud, *Études expérimentales sur la nutrition chez les nouveau-nés*. Thèse
de Paris, 1864.
(3) Altherr, Thèse de Bâle, 1874.

jour pendant les cinq premiers mois de la vie, de 10 à 15 grammes pendant les sept suivants, et pèse de 9 kilos à 9 kilos et demi à un an, soit presque le triple de son poids initial. A sept ans, le poids est encore doublé; il est de 18 kilos, et est quadruplé à quatorze ans, où il atteint 36 kilos. D'après Vierordt, l'accroissement total moyen de l'enfant de zéro à quatorze ans est de 34 kilogrammes: il est en moyenne de 2 kilos plus fort chez les garçons que chez les filles; mais le poids moyen de la femme adulte étant de 8 à 9 kilos inférieur à celui de l'homme, il en résulte que, relativement à son poids défi- nitif, la petite fille augmente plus que le garçon avant quatorze ans. Le poids de l'adulte est vingt fois celui du nouveau-né.

Voici, d'après l'anthropométrie de Quételet, le tableau de l'accrois- sement moyen en poids du corps humain de zéro à vingt-cinq ans :

*Tableau des poids du corps de 0 à 25 ans.*

| AGE. | DE L'HOMME. | | DE LA FEMME. | |
| --- | --- | --- | --- | --- |
| | Poids moyen. | Accroissement annuel. | Poids moyen. | Accroissement annuel. |
| | Kil. | Kil. | Kil. | Kil. |
| Naissance......... | 3.1 | " | 3.0 | " |
| 0 à 1 an........... | 9.0 | 5.9 | 8.6 | 5.6 |
| 2 ans............. | 11.0 | 2.0 | 11.0 | 2.4 |
| 3 — ........... | 12.5 | 1 5 | 12.4 | 1.4 |
| 4 — ........... | 14.0 | 1.5 | 13.9 | 1.5 |
| 5 — ........... | 15.9 | 1.9 | 15.3 | 1.4 |
| 6 — ........... | 17.8 | 1.9 | 16.7 | 1.4 |
| 7 — ........... | 19.7 | 1.9 | 17.8 | 1.1 |
| 8 — ........... | 21.6 | 1.9 | 19 0 | 1.2 |
| 9 — ........... | 23.5 | 1.9 | 21.0 | 2.0 |
| 10 — ........... | 25.2 | 1.7 | 23.1 | 2.1 |
| 11 — ........... | 27.0 | 1.8 | 25.5 | 2.4 |
| 12 — ........... | 29.0 | 2.0 | 29.0 | 3.5 |
| 13 — ........... | 33.1 | 4.1 | 32.5 | 3.5 |
| 14 — ........... | 37.1 | 4.0 | 36.3 | 3.8 |
| 15 — ........... | 41.2 | 4.1 | 40.0 | 3.7 |
| 16 — ........... | 45.4 | 4.2 | 43.5 | 3.5 |
| 17 — ........... | 49.7 | 4.3 | 46.8 | 3.3 |
| 18 — ........... | 53.9 | 4.2 | 49.8 | 3.0 |
| 19 — ........... | 57.6 | 3.7 | 52.1 | 2.3 |
| 20 — ........... | 59.5 | 1.9 | 53.2 | 1.1 |
| 21 — ........... | 61.2 | 1.7 | 54.3 | 0.8 |
| 22 — ........... | 62.9 | 1.7 | 54.8 | 0.5 |
| 23 — ........... | 64.5 | 1.6 | 55.2 | 0.4 |
| 25 — ........... | 66.2 | 1.7 | 54.8 | 0.3 |

Il importe, pour s'assurer que l'alimentation de l'enfant à la mamelle se fait d'une manière satisfaisante, de vérifier par des pesées régulières si l'accroissement de son poids est normal. L'instrument le plus commode pour cette constatation est une petite romaine por- tative, comme celle d'Odier et Blache. L'enfant doit être pesé immé- diatement après la naissance, après avoir été seulement essuyé ; il est placé dans un linge pesé à l'avance et attaché à la romaine; s'il est habillé, ses vêtements seront pesés ensuite à part, et leur poids sera déduit du poids total. La pesée sera répétée tous les trois ou quatre jours à la même heure pendant la première semaine, puis tous les huit jours jusqu'à six mois et tous les quinze jours jusqu'à un an. On doit choisir pour cet examen l'heure la plus éloignée de la dernière tetée, et l'on inscrira les résultats des différentes pesées sur un registre spécial; car, ce qui importe, c'est moins le poids actuel que la série des poids successifs, qui représente l'accroissement réel de l'enfant (Odier) (1).

Quoiqu'il ne faille pas attacher une trop grande importance aux moyennes, nous transcrivons ici les tableaux de poids de Bouchaud et de Fleischmann, qui nous ont fourni des indications précieuses dans notre pratique :

*Tableau de l'augmentation normale dans la première année.*

|  | BOUCHAUD. | FLEISCHMANN. | AUGMENTATION PAR MOIS (moyenne). | AUGMENTATION PAR JOUR (moyenne). |
|---|---|---|---|---|
| Poids initial....... | 3250 | 3500 | — | — |
| A 1 mois......... | 4000 | 4550 | 900 | 30 |
| A 2 — ......... | 4700 | 5500 | 825 | 27 |
| A 3 — ......... | 5350 | 6350 | 700 | 23 |
| A 4 — ......... | 5950 | 7000 | 625 | 20 |
| A 5 — ......... | 6500 | 7550 | 550 | 18 |
| A 6 — ......... | 7000 | 7970 | 460 | 15 |
| A 7 — ......... | 7450 | 8330 | 405 | 13 |
| A 8 — ......... | 7850 | 8630 | 350 | 11 |
| A 9 — ......... | 8200 | 8930 | 375 | 12 |
| A 10 — ......... | 8500 | 9200 | 285 | 9,5 |
| A 11 — ......... | 8750 | 9450 | 250 | 8 |
| A 1 an........... | 9000 | 9600 | 225 | 7 |

Les chiffres de Bouchaud représentent, surtout pour les six premiers mois, chez un enfant né à terme, un minimum au-dessous duquel on doit considérer l'alimentation comme insuffisante. Les chiffres de Fleischmann peuvent être considérés comme l'expression d'un accroissement excellent, tel qu'on l'observe souvent chez des enfants nourris au sein d'une bonne nourrice. Quand le poids initial est au-dessous de la moyenne, le poids reste en général pendant les six premiers mois au-dessous de la normale. Il faut se guider alors, pour juger de la valeur de l'alimentation, sur les colonnes indiquant l'augmentation moyenne par mois et par jour.

Une augmentation de 20 à 30 grammes par jour pendant les premiers mois peut être considérée comme normale, et tout enfant

_______

(1) Odier, Thèse de Paris, 1868.

qui ne gagne pas 20 grammes par jour, doit être envisagé comme mal nourri ou malade. Cependant cette loi peut subir des exceptions. R. Blache a rapporté l'exemple d'une petite fille d'un poids un peu au-dessous de la moyenne et dont la santé a toujours été irréprochable, quoiqu'elle n'ait jamais gagné plus de 12 à 18 grammes par jour pendant les cinq premiers mois. D'autre part, l'augmentation de poids peut dépasser de beaucoup la moyenne ; chez les enfants nourris au sein et placés dans de bonnes conditions hygiéniques, il est très fréquent de voir un accroissement journalier de 40 grammes et même plus ; dans un cas cité par R. Blache, il atteignait parfois 80 grammes.


# CHAPITRE II

## PHYSIOLOGIE ET HYGIÈNE DU NOUVEAU-NÉ

**Respiration.** — NOMBRE DES RESPIRATIONS. — Le nombre des respirations en moyenne est de 44 par minute chez le nouveau-né ; plus tard, il est de 35 à 40 jusqu'à la troisième année et de 25 à 30 jusqu'à la cinquième année, pour tomber à 20 à quinze ans.

Le sommeil régularise la respiration et diminue le nombre des mouvements respiratoires, comme cela ressort des recherches d'Alix (1) :

|  | Sommeil. | Veille. |
|---|---|---|
| Nouveau-né jusqu'au 10ᵉ jour | 37 | 46 |
| Du 5ᵉ au 10ᵉ mois | 37 | 44 |
| Du 14ᵉ au 22ᵉ mois | 30 | 38 |
| De 2 à 4 ans | 29 | 38 |

Le nombre des mouvements respiratoires du nouveau-né est d'un tiers plus fréquent dans la position verticale que dans la position horizontale (Vierordt) (2).

L'irrégularité des mouvements respiratoires à l'état de veille est la règle chez les petits enfants. Elle peut se produire aussi incidemment pendant le sommeil chez des enfants en bonne santé.

TYPE RESPIRATOIRE. — Le *type respiratoire* est abdominal chez le nouveau-né (Beau et Maissiat) et devient peu à peu costo-diaphragmatique chez les enfants plus âgés. L'épigastre se soulève à chaque inspiration, en même temps que le rebord costal inférieur s'écarte. Tout retrait inspiratoire de l'abdomen au niveau des fausses côtes est pathologique et s'observe surtout chez les enfants rachitiques.

(1) Alix, *Étude sur la physiologie de la première enfance*, 1867.
(2) Vierordt, *Physiologie des Kindesalters*, *in* Gerhardt, *Handb. der Kinderkr.*, t. I. Tübingen, 1881.

La respiration est purement *nasale* chez le nouveau-né, d'où la gravité du coryza à cet âge. A tout âge, les enfants bien portants dorment avec la bouche fermée. Un enfant qui respire habituellement par la bouche souffre d'une obstruction naso-pharyngienne (végétations adénoïdes, etc.).

ÉCHANGES GAZEUX. — Les *phénomènes chimiques de la respiration* présentent une intensité exceptionnelle dans les premiers mois. Andral et Gavarret ont montré que la quantité d'acide carbonique exhalé augmente de la naissance jusqu'à trente ans.

Si, au contraire, on calcule la quantité d'acide carbonique produite et d'oxygène absorbé par un kilo d'enfant, par rapport à un kilo d'adulte, on voit qu'à quatre semaines la quantité de $CO^2$ exhalée dépasse de 66 pour 100 et la quantité d'O absorbée de 71 pour 100 les mêmes quantités constatées chez l'adulte (Schira) (1). Cela ressort du tableau suivant :

| | Le 1er jour. | A 4 semaines. | Chez l'adulte. |
|---|---|---|---|
| Production de $CO^2$ par kilo et par heure... | 320 | 638 | 216 |
| Consommation d'O par kilo et par heure.. | 470 | 833 | 243 |

Il en résulte que non seulement les enfants en bas âge absorbent plus d'oxygène que l'adulte, mais ils en *fixent plus* ; l'aération est donc un facteur essentiel de la croissance.

Ce besoin impérieux d'oxygène entraîne, comme mesure d'hygiène, l'habitation du nouveau-né dans une chambre spacieuse, bien aérée, le chauffage par des cheminées ou des poêles à fort tirage, la position élevée du berceau de l'enfant pour le soustraire à l'acide carbonique qui s'accumule dans les parties basses de l'habitation. Ainsi s'expliquent l'action favorable sur la croissance des sorties quotidiennes à l'air libre et le danger des maillots serrés qui gênent les mouvements respiratoires.

**Température.** — A la naissance, la température rectale de l'enfant est en moyenne de 37,7 ; elle dépasse celle de la mère de deux à trois dixièmes de degré. Cette différence est plus accentuée encore chez le fœtus ; Würster a trouvé dans les présentations par le siège que la température rectale de l'enfant avant l'accouchement est supérieure de cinq à six dixièmes de degré à la température vaginale de la mère.

Quelques minutes après la naissance, il se produit un abaissement de température d'un degré en moyenne, qui atteint son maximum au bout de deux heures ; cette chute de température peut atteindre deux degrés chez les enfants nés avant terme, elle n'est que d'un demi-degré chez les enfants à terme (Lépine) (2).

La température rectale remonte à 37,5 le second jour et, après.

(1) Schira, *Jahrb. f. Kinderheilk.*, 1896, t. XLIII, p. 490.
(2) Lépine, *Société de biologie*, 1869.

quelques oscillations, devient semblable à celle de l'adulte du huitième au quatorzième jour (1).

Les seules différences qu'on peut relever au point de vue thermométrique chez l'enfant consistent dans un plus grand écart de la température normale du matin et du soir, dans une résistance moindre au froid extérieur et dans la plus grande fréquence d'oscillations thermiques brusques sous l'influence de causes physiologiques ou pathologiques.

**Calorification.** — La *production de chaleur* est relativement beaucoup plus forte chez l'enfant que chez l'adulte. Vierordt calcule que l'enfant à cinq mois produit en vingt-quatre heures 130 000 calories environ par kilo, l'enfant de dix-huit mois 90 000 calories, l'enfant à onze ans 51 000 et l'adulte 39 000.

La *perte de chaleur* se produit principalement par le rayonnement de la surface cutanée, qui, par rapport au poids, est près de trois fois plus considérable chez le nouveau-né que chez l'adulte. La surface extérieure est de 812 centimètres carrés par kilo chez le nouveau-né, de 412 centimètres carrés à dix ans et de 301 centimètres carrés seulement chez l'adulte (Meeh, Vierordt).

La *résistance au froid* est plus faible chez le nouveau-né que chez les enfants plus âgés ; elle diminue avec le poids de l'enfant et est faible surtout chez les enfants nés avant terme, d'où la nécessité d'élever ceux-ci dans des couveuses à température constante.

**Circulation.** — La circulation du nouveau-né et du jeune enfant se distingue de celle de l'adulte par une plus grande fréquence du pouls, par une pression artérielle plus faible et par une résistance vitale plus grande du muscle cardiaque aux augmentations de pressions accidentelles ou pathologiques.

NOMBRE DES PULSATIONS. — Le pouls du nouveau-né, qui battait en moyenne 134 dans le ventre de sa mère, se ralentit à la naissance et ne bat plus que 83 en moyenne pendant la première minute ; il redevient ensuite plus fréquent et atteint 174 pulsations à la quatrième minute (Lediberder) ; il est de 130 dans le cours du premier jour. Suivant Trousseau (2), le pouls est de 128 de trois à six mois et de 120 de dix à douze mois. D'après Roger, il tombe à 80 ou 90 dans la seconde enfance et à la puberté à 70 ou 80.

Le nombre des pulsations est plus considérable pendant la veille que pendant le sommeil ; la différence est en moyenne de 20 pulsations dans les premiers mois (Trousseau).

Le pouls est un peu plus rapide chez les garçons que chez les filles.

VITESSE DE LA CIRCULATION. — La vitesse de la circulation est

---

(1) Les premières recherches fondamentales à ce sujet datent de Roger (*Arch. gén. de méd.*, 1844) ; les résultats qu'il a donnés se rapportent à la température axillaire.

(2) Trousseau, *Journ. des connaissances médic. et chir.*, juillet 1841, p. 23.

accrue dans l'enfance. D'après Vierordt, le cycle circulatoire serait fermé en 12 secondes chez le nouveau-né, en 15 secondes à l'âge de trois ans, en 18 secondes à quatorze ans et en 22 secondes chez l'adulte.

La masse du sang qui circule dans les tissus est relativement beaucoup plus grande chez l'enfant que chez l'adulte. D'après Vierordt, un kilo du corps serait traversé pendant une minute par 379 grammes de sang chez le nouveau-né, par 306 grammes à trois ans, par 246 grammes à quatorze ans et par 206 grammes chez l'adulte.

Ce fait explique l'énergie des échanges moléculaires chez l'enfant, qui favorise la croissance et détermine un amaigrissement rapide dans l'inanition.

PRESSION ARTÉRIELLE. — D'après Vierordt, la pression artérielle, calculée d'après des expériences sur des animaux de différents âges, serait de 111 millimètres de mercure chez le nouveau-né, de 138 à trois ans, de 171 à quatorze ans et de 200 chez l'adulte.

Cette dernière évaluation est trop élevée ; la pression moyenne normale chez l'adulte mesurée avec le sphygmomanomètre par Basch à la radiale varie de 135 à 165 millimètres. Chez l'enfant, A. Eckert(1) a trouvé à la temporale 97 millimètres à l'âge de deux à trois ans, 104 millimètres à cinq ans, 115 millimètres de vingt à trente ans. La pression artérielle augmente avec l'âge et la longueur du corps.

**Sang.** — Chez le nouveau-né, la composition du sang présente des particularités remarquables, qui disparaissent peu de temps après la naissance.

DENSITÉ, QUANTITÉ D'HÉMOGLOBINE. — Denis(2) a constaté une densité plus grande du plasma sanguin chez le nouveau-né que chez l'adulte ; le sang de l'artère ombilicale d'un enfant qu'il a observé présentait une proportion de 29,85 pour 100 de matériaux solides, tandis que le sang de la mère n'en contenait que 21,19 pour 100. Cet excès paraît porter surtout sur l'hémoglobine, comme l'a confirmé Wiskemann (3) au moyen de l'analyse spectrale. D'après Denis, cette proportion d'hémoglobine paraît diminuer jusque vers le milieu de la première année pour s'élever de nouveau peu à peu.

Lloyd Jones (4) confirme le fait et donne comme densité du plasma chez le nouveau-né 1.066. A partir de la seconde semaine, la densité diminue et atteint dans la seconde année son minimum, qui est de 1.048 chez les garçons et de 1.050 chez les filles. Elle augmente ensuite lentement pour atteindre chez l'adulte 1.058.

---

(1) Eckert, *in* Reitz, *Grundzüge der Physiologie, des Kindesalters.* Berlin, 1883, p. 14.

(2) Denis, *Recherches d'anatomie et de physiologie pathologiques sur plusieurs maladies des nouveau-nés.* Commercy, 1826.

(3) Wiskemann, *Zeitschr. f. Biol.*, XII, p. 444.

(4) Lloyd Jones, *Journ. of Physiol.*, VIII, p. 1.

Les variations pathologiques de la densité du sang chez l'enfant dépendent de la quantité de l'hémoglobine qu'il contient. D'après Leichtenstern (1), chez l'enfant sain la proportion d'hémoglobine donnée par l'hémoglobinomètre atteint son maximum, qui est très élevé chez le nouveau-né et dans les premiers jours de la vie, puis baisse rapidement. Elle atteint la moyenne de la proportion de l'adulte de la dixième à la douzième semaine ; elle diminue encore pour atteindre son minimum de la seconde moitié de la première année à l'âge de cinq ans.

De six à quinze ans, l'hémoglobine subit une légère augmentation, mais n'atteint pas le chiffre de l'adulte.

Les déterminations de l'hémoglobine faites sur des enfants sains présentent d'ailleurs des écarts considérables. On peut considérer néanmoins comme pathologique chez un enfant toute quantité inférieure à 8,4 pour 100 d'hémoglobine (ou de 60 pour 100 à l'hémoglobinomètre).

GLOBULES ROUGES. — Le nombre des globules rouges présente chez le nouveau-né son maximum, qui varie entre 6 millions et demi et 5 millions dans le centimètre cube. Hayem (2) a montré que ce chiffre est plus élevé d'un demi-million en moyenne après la ligature tardive du cordon qu'après la ligature immédiate. Ce chiffre subit, à partir de la fin de la première semaine, une diminution qui, d'après Hayem, est directement proportionnelle à l'augmentation de poids de l'enfant. Pour les enfants plus âgés, on peut admettre comme normal un chiffre de 4 millions à 4 millions et demi, moyenne légèrement inférieure à celle de l'adulte.

Les globules rouges à noyau, qui caractérisent le sang fœtal, ont été souvent observés dans le sang des nouveau-nés sains (Fischl) (3). Ils disparaissent ensuite à l'état normal, pour reparaître dans le cours des anémies graves. Néanmoins, d'après Luzet (4), jusqu'à l'âge de cinq mois leur présence est d'un pronostic moins sérieux que plus tard.

GLOBULES BLANCS. — Le nombre des globules blancs est, d'après Hayem, trois ou quatre fois plus grand chez l'enfant d'un jour que chez l'adulte ; il est en moyenne de 18 000 par centimètre cube pendant les premiers jours, puis s'abaisse peu à peu à 8 000 ou 7 000. A partir de l'âge de trois ans, le nombre des leucocytes de l'enfant se rapproche de celui de l'adulte. On peut considérer comme pathologique tout chiffre inférieur à 6 000 ou supérieur à 12 000 et admettre l'existence d'une leucocytose, dès que le rapport des globules rouges aux globules blancs est inférieur à 1 pour 200.

Quant aux diverses variétés de globules blancs, il paraît démontré

(1) Leichtenstern, *Untersuchungen über den Hämoglobingehalt*, etc. Leipzig, 1878.
(2) Hayem, *Du sang et de ses altérations anatomiques*. Paris, 1889.
(3) Fischl, *Zeitschr. f. Heilk.*, 1892, XIII, p. 277.
(4) Luzet. *Étude sur les anémies de l'enfance*. Thèse de Paris, 1891.

que dans la première enfance les leucocytes mononucléaires (lympho-cytes) sont plus nombreux que les polynucléaires, tandis que chez l'adulte ces derniers représentent les 70 pour 100 de tous les leucocytes. Les cellules éosinophiles seraient plus abondantes chez les jeunes enfants que chez l'adulte, d'après Schlesinger et Hock; leur proportion paraît très variable chez l'enfant, puisque leur nombre peut varier, d'après Zappert (1), de 116 à 1360 par centimètre cube.

**Digestion**. — PHARYNX. — La succion est facilitée chez le nouveau-né par l'étroitesse et le peu de profondeur de la cavité pharyngienne. La distance de l'extrémité de la luette à l'épiglotte, qui est de 12 millimètres chez l'adulte et de 5 millimètres à six ans, est presque nulle chez le nouveau-né (Braune).

GLANDES SALIVAIRES ET PANCRÉAS. — La salive est peu abondante chez le nouveau-né. Elle augmente à partir du troisième mois et devient très abondante au sixième mois. Son pouvoir diastasique sur l'amidon est très faible dans les premiers mois. Il en est de même pour le suc pancréatique, dont le ferment saccharifiant n'apparaît qu'après le troisième mois. On peut en conclure que l'alimentation par les farineux est antiphysiologique chez les enfants au-dessous de six mois et ne doit être employée qu'exceptionnellement avant la fin de la première année. Korowin (2) a en effet démontré que l'amylopsine n'existe qu'en quantités très faibles dans le suc pancréatique jusqu'à un an.

ESTOMAC. — L'estomac chez le nouveau-né a une position verticale, qui facilite l'écoulement du chyme dans l'intestin. Dans l'allaitement au sein, l'estomac se vide peu à peu dans l'espace d'une heure et demie; le lait de vache séjourne plus longtemps.

La grosse tubérosité n'existe pour ainsi dire pas et n'apparaît que plus tard. La musculature de l'estomac est peu développée chez le nouveau-né. Fleischmann (3) a montré que les fibres obliques et les fibres longitudinales de Henle qui partent de la valvule pylorique font défaut dans l'estomac du nouveau-né. Il en résulte que la dilatation de l'estomac ou rupture d'élasticité de ses parois par des repas trop copieux est d'autant plus à craindre que l'enfant est plus jeune.

Le suc gastrique du nouveau-né contient de la pepsine et de l'acide chlorhydrique, mais en plus faible proportion que chez l'adulte. L'acide chlorhydrique est fixé par le lait à mesure qu'il est sécrété; on ne peut constater sa présence à l'état libre que dans l'estomac à jeun. La plus forte proportion d'acide chlorhydrique libre trouvée chez le nouveau-né a été de 1,3 pour 1000 (Leo) (4), chiffre inférieur à celui de l'adulte (1,5 à 2 pour 1000).

(1) Zappert, *Zeitschr. f. klin. Med.*, 1893, XXIII, p. 277.
(2) Korowin, *Centralbl., f. med. Wissensch.*, 1873, p. 261.
(3) Fleischmann, *Klinik der Pädiatrik*, 1875, I, p. 20.
(4) Leo, *Berl. klin. Wochenschr.*, 1888, p. 981.

Il se produit toujours une petite quantité d'acide lactique pendant la digestion stomacale chez le nouveau-né ; sa proportion varie de 0,10 pour 100 à 0,40 pour 100 (Heubner).

L'estomac ne joue dans la première année qu'un rôle secondaire dans la digestion des substances albuminoïdes, qui s'opère principalement dans l'intestin grêle.

INTESTIN. — La longueur moyenne de l'intestin grêle chez le fœtus à terme est de 260 centimètres, c'est-à-dire cinq fois la taille du sujet ; la longueur du gros intestin est de 56 centimètres, son volume peut être évalué au maximum à 100 ou 200 centimètres cubes (Mercier) (1).

MÉCONIUM. — Presque immédiatement après la naissance, l'enfant évacue par l'anus le contenu de l'intestin sous la forme d'une matière visqueuse, d'un brun noirâtre, presque inodore et légèrement acide, connue sous le nom de méconium ; quelquefois cette évacuation se fait attendre pendant trois ou quatre jours ; on doit alors la provoquer par l'administration d'un purgatif léger.

Le méconium renferme des cellules épithéliales de la muqueuse de l'intestin, ainsi que des cellules épidermiques, des poils et des globules graisseux, provenant de la surface cutanée du fœtus, qui ont été avalés avec les eaux de l'amnios. Il contient en outre les matières constituantes de la bile. Sa masse totale s'élève en moyenne de 60 à 80 grammes, renfermant 20 pour 100 de matières solides (Vierordt).

Pendant les deux premiers jours de la vie, l'enfant n'évacue en général que du méconium ; le troisième jour, cette matière est mélangée aux selles véritables. Chez les enfants qui tettent bien, celles-ci se montrent déjà le second jour.

Le méconium est rendu en plusieurs fois par quantités très inégales ; son évacuation rapide est un signe de bonne alimentation ; chez les enfants mal nourris, elle ne se fait que lentement.

Le méconium au moment de la naissance ne contient pas de microbes, qui y font leur apparition quelques heures après.

SELLES. — Les selles de l'enfant à la mamelle présentent leur aspect caractéristique vers le quatrième jour ; elles sont alors bien liées, d'une consistance moyenne. Elles sont au nombre de deux à quatre dans les vingt-quatre heures pendant les premiers mois, plus tard d'une à deux seulement.

Les selles normales des nourrissons ont une réaction acide, qu'elles doivent principalement à la présence d'acides gras. La réaction alcaline accentuée est toujours la preuve de fermentations anormales des substances albuminoïdes. Les selles exhalent une odeur fade, butyrique ; elles ne deviennent fétides que dans les cas pathologiques. Leur coloration est d'un jaune or chez les enfants nourris exclusivement au sein, d'un jaune plus clair tournant au blanc chez les enfants

_________

(1) Mercier, Thèse de Paris, 1897.

nourris au lait de vache, brunes et d'une odeur fortement acide chez les enfants nourris avec des farines lactées.

Les microbes habituels les plus importants des selles chez les nourrissons sont le colibacille (*B. coli communis*, Escherich) (1) et le bacille lactique (*B. lactis aerogenes*, Escherich) qui n'en est probablement qu'une variété (para-colibacille). Parmi les autres microbes de l'intestin, ceux qui liquéfient la gélatine sont rares chez les nourrissons en bonne santé; leur abondance indique toujours un état pathologique.

**Urine.** — QUANTITÉ. — La première miction du nouveau-né se produit en général peu d'instants après la naissance; sa quantité totale est de 9 à 10 grammes.

D'après Parrot et Robin (2), la miction du matin est de 10 à 25 grammes du cinquième au dixième jour et atteint de 20 à 30 grammes du quinzième au trentième jour.

Quant aux quantités journalières, elles sont :

| | | | | |
|---|---|---|---|---|
| Le 1er jour............... | 30 à 35 gr. | De 2 à 3 ans.......... | 500 à 600 gr. |
| Du 2e au 10e jour...... | 80 à 150 | De 3 à 5 ans.......... | 750 |
| Du 10e au 30e jour...... | 250 à 300 | De 6 à 12 ans.......... | 1000 à 1200 |
| De 3 à 5 mois.......... | 400 à 500 | De 10 à 15 ans....... | 1200 à 1500 |

Dès le cinquième jour, l'enfant sécrète une quantité d'urine par kilo plus élevée que l'adulte ; elle serait le double d'après Banal (3) et le triple d'après Vierordt. Il faut se rappeler que le poids du rein chez le nouveau-né représente 1/120 du poids du corps, tandis que chez l'adulte il n'en représente que 1/240.

DENSITÉ. — Chez le nouveau-né, la densité de l'urine est de 1.003 le jour de la naissance, de 1.006 le dixième ou le quinzième jour (Quinquaud). Elle augmente proportionnellement jusqu'à 1.013 à trois ans (Ranke) et atteint de 1.015 à 1.018 vers l'âge de cinq à six ans.

ACIDITÉ. — L'acidité de l'urine est faible chez le nouveau-né et le nourrisson ; parfois même l'urine est neutre. Par contre, Carron de la Carrière et Monfet (4) ont trouvé, chez les enfants de quinze mois à quinze ans, une urine d'une acidité très supérieure à celle de l'adulte, et cela d'autant plus que l'enfant est plus jeune.

URÉE. — La quantité absolue d'urée excrétée est moindre chez l'enfant que chez l'adulte, mais la quantité d'urée rapportée à un kilogramme de poids est beaucoup plus élevée. Elle est, d'après Carron de la Carrière et Monfet, la suivante :

| | |
|---|---|
| Enfants de 15 mois à 3 ans...................................... | 0,61 |
| — de 5 ans à 10 ans...................................... | 0,65 |
| — de 10 ans à 15 ans................................... | 0,40 |
| Adultes................................................... | 0,40 |

(1) Escherich, *Die Darmbacterien des Saüglings.* Stuttgart, 1886.
(2) Parrot et Robin, *Arch. gén. de méd.*, 1876.
(3) Banal, Thèse de Paris, 1890.
(4) Carron de la Carrière et Monfet, *Presse médicale*, 1897, n° 59.

Comme l'urée est le produit le plus parfait de l'utilisation des albuminoïdes dans l'organisme, le rapport azoturique ou celui de l'azote urée à l'azote total représente le taux des oxydations élémentaires. Il est toujours plus élevé chez l'enfant que chez l'adulte; de quinze mois à trois ans, il est de 90,3, tandis que chez l'adulte il est de 85 à 86.

Infarctus urique. — Chez les enfants morts entre le second et le vingtième jour après la naissance, on retrouve souvent les extrémités inférieures des canalicules droits du rein, au voisinage des pyramides, remplies d'un dépôt orangé ou rouge clair, connu sous le nom d'infarctus urique. Ce dépôt est formé de cristaux d'acide urique et de cellules épithéliales. Bartels explique cette production exagérée d'acide urique par la diminution momentanée de l'oxygène dans le sang du nouveau-né pendant la période qui sépare l'interruption de la circulation placentaire de l'établissement complet de la respiration pulmonaire. Pour Parrot, la présence des infarctus uriques est l'indice d'un déficit notable de l'élément aqueux de l'organisme; ils s'observent le plus souvent chez les enfants qui ont succombé à une diarrhée chronique, aux vomissements ou au sclérème des nouveau-nés.

L'influence de cette cause est incontestable. Quant à l'oxydation incomplète, on sait aujourd'hui que l'acide urique n'est pas un produit intermédiaire d'oxydation de l'urée, mais provient du protoplasma cellulaire. Horbacewski admet que la production exagérée de l'acide urique dans la première semaine de la vie est expliquée par la formation et la destruction exagérée des leucocytes à cette époque.

Chez le nouveau-né, les dépôts uriques sont, pendant les jours qui suivent la naissance, en partie dissous par l'urine, en partie éliminés sous forme d'un sable rouge qu'on peut retrouver dans les langes. Quelquefois ils deviennent l'origine d'une véritable gravelle rénale.

Albuminurie du nouveau-né. — Dohrn (1) a trouvé de l'albuminurie chez 38 pour 100 des enfants nés après un accouchement normal, et chez 43 pour 100 des enfants nés après un accouchement difficile. Elle est habituellement très peu marquée; elle augmente, d'après Martin et Ruge (2), le second jour pour disparaître du septième au neuvième; elle est causée par de simples troubles de circulation et non par une néphrite; la santé des enfants n'en est point altérée.

Parrot et Robin nient absolument la présence de l'albumine à l'état physiologique. Arnozan (3) n'a constaté d'albuminurie que chez les nouveau-nés dont les mères étaient fortement albuminuriques. Il admet que cette transmission de l'albuminurie maternelle à l'enfant est plus fréquente quand la mère a eu des attaques d'éclampsie. Tout en étant transitoire, l'albuminurie du nouveau-né

_________

(1) Dohrn, *Monatschr. f. Geburtsk.*, XXIX, p. 105.
(2) Martin et Ruge, *Ueber das Verhalten von Harn und Nieren der Neugeborenen.* Stuttgart, 1875.
(3) Arnozan, *Congrès de Nancy*, 1896.

peut créer une prédisposition à la néphrite quand surviendront des maladies infectieuses.

**Système nerveux.** — Poids et structure du cerveau. — Chez l'enfant nouveau-né, l'encéphale est proportionnellement beaucoup plus volumineux que chez l'adulte ; il forme chez l'enfant le sixième du poids du corps, tandis que chez l'adulte il n'en forme que la quarante-deuxième partie.

D'après Mies (1), à la naissance le cerveau des garçons pèse en moyenne 340 grammes, celui des filles 330. L'accroissement est très rapide du premier au neuvième mois où il représente un tiers de l'accroissement total, rapide encore du neuvième mois à l'âge de trois ans et demi où il atteint le second tiers ; il se ralentit ensuite et atteint le troisième tiers à la fin de l'enfance, à quatorze ans, soit 1400 grammes pour les garçons et 1230 grammes pour les filles. Le cerveau continue à s'accroître lentement pendant l'adolescence et n'atteint son poids définitif qu'entre vingt et trente ans.

La vascularisation considérable qui est nécessaire dans les premières années pour un accroissement aussi rapide, explique la fréquence des inflammations cérébrales infectieuses chez les jeunes enfants.

Chez le nouveau-né, la structure de l'écorce cérébrale se rapproche encore de celle de l'embryon. Les cellules pyramidales existent, mais sont très rares et s'écartent notablement du type de l'adulte. On trouve un grand nombre d'éléments ayant la forme de grains de chapelet, qui doivent être considérés comme des cellules en voie de développement. Ces éléments, encore assez nombreux dans le cerveau de l'enfant de cinq mois, disparaissent vers l'âge d'un an (Marracino) (2).

Mouvements. — Chez les nouveau-nés, les mouvements sont de nature réflexe, l'axe médullaire n'étant pas encore relié aux centres psycho-moteurs de la scissure rolandique par les fibres du faisceau pyramidal.

Soltmann (3) a montré que chez le chien nouveau-né les mouvements de succion persistent même après l'ablation des hémisphères et des corps striés et que les centres psycho-moteurs sont inexcitables avant le dixième jour. Le réflexe patellaire est exagéré dans les premiers mois ; il est difficile à étudier à cet âge, parce que le moindre attouchement de la peau des membres inférieurs détermine des contractions toniques d'extension. Les convulsions chez le nouveau-né ont un caractère tonique qui indique leur origine spinale ; elles ne deviennent cloniques que lorsque l'écorce cérébrale entre en jeu. Les lésions corticales chez le nouveau-né sont silencieuses et ne se traduisent que rarement par des symptômes de foyer.

(1) Mies, *Wien. med. Wochenschr.*, 1889, p. 39.
(2) Marracino, *Riforma medica*, 1896, p. 164.
(3) Soltmann, *Jahrb. f. Kinderheilk.*, 1875, t. IX, p. 106.

L'ordre chronologique du développement de l'action musculaire volontaire est le suivant chez l'enfant nouveau-né :

Les premiers mouvements de préhension se produisent dans le cours du quatrième mois; ils ne commencent à être bien coordonnés que dans le sixième ou le septième mois. L'enfant peut soutenir sa tête vers l'âge de trois mois, il peut se tenir assis sur les bras de sa nourrice à cinq mois, mais ne peut s'asseoir lui-même et se tenir assis sans appui qu'à huit ou neuf mois.

Les premiers essais de locomotion débutent par la marche à quatre pattes du dixième au douzième mois; l'enfant commence bientôt à pouvoir se tenir debout appuyé contre un meuble, puis arrive à marcher seul. Ce moment varie beaucoup d'un enfant à l'autre; on peut en fixer la limite physiologique vers le quinzième mois. Un enfant qui ne peut pas marcher à l'âge de dix-huit ou vingt mois est rachitique ou atteint d'une maladie du système nerveux.

LANGAGE. — Un enfant normal commence à prononcer les premiers mots entre douze et treize mois, mais ne parle couramment qu'à l'âge de deux ans. Il n'est pas rare de voir des enfants dire quelques mots à neuf mois; cette précocité dépend souvent de l'influence de leur entourage et ne permet pas de conclure à une supériorité de leur intelligence. En effet, certains enfants de notre connaissance n'ont appris que fort tard à parler et ont donné la preuve, comme hommes faits, d'une intelligence au-dessus de la moyenne.

Les enfants comprennent le langage parlé, avant de parler eux-mêmes. Le centre de Wernicke se développe avant le centre de Broca.

Le langage mimique précède le langage parlé. Dès le second ou le troisième mois, l'enfant pleure à un visage sévère, il sourit à un regard bienveillant. Dès le cinquième ou le sixième mois, les intonations de sa voix expriment tour à tour le contentement, le désir, le chagrin, la douleur ou la colère.

Après deux ans, l'absence du langage parlé est en général pathologique; elle peut être due à une lésion de l'organe auditif (surdi-mutité) ou à une lésion cérébrale (idiotie ou aphasie par lésion du centre de Broca).

SOMMEIL. — Le proverbe « *Qui dort dîne* » s'applique tout particulièrement au nouveau-né. Pendant le sommeil, le nombre de calories produit par l'unité de poids est moins grand qu'à l'état de veille (Helmholtz), la quantité d'acide carbonique exhalée est notablement diminuée; il y a donc réduction considérable de la dépense.

Un nouveau-né bien portant ne se réveille que pour teter. A partir de la troisième semaine, les intervalles de veille entre les repas sont d'un quart d'heure, dans la septième semaine d'une demi-heure et dans la vingt-deuxième semaine d'une heure environ (Uffelmann).

Les heures de sommeil dépassent encore les heures de veille vers la fin de la première année.

Le besoin de sommeil est plus grand chez l'enfant que chez l'adulte jusqu'à la puberté.

Pour éviter le surmenage scolaire, il faut qu'un enfant de sept à dix ans dorme neuf ou dix heures et un enfant de dix à quinze ans huit ou neuf heures.

**Organes des sens.** — Vue. — Le nouveau-né est très sensible à la lumière dès la naissance et ne la supporte sans fermer les paupières qu'au bout de quelques jours. Nous avons pu nous assurer néanmoins qu'il peut suivre la lumière d'une faible bougie dès les premiers instants de la vie.

Les mouvements conjugués des yeux ne sont pas bien coordonnés pendant les premières semaines; la coordination s'établit plus vite pour les mouvements parallèles des yeux que pour les mouvements convergents (Hering). Le strabisme musculaire est rare dans la première enfance. A cet âge le strabisme est presque toujours un symptôme grave et l'indice d'une maladie du système nerveux.

L'œil du nouveau-né est en général hypermétrope. Cette hypermétropie est habituelle chez les enfants jusqu'à l'âge de quatre à six ans, où elle fait place peu à peu à l'emmétropie. Plus tard, sous l'influence des travaux scolaires, il se produit souvent de la myopie par allongement de l'axe optique.

Les yeux de l'enfant doivent être attentivement surveillés à la naissance à cause de leur contamination possible par la sécrétion vaginale de la mère. Dès qu'il y a crainte d'infection blennorragique, il faut instituer le traitement préventif de Crédé, qui consiste dans l'instillation à la naissance d'une goutte de solution à 1 pour 50 de nitrate d'argent dans l'œil. C'est la meilleure prophylaxie de l'ophtalmie purulente des nouveau-nés.

Les formes légères de l'ophtalmie qui ne sont pas dues au gonocoque de Neisser cèdent facilement à des lavages à l'eau boriquée tiède à 3 pour 100.

Ouïe. — A la naissance, la caisse du tympan ne contient pas d'air et est remplie par les débris du mucus embryonnaire ou par la muqueuse hyperplasiée qui gêne les mouvements physiologiques des osselets. Il en résulte que l'enfant naît sourd et qu'il ne réagit pas vis-à-vis des bruits extérieurs. A mesure que l'air pénètre par la trompe, phénomène accéléré par les mouvements de succion, l'ouïe du nouveau-né se développe et existe en fait vers le quatrième jour de la vie. Dans le second mois, l'enfant tourne la tête au moindre bruit et conserve pendant toute la première année une impressionnabilité auditive exceptionnelle qui le fait sursauter à tout bruit fort et brusque.

La direction presque horizontale et la largeur du pavillon de la trompe chez le nouveau-né expliquent la fréquence des otites moyennes dans la première année par propagation des germes infectieux contenus dans la cavité naso-pharyngienne.

Chez le nouveau-né et chez les jeunes enfants, il y a continuité de tissu à travers la suture pétro-squameuse entre la dure-mère et le tissu sous-muqueux de la caisse du tympan, d'où il résulte une propagation plus fréquente des inflammations de l'oreille moyenne aux méninges et au cerveau.

**Dentition**. — Les premières dents commencent à paraître dans la première année et se succèdent dans un ordre régulier chez les enfants en bonne santé ; elles se montrent, dans la majorité des cas, aux époques suivantes :

Entre quatre et sept mois, les deux incisives inférieures médianes.

Entre huit et dix mois, les quatre incisives supérieures.

Entre douze et quatorze mois, les quatre petites molaires internes et les deux incisives inférieures externes.

Entre dix-huit et vingt mois, les quatre canines.

Entre vingt-huit et trente-quatre mois, les quatre molaires externes. La première dentition est alors terminée.

Entre quatre ans et demi et cinq ans et demi apparaissent les quatre premières grosses molaires qui sont permanentes.

Entre six et quinze ans, les vingt dents de la première dentition sont remplacées dans un ordre variable par les dents de la seconde dentition. Aux vingt dents remplacées viennent se joindre quatre nouvelles grosses molaires vers l'âge de treize ans. Enfin, entre dix-huit et vingt-cinq ans, quelquefois même plus tard, sortent les quatre dernières grosses molaires ou dents de sagesse.

L'époque et l'ordre de l'apparition des premières dents sont sujets à quelques variations ; on a vu quelquefois des enfants naître avec une ou deux dents, comme aussi il n'est pas très rare que la première dent ne se montre que dans la seconde année. Le retard dans l'évolution dentaire est habituellement l'indice d'une nutrition vicieuse et se lie au rachitisme ; l'hérédité joue aussi un certain rôle.

Dans un grand nombre de cas, l'éruption des dents se fait silencieusement et ne s'accompagne d'aucun phénomène subjectif. D'autres fois elle est précédée d'une vive douleur dans la gencive, qui est rouge et tuméfiée au point où la dent va sortir. L'enfant y porte les doigts ; il salive abondamment et tette avec peine ; il est très irritable et perd le sommeil, puis tout rentre dans l'ordre avec l'apparition de la dent ou même quelques jours auparavant.

Quant aux accidents plus graves attribués à l'éruption des dents, nous admettons volontiers que chez certains enfants particulièrement impressionnables, le travail de la dentition augmente la susceptibilité du tube digestif ou du système nerveux, mais il ne suffit jamais à expliquer à lui seul une forte fièvre (39°,5 à 40° et au delà) ou

une convulsion. Les causes prochaines de ces accidents dits de dentition sont le plus souvent une pneumonie congestive, une indigestion
ou une entérite. Parmi les causes chroniques, le rachitisme en est une
cause prédisposante fréquente.

Ces divers troubles morbides doivent être combattus par les moyens
appropriés indiqués à propos de chacun d'eux ; disons seulement,
avec Rilliet et Barthez, que les bains tièdes sont le meilleur moyen de
calmer l'agitation nerveuse liée au travail dentaire. Quant à l'incision
de la gencive pratiquée dans le but de favoriser la sortie de la dent,
elle est inutile et doit être abandonnée. Les accidents de la dentition
se calment d'ailleurs généralement d'eux-mêmes au bout de peu
de temps.

**Chute du cordon.** — La *ligature du cordon* peut céder dans les cordons gras et entraîner des hémorragies ombilicales graves, surtout
si le nouveau-né est serré dans son maillot. Il faut, en pareil cas, lier
le cordon, suivant la méthode préconisée par Budin (1). On fait sur
le cordon, à 2 ou 3 centimètres de l'ombilic, une ligature circulaire
bien serrée. On coupe ensuite la tige funiculaire à 1 centimètre au
delà de la ligature. Les deux chefs du fil employé pour la ligature servent à faire un second nœud perpendiculaire à la direction du premier,
qui sépare le moignon du cordon en deux tronçons, dont l'un renferme la veine et une artère, l'autre la seconde artère. Il suffit alors,
pour finir, de lier séparément ces deux tronçons.

La *chute du cordon* a lieu spontanément du troisième au huitième
jour, le plus souvent le quatrième ou le cinquième jour. D'après une
statistique de Bouchaud basée sur 80 cas, le cordon est tombé 25 fois
le cinquième, 22 fois le quatrième et 18 fois le sixième jour.

La chute du cordon est parfois retardée jusqu'au dixième et même
jusqu'au douzième ou treizième jour ; ce retard peut être dû à
l'épaisseur du cordon qui se dessèche lentement, aux pansements
humides qui entravent la dessiccation, aux applications antiseptiques
qui retardent l'évolution normale de la cicatrisation, ou encore à la
faiblesse vitale du nouveau-né.

La *plaie ombilicale*, qui s'est formée dès le second jour, s'enfonce
de plus en plus, en même temps qu'elle s'entoure d'un bourrelet
cutané modérément enflammé et, le jour où le cordon se détache, il
ne reste plus au fond de la cupule qu'une petite surface ulcérée, légèrement suintante, qui ne tarde pas à se cicatriser.

La chute du cordon, le travail d'élimination qui l'accompagne et
la plaie ombilicale qui en résulte, exposent l'enfant à plusieurs accidents, dont quelques-uns peuvent être fort graves : tels sont l'hémorragie ombilicale, l'infection de la plaie ou de la veine ombilicale
par les microbes pyogènes, qui entraîne le phlegmon ou l'érysipèle de

_______

(1) Budin, *Femmes en couches et nouveau-nés.* Paris, 1897, p. 175.

l'ombilic, l'infection purulente, etc., ou par le bacille de Nicolaïer, qui est la cause du tétanos des nouveau-nés.

Les *soins* que réclame la chute du cordon, sont fort simples. On doit protéger l'ombilic contre toute infection et le cordon contre tout tiraillement qui en déterminerait la chute prématurée. A cet effet, on procède au pansement après le premier bain en se désinfectant avec soin les mains. Le cordon sera enveloppé dans une compresse de gaze hydrophile stérilisée sans adjonction d'aucun topique et maintenu relevé vers la partie supérieure gauche de l'abdomen au moyen d'un bandage roulé autour du corps.

Contrairement à l'opinion de certains auteurs, nous admettons avec Depaul (1) que l'ancienne pratique de baigner l'enfant tous les jours pendant la chute du cordon donne de meilleurs résultats que celle de suspendre les bains jusqu'à la cicatrisation de la plaie ombilicale.

Le pansement de la plaie ombilicale peut être fait avec une petite compresse trempée dans de l'eau boriquée stérilisée.

Si la plaie est atonique et suppure, on peut la saupoudrer après le lavage avec de la poudre de tannin ou de dermatol. On évitera avec soin comme topique l'acide phénique et l'iodoforme, qui ont donné lieu chez le nouveau-né à des empoisonnements mortels.

La suppuration tardive, entretenue par des végétations fongueuses, sera tarie par des cautérisations répétées au nitrate d'argent.

**Enfants nés avant terme.** — PHYSIOLOGIE (2). — La viabilité des enfants nés avant terme est d'autant plus grande que les enfants se rapprochent plus du terme normal. En fait, il est exceptionnel de voir survivre des enfants au-dessous de sept mois et pesant moins de 1 kilo.

Potel (3), qui a suivi 173 enfants nés avant terme, a constaté, à la Maternité de Paris, une mortalité de 80 pour 100 pour les enfants nés à six mois et demi, de 58 pour 100 pour ceux nés à sept mois et de 35 pour 100 pour ceux nés à huit mois.

Les prématurés de six à sept mois pèsent de 600 à 1000 grammes et ont une longueur de 21 à 30 centimètres. Le corps est très maigre et recouvert d'un abondant duvet ; la peau est ridée, mince, brillante, transparente et d'une couleur rouge vermillon. Les ongles sont minces et n'atteignent pas encore les extrémités de la pulpe des doigts. La pupille est encore parfois recouverte d'une membrane non vasculaire, qui disparaît normalement dans le cours du huitième mois.

Les prématurés de sept à huit mois pèsent de 1100 à 1500 grammes et ont une taille de 31 à 36 centimètres. La peau, toujours ridée, est moins rouge ; les poils sont moins abondants, les ongles un peu plus développés sans atteindre encore l'extrémité des doigts.

Les prématurés ont la voix très faible. Souvent ils n'ont pas la force

<hr>

(1) Depaul, art. NOUVEAU-NÉ du *Dict. encycl.*, p. 545, 1879.
(2) Voir : Berthod, *Les enfants nés avant terme*. Thèse de Paris, 1887.
(3) Potel, Thèse de Paris, 1893.

de teter et doivent être nourris artificiellement. Leur température
est inférieure à 37° pendant les premiers jours et peut tomber jusqu'au-
dessous de 35° dans le rectum ; elle est surtout très instable et accuse
des chutes considérables, quand le milieu ambiant a une température
notablement inférieure à celle de leur corps.

HYGIÈNE. — La mortalité effrayante des prématurés a été notablement diminuée depuis quelques années par l'emploi des couveuses et
du gavage.

*Couveuses.* — Les couveuses ont été introduites dans la pratique
en 1880 par le professeur Tarnier.

Le D<sup>r</sup> Ciaudo (1) a eu 82 pour 100 de survie pour 185 enfants prématurés traités dans la couveuse Lion, en défalquant 8 enfants qui
pesaient moins de 1000 grammes et qui sont tous morts et 11 enfants
morts le jour même de leur entrée à la couveuse.

*Gavage.* — Quand le nouveau-né ne peut pas teter ou se nourrir
suffisamment, il faut l'alimenter artificiellement, soit par la sonde,
soit mieux encore par le nez en employant la cuiller de Saint-
Philippe (2).

Au début et chez les enfants de sept mois et au-dessous, la quantité
de lait par repas que l'on fait couler par les narines dans l'estomac
sera de 8 à 10 grammes, avec un repas par heure le jour et toutes les
deux ou trois heures la nuit (Tarnier). Plus tard, ou si l'enfant est
né plus près du terme, on élèvera la quantité de lait à 20 et 40 grammes par repas.


## CHAPITRE III

### HYGIÈNE DE L'ALIMENTATION

L'hygiène de l'alimentation dans la première enfance diffère
complètement de celle de l'adulte ; c'est à elle que nous consacrons
exclusivement ce chapitre. Nous étudierons successivement :

1. L'alimentation au sein.
2. L'alimentation artificielle.
3. L'alimentation mixte et le sevrage.


#### Alimentation au sein.

Le lait de femme est l'aliment naturel de l'enfant dans la première
année.

Les avantages d'un allaitement normal au sein se résument ainsi
pour l'enfant :

(1) Ciaudo, *La maternité Lion de Nice*, 1895. La couveuse Lion est une étuve
à réglage automatique, qui est employée avec succès à la maternité de Genève.
(Voy. H. Maillart, *Rev. méd. de la Suisse rom.*, 1896, p. 644.)
(2) Saint-Philippe, *Acad. de méd.*, séance du 4 avril 1896.

1º Accroissement en poids régulier, qui, dans les six premiers mois, est plus considérable que pour les enfants nourris au biberon ;

2º Santé meilleure qui se traduit par un teint rosé, des chairs fermes, une dentition normale et non retardée, l'absence de rachitisme ;

3º Résistance vitale plus grande en cas de maladie ;

4º Mortalité beaucoup moins considérable.

Sur 100 enfants morts dans la première année, 70 à 80 étaient nourris artificiellement. La proportion peut être même plus forte. D'après Majer (1), à Münich, sur 100 enfants morts dans la première année, 15 seulement avaient été nourris au sein et 85 nourris au biberon.

En 1895, la statistique de la mortalité des enfants dans la première année à Berlin (2) a donné les résultats suivants pour les cas de mort par maladie de l'appareil digestif (y compris le rachitisme et l'atrophie infantile) :

Enfants nourris au sein...................... 235 soit  5 pour 100
Enfants nourris au lait de vache............. 4018  —  95 pour 100

L'action délétère du nourrissage artificiel s'étend souvent bien au delà de la première année et se traduit par des déformations rachitiques ou par une délicatesse de constitution qui ne s'efface qu'à la longue ou persiste toute la vie.

Première tetée. — L'enfant doit être mis au sein de sa mère dès le premier jour. Si c'est une nourrice mercenaire, il peut attendre sans inconvénient jusqu'au second jour.

Régularité. — Un bon allaitement dépend des habitudes de régularité données au nourrisson dès le début. Pendant le jour, l'enfant doit être mis au sein toutes les deux ou trois heures pendant les premiers mois. Pendant la nuit, les intervalles seront plus longs ; en moyenne, l'enfant doit prendre le sein deux fois la nuit dans le premier et le second mois, une fois dans le troisième mois et arriver à ne plus teter la nuit dans le quatrième mois.

Durée et nombre des tetées. — Une tetée a une durée moyenne de vingt minutes. Chez les enfants vigoureux, la durée n'est que de quinze minutes. Il arrive souvent que l'enfant s'arrête au milieu de la tetée et reprend le sein au bout d'un instant ; cette reprise porte à une demi-heure la durée du repas.

Le nombre des tetées est en moyenne de huit dans les vingt-quatre heures pour les premiers mois ; il s'abaisse plus tard à sept ou à six à partir du sixième mois.

Quantité de lait fournie par une tetée. — De nombreuses pesées ont établi le poids du lait absorbé par tetée et quotidiennement au sein d'une bonne nourrice. Ce chiffre est important à connaître,

(1) Majer, *Journ. f. Kinderkrank.*, 1857, p. 133.
(2) Boekh, *Statist. Jahrb. der Stadt Berlin. Statist. für 1895*, p. 107.

puisqu'il permet de fixer approximativement la capacité de l'estomac du nouveau-né aux différents mois de la première année.

Cette capacité gastrique est proportionnelle au début au poids de l'enfant. A la naissance, elle est de 30 grammes environ pour un enfant qui pèse moins de 3 kilos et de 45 grammes pour ceux qui ont un poids supérieur à 3 kilos.

Le poids d'une tetée est dans ce dernier cas de 45 grammes dans la première semaine, de 75 dans la quatrième semaine, de 100 entre la cinquième et la sixième semaine, de 150 dans le cours du quatrième mois et de 150 à 200 jusqu'à la fin de la première année.

Voici, d'après Bouchaud, les quantités moyennes de lait prises dans les vingt-quatre heures au sein par un enfant bien portant :

| | | |
|---|---|---|
| 1er jour | 30 | grammes. |
| 2e — | 150 | — |
| 3e — | 450 | — |
| 4e — | 550 | — |
| Après le 1er mois | 650 | — |
| Après le 3e — | 750 | — |
| Après le 4e — | 850 | — |
| De 6 à 9 mois | 950 | — |

CONTRE-INDICATIONS A L'ALLAITEMENT MATERNEL. — L'allaitement maternel est contre-indiqué ou doit être interrompu dans les cas suivants :

1° En cas de maladies de la mère dangereuses pour l'enfant : tuberculose, épilepsie, folie, infection puerpérale, fièvre typhoïde, variole, etc. ;

2° En cas de grossesse nouvelle ;

3° Dans le cas où des pesées suffisamment répétées démontrent que le poids de l'enfant reste inférieur aux poids moyens indiqués par Bouchaud ou qu'après un accroissement régulier il reste longtemps stationnaire sans autre cause appréciable qu'une alimentation insuffisante ;

4° En cas de maladies du sein rendant la continuation de l'allaitement impossible ou dangereux pour l'enfant, telles que des crevasses rebelles, des abcès du sein.

**Choix d'une nourrice.** — Le meilleur moyen de juger de la valeur d'une nourrice est d'examiner son *enfant*. La pesée devra donner un poids supérieur au poids indiqué par Bouchaud pour l'âge correspondant (Voir notre tableau, p. 7).

L'enfant de la nourrice devra avoir en outre un bon teint, une peau saine sans éruption d'aucune sorte, un squelette normal sans trace de rachitisme et des selles bien digérées.

Si l'on ne connaît pas la famille de la nourrice, il est prudent de ne la prendre que si son enfant a trois mois révolus ; il est rare en effet que la syphilis héréditaire apparaisse plus tard que cette date.

Une multipare qui a déjà nourri présente plus de garanties qu'une primipare au point de vue de la durée et de la régularité de l'allaitement.

En outre, il est utile de contrôler les données acquises par l'examen de l'enfant au moyen de l'examen du lait de la nourrice.

Poids du lait d'une tetée. — Le poids d'une tetée donné par la différence des poids de l'enfant avant et après le sein doit être en rapport avec l'âge de l'enfant ; ainsi on exigera pour une nourrice que ce poids atteigne au minimum 100 grammes dans le second mois, 120 dans le troisième et 150 à partir du quatrième mois.

Densité du lait. — La densité du lait de femme, facile à déterminer à 15° avec un lacto-densimètre plongeur, est de 1.030 à 1.032 en moyenne et peut varier de 1.026 à 1.035. Toute densité inférieure ou supérieure à ces chiffres est suspecte et doit être contrôlée par le lacto-butyromètre.

Composition du lait. — La composition du lait de femme subit des modifications importantes suivant l'époque de la lactation.

Le premier lait ou *colostrum* se coagule par la chaleur ; il est jaunâtre et présente à l'examen microscopique des corpuscules de colostrum qui peuvent reparaître plus tard pendant les règles, quand celles-ci se produisent dans le cours de l'allaitement.

Ils disparaissent après le dixième jour.

*Matières albuminoïdes.* — D'après Becquerel et Vernois, le lait de femme aurait à partir du troisième mois une composition assez uniforme qui persisterait jusqu'au douzième mois.

C'est dans les deux premiers mois que les substances albuminoïdes du lait maternel atteignent le taux le plus élevé, qui peut varier entre 2 et 2 1/2 pour 100, et que la proportion de l'albumine dissoute (lactalbumine) par rapport à la caséine est la plus forte. Cette quantité diminue très lentement. Elle varie du troisième mois au sixième mois de 1 1/2 à 2 pour 100 (Voir p. 30).

*Graisse.* — La quantité des substances grasses dans le lait de femme est en moyenne de 3 à 4 pour 100. Le lait doit être considéré comme pauvre et insuffisant si cette proportion est au-dessous de 2 pour 100 ; il est lourd et mal digéré si elle est au-dessus de 4 1/2 à 5 pour 100.

Le lacto-butyromètre de Marchand, modifié pour l'analyse du lait de femme par Conrad (1), est un bon appareil clinique, qui permet de déterminer rapidement la proportion de graisse et constitue un des moyens les plus sûrs pour contrôler la valeur du lait d'une nourrice.

Il faut tenir compte dans cette appréciation de la différence considérable de la composition du lait suivant le moment de la lactation.

A la fin de la tetée, le lait est beaucoup moins aqueux et plus riche en graisse qu'au début (la proportion de graisse varie de 1,7 à 4,5 pour 100).

(1) Conrad, *Die Untersuchung der Frauenmilch*. Berne, 1880.

*Sucre*. — La proportion du sucre est faible au moment de la naissance, où elle est de 2 1/2 à 3 1/2 pour 100. Elle augmente graduellement avec la durée de la lactation et varie dans le cinquième mois de 4 à 5 1/3 pour 100. Du sixième au douzième mois, elle atteint et dépasse souvent 6 pour 100.

*Sels*. — Les sels, qui jouent un rôle important dans la nutrition du squelette, atteignent leur plus forte proportion dans les premiers mois ; ils varient entre 0,3 et 0,4 pour 100.

Cette proportion, qui va toujours en diminuant, peut tomber à la fin de la première année à 0,15 pour 100.

AGE DU LAIT. — Les différences de composition suivant l'âge du lait doivent engager à choisir une nourrice dont le lait ait un âge en rapport avec celui de l'enfant; pour le nouveau-né surtout, il faut donner la préférence à un lait qui n'ait pas plus de quatre à cinq mois.

AGE DE LA NOURRICE. — L'âge le plus favorable pour être nourrice est de vingt à trente ans. Le lait des femmes de quinze à vingt ans est pauvre en sucre. On autorisera parfois les jeunes mères à nourrir, si elles ont une forte constitution, mais on ne conseillera pas de nourrice mercenaire de cet âge. C'est de vingt à vingt-cinq ans que le lait de femme contient le plus de substances grasses et de vingt-cinq à trente ans qu'il est le plus riche en substances albuminoïdes.

HYGIÈNE DES NOURRICES. — L'alimentation doit être abondante et plus fréquente qu'en temps ordinaire ; elle doit être appropriée à la constitution et au régime habituel de la femme. Ainsi les fortes nourrices de la campagne doivent éviter de manger trop de viande et se nourrir principalement de soupes au lait, d'œufs et de farineux. Au contraire, les jeunes mères des villes auront en outre besoin de viandes rôties et de consommés. La farine de lentilles est également recommandée.

L'alcool passant facilement dans le lait, on ne permettra que du vin, du cidre ou de la bière dans des proportions restreintes et seulement pendant les repas. On connaît de nombreux exemples de convulsions chez les nourrissons dues à des excès de boisson chez la nourrice.

Tous les mets sujets aux fermentations ou riches en toxines animales, tels que les choux, les coquillages, le gibier, doivent être sévèrement proscrits.

Un exercice régulier à l'air libre, une vie exempte d'émotions et, si possible, de soucis, une quantité de sommeil suffisante qui sera assurée par la régularité des tetées et la suppression de l'allaitement pendant la nuit dès que la santé de l'enfant le permettra, telles sont les règles essentielles à suivre pour assurer le succès et la durée d'un allaitement au sein.

Certains médicaments doivent être interdits à une nourrice, parce qu'ils diminuent ou tarissent la sécrétion lactée; ce sont en particulier l'iodure de potassium, la belladone, l'antipyrine, les purgatifs salins et drastiques; d'autres, tels que l'opium, l'arsenic, doivent être évités, parce qu'ils peuvent nuire à l'enfant en passant dans le lait.

## Alimentation artificielle.

Nous étudierons successivement, comme succédanés du lait de femme, le lait de vache, le lait d'ânesse et les farines lactées.

**Lait de vache.** — Le lait de vache est dans la pratique usuelle le seul produit qui puisse servir à l'allaitement artificiel exclusif de l'enfant pendant la première année.

Les dangers inhérents à l'allaitement au lait de vache tiennent à trois causes principales que nous énumérons dans l'ordre de leur importance : 1° le danger de l'infection de l'enfant par la présence dans le lait de germes pathogènes (les colibacilles, le bacille de la tuberculose, etc.); 2° le danger de la dilatation de l'estomac par des repas trop copieux; 3° le danger d'indigestion dû à la différence de composition du lait de vache et du lait de femme.

STÉRILISATION DU LAIT. — Le lait non stérilisé est la source presque unique des infections digestives qui rendent la mortalité infantile excessive pendant les mois chauds de l'année.

Il peut être aussi le véhicule de la tuberculose et est devenu dangereux à ce point de vue depuis l'extension considérable qu'a prise la tuberculose chez les vaches. En Danemark, l'épreuve par la tuberculine, qui a pu être faite sur tout le bétail, donne pour les vaches adultes une proportion de 45 pour 100 de vaches tuberculeuses (Bang).

En temps d'épidémie, le lait peut transmettre à l'enfant les germes de la maladie aphteuse, de la scarlatine, de la diphtérie et de la fièvre typhoïde.

De là la nécessité de la stérilisation du lait qui a introduit une véritable révolution dans l'hygiène infantile, sans réussir néanmoins à détrôner l'allaitement au sein.

La stérilisation du lait peut se faire en grand industriellement, ou à domicile dans des appareils stérilisateurs portatifs. Le lait stérilisé de conserve étant soumis nécessairement à une température qui dépasse 100°, subit quelques modifications dans sa composition. La lactalbumine ou albumine soluble est coagulée. Gautrelet a démontré que la caséine subit aussi une modification par laquelle cette substance se coagule en caillots plus gros et plus compacts. A 110°, une partie du sucre peut être caramélisée ; cette transformation désagréable au goût peut être évitée si la température de stérilisation ne dépasse pas 105°.

L'émulsion fine des gouttelettes graisseuses du lait est détruite quand la température dépasse 100°. Une grande partie des phosphates du lait se précipite et ne peut plus être absorbée par l'enfant.

Il en résulte que si, dans la plupart des cas, le lait de conserve est bien supporté par les enfants pendant un court intervalle, il ne peut être employé à la longue comme source exclusive de l'alimentation du nouveau-né, et, tout en mettant à l'abri des infections digestives, peut entraîner l'anémie et le rachitisme.

C'est un précieux moyen d'alimentation temporaire en l'absence de bon lait, en voyage ou comme aliment d'appoint dans l'allaitement mixte.

La stérilisation à domicile avec du lait de vache frais est le procédé de choix. L'appareil de Soxhlet, qui a servi plus ou moins de modèle à ceux qui ont été inventés après lui (appareil Budin et autres), a pour principes essentiels la distribution de la quantité quotidienne de lait pur ou coupé en autant de flacons qu'il doit y avoir de repas et la stérilisation de ces flacons dans une marmite à l'eau bouillante pendant un temps qui varie de vingt à quarante minutes. Les bouchons de caoutchouc rouge à obturation automatique de Budin sont un perfectionnement important de la méthode ; l'obturation s'obtient par la pression atmosphérique qui enfonce les bouchons, après l'extinction du feu, par le vide que produit dans les flacons de lait la condensation de la vapeur d'eau.

Le lait ainsi stérilisé conserve son bon goût, sa composition, et aurait même l'avantage d'être mieux digéré que le lait crû, parce qu'il se coagule dans l'estomac en caillots fins analogues à ceux du lait de femme (Budin).

La *pasteurisation* (1) du lait dans les laiteries modèles a pour but l'envoi à domicile d'un lait aussi frais et exempt de germes que possible. Cette opération se fait en grand dans des appareils automatiques qui peuvent porter jusqu'à 2 000 litres à 85°, température nécessaire pour détruire le bacille de la tuberculose (Bang). Elle devrait toujours être pratiquée en été pour le lait transporté à distance, afin d'éviter son altération pendant le trajet.

QUANTITÉ DE LAIT PAR REPAS. — C'est surtout dans les deux premiers mois, et principalement dans les premières semaines, que l'estomac du nouveau-né, dont les fibres musculaires sont encore espacées et peu nombreuses, peut être dilaté d'une façon permanente par des repas trop copieux. Frolowski (2), Snitkin (3), en pesant des nourrissons alimentés au sein, ont établi l'augmentation normale de la capacité gastrique dans les premiers mois. Cette augmentation varie d'ailleurs un peu suivant le poids initial du nourrisson (Fleischmann).

(1) Voir : Henriques et Stribolt, *Essai d'un appareil à pasteuriser automatique*, traduit par le professeur Gosse. Genève, 1897.
(2) Frolowski, Thèse de Saint-Pétersbourg, 1876.
(3) Snitkin, *in* Reitz, *Physiologie der Kindesalters*. Berlin, 1883, p. 40.

Aussi Snitkin a-t-il posé comme règle de donner à celui-ci le centième de son propre poids de lait par repas, en augmentant d'un
gramme par jour, soit, pour un enfant de 3 500 grammes, 35 grammes par repas le premier jour et 50 le quinzième jour. Voici les quantités recommandées par Morgan Rotch (1).

*Quantité de lait pour un repas.*

| | | |
|---|---|---|
| La 1re semaine..................................... | 30 | grammes |
| La 2e    — ................................... | 45 | — |
| La 4e    — ................................... | 75 | — |
| La 6e    — ................................... | 90 | — |
| La 8e    — ................................... | 100 | — |
| Au 3e mois........................................ | 120 | — |
| Au 4e   — ................................... | 135 | — |
| Au 5e   — ................................... | 165 | — |
| Au 6e   — ................................... | 175 | — |
| Du 8e au 12e mois............................... | 200 | — |

Différences de composition du lait de vache et du lait de femme.
— Le lait de vache a une réaction amphotère et devient plus rapidement acide que le lait de femme.

Il contient moins de sucre, mais plus de caséine et de sels que ce
dernier.

La quantité de graisse est à peu près la même.

Voici, d'après Soxhlet (2), l'analyse comparative des deux laits
pour 100 parties :

| | Eau. | Graisse. | Sucre. | Albuminoïdes. | Sels. |
|---|---|---|---|---|---|
| Lait de femme ... | 87.41 | 3.78 | 6.21 | 2.29 | 0.31 |
| Lait de vache..... | 87.17 | 3.69 | 4.88 | 3.55 | 0.71 |
| Différence........ | —0.24 | —0.09 | —1.33 | +1.26 | +0.40 |

Les dernières analyses du lait de femme, faites d'après une méthode
plus exacte (détermination du poids d'azote par la méthode de Kjel-
dahl), démontrent que la proportion des substances albuminoïdes est
notablement moindre que celle indiquée par les auteurs.

D'après Heubner et F. Hofmann (3), elle varie de 1,03 à 1,28
pour 100. D'après Munk (4), elle atteindrait comme valeur maximum
1,55 pour 100.

Ces résultats accentuent encore l'excès de caséine dans le lait de
vache. En effet, la proportion de la lactalbumine ou albumine dissoute
à la caséine est pour le lait de femme comme 1 : 2,4, tandis qu'elle est
pour le lait de vache comme 1 : 10.

La coagulation dans l'estomac du lait de femme se fait en flocons
ténus ; celle du lait de vache se fait en gros caillots, plus longs à digérer.

La composition du lait de vache varie principalement sous l'influence de la durée de la lactation et du genre de l'alimentation. Le

(1) Morgan Rotch, *Arch. of Pädiatrics*, novembre 1890.
(2) Soxhlet, *Münch. med. Wochenschr.*, 1893.
(3) Heubner et F. Hofmann, *Jahrb. f. Kinderheilk.*, XL, p. 121 et 241.
(4) Munk, *Virch. Arch.*, CXXXIV, p. 501.

vieux lait fourni par des vaches qui ont vêlé depuis huit ou dix mois devient trop riche en caséine, il s'appauvrit en sucre et en graisse.

Les vaches nourries avec des détritus de distillerie, des tourteaux de sésame, comme cela arrive souvent en hiver, fournissent un lait irritant pour les nourrissons.

Par contre, les vaches nourries exclusivement aux fourrages secs et à la farine de maïs fournissent un lait d'une composition fixe, qui est plus riche en graisse et en sucre, sans augmentation notable de la caséine, et qui convient tout particulièrement à l'alimentation des nouveau-nés. C'est sur ces principes que sont fondées les nombreuses *laiteries modèles*.

Coupage du lait. — Pour rapprocher dans sa composition le lait de vache du lait de femme, il faut le diluer et y ajouter du sucre. Le danger des dilutions trop considérables est d'appauvrir le lait en substances grasses et d'augmenter la distension de l'estomac par une trop grande quantité de liquide.

Le lait pur sera donc préféré au lait coupé, dès que l'enfant pourra le digérer.

Il est impossible à cet égard de poser des règles fixes, et toute formule unique applicable à tous les cas est vicieuse. C'est à la clinique à décider pour chaque cas particulier, en contrôlant l'alimentation par les pesées régulières et l'examen des selles.

Néanmoins, l'expérience nous a appris que dans les trois premiers mois il est rare que l'enfant digère bien le lait de vache pur, même quand il a été stérilisé. Une proportion encore assez importante de nourrissons n'a supporté le lait pur qu'après le sixième mois et, dans quelques cas exceptionnels, les enfants que nous suivions n'ont prospéré qu'à la condition de couper leur lait jusqu'à la fin de la première année.

C'est en effet de la quantité digérée, et non de la quantité ingérée de lait seulement, que dépend l'accroissement normal du nouveau-né.

Proportions du coupage. — Nous considérons les proportions suivantes comme celles qui conviennent le mieux aux enfants dans la majorité des cas ; ce sont celles que nous employons depuis vingt ans :

| | |
|---|---|
| Les 4 ou 5 premiers jours......... | 1 partie de lait pour 3 d'eau. |
| Jusqu'à 6 semaines ou 2 mois...... | 1 — — 1 — |
| — 3 ou 4 mois.............. | 2 parties de lait pour 1 — |
| — 6 mois.............. ...... | 3 — — 1 — |
| | Ou bien pur. |

Il faut ajouter à cette règle deux correctifs importants :

1° Quand un enfant digère bien, mais n'a pas un accroissement suffisant, il faut chercher plutôt à diminuer le coupage qu'à augmenter la quantité du repas ;

2° Pendant la poussée des dents ou après une indisposition, surtout s'il y a eu dyspepsie, il faut augmenter le coupage et ne revenir que progressivement au lait pur.

Contrairement à l'opinion de Biedert, l'on sait aujourd'hui qu'un nourrisson bien portant, nourri au lait de vache stérilisé, peut en digérer la caséine aussi complètement que celle du lait de femme.

SUBSTANCES EMPLOYÉES POUR LE COUPAGE. — Le *sucre* doit être ajouté dans la proportion d'une cuillerée à café (5,0) pour une bouteille de 150 grammes, tant que le lait sera coupé d'eau. Il suffira d'ajouter un tiers de cuiller à café (1,75) à la même quantité de lait pur. Certains médecins donnent la préférence au sucre de lait qui, en formant de l'acide lactique pendant la digestion, diminuerait la tendance aux fermentations anormales.

Marfan (1) recommande le coupage de deux parties de lait avec une partie d'une solution de 10 pour 100 de sucre de lait du cinquième jour à la fin du quatrième ou du cinquième mois. A partir de ce moment, il ordonne du lait pur additionné de 2 pour 100 de sucre de lait.

On peut employer pour le coupage l'eau pure, ou mieux l'*eau d'orge*, obtenue par une simple infusion de farine d'orge provenant de la trituration de l'orge en grains complets et non de l'orge mondé du commerce, qui ne contient que de l'amidon. En cas de constipation, on substituera l'*eau d'avoine* à l'*eau d'orge*.

Le coupage avec le *bouillon* de poule ou le *bouillon* de jarret de veau nous a rendu également des services.

L'addition de crème recommandée par Biedert peut également être utile dans certains cas.

Steffen coupe le lait de moitié de bouillon de veau et ajoute une cuillerée à café de crème à 100 grammes du mélange. Il stérilise le tout dans l'appareil Soxhlet. Nous recommandons ce coupage en cas de rachitisme.

Monti (2) recommande pour les cinq premiers mois un mélange de lait et de petit-lait à parties égales et, après le cinquième mois, un mélange de deux parties de lait pour une de petit-lait; il en a obtenu d'excellents résultats.

Sous le nom de *lait maternel* ou *humanisé* (Gärtner), on trouve actuellement dans l'industrie un lait de vache stérilisé dans lequel la proportion de caséine a été réduite de moitié et la proportion de sucre a été augmentée, de manière à en rapprocher la composition de celle du lait de femme. En pratique, ce lait a donné des résultats peu concordants, et notre expérience personnelle ne lui est pas favorable; Monti (3) et Baginsky ont fait des expériences analogues aux nôtres.

<hr>

(1) Marfan, *De l'allaitement artificiel.* Paris, 1896.

(2) Monti, *Kinderheilk. in Einzeldarstellungen*, Heft 2, p. 158, 1897.

(3) Popper signale les résultats obtenus à la clinique du professeur Monti, sur 25 nourrissons qui prenaient du lait de Gärtner; 14 ont perdu du poids, 4 sont restés

On peut dire avec Depaul et Parrot que, pour l'alimentation des nouveau-nés, on doit attacher moins d'importance à la constitution chimique du lait qu'à l'observation de ses effets sur l'enfant.

**Lait d'ânesse.** — Le lait d'ânesse est, de tous les laits d'animaux, celui qui se rapproche le plus du lait de femme par sa composition (1). Il en possède la réaction franchement alcaline, la forte proportion de sucre, la proportion considérable d'albumine dissoute (2) et la propriété de se coaguler dans l'estomac en caillots ténus; mais les substances grasses y sont notablement moins abondantes. Leur chiffre varie entre 1 1/2 et 2 pour 100, tandis que pour le lait de femme il est de 2 1/2 à 3 pour 100.

Le lait d'ânesse ne peut pas supporter l'ébullition; il se coagule à la chaleur. La nécessité de le donner à l'état frais n'a pas d'inconvénient, puisque la tuberculose est à peu près inconnue chez l'âne, mais force à avoir une ânesse à portée et rendra toujours ce mode d'alimentation exceptionnel. Il nous a rendu de grands services, soit comme nourriture exclusive pendant les trois premiers mois, soit comme aliment pour des enfants atteints d'entérite après le sevrage.

Nous pouvons donner comme exemple remarquable d'un allaitement exclusif par le lait d'ânesse pendant les trois premiers mois, l'observation d'un enfant né à huit mois qui fut mis au lait d'ânesse après quinze jours d'un allaitement maternel infructueux. Il pesait à ce moment 2$^{kil}$,105 et atteignit 4$^{kil}$,860 à la fin du troisième mois. Son accroissement a donc été en moyenne de 30 grammes par jour. L'enfant à six mois pesait 7 kilos et se portait à merveille. Le lait a été donné tantôt pur, tantôt coupé d'un huitième d'eau. Le nombre des repas quotidiens a été de huit à neuf dans le premier mois, de sept à huit dans le second mois et de six à la fin du troisième mois. La quantité de liquide ingéré par repas a été de 30 à 50 grammes les premiers jours, de 75 le dixième jour, de 100 à la fin du premier mois, de 125 dans la sixième semaine, puis de 150 et de 200 à la fin du troisième mois, où l'on a substitué le lait de vache stérilisé au lait d'ânesse.

Parrot avait obtenu une diminution de 50 pour 100 dans la mortalité des nouveau-nés syphilitiques aux Enfants-Assistés en les élevant au pis d'ânesses. Une nourricerie d'ânesses a été fondée dernièrement à l'hôpital des Enfants de Dresde (3).

**Farines lactées.** — Les farineux sont mal digérés par les enfants dans les premiers mois de la vie. Leur administration continue, même

stationnaires, 4 ont présenté une augmentation de poids insuffisante et 3 seulement ont fait de beaux poids. Voir : *Arch. f. Kinderheilk.*, XIX, 1895, p. 223.

(1) Voir: Dechambre, *Journ. de méd. vétér. de Lyon*, t. XX, 1896, p. 729.

(2) Le rapport de l'albumine à la caséine est pour le lait de femme comme 1 : 2,40 (Leehmann), pour le lait d'ânesse comme 1 : 2,72 (Schlesinger) et pour le lait de vache comme 1 : 10.

(3) Voir : R. Klemm, *Jahrb. f. Kinderheilk.*, XLIII, 1896, p. 369.

à faibles doses, est une des causes les plus fréquentes du rachitisme. Leur prescription temporaire convient dans la convalescence des infections digestives par le lait.

Il faut proscrire absolument l'addition au lait de la crème de riz, des farines, des biscottes, qui sont encore d'un usage journalier.

L'addition de farine lactée sous forme liquide est parfois indiquée pour remplacer le dernier repas à partir du dixième mois.

Les farines lactées s'obtiennent par la concentration du lait dans le vide et par l'addition de pain torréfié et de sucre; le but de cette manutention est de transformer autant que possible l'amidon en dextrose, qui est plus facilement assimilée.

La composition des diverses substances lactées varie dans une assez forte proportion :

|  | Variations. |  |  | Moyenne. |  |
|---|---|---|---|---|---|
| Eau et substances volatiles.. | 5 | à 10 pour 100. | | 7.5 | pour 100. |
| Sels........................ | 1.5 à 3 | — | | 2.25 | — |
| Substances grasses......... | 4 à 7 | — | | 5.5 | — |
| Albuminates................ | 9.5 à 18 | — | | 13.25 | — |
| Hydrate de carbone soluble.. | 35 à 55 | — | | 45 | — |
| — — insoluble. | 15 à 35 | — | | 25 | — |
| Cellulose................... | 5 à 1 | — | | 0.5 | — |

Ce tableau, que nous empruntons à Monti, démontre l'énorme prédominance des amylacés et la pauvreté de ces produits en substances grasses et albuminoïdes. Excellents comme adjuvants du régime lacté, ils ne peuvent convenir à la longue comme nourriture exclusive, même dans la seconde année.

## SEVRAGE, ALLAITEMENT MIXTE.

Avec les mères nourrices, l'allaitement mixte est dans la règle plus vite nécessaire qu'avec les nourrices mercenaires.

Le sevrage complet ne devra jamais se pratiquer avant le neuvième mois et, si possible, pas avant la fin de la première année ; il ne faut pas sevrer en été et pendant la sortie des dents. Fonssagrives recommande comme très favorable l'intervalle généralement assez long qui sépare l'éruption des premières molaires de celle des canines.

L'époque du sevrage est un moment critique pour la nutrition de l'enfant ; le sevrage prématuré est la cause de 75 pour 100 des décès constatés chez les enfants confiés à des nourrices mercenaires.

Les conditions qui contre-indiquent le sevrage sont : 1° une maladie de l'enfant ; 2° la saison chaude.

Le sevrage doit se faire graduellement et non brusquement, en intercalant entre les repas au sein les repas au lait stérilisé. Nous donnons comme exemple de sevrage lent le schéma suivi par Monti dans sa pratique et qui comprend huit semaines : Dans la première semaine, un repas de 200 grammes de lait de vache stérilisé coupé d'eau dans la proportion d'un quart ; dans la seconde semaine, deux biberons par jour ; dans la troisième semaine, trois biberons ; si l'enfant continue à prospérer et à s'accroître normalement, on sèvre définitivement au bout de cinq à six semaines.

Le sevrage prématuré ou trop brusque peut être l'origine de troubles divers, tels que la dyspepsie, la gastro-entérite, le rachitisme.

L'*allaitement mixte* doit être régi par les mêmes principes. Quand la nourrice est insuffisante et qu'on ne peut en changer, il faut aider l'allaitement au sein par un ou deux repas supplémentaires de lait de vache. S'il survient une maladie aiguë, on revient à l'allaitement exclusif au lait de femme.


# CHAPITRE IV

## EXAMEN DES ENFANTS

### Nouveau-nés.

L'examen clinique (1) d'un nouveau-né doit, pour être complet, être fait à deux moments différents : pendant le sommeil et dans l'état de veille ou d'agitation (Valleix).

Pendant le *sommeil*, le médecin pourra apprécier la physionomie et l'attitude de l'enfant, la coloration des téguments, le mode et le nombre des respirations, le nombre et la force des pulsations. Il faut savoir tâter le pouls sans réveiller l'enfant ; Valleix recommande dans ce but le procédé suivant : « Je saisis le moment où l'enfant est assoupi, je glisse très légèrement l'extrémité d'un doigt sur l'artère radiale ; si l'enfant fait quelques mouvements, je les suis sans les contrarier ; ils cessent bientôt ; le sommeil n'est pas interrompu, et je peux compter le pouls, même lorsqu'il est à un degré de petitesse extrême. »

Pendant l'état de *veille*, le médecin étudiera spécialement les caractères du cri, la manière dont l'enfant tette et dont il avale, le jeu de sa physionomie et la manière dont il se comporte vis-à-vis d'une forte lumière ou dont il supporte la palpation et l'examen médical. Il examinera en même temps le pourtour des lèvres et l'orifice des narines. Puis il introduira dans la bouche un doigt que l'enfant sucera aussitôt avec force s'il est vigoureux et bien portant ; il appréciera du même coup l'état de la bouche et de la gorge en déprimant la base de la langue.

(1) Consulter : Billard, *Traité des maladies des enfants nouveau-nés et à la mamelle*, 3ᵉ éd. Paris, 1837, p. 9 à 78. — Valleix, *Clinique des maladies des enfants nouveau-nés*. Paris, 1838, p. 1 à 39.

Cette première inspection terminée, le médecin ne doit jamais négliger de faire déshabiller complètement l'enfant pour contrôler, par un examen méthodique de toutes les fonctions, l'exactitude des renseignements qui lui ont été fournis et la justesse de sa première impression ; autrement, il s'exposerait à commettre des erreurs de diagnostic grossières. Il passera successivement en revue les membres, le thorax et l'abdomen.

L'examen du thorax est très facile, grâce à sa sonorité et à ses petites dimensions qui permettent d'explorer rapidement toute l'étendue de la surface pulmonaire.

L'exploration de l'abdomen est particulièrement importante, la digestion étant la fonction capitale chez le nouveau-né et celle qui peut être troublée le plus facilement. Il ne faut jamais négliger en même temps l'examen des fesses et du pourtour de l'anus, car toute indigestion peut se traduire au bout de peu de temps par de l'érythème et des excoriations des parties baignées par les matières fécales. On fera garder les langes, afin de compléter son examen et de pouvoir se rendre compte ainsi du nombre, de l'abondance, de l'odeur et de la nature des selles.

L'examen de l'urine peut aussi se faire dans les cas ordinaires par l'inspection des langes de l'enfant ; on pourra facilement voir par leur coloration si l'urine est chargée de sels, ictérique ou sanguinolente. Nous recommandons néanmoins, chaque fois que cela sera possible et que l'indication s'en présentera, de se procurer directement de l'urine en cherchant à la recueillir après un intervalle de sommeil par une pression méthodique exercée de haut en bas sur le fond de la vessie ; s'il n'y a pas d'urine dans la vessie au moment de la visite du médecin, on enseignera à la nourrice la manière de s'en procurer. Nous avons pu ainsi reconnaître chez un nouveau-né une néphrite albumineuse due à une scarlatine qui avait échappé à l'attention des parents et qui se révéla plus tard par une desquamation abondante.

En cas de fièvre, on n'ajoutera que peu d'importance au pouls, dont les variations d'un enfant à l'autre ou chez le même sujet sont trop étendues pour éclairer le médecin sur l'intensité du mouvement fébrile et sur la marche de la maladie. Le *thermomètre*, au contraire, rend dans la première enfance plus de services qu'à tout autre âge. Il doit être placé dans le rectum ; on se servira à cet effet d'un thermomètre à boule peu volumineuse, qu'il faut introduire avec beaucoup de douceur après l'avoir préalablement huilé et désinfecté ; il faut avoir soin de maintenir d'une main le siège de l'enfant pour éviter tout mouvement brusque ; trois minutes suffisent pour avoir une indication très approximative, et cinq minutes pour avoir le degré exact de la température du corps.

Billard et Valleix ont insisté avec raison sur la coloration des téguments, l'attitude, la physionomie et le cri, qui sont des éléments précieux de diagnostic chez le nouveau-né.

**Coloration des téguments.** — Après l'accouchement, la face du nouveau-né est d'un rouge foncé, un peu violacé; du troisième au cinquième jour, la rougeur générale est remplacée par une teinte jaunâtre, excepté aux pommettes qui restent rouges. La coloration jaune des téguments, qui est due à la stase sanguine, est d'autant plus intense que la coloration rouge primitive a été plus foncée; elle fait place, au bout de peu de jours, à une teinte rosée générale plus intense aux pommettes qu'ailleurs. C'est au bout de deux ou trois mois seulement que les colorations propres à chaque constitution se dessinent et qu'on peut alors distinguer les uns des autres les enfants bruns ou blonds; ces nuances sont d'ailleurs singulièrement influencées par la race, par l'insolation, par la température et l'habitation; ainsi, les enfants des villes sont, à conditions égales, plus pâles que les nourrissons des campagnes.

Dans le sclérème des nouveau-nés, la coloration de la peau prend une teinte vineuse très foncée qui persiste. Dans l'ictère véritable, les téguments sont d'un jaune plus vif qu'à l'état normal; en même temps les conjonctives et les urines sont colorées par le pigment biliaire. Dans les maladies graves du nouveau-né, telles que la pneumonie, le muguet, la coloration normale rosée ou rouge foncé est remplacée par une pâleur remarquable.

**Attitude.** — Le nouveau-né conserve après sa naissance une flexion en avant des membres, de la tête et du tronc, semblable à l'attitude du fœtus dans le sein maternel; tous ses mouvements paraissent d'abord purement automatiques et ne prennent que peu à peu le caractère volontaire. Les mains ne tardent pas à saisir les objets qu'on leur présente ou à se porter sur le sein de la nourrice. Ce n'est que vers deux mois que l'enfant commence à soutenir sa tête qui, trop pesante, vacillait jusqu'alors sur le cou.

**Physionomie.** — Lorsqu'un nouveau-né est bien portant et que rien ne l'agite, son visage est sans expression; aucun mouvement, aucun pli ne s'y font remarquer; il est plein, arrondi, la bouche est fermée et l'enfant respire librement par le nez (Valleix). Il est rare de voir les enfants sourire avant trois semaines; ils ne commencent véritablement à rire qu'à un mois environ (Billard). Les yeux, qui, dans les premiers jours, se meuvent en tous sens sans but déterminé, deviennent très sensibles au jour au bout de deux semaines et paraissent fixer ou reconnaître les objets qui les entourent à l'âge de six semaines ou de deux mois (Bouchut).

La souffrance et la maladie altèrent les traits du nouveau-né. Sous l'influence de coliques passagères, on voit le visage se froncer, se contracter et l'enfant crier. La pneumonie détermine une altération particulière des traits, dont la dilatation des ailes du nez, la pâleur de la face avec la rougeur des pommettes forment les caractères essentiels. Dans l'entérite cholériforme, l'altération des traits est profonde et rapide : en quelques heures la face pâlit, le nez s'effile, les yeux s'excavent et s'entourent d'un cercle bleuâtre, les pommettes sont saillantes, la bouche s'enfonce et se ride. Dans l'atrophie infantile, quelle que soit sa cause (syphilis, entérite chronique, muguet, inanition), le visage du nouveau-né prend l'aspect de la décrépitude sénile ; les traits sont contractés, la peau flasque et ridée a une teinte terreuse, tous les os sont saillants ; en même temps les yeux sont brillants et la face est grimaçante. Dans le sclérème, les traits conservent un masque d'immobilité effrayant et les paupières restent hermétiquement closes quand la maladie est avancée. Dans l'éclampsie, c'est au visage qu'on aperçoit en général les premiers mouvements convulsifs ; ce sont tantôt les globes oculaires, tantôt les commissures labiales qui sont le siège de mouvements spasmodiques.

**Cri.** — Billard a distingué dans le cri du nouveau-né deux temps distincts : le *cri* proprement dit, qui a lieu pendant l'expiration, et la *reprise*, qui se produit au moment de l'inspiration ; le cri est ordinairement plus fort et plus prolongé que la reprise.

Le *premier cri* du nouveau-né, dû probablement à l'impression désagréable de l'air extérieur sur la surface du corps, est toujours soutenu, sonore et facile chez l'enfant qui est né viable.

Dans les premiers mois de la vie, les enfants crient sous l'influence de causes diverses qu'il importe de pouvoir reconnaître et distinguer. Les cris du nouveau-né peuvent être dus au malaise qu'il éprouve de la part de langes trop serrés ou d'une couche mal disposée ; il suffit alors de relâcher ses vêtements pour le calmer.

Le *cri de la faim* ne se produit chez le nouveau-né que toutes les deux ou trois heures, quand on a réglé les heures de ses repas et qu'on l'a habitué de bonne heure à dormir dans son lit sans le secours factice du berceau ou des bras de sa nourrice ; les enfants *méchants* qui, malgré une santé parfaite, crient à chaque instant et à tout propos, sont presque toujours des enfants mal élevés.

Le *cri de la douleur* se distingue du cri physiologique en ce qu'il ne cesse pas lorsqu'on distrait l'enfant, lorsqu'on le change de position ou qu'on lui donne le sein. Valleix indique un excellent moyen de diagnostic entre les deux cris : c'est l'exposition de l'enfant à la lumière ; les cris sont-ils dus simplement à un caprice, on voit l'enfant ouvrir de grands yeux, se calmer instantanément et se laisser palper, sans manifester d'impatience ou de colère ; si les cris sont provoqués par des coliques, comme c'est souvent le cas, la lumière ne suffit pas pour les apaiser et ils deviennent plus aigus chaque fois qu'on presse sur l'abdomen. Un autre petit procédé, auquel nous avons vu céder souvent les cris de colère des nourrissons, consiste à caresser doucement le sommet de la tête d'arrière en avant et à répéter plusieurs fois cette friction, jusqu'à ce que la figure de l'enfant s'épanouisse.

Billard a tiré parti des variations du cri pour éclairer le diagnostic de quelques maladies. Il distingue, suivant sa forme, le cri en incomplet, pénible et étouffé. Le cri *incomplet*, caractérisé par l'affaiblissement du premier temps ou de la reprise, peut tenir soit à la faiblesse congénitale de l'enfant, soit à l'atélectasie ou à l'engouement des poumons. Le cri *étouffé*, dans lequel la reprise seule se fait entendre, est un indice presque certain d'une inflammation pulmonaire. Le cri *pénible*, qui se termine toujours par une finale peu soutenue et presque mourante ou se transforme en un simple grognement plaintif, appartient à presque toutes les maladies aiguës graves de la première enfance, telles que la pneumonie, l'entérite ou la péritonite.

Billard distingue encore le cri, suivant sa durée, en court et entrecoupé, suivant son timbre, en aigu, sonore, voilé ou chevrotant. Dans le cri *aigu*, le seul important à connaître, la reprise devient dominante et prend un timbre perçant; il s'entend toutes les fois que les amygdales ou le larynx sont le siège de quelque irritation. Dans le spasme de la glotte, un petit cri aigu caractéristique, semblable au hoquet, annonce la fin du spasme. Dans le sclérème des nouveaunés, le cri a un timbre aigu, entrecoupé, quoique très faible, qui a frappé tous les observateurs.

## Seconde enfance.

Toutes les méthodes d'investigation en usage dans la médecine des adultes sont employées chez l'enfant (1), mais leur application peut rencontrer des difficultés sérieuses qui proviennent de la timidité ou de l'indocilité des petits malades. Les qualités nécessaires au médecin pour triompher de ces obstacles sont ainsi résumées par H. Roger : « Le médecin des enfants devra être sagace, prompt à porter un jugement sûr et fondé sur l'expérience; il devra être patient et doux ; qu'il ait l'air d'aborder ses petits malades, qu'il leur sourie, qu'il s'accommode à leur langage et se prête même à leurs jeux. Qu'il aime les enfants, qu'il soit affable, bon, qu'il ait le *cœur maternel*. » C'est de deux à cinq ou six ans que les enfants sont le plus intraitables. Aussi le médecin devra-t-il, dans un premier examen, chercher avant tout à gagner leur confiance et éviter avec soin tout ce qui pourrait les effaroucher; dans la suite, la fermeté sera aussi nécessaire que la douceur pour conserver l'ascendant une fois conquis. Avec beaucoup de patience, avec de l'esprit et du tact, le médecin arrivera toujours à être maître de la situation (2).

(1) Consulter : Rilliet et Barthez, t. I, p. 35-59. — Roger, *Recherches cliniques sur les maladies de l'enfance*, t. I. Paris, 1872.

(2) Vogel, dans son *Traité des maladies de l'enfance* (traduction française, p. 27),

### EXAMEN DE LA GORGE ET DU LARYNX.

Il faut habituer de bonne heure les enfants à montrer leur gorge, afin de pouvoir l'inspecter sans difficulté chaque fois qu'on soupçonne une maladie du pharynx. Quand les enfants sont très jeunes ou indociles, le médecin fait assujettir les mains par un aide, bouche le nez de la main gauche et insinue de la main droite le manche d'une cuiller ou un abaisse-langue entre les dents, jusqu'à la base de la langue ; à ce moment, la partie est gagnée et l'on peut apercevoir l'arrière-gorge dans tous ses détails, si l'on a eu soin de placer l'enfant en face de la lumière.

Parfois, la vue ne suffit pas ; c'est par le *toucher* seulement qu'on peut apprécier la présence d'un abcès rétropharyngien, d'un œdème de la glotte ou de végétations adénoïdes ; il faut avoir soin alors, pour éviter une morsure, d'interposer entre les molaires de l'enfant un morceau de liège ou d'armer le doigt explorateur d'un anneau métallique.

Le *laryngoscope* est d'un usage très restreint chez l'enfant ; il est inutile et d'un maniement presque impossible dans les maladies aiguës du larynx, à cause de l'anxiété et de l'agitation du petit malade ; on réservera son emploi pour les affections chroniques du larynx et spécialement pour les cas où l'on présume l'existence d'un polype.

### EXAMEN DU FOND DE L'ŒIL.

L'ophtalmoscope, entre les mains de Galezowski (1) et de Bouchut (2), a rendu des services dans le diagnostic de quelques maladies cérébrales des enfants : ainsi, on a pu parfois reconnaître par ce moyen la présence de tubercules de la choroïde dans le cours d'une méningite ou diagnostiquer, d'après les signes d'une névrite optique, la présence d'une tumeur cérébrale.

Il ne faut jamais négliger ce mode d'exploration dans les cas d'accidents cérébraux ou visuels. Nous nous sommes toujours servis d'un ophtalmoscope mobile, tel que celui de Græfe ou de Liebreich, qui permet d'examiner l'enfant dans toutes les positions.

### EXAMEN DU THORAX ET DES POUMONS.

**Inspection.** — Les déformations thoraciques sont fréquentes et importantes à connaître chez l'enfant (3). Celles du *rachitisme* et du

---

engage avec raison ses confrères à ne jamais brusquer les enfants récalcitrants et à *ne pas les frapper* : nous croyons plus utile encore de tenir le médecin en garde contre les procédés moins barbares, mais tout aussi blâmables, qui consistent à tout obtenir des enfants à l'aide de *friandises*.

(1) Galezowski, *Traité d'ophtalmoscopie*. Paris, 1876.

(2) Bouchut, *Ophtalmoscopie médicale et cérébroscopie*. Paris, 1876.

(3) Consulter : Rehn, *Die wichtigsten Formveränderungen des menschlichen Brustkorbs*. Vienne, 1875. — Chapard, *Des déformations thoraciques*. Thèse de Paris, 1896.

*mal de Pott* s'imposent à première vue. Celle des enfants atteints de *végétations adénoïdes* du pharynx demande un examen plus approfondi ; elle est caractérisée par une dépression latérale du thorax vers le milieu de sa hauteur.

Nous ne faisons que signaler la *scoliose habituelle* des jeunes filles, qui se développe surtout pendant les travaux scolaires, et l'*asymétrie* thoracique produite par les différentes formes d'atrophie musculaire de l'enfance.

Les déformations partielles du thorax sont les plus importantes au point de vue des maladies des voies respiratoires. Chez l'enfant, la voussure produite par les *épanchements pleurétiques* est très marquée et s'accompagne souvent d'un déplacement latéral du sternum, de telle sorte que la ligne médiane du corps ne coïncide plus avec le milieu de cet os. Le *rétrécissement thoracique* dans les empyèmes en voie de guérison est parfois très accentué chez l'enfant et ne disparaît qu'au bout d'un certain nombre de mois ou d'années.

**Palpation.** — Les vibrations thoraciques se perçoivent en général bien chez l'enfant pendant le cri. Leur absence dûment constatée peut trancher parfois le diagnostic en faveur d'un épanchement pleural.

**Percussion.** — La percussion donne des résultats plus nets chez l'enfant que chez l'adulte, à cause de la minceur plus grande des parois thoraciques. Il est inutile d'employer chez l'enfant le marteau et le plessimètre ; le doigt seul suffit.

On percutera avec une *grande douceur*, à petits coups répétés, en comparant avec soin la sensation tactile et le son obtenus du côté sain avec ceux qu'on aura obtenus dans les points symétriques du côté malade. Il vaut mieux terminer que commencer par la percussion pour ne pas effaroucher l'enfant.

Il faut toujours percuter à nu. La position que le médecin doit donner à l'enfant varie suivant l'âge et la partie du thorax qu'on percute. En cas de matité, il faut s'assurer, par une nouvelle exploration et en changeant la position de l'enfant, que l'augmentation de la résistance au doigt n'est pas due à une tension musculaire exagérée. Vogel a signalé chez les enfants une matité passagère de la base du thorax pendant le cri ou d'autres efforts, matité qui serait plus marquée à droite qu'à gauche.

En *arrière*, la sonorité pulmonaire descend jusqu'à la onzième vertèbre dorsale à droite, jusqu'à la douzième dorsale à gauche ; cette différence est due à la matité du foie à droite. En *avant*, elle descend à droite jusqu'à la cinquième côte, où commence la matité hépatique, qui est proportionnellement plus étendue chez le petit enfant que chez l'adulte ; elle descend à gauche jusqu'à la troisième côte seulement, où elle est remplacée par la matité du cœur.

Au-dessous de la matité précordiale vient une zone de sonorité tympanique *stomacale*, de forme semi-lunaire, dont la disparition indique presque toujours la présence d'un épanchement pleural (Traube).

Le *sternum* donne à la percussion un son clair chez l'enfant, excepté au niveau du manubrium, où, dans la première année, on peut délimiter une matité due au thymus.

**Auscultation.** — Il faut ausculter habituellement les enfants avec l'oreille appliquée directement sur la poitrine.

Le murmure vésiculaire présente chez les enfants, au niveau des sommets, une rudesse particulière, qui est due à la faible épaisseur des parois thoraciques et à l'intensité de la respiration. Il peut être confondu avec le souffle par une oreille peu exercée, mais avec un peu d'habitude on arrivera bien vite à éviter cette cause d'erreur. Nous avons entendu indiquer par Fræntzel un bon moyen pour distinguer le souffle du murmure vésiculaire, quelque rude qu'il soit ; le son dans le souffle commence toujours par une *h* aspirée, dans le murmure vésiculaire par un *f* ou un *v*.

*L'auscultation de la voix* est très importante chez les enfants et ne doit jamais être omise. La bronchophonie permet de reconnaître dans la profondeur une induration pulmonaire (pneumonie) ou un engorgement des ganglions bronchiques dans des cas où le murmure vésiculaire superficiel empêche de percevoir un souffle.

EXAMEN DU CŒUR.

**Inspection.** — Plus l'enfant est jeune, plus la voussure précordiale est développée dans les maladies organiques du cœur et les épanchements péricardiques. Le thorax flexible de l'enfant se prête plus facilement que celui de l'adulte aux augmentations de volume du cœur, et cette ampliation est une des raisons principales de la compensation parfaite des lésions endopéricardiques qu'on observe souvent à cet âge.

**Palpation.** — Le *choc du cœur* siège chez les jeunes enfants dans le quatrième espace (Roger) ou derrière la cinquième côte. On le trouve très souvent aussi dans le cinquième espace, sans qu'on puisse en conclure à un fait pathologique.

Un choc étendu et qui donne à la palpation une sensation de résistance considérable, est toujours le signe d'une augmentation de volume pathologique du cœur.

**Percussion.** — La matité relative du cœur est représentée par un triangle à bords convexes dont le sommet atteint la troisième côte gauche près du sternum, dont le bord gauche rejoint la pointe dans la ligne mamillaire et dont le bord droit se confond avec le bord droit du sternum. Dans la figure de percussion donnée par Rauchfuss (1), le bord droit dépasse la ligne sternale et atteint

(1) Rauchfuss, *Gerhardt's Handb. der Kinderk.*, IV, 1, p. 8.

presque la ligne parasternale dans le quatrième espace. Il est vrai que chez l'enfant la percussion palpatoire permet plus facilement que chez l'adulte de tracer les limites réelles du cœur droit ; mais en pratique nous avons trouvé que toute matité ou submatité cardiaque facile à percevoir à l'oreille et dépassant le sternum à droite indique une dilatation des cavités droites. C'est un signe précieux, non seulement dans les cardiopathies_chroniques, mais aussi dans les dilatations_aiguës qui se produisent dans le cours des maladies infectieuses.

**Auscultation.** — L'auscultation du cœur doit se faire avec l'oreille, l'enfant étant d'abord dans le décubitus dorsal avec les épaules un peu relevées, puis assis et penché en avant.

Le stéthoscope binauriculaire à petite embouchure est très précieux chez l'enfant pour fixer le siège des bruits et leurs relations avec le choc du cœur.

Le *premier bruit* à la pointe est le plus intense à l'état normal ; le timbre musculaire recouvre plus que chez l'adulte le timbre valvulaire (1). Quand le timbre valvulaire clair prédomine, comme c'est le cas dans les maladies infectieuses, on peut en conclure à un affaiblissement du muscle cardiaque. L'auscultation du premier bruit a donc une grande importance chez l'enfant au point de vue du pronostic.

Le *second bruit* s'entend dans toute l'étendue de la région précordiale ; il a son maximum dans le troisième espace au bord gauche du sternum. L'accentuation et le dédoublement du second bruit se produisent facilement sous l'influence de l'effort ; ils n'ont d'importance pathologique que s'ils persistent.

Les *souffles* cardiaques perçus nettement chez l'enfant sont presque toujours organiques. Ils ont une aire de propagation considérable. Ceux qui se produisent au niveau de la mitrale, s'entendent également en arrière au niveau de la colonne vertébrale.

Les souffles adventices *cardio-pulmonaires* sont exceptionnels avant l'âge de quatre ans (Potain) (2). Ils sont systoliques ou plutôt méso-systoliques ; ils sont brefs, instables et disparaissent souvent pendant une pause respiratoire ou après le cri ; ils ne se propagent pas au loin, comme les souffles organiques. Ils disparaissent par la pression du stéthoscope sur le thorax, qui est plus flexible chez l'enfant que chez l'adulte.

Le souffle mitral fonctionnel existe chez l'enfant. Il peut être produit par des adhérences péricardiques de la face antérieure qui gênent l'occlusion de la valvule mitrale par le muscle ventriculaire.

(1) Ludwig et son élève Dogiel ont démontré que le premier bruit est composé de deux éléments, l'un valvulaire dû à la fermeture des valvules auriculo-ventriculaires, l'autre musculaire dû au bruit rotatoire du muscle cardiaque.
(2) Voir : Delabost, Thèse de Paris, 1895.

Ce fait a été vérifié par nous à l'autopsie dans deux cas où un souffle systolique ayant tous les caractères du souffle mitral organique avait été perçu pendant la vie.

Les souffles *liquidiens* de la chloro-anémie sont très rares au-dessous de dix ans et ne deviennent fréquents qu'aux environs de la puberté.

L'*arythmie*, si fréquente dans les cardiopathies de l'adulte, ne s'observe jamais chez l'enfant. Ce terme doit être réservé aux systoles avortées ou faux pas du cœur qui, perçus par l'auscultation, manquent aux pulsations de la radiale ou même de la carotide. Les *irrégularités* et les *intermittences vraies* sont, au contraire, très fréquentes; elles s'observent sans cause appréciable dans le premier âge et chez les enfants plus âgés; elles dépendent de réflexes intestinaux ou nerveux. Le pouls lent et irrégulier est d'un mauvais pronostic; c'est un signe fréquent de la méningite; il a été observé aussi dans la forme bulbaire de la paralysie diphtéritique.


# CHAPITRE V

## CONSIDÉRATIONS THÉRAPEUTIQUES

### PROPHYLAXIE

Le premier rôle du médecin consiste à prévenir les maladies; l'hygiène est la pierre angulaire de la médecine infantile.

### Hygiène alimentaire.

Pour la **première enfance**, les préceptes qui doivent régir l'alimentation ont été exposés précédemment.

Pour la **seconde enfance**, nous les résumons comme suit :

1. Les repas doivent être plus fréquents et moins copieux que chez l'adulte.

2. Une grande régularité dans l'heure des repas est indispensable. L'enfant ne doit rien manger entre ses repas.

3. L'alimentation doit être mixte, mais plus végétale qu'animale. En règle générale, jusqu'à l'âge de sept ans, la viande ne doit être donnée qu'une fois par jour, au repas de midi et non le soir.

4. Les alcooliques doivent être bannis du régime ordinaire jusqu'au voisinage de la puberté. Ils jouent par contre un rôle très important dans la thérapeutique infantile et sont d'autant plus efficaces que les enfants y sont moins habitués.

5. Les sucreries et les pâtisseries doivent être proscrites ou du moins ne doivent être octroyées qu'à titre exceptionnel.

## Hygiène de la peau.

La peau est une des portes d'entrée fréquentes des maladies chez l'enfant, soit par infection, soit par refroidissement.

Il faut habituer dès la seconde ou la troisième année les enfants aux lavages froids quotidiens de tout le corps, suivis de frictions sèches.

Il ne faut pas trop couvrir les enfants, pour ne pas provoquer la transpiration, source habituelle des refroidissements.

Les solutions de continuité de la peau et des orifices cutanés doivent être soigneusement désinfectées et mises à l'abri de toute nouvelle infection (Voir *Antiseptiques*).

## Hygiène scolaire.

L'école est le foyer de contagion le plus redoutable des maladies infantiles.

L'inspection médicale des écoles est nécessaire pour en bannir tout enfant atteint d'une maladie transmissible (teignes, syphilis, tuberculoses pulmonaires avec expectoration, etc.).

Les enfants qui ont été atteints d'une maladie infectieuse ne doivent être réintégrés que lorsqu'ils ne sont plus dangereux pour leurs camarades. Voici les délais qui sont exigés en France (1) après le début de la maladie qui a nécessité l'éviction :

| | |
|---|---|
| Variole, scarlatine, diphtérie | 40 jours. |
| Coqueluche (à partir de la fin des quintes) | 21 — au moins. |
| Varicelle | 16 — |
| Rougeole | 16 — |
| Oreillons | 10 — |

Nous ajouterons, pour la diphtérie, que l'enfant ne doit être réintégré à l'école que si l'examen bactériologique a démontré la disparition des bacilles de Löffler.

### THÉRAPEUTIQUE

## Principes généraux.

Les principes généraux qui doivent guider le médecin d'enfant dans sa thérapeutique découlent des particularités de la physiologie du jeune âge.

(1) Arrêté du ministère de l'Instruction publique du 18 août 1893 et circulaire du 14 mars 1896.

### 1. ALIMENTATION.

L'enfant supporte d'autant moins bien la diète absolue qu'il est plus jeune. Il faut donc l'alimenter pendant le cours de sa maladie.

Cette règle comporte une exception importante. Le tube digestif, qui est l'instrument le plus actif de la croissance, est très vulnérable dans le jeune âge; s'il est lui-même le siège de l'affection morbide, l'expérience a prouvé que la suppression complète des aliments est le vrai moyen d'éviter les fermentations anomales qui sont la cause la plus importante de la mortalité infantile. La diète hydrique sera de rigueur pendant les jours de danger; plus tard, le lait de femme ou le lait de vache stérilisé seront les seuls aliments permis.

### 2. VOIES D'ADMINISTRATION DES MÉDICAMENTS.

L'administration des médicaments par la **bouche** reste toujours la plus simple et la plus sûre.

Certaines formes pharmaceutiques, telles que les *pilules*, sont peu pratiques dans la thérapeutique infantile, parce que les enfants ne savent pas les avaler. Les médicaments sont prescrits de préférence chez l'enfant sous forme de *poudres*, qui seront prises dans du lait, de l'eau sucrée, des confitures, etc., ou bien sous forme de *potions* sucrées.

Il est important de ne pas dépasser, dans les quantités prescrites, la dose journalière, qui sera, pour la potion, de 60 grammes dans les deux premières années, de 90 grammes de deux à dix ans, et de 120 grammes chez les enfants de dix à quinze ans. On évitera de prescrire chez l'enfant les médicaments actifs par gouttes dont on laisse l'administration à la famille; il faut incorporer la dose journalière de gouttes prescrites à une potion qu'on donnera par cuillerées dans la journée.

La **peau** de l'enfant absorbe mieux que celle de l'adulte. Les substances grasses, surtout les graisses animales, la pénètrent facilement et peuvent servir de véhicule à l'introduction des médicaments actifs. Dans la première enfance, les frictions avec les pommades à l'axonge seront la voie préférée pour l'administration du mercure, de la quinine et des préparations salicylées.

Il faut éviter, dans le traitement des dermatoses étendues, l'emploi de médicaments actifs, tels que le pyrogallol et le naphtol. Baatz (1) a signalé deux cas de néphrite, dont une mortelle, chez des enfants galeux de six et de huit ans, à la suite de frictions généralisées avec une pommade de naphtol à 2 pour 100.

La **voie hypodermique** doit être proscrite en général chez les

(1) Baatz, *Sem. méd.*, 24 octobre 1894.

enfants pour l'administration des alcaloïdes, parce qu'elle est dangereuse. Elle joue un grand rôle, au contraire, pour l'introduction du sérum antidiphtérique et du sérum artificiel (eau salée à 7 pour 1000), destiné à restaurer les parties aqueuses perdues par l'organisme ou à laver le sang dans les toxi-infections.

On se sert dans ce but de la seringue de Roux d'une contenance de 30 grammes, munie d'un tube de caoutchouc et d'une aiguille trocart. Cette seringue peut se démonter et est facile à stériliser par l'ébullition avant chaque injection.

La **voie rectale** est employée avec avantage pour des médicaments dont le goût répugne à l'enfant (quinine, assa fœtida), pour ceux dont l'action irritante sur l'estomac est à craindre (créosote), ou bien dans le cas où l'état comateux ou convulsif de l'enfant rend impossible l'administration par la bouche.

Les *lavements médicamenteux* doivent être souvent précédés d'un lavement évacuant. La dose du médicament actif employé en lavement est en général double de celle administrée par la bouche. Les lavements médicamenteux doivent être donnés avec une bonne seringue munie d'un embout flexible, et non avec une poire qui facilite la pénétration de l'air. Leur capacité ne doit pas dépasser 10 grammes pour la première enfance (une cuillerée à dessert d'une solution titrée du médicament à administrer, tel que la quinine, l'antipyrine, le chloral) ; elle sera de 40 à 60 grammes pour la seconde enfance (1).

La voie rectale est utilisée encore chez l'enfant pour *l'entéroclyse* ou lavage de l'intestin et sert soit à débarrasser celui-ci de matières irritantes ou toxiques (entérite folliculaire ou dysentérique, entérite muco-membraneuse), soit à stimuler la sécrétion de la bile (ictère catarrhal).

Les irrigations intestinales sont faites avec une sonde urétrale des numéros 15 à 25, mise en communication par un tube de caoutchouc avec un bock qui doit être élevé de 20 à 30 centimètres à peine au-dessus du plan horizontal du malade. Une sonde bien huilée peut pénétrer facilement de 4 à 5 centimètres dans le rectum sans rencontrer une grande résistance ; dès qu'une certaine quantité de liquide a pénétré dans l'intestin, une légère pression suffit pour faire progresser le tube, qui remonte facilement jusqu'à une hauteur de 15 centimètres dans l'intestin (Baginsky). L'enfant doit être couché dans le décubitus latéral droit, la hanche gauche relevée et les genoux pliés pour diminuer la presse abdominale et faciliter l'accès du liquide dans le cæcum. Il suffit de 100 à 200 grammes d'eau bouillie tiède additionnée de 5 grammes de chlorure de sodium pour laver tout le gros intestin d'un nouveau-né, et 400 à 500 grammes chez un enfant de un à deux ans. Plus tard, on pourra employer un litre et même,

_______________

(1) Voir : Monteuuis, *Journ. de méd. et de chir. prat.*, 1896, p. 769.

vers quatorze ans, un litre et demi. Pour obtenir l'effet cholagogue, il faut se servir d'eau froide de 20° à 25°.

Dans l'entéroclyse infantile, nous préférons les remplissages successifs de l'intestin, suivis de pauses pendant lesquelles celui-ci se vide par la sonde et par l'anus.

Les **gargarismes** sont inapplicables avant un certain âge, et on doit alors leur substituer les irrigations de la gorge ou les badigeonnages avec un pinceau.

### 3. Doses.

Les médicaments doivent être, d'une manière générale, prescrits à des doses d'autant plus faibles que l'enfant est plus jeune.

Gaubius a donné à cet égard comme règle que : En représentant par 1 la dose médicamenteuse qui convient à un adulte, celle des divers âges sera représentée par les fractions suivantes :

```
Pour un enfant au-dessous de 1 an par..............  1/15 à 1/12
        —              —      de 2 ans par............  1/8
        —              —      de 3 ans par............  1/6
        —              —      de 4 ans par............  1/4
        —              —      de 7 ans par............  1/3
        —              —      de 14 ans par...........  1/2
```

Baginsky propose une table un peu modifiée :

```
Pendant la première année........................  1/15 à 1/12
A 1 an...........................................  1/10
De 2 à 5 ans.....................................  1/8 à 1/4
Après 14 ans.....................................  Dose d'adulte.
```

Il est bien difficile, à ce point de vue, de donner des règles qui s'appliquent à tous les médicaments (1). Voici les points essentiels que doit retenir le médecin d'enfants :

1° Tout médicament actif doit être administré à *doses fractionnées* dans les vingt-quatre heures. Il est facile ainsi de tâter la susceptibilité du malade et de supprimer le remède à la moindre alerte ;

2° La voie hypodermique est dangereuse et doit être rejetée, pour la raison indiquée ci-dessus, dans la première enfance ;

3° La tolérance parfois considérable des enfants pour certains remèdes actifs dépend du bon fonctionnement du rein.

Dès qu'il y a albuminurie et diminution dans la quantité d'urine, les médicaments actifs doivent être supprimés ou administrés à faible dose et surveillés de près dans leur action. On a publié des cas de mort dans le cours de néphrites chez l'enfant à la suite d'injections sous-cutanées de chlorhydrate de pilocarpine.

(1) Nous renvoyons, pour la posologie infantile, au mémorial thérapeuti... termine ce traité.

## Médications.

### ANTIPYRÉTIQUES.

Chez l'enfant, la médication antipyrétique de choix est la **réfrigé-ration de la surface externe** par la balnéation et les enveloppements humides.

Dans la première enfance, l'hyperthermie s'accompagne facilement d'un refroidissement des extrémités. L'application de bottes d'ouate enveloppées d'une toile imperméable et l'emploi de bains tièdes de 34° à 35° déterminent une sédation bienfaisante. Si la fièvre s'accompagne de symptômes cérébraux, on y joindra des affusions froides sur la tête pendant le bain tiède. Il faut réchauffer ce qui est froid et refroidir ce qui est chaud.

Dans la seconde enfance, la température du bain pourra être abaissée, suivant l'intensité de la fièvre et l'importance des symptômes cérébraux, à 30° et même à 25°.

Partisans convaincus depuis le début de notre pratique du traitement hydropathique de la fièvre infantile, nous sommes heureux de voir cette méthode être aujourd'hui universellement adoptée, mais nous regardons comme une exagération l'emploi de bains froids à 15° et à 20° chez les enfants malades. Nous leur substituons les *affusions froides* dans les états typhoïdes graves, qui réclament une stimulation énergique.

Parmi les **antipyrétiques internes**, nous n'employons chez l'enfant que la *quinine*, soit en frictions, soit en solution donnée par la bouche ou en lavement.

L'antifébrine, la phénacétine, la thalline doivent être proscrites comme dangereuses. L'*antipyrine*, qui est un excellent antinervin, bien supporté par l'enfant quand il n'a pas de fièvre, ne doit pas être employée dans les pyrexies ; quoique son action antipyrétique soit prompte et rapide et s'exerce souvent sans déterminer d'accidents (éruptions, collapsus), elle diminue dans les pyrexies de longue durée la résistance de l'organisme et peut entraver la crise salutaire de la pneumonie franche. L'antipyrine ne doit être employée qu'à titre symptomatique et exceptionnel dans la médication antipyrétique infantile.

Le *salicylate de soude* ne peut être remplacé par aucun autre antipyrétique dans le rhumatisme articulaire, l'érythème noueux et la pleurésie. Mais il ne convient pas comme antipyrétique dans la fièvre typhoïde et les pneumonies, où il a provoqué parfois du collapsus cardiaque.

### ANTISEPTIQUES.

**Antiseptiques externes**. — L'*acide phénique* est d'un emploi dangereux chez les petits enfants ; il a suffi d'applications sur la peau d'une solution phéniquée faible (1/500) pour provoquer chez un nouveau-né des accidents mortels. Lucas Championnière en a rapporté un exemple. La ouate phéniquée, même en enveloppements, est dangereuse.

A plus forte raison devra-t-on s'abstenir d'ordonner l'acide phénique en lavements ou en injections dans la bouche, dans le nez ou dans la plèvre.

Les principaux symptômes de l'intoxication phéniquée sont des convulsions alternant avec la somnolence ou le coma, le collapsus avec abaissement de température, un pouls petit et très rapide, une respiration difficile, des urines d'un brun foncé et la coloration bronzée de la peau.

La plupart des faits d'empoisonnement phéniqué ont été signalés chez les enfants au-dessous de deux ans, mais Billrothen a observé aussi chez des enfants de trois et même six ans et demi. Aussi fera-t-on bien de proscrire d'une façon absolue l'acide phénique de la chirurgie infantile.

Le *sublimé* est en général bien supporté, pourvu qu'il soit employé en solutions étendues de 1/2000 ou 1/5000 et que les applications ne soient pas faites sur une trop grande surface.

Les antiseptiques externes usuels chez l'enfant sont les solutions d'*acide borique* au 4/100 et d'acide salicylique à 1,5 et 2/1000.

L'*iodoforme* en poudre ou sous forme de gaze iodoformée rend des services journaliers dans la chirurgie infantile ; son emploi n'est dangereux que chez le nouveau-né. Chez les enfants plus âgés, il faut éviter de l'injecter dans des cavités d'abcès considérables. On lui préfère à la Clinique chirurgicale de Genève le *dermatol* (gallate de bismuth) en poudre et en gaze qui peut supporter la stérilisation dans l'autoclave, avant d'être employée.

L'*acide picrique* en solution, qui a été préconisé comme topique des brûlures, ne doit jamais être employé chez les enfants. Il provoque des douleurs intenses et a donné lieu à des phénomènes toxiques (coliques, vomissements, stupeur). Brun a cité un cas de mort chez l'enfant (1).

**Antiseptiques internes**. — BOUCHE ET PHARYNX. — L'acide borique et l'acide salicylique en solution peuvent être employés pour les irrigations de la bouche et du pharynx.

Le *chlorate de potasse* a une action élective par élimination sur la

_______

(1) Voir *Société de chirurgie*, séance du 19 janvier 1898.

muqueuse buccale; cette action est beaucoup moins évidente sur la muqueuse pharyngienne. Le chlorate de potasse est souverain dans les stomatites, son action est plus infidèle dans les angines. Il est bien supporté par l'enfant à doses faibles, de 0,50 à 1,0 par jour dans la première enfance et de 1,0 à 2,0 dans la seconde enfance.

Ce médicament n'est pas inoffensif quand on dépasse ces doses et provoque des accidents qui rappellent ceux de la maladie bronzée hématique des nouveau-nés ou de la néphrite aiguë avec convulsions et hydropisie. Marchand(1) et Jacobi (2) ont les premiers signalé l'intoxication par le chlorate de potasse, à la dose relativement peu élevée de 3 à 5 grammes prise dans les vingt-quatre heures. Quelquefois les accidents se sont terminés par la mort (Satlow) (3). Il est probable cependant qu'en pareil cas l'imperméabilité rénale résultant de l'intoxication diphtérique a accentué l'action toxique du chlorate de potasse.

Excellent médicament interne à doses modérées, il ne doit pas être administré en gargarisme ou en injections, la quantité avalée ne pouvant être contrôlée.

Nez. — Les irrigations antiseptiques dans les fosses nasales, proposées dans les maladies infectieuses des enfants, sont dangereuses, parce qu'elles peuvent provoquer des otites en refoulant les germes pathogènes dans la trompe d'Eustache. Il faut s'en abstenir, surtout dans la première enfance, et les remplacer par des badigeonnages à l'huile de menthol ou à la glycérine résorcinée au 50ᵉ.

Estomac et intestins. — Les véritables antiseptiques intestinaux sont les évacuants (vomitifs, purgatifs, lavages d'estomac, irrigations intestinales), suivis d'une diète absolue ou d'une alimentation légère peu fermentescible.

On a préconisé néanmoins chez l'enfant une série de médicaments antiseptiques dont l'action nous a toujours paru douteuse et parfois nuisible (naphtol, benzonaphtol, salol, etc.).

Nous faisons exception pour le *calomel*, que l'enfant supporte bien à petites doses et pendant un espace de temps qui ne doit pas dépasser quelques jours. Le fait que la salivation mercurielle est plus rare chez l'enfant que chez l'adulte, n'est pas une raison pour employer le calomel à une dose massive qui devient toxique si l'effet purgatif se fait attendre ou à une dose réfractée trop élevée. Souvent l'absence de salivation n'est qu'un leurre et le calomel peut déterminer néanmoins une côlite ulcéreuse ou une altération des reins. Voilà pourquoi, dans notre pratique infantile, nous n'employons le calomel qu'à très petites doses réfractées, suffisantes pour obtenir l'action altérante ou antifermentescible, et nous le proscrivons comme purgatif.

(1) Marchand, *Virch. Arch.*, t. LXVII, 1879.
(2) Jacobi, art. Diphtérie in *Gerhardt's Handb. f. Kinderkrank.*
(3) Satlow, *Jahrb. f. Kinderheilk.*, t. XVII, 1881.

## NARCOTIQUES ET ANTISPASMODIQUES.

**Opiacés.** — Le danger de l'opium en général et de la morphine en particulier chez les petits enfants est connu depuis longtemps. Ce qui rend le maniement des opiacés très délicat dans la première enfance, c'est le passage rapide de la dose inactive à la dose toxique, et l'impossibilité de fixer exactement où commence cette dernière pour chaque cas particulier ; on a vu des doses minimes, le plus souvent inoffensives, produire chez certains enfants les accidents les plus sérieux. Trousseau a signalé la possibilité de l'empoisonnement d'un nouveau-né par une seule goutte de laudanum, et bien d'autres faits plus ou moins analogues ont été publiés. Quelques auteurs attribuent la mortalité par convulsions des nourrissons, si élevée en Angleterre, à l'abus de la tisane de pavot, qui est fort en usage parmi les gardeuses d'enfants.

Les signes prodromiques de l'intoxication par l'opium sont, chez l'enfant, la constriction des pupilles, l'irrégularité de la respiration, qui prend quelquefois le type de Cheyne-Stokes, la rougeur du visage, la somnolence alternant avec l'agitation, quelquefois des convulsions. L'apparition de ces symptômes devra faire suspendre immédiatement la médication opiacée ; mais quelquefois l'intoxication survient presque subitement, et sans prodromes, aussi doit-on être d'une excessive prudence dans le maniement des narcotiques. On ne doit administrer d'opiacés avant l'âge de deux ans qu'en cas de nécessité absolue.

Dans le cas de diarrhée, où l'opium est parfois indispensable, on ne l'administrera qu'à la dose d'une goutte de laudanum étendue dans une potion de 60 à 100 grammes, qui ne sera prise que par fractions pendant un certain nombre d'heures. Ce procédé nous paraît préférable à l'administration du laudanum en lavement ; dans ce cas, le médicament ne peut pas être aussi facilement donné à dose fractionnée, et l'absorption rapide, même d'une seule goutte de laudanum, n'est pas toujours, comme nous l'avons dit, exempte de danger. La dose du laudanum pourra être légèrement augmentée pour les enfants qui ont dépassé les premiers mois de la vie.

Dans la péritonite aiguë, la tolérance de l'enfant pour l'opium est accrue ; on a vu des petits malades supporter en pareil cas des doses d'adulte (Kingston Barton).

**Belladone.** — L'atropine est souvent assez bien supportée par les enfants (Gubler), mais il ne faut pas se fier à cette tolérance parfois trompeuse, car, chez certains enfants, en vertu d'une idiosyncrasie particulière, des doses relativement très minimes d'atropine ont suffi à provoquer l'intoxication. On a signalé celle-ci en particulier à la suite de l'emploi prolongé d'un collyre au 1 p. 100.

Il vaut mieux employer la *belladone*, qui est plus maniable, soit en teinture, soit en sirop. On en a souvent abusé dans le traitement de la coqueluche et de l'incontinence d'urine. L'agitation nocturne, la sécheresse de la bouche et la dilatation pupillaire sont les premiers signes de l'intoxication et doivent faire suspendre immédiatement le médicament.

La **cocaïne** est trop dangereuse pour pouvoir être employée chez le jeune enfant.

On a vanté comme hypnotique chez l'enfant le **trional**. Ce médicament ne devra en tout cas pas être prescrit avant l'âge de cinq ans. Nous lui préférons en général les bains de tilleul et le bromure de potassium associé à la teinture éthérée de valériane.

Le **chloral** est l'hypnotique et l'antispasmodique qui mérite le plus d'être recommandé chez l'enfant. Il rend des services signalés dans le cas de convulsions et peut être administré, même dans la première enfance, à la dose de 5 centigrammes, qui peut être répétée deux ou trois fois jusqu'à ce que l'effet sédatif ait été obtenu. A cet âge, l'action irritante du chloral sur l'estomac nécessite une dilution convenable ou bien on administrera le médicament dans un petit lavement.

### MÉDICAMENTS CARDIAQUES.

La **digitale** ne peut être remplacée par aucun succédané dans l'asystolie cardiaque. C'est un diurétique de premier ordre dans les stases veineuses. Son emploi dans la médecine infantile est donc justifié, mais il faut se rappeler que chez les jeunes enfants le pneumogastrique a peu d'action sur le cœur comme nerf d'arrêt et que la digitale ralentit peu les mouvements du cœur. Si la dose est trop forte ou trop prolongée, on voit apparaître sans transition et sans avertissement préalable les symptômes de la seconde période de l'empoisonnement digitalique, la tachycardie, la cyanose et la respiration superficielle.

Il faut éviter, autant que possible, d'administrer la digitale avant quatre ou cinq ans et ne pas dépasser à cet âge la dose journalière de 5 à 10 centigrammes, en supprimant le médicament après trois jours pour éviter l'accumulation des doses.

La teinture de **strophantus** est dangereuse et ne doit pas être employée chez l'enfant (Demme).

La **caféine** est un des meilleurs toniques cardiaques diurétiques à recommander chez l'enfant; son emploi, soit à l'intérieur, soit en injections sous-cutanées, rend de grands services dans le collapsus cardiaque.

### RÉVULSIFS.

La médication révulsive que nous a léguée l'ancienne médecine joue un rôle important dans la médecine infantile.

Les **bains sinapisés** sont employés contre l'asphyxie du croup, de la broncho-pneumonie, etc., et contre l'adynamie par déperdition de liquides qui résulte du choléra infantile, des hémorragies graves, etc. Voici comment on les prépare : 50 à 100 grammes de farine de moutarde pour un petit bain, 500 grammes pour un grand bain, sont délayés dans un peu d'eau froide et versés dans une baignoire renfermant de l'eau chaude. Pendant tout le temps du bain, on agite ce mélange, et on frictionne l'enfant qu'on retire de l'eau lorsque sa peau commence à rougir.

Les **badigeonnages de teinture d'iode** sont d'un usage journalier dans les bronchites, les pleurésies, les péritonites, les arthrites, etc., des enfants. Ils doivent être faits avec une teinture faible au 1/20 ou au 1/10 au maximum ; il ne faut pas les pratiquer sur une étendue trop considérable, surtout chez les jeunes enfants, où ils peuvent provoquer l'albuminurie.

Les **vésicatoires** sont rarement indiqués chez les enfants, à cause de la grande irritabilité de la peau et de sa puissance d'absorption dans le jeune âge. Nous avons signalé au Congrès de Rome (1) les dangers, dans le cours de la pneumonie infantile, des vésicatoires, qui irritent les reins et empêchent l'élimination des toxines. Nous étendons aujourd'hui cette proscription à toutes les maladies infectieuses fébriles et n'admettons encore l'emploi des vésicatoires qu'à la période apyrétique contre les exsudats chroniques de la plèvre, du péricarde ou des articulations.

En tout cas, si l'on croit devoir appliquer un vésicatoire, on fera bien de suivre les règles suivantes, qui sont celles de Barthez :

1° Le vésicatoire doit être petit (mouche de Milan) ; on pourra en continuer l'action en en appliquant successivement plusieurs.

2° Il doit être laissé peu de temps en place ; dans la première enfance, une à deux heures au maximum suffisent et, jusqu'à l'âge de huit à dix ans, on ne doit pas dépasser quatre à cinq heures. Si, après ce temps, l'ampoule n'est pas formée, il suffit d'appliquer sur la peau rougie un cataplasme de fécule pour voir au bout de deux heures l'épiderme soulevé par une abondante sérosité.

3° Dès que l'ampoule sera formée, elle sera incisée et recouverte aussitôt après l'écoulement du liquide par un morceau d'*emplâtre diachylon* ; celui-ci sera laissé en place jusqu'à dessiccation complète de la surface dénudée, qu'il préservera ainsi de toute contamination. C'est grâce à ce simple procédé que nous avons vu, à l'hôpital Sainte-Eugénie, éviter toutes les complications ulcéreuses si fréquentes autrefois dans les hôpitaux sur les plaies de vésicatoire.

(1) D'Espine, Azione nociva dei vescicanti. *La Pediatria*, 1894, fasc. 5 et 6.

# PREMIÈRE PARTIE
## MALADIES GÉNÉRALES

---

## CHAPITRE PREMIER
### SCARLATINE

ÉTIOLOGIE. — La contagion paraît être toujours la cause déterminante de la scarlatine, mais, pour contracter cette affection, il faut une prédisposition spéciale qui n'existe pas chez beaucoup d'enfants ; aussi, contrairement à ce qu'on observe pour la rougeole, un grand nombre échappent-ils à la scarlatine. Nous étudierons successivement la cause déterminante et les causes prédisposantes de la maladie.

**Cause déterminante.** — CONTAGION. — Dans la plupart des cas où un enfant contracte la scarlatine, on peut constater qu'il a été en rapport avec un autre scarlatineux. S'il est impossible d'établir la source de la contagion, on ne peut cependant affirmer que celle-ci n'a pas existé, quand on connaît la ténacité extrême du contage scarlatineux et la facilité avec laquelle il peut être transporté à de grandes distances ; aussi est-il bien difficile de prouver l'origine spontanée de la scarlatine, admise par quelques auteurs.

La scarlatine paraît se transmettre surtout par la voie respiratoire, car on peut contracter la maladie dans le voisinage d'un scarlatineux, même sans le toucher.

La contagion peut se faire aussi médiatement par les vêtements, les draps, les objets qui ont été en contact avec les malades, par les personnes qui leur ont donné des soins, même sans avoir pris elles-mêmes la scarlatine. On a cité plusieurs cas où la maladie a été transportée par une lettre. Les locaux qui ont été habités par des scarlatineux sont souvent le point de départ de nouvelles infections. En Angleterre, des épidémies de scarlatine ont été attribuées au lait ou aux objets qui servent à le porter, la maladie s'étant déclarée seulement dans les maisons où on recevait le lait d'une laiterie où régnait la scarlatine (Bell, Taylor, Airy).

Le contage de la scarlatine est très résistant et il conserve sa puissance infectante beaucoup plus longtemps que celui de la rougeole. Il est probable qu'il siège principalement dans les écailles épidermiques qui se détachent de la peau du malade. C'est en effet pendant la période de la desquamation que la scarlatine paraît être la plus contagieuse, mais elle l'est également pendant la période d'éruption et peut-être aussi pendant les prodromes. Elle peut se transmettre lors même que l'éruption est nulle ou insignifiante et ne se manifeste que par une angine.

La contagiosité persiste assez longtemps ; elle s'étend à toute la période de desquamation, et, si l'on en croit quelques faits rapportés par les auteurs, elle peut se continuer même au delà. Daly rapporte le cas d'un enfant qui infecta sa sœur après sept semaines de réclusion. Un malade observé par Sanné (1) et qui avait eu la scarlatine à Sedan, étant venu à Paris après sa guérison, transmit la maladie soixante-treize jours après le début des accidents.

Épidémies. — La scarlatine s'observe quelquefois par cas isolés, mais sévit le plus souvent par épidémies. Ces épidémies présentent souvent un génie propre, tantôt bénin, tantôt malin ou caractérisé par la prédominance de certaines complications. De là la variabilité des opinions des anciens auteurs sur le pronostic de la scarlatine à une époque où, cette affection étant encore peu étudiée, chacun jugeait d'après le degré de gravité de l'épidémie dont il avait été témoin.

Les épidémies de scarlatine se distinguent de celles des autres fièvres éruptives par la lenteur avec laquelle elles se développent et disparaissent, aussi ont-elles en général une longue durée ; dans les grandes villes, la scarlatine ne disparaît jamais complètement.

Inoculation. — L'inoculation de la scarlatine a été tentée plusieurs fois. Stoll aurait réussi à la pratiquer en introduisant des écailles épidermiques d'un scarlatineux sous la peau d'un sujet indemne de la maladie, mais cette expérience a échoué dans les mains de Petit-Radel. Rostan parle de cas où la scarlatine éclata sept jours après l'inoculation ; Miquel d'Amboise, en employant le sang recueilli au niveau des plaques scarlatineuses, n'a obtenu qu'une aréole rouge au voisinage du point inoculé. Cette inoculation paraît, il est vrai, avoir suffi à préserver les enfants inoculés de la contagion et les a rendus réfractaires à une nouvelle inoculation, mais elle n'a pas reproduit la scarlatine avec tous ses symptômes. Leroy d'Étiolles a répété sans aucun succès sur lui-même l'expérience de Miquel, et Ashmead (2) n'a pu reproduire la véritable scarlatine en inoculant les produits de la desquamation à des Japonais. La question de l'inoculabilité de cette affection reste donc douteuse.

Bactériologie. — Le seul microbe qui existe toujours dans la scarlatine simple ou accompagnée de complications, est le *strepto-coque*. Ce microorganisme a été retiré par Lemoine (3) de l'intérieur de l'amygdale dans 102 cas d'angine scarlatineuse au début. Il a été retiré du sang de scarlatineux sans complications pendant la période d'éruption deux fois par D'Espine (4), une fois par

(1) Sanné, art. Scarlatine du *Dict. encycl. des sc. méd.*, 1879.
(2) Ashmead, *Med. Rec. New-York*, 1891, XL, p. 270.
(3) Lemoine, *Bull. de la Soc. méd. des hôp. de Paris*, 1895, p. 848.
(4) D'Espine, *Acad. des sc.*, 6 mai 1895.

Maillart (1). C'est le streptocoque qui est l'agent des complications de la scarlatine et en particulier de la néphrite dont la nature spécifique n'est pas mise en doute.

Néanmoins, le plus grand nombre des bactériologistes qui se sont occupés de cette question, tels que Raskine (2), Bourges (3), Lemoine (4), concluent que son rôle dans la scarlatine est celui d'un agent secondaire, surajouté au vrai microbe de la scarlatine, que l'on ne connaît pas.

Nous préférons l'hypothèse qui fait de la scarlatine une maladie due à un streptocoque spécifique, le streptocoque scarlatineux. Dans la production de la scarlatine chirurgicale, en effet, le streptocoque paraît jouer un rôle actif (Brunner) (5), et si les caractères différentiels indiqués par Kurth (6), par D'Espine et Marignac (7) et par Sieber-Schumoff (8) ne paraissent pas appartenir exclusivement au streptocoque scarlatineux et n'ont pas tous la même valeur, il est néanmoins intéressant de signaler que la coagulation du lait n'est pas habituellement produite par le streptocoque vulgaire, tandis qu'elle est la règle avec le streptocoque scarlatineux (9).

**Causes prédisposantes.** — Age. — C'est dans la seconde enfance qu'on observe le plus de sujets atteints de scarlatine ; elle sévit principalement de trois à dix ans et surtout de six à dix ans, époque de la vie scolaire. Les très jeunes enfants y sont moins exposés ; on voit souvent des nourrissons rester indemnes au milieu d'une épidémie de scarlatine qui frappe même leur mère qui les allaite. Cette immunité du premier âge n'est cependant point absolue ; Bernouilli, de Bâle, a observé la scarlatine chez un petit garçon de trois semaines et chez une petite fille de deux mois. Baillou et d'autres ont rencontré des cas de scarlatine congénitale chez les enfants dont la mère était atteinte de la maladie.

Sexe. — Le sexe ne paraît jouer aucun rôle important ; d'après quelques statistiques, les garçons sont atteints de la scarlatine un peu plus souvent que les filles, ce qu'il faut attribuer à leur genre de vie, qui les expose davantage aux chances de contagion.

Saisons. — La scarlatine est de toutes les saisons, et on a vu les épidémies débuter dans toutes les périodes de l'année.

(1) Maillart, *Rev. méd. de la Suisse rom.*, 1898, p. 81.
(2) Raskine, *Centralbl. f. Bakter.*, 1889, V, p. 433 et 465.
(3) Bourges, Thèse de Paris, 1891.
(4) Lemoine, *Bull. de la Soc. méd. des hôp.*, Paris, 1896, p. 303.
(5) Brunner, *Berl. klin. Woch.*, 1895, p. 469.
(6) Kurth, *Arbeiten aus dem Gesundheitamt*, t. VII, 1891, p. 389.
(7) D'Espine et Marignac, *Arch. de méd. expérim.*, 1892, p. 458.
(8) Sieber-Schumoff, *Arch. des sc. biol. de St-Pétersbourg*, t. I, 1892, p. 265.
(9) On peut concevoir d'ailleurs des races de streptocoques ayant les mêmes caractères objectifs dans les cultures et se distinguant seulement par leur action pathogène sur l'homme. La question serait tranchée, si un sérum préparé avec un streptocoque tiré du sang d'un scarlatineux donnait plus de succès dans le traitement de la scarlatine que le sérum de Marmorek.

CLIMATS, RACE. — La scarlatine s'observe sous tous les climats, mais il est certains pays, comme l'Angleterre, où elle est particulièrement fréquente et où les épidémies revêtent souvent une gravité exceptionnelle ; il y a peut-être là une question de race plutôt que de climat, et une prédisposition spéciale de la race anglo-saxonne. En Suisse, la scarlatine est plus redoutée dans les cantons allemands que dans les cantons romands.

TERRAIN. — Aucun *tempérament* ne confère l'immunité contre la scarlatine ; d'après Stoll, Rilliet et Barthez, la maladie atteint de préférence les sujets lymphatiques, les enfants blonds à peau fine et doués d'une intelligence précoce.

Les *tuberculeux*, d'après Rilliet et Barthez, prennent rarement la scarlatine ; Sanné, sur 86 cas de scarlatine secondaire, n'en a trouvé que 7 chez des tuberculeux, bien que ce fût dans un service d'hôpital où les phtisiques sont nombreux.

TRAUMATISME. — Le traumatisme est actuellement reconnu généralement comme une des portes d'entrée de la scarlatine. Paget (1) a signalé le premier en 1864 la *scarlatine chirurgicale* et après lui Trélat en France, Riedinger, Hoffa (2) et Brunner (3) en Allemagne, Howard Marsh en Angleterre, ont démontré qu'en faisant le départ des érythèmes septicémiques scarlatiniformes et des coïncidences fortuites de la scarlatine et du traumatisme, il reste un certain nombre d'observations dans lesquelles la pénétration de la scarlatine par une plaie est hors de doute. L'éruption dans ces cas a commencé par les bords de la plaie pour se généraliser ensuite, et, plus tard, c'est la région voisine de la plaie qui a été la première le siège de la desquamation. Un cas de Leube, cité par Hoffa, est particulièrement démonstratif ; un médecin, qui avait toujours échappé dans sa pratique à la contagion de la scarlatine, se piqua le doigt en faisant l'autopsie d'un scarlatineux ; neuf jours après, les bords de la plaie présentaient un érythème typique, qui fut suivi du développement d'une scarlatine normale. La scarlatine chirurgicale a été plusieurs fois observée dans le jeune âge [Sörensen (4), Ingerslev (5)].

RÉCIDIVES. — Une attaque de scarlatine détruit en général la prédisposition à contracter de nouveau la maladie ; cependant la scarlatine peut récidiver. Il faut distinguer les *récidives* des cas où une nouvelle poussée éruptive se montre avant que la fièvre soit tombée et des *rechutes* observées pendant la période de desquamation et dont il sera question plus loin. Les récidives vraies, qui ne se montrent qu'après la guérison complète de la maladie, dans les années qui la

(1) Paget, *Brit. med. Journ.*, 1864.
(2) Hoffa, *Samml. klin. Vortr.*, 1886, n° 292, p. 2679.
(3) Brunner, *Berl. klin. Woch.*, 1895, p. 409.
(4) Sörensen, *Hosp. Tid.*, 1887, p. 441.
(5) Ingerslev, *Zeitschr. f. klin. Med.*, t. XXXI, 1896, p. 171.

suivent, sont exceptionnelles ; cependant, on en trouve des exemples
nombreux ; Kœrner (1) a pu en réunir 79 observations. Quelques
auteurs (Stiebel, Jahn) ont même constaté des cas où la scarlatine
se serait reproduite avec tous ses symptômes quatre ou même sept
fois de suite, mais ces faits ne doivent être admis qu'avec une extrême
réserve (Jeanselme) (2).

ANATOMIE PATHOLOGIQUE. — Les lésions de la *peau*, dans la
scarlatine, sont constituées par une congestion du derme, qui varie
avec l'intensité de l'éruption et qui va quelquefois jusqu'à la production
de l'œdème cutané. Dans l'examen de la peau d'un enfant scarlatineux fait par Rémy (3), les lésions les plus évidentes étaient une
dilatation des capillaires du derme avec agglomération de globules
blancs. Il est probable que c'est sous l'influence d'une exsudation très
abondante dans les couches de l'épiderme que celui-ci se détache et
que se produit la desquamation si caractéristique de la scarlatine.
L'éruption miliaire, les ampoules observées quelquefois sur la peau
des scarlatineux, paraissent être également sous la dépendance de la
congestion cutanée.

La portion supérieure de la muqueuse du *tube digestif* (pharynx,
langue) est le siège d'une congestion plus ou moins intense, qui peut
aller jusqu'à l'inflammation et s'accompagner d'une exsudation
abondante.

L'*estomac* et l'*intestin* ne paraissent pas présenter, dans les cas
légers, d'altérations notables, mais, chez des sujets ayant succombé
à la scarlatine maligne, on a trouvé la muqueuse de ces organes
très congestionnée, son épithélium en état de desquamation et sa
consistance plus ou moins ramollie ; les glandes en tube étaient distendues par de petites cellules ou de la matière granulo-graisseuse
(Fenwick).

Le *système lymphatique* est celui qui présente les altérations les
plus importantes ; non seulement les amygdales et les ganglions cervicaux, mais encore les ganglions mésentériques, la rate, les plaques
de Peyer et les follicules clos de l'intestin sont, dans la majorité des
cas, notablement tuméfiés.

Le *foie* présente parfois les lésions de l'hépatite parenchymateuse et
interstitielle.

Les *séreuses* peuvent présenter des lésions inflammatoires qui seront
mentionnées à propos des complications ; ces lésions ne présentent
rien de spécial dans la scarlatine, sauf l'existence de la suppuration,
plus fréquente que dans les inflammations primitives des mêmes
organes.

(1) Kœrner, *Jahrb. f. Kinderheilk.*, 1876.
(2) Jeanselme, *Arch. gén. de méd.*, juin et juillet 1892.
(3) Rémy, *Soc. anat.*, 9 avril 1880.

Les *reins* sont souvent le siège d'altérations ; cependant ces organes ne sont pas toujours atteints dans la scarlatine, comme l'ont admis quelques auteurs, et il est probable que, dans les cas exempts de complications, ils restent complètement sains. Foot a constaté leur intégrité absolue à l'autopsie de deux scarlatineux.

La néphrite scarlatineuse rentre dans la classe des néphrites mixtes ; elle est caractérisée par sa localisation primitive dans le glomérule (*glomérulite*) et par la prolifération, la tuméfaction trouble et la dégénérescence graisseuse des cellules de la capsule de Bowman ; elle est souvent hémorragique et s'accompagne habituellement d'un œdème congestif de la trame conjonctive du rein. Les lésions parenchymateuses des épithéliums ne jouent qu'un rôle secondaire.

DESCRIPTION. — La scarlatine présente tantôt une marche régulière, tantôt des anomalies plus ou moins considérables dans la succession ou l'intensité de ses divers symptômes ; de là l'obligation de décrire successivement la *scarlatine régulière* et les *anomalies de la scarlatine*.

**SCARLATINE RÉGULIÈRE.** — **Incubation.** — Le temps qui s'écoule entre le moment où se contracte la scarlatine et celui où elle se manifeste est difficile à préciser, l'inoculation, qui serait le seul moyen de l'établir exactement, n'ayant donné que des résultats douteux. Les cas où le moment de la contagion a pu être établi avec précision ont donné des chiffres variables ; dans quelques-uns, dont l'un appartient à Trousseau, l'incubation n'aurait duré que vingt-quatre heures ; d'autres auteurs ont vu la scarlatine apparaître au bout de deux, trois ou quatre jours. Dans la majorité des cas, la période d'incubation est de quatre à cinq jours (Sevestre) ; elle dépasse rarement sept à huit jours, mais on l'a vue quelquefois se prolonger au delà. Elle est généralement moins longue que dans les autres fièvres éruptives.

**Invasion.** — Cette période est généralement très courte ; elle peut même échapper complètement à l'observation, la scarlatine n'étant reconnue qu'au moment de l'éruption. Cependant, le plus souvent, l'enfant accuse des symptômes plus ou moins intenses avant l'apparition de l'exanthème.

C'est d'abord un mouvement fébrile bien marqué, avec frissons et nausées et quelquefois des vomissements, de la céphalalgie et une agitation qui peut aller jusqu'au délire, même dans des cas qui resteront bénins. Il est rare, même chez les petits enfants, d'observer à ce moment des convulsions. Les épistaxis, la diarrhée sont exceptionnelles ; on observe plus souvent de la constipation. La fièvre présente, en général, une intensité remarquable dès le début ; la température dépasse parfois 40° le premier jour et le pouls 150 pulsations. La peau est sèche et brûlante.

En même temps, l'enfant accuse de la sécheresse et une douleur au fond de la gorge, qui se manifeste surtout au moment où il avale, et l'inspection fait constater une rougeur assez vive du voile du palais et des amygdales, qui sont déjà quelquefois légèrement tuméfiées.

**Éruption.** — L'éruption caractéristique de la maladie se montre, comme nous l'avons dit, très rapidement, souvent dès le premier jour, rarement plus tard que le second dans la scarlatine régulière. Si l'éruption est retardée, on doit redouter une scarlatine anomale.

C'est, en général, sur la partie antérieure du cou et supérieure de la poitrine, sur le tronc ou sur l'abdomen qu'elle apparaît en premier lieu pour s'étendre de là assez rapidement au reste de la surface cutanée. Elle se montre sous forme d'un érythème diffus ou formé de larges plaques rouges, non saillantes, tendant à s'unir par leurs bords. Ces plaques, tout à fait irrégulières, ne sont pas nettement circonscrites, mais se confondent à leur périphérie avec la rougeur moins foncée des parties de la peau non encore envahies. Leur coloration n'est pas uniforme ; elles présentent, sur un fond rose vif, une multitude de petits points plus foncés, qui leur donnent un aspect granité caractéristique. Quand ces plaques se sont réunies, la surface du corps tout entière, d'un rouge pourpre, semble avoir été barbouillée avec du jus de framboises. Si l'on promène le doigt ou l'extrémité de l'ongle sur la peau, la rougeur s'efface et on obtient une ligne d'un blanc net, tranchant avec la coloration des parties voisines, mais qui ne tarde pas à disparaître.

A la face, l'éruption est quelquefois peu marquée, ou bien sa teinte, plus uniforme qu'ailleurs, pourrait facilement être prise pour la coloration habituelle de la fièvre, si l'on n'examinait en même temps le reste du corps. Dans quelques régions, où la peau est très fine, comme l'abdomen, les plis articulaires, les aines, la nuance est particulièrement foncée, et c'est là que, dans les cas douteux, on reconnaît le plus vite la présence de l'exanthème.

L'éruption croît, en général, en étendue et en intensité pendant deux ou trois jours ; elle prend une teinte d'un rouge pourpre tirant sur le violet et se maintient à son apogée pendant un ou deux jours au plus, puis elle tend à diminuer, le pointillé disparaît, la rougeur s'efface progressivement et la peau reprend sa teinte normale, mais reste sèche et rugueuse. C'est généralement vers le sixième jour que l'érythème a complètement disparu ; quelquefois, il persiste un peu au delà ; Rilliet et Barthez ne l'ont jamais vu dépasser le dixième jour.

On voit se former souvent pendant l'éruption de petites *vésicules miliaires* sur le cou, la poitrine, les parties inférieures de l'abdomen. Ces vésicules, transparentes au début, deviennent rapidement opalines, puis se dessèchent au bout de deux ou trois jours. Elles sont probablement le résultat de la vive hypérémie cutanée qui accompagne l'éruption et n'ont pas de valeur pour le pronostic. Elles sont rares au-dessous de cinq à six ans.

Lorsque la poussée exanthématique est très intense, elle s'accompagne parfois d'une tuméfaction de la peau surtout manifeste au visage, où elle gêne les mouvements des paupières, et au niveau des pieds et des mains ; les doigts sont gonflés et difficiles à mouvoir. Ce phénomène disparaît rapidement avec l'éruption.

L'apparition de l'exanthème scarlatineux ne s'accompagne d'aucune rémission dans les autres symptômes de la maladie.

L'angine va en augmentant ; on constate une rougeur générale et uniforme des piliers et des amygdales ; celles-ci sont augmentées de volume, la déglutition est douloureuse. Cette douleur manque cependant quelquefois, aussi ne faut-il jamais négliger l'examen de la gorge chez un enfant suspect de scarlatine. Au bout de deux ou trois jours, on aperçoit habituellement sur les amygdales un dépôt blanc, pultacé, peu adhérent. Les ganglions sous-maxillaires sont parfois tuméfiés et douloureux à la pression. Ces symptômes s'atténuent, puis disparaissent à partir du cinquième jour de la maladie, s'il ne survient pas de complication.

La langue est au début recouverte d'un enduit blanc jaunâtre sur la partie centrale, tandis que sur les bords et la pointe elle est d'un rouge vif, puis elle se dépouille ; toute sa surface présente alors une rougeur framboisée et un aspect velouté dû à la saillie des papilles. Les lèvres sont rouges, sèches, quelquefois couvertes de croûtes ulcérées et saignantes.

L'anorexie et la constipation persistent ; les vomissements du début cessent en général après l'apparition de l'éruption.

La fièvre est remarquable par la rapidité avec laquelle elle peut atteindre une grande élévation et par la persistance avec laquelle elle s'y maintient. Le thermomètre marque quelquefois 40° le premier jour, continue à monter lentement les jours suivants avec de légères rémissions le matin et peut s'élever jusqu'à 41°, même 42° et exceptionnellement au delà. Lop (1) a constaté dans un cas une température rectale de 44° quelques heures avant la mort. La scarlatine est la maladie dans laquelle on peut observer les températures les plus élevées, sans que le pronostic soit nécessairement fatal ; c'est ainsi que Bloch et Vicente (2) ont vu guérir un enfant de cinq mois chez lequel le thermomètre avait atteint 43°.

La défervescence se fait graduellement ; le thermomètre descend d'un quart de degré à un degré d'un matin à l'autre avec une légère exacerbation dans la soirée, et revient ainsi lentement à la normale ; il n'y a pas une chute brusque de la température comme dans d'autres affections aiguës. Exceptionnellement cependant, la fièvre peut suivre

(1) Lop, *Gaz. des hôp.*, 5 juill., 1894.
(2) Bloch et Vicente, *Rev. mens. des mal. de l'enf.*, 1885, p. 453.

une marche différente; elle s'élève graduellement au début ou tomb
rapidement (Henoch).

Dans les cas légers, la fièvre est modérée; elle peut rester dans
tout le cours de la maladie au-dessous de 40° et même faire presque
entièrement défaut.

Le pouls suit généralement les oscillations de la température ;
quelquefois seulement une grande fréquence des pulsations peut
coïncider avec une chaleur modérée ou persister après le retour à la
température normale.

L'urine est très colorée et peu abondante ; sa quantité ne redevient
normale qu'à la fin de l'éruption ; la proportion d'urée qu'elle renferme est également diminuée.

L'hypertrophie de la rate a été signalée par Litten comme un
symptôme très fréquent, surtout dans les cas graves de scarlatine.

Quand la maladie est légère, les symptômes généraux sont peu
marqués, le sommeil est un peu agité, l'anorexie persiste, la soif
est vive, mais, si la fièvre est intense, on observe souvent de l'anxiété,
de la somnolence, de l'agitation, une céphalalgie vive, du délire ou
même des convulsions ; on a vu quelquefois des malades succomber
rapidement à l'intensité des accidents nerveux et à l'élévation de la
température, sans que rien au début ait révélé la malignité de la
maladie.

**Desquamation.** — L'éruption une fois terminée, la peau devient le
siège d'une desquamation générale. Lorsque la fièvre et la poussée
exanthématique ont été vives, l'épiderme peut même commencer à
se détacher au visage et au cou avant que la rougeur et l'élévation
de la température aient complètement disparu. Si la maladie a été
légère, il se passe au contraire quelques jours avant que la desquamation commence, et ce n'est parfois que deux semaines après la fin
de l'éruption qu'elle est générale.

La peau commence généralement à se dépouiller sur les parties
par lesquelles l'éruption a débuté et qui ont pâli les premières, c'est-
à-dire sur le cou, la poitrine, l'abdomen, la face ; la desquamation
des membres, celle des pieds et des mains, se fait la dernière.

L'épiderme se ride en formant de petites saillies sèches et parche-
minées, grosses comme une tête d'épingle, qui s'agrandissent, se
réunissent souvent aux exfoliations voisines et se déchirent par leur
centre, laissant à découvert une couche nouvelle d'épiderme, entourée
par une collerette de minces écailles dues à l'épiderme détaché. Peu
à peu les surfaces desquamées se rejoignent, s'étendent, les écailles
tombent, et la peau reprend son aspect normal. Quelquefois l'épiderme se détache, sans se rompre, en larges plaques formant sur la
peau un revêtement inégal et rugueux, d'un aspect opalin, qui finit
par se déchirer et tomber en lambeaux. C'est surtout dans les régions
où l'épiderme est épais, comme la plante des pieds ou la paume des

mains, qu'on observe cette forme de la desquamation. On peut quelquefois enlever comme un doigt de gant tout le revêtement épidermique de la dernière phalange des doigts, et on a vu même l'ongle
entier tomber avec l'épiderme. Ce mode de desquamation par lambeaux est spécial à la scarlatine et permet de reconnaître l'existence
de cette maladie longtemps après que l'éruption a disparu.

La desquamation est généralement en rapport avec la durée et
l'intensité de la maladie, et dans les scarlatines légères elle est de
peu d'importance ; cependant on a vu parfois une exfoliation abondante succéder à une éruption presque insignifiante ou se montrer
dans des régions qui n'avaient pas même été rouges. On a cité
quelques cas où la desquamation aurait manqué complètement, mais
ils sont tout à fait exceptionnels.

La durée de la desquamation varie en général entre dix et trente jours,
mais elle peut se prolonger beaucoup au delà, même jusqu'au soixante-
dixième jour, comme dans un cas cité par Trousseau. Dans quelques
cas, on a observé plusieurs desquamations successives (Sydenham).

L'enfant se rétablit rapidement après la disparition de l'éruption ;
l'appétit et l'entrain reparaissent ; l'apyrexie est complète, s'il ne
survient pas de complications, et souvent, sauf un peu de pâleur, le
malade paraît être en parfaite santé, pendant qu'il desquame ; il est
cependant encore sous la menace d'une néphrite et d'une anasarque
scarlatineuses, et son état exige la surveillance du médecin jusqu'au
renouvellement complet de l'épiderme.

Pendant les premiers jours de la desquamation, la quantité de
l'urine et la proportion de l'urée qu'elle renferme sont généralement
augmentées, mais cet état n'est que passager.

**Rechutes.** — On observe dans quelques cas pendant la desquamation ou peu après sa terminaison, dans la quatrième ou cinquième
semaine à partir du début de la maladie, une nouvelle poussée éruptive,
et l'on voit réapparaître tous les symptômes de la scarlatine. La rechute est tantôt plus légère, tantôt plus grave que la première atteinte
de la maladie ; souvent elle se termine fatalement. Les rechutes ont
été surtout observées chez des enfants de sept à quatorze ans. Elles
sont du reste exceptionnelles.

Thomas(1) a décrit sous le nom de *pseudo-récidive* l'apparition d'une
poussée exanthématique légère et passagère dans la seconde ou la
troisième semaine de la maladie, avant que la fièvre soit tout à fait
tombée. Il s'agit évidemment dans ces cas d'une prolongation de la
poussée éruptive primitive et non d'une véritable rechute.

On peut observer aussi exceptionnellement, immédiatement après
la chute de la fièvre qui avait accompagné l'éruption ou quelques
jours après, une nouvelle poussée fébrile sans exanthème, durant de

---

(1) Thomas, *Ziemssen's Handb. der spec. Path. und Therap.*, vol. II, 2e partie, p. 253.

quelques jours à deux semaines, qui paraît être indépendante de toute complication. Cette *fièvre scarlatineuse secondaire*, signalée par Thomas, a été observée par Gumprecht (1) chez treize enfants chez lesquels elle se termina en général favorablement sans avoir été accompagnée de symptômes graves. Dans trois cas, observés par Bouveret (2) chez des jeunes gens ayant dépassé l'âge de seize ans, elle revêtit une intensité plus grande, rappelant celle du rhumatisme cérébral, mais guérit cependant sous l'influence des bains froids.

### ANOMALIES.

Les anomalies observées dans les symptômes de la scarlatine peuvent porter isolément ou simultanément sur les trois facteurs principaux qui constituent cette affection, c'est-à-dire sur l'*éruption*, sur l'*angine* et sur les *symptômes généraux*.

1° **Anomalies dans l'éruption.** — Quelquefois l'érythème, au lieu de s'étendre uniformément sur la peau, se présente sous forme de taches plus ou moins larges qui restent isolées pendant toute la durée de l'éruption (*scarlatina variegata*); cette forme de l'exanthème reste souvent limitée à une partie du corps, comme le voisinage des coudes et des genoux, tandis qu'elle est normale sur le reste de la surface cutanée.

D'autres fois, l'éruption peut être papuleuse (*scarlatina papulosa*); elle débute par l'apparition de petites élevures d'un rouge sombre faisant saillie à la surface de la peau, qu'elles rendent rude au toucher ; cette forme est quelquefois embarrassante pour le diagnostic, surtout si elle ne s'accompagne pas d'une angine bien manifeste ; dans un cas que nous avons observé, nous ne reconnûmes la scarlatine que parce que la maladie fut suivie de desquamation et fut transmise à une sœur du petit malade.

Quelquefois l'*éruption miliaire* est très confluente, les vésicules se réunissent entre elles et forment de véritables *phlyctènes* semblables à celles qui succèdent aux brûlures.

La rougeur cutanée peut être anomale par son intensité; dans quelques formes graves de la scarlatine, la peau présente une coloration violacée, qui persiste jusqu'à la mort, malgré un commencement de desquamation ; cet exanthème s'accompagne d'une fièvre vive et de l'ensemble des symptômes généraux que nous décrirons à propos des formes malignes.

Dans d'autres cas, on voit l'éruption s'accompagner ou être précédée d'une poussée pétéchiale ou d'un véritable purpura ; l'enfant est pris en même temps d'épistaxis, d'hématurie ou d'hémorragies intestinales ; les amygdales, les gencives prennent une teinte foncée;

(1) Gumprecht, *Deutsche med. Wochenschr.*, 1888, p. 540.
(2) Bouveret, *Revue de méd.*, avril 1892, p. 286.

D'ESPINE et PICOT. — Mal. de l'enfance.     5

cette *scarlatine hémorragique*, plus rare que les formes analogues de la rougeole et de la variole, s'accompagne des symptômes généraux les plus alarmants et est d'un pronostic presque toujours fatal ; c'est une des formes de la scarlatine maligne.

Enfin l'éruption scarlatineuse peut être extrêmement atténuée et ne se manifester que par un érythème passager, limité au cou, à la poitrine ou à l'abdomen, et difficile à distinguer de la teinte naturelle des téguments. Le diagnostic ne pourra alors se fonder que sur les antécédents, sur l'existence de l'angine et plus tard sur celle de la desquamation qui rarement fait complètement défaut.

Ces cas où l'éruption est presque nulle ou même n'existe pas (*scarlatine fruste* de Trousseau), sont souvent très bénins et ne s'accompagnent que d'une légère réaction fébrile. Ils peuvent néanmoins se compliquer de néphrite et d'anasarque et sont aussi contagieux que les scarlatines les plus intenses. D'autres fois, la forme fruste s'allie aux accidents de la scarlatine maligne ou à des manifestations angineuses. Il semble, dans ce dernier cas, que tout l'effort du poison scarlatineux se soit porté sur la muqueuse du pharynx.

Les éruptions atténuées s'observent également quand la scarlatine survient chez des enfants chétifs ou comme complication d'une affection chronique.

2° **Anomalies dans l'angine.** — La scarlatine, a dit Trousseau (1), est une maladie essentiellement angineuse. L'angine, néanmoins, peut être parfois atténuée et ne se manifester que par une rougeur érythémateuse du pharynx sans douleur de la gorge et sans dysphagie. Il est tout à fait exceptionnel de voir l'angine faire complètement défaut ; Sanné en a observé deux exemples.

L'angine, au lieu d'être la première manifestation de la scarlatine, peut survenir exceptionnellement après la sortie de l'exanthème (Cadet de Gassicourt). Ce fait est plus fréquent dans la scarlatine chirurgicale, où l'éruption commence aux abords de la plaie qui a été la porte d'entrée.

Forme pseudo-diphtérique. — L'exagération de la réaction inflammatoire du pharynx constitue la *forme angineuse*. Décrite à tort depuis longtemps sous le nom de diphtérie scarlatineuse, elle paraît résulter d'une virulence spéciale du streptocoque qui détermine une nécrose superficielle ou profonde du tissu de l'amygdale et n'est pas due au bacille de Löffler [D'Espine (2), Heubner (3), Bourges (4)]. Cette forme de la scarlatine, que nous avons désignée sous le nom de *pseudo-diphtérique* (5), doit être distinguée avec soin

---

(1) Trousseau, *Clin. de l'Hôtel-Dieu*, 1861, p. 14.
(2) D'Espine, *Rev. méd. de la Suisse rom.*, 1886, p. 585, et 1888, p. 49.
(3) Heubner, *Samml. klin. Vortr.*, 1888, n° 322, p. 2919.
(4) Bourges, *Les angines de la scarlatine.* Thèse de Paris, 1891.
(5) Voir le travail de notre élève Halatcheff : *Contrib. à l'étude de la scarlatine maligne pseudo-diphtérique.* Thèse de Genève, 1896.

de la diphtérie vraie, qui vient parfois compliquer la scarlatine, comme nous le dirons plus loin (p. 76).

C'est en général du quatrième au sixième jour de la scarlatine, plus rarement dès le troisième jour ou seulement au commencement de la seconde semaine que l'angine, au lieu de rétrocéder, augmente d'intensité. La fièvre persiste et s'élève encore, ou bien se rallume si elle avait diminué. Les amygdales sont d'un rouge violacé, parsemées quelquefois de points ecchymotiques; elles se recouvrent bientôt de plaques jaunes adhérentes qui finissent par former un enduit pseudo-membraneux continu pouvant s'étendre aux piliers et à la paroi postérieure du pharynx. Le gonflement de l'isthme du gosier est parfois si considérable qu'il gêne la respiration et que l'enfant respire bruyamment avec la bouche largement ouverte. L'haleine prend une odeur fade, nauséabonde, qui, dans certains cas, peut devenir très fétide. Les lèvres sont sèches, crevassées, parfois saignantes et recouvertes de croûtes.

Quand l'angine suit une marche favorable, ce qui est rare, on voit la gorge se déterger peu à peu. Parfois aussi, après avoir régressé et paru être en voie de guérison, elle reprend une nouvelle intensité (Rilliet et Barthez).

Si la maladie se prolonge, il est fréquent de trouver dans les amygdales des ulcérations plus ou moins profondes, irrégulières et à bords sinueux, qu'on ne constate bien qu'à l'autopsie, mais qui, dans les cas rares de guérison, peuvent entraîner des pertes de substance persistantes.

Parfois même, bien que très rarement, l'angine pseudo-diphtérique s'accompagne d'une véritable gangrène des amygdales ou du pharynx, qui peut être suivie d'une gangrène de la bouche, de la vulve, du pourtour de l'anus ou d'autres organes. Cette complication est presque toujours fatale. Cependant, quand la mortification se limite, la guérison est possible.

L'extension des fausses membranes à l'arrière-cavité des fosses nasales et au nez lui-même est habituelle. Elle s'annonce par un jetage purulent qui provoque des excoriations de la peau à l'entrée des narines. On a signalé dans quelques cas des épistaxis abondantes. L'irrigation nasale ramène souvent des fragments de fausses membranes.

L'extension au larynx et aux bronches est très rare, et l'adage de Trousseau : *la scarlatine n'aime pas le larynx*, est vrai pour l'immense majorité des cas. On a cité néanmoins des cas de croup à streptocoques sans bacille de Löffler dans le cours de l'angine scarlatineuse [Pospischill (1), Ranke (2)].

La gravité de la forme pseudo-diphtérique est due à la septicémie

(1) Pospischill, *Jahrb. für Kinderh.*, t. XLIV, 1897, p. 231.
(2) Ranke, *Verhandl. der Ges. f. Kinderheilk.*, XIII Versaml., 1897, p. 156.

qui l'accompagne presque toujours. A ce point de vue, on peut distinguer avec Heubner deux catégories de cas : une forme suraiguë,
pestiforme, qui ne pardonne jamais, et une forme subaiguë, qui est
accessible au traitement.

La forme suraiguë atteint de préférence des enfants très jeunes,
affaiblis par des maladies antérieures. Elle se manifeste de bonne
heure, dès le troisième jour de la scarlatine. Elle s'accompagne d'une
fièvre intense avec prostration et d'un gonflement du tissu cellulaire
du cou, qui peut envahir en haut les joues et descendre jusqu'à
la clavicule. C'est un œdème dur, inflammatoire, qui ne laisse pas
écouler de pus à l'incision, immobilise le cou et la tête comme dans un
carcan et peut, par sa seule présence, amener la mort par suffocation
(Mondière). Habituellement la mort arrive du septième au dixième
jour de la maladie dans le collapsus par empoisonnement du sang. La
terminaison a été fatale dans les 27 cas observés par Hirschfeld (1)
dans le service d'Heubner.

Dans la forme subaiguë, l'engorgement ganglionnaire est très marqué ; la fièvre s'élève de nouveau vers la fin du premier septénaire,
elle persiste souvent sous la forme continue ou rémittente pendant
plusieurs semaines. L'enfant succombe parfois, comme dans la
première forme, au collapsus cardiaque ou à des complications
(adéno-phlegmon du cou, néphrite, pyémie, etc.) ; il guérit cependant
souvent, après un temps plus ou moins long. Hirschfeld, sur 86 cas
où il a observé cette forme subaiguë, n'a constaté que 26 décès.

C'est dans cette forme principalement qu'on rencontre des adéno-
phlegmons suppurés du cou (bubons scarlatineux), qui livrent
passage, quand on les ouvre, à un pus fétide mélangé à des lambeaux
de tissu cellulaire sphacélé. Ce phlegmon, qui peut guérir quand le
pus est bien collecté, entraîne en général la mort par septicémie ou
par épuisement. Parfois aussi l'érosion d'un gros vaisseau du cou
(jugulaire interne, carotide externe ou une de ses branches) détermine la mort par hémorragie [Gross (2), Baader (3)]. Dans un cas
rapporté par Roth (4), un enfant de quatre ans mourut subitement,
pris d'une hémorragie buccale de médiocre abondance, le quinzième
jour d'une scarlatine avec otorrhée et angine pseudo-membraneuse
bénigne ; l'autopsie révéla une perforation de l'œsophage et de l'aorte
thoracique due à un ganglion suppuré. Sur dix observations d'hémorragies post-bubonniennes relatées dans la thèse d'Arène (5), une seule
guérison est mentionnée ; il s'agit d'un cas de Mœller, qui sauva
l'enfant en pratiquant la ligature de la carotide primitive.

(1) Hirschfeld, *Jahrb. für Kinderh.*, t. XLIV, 1897, p. 242.
(2) Gross, *Arch. gén. de méd.*, nov. 1871.
(3) Baader, *Correspondenzblatt für Schweizer Aerzte*, 1875, n° 21.
(4) Roth, *Ibid.*, 1878, n° 24.
(5) Arène, Thèse de Paris, 1881.

Parfois la scarlatine est suivie, même chez des sujets non scrofuleux, d'un engorgement ganglionnaire chronique du cou qui peut se terminer par une adénite suppurée après un temps plus ou moins long.

**3° Anomalies dans les symptômes généraux.** — FORMES BÉNIGNES. — Nous avons déjà mentionné les cas où la fièvre est très modérée ou même nulle. Cette forme *apyrétique* n'est pas très rare, comme l'indiquent les faits rapportés par Fiessinger (1) qui, dans une épidémie, sur 37 malades, en observa 11 cas, et par Couatarmanach (2) qui a pu en recueillir 12 cas en deux mois à l'hôpital Trousseau. Les autres manifestations de la maladie, la rougeur des muqueuses et l'exanthème cutané sont parfois alors très peu marqués, mais peuvent présenter aussi les mêmes variétés que dans les cas ordinaires.

Parfois, des symptômes gastro-intestinaux s'ajoutent aux manifestations habituelles de la scarlatine, et l'enfant présente, en même temps que l'éruption, des signes d'embarras gastrique (*forme muqueuse*) ou une diarrhée souvent assez intense (*forme intestinale*). Cette diarrhée peut se montrer à une époque quelconque de la maladie ; lorsqu'elle survient dès la période d'invasion, elle retarde quelquefois l'éruption, qui se montre à son apparition peu intense ou incomplète.

FORMES MALIGNES. — Ces formes, qui s'observent le plus fréquemment dans les épidémies graves, ont été décrites sous le nom commun de *scarlatine maligne* ; mais, par la diversité de leurs allures, elles peuvent être divisées en variétés nombreuses.

Quelquefois les accidents éclatent dès la période d'invasion et peuvent emporter le malade avant même que l'éruption se soit montrée (*forme foudroyante*). La maladie débute par une fièvre d'une intensité extrême ; c'est dans ces cas qu'on a vu la température atteindre ou même dépasser 43 degrés ; en même temps surviennent de l'agitation, du délire, des convulsions, de la contracture ou du trismus ; à ces symptômes se joint souvent une dyspnée considérable que l'état des organes thoraciques ne peut expliquer. Enfin, l'enfant tombe dans un coma profond, bientôt suivi de la mort ; quelquefois celle-ci survient le jour même du début des accidents, et il est rare que la vie persiste au delà du second jour.

Dans d'autres formes malignes, la terminaison fatale est amenée par l'algidité après une diarrhée incoercible (*forme algide*) ou elle succède sans convulsions à un état de collapsus précédé de lipohymies et de syncopes (*forme syncopale*).

La scarlatine maligne ne suit pas toujours une marche aussi rapide. Dans la *forme ataxique*, ce sont les symptômes nerveux, délire, convulsions, qui prédominent ; l'éruption est retardée, incom-

(1) Fiessinger, *Gaz. méd. de Paris*, 4 et 11 mars 1893.
(2) Couatarmanach, Thèse de Paris, 1893.

plète, sort mal, et la mort arrive avant la période de desquamation. Si les symptômes viennent à s'amender, la guérison est possible, mais trop souvent apparaît alors une angine grave, ou bien le petit malade tombe dans un état adynamique, l'éruption prend une teinte livide, et le délire persiste jusqu'à la fin avec des convulsions et des soubresauts de tendons.

Quelquefois l'adynamie se manifeste dès le début des accidents (*forme adynamique, typhoïde*) ; la scarlatine s'annonce par une céphalalgie intense, l'éruption n'apparaît que du second au quatrième jour, elle est livide et violacée, la fièvre est violente ; la mort arrive au milieu de symptômes typhoïdes après un temps plus ou moins long, parfois seulement au bout de plusieurs semaines.

Ces diverses formes de la maladie peuvent se compliquer des hémorragies que nous avons décrites plus haut (p. 65), et qui constituent la *scarlatine hémorragique*.

On a décrit sous le nom de *forme tardive* une variété de la scarlatine maligne dans laquelle les symptômes ataxiques n'apparaissent qu'au bout de quelques jours dans le cours d'une scarlatine qui avait paru suivre jusque-là sa marche normale ; d'autres fois ce sont des accidents cardiaques, des lipothymies, une syncope, des phénomènes d'algidité, qui viennent emporter brusquement un scarlatineux dont l'état n'inspirait jusqu'alors aucune inquiétude.

Signalons enfin qu'on a observé dès les premiers jours de la scarlatine, même dans les formes les plus bénignes, des cas de mort presque soudaine dans le coma (Duclos) (1).

Il est impossible de donner une description complète de toutes les formes que peut revêtir la scarlatine maligne, tant elles varient suivant les cas ; mais ce qui les caractérise toutes, c'est une gravité extrême des phénomènes généraux dont aucune localisation ne peut rendre suffisamment compte. Pour quelques auteurs, les symptômes dits malins de la scarlatine seraient dus à une action spéciale du virus scarlatineux sur le cœur, mais le plus souvent les autopsies n'ont pas révélé d'altération notable de cet organe. L'hyperthermie, bien que fréquente dans la scarlatine maligne, ne peut pas expliquer tous les accidents, car il est des cas où la température ne présente pas une élévation exagérée. Il y a évidemment dans ces cas anomaux une action particulière du génie épidémique, analogue à celle qu'on a constatée dans beaucoup d'autres maladies infectieuses, mais dont la cause nous échappe.

COMPLICATIONS. — Un grand nombre d'affections peuvent compliquer la scarlatine ; les unes en sont les complications spéciales en ce sens qu'elles surviennent plus particulièrement dans le cours ou

______

(1) Duclos, *Journ. des praticiens*, 20 juillet 1895.

à la suite de cette affection ; d'autres, plus rares, ne sont que les complications banales de toutes les maladies infectieuses ; enfin il en est
dont l'apparition dans le cours de la scarlatine est toute fortuite et
ne peut être considérée que comme le résultat d'une simple coïncidence. Nous étudierons successivement ces trois genres d'affections
en insistant plus particulièrement sur les premières.

Les complications qu'on peut considérer comme plus spéciales à
la scarlatine sont le *rhumatisme scarlatineux*, les *phlegmasies des
séreuses*, qui accompagnent quelquefois celui-ci ou qui peuvent survenir isolément, enfin la *néphrite scarlatineuse*.

**Rhumatisme scarlatineux.** — Cette complication, qui appartient
à la classe des pseudo-rhumatismes infectieux, s'observe souvent à
la fin de la première semaine à partir du début de l'éruption ; d'autres
fois, elle n'apparaît que pendant la période de desquamation ; dans
un cas, elle se montra un mois après le début de l'éruption (Rendu).

C'est généralement par les jointures découvertes que débute le
rhumatisme scarlatineux ; ce sont souvent les poignets qui se prennent
les premiers ; aussi, pour Roger, cette complication est-elle toujours
le résultat de l'impression du froid. Cependant il n'est pas rare de
voir le rhumatisme commencer par un genou. Il peut rester limité à
une seule jointure ou s'étendre à d'autres articulations, particulièrement à celles des doigts ; il est plus fixe que le rhumatisme
ordinaire, cependant il se généralise quelquefois et atteint successivement un grand nombre d'articulations. Dans quelques cas, il
siège dans les jointures des vertèbres cervicales, principalement
dans celle qui unit l'atlas à l'axis. Graves a rapporté quatre cas de
cette localisation.

Les douleurs et la tuméfaction qui accompagnent le rhumatisme
scarlatineux sont parfois aussi marquées que dans le rhumatisme
ordinaire, mais le plus souvent elles sont moins accusées, et ce n'est
qu'en pressant sur les articulations malades qu'on détermine de la
souffrance. La complication n'a généralement qu'une courte durée ;
quelquefois elle disparaît au bout de quarante-huit heures, mais on
l'a vue se prolonger une ou deux semaines. La terminaison est
presque toujours favorable.

Le rhumatisme scarlatineux peut se compliquer, surtout chez les
enfants, d'accidents du côté du cœur ; nous allons y revenir à propos
des phlegmasies des séreuses.

Le rhumatisme musculaire, particulièrement le *torticolis*, a été
également signalé dans le cours de la scarlatine.

La *chorée*, qui s'observe quelquefois aussi à la suite de cette
maladie, paraît souvent liée au rhumatisme scarlatineux ; plusieurs
observateurs l'ont vue succéder à cette complication.

La fréquence du rhumatisme scarlatineux est diversement
appréciée. Trousseau considérait cette complication comme très

commune; nous n'avons eu que rarement l'occasion de l'observer, si nous n'y faisons pas rentrer les douleurs articulaires qu'on observe si souvent dans la seconde semaine des scarlatines d'une certaine intensité et qui font partie du tableau de la maladie.

Nous pouvons considérer comme une forme grave du pseudo-rhumatisme les *arthrites purulentes*, qui sont une des manifestations de l'infection septicémique dans le cours de la scarlatine; le pus de ces arthrites renferme en culture pure le streptocoque pyogène (Lenhartz, Heubner). Cette complication est presque toujours fatale, mais heureusement fort rare.

**Phlegmasies des séreuses.** — L'inflammation des séreuses cardiaques a été assez souvent signalée dans le cours de la scarlatine; tantôt elle accompagne le rhumatisme scarlatineux, tantôt elle survient isolément.

L'*endocardite scarlatineuse* est généralement légère et peut échapper à l'observation, si on n'ausculte pas avec soin le malade; elle atteint le plus souvent la valvule mitrale seule; elle guérit fréquemment chez les enfants sans laisser de trace. Nous avons observé un de ces cas de guérison complète (1) et d'autres exemples semblables ont été rapportés par Blache, Roger, Larcher, Martineau. Cependant l'endocardite scarlatineuse peut devenir quelquefois l'origine d'une affection chronique du cœur.

La *péricardite scarlatineuse* s'observe moins souvent que l'endocardite; elle est tantôt bénigne; tantôt, au contraire, purulente ou hémorragique, et est alors presque toujours fatale; ces formes graves sont exceptionnelles.

La *pleurésie* se montre quelquefois dans le cours de la scarlatine. D'après Trousseau, elle serait assez commune; d'autres auteurs ne l'ont rencontrée que rarement; il est probable que sa fréquence varie suivant les épidémies. On l'a vue quelquefois coïncider avec le rhumatisme scarlatineux. Elle se développe, en général, rapidement et s'accompagne d'un épanchement assez abondant, mais les symptômes fonctionnels sont souvent peu accusés. La pleurésie scarlatineuse guérit habituellement; elle devient cependant souvent purulente, surtout dans les cas où la maladie primitive a présenté une grande intensité ou s'est compliquée de néphrite, mais même alors son pronostic n'est pas nécessairement fatal.

La *méningite* est une complication assez rare de la scarlatine; cependant les auteurs en rapportent quelques exemples. Cadet de Gassicourt a observé une méningite cérébro-spinale suppurée chez un petit garçon de huit ans et demi, dans la convalescence d'une scarlatine. Cette complication a été aussi signalée dans les premiers jours de la maladie.

(1) C. Picot, Thèse de Paris, 1872, p. 135.

La *péritonite* est rare dans la scarlatine; elle a été quelquefois observée en même temps que les autres phlegmasies des séreuses; elle s'accompagne alors d'un épanchement abondant; son acuité est moindre que celle de la péritonite aiguë primitive.

L'*hydrocèle* de la tunique vaginale a été signalé quelquefois comme complication de la scarlatine (1); cette affection présente alors les caractères d'un épanchement passager qui disparaît sans opération.

**Néphrite scarlatineuse.** — Cette complication est la plus fréquente de toutes celles qui succèdent à la scarlatine, et elle suffit souvent à faire reconnaître l'existence antérieure de cette maladie. Il faut la distinguer de l'albuminurie de la période d'éruption, qui est généralement peu abondante et ne s'accompagne pas d'anasarque; cette dernière, qui est loin d'être constante, ne s'observe que dans les scarlatines à fièvre vive et disparaît rapidement, même si elle est compliquée d'hématurie. Il n'y a pas de relation entre elle et la véritable néphrite scarlatineuse. Celle-ci est un phénomène de la période de desquamation; elle se manifeste généralement dans la seconde ou la troisième semaine qui suit l'éruption et ne commence, pour ainsi dire, jamais après la sixième semaine.

Le début de la néphrite scarlatineuse est quelquefois insidieux et peut passer inaperçu, si on n'examine pas journellement les urines; la complication ne se reconnaît alors que par l'apparition de l'anasarque, mais le plus souvent elle s'annonce par des symptômes plus ou moins marqués. Lorsque ceux-ci sont légers, on observe un peu de fièvre, des nausées, de l'insomnie, de l'agitation la nuit; *la quantité d'urine diminue*, et l'œdème du tissu cellulaire apparaît. D'autres fois, le début de la néphrite est beaucoup plus accentué; l'enfant est pris d'une douleur lombaire accompagnée d'une fièvre vive, de frissons, de vomissements; l'urine devient rare et sanglante. Dans quelques cas, on observe une anurie complète qui peut persister pendant plusieurs jours, puis la miction se rétablit progressivement. L'urine renferme de notables proportions d'albumine et laisse déposer un sédiment dans lequel le microscope fait reconnaître l'existence de globules blancs et rouges du sang, de cellules d'épithélium rénal et de cylindres hyalins. En même temps ou peu après, on observe de la bouffissure au visage et de l'œdème des malléoles.

Si la complication est légère, la fièvre tombe au bout de quelques jours, les urines reprennent leur coloration naturelle et deviennent plus abondantes, mais elles sont encore albumineuses. La quantité d'albumine qu'elles renferment est assez variable; quelquefois très minime, elle est le plus souvent de 1 à 2 grammes par litre et dépasse rarement 5 grammes. Cette proportion diminue progressivement et, au bout de dix à quinze jours, l'urine est redevenue

(1) Voir en particulier un cas relatif à un enfant de neuf ans, dans Depasse, *Rev. mens. des maladies de l'enfance*, 1886, p. 405.

normale. L'anasarque persiste quelquefois un peu plus longtemps ou bien disparaît avant l'albuminurie. Ces deux symptômes n'ont pas une corrélation constante ; on a observé, à la suite de la scarlatine, des cas d'*anasarque sans albuminurie*.

D'autres fois, la maladie s'aggrave ; l'anasarque peut s'étendre à tout le corps. Les paupières, les mains sont le siège d'un œdème considérable ; des *épanchements séreux* se forment dans les plèvres, le péricarde, le péritoine, les méninges, ou bien on observe un *œdème des poumons*, qui se manifeste par de la dyspnée et des râles sous-crépitants fins. Cette dernière complication surtout est d'un pronostic grave et peut amener rapidement une terminaison fatale. Plus rarement, les plis aryténo-épiglottiques sont envahis par l'infiltration, et le petit malade est emporté par l'*œdème de la glotte*.

Une des manifestations les plus redoutables de la néphrite scarlatineuse est l'*encéphalopathie urémique*. Cette complication éclate de préférence lorsque l'anasarque est peu marquée, elle peut même parfois devancer l'apparition de celle-ci. Elle est toujours précédée par une diminution brusque dans la quantité de l'urine et de ses produits excrémentitiels. Son début peut être insidieux. Quelquefois elle ne se manifeste que par de l'assoupissement et des troubles visuels, mais en général elle se caractérise par des attaques de convulsions précédées de céphalalgie et de vomissements. L'enfant est pris parfois d'accidents simulant en tous points une crise épileptique avec contractions toniques et stade de ronflement ; plus souvent l'attaque se borne à des convulsions cloniques générales ou partielles, accompagnées de coma ou, plus rarement, d'un véritable délire maniaque. Ces attaques se suivent à des intervalles plus ou moins rapprochés et peuvent se répéter plusieurs jours de suite. Elles se terminent quelquefois par la mort ; plus souvent, cependant, elles cessent au bout de quelques jours, et le rétablissement est complet. Une statistique de 29 cas d'encéphalopathie albuminurique aiguë dans l'enfance, rapportée par Louis Monod, donne 22 guérisons et 7 morts ; sur 14 cas observés par Sanné, 5 seulement se terminèrent fatalement.

On a signalé, dans le cours de la néphrite scarlatineuse, comme dans celui des autres néphrites, l'*hypertrophie du ventricule gauche* ; cette hypertrophie peut être insuffisante et se compliquer d'une *dilatation aiguë* du ventricule qui serait parfois une cause de mort rapide à la suite de la scarlatine. Nous avons observé, comme premiers signes de l'insuffisance cardiaque, une augmentation de la matité du cœur à droite et la présence d'un bruit de galop.

Dans quelques cas rares, la néphrite scarlatineuse, au lieu de disparaître, prend une marche chronique et devient l'origine d'une *maladie de Bright* persistante ou d'une *albuminurie cyclique*.

La néphrite scarlatineuse a été attribuée à l'action du froid ; sou-

vent, en effet, on peut en expliquer l'apparition par un refroidissement ; mais, dans bien des cas, elle survient sans cause extérieure
appréciable. En outre, sa plus grande fréquence dans certaines
épidémies montre que le génie épidémique joue un rôle dans sa production. Elle est évidemment liée tout d'abord à l'élimination du
streptocoque par les reins, et peut-être aussi à la suppression plus ou
moins complète des fonctions de la peau pendant la période de
desquamation ; le refroidissement ne joue dans son apparition que le
rôle de cause occasionnelle.

**Autres complications.** — Parmi les complications plus rares de
la scarlatine, nous mentionnerons :

La *glossite*, qui n'est que l'exagération de la tuméfaction de la
muqueuse linguale habituelle dans la scarlatine (dans un cas observé
par Sanné, la langue était largement ulcérée) ; la *stomatite pseudo-
membraneuse* non diphtérique ; les *abcès rétro-pharyngiens*, qui
compliquent quelquefois l'angine scarlatineuse ; le *coryza*, qui peut
coïncider avec une angine intense ou se montrer sous forme d'*ozène*
pendant la convalescence ; la *pneumonie*, accident rare, observé
surtout pendant la convalescence ; le *ramollissement de la cornée*
avec *panophtalmie* ; l'*érysipèle de la face*, des *gangrènes* diverses,
la *leucorrhée*, qui ont été signalés par quelques auteurs, mais sont
exceptionnels.

L'*otite* peut survenir dans le cours ou à la suite de la scarlatine
(Burckhardt-Merian, Gottstein). Elle succède quelquefois à une simple irritation de la muqueuse de l'oreille moyenne qui accompagne
la pharyngite et se traduit par un catarrhe ou une suppuration de
la caisse du tympan qui se terminent presque toujours favorablement.
Mais, lorsqu'elle est caractérisée par une inflammation profonde de
la muqueuse, son pronostic est beaucoup plus grave ; elle entraîne
fréquemment la perforation ou la destruction complète du tympan,
la suppuration des cellules mastoïdiennes et même la carie du rocher.
Elle est souvent l'origine d'une otorrhée chronique et d'une surdité
plus ou moins complète et persistante qui, chez les petits enfants,
peut amener la surdi-mutité.

Pendant la convalescence de la scarlatine, on voit, comme à la
suite d'autres affections fébriles, survenir des *abcès sous-cutanés*.

Diverses complications ont été signalées dans la convalescence
de la scarlatine ; signalons en particulier l'*urticaire* et le *purpura*
observé plusieurs fois et qui, dans un cas où il s'était montré dans
la troisième semaine de la maladie chez un enfant appartenant à une
famille d'hémophiles, amena une terminaison fatale (Reid Davies) (1).
La *névrite optique*, des *paralysies* diverses, surtout des *hémiplégies*,
ont été observées par quelques auteurs, mais moins souvent qu'après

(1) Reid Davies, *Brit. med. Journ.*, 28 fév. 1892.

d'autres fièvres éruptives ; Taylor a vu un enfant succomber, quinze jours après le début d'une scarlatine, à une attaque d'hémiplégie due à une embolie cérébrale d'origine cardiaque. Goodall (1) a constaté la *thrombose des veines de Galien* chez une petite fille morte le onzième jour d'une scarlatine après avoir présenté une fièvre intense, des convulsions suivies d'une rigidité générale et du coma.

**Coïncidence avec d'autres affections.** — Fièvres éruptives. — La coïncidence des autres fièvres éruptives avec la scarlatine a été surtout constatée dans les hôpitaux d'enfants où l'isolement n'est pas pratiqué. Il est rare que la scarlatine se développe en même temps que la *variole* ; la plupart des cas cités comme des exemples de cette coïncidence n'étaient probablement que des faits de rash variolique scarlatini-forme ; cependant Bez (2) en a rapporté quelques-uns qui semblent incontestables. La scarlatine peut aussi se compliquer de *rougeole* et de *varicelle*. Dans ces cas· de coexistence des fièvres éruptives, d'après Bez, l'exanthème scarlatineux, bien que se montrant le premier, est en fait presque toujours une affection incidente secondaire. Les périodes d'incubation et d'invasion de la rougeole, de la variole et de la varicelle étant beaucoup plus longues que celles de la scarlatine, il en résulte que l'éruption scarlatineuse a déjà disparu lorsque apparaît l'autre éruption. Dans les cas de rougeole et de scarlatine, les accidents locaux, les complications viscérales, sont le plus souvent de provenance scarlatineuse. Dans les cas de coïncidence de la variole et de la scarlatine, la variole est habituellement légère, les accidents secondaires qui peuvent survenir sont presque toujours dus à la scarlatine. Bez fait remarquer que, chez les enfants, le pronostic des scarlatines compliquées d'autres fièvres éruptives est toujours assez grave.

Fièvre typhoïde. — Cette affection n'a guère été observée en même temps que la scarlatine ; il n'en existe pas, d'après Sanné, d'exemple probant, mais on a vu quelquefois la scarlatine succéder à la fièvre typhoïde, sans que sa marche fût notablement modifiée.

Diphtérie. — La diphtérie peut compliquer la scarlatine. Cette coïncidence n'est pas aussi fréquente qu'on le croyait à une époque où l'on confondait les angines pseudo-diphtériques à streptocoques avec les angines à bacille de Löffler. Ainsi, sur 100 cas d'angine scarlatineuse, Sellner (3) n'a trouvé que deux fois dans la gorge le vrai bacille diphtérique, et encore n'était-il pas virulent. Par contre, Ranke a trouvé ce bacille dans plus de la moitié des cas d'angines pseudo-membraneuses qu'il a observées dans le cours de la scarlatine.

Bourges avait déjà montré que la diphtérie survient très rarement au début de la scarlatine et que cette redoutable complication


(1) Goodall, *Soc. roy. de méd. et de chir. de Londres*, 23 mars 1897.
(2) Bez, Thèse de Paris, 1877.
(3) Sellner, *Wien. klin. Wochenschr.*, 1897, p. 900.

ne s'observe guère avant le cours de la seconde semaine, d'où le nom d'angine tardive qu'il lui a donnée. L'examen bactériologique s'impose cependant de suite dans tous les cas d'angine à fausses membranes dans le cours de la scarlatine et doit être pratiqué à diverses reprises, afin que le sérum antidiphtérique soit injecté immédiatement si on trouve le bacille de Löffler.

DIAGNOSTIC. — Le diagnostic de la scarlatine se fonde sur l'aspect spécial de l'éruption et sur l'existence de l'angine; il n'offre pas de difficulté dans les cas où ces deux symptômes sont bien marqués. Lorsque le médecin sera appelé après la disparition de l'exanthème, l'existence de la desquamation de la langue et, plus tard, de celle de la peau, et souvent l'apparition de l'anasarque et de l'albuminurie lui permettront de faire rétrospectivement le diagnostic.

La scarlatine n'est difficile à reconnaître que dans la période d'invasion ou dans les cas où les symptômes caractéristiques sont anomaux, peu marqués ou font entièrement défaut. Les *scarlatinettes* sont souvent méconnues et causent parfois de désagréables surprises (anasarque, accidents urémiques) à la période de desquamation. Dans les cas douteux, c'est aux aines et aux aisselles qu'il faut chercher l'éruption; c'est là son lieu d'élection.

Pendant la période d'invasion, l'intensité de la fièvre, les vomissements et l'apparition d'une douleur au fond de la gorge permettront cependant le plus souvent d'annoncer l'éruption scarlatineuse.

Au début d'une scarlatine maligne, les symptômes ataxiques ou adynamiques peuvent faire croire à une *méningite aiguë* ou à une *fièvre typhoïde*, et le diagnostic restera incertain jusqu'à l'apparition de l'exanthème et de l'angine; cependant, une hyperthermie considérable et l'existence d'une épidémie de scarlatine permettront déjà, dans bien des cas, de soupçonner le véritable caractère de la maladie.

Les autres fièvres éruptives ne peuvent être confondues avec la scarlatine.

La *rougeole* s'en distingue par la longueur de ses prodromes, par la congestion oculaire, le coryza et la bronchite qui l'accompagnent, par l'absence habituelle d'une véritable angine, et surtout par l'aspect si différent de l'éruption, qui est formée de taches disséminées, séparées par des intervalles de peau saine, au lieu d'être étalées en larges plaques confluentes comme dans la scarlatine.

La *variole* ne peut être confondue avec la scarlatine que lorsque l'éruption pustuleuse qui la caractérise est précédée d'un *rash scarlatiniforme*; mais, même alors, l'ensemble des phénomènes du début de la maladie, tels que la rachialgie, les pustules de la gorge, devront empêcher une confusion qui sera d'ailleurs rapidement dissipée par l'apparition des papules varioliques.

Les *érythèmes scarlatiniformes* donnent lieu souvent, au début, à des erreurs de diagnostic ; on les distinguera par l'absence d'angine et de desquamation de la langue, le peu d'intensité des symptômes généraux et le prurit dont ils s'accompagnent souvent et qui est généralement plus marqué que dans la scarlatine ; ces éruptions sont d'ailleurs souvent symptomatiques d'une affection, telle que la grippe, la septicémie, la diphtérie, ou sont provoquées par l'ingestion d'un médicament (belladone, antipyrine, quinine) ou par des frictions mercurielles ; dans ce cas, les commémoratifs éclaireront le diagnostic. Nous avons cependant observé chez une petite fille un cas d'érythème scarlatiniforme spontané, accompagné d'une fièvre si vive qu'il était impossible au début de ne pas le prendre pour une véritable scarlatine. L'absence d'une angine bien caractérisée et la chute rapide de la fièvre nous firent bientôt rectifier le diagnostic.

PRONOSTIC. — Le pronostic de la scarlatine est généralement peu grave ; la terminaison de cette maladie est favorable dans la grande majorité des cas, mais cette bénignité habituelle souffre de nombreuses exceptions. Dans quelques épidémies de scarlatine, la mortalité a été effrayante, et on peut dire que dans certains cas rien n'est plus perfide que cette affection ; même dans des épidémies en apparence légères, il survient quelquefois des cas malins rapidement mortels.

Certaines conditions étiologiques aggravent également le pronostic de la scarlatine ; c'est ainsi qu'elle est plus grave dans la première que dans la seconde enfance et que la scarlatine secondaire a souvent une terminaison fatale. Nous avons dit que la question de race jouait aussi un certain rôle dans les chances de gravité de la maladie ; c'est ainsi que la scarlatine est plus à redouter en Angleterre qu'en France, et dans la Suisse allemande qu'à Genève.

Parmi les symptômes qui doivent faire porter un fâcheux pronostic, il faut mentionner en premier lieu l'élévation extrême de la température ; tant que le thermomètre reste au-dessous de 40°, il n'y a pas lieu de s'effrayer ; mais, s'il atteint 41° et surtout s'il se maintient pendant quelque temps à une pareille hauteur, le danger est imminent ; il l'est beaucoup moins si l'exacerbation thermique n'est que passagère. L'apparition de l'angine pseudo-diphtérique ou de symptômes ataxiques, de syncopes, d'une diarrhée incoercible, d'hémorragies, tous phénomènes qui caractérisent les formes malignes, est aussi d'un pronostic très grave.

Parmi les complications, les phlegmasies suppurées et la diphtérie sont surtout redoutables. La néphrite scarlatineuse guérit le plus souvent, mais, lorsqu'elle amène une anasarque considérable, des épanchements dans les séreuses, de l'œdème pulmonaire ou des accidents d'encéphalopathie, le pronostic, sans être nécessairement fatal, est notablement aggravé. Enfin, la possibilité de l'établissement d'une affection organique du cœur, d'une maladie de Bright chronique, de troubles persistants de l'ouïe à la suite de la scarlatine, font que cette maladie ne doit jamais être considérée comme indifférente, et qu'il est du devoir de tout médecin d'en combattre la propagation par une sérieuse prophylaxie.

TRAITEMENT. — **Prophylaxie.** — Un certain nombre de médicaments, particulièrement la belladone, ont été vantés comme préservatifs de la scarlatine ; l'expérience a prouvé que leur action prophylactique est absolument illusoire. Le seul moyen d'empêcher la propagation de la scarlatine est de séquestrer rigoureusement les enfants atteints de cette affection jusqu'à la fin de la desquamation. C'est là un des principaux avantages de la réclusion de six semaines généralement imposée aux scarlatineux. Dans les hôpitaux, on isolera toujours les malades atteints de scarlatine, comme de toute autre affection contagieuse.

La désinfection de ceux qui sont guéris s'impose avant qu'ils soient admis à la libre pratique. On prescrira dans ce but, pendant quatre ou cinq jours de suite, un lavage à l'eau et au savon noir de tout le corps sans oublier le cuir chevelu (Sevestre) (1) ; cette opération sera suivie d'un grand bain tiède d'une demi-heure et terminée par une onction générale avec la vaseline boriquée. Après le dernier bain, donné hors de la chambre d'isolement, on habillera l'enfant de vêtements nouveaux, et il ne restera plus qu'à désinfecter la chambre et les habits portés pendant la maladie.

**Traitement curatif.** — Lorsque la scarlatine est légère ou d'intensité moyenne, elle ne demande pas un traitement actif. Des boissons rafraîchissantes, un gargarisme à l'acide salicylique, une tisane légèrement diaphorétique, parfois un laxatif, rempliront toutes les indications. L'alimentation sera diminuée sans être entièrement supprimée pendant la période fébrile, et on prescrira surtout le lait, dont l'usage exclusif a été recommandé comme un moyen préventif de la néphrite. On tiendra le petit malade dans une chambre bien aérée, à la température de 15 à 18° et tant que la desquamation ne sera pas terminée, on prendra les plus grandes précautions contre l'action du froid. On veillera à ce que le lit ne soit pas placé dans un courant d'air entre les fenêtres et la porte ou la cheminée, et, lorsqu'on ouvrira les fenêtres pour renouveler l'air de la chambre, l'enfant se blottira soigneusement sous ses couvertures. Toutes les fois que la chose sera possible, on mettra deux chambres également chauffées à sa disposition, et il se tiendra dans l'une pendant qu'on aérera l'autre. En hiver, les convalescents de scarlatine ne devront sortir que cinq ou six semaines après la disparition de l'exanthème,

_______________

(1) Sevestre, _Études de clinique infantile._ Paris, 1890, p. 255.

et il sera prudent pendant quelque temps de les vêtir entièrement de flanelle. Dans la saison chaude, les précautions seront moins rigoureuses ; on ne devra cependant pas permettre aux malades de circuler tant qu'ils seront encore en desquamation.

Si la scarlatine présente une grande intensité ou des anomalies inquiétantes, diverses indications se présenteront.

Lorsque la violence de la fièvre menace sérieusement la vie, il est nécessaire de combattre avant tout l'hyperthermie. L'*eau froide* rendra alors de grands services, et on a pu attribuer un certain nombre de guérisons à l'emploi des affusions froides, dans des cas qui semblaient désespérés. Ces affusions se font en versant deux ou trois seaux d'eau, entre 15 et 20°, sur le corps de l'enfant placé nu dans une baignoire ou déjà plongé dans un demi-bain tiède ; on obtient ainsi un abaissement assez rapide de la température et généralement une diminution dans l'intensité des troubles cérébraux ; le malade éprouve un grand bien-être et l'éruption, loin de pâlir, est plutôt ranimée ; sa sortie est activée, si elle se faisait mal. Mais l'amélioration n'est en général que passagère et le remède, pour être efficace, doit être renouvelé plusieurs fois dans la même journée. Il est souvent difficile à faire accepter par les parents, dont il contrarie les idées reçues, mais le médecin doit passer outre, lorsque l'indication est évidente, en représentant qu'il y a là une chance suprême de salut qu'il est de son devoir de ne pas négliger.

On peut remplacer les affusions froides par des bains frais administrés comme dans la fièvre typhoïde ou par l'enveloppement de tout le corps dans un drap mouillé. C'est au traitement systématique par les bains de 20 à 30° suivant les cas que l'on recourra dans toutes les scarlatines à hyperthermie prolongée. Quelque utile que soit ce traitement, il doit être employé avec certaines précautions. On l'a accusé de provoquer facilement chez les enfants le collapsus ; aussi fera-t-on bien d'administrer un cordial (porto, cognac) dans le bain ou immédiatement après.

Les antipyrétiques internes, tels que la quinine ou l'antipyrine, donnent de moins bons résultats que le traitement par les bains.

Les injections de sérum antistreptococcique de Marmorek ont été plusieurs fois essayées contre la scarlatine ; nous les avons employées nous-mêmes, mais elles ne nous ont donné, pas plus qu'à d'autres, des résultats favorables.

Dans la scarlatine à forme adynamique, on prescrira le quinquina, l'alcool, le vin de Champagne et, en cas d'hémorragies, les acides, le sulfate de quinine, le perchlorure de fer, l'extrait de ratanhia. Les injections sous-cutanées d'éther ou de sérum artificiel seront indiquées dans les cas de collapsus.

Lorsque l'éruption se fait mal, on ordonnera une potion contenant de 1 à 4 grammes d'acétate d'ammoniaque suivant l'âge.

Si l'enfant se plaint d'une sensation pénible de chaleur à la peau, on y remédiera par des lavages froids ou tièdes et par des onctions avec la vaseline, moyen bien préférable aux frictions avec le lard, préconisées par Schneemann.

Lorsque l'angine est vive, de petits morceaux de glace, avalés de temps en temps, procureront un soulagement notable. Pour peu que l'angine présente une certaine intensité, nous pratiquons la désinfection de la gorge au moyen d'irrigations avec l'*acide salicylique* à 1 1/2 pour 1000, répétées toutes les trois heures, et de badigeonnages au jus de citron. Quelques auteurs ont conseillé de pratiquer également des injections désinfectantes dans les fosses nasales, mais cette pratique nous paraît dangereuse ; ces injections peuvent transporter des germes infectieux dans les trompes d'Eustache et occasionner ainsi des otites. Moizard (1) signale plusieurs cas où cette complication a paru due aux injections nasales ; il se contente de faire renifler de l'eau boriquée ou de l'eau bouillie et d'introduire dans les narines de la vaseline boriquée ou d'insuffler de la poudre d'aristol.

Dans les cas d'angine pseudo-diphtérique grave, Heubner (2) recommande l'injection dans le tissu de l'amygdale d'une solution d'acide phénique à 3 ou 5 pour 100, faite avec une seringue dont la canule est munie d'un arrêt qui empêche la pointe de pénétrer au delà d'un quart à un demi-centimètre. Ce moyen paraît lui avoir donné de bons résultats. Dans les cas moins sérieux, on pourra pratiquer des badigeonnages du pharynx à la glycérine résorcinée à 5 ou 10 pour 100 précédés d'un lavage boriqué.

Les abcès ganglionnaires du cou seront traités par l'incision, le drainage et le pansement antiseptique.

S'il survient, pendant la convalescence, une néphrite s'annonçant par de la fièvre et des douleurs rénales vives, on fera sur la région lombaire une application de ventouses sèches ou scarifiées, en même temps qu'on prescrira des boissons légèrement diurétiques. Nous ordonnons en pareil cas l'infusion de sommités de genêt (3 pour 150), additionnée de 2 à 3 grammes *d'acétate de potasse*. Si la diurèse ne se produit pas suffisamment et qu'un bruit de galop ou la diminution du premier bruit cardiaque indiquent une dilatation du ventricule gauche, nous recourons à l'*infusion de feuilles de digitale* (0,05 à 0,10 pour 150,0). Juhel-Rénoy (3) a vu, dans un cas d'anurie accompagné de délire et de coma, la guérison survenir à la suite d'un bain à 25°.

Contre l'anasarque, on ordonnera avant tout le *régime lacté*, qui agit à la fois comme tonique et diurétique ; on tiendra le petit malade

(1) Moizard, *Traité des mal. de l'enfance*, t. I, 1897, p. 157.
(2) Heubner, *loc. cit.*
(3) Juhel-Rénoy, *Soc. méd. des hôp.*, 2 fév. 1894.

aù lit, on fera entourer tout son corps de ouate, pour empêcher le refroidissement et faciliter la diaphorèse, et on cherchera à exciter celle-ci par des bains chauds suivis de l'enveloppement dans d'épaisses couvertures. On y joindra l'usage d'une tisane diurétique additionnée de 5 à 10 grammes d'acétate de potasse par litre, et, dans les cas urgents, l'administration d'un purgatif, tel que les poudres de *jalap* et *scammonée* (0,20 à 0,30 gr. de chaque) ou l'*eau-de-vie allemande*, à la dose de 5 à 10 grammes, suivant l'âge.

Si l'anasarque s'accompagne d'œdème pulmonaire, on ajoutera aux moyens précédents des applications de *ventouses sèches* à la base de la poitrine et l'emploi des *vomitifs*, surtout de l'ipécacuanha, alternant avec celui des *stimulants diffusibles* (alcool, éther sulfurique, ammoniaque, camphre). Les épanchements séreux seront traités comme l'anasarque, et seront ponctionnés au besoin.

Ce sera aux drastiques qu'on devra recourir en cas d'accidents d'encéphalopathie albuminurique ; en outre, si l'enfant n'est pas trop anémié, on n'hésitera pas, dès les premiers indices du mal, à appliquer une ou deux sangsues derrière les oreilles ; chez les enfants vigoureux, au-dessus de dix ans, lorsque le pouls est fort et vibrant, la saignée générale sera faite séance tenante, si le coma a résisté aux sangsues. Quand les convulsions dominent, et que les attaques sont subintrantes, on prescrira le *chloral* à la dose de 20 à 50 centigrammes répétée plusieurs fois par jour si cela est nécessaire, et on y joindra des applications de glace sur la tête.


# CHAPITRE II

## ROUGEOLE

ÉTIOLOGIE. — La seule source actuellement connue de la rougeole est la contagion. Aucun âge, aucune saison, aucune maladie ne met à l'abri de la rougeole, sinon la rougeole elle-même, aussi est-elle une de ces affections à laquelle peu d'enfants échappent. Néanmoins certaines circonstances prédisposent à la contracter.

**Cause déterminante.** — CONTAGION. — La rougeole est très contagieuse, comme le prouve sa présence permanente dans les hôpitaux d'enfants où l'isolement n'est pas pratiqué et où elle atteint presque tous ceux qui ne l'ont pas encore eue. Le contage aérien paraissant peu diffusible, c'est par la contagion immédiate que se propage le plus souvent la maladie. Dans l'épidémie des îles Feroë, dont Panum (1) put suivre pas à pas la propagation, pas un cas ne se mani-

_______________
(1) Panum, *Virch. Arch.*, I, 1848, p. 492.

festa sans que l'individu atteint n'eût été en rapport avec un malade ;
c'est à la suite de cohabitations, de visites dans la chambre d'un malade, que la rougeole se prenait, si bien que Panum nie l'existence du
contage atmosphérique, puisqu'un isolement rigoureux a suffi pour
préserver un millier d'habitants. La contagion médiate par les habille-
ments ou les objets qui ont été en contact avec le malade est moins
à craindre dans la rougeole que dans la variole et la scarlatine ; néanmoins, Panum croit avoir démontré dans plusieurs cas que la maladie a été propagée par l'intermédiaire du médecin.

La rougeole est surtout contagieuse à la période d'invasion et pendant l'éruption ; d'après Béclère (1), il n'est pas démontré qu'elle le
soit après le cinquième jour de l'éruption. Le fait qu'elle l'est dès le
début, avant que l'éruption ait amené l'isolement du petit malade,
explique la rapide diffusion de la maladie dans les écoles.

INOCULATION. — Les essais d'inoculation, datant de plus d'un
siècle (Home, 1758) et répétés depuis avec succès (Katona, 1842,
Mayr, 1852), établissent que le contage existe non seulement dans
l'épiderme et le chorion de la peau pendant l'éruption, mais aussi
dans le sang et les diverses sécrétions, telles que le mucus nasal, les
larmes, etc., à la période d'invasion. Josias (2) a réussi récemment,
en badigeonnant avec le mucus nasal de morbilleux les fosses
nasales et la gorge de singes, à déterminer chez quelques-uns de ces
animaux des symptômes et un exanthème analogues à ceux de la
rougeole. Par contre, les écailles furfuracées de la période de desquamation ont été inoculées sans résultat par Monro et par Mayr.
Rien de certain n'est encore acquis sur la nature du contage morbilleux, quoique plusieurs auteurs aient décrit des microorganismes
qui leur ont paru spéciaux à la rougeole [Coze et Feltz, Canon et
Pielicke (3), etc.].

ÉPIDÉMIES. — La rougeole règne endémiquement dans tous les
grands centres de population ; elle subit néanmoins, même dans les
villes, des fluctuations considérables, suivant les années et l'époque.
Ces *recrudescences épidémiques* qui, dans les campagnes, et surtout
dans les îles, sont séparées par des intervalles de disparition complète de la maladie, sont d'autant plus considérables que l'intervalle
entre les deux épidémies a été plus long. On a pu remarquer dans
quelques villes une certaine périodicité dans le retour des épidémies
de rougeole, qui a varié de deux à quatre ans. Cet intervalle doit
différer d'une localité à l'autre, suivant le nombre d'individus
épargnés par l'épidémie précédente ou nés depuis lors, l'intensité des
rapports sociaux et les occasions de contagion ; c'est ainsi qu'il a été
de soixante-cinq ans aux îles Feroë (Panum). Citons principalement

(1) Béclère, Thèse de Paris, 1882.
(2) Josias, *Acad. de méd.*, 8 mars 1898.
(3) Canon et Pielicke, *Berl. klin. Wochenschr.*, 1892, n° 16.

les hôpitaux d'enfants et les *écoles* comme des agents très puissants de dissémination de la maladie.

Les épidémies ne durent jamais très longtemps ; elles atteignent rapidement leur maximum d'extension et s'éteignent aussi très vite. La rapidité de leur propagation dépend de la densité de la population ; aussi est-elle plus grande à la ville qu'à la campagne. La durée, par contre, dépend du chiffre de la population agglomérée ; elle est d'autant plus faible que le nombre des habitants est plus restreint.

**Causes prédisposantes.** — Age. — La rougeole peut être transmise à l'enfant dans le sein de sa mère. Ainsi V. Gautier (1) a pu rassembler six observations de rougeole chez la mère dans les derniers jours de la grossesse, qui fut suivie chez le nouveau-né d'une éruption morbilleuse à la naissance ou dans les cinq premiers jours de la vie. Dans un autre cas, l'enfant resta indemne, quoiqu'il fût nourri par sa mère qui était en pleine éruption de rougeole. D'autres observations paraissent démontrer qu'à une époque moins avancée de la grossesse la rougeole peut être une cause d'avortement et de mort pour la mère et le fœtus.

Dans la première année de la vie, la réceptivité morbilleuse est certainement moindre que dans les années suivantes. L'immunité, sans être absolue, est très réelle dans les six premiers mois. Il est fréquent de voir tous les enfants d'une même famille être atteints de rougeole, à l'exception du nouveau-né, quoiqu'il couche dans la même chambre ou le même lit que ses frères et sœurs. A partir d'un an, la réceptivité augmente ; le nombre des malades est presque triple d'un à deux ans et atteint son maximum de trois à cinq ans. Il est encore considérable de cinq à dix ans ; c'est en effet l'âge des écoles.

Sexe. — Le sexe ne change en rien la réceptivité pour la rougeole ; la proportion des deux sexes varie d'une épidémie à l'autre et dépend de circonstances accessoires.

Saisons. — Si l'on en excepte l'été, où la rougeole est exceptionnelle, on peut établir qu'il n'y a rien de constant dans la *saison* où apparaissent les épidémies de rougeole. On a cité, en faveur de l'influence prépondérante de la saison froide, la statistique de Hirsch sur 309 épidémies de rougeole, dont 190 ou les deux tiers ont sévi de décembre à mai et 119 seulement de mai à décembre. Mais il y a trop de différences de ville à ville et d'une épidémie à l'autre pour retenir autre chose que la rareté de ces épidémies en été.

Maladies antérieures. — La rougeole se développe aussi bien chez les êtres chétifs et cachectiques que chez les enfants vigoureux et en parfaite santé. On l'a vue souvent survenir dans le cours d'autres maladies aiguës, telles que l'érysipèle (Habisreutinger, Rilliet

(1) V. Gautier, *Annales de gynécologie*, 1879.

et Barthez), la fièvre typhoïde (Kesteven), la variole et la scarlatine (Bez et nombreux observateurs), les oreillons (Liverani), et même la méningite tuberculeuse (Bierbaum). Faber et Heyfelder ont fait la remarque que, lorsqu'une épidémie de rougeole coïncidait avec une épidémie de scarlatine, les convalescents de scarlatine prenaient beaucoup plus souvent la rougeole que ceux de rougeole ne prenaient la scarlatine.

ANATOMIE PATHOLOGIQUE. — Les lésions trouvées à l'autopsie des enfants morts de la rougeole appartiennent pour la plupart aux complications de la maladie; l'exanthème ne laisse de traces que lorsqu'il est accompagné d'une extravasation sanguine. A la suite de la rougeole maligne, on a trouvé la rate hypertrophiée et ramollie, les ganglions mésentériques altérés comme dans la fièvre typhoïde, le sang pauvre en fibrine et d'une fluidité extrême.

Ce sont surtout les organes respiratoires qui sont atteints par les complications de la rougeole.

La muqueuse du larynx est quelquefois simplement hypérémiée, d'autres fois elle présente de véritables ulcérations. Coyne (1) a décrit plusieurs variétés d'altérations du larynx consécutives à la rougeole. Dans une forme dite catarrhale, le chorion muqueux est infiltré de leucocytes, surtout au voisinage des vaisseaux et des glandes; celles-ci sont tuméfiées et remplies d'une matière visqueuse albuminoïde qui fait assez souvent saillie au dehors. Les follicules lymphatiques sont gonflés et saillants. Dans la forme ulcéreuse, que Coyne n'a rencontrée qu'à l'autopsie d'enfants ayant succombé à une période tardive de la rougeole, les ulcérations sont tantôt diffuses sur la surface de la muqueuse, tantôt localisées dans le voisinage de l'extrémité postérieure de la corde vocale inférieure ou le long des cartilages aryténoïdes qui sont quelquefois dénudés.

Les poumons et les bronches présentent souvent les lésions de la broncho-pneumonie qui seront décrites à propos de cette affection. C'est surtout à la suite de la rougeole qu'on a constaté la présence d'*abcès pulmonaires*.

La muqueuse intestinale est le plus souvent simplement hypérémiée avec tuméfaction des follicules clos, mais quelquefois elle est ulcérée, surtout au niveau du gros intestin.

Les reins sont presque toujours sains.

DESCRIPTION. — La rougeole suit le plus souvent une marche régulière; cependant, quoique plus rarement que la scarlatine, elle peut être anomale. Nous décrirons donc successivement la *rougeole régulière* et les *anomalies de la rougeole*.

(1) Coyne, Thèse de Paris, 1874.

### ROUGEOLE RÉGULIÈRE.

**Incubation.** — L'incubation dure en général une dizaine de jours; l'éruption apparaît le plus souvent treize ou quatorze jours après le moment de la contagion. Dans les cas de rougeole inoculée, l'incubation a une durée de huit à neuf jours. D'après Bohn et Rehn, les enfants présenteraient déjà pendant la période d'incubation de la rougeole un léger malaise et quelques-uns des symptômes de la période d'invasion.

**Invasion.** — La rougeole débute par un mouvement fébrile qui peut atteindre 39° et des phénomènes congestifs du côté des muqueuses, tels que picotements dans les yeux avec photophobie et larmoiement, enchifrènement des fosses nasales avec coryza, éternuement et souvent des épistaxis assez abondantes. Le nez et le pourtour des yeux sont tuméfiés, ce qui donne au visage un aspect boursouflé; l'enfant est pris d'une toux rare et sèche, il ressent de la courbature, parfois il est assoupi ou au contraire agité; si la fièvre est vive, on peut observer du délire, mais rarement des convulsions, au moins le premier jour.

Les jours suivants, la fièvre diminue; elle affecte un type rémittent ou intermittent, bien différent de celui de la scarlatine, et peut même disparaître entièrement. La toux prend un timbre plus rauque et, chez les enfants d'un certain âge, s'accompagne d'une expectoration claire.

Vers la fin du troisième jour, la fièvre reprend une nouvelle intensité; les phénomènes de catarrhe s'accentuent, la voix est altérée, quelquefois même on observe une véritable attaque de *laryngite striduleuse*.

On aperçoit souvent à ce moment un piqueté rose sur le voile du palais. Ce phénomène, signalé pour la première fois par Marc D'Espine et par Heim, est du reste loin d'être constant; son intensité paraît être en rapport avec celle que présentera l'exanthème. Il n'apparaît en général que quelques heures ou un jour au plus avant celui-ci, mais exceptionnellement, quand l'éruption cutanée est retardée, il peut la précéder de beaucoup; c'est ainsi que, chez un petit garçon de huit ans, nous l'avons constaté cinq jours avant l'exanthème.

Koplik (1) a signalé, dès le premier ou le second jour de la période d'invasion, l'apparition sur la muqueuse des joues, sur la face interne des lèvres et sur la langue, de petites taches irrégulières d'un rouge clair, au centre desquelles on aperçoit, en retournant la muqueuse et avec un bon éclairage, des points blanc bleuâtre, de quelques millimètres de diamètre, qui ne se laissent pas enlever par le frottement, mais peuvent être détachés avec une pince sans provoquer de douleur ou d'hémorragie. Ces taches se transforment, au moment où apparaît

_________

(1) Koplik, *Arch. of Paediatrics*, 1896, p. 918.

l'éruption morbilleuse, en un érythème diffus parsemé de petits points blancs et disparaissent après une durée moyenne de six à sept jours. Slavik (1) a constaté l'existence de ce signe dans 76 cas de rougeole sur 84 et le considère comme annonçant cette maladie avec une certitude absolue.

Au moment de la recrudescence fébrile qui marque la fin des prodromes, les petits enfants sont quelquefois pris de *convulsions* qui disparaissent dès que l'éruption est faite et n'ont pas habituellement de conséquences fâcheuses.

La diarrhée n'a été observée à ce moment que dans la première enfance.

On a constaté parfois, pendant les prodromes (2), l'apparition d'un *rash* à forme d'urticaire, de miliaire rouge, de scarlatine ou même de rougeole, mais à macules plus petites que celles de la véritable éruption morbilleuse. Ce rash, généralement très fugace et disparaissant avant l'apparition de l'exanthème caractéristique de la maladie, ne semble pas être en rapport avec les autres symptômes de la rougeole et est sans valeur pronostique.

**Éruption.** — L'éruption morbilleuse survient le quatrième ou le cinquième jour, rarement plus tôt; son apparition peut être encore plus tardive, surtout dans le cas de rougeole anomale, principalement dans les formes bénignes. Barthez l'a vue dans un cas tarder jusqu'au seizième jour.

L'éruption de la rougeole se présente sous forme de taches d'un rouge rosé, semblables à des piqûres de puce, disparaissant à la pression, légèrement saillantes, irrégulières, déchiquetées, tendant à s'unir par leurs bords et formant ainsi des figures en forme de croissant. Elle se montre d'abord au visage, sur le menton, le nez, puis se généralise au reste du corps, mais n'envahit jamais, comme la scarlatine, toute la surface cutanée; il reste toujours entre les taches des intervalles de peau saine.

L'éruption se fait en un ou deux jours; au bout de ce temps, l'exanthème change de teinte, devient plus terne; les taches ne disparaissent plus sous la pression du doigt, passent à l'état de marbrures d'un bleu violacé et donnent à la peau un aspect tigré; elles s'effacent au bout de quatre à sept jours dans l'ordre de leur apparition. On observe souvent alors, mais non d'une façon constante, une desquamation furfuracée de l'épiderme, surtout marquée à la face.

L'éruption peut présenter quelques variantes à ce tableau, même dans les cas réguliers. On l'a vue exceptionnellement débuter par l'abdomen ou les membres, d'autres fois rester limitée à la face ou au cou. Les plaques peuvent présenter une largeur inaccoutumée ou bien former une saillie très marquée à la surface de la peau (*rou-*

(1) Slavick, *Sem. méd.*, 1898, p. 208.
(2) Voir : Robet, Thèse de Paris, 1896.

*geole boutonneuse*); ces papules peuvent même exceptionnellement être surmontées d'une vésicule.

Enfin, dans quelques cas où l'hypérémie cutanée est très vive, on peut voir de petites extravasations sanguines se faire dans le derme, sans que la maladie présente pour cela les caractères d'une rougeole hémorragique grave (*rougeole ecchymotique*). Ces extravasations se substituent aux taches de la rougeole et persistent de dix à quinze jours. On les aurait surtout observées dans les cas accompagnés d'une toux incessante et quinteuse (Hutinel) (1).

Pendant l'évolution de l'exanthème, les symptômes du début de la maladie continuent à se développer ; il est rare que les épistaxis reparaissent après le premier jour de l'éruption, mais le coryza et le catarrhe oculaire persistent, le visage est bouffi, les lèvres sont sèches, rouges, volumineuses. La langue reste humide ; elle est d'un rouge vif sur les bords et recouverte sur le dos d'un enduit blanc jaunâtre. La gorge est congestionnée, mais il est rare qu'elle soit le siège d'une véritable angine ; la toux est rauque et présente un timbre caractéristique (*toux férine*) ; au moment où l'éruption est à son déclin, elle s'accompagne, chez les enfants d'un certain âge, de crachats muco-purulents, nummulaires, analogues à ceux des phtisiques.

L'auscultation de la poitrine ne révèle quelquefois rien d'anomal ; en général on entend des ronchus sonores mêlés à des râles humides plus ou moins abondants. La voix est rauque ou même éteinte. Du côté du tube digestif, on observe tantôt de la constipation, tantôt de la diarrhée ; un léger catarrhe intestinal est fréquent chez les enfants au-dessous de cinq ans. Dans tous les cas l'intestin est très susceptible, et une diarrhée opiniâtre peut être provoquée par le moindre purgatif. Tant que la fièvre dure, l'urine est rare, colorée et chargée de sels qui se déposent par le refroidissement ; elle est quelquefois légèrement albumineuse. Tous ces symptômes diminuent avec l'éruption, à moins qu'ils ne deviennent l'origine de quelque complication.

La fièvre, qui s'était relevée au moment de l'éruption, continue à augmenter pendant un ou deux jours. La courbe thermique présente une ascension régulière, atténuée par des rémissions matinales jusqu'à un maximum qui peut atteindre 40°,5 dans l'aisselle et qui correspond en général à l'acmé de l'éruption ou plus rarement à son début. Puis, entre le second et le cinquième jour de l'éruption, en général dans la nuit du troisième au quatrième jour, la défervescence se fait brusquement ; le thermomètre tombe en vingt-quatre heures au-dessous de la normale. Souvent, cependant, la défervescence est graduelle et dure de trois à cinq jours.

_____

(1) Voir : Rouger, Thèse de Paris, 1896.

Aussitôt la fièvre tombée, l'enfant entre en convalescence et se rétablit promptement. Quelquefois les symptômes de catarrhe oculaire et de laryngo-bronchite persistent encore pendant quelques jours après la disparition de toutes les autres manifestations de la rougeole.

**Rechutes.** — Les rechutes sont plus rares après la rougeole qu'après d'autres pyrexies infectieuses. Elles se montrent dans un espace de temps qui varie entre quelques jours et un mois au maximum après la première atteinte. Elles sont en général d'autant plus fortes que la première poussée a été plus bénigne ; ainsi Seidl a observé deux fois une rechute mortelle trois à quatre semaines après la rougeole. On a remarqué aussi que les rechutes sont plus fréquentes après les rougeoles abortives ou incomplètes ; Rufz cite deux cas d'infection morbilleuse sans éruption, suivis deux ou trois semaines après d'une rougeole régulière. On peut ranger dans la même catégorie les rougeoles à prodromes très prolongés, dans lesquels il y a une série de petits mouvements fébriles accompagnés de catarrhe et aboutissant à l'éruption seulement après trois ou quatre efforts successifs ; ces rougeoles sont en général bénignes.

Parfois même, comme dans les cas observés par Meissner, l'exanthème commence à paraître, puis s'efface et est suivi d'une seconde poussée qui est complète et régulière ; c'est en partie sur de pareils faits qu'a été fondée la fameuse théorie de la rétrocession de l'exanthème.

Quant aux *récidives* proprement dites, qui supposent une nouvelle infection par le poison morbilleux, on les a observées quelquefois après plusieurs années, par exemple à l'âge adulte, chez des sujets qui avaient eu la rougeole dans leur enfance. Ces faits sont rares, bien que nous en connaissions des exemples, plus rares encore que les récidives de la scarlatine, et il est probable que beaucoup de prétendues récidives de la rougeole doivent être attribuées à la rubéole.

### ANOMALIES.

Nous distinguerons les rougeoles anomales en *bénignes* et *malignes*.

**Formes bénignes.** — Elles se distinguent de la forme régulière par l'atténuation de tous les symptômes ou de l'un des trois facteurs principaux du syndrome morbilleux, la fièvre, le catarrhe ou l'éruption. Nous désignerons les premières sous le nom de *rougeoles abortives*, les secondes sous le nom de *rougeoles frustes* ou incomplètes.

Les *rougeoles abortives* présentent deux variétés principales. Dans la première, la période d'invasion est semblable à celle de la rougeole régulière ; la fièvre et le catarrhe sont bien développés, l'éruption est abondante, mais se fait très rapidement et disparaît vite, en même temps que les autres symptômes s'effacent. Dès le cinquième ou le sixième jour, le malade entre en convalescence, au moment où les parents et parfois le médecin lui-même, effrayés par la rétrocession de l'exanthème, redoutent une issue fatale. Dans la seconde variété, véritable rougeole en miniature, les prodromes ont une longueur inusitée, mais la fièvre n'est jamais très élevée. L'éruption et le catarrhe sont si peu développés qu'on prendrait volontiers la maladie pour une rubéole. Souvent ces rougeoles légères méconnues engendrent par contagion des rougeoles sérieuses. Les rechutes sont plus fréquentes dans cette forme abortive que dans la rougeole régulière.

Parmi les formes *frustes*, nous signalerons la rougeole sans catarrhe et la rougeole sans éruption. La *rougeole sans catarrhe* est très difficile à distinguer de la rubéole ; c'est le milieu épidémique qui permet seul de la reconnaître. D'après Thomas (1), cette forme s'observerait surtout chez les jeunes enfants ; elle serait accompagnée de peu de fièvre et préserverait d'une nouvelle infection aussi bien qu'une rougeole régulière. Quant à nous, nous ne l'avons jamais observée et avons toujours rapporté à la rubéole les cas qui s'en rapprochaient par leurs symptômes. La *rougeole sans éruption* (*morbilli sine morbillis*), quoique contestée par Grisolle, a été observée par des auteurs dignes de foi. Ainsi Seitz a vu dans un cas le catarrhe fébrile de la rougeole être suivi d'une desquamation furfuracée sans exanthème préalable. Il est possible que parfois l'éruption ait échappé à l'observateur par son peu d'étendue et sa durée éphémère. Il n'en reste pas moins vrai que, dans toute grande épidémie de rougeole, on voit un certain nombre de fièvres catarrhales suspectes, non suivies d'éruption, à côté des formes ordinaires.

**Formes malignes.** — Contrairement à la scarlatine, ce n'est pas dans les premiers jours que la rougeole est le plus à craindre, c'est au moment de son déclin. Néanmoins, si dans la majorité des cas les périodes d'invasion et d'éruption se passent sans accident, il est un certain nombre d'épidémies dans lesquelles, indépendamment des influences individuelles, la rougeole s'est montrée grave d'emblée, où l'apparition de symptômes insolites ou l'exagération des symptômes habituels de la maladie dénotaient une intoxication plus intense. Ce sont ces formes redoutables qu'on a appelées rougeoles malignes. Cette malignité peut se révéler par une dyscrasie hémorragique, par des accidents nerveux ou par des accidents pulmonaires ; de là trois formes qui parfois se rencontrent dans une même épidémie ou, ce qui est plus rare, chez le même malade, la forme hémorragique, la forme ataxo-adynamique et la forme dyspnéique.

La forme *hémorragique* ne doit pas être confondue avec la rougeole régulière, dont l'éruption prend une teinte ecchymotique vers

<hr>

(1) Thomas, *Ziemssen's Handbuch der Pathologie*, 1874, II, 2ᵉ partie.

le troisième ou le quatrième jour. Dans ce dernier cas, comme nous l'avons dit, le pronostic est rarement sérieux ; l'apparition des taches sanguines sur la surface cutanée est postérieure à la sortie de l'éruption et coïncide avec une chute considérable de la fièvre, qui est de bon augure. Au contraire, dans la forme maligne, la *rougeole noire de Willan*, il s'agit d'une diathèse hémorragique qui se manifeste aussi bien du côté des muqueuses par des épistaxis, des hématémèses, du melæna, de l'hématurie, que du côté de la peau par des pétéchies ou de vastes ecchymoses, et dans l'épaisseur des tissus par des apoplexies. La dépression des forces est considérable dès la période d'invasion ; l'éruption sort mal et pâlit rapidement, si les accidents hémorragiques se produisent après sa sortie. La rougeole hémorragique est presque toujours mortelle ; cependant, si les accidents graves ne surviennent que tardivement, le pronostic n'est pas absolument désespéré. Cette forme est du reste fort rare, du moins de nos jours. D'après Thomas, elle serait habituellement secondaire et ne s'observerait que chez des individus déjà malades, cachectiques, ou chez de très jeunes enfants.

La forme *ataxo-adynamique* est tantôt accompagnée de convulsions et de délire, tantôt d'un état typhoïde avec prostration des forces qui est souvent le résultat de l'hyperpyrexie. Il est bien rare en effet que l'adynamie se déclare avant le stade de l'éruption, et les convulsions elles-mêmes ne sont un indice de malignité que lorsqu'elles se reproduisent après la sortie de l'exanthème. La mort peut survenir au bout de quatre ou cinq jours, dans le coma, au milieu d'une fièvre ardente.

Nous désignons sous le nom de *forme dyspnéique* (1) la rougeole maligne à détermination broncho-pulmonaire d'emblée, qui tue avant que l'hépatisation ait eu le temps de se produire. La malignité de cette forme, qu'il ne faut pas confondre avec la rougeole compliquée de broncho-pneumonie, est démontrée par le fait qu'elle frappe parfois en masse et imprime son cachet fatal à presque toute une épidémie. On l'observe en particulier chez les petits enfants, où elle est caractérisée par l'existence d'une congestion broncho-pulmonaire dès la période d'invasion. Cette congestion s'annonce par une grande dyspnée et de l'angoisse, sans que les signes physiques révèlent autre chose que l'obscurité du murmure vésiculaire et quelques ronchus disséminés. L'éruption est en général retardée et fruste ; quand elle sort bien, la dyspnée diminue, et l'enfant peut guérir sans complication de pneumonie proprement dite (2), pourvu qu'on fasse une dérivation active à la fluxion interne par une émission sanguine. West rapporte un exemple heureux de cette pratique dans la forme congestive

(1) Voir : D'Espine, art. ROUGEOLE du *Nouv. dict. de méd. et de chir. prat.*, 1882.
(2) E. Thomas (*Rev. méd. de la Suisse rom.*, 1890, p. 488), ainsi qu'Audeoud et Jaccard (*Ibid.*, 1894, p. 15), en ont cité chacun un exemple.

de la rougeole. La rougeole dyspnéique est néanmoins une des formes plus redoutables de la rougeole maligne, et elle se termine ordinairement par la mort dans l'espace de cinq ou six jours, quelle que soit la médication employée. Parfois aussi la maladie traîne en longueur; il y a des rémissions trompeuses et l'enfant finit par succomber à une hépatisation pulmonaire. En pareil cas, complication et malignité se confondent chez le même sujet.

La *rougeole secondaire* appartient aux formes anomales graves par l'irrégularité de sa marche et la fréquence de ses complications. Plus l'enfant est cachectique et affaibli par la maladie primitive, plus l'invasion de la rougeole est insidieuse et difficile à reconnaître. L'éruption est terne dès le début ou bien se fait mal et pâlit rapidement; elle s'accompagne parfois d'hémorragies du côté de la peau et des muqueuses. La rougeole est alors souvent terminale; la fièvre ne cesse pas, et l'enfant s'éteint au bout de deux ou trois jours dans le coma ou dans une attaque de convulsions. S'il résiste, il est exposé aux complications pulmonaires plus que dans la rougeole primitive. Le pronostic n'est pas d'ailleurs nécessairement fatal et dépend autant de l'état des forces que du milieu dans lequel se trouve l'enfant.

COMPLICATIONS. — La rougeole est surtout dangereuse par ses complications. Celles-ci sont dues à une infection secondaire causée, soit par l'augmentation de virulence des microbes qui se trouvent habituellement sur les muqueuses ou qui proviennent d'une infection antérieure (grippe, impétigo, etc.), soit surtout parce que le catarrhe morbilleux ouvre une porte d'entrée à la pénétration des microbes. Cette infection secondaire, dont la manifestation la plus fréquente et une des plus redoutables est la broncho-pneumonie, est en effet le plus souvent due à la contagion (Bard) (1), soit immédiate, provenant de malades atteints de rougeole compliquée, soit médiate par l'infection des chambres ou des salles d'hôpitaux où ont été traitées antérieurement des broncho-pneumonies d'origines diverses. Le streptocoque est l'agent le plus important de ces complications (2).

Broncho-pneumonie. — La broncho-pneumonie de la rougeole s'observe beaucoup plus souvent à l'hôpital qu'en ville; elle atteint surtout les enfants au-dessous de cinq ans; sa fréquence varie suivant les épidémies. Elle se développe quelquefois dans les premiers jours de la maladie, pendant la période d'invasion ou au début de l'éruption, le plus souvent pendant la décroissance de l'exanthème, ou

---

(1) Bard, De la contagion de la broncho-pneumonie. *Lyon méd.*, 13 janv. 1889.
(2) Méry et Boulloche (*Rev. mens. des mal. de l'enfance*, 1891, p. 154), ayant fait l'examen bactériologique de la salive de 48 enfants atteints de rougeole et de 20 enfants exempts d'affections des voies respiratoires, ont trouvé que le pneumocoque et le streptocoque, agents habituels de la broncho-pneumonie, étaient deux fois plus fréquents dans la salive des premiers que dans celle des seconds.

plus rarement après sa disparition. Son début est signalé par un redoublement de la fièvre. Lorsque, dans le cours d'une rougeole, la température atteint 41° et se maintient à cette hauteur, lorsque surtout la fièvre reste élevée ou augmente après le troisième jour de l'éruption, on doit toujours redouter une complication pulmonaire. Un autre indice est l'accélération des mouvements respiratoires qui atteignent le chiffre de 40, 50 et même 80 par minute ; l'enfant présente de la dyspnée, et l'auscultation fait entendre dans quelques points de la poitrine du souffle pneumonique mêlé aux râles muqueux fins, qui existaient déjà précédemment. Si la complication précède l'éruption, celle-ci sera retardée et irrégulière, les taches seront pâles ; si l'éruption est déjà développée, elle disparaîtra quelquefois au moment de l'explosion de la phlegmasie pulmonaire. Cette rétrocession de l'exanthème est l'effet et non l'origine de la complication. La broncho-pneumonie guérit assez souvent, si l'enfant a déjà un certain âge et est d'une constitution vigoureuse ; dans les conditions inverses, elle est habituellement fatale.

**Laryngite.** — La laryngite n'est que l'exagération d'un des symptômes les plus fréquents de la rougeole ; elle est assez souvent ulcéreuse, mais, même alors, elle ne présente pas en général de gravité. Habituellement, en effet, les ulcérations sont superficielles et n'intéressent que la muqueuse, et elles n'entraînent jamais à leur suite un œdème de la glotte, comme celles de la variole ou de la fièvre typhoïde. D'après Gerhardt, qui les a constatées sur le vivant à l'aide du laryngoscope, elles se trouveraient surtout à la partie postérieure du larynx, au niveau de la glotte inter-aryténoïdienne ; elles peuvent exister déjà à la période d'invasion et être la cause d'accès de faux croup. La présence d'ulcérations laryngées se traduit par une toux continuelle, parfois douloureuse, toujours pénible et d'un timbre creux ; souvent même la voix s'éteint complètement. Dès que l'éruption paraît, les accès de suffocation deviennent rares. L'aphonie et la toux persistent parfois plus d'une semaine après la disparition de l'exanthème.

Dans certains cas, qui sont l'exception, la laryngite simple ulcéreuse peut causer chez l'enfant de la dyspnée et faire croire à l'existence du croup ; elle a même quelquefois nécessité la trachéotomie ; cependant, il ne faut pas se presser d'opérer, s'il n'y a pas urgence absolue ; en effet, quand l'examen bactériologique ne dénote pas la présence de la diphtérie, la laryngite morbilleuse guérit le plus souvent spontanément (1).

**Diphtérie.** — La diphtérie est une complication assez fréquente de la rougeole ; elle se montre habituellement sous forme de croup, qui en est alors la seule manifestation, ou bien elle s'étend aux bronches,

_______________

(1) Voir : Audeoud et Jaccard, *loc. cit.*, p. 69 et suiv.

au pharynx ou au nez. L'angine diphtérique primitive est rare après la rougeole. Sanné donne la statistique suivante, empruntée au service de Barthez : sur 93 cas de diphtérie consécutive à la rougeole, 20 occupaient le larynx seul, 34 le larynx en même temps que les fosses nasales, la bouche ou les organes génitaux ; 19 seulement étaient localisés au pharynx et au larynx, et alors presque toujours le pharynx avait été pris après le larynx (croup remontant). La diphtérie est toujours une complication fâcheuse de la rougeole ; indépendamment de la gravité qui lui est inhérente, son pronostic est assombri par le mauvais état général créé par la maladie primitive.

**Conjonctivite.** — Le catarrhe oculaire de la rougeole est quelquefois l'origine d'une conjonctivite très tenace ; pendant plusieurs mois après la guérison de l'exanthème, l'enfant présente des paupières tuméfiées, sécrétant un muco-pus qui en agglutine les bords, la photophobie persiste. Quelquefois, la conjonctivite devient granuleuse, surtout chez les enfants scrofuleux ; elle peut se compliquer d'une kératite ulcéreuse et même d'une destruction de la cornée.

**Otite.** — L'otite est une complication fréquente. Pour Tobeitz (1) et pour Bezold (2) elle serait même constante dans cette maladie, la muqueuse de la caisse du tympan participant à la congestion des muqueuses voisines. Bezold, qui a exploré les oreilles d'un grand nombre d'enfants atteints de rougeole et fait seize autopsies, a trouvé toujours les lésions de l'otite moyenne caractérisées par la rougeur et la tuméfaction de la muqueuse de la caisse et par un épanchement muco-purulent ou franchement purulent s'étendant parfois jusque dans les cellules mastoïdiennes. Cette otite peut survenir de très bonne heure ; Tobeitz l'a trouvée à l'autopsie d'un enfant mort vingt-quatre heures après le début de l'éruption.

L'otite évolue le plus souvent sans provoquer de symptômes ; dans 22 cas d'otite morbilleuse constatés à l'autopsie par Tobeitz, cette complication n'avait été reconnue que 7 fois pendant la vie. Souvent elle ne se manifeste que par quelques bourdonnements d'oreilles et une légère surdité se dissipant rapidement. Si elle affecte une forme plus aiguë, elle se manifeste alors en général du troisième au huitième jour de l'éruption par une douleur très vive s'exaspérant pendant la mastication et la succion et s'accompagne de cris, d'agitation, de délire et même de convulsions. L'apparition de ces symptômes dans le cours de la rougeole chez les tout petits enfants doit toujours faire craindre l'otite (Trousseau).

Au bout de quelques jours survient un soulagement soudain amené par la perforation du tympan, et le pus s'écoule par le conduit externe ; parfois il s'évacue par la trompe d'Eustache (Cordier) (3). La guérison

(1) Tobeitz, *Arch. f. Kinderheilk.*, VIII, 1887, p. 321.
(2) Bezold, *Münch. med. Wochenschr.*, 1896, p. 217 et 248.
(3) Cordier, Thèse de Paris, 1875.

est en général complète, mais si l'écoulement persiste, la maladie prend une forme chronique et peut devenir l'origine d'une carie du rocher avec surdité persistante et exposer le petit malade aux complications cérébrales. Il importe donc de surveiller toujours avec soin les oreilles chez les enfants atteints de rougeole, afin de pouvoir agir rapidement en cas de complication.

**Stomatite et angine.** — La *stomatite ulcéreuse des lèvres* s'observe assez souvent pendant l'éruption de la rougeole, surtout à l'hôpital ; elle est caractérisée par la production de crevasses qui se recouvrent d'un exsudat grisâtre, pultacé, saignant facilement. Cette stomatite ne reste pas toujours limitée aux lèvres ; des ulcérations analogues, recouvertes d'un dépôt blanc, se montrent sur la langue et la face interne des joues (*stomatite diphtéroïde*). Elle est due à une infection streptococcique qui précède ou accompagne souvent la broncho-pneumonie ; aussi, sans être grave par elle-même, cette complication peut-elle être d'un fâcheux pronostic (Hutinel) (1).

L'*angine catarrhale*, bien que beaucoup plus rare qu'au début de la scarlatine, peut se montrer pendant les prodromes de la rougeole. Nous en avons observé quelques exemples.

**Entérite.** — Les complications intestinales sont les plus fréquentes après les complications pulmonaires ; on les observe avec un degré d'intensité très variable sur le quart environ des enfants atteints de rougeole, surtout chez ceux qui ont déjà souffert antérieurement de troubles intestinaux. L'entéro-côlite se développe en général pendant le cours ou vers la fin de l'éruption ; néanmoins, Trousseau l'a signalée aussi dans les premiers jours de l'invasion chez les enfants en bas âge. Elle se caractérise tantôt par une diarrhée bilieuse et abondante, tantôt par une diarrhée cholériforme, tantôt enfin par des coliques, du ténesme et des selles glaireuses teintées de sang. Worthington (2) cite un cas où ces symptômes dysentériformes furent suivis d'une perforation de l'intestin par ulcération. Meslay et Jolly (3) ont trouvé, à l'autopsie d'enfants ayant présenté cette même forme d'entérite morbilleuse, des lésions inflammatoires de l'intestin accompagnées parfois d'ulcérations en tout semblables, même à l'examen microscopique, à celles de la dysenterie.

L'entérite morbilleuse n'est dangereuse par elle-même que chez les enfants en bas âge, surtout pendant les chaleurs de l'été, ou bien dans le cas où elle détermine, par la fréquence et l'abondance des selles, une algidité cholérique. Si elle survient en même temps que la broncho-pneumonie, elle en aggrave le pronostic. Enfin elle peut passer à l'état chronique et devenir le point de départ d'une caséifica-

<hr>

(1) Voir : B. Frenkel, *Thèse de Paris*, 1898.
(2) Worthington, *Brit. med. Journ.*, 30 nov. 1889.
(3) Meslay et Jolly, *Rev. mens. des mal. de l'enfance*, 1895, p. 370.

tion des ganglions mésentériques, chez les enfants prédisposés à la tuberculose.

**Gangrène.** — La gangrène, surtout celle de la bouche, plus rarement celle des poumons, de la vulve ou de la peau, où elle se présente sous forme diffuse, est une des complications les plus graves de la rougeole; elle n'apparaît en général qu'après la disparition de l'éruption. La gangrène ne s'observe que dans les hôpitaux ou chez les enfants cachectiques; elle est devenue exceptionnelle grâce aux progrès de l'hygiène infantile.

**Autres complications.** — La *néphrite* avec albuminurie, s'observe parfois chez les convalescents de rougeole, mais beaucoup plus rarement qu'après la scarlatine.

Quelques affections cutanées, telles que l'*urticaire*, l'*impétigo*, les *abcès multiples* de la peau, ne sont pas rares après la rougeole.

Des *paralysies* diverses ont été aussi signalées chez les enfants convalescents de rougeole, bien qu'à titre exceptionnel; citons en particulier la *paraplégie*, s'accompagnant parfois de troubles de la miction (1), la *névrite optique* (2), l'*atrophie musculaire progressive* (3) et des troubles passagers de l'état mental (4).

**Tuberculose.** — La rougeole favorise la diffusion de l'infection tuberculeuse; elle joue un rôle important dans l'étiologie de la phtisie pulmonaire, dont elle paraît provoquer l'explosion chez les sujets prédisposés et dont elle hâte la marche, lorsqu'elle vient la compliquer. Elle est souvent le point de départ de la méningite tuberculeuse, ainsi que de manifestations scrofuleuses, telles que la kérato-conjonctivite, l'otorrhée, les adénites, les caries osseuses multiples, les tumeurs blanches, etc.


DIAGNOSTIC. — Le diagnostic de la rougeole avant l'éruption est souvent difficile. Les symptômes observés peuvent être attribués à un simple *coryza*, à la *grippe*, quelquefois à la *laryngite striduleuse* ou encore à la *fièvre typhoïde*, à la *méningite*, s'ils s'accompagnent de diarrhée, de vomissements ou d'accidents nerveux. Les commémoratifs et l'ensemble des symptômes permettent, dans la plupart des cas, de reconnaître la véritable nature de la maladie; mais, s'il y a coïncidence d'une épidémie de grippe avec une épidémie de rougeole, si la rougeole est compliquée dès le début ou si elle survient dans le cours d'une autre affection, on sera quelquefois embarrassé dans le diagnostic. Les seuls signes qui permettront d'affirmer l'existence de la rougeole avant l'apparition de l'exanthème cutané sont le piqueté rubéolique sur le fond de la gorge, qui précède de douze à

---

(1) Bayle, Thèse de Paris, 1887.
(2) Wood, *Arch. of ophtalm.*, 1892, vol. I.
(3) Ormerod, *Brain*, oct. 1884.
(4) Casson, *Lancet*, 27 nov. 1886.

vingt-quatre heures l'éruption de la face et les taches de la muqueuse buccale signalées par Koplik.

Une fois l'éruption sortie, la rougeole se reconnaît facilement. Le diagnostic avec la *scarlatine* a été indiqué plus haut. La rougeole boutonneuse a été souvent prise pour une *variole* au début; on évitera cette erreur en se fondant sur les prodromes et en constatant l'absence de toute vésico-pustule déjà formée parmi les papules. Le diagnostic avec la *rubéole* sera indiqué plus loin. Certains *érythèmes sérothérapiques* simulent parfois l'exanthème de la rougeole, mais l'erreur ne sera possible qu'en l'absence de renseignements sur les antécédents du malade.

PRONOSTIC. — Le pronostic de la rougeole est, en général, sans gravité; l'immense majorité des enfants atteints de cette maladie se rétablissent complètement; il faut cependant faire une exception pour les enfants chétifs, affaiblis par une maladie antérieure, prédisposés à la tuberculose ou à la scrofule, et pour ceux qui sont traités dans les salles d'hôpitaux où l'on observe si souvent des rougeoles compliquées ou secondaires. L'*encombrement* et le *confinement* sont toujours d'un fâcheux pronostic; de là la plus grande mortalité morbilleuse dans les villes qu'à la campagne, et à l'hôpital que dans la pratique privée. C'est ce que démontre en particulier l'amélioration considérable survenue dans la mortalité par la rougeole à l'hôpital des Enfants-Assistés de Paris, grâce aux mesures hygiéniques prises par Sevestre et par Hutinel; la mortalité morbilleuse, qui était autrefois dans cet établissement de 42 à 45 pour 100 et qui avait même atteint, en 1884, 47 pour 100, a considérablement diminué depuis lors; elle n'était plus, en 1895, que de 28 pour 100 (1).

L'âge est aussi un élément important à considérer pour le pronostic; les statistiques prouvent que la plupart des enfants qui meurent de la rougeole, sont encore dans les premières années de la vie; la proportion des décès au nombre des enfants atteints décroît déjà rapidement de un à cinq ans et devient très faible à partir de dix ans; d'après Ollivier (2), la mortalité de la rougeole à l'hôpital des Enfants-Malades de Paris a été en 1886 et 1887 de 54 pour 100 pour les enfants au-dessous de trois ans, de 38 pour 100 pour les enfants de trois à cinq ans, et de 10 pour 100 pour ceux de cinq à quinze ans.

Parmi les complications, celle qui enlève de beaucoup le plus d'enfants est la broncho-pneumonie, qui est presque toujours fatale dans la première année; dans l'épidémie de rougeole observée à Kiel en 1860, par Bartels, les complications pulmonaires ont donné une mor-

(1) Voy. Sevestre, *Études de clinique infantile.* Paris, 1890, p. 281, et Grez, *Thèse de Paris*, 1895.
(2) Ollivier, *Leçons clin. sur les mal. des enfants.* Paris, 1889, p. 348.

talité de 100 pour 100 pour la première année, de 39 pour 100 de un à cinq ans et 37, 5 pour 100 de cinq à dix ans.

La violence inusitée des prodromes, l'apparition d'accidents nerveux au début de la maladie sont peu inquiétants, si l'on a affaire à un sujet vigoureux et bien portant auparavant ; presque toujours ces symptômes disparaissent dès que l'éruption est sortie. Chez de très jeunes enfants cependant, les convulsions de la période d'invasion peuvent entraîner la mort.

Quant aux formes malignes, heureusement fort rares, leur terminaison est presque toujours mortelle.

TRAITEMENT. — **Prophylaxie.** — Les mesures prophylactiques contre la rougeole consisteront dans l'isolement et la désinfection ; mais, comme tous les individus sont presque fatalement destinés tôt ou tard à subir cette maladie, il est inutile de chercher à en préserver les enfants, lorsqu'ils sont doués d'une bonne constitution et que l'épidémie est bénigne. La séquestration se fait, d'ailleurs, presque toujours trop tard, c'est-à-dire après la période prodromique, dans laquelle la maladie est déjà contagieuse. On devra cependant chercher à éviter la contagion pour les très petits enfants, car à leur âge les complications pulmonaires sont plus à craindre, et pratiquer l'isolement dans les hôpitaux où la rougeole est plus grave, en isolant aussi les enfants qui ont été en contact avec un morbilleux (Sevestre).

La prophylaxie sera surtout indiquée contre les complications de la rougeole, particulièrement contre la broncho-pneumonie, qui, comme nous l'avons dit, est presque toujours d'origine infectieuse. Lorsqu'un enfant atteint de rougeole dans une salle d'hôpital paraît menacé de cette complication, il devra être rigoureusement isolé.

A l'hospice des Enfants-Assistés de Paris, tout enfant qui entre dans le pavillon des morbilleux reçoit un bain de sublimé à 1/15 000 ; s'il présente une plaie ou une inflammation suppurante de la peau, celle-ci est soigneusement désinfectée et recouverte d'un pansement occlusif ; les cheveux sont tenus propres, les yeux lavés à l'eau boriquée et la bouche à l'eau bouillie, les oreilles sont soigneusement surveillées ; le personnel est soumis à des mesures de désinfection et les salles sont fréquemment épurées. C'est grâce à ces précautions que la mortalité par la rougeole a été considérablement réduite dans cet établissement (1).

**Thérapeutique.** — Le traitement de la rougeole non compliquée doit consister avant tout dans une *hygiène* bien entendue. On pourvoira à une aération convenable en plaçant le petit malade dans une pièce spacieuse, à l'abri toutefois d'une lumière trop vive ; on évitera l'encombrement en reléguant, si faire se peut, dans une autre chambre

_______________

(1) Grez, *loc. cit.*, p. 31.

les autres enfants ; on ne craindra pas d'ouvrir les fenêtres plusieurs fois par jour. L'hygiène de la peau ne devra pas être oubliée; des lavages fréquents, du linge de corps propre, sont toujours bienfaisants, même pendant la période fébrile qui précède l'éruption. Les yeux, en particulier, doivent être lavés souvent à l'eau tiède pour les débarrasser des sécrétions glandulaires et pour diminuer la congestion de la conjonctive. Chez les petits enfants et chez ceux qui sont affaiblis, il est important de combattre l'hypostase pulmonaire par le décubitus latéral et le changement fréquent de l'attitude au lit. On continuera l'alimentation en l'adaptant au pouvoir digestif du petit malade pendant la fièvre.

Quant au traitement *médical* proprement dit, nous nous bornons en général à prescrire des boissons diaphorétiques chaudes, quelquefois additionnées d'un peu de cognac quand l'éruption tarde à se faire, et à ordonner des inhalations de vapeur contre la laryngite, quand elle est très prononcée ; une cravate mouillée entourée de flanelle autour du cou est également utile dans ce dernier cas. La bronchite simple ne réclame une intervention spéciale que chez les petits enfants, parce qu'elle peut facilement déterminer de l'atélectasie du poumon, accident qui favorise singulièrement le développement de la bronchopneumonie. Nous prescrivons alors l'ipécacuanha à dose vomitive et des badigeonnages de teinture d'iode sur la partie postérieure du thorax.

La fièvre ne nécessite une médication active que lorsqu'elle dépasse les limites normales ou détermine des accidents du côté du système nerveux, délire, convulsions ou stupeur. Les bains tièdes doivent ici avoir le pas sur tout autre antipyrétique. Si le malade tombe dans le coma, il ne faudra pas hésiter à ordonner des affusions froides, comme dans la scarlatine. Le bain froid a donné des succès remarquables dans certains cas de rougeole maligne (Dieulafoy, Juhel-Renoy) (1). Le meilleur traitement des convulsions fébriles consiste dans un bain tiède prolongé, accompagné d'affusions froides sur la tête.

On prescrira dans la rougeole hémorragique les préparations de quinquina, un vin généreux, la limonade citrique ou sulfurique et le perchlorure de fer liquide à la dose de quatre à cinq gouttes à donner toutes les deux heures dans un quart de verre d'eau sucrée.

Dans le cas de rougeole anomale à forme dyspnéique, dans laquelle l'éruption tarde à se faire ou sort mal, on appliquera des ventouses sèches ou scarifiées sur la poitrine. Parfois même, si l'enfant est vigoureux, on pratiquera une petite saignée. Un autre remède très utile en pareil cas est la *poudre de Dower* donnée à doses réfractées (de 0,05 à 0,20 suivant l'âge). On pourra joindre avec avantage à

_________

(1) Juhel-Renoy, *Soc. méd. des hôp.*, 9 mai et 20 juin 1890.

cette médication l'administration des stimulants diffusibles, l'acétate d'ammoniaque, le musc et l'alcool.

Le traitement des complications sera indiqué à propos de chacune d'elles.

Disons seulement à propos de l'otite que, quand il y aura suppuration du conduit auditif, on ne gênera l'écoulement par aucun pansement occlusif ; le conduit sera nettoyé plusieurs fois par jour avec un tampon imbibé d'une solution boriquée et séché avec l'ouate stérilisée ; dans l'intervalle des pansements un petit morceau de ouate imbibée de glycérine résorcinée à 2 pour 100 sera placé dans le conduit auditif.

Pendant la convalescence de la rougeole, on prendra soin de garantir l'enfant contre le froid, et, s'il est d'un tempérament débile ou paraît prédisposé à la phtisie, on cherchera à fortifier sa constitution et à prévenir autant que possible le développement de la tuberculose par un traitement tonique, l'usage de l'huile de foie de morue, une bonne alimentation et le séjour à la montagne ou au bord de la mer.

## CHAPITRE III

### RUBÉOLE.

La nature de la rubéole (*Rœtheln*) a été beaucoup discutée ; quelques auteurs niaient la spécifité de cette affection et la considéraient comme une forme très légère de la rougeole. Actuellement la question n'est plus douteuse ; nous avons eu nous-mêmes en 1881, en 1889 et en 1898, l'occasion d'observer trois épidémies de rubéole à Genève, et les cas que nous avons vus nous ont confirmés dans l'opinion qu'il s'agit d'une affection spécifique différente des autres fièvres éruptives.

Le principal argument en faveur de cette thèse, c'est le fait que la rubéole n'épargne pas les personnes préalablement atteintes de rougeole ou de scarlatine ; Rilliet, Rayer, Thore, l'ont observée chez des enfants qui avaient eu la rougeole, et, d'après les chiffres recueillis par Emminghaus (1), sur 145 individus atteints de rubéole, 58 avaient eu la rougeole et 10 au moins la scarlatine. D'autre part, la rubéole ne préserve ni de la rougeole, ni de la scarlatine.

ÉTIOLOGIE. — La *contagiosité* de la rubéole a été longtemps mise en doute ; niée par Guersant et Blache et par Bazin, elle est admise par Trousseau et Rilliet ; ce dernier a observé des cas où elle lui a paru évidente ; Roger et Damaschino (2) en ont constaté un exemple

(1) Emminghaus, *in* Gerhardt, *Handb. der Kinderkrankh.*, 1887, II, p. 334.
(2) Roger et Damaschino, Art. ROSÉOLE du *Dict. encycl. des sc. méd.*, 1877.

incontestable ; Balfour cite un cas où la rubéole fut apportée d'Édimbourg par une femme et transmise à sa famille qui habitait hors de cette ville ; Emminghaus rapporte plusieurs cas analogues. Des faits évidents de contagion se sont aussi montrés dans les épidémies que nous avons observées à Genève ; cependant la contagiosité de la rubéole nous a paru inférieure à celle de la rougeole.

La rubéole s'observe souvent sous forme d'*épidémies*, tantôt circonscrites à un établissement, à une maison, comme dans les cas observés par von Nymann (1) dans le pensionnat des demoiselles nobles de Saint-Pétersbourg, tantôt étendues à une ville tout entière, comme dans les épidémies de Pavie et de Milan signalées par Frank, celle de Paris observée par Biett, celle d'Édimbourg étudiée par Balfour, celles de Genève (Rilliet), de Leipsig (Thomas), de Chicago (Rosswell Park), etc. ; parfois même la rubéole peut envahir un pays tout entier. La durée de ces épidémies est très variable, et dans les grandes villes on a observé des cas sporadiques entre les épidémies.

La rubéole atteint surtout les enfants, de là son nom de *roséole infantile* ; ce fait a été observé dans la plupart des épidémies : c'est ainsi que dans celle du pensionnat de Saint-Pétersbourg, qui renfermait 600 à 700 jeunes filles de neuf à vingt ans, la maladie atteignit 119 élèves, dont 109 étaient âgées de quinze ans ou moins (von Nymann). Sur 138 cas de rubéole recueillis par Emminghaus, 6 seulement sont relatifs à des adultes. Il en est de même pour les cas cités par Seitz (2). La rubéole est rare avant la première dentition, ce qu'on peut expliquer par le fait que les très petits enfants sont peu exposés par leur genre de vie aux affections contagieuses. Le sexe ne paraît jouer aucun rôle comme cause prédisposante.

Il est douteux qu'une première atteinte de rubéole protège contre les récidives.

DESCRIPTION. — L'apparition de la rubéole est précédée d'une période d'incubation qui serait comprise généralement entre 14 et 21 jours, mais qui est quelquefois un peu plus courte ; elle n'a jamais dépassé 14 jours chez les malades de Balfour ; elle a été en général de 14 jours dans les cas que nous avons observés à Genève ; dans ceux de Seitz, elle a été le plus souvent de 17 à 21 jours.

L'invasion est habituellement caractérisée par l'apparition de l'éruption qui survient d'emblée au milieu des apparences d'une bonne santé ; dans la plupart des cas, les prodromes sont nuls ou très légers ; quelquefois néanmoins l'exanthème est précédé de phénomènes qui durent de quelques heures à un ou deux jours et peuvent même exceptionnellement s'étendre à quatre jours (Lindwurm). Ces

(1) Nymann, *Oest. Jahrb. f. Pædiatrik*, 1873, p. 122.
(2) Seitz, *Corresp. Bl. f. Schweizer Aerzte*, 1890, p. 369.

prodromes consistent dans un malaise accompagné d'une fièvre légère, de céphalalgie et de perte d'appétit; dans quelques cas on a observé du vertige et des défaillances, parfois des vomissements, et chez les petits enfants des convulsions; les malades ressentent un peu de chaleur dans les yeux, une légère douleur dans la gorge ; ils sont pris d'éternuements, d'enrouement, phénomènes qui rappellent le début de la rougeole.

Il est fréquent d'observer à cette période de la maladie ou même deux ou trois jours avant l'apparition de l'éruption, et pendant les premiers jours de celle-ci, une *tuméfaction des ganglions lymphatiques cervicaux*; cet engorgement peut même se limiter à un seul ganglion situé dans la région latérale du cou, sur le bord postérieur de l'un ou l'autre des sterno-mastoïdiens (Glover) (1). Dans quelques cas exceptionnels l'adénopathie était généralisée à tout le corps (Dupré) (2).

L'exanthème se montre d'abord à la face et au cou et s'étend de là au reste du corps; il apparaît sous la forme de petites taches rosées, de dimensions assez variables, tantôt grosses comme une tête d'épingle, tantôt plus considérables, arrondies, à bords irréguliers, légèrement saillantes et ressemblant à s'y méprendre aux taches de la rougeole ; elles sont rarement le siège d'un prurit de quelque intensité ; elles disparaissent sous la pression du doigt et deviennent d'une couleur plus vive sous l'influence de la chaleur du lit ; elles ne sont généralement pas confluentes et laissent entre elles des intervalles de peau saine ; elles s'accompagnent souvent à la face d'un peu de turgescence de la peau.

La forme de l'éruption peut être du reste assez variable d'une épidémie à l'autre et, dans une même épidémie, tous les cas ne se ressemblent pas. Ce fait signalé par la plupart des auteurs s'est encore montré dans les cas que nous avons pu observer. Il arrive même souvent que, sur le même enfant, l'apparence des taches varie suivant les régions du corps : c'est ainsi qu'au visage on peut observer une éruption morbilliforme bien caractérisée, tandis que, sur les membres, la rougeur est plus diffuse et rappelle l'exanthème de la scarlatine.

L'éruption ne reste pas toujours limitée à la surface cutanée et peut atteindre les muqueuses, particulièrement celle de la gorge ; le fait a été souvent nié et on a longtemps affirmé que ce qui distinguait la rubéole de la rougeole, c'était l'absence absolue de phénomènes du côté des muqueuses ; mais des observations nombreuses établissent que l'exanthème de la peau peut s'accompagner d'une éruption ponctuée du voile du palais analogue à celle de la rougeole. D'après von Nymann, cette éruption ne manquerait même presque jamais ; nous l'avons observée dans un cas où la rubéole était évidente,

<hr>

(1) Glover, *Lancet*, 1886, I, p. 783.
(2) Dupré, *Bull. de la Soc. clin. de Paris*, 1886.

mais nous en avons constaté l'absence dans d'autres cas. Quelquefois il survient en même temps un peu d'angine ; il est rare d'observer un catarrhe bronchique ou laryngé, et ces phénomènes n'atteignent jamais la même intensité que dans la rougeole.

La durée moyenne de l'éruption est de trois ou quatre jours ; elle peut même n'être que d'un seul jour. Sa marche est généralement plus rapide et son extension moins régulière que celles de la rougeole. Dans quelques cas, elle a déjà disparu à la face quand elle apparaît sur le reste du corps. Le plus souvent elle atteint son maximum le second jour et commence à pâlir le troisième jour pour disparaître les jours suivants.

Dans un grand nombre de cas, l'évolution de la rubéole est tout à fait *apyrétique* ; le thermomètre ne permet de constater aucune élévation de la température, l'enfant ne ressent presque aucun malaise et peut vaquer à ses occupations habituelles. La fièvre a manqué dans près de la moitié des cas observés par von Nymann. D'autres fois la maladie s'accompagne d'un mouvement fébrile très léger. Exceptionnellement cependant on a vu la température s'élever à 40 degrés, mais cette exacerbation est tout à fait passagère.

La durée totale de la maladie dépasse rarement quatre à cinq jours, elle peut atteindre au plus une semaine ; quelquefois elle est tout à fait éphémère. Elle disparaît le plus souvent sans laisser de traces, parfois cependant elle est suivie d'une légère desquamation de l'épiderme.

La rubéole ne présente guère de complications ; signalons néanmoins l'*urticaire*, mentionnée par Seitz et par d'autres. L'un de nous (1) a eu l'occasion d'observer chez un petit garçon de quatre ans, qui venait d'avoir la rubéole, des plaques d'urticaire, puis une tuméfaction rouge et dure, d'abord de la cuisse, puis du mollet (urticaire géante), qui s'accompagna de la production de quelques phlyctènes. Ces accidents se dissipèrent rapidement par le repos au lit.

DIAGNOSTIC. — Lorsque la rubéole est apyrétique et ne présente pas de phénomènes du côté des muqueuses, elle est facile à distinguer de la *rougeole* ; mais, lorsqu'elle s'accompagne de fièvre, de coryza, de rougeur des conjonctives et surtout d'une éruption ponctuée dans le fond de la gorge, le diagnostic est presque impossible, et on ne sera fondé à admettre la rubéole que si cette maladie règne épidémiquement ou si elle survient chez un individu précédemment atteint de la rougeole. L'adénopathie cervicale est cependant un signe de présomption en faveur de la rubéole et nous connaissons des cas où l'apparition de ce symptôme a permis d'annoncer d'avance l'éruption rubéolique.

(1) Picot, *Rev. méd. de la Suisse rom.*, 1889, p. 438.

Le diagnostic avec la *scarlatine* est plus facile ; il sera fondé sur l'absence de rougeur de la langue, le peu d'intensité de l'angine et du mouvement fébrile lorsqu'ils existent, et l'absence ou le peu d'étendue de la desquamation ; la forme de l'éruption est aussi assez différente dans les deux maladies ; cependant, sur quelques points de la peau et dans quelques cas isolés, l'éruption rubéolique se rapproche plus de celle de la scarlatine que de celle de la rougeole.

La rubéole se distingue des diverses variétés d'*érythème* par la petitesse et l'absence de saillie des plaques. Quant au diagnostic entre la rubéole et les *roséoles secondaires* ou *artificielles*, il se fondera principalement sur les commémoratifs.

PRONOSTIC. — Le pronostic de la rubéole est toujours des plus bénins ; la maladie est de courte durée, ne cause souvent aucun malaise et guérit toujours sans laisser de suite fâcheuse (1).

TRAITEMENT. — Dans la plupart des cas, la rubéole ne réclame aucune intervention thérapeutique ; si elle s'accompagne de fièvre, on prescrira une boisson diaphorétique et le repos au lit.

## CHAPITRE IV

## VARIOLE.

La variole, autrefois très fréquente et très redoutée dans le jeune âge, s'y observe moins souvent depuis que la pratique de la vaccine s'est généralisée, et elle ne s'y montre habituellement que sous la forme atténuée connue sous le nom de *varioloïde* ; comme elle ne présente chez l'enfant, dans l'ensemble de son histoire, rien qui la distingue de ce qu'elle est chez l'adulte, nous n'en donnerons qu'une description succincte.

ÉTIOLOGIE. — La variole n'a qu'une cause connue, la *contagion*, qui peut être immédiate ou médiate, et paraît surtout s'exercer pendant la période de la suppuration et celle de la décrustation. La variole est inoculable ; elle sévit surtout par épidémies. Elle atteint les enfants de tout âge, même le nourrisson et le fœtus pendant la vie intra-utérine. Lorsqu'un enfant naît d'une mère varioleuse, il peut

(1) Nous savons qu'une forme grave de la rubéole pouvant se compliquer de pneumonie et d'accidents de croup a été décrite principalement par les auteurs anglais (voy. : Balfour, *Edinb. med. Journ.*, fév. 1857, et la discussion du Congrès internat. de méd. de Londres en 1881, vol. IV, p. 434) ; nous n'avons jamais eu l'occasion d'observer de cas de cette nature, et nous doutons qu'il s'agisse de la même maladie.

arriver au monde déjà couvert de pustules, mais le plus souvent la maladie n'éclate que du sixième au neuvième jour après la naissance (Bednar). Les récidives de la variole sont exceptionnelles.

DESCRIPTION. — **Incubation.** — La période d'incubation de la variole spontanée est de douze à quinze jours (Laboulbène) ; celle de la variole inoculée n'est que de sept à onze jours.

**Invasion.** — La maladie s'annonce par des frissons, des nausées, des vomissements, par une fièvre vive qui peut atteindre et même dépasser 40°, par de la courbature et de la rachialgie lombaire. Ce dernier symptôme manque très rarement, mais son intensité est assez variable ; il s'accompagne parfois d'une douleur à l'épigastre. En même temps, on observe de la céphalalgie, de l'agitation, quelquefois de la somnolence, du délire, plus rarement des convulsions, qui chez les très jeunes enfants peuvent revêtir une grande intensité et causer la mort dès le début de la maladie. La constipation est la règle, moins cependant chez les enfants que chez les adultes. Chez les nourrissons, le réfus de teter est souvent le premier indice de la variole.

**Éruption.** — L'éruption se montre le troisième jour, quelquefois le second jour ; quand elle est retardée jusqu'au 4e, 5e, 6e, ou même jusqu'au 7e jour, ce qui est rare, elle n'est jamais confluente. Elle peut être précédée d'une poussée exanthématique simulant celle de la scarlatine, plus rarement celle de la rougeole et exceptionnellement celle de l'herpès ou de l'urticaire. Cette éruption prodromale, connue sous le nom de *rash*, apparaît en général dans le cours du second jour ; tantôt elle est générale, tantôt elle est limitée à une certaine région telle que le bas-ventre, les cuisses, le dos des mains et l'avant-bras, le cou-de-pied. Le rash variolique s'observe plus souvent dans la varioloïde que dans la variole légitime ; il n'est donc pas habituellement d'un pronostic fâcheux (Trousseau, Curschmann) ; néanmoins, s'il prend sur une large surface une teinte purpurique, on doit redouter l'apparition d'une variole hémorragique.

L'éruption variolique proprement dite débute par la face, puis s'étend au tronc et aux membres ; chez les très jeunes enfants, elle peut se montrer en premier lieu aux fesses et au pli de l'aine. Elle apparaît sous forme de petites taches rouges, arrondies, qui deviennent rapidement papuleuses, puis au bout d'un à deux jours, se transforment en vésicules d'un blanc mat, entourées d'une auréole rouge ; ces vésicules s'ombiliquent du second au quatrième jour de l'éruption, deviennent pustuleuses et commencent à se dessécher du sixième au neuvième jour.

Le nombre des pustules est très variable ; suivant leur abondance, l'éruption est dite *discrète*, en *corymbes*, *cohérente*, ou *confluente*. Dans les varioles discrètes, les pustules sont disséminées et parfois

si peu abondantes qu'il est facile de les compter; dans les varioles
confluentes, au contraire, l'éruption s'étend sur toute la surface du
corps; les pustules et particulièrement celles de la face et, chez les
petits enfants, celles qui naissent au voisinage des organes génitaux,
se touchent toutes par leurs bords et forment sur la peau une croûte
épaisse, noirâtre et suppurante.

En même temps survient un *gonflement sous-cutané* qui se montre
à la face vers le quatrième ou le cinquième jour de l'éruption; les
lèvres, les paupières, les oreilles, le nez sont tuméfiés; cet état peut
persister pendant neuf ou dix jours. La tuméfaction envahit les
membres du sixième au neuvième jour; elle est prononcée partout
où les pustules sont confluentes, surtout aux pieds et aux mains où
elle est parfois très douloureuse; elle disparaît du dixième au
quatorzième jour.

L'éruption pustuleuse envahit les muqueuses aussi bien que la
peau; avant même que celle-ci soit atteinte, l'enfant accuse de la
douleur dans la gorge, et on observe dans cette région une poussée
papuleuse, puis pustuleuse, qui s'étend au voile du palais, à la face
interne des joues, à la langue, aux gencives et aux lèvres; toutes ces
parties sont rouges, tuméfiées, couvertes de vésico-pustules d'apparence pseudo-membraneuse; la déglutition est douloureuse, et chez les
enfants âgés de plus de six ans on peut observer une salivation abondante. L'éruption variolique, dans les cas très confluents, envahit
même la muqueuse des organes respiratoires; elle se développe dans
les fosses nasales, le larynx, la trachée et les grosses bronches; la
respiration est alors difficile, la voix s'éteint, et l'enfant peut
succomber aux accidents de l'œdème glottique.

Les pustules s'observent également sur la conjonctive palpébrale
et même quelquefois au niveau de la sclérotique; elles s'accompagnent de photophobie et de larmoiement; dans quelques cas elles
provoquent une ophtalmie intense pouvant aller jusqu'au ramollissement et à la perforation de la cornée, suivie de la fonte purulente
de l'œil. La muqueuse de la vulve ou celle du prépuce sont souvent
aussi envahies par l'éruption.

La *fièvre* qui, dès le premier jour de la maladie, peut atteindre
39° ou même 40°, présente les jours suivants de petites rémissions
matinales, mais se maintient toujours élevée jusqu'à la fin du
troisième ou du quatrième jour, où le thermomètre peut marquer le
soir 41°; puis, dès que la poussée éruptive est terminée, il se fait une
rémission marquée; dans les cas légers, la température peut même
retomber à la normale. Au moment de la suppuration, lorsque
les vésicules se transforment en pustules, la fièvre reparaît ou
redouble (*fièvre secondaire* ou *de suppuration*) avec de grandes
oscillations diurnes qui atteignent le soir de 39° à 40°; elle diminue
de nouveau graduellement une fois la suppuration bien établie et

cesse complètement avec la dessiccation des pustules. Dans les cas qui se terminent par la mort, elle est au contraire d'une violence extrême; on a vu le thermomètre atteindre 42°, et même 44° dans les dernières heures de la vie et monter encore quelques intants après la mort.

Lorsque la fièvre est vive, elle s'accompagne d'agitation et quelquefois d'un délire qui est rarement violent et prolongé dans la variole régulière; on observe enfin dans les cas graves des convulsions, des soubresauts de tendons et le coma qui précède la mort.

La constipation persiste en général pendant presque toute cette période; il n'est cependant pas rare d'observer la diarrhée chez les très jeunes enfants. L'urine est fébrile, rarement albumineuse.

**Dessiccation et Décrustation.** — Du sixième au neuvième jour, les pustules commencent à se dessécher dans l'ordre de leur apparition; la dessiccation est à peu près générale du dixième au quatorzième jour. Tantôt les pustules se déchirent et laissent écouler un pus épais qui s'étale et se durcit à l'air, en sorte que, après une éruption confluente, la face est recouverte d'un masque croûteux et noirâtre; tantôt les pustules se rident par la résorption de leur contenu, s'affaissent et se réduisent à une croûte sèche; à ce moment la surface cutanée exhale une odeur fétide et est le siège d'un prurit intense.

Les croûtes se détachent successivement et laissent à leur place tantôt des taches violacées qui disparaissent au bout de quelques semaines, tantôt de petites cicatrices gaufrées qui restent comme la marque indélébile de la maladie; dans quelques cas, les pustules deviennent l'origine de véritables ulcérations suivies de cicatrices difformes qui défigurent l'enfant pour la vie.

La dessiccation et la chute des croûtes peuvent se prolonger jusqu'au quarantième jour; s'il ne survient aucune complication, cette période est presque toujours apyrétique.

VARIÉTÉS, ANOMALIES. — Elles peuvent ne porter que sur l'éruption; c'est ainsi que chez les enfants chétifs ou affaiblis les pustules sont souvent pâles, irrégulières, et que la durée de leur évolution peut être abrégée.

**Varioloïde.** — On a décrit sous le nom de *varioloïde* une forme ordinairement bénigne de la maladie, qu'on appelle également *variole modifiée*, parce qu'elle se montre principalement chez les sujets vaccinés. Mais cette forme existait déjà avant la découverte de la vaccine, et la variole régulière peut se montrer chez des individus vaccinés; on doit donc considérer la varioloïde comme une variole atténuée dans sa virulence, soit spontanément, soit par la vaccination.

Ce qui caractérise la varioloïde, c'est l'*absence de fièvre secondaire ou de suppuration*. La maladie débute avec les mêmes symptômes que la variole régulière. Elle s'annonce souvent par un rash. L'éruption est en général discrète, les papules passent à l'état de vésicules d'abord séreuses, puis séro-purulentes et s'ombiliquent le second ou le troisième jour de l'éruption ; elles ne présentent qu'une auréole inflammatoire insignifiante et se dessèchent rapidement. L'éruption interne est insignifiante ; elle se réduit en général à l'apparition de quelques vésicules sur la muqueuse buccale. Les croûtes commencent à se détacher le huitième jour ; la décrustation est ter-minée du douzième au quatorzième jour et laisse après elle des taches qui s'effacent sans laisser de cicatrice. La fièvre, quelquefois assez vive au début, tombe définitivement dès que la poussée éruptive est terminée ; la face et les extrémités ne présentent pas de gonflement.

Dans quelques cas, la maladie est très bénigne et elle ne se manifeste que par l'apparition de quelques vésico-pustules rares et disséminées sur la face et les membres (au pli de l'aine chez les très jeunes enfants). La fièvre est alors si légère qu'elle n'oblige même pas les malades à garder le lit. Ces formes atténuées sont cependant aussi contagieuses que les autres et peuvent transmettre une variole légitime.

**Variole hémorragique.** — La variole hémorragique est une des formes les plus redoutables de la maladie ; elle a été observée fréquemment dans certaines épidémies, mais est très rare chez les enfants vaccinés, tandis qu'on l'a rencontrée souvent chez les adultes qui n'avaient été vaccinés qu'une fois dans leur jeune âge.

Les symptômes inquiétants se montrent en général dès le début de la maladie ; l'enfant est pris d'une fièvre intense, de douleurs très vives aux lombes et à l'épigastre, d'une agitation très grande ou de délire. La poitrine semble serrée, la dyspnée est extrême sans que l'auscultation puisse en révéler la cause. La peau se couvre de sueur et devient le siège d'une éruption pétéchiale ou même de véritables ecchymoses qui sont souvent précédées d'un rash scarlatiniforme plus ou moins étendu et d'une teinte très foncée. En même temps surviennent des hémorragies par les muqueuses, et l'enfant peut succomber en un ou deux jours dans un état d'angoisse extrême sans que l'éruption variolique se soit montrée (*purpura variolosa*).

Si la maladie se prolonge, l'éruption apparaît vers le quatrième jour, mais sort mal ; les pustules s'affaissent et se rident, et dans leur intervalle la peau est pâle et livide ; si à ce moment la fièvre et le délire ne cessent pas, l'enfant succombe presque fatalement du huitième au neuvième jour.

D'autres fois, ce n'est que dans le cours de la maladie qu'apparaissent les manifestations hémorragiques, mais l'ensemble des symptômes est grave dès le début. L'éruption se fait irrégulièrement ; puis, du second au cinquième jour après leur apparition, les pustules prennent une teinte rouge foncé et s'entourent d'une auréole ecchymotique, surtout dans le voisinage des trochanters, du sacrum et en général sur les parties du corps qui subissent une pression. Dans quelques cas, la peau tout entière est le siège d'une vaste éruption de purpura (*variole noire*); parfois même apparaissent des bulles pemphigoïdes remplies d'un sang noir; des hémorragies se font par le nez, l'intestin, les reins, etc., et le malade succombe à l'épuisement ou au milieu de symptômes ataxo-adynamiques; la guérison est tout à fait exceptionnelle.

COMPLICATIONS. — La variole peut se compliquer de *pyhémie* pendant la période de suppuration; la fièvre devient alors manifestement rémittente ou même intermittente et s'accompagne de violents frissons; des collections purulentes se développent dans les plèvres, le péritoine ou les articulations, et la mort survient dans le courant de la seconde ou de la troisième semaine de la maladie.

On observe quelquefois des *affections cardiaques*, telles qu'une endocardite ou une péricardite légère dans le cours de la variole discrète et la dégénérescence graisseuse du muscle cardiaque dans le cours de la variole confluente. C'est à cette complication qu'il faut probablement attribuer les faits de mort subite signalés dans le cours de la variole (Desnos et Huchard).

La *pneumonie lobaire* est plus fréquente dans la variole que dans les autres fièvres éruptives.

Pendant la dessiccation, on peut observer une *colite ulcéreuse* s'accompagnant d'une diarrhée abondante et parfois mortelle. Cette complication que Sydenham désignait sous le nom de *variole dysentérique*, est à redouter surtout chez les jeunes enfants.

Signalons encore parmi les complications, l'*ophtalmie purulente*, qui était une cause fréquente de cécité chez les enfants en bas âge avant la découverte de Jenner, l'*otite purulente*, la *laryngite nécrosique*, des *paralysies* diverses, particulièrement celle des cordes vocales, enfin et très fréquemment des *furoncles* et des *abcès souscutanés* pendant la convalescence.

DIAGNOSTIC. — Le diagnostic de la variole ne peut présenter de difficultés sérieuses qu'avant l'éruption; si la fièvre est violente et s'accompagne de délire ou de convulsions, on pourra croire, jusqu'à l'apparition des papules, à l'existence d'une *méningite*. Le diagnostic est facile cependant dans la majorité des cas, et, en temps d'épidémie surtout, l'apparition chez un enfant non vacciné de fièvre avec constipation, vomissements bilieux et rachialgie, annonce presque à coup sûr la variole; le doute ne peut exister que pour les très petits enfants incapables d'accuser le siège de la douleur lombaire. La rachialgie, l'absence d'angine ou de phénomènes catarrhaux empêcheront de confondre le rash prodromique de la variole avec les exanthèmes de la *rougeole* et de la *scarlatine*; cependant le diagnostic est quelquefois impossible avant la fin du premier jour de l'éruption.

Après l'apparition de celle-ci, il n'est guère possible de méconnaître la maladie; cependant il est certaines varioloïdes si discrètes que, sans un examen attentif, elles peuvent être prises pour une éruption d'*acné* ou d'*ecthyma*; l'existence d'un léger mouvement fébrile, les commémoratifs feront éviter l'erreur, qui pourrait être très préjudiciable à l'entourage du malade.

Le diagnostic avec la *varicelle* sera indiqué à propos de cette affection.

PRONOSTIC. — Le pronostic de la variole est très différent suivant qu'on a affaire à des enfants vaccinés ou non vaccinés. Pour les premiers, la mortalité varie de 30 à 60 pour 100 suivant les épidémies, tandis qu'elle n'est en général que de 10 à 12 pour 100 pour les seconds. Sur 601 malades traités pour la variole à l'hôpital des Enfants de Prague en trois années (1871-1873), 269, soit 47 pour 100, moururent; la mortalité fut de 58,4 pour 100 pour les non vaccinés, de 18,6 pour 100 pour les vaccinés (Neureutter). Pour les revaccinés, le pronostic est plus favorable encore.

L'âge des malades doit aussi être pris en considération; plus un enfant est jeune, plus sa vie est menacée par la variole. Chez les enfants au-dessous d'un an, qui ne sont pas vaccinés, la maladie est presque toujours mortelle, tandis qu'à partir de deux ans la variole régulière guérit souvent; sa gravité est en rapport avec sa confluence et avec l'irrégularité de ses manifestations.

Certains phénomènes sont d'un pronostic particulièrement sérieux et annoncent en général une terminaison fatale; tels sont la violence du début, la précocité de l'éruption, la persistance de la fièvre et du délire, lorsque la poussée exanthématique est terminée, l'affaissement des pustules, l'absence du gonflement de la face.

Parmi les complications, les plus graves sont la laryngite, les accidents de la pyhémie et les manifestations hémorragiques. Signalons encore un accident redoutable qui a beaucoup diminué de fréquence depuis l'introduction de la vaccine; c'est la formation de pustules sur la conjonctive et la rétention du pus dans le sac conjonctival, qui peuvent amener l'ulcération de la cornée et la fonte purulente de l'œil.

TRIATEMENT. — **Prophylaxie.** — Le préservatif par excellence de la variole est la *vaccination*; ce moyen peut être utile même lorsqu'il est employé pendant la période d'incubation de la maladie, à condition toutefois que la vaccine ait été inoculée cinq jours au moins avant le développement des premiers symptômes de la variole; autrement elle n'aurait pas le temps d'agir. Sous son influence, la variole est atténuée dans ses manifestations et réduite le plus souvent à une simple varioloïde. Plus tard, l'action de la vaccine est beaucoup plus problématique.

L'*inoculation variolique*, pratiquée autrefois comme moyen prophylactique contre la variole spontanée, a été complètement abandonnée comme trop dangereuse et a cédé le pas à la vaccination.

Il va sans dire que l'*isolement* des varioleux et, après leur guérison, les mesures de désinfection que nous avons indiquées à propos de la scarlatine (voy. p. 79), sont de rigueur ; combinées à la revaccination de tout l'entourage du malade, ces précautions permettent d'étouffer dans leur germe les épidémies varioliques.

**Traitement curatif.** — Dans les cas de variole légère, il n'est besoin d'aucun traitement actif ; des boissons émollientes ou rafraîchissantes et des soins de propreté suffiront. On cherchera cependant, de crainte que l'enfant ne soit défiguré, à faire avorter les pustules du visage ; dans ce but on enduira la face de collodion, d'emplâtre de Vigo, ou de quelque autre onguent mercuriel, tel que celui-ci : savon, 10 parties ; glycérine, 4 parties ; onguent napolitain, 20 parties (Revilliod). Les applications locales de teinture d'iode ont été recommandées dans le même but. On pourra également faire des badigeonnages deux fois par jour avec une solution acide de sublimé au millième, suivis de l'application d'une pommade à l'acide salicylique de 2 à 4 pour 100.

Si l'éruption et surtout la dessiccation s'accompagnent d'une grande irritation de la peau, des lavages ou des bains tièdes, des onctions avec un corps gras ou la glycérine diminueront le prurit et favoriseront la chute des croûtes.

Les dangers auxquels est exposé l'enfant pendant la période de la fièvre et celle de la suppuration, ont été beaucoup diminués depuis ces dernières années par le traitement méthodique par les bains tièdes ou froids, suivant les cas, et par l'application externe des antiseptiques. C'est dans ce but que les bains de sublimé ont été recommandés pendant la période de suppuration, dont ils abrégeraient la durée.

Si la maladie prend un caractère adynamique, on prescrira le vin, l'alcool, le quinquina, en y ajoutant, en cas d'hémorragie, les boissons acides, le sulfate de quinine, l'extrait de ratanhia administré par la bouche ou en lavement.

L'agitation, le délire, les convulsions réclameront l'emploi de la poudre de Dower et du chloral à petites doses. Si l'éruption se fait mal ou est retardée, un vomitif suffira quelquefois à la faire paraître. On cherchera en même temps à exciter la peau par un bain de vapeur et une potion à l'acétate d'ammoniaque.

On combattra l'éruption pharyngée par des gargarismes et des irrigations à l'acide salicylique, et, si elle est intense, on fera avaler à l'enfant de petits fragments de glace.

Dans toute variole suppurée, et chez les nouveau-nés principalement, on lavera deux fois par jour le sac conjonctival avec de l'eau boriquée chaude pour empêcher la stagnation du pus et on surveillera attentivement l'état de la cornée; la kératite sera traitée dès le début par l'application d'un bandage compressif, et on instillera plusieurs fois par jour entre les paupières une solution d'atropine pour diminuer la pression intraoculaire.

Des essais de sérothérapie de la variole avec le sérum d'animaux variolisés ont été tentés par Auché (1), Bernheim (2) et Landmann (3), avec des résultats jusqu'ici peu encourageants.


## CHAPITRE V

### VACCINE.

La vaccine est une affection produite chez l'homme par l'inoculation du *vaccin*, c'est-à-dire de la sérosité empruntée originairement aux pustules développées sur le pis des vaches atteintes de *cow-pox*.

NATURE. — **Physiologie pathologique.** — La vaccine paraît être certainement, comme la variole, une maladie microbienne.

Des expériences déjà anciennes de Chauveau démontrent que l'agent spécifique du vaccin n'est pas dissous dans le plasma, mais paraît lié à l'existence des granulations moléculaires suspendues dans la lymphe vaccinale.

Ces résultats sont confirmés par le fait, démontré récemment, que cette lymphe centrifugée, c'est-à-dire débarrassée des particules solides qu'elle peut contenir, est moins active que la lymphe ordinaire et souvent inefficace.

Köber, qui a décrit, le premier, les granulations du vaccin en 1868, a montré que le virus spécifique passe à travers un filtre de papier; on sait, d'autre part, qu'il est retenu en grande partie par les pores du filtre de porcelaine.

Le virus-vaccin passe dans la *lymphe* du sujet vacciné. Maurice Raynaud (4), sur un cheval inoculé à l'extrémité d'un membre, recueillit la lymphe par une fistule pratiquée aux lymphatiques satellites de la saphène; l'inoculation par scarifications ou injections hypodermiques de cette lymphe, resta sans résultat, tandis que l'injection intraveineuse de 22 centimètres cubes provoqua, chez le cheval, une éruption généralisée de horse-pox.

Le virus-vaccin ne fait que traverser le sang, dans lequel il existe à l'état trop dilué pour être actif.

(1) Auché, *Arch. clin. de Bordeaux*, 1893.
(2) Bernheim, *Immunisation et sérothérapie*, 1895, p. 276.
(3) Landmann, *Zeitsch. für Hyg.*, 1895, t. XVIII, p. 2.
(4) M. Raynaud, *C. R. de l'Acad. des sciences*, 1877, p. 453 et 1517.

Par contre, il est emmagasiné par divers organes et en particulier par la rate, les ganglions lymphatiques et la moelle osseuse, avec le suc desquels Freyer et Vanselow (1) ont réussi à obtenir par inoculation de belles pustules vaccinales, pendant les trois ou quatre semaines qui suivirent une vaccination réussie chez le veau.

C'est la rate qui est la plus virulente ; le suc de rate a donné lieu à 80 pustules vaccinales, tandis que le suc des ganglions n'en a produit que 13 et le suc de la moelle osseuse 8.

**Immunisation.** — Chauveau a montré que, chez le cheval, la peau, en raison de l'immunité créée dès le cinquième jour par le travail local de la vaccination, n'est plus apte à la pustulation vaccinale. Par l'inoculation sous-cutanée ou intraveineuse par contre, il se produit chez le cheval, surtout chez les sujets jeunes, à partir du huitième jour (du quinzième au vingtième habituellement), des *exanthèmes généralisés* qui ressemblent absolument au horse-pox naturel ; ces exanthèmes peuvent se produire aussi par la vaccination cutanée, si on a soin d'exciser les lambeaux de peau qui ont reçu l'insertion vaccinale, vingt-quatre heures après celle-ci, de façon à empêcher la formation de la pustule (Chauveau).

Chez les bovidés, l'inoculation sous-cutanée produit l'immunité vaccinale, mais ne détermine jamais d'exanthème généralisé.

Chez l'homme, l'immunité conférée par la piqûre cutanée est parfois tardive ; les inoculations secondaires opérées jusqu'au dixième jour et parfois jusqu'au onzième peuvent être positives (Trousseau).

L'immunisation par le *sérum* des animaux vaccinés a été tentée par Béclère, Chambon et Ménard (2). Elle ne réussit pas toujours et demande l'inoculation de plusieurs litres de sérum vaccinal pour être effective. On peut donc l'attribuer à la présence de corpuscules solides plutôt qu'à une action antitoxique. Néanmoins une expérience de Sternberg (3) paraît démontrer que le sérum des vaccinés a réellement des propriétés antitoxiques. Cet expérimentateur fait un mélange à parties égales de bon vaccin et de sérum de veau vacciné et n'obtient avec le mélange aucune pustule par inoculation ; en faisant le mélange avec du sérum de veau non vacciné, le résultat de la vaccination a été positif.

**Bactériologie.** — Le microbe du vaccin n'est pas plus connu que celui de la variole, qui lui est probablement identique. Ni les micrococcus isolés par Voigt, ni le bacille de Klein et Copeman, ni les sporozoaires intracellulaires de Guarnieri (4) (*cytoryctes vaccinae*) n'ont été reconnus jusqu'à aujourd'hui comme spécifiques pour la

<hr>

(1) Voir : Frosch, Bericht über die Thätigkeit, etc., der Commission zur Prüfung der Impfstofffrage. Berlin, 1896, p. 25.
(2) Béclère, Chambon et Ménard, De l'immunité vaccinale. Paris, 1896.
(3) Sternberg, *Centralbl. für Bakter.*, 1896, p. 805.
(4) Guarnieri, *Archiv. per le sc. med.*, 1892, vol. XVI, n° 22.

vaccine. L'évolution de ces derniers a été étudiée par Guarnieri par inoculation sur la cornée du lapin ; ils ont été retrouvés dans les globules du sang de la variole pendant la fièvre secondaire par Van der Lœff (1).

**Rapports de la variole et de la vaccine.** — Jenner affirmait déjà l'identité d'origine de la variole et du cow-pox. Cette identité a été proclamée par d'anciens expérimentateurs, tels que Ceely, Badcock, Thiele. Chauveau et ses collègues de la Commission lyonnaise (2) n'obtinrent sur la vache que des papules par l'inoculation de la variole et soutinrent la dualité des deux virus. On sait aujourd'hui, grâce aux expériences de Fischer (3), de Hime (4), d'Haccius et Éternod (5), de Freyer (6) et d'autres, qu'on peut obtenir, par inoculation de virus variolique sur de larges surfaces dénudées, de beaux boutons de vaccine.

Cette transformation n'est pas facile à obtenir et échoue souvent. Elle ne se produit pas toujours dès la première génération ; il faut quelquefois deux ou trois passages sur le veau pour obtenir des boutons de vaccine légitime. Le variolo-vaccin ainsi produit se différencie en général dans les premières générations de la vaccine ordinaire par son évolution plus lente, par ses vésicules plus volumineuses et sa plus grande virulence. Voigt (7) a observé, en inoculant une seconde génération sur l'enfant, des accidents généraux accompagnés d'une éruption secondaire de petites nodosités disséminées. A partir de la huitième génération, les effets de l'inoculation du variolo-vaccin ne se distinguèrent en rien de ceux de la vaccine ordinaire et cette souche a été employée constamment depuis lors pour les vaccinations de l'Institut vaccinal de Hambourg.

Les faits positifs ayant plus de valeur dans l'espèce que les faits négatifs, il est bien difficile aujourd'hui de ne pas se rallier à la doctrine de l'identité de la variole et de la vaccine, qui ne paraît être qu'une variole modifiée par son passage sur les bovidés.


DESCRIPTION. — **Vaccine normale.** — Nous prendrons comme type de notre description le résultat d'une vaccination de bras à bras chez un enfant sain et vigoureux, qui n'a été ni variolé, ni vacciné auparavant.

Immédiatement après l'insertion du vaccin, on observe parfois une rougeur ou une tuméfaction de la peau autour de la piqûre, ressemblant à de l'urticaire, qui disparaît rapidement. Puis on

<hr>

(1) Van der Lœff, *Nederl. Tijdsch voor Geneesk.*, 1886, n° 46.
(2) Chauveau, Viennois et Meynet, Vaccine et variole. Paris, 1865.
(3) Fischer. *Münch. med. Wochenschr.*, 1890, n° 42.
(4) Hime, *Brit. med. Journ.*, 16 juillet 1892.
(5) Haccius et Éternod, *Rev. méd. de la Suisse rom.*, 1892, n°s 7 et 8.
(6) Freyer, *Zeitschr. für Hyg.*, 1893, t. XXI, p. 277.
(7) Voigt, *Deutsche Viertelj. für öff. Gesundh.*, 1882.

n'aperçoit plus rien jusqu'à la fin du troisième jour. A partir de ce moment, on voit apparaître au niveau de la piqûre une tache rouge, qui devient papuleuse, puis se transforme du cinquième au sixième jour en une vésicule aplatie, transparente. Le bouton vaccinal ainsi constitué s'agrandit du centre à la périphérie d'une manière régulière et atteint sa maturité dans le cours du septième jour ou au début du huitième jour, un peu plutôt en été qu'en hiver.

A ce moment, l'aspect de l'éruption vaccinale est caractéristique. A chaque piqûre correspond une large vésicule, à contours arrondis, à surface un peu grenue, aplatie, déprimée au centre (*ombilication*), d'une couleur blanche, nacrée, plus transparente sur les bords, avec un reflet bleuâtre. Le bord, légèrement surélevé et comme festonné, représente la partie la plus jeune du bouton vaccinal. Il est entouré d'un liséré rouge, dit *aréole*, plus ou moins étendu et saillant, mais qui ne manque presque jamais à partir de la fin du septième jour. Si l'on éraille la surface grenue de la vésicule vaccinale, on en voit sourdre lentement de fines gouttelettes d'un liquide clair et un peu filant. Cet écoulement peut se prolonger quelques minutes, sans que le bouton de vaccine subisse un affaissement notable.

Le huitième jour, l'efflorescence vaccinale continue à s'étendre. En même temps, la vésicule perd sa transparence et devient purulente. L'aréole s'agrandit et se transforme parfois en une plaque d'un rouge sombre, légèrement indurée, douloureuse à la pression.

La réaction locale peut s'accentuer encore le jour ou les jours suivants. Il n'est pas rare, en pareil cas, de constater une tuméfaction légère des ganglions axillaires. Ces phénomènes diminuent d'intensité vers le dixième ou onzième jour et ont entièrement disparu du douzième au treizième jour.

La réaction générale se borne le plus souvent à un accès fébrile peu intense et de courte durée (*fièvre vaccinale*). La température s'élève parfois un peu au-dessus de la normale dès le sixième jour, mais n'atteint son maximum que le huitième jour. A partir de ce moment, elle tombe rapidement dans la vaccine régulière sans complications. L'élévation thermique oscille, en général, entre 38,5 et 39,5 et n'atteint qu'exceptionnellement 40°. Cette fièvre éphémère, qui rappelle de fort loin la fièvre de l'inoculation variolique, correspond au moment de la généralisation du virus vaccin à tout l'organisme. Elle peut manquer complètement ou n'être appréciable qu'au thermomètre par une élévation de quelques dixièmes de degré. Les symptômes généraux qui l'accompagnent, se bornent habituellement à un peu de malaise et d'agitation; on observe plus rarement des nausées, de la courbature, de la céphalalgie, de la diarrhée, et tout à fait exceptionnellement des convulsions chez les enfants en bas âge.

Le onzième jour, la dessiccation commence et s'étend du centre à la périphérie de la pustule. Le douzième ou treizième jour, la pustule entièrement flétrie est transformée en une croûte noirâtre, qui se dessèche peu à peu et ne tombe spontanément que dans la troisième ou la quatrième semaine, laissant à sa place une cicatrice gaufrée, d'abord brunâtre, qui devient blanche avec le temps et persiste généralement toute la vie.

**Variétés et anomalies.** — Vaccine de provenance animale. — Les pustules obtenues avec le *cow-pox originel* se distinguent des pustules ordinaires par leur grosseur et leur succulence ; elles ont parfois une teinte bleuâtre, ecchymotique. L'aréole inflammatoire qui les entoure, est considérable ; la réaction inflammatoire locale, le retentissement ganglionnaire et la fièvre vaccinale sont en général plus accentués qu'avec le vaccin humain. Le développement des pustules est plus irrégulier que dans la vaccine jennérienne ; leur marche est en général retardée et certaines d'entres elles n'arrivent à maturité que du dixième au douzième jour, tandis que d'autres sont souvent moins développées, mais plus rapides dans leur évolution ultérieure.

L'inoculation du *cow-pox artificiel* ordinaire obtenu par la vaccination des veaux, soit avec le cow-pox naturel (*vaccination animale proprement dite*), soit avec du vaccin d'enfant (*rétrovaccination*), produit une vaccine presque identique à celle que l'on obtient par la vaccination de bras à bras ; la seule différence à noter est une uniformité moins grande dans la marche de l'éruption, soit au point de vue de l'époque d'apparition de celle-ci et de la maturation des pustules, soit au point de vue de la réaction provoquée.

Vaccine retardée ou latente. — Les vaccines latentes sont exceptionnelles ; leur existence néanmoins est démontrée.

L'absence de manifestations extérieures peut n'être que temporaire. Ainsi la période d'incubation de la vaccine, qui est habituellement de trois jours, peut se prolonger bien au delà de ce terme. « Nous pour- « rions citer, dit Bousquet, nombre d'exemples où le bouton n'a com- « mencé à poindre que le septième, le huitième, le dixième, le quin- « zième, le vingtième, le trentième jour. On a parlé même de vaccines « encore beaucoup plus tardives. »

Il peut arriver qu'en revaccinant à bref délai après une vaccination que l'on a crue stérile, on voie les anciennes piqûres sortir de leur torpeur et des boutons de vaccine en nombre égal à celui des inoculations de date différente se développer simultanément.

D'autres fois, on constate une incubation de durée différente pour des inoculations simultanées. Ainsi Wiehen rapporte que sur huit piqûres faites le même jour à un enfant d'un an, il obtint seulement trois boutons qui se développèrent normalement et arrivèrent à maturité le septième jour ; les cinq autres boutons apparurent le douzième jour et arrivèrent à maturité le quinzième.

On a observé enfin des *vaccines sans éruption*, ne se traduisant que par l'immunité conférée au sujet inoculé ou bien par quelques symptômes généraux. L'exemple le plus curieux de vaccine latente est l'observation de Tréluyer à Nantes, relatée par Bousquet : 60 enfants furent vaccinés dans l'espace de six semaines sans succès apparent, mais presentèrent vers le huitième jour une fièvre assez forte qui dura deux ou trois jours ; tous furent ensuite revaccinés ou variolisés sans succès. Ces faits curieux sont le pendant de la *febris variolosa sine variolis* de Sydenham. Ils sont néanmoins absolument exceptionnels dans la vaccination cutanée. Dans les vaccinations que l'on a pratiquées par injection dans le tissu cellulaire sous-cutané, à l'aide d'une seringue de Pravaz, soit chez l'homme, soit chez le veau, on n'a jamais obtenu d'éruption locale ou généralisée, comme chez le cheval ; par contre, l'immunité vaccinale était la règle. En pratique, la vaccination sous-cutanée, indépendamment d'autres considérations, doit donc être rejetée à cause de l'incertitude qu'elle laisse au sujet de l'immunité acquise.

Les vaccines latentes, en général, ne doivent pas être admises facilement par les médecins vaccinateurs. Nous citerons à l'appui de cette recommandation l'observation suivante de Taube : Trois enfants d'une même famille furent vaccinés le même jour, deux d'entre eux avec succès, l'autre sans succès. Ce dernier, garçon de trois ans, avait dans son agitation, essuyé son bras immédiatement après la vaccination ; il ne fut point ramené pour être revacciné, malgré la recommandation du médecin. Six mois après, il prit la variole vraie et succomba ; les deux autres enfants furent préservés.

Vaccine généralisée. — Il n'est pas très rare de voir se développer dans le cours de la vaccination des pustules *surnuméraires* de vaccine, dues à des inoculations accidentelles faites, soit par le sujet lui-même (autovaccination), soit par d'autres.

Ces inoculations, quand elles sont fortuites, se produisent le plus souvent du cinquième au septième jour de l'évolution vaccinale. Nous les avons plusieurs fois pratiquées intentionnellement le septième jour, quand l'enfant nous était ramené avec une seule pustule normale, et ces réinoculations ont été souvent couronnées de succès. Les pustules surnuméraires ont une marche beaucoup plus rapide que les pustules primitives et arrivent à dessiccation à peu près en même temps qu'elles, du onzième au treizième jour de la vaccination. Quand l'auto-inoculation se produit sur une large surface couverte d'eczéma ou est portée sur tout le corps par les ongles de l'enfant, le nombre des pustules surnuméraires peut être très considérable et en imposer pour une vaccine généralisée. Dietter (1) a

_______

(1) Dietter, *Münch. med. Abhandlungen*, 42ᵉ Heft, 1893.

publié un cas de mort par vaccine généralisée chez un enfant d'un an, porteur d'un eczéma au visage, qui s'était inoculé accidentellement la vaccine en jouant avec son frère récemment vacciné.

Il est plus rare de voir l'inoculation accidentelle se produire le jour même de la vaccination. Hervieux cite le cas d'une fillette de trois ou quatre mois qui pendant la vaccination se frotta la joue contre son épaule et la mouilla avec le vaccin ; huit jours après, il se développait sur le point contaminé une magnifique pustule.

Les cas de *vaccine généralisée éruptive* sont tout à fait exceptionnels; leur existence a été niée par quelques auteurs qui ne voient dans les observations citées que des cas d'éruptions simultanées de vaccine et de varioloïde ou que des auto-inoculations. Par contre, elle a entraîné la conviction de vaccinateurs tels que Husson, Bousquet, Cazenave, Hervieux. Dans certains cas, l'interprétation peut rester douteuse, mais elle ne peut l'être à notre avis dans l'observation de Creyton, dans laquelle un enfant fut vacciné par trois piqûres dont une seule s'anima vers le neuvième jour. Au quatorzième jour, on y prit de la lymphe qu'on inocula à d'autres enfants; mais le dix-septième jour, le premier bouton étant déjà desséché, il survint au bras opéré une éruption secondaire de 55 boutons de vaccine régulière dont l'inoculation reproduisit la vaccine ; l'enfant fut soumis ensuite à la contre-épreuve de l'inoculation variolique. Une éruption si tardive ne peut plus être expliquée par l'inoculation et rappelle les éruptions de horse-pox expérimental obtenues par Chauveau chez le cheval.

Les éruptions vaccinales généralisées très étendues ou confluentes s'accompagnent parfois d'une vive inflammation locale et de symptômes généraux intenses. Dans un cas observé par l'un de nous, M. D'Espine, la vaccine fut suivie d'une éruption généralisée au tronc et aux membres inférieurs, presque confluente, en particulier sur le bas-ventre, qui entraîna la mort de l'enfant; une vaccination faite par notre collègue L. Revilliod avec le liquide des pustules secondaires produisit une vaccine légitime.

Nous avons vu récemment un second cas de vaccine généralisée très bénin chez un jeune enfant. Quatre boutons évoluèrent normalement sur les points inoculés ; en même temps qu'eux, le cinquième jour, apparurent sur le ventre et le front deux ou trois vésicules ombiliquées. Le huitième jour, la vaccine se généralisa à toute la surface cutanée sous la forme d'une éruption discrète ressemblant à celle de la varioloïde par la forme aplatie et l'ombilication des vésicules ; deux ou trois d'entre elles se montrèrent sur la muqueuse buccale. Par contre, l'état général excellent, l'absence de céphalalgie, de rachialgie et d'albuminurie, l'intégrité des fonctions digestives avaient écarté l'idée de la variole. La suite a prouvé qu'il s'agissait bien de la vaccine. La lymphe des vésicules de la jambe inoculée à un veau reproduisit des pustules vaccinales et une nouvelle vaccination de cet animal pratiquée quelque temps après fut sans effet; il était immunisé.

Vaccine modifiée. — On entend sous ce nom les modifications que peut présenter l'évolution vaccinale sous l'influence d'une vaccination ou d'une variolation antérieure.

L'éruption vaccinale n'est pas toujours modifiée en pareil cas. Il n'est pas rare d'observer, chez un sujet vacciné, ayant eu la variole ou revacciné, une éruption vaccinale régulière. Néanmoins, la réaction locale est toujours plus vive ; elle se traduit par un engorgement douloureux plus ou moins marqué de la peau du bras et des ganglions axillaires. La revaccine s'accompagne souvent de fièvre, de malaise et de courbature.

En général, l'évolution vaccinale est modifiée et cela d'autant plus que l'immunité vaccinale est de date plus récente. On peut observer toutes les transitions entre une vaccine typique et les produits les plus insignifiants. Il faut distinguer, à ce point de vue, les succès des revaccinations en complets ou incomplets. Le succès doit être considéré comme complet dès qu'il y a une vésicule bien nette, aplatie et ombiliquée, et incomplet dans le cas contraire.

Dans le premier cas, l'époque de maturation de la pustule varie ; elle est, en général, précipitée et tombe sur le quatrième ou le cinquième jour ; la dessiccation est aussi plus rapide que dans une première vaccination. Souvent les pustules de même âge sont à des stades différents d'évolution.

Dans les succès incomplets, on voit tous les degrés de ce qu'on appelait improprement *fausse vaccine*, depuis le tubercule inflammatoire, qui disparaît promptement, jusqu'aux éruptions varicelliformes qui se recouvrent de croûtelles. Les phénomènes éruptifs apparaissent alors dès le premier ou le second jour de l'inoculation.

Dans quelques cas, on voit se développer au lieu d'inoculation une simple vésicule sans aréole inflammatoire, remplie d'un liquide clair qui, réinoculé au même sujet, amène cette fois l'apparition de pustules de vaccine vraie pouvant servir à une nouvelle vaccination ; nous connaissons deux exemples de ce phénomène (1).


COMPLICATIONS. — Les complications de la vaccine peuvent tenir au virus vaccinal lui-même, à la prédisposition individuelle du sujet vacciné ou à une autre maladie infectieuse inoculée par la vaccination. Ces complications, dont l'importance a été fort exagérée par les adversaires de la vaccine, sont toujours exceptionnelles. Nous ne décrivons ici, bien entendu, que les maladies ayant un rapport direct avec la vaccination et celles dont la transmission a été

(1) Consulter à ce sujet : Jahn, *Correspondenzblatt des allg. Aerzte-Vereines von Thüringen*, 1875, n° 12.

démontrée. Ainsi, nous ne parlerons pas de la tuberculose qui, depuis la découverte du bacille de Koch, a été incriminée par les détracteurs de la vaccine. En effet, non seulement aucun fait ne prouve sa transmissibilité par la vaccination, mais encore on sait, par les observations précises de L. Meyer, que le bacille n'est pas contenu dans la lymphe vaccinale, même chez les tuberculeux avancés; néanmoins il sera toujours prudent de ne prendre comme vaccinifère qu'un enfant indemne de scrofule et de tuberculose.

On a prétendu que la vaccination pouvait déterminer une néphrite. Falkenheim (1), Peiper et Schnaase (2) ont trouvé quelquefois des quantités minimales d'albumine dans l'urine des vaccinés et des revaccinés; cette albuminurie a été toujours passagère et n'a été retrouvée que dans une faible proportion des cas examinés (5 pour 100 des vaccinés et 16 pour 100 des revaccinés).

**Éruptions cutanées post-vaccinales.** — La vaccine est parfois accompagnée ou suivie d'éruptions plus ou moins généralisées, dont les unes, comme la roséole et la miliaire, sont dues à l'irritation idiosyncrasique de la peau par l'imprégnation vaccinale, d'autres, comme le pemphigus, paraissent dues à l'altération de la pustule vaccinale par un agent infectieux étranger, d'autres enfin, comme l'impétigo et l'eczéma, sont des éruptions constitutionnelles éveillées ou réveillées par la présence du vaccin dans les tissus.

Roséole. — La roséole vaccinale, sorte de rash pseudo-exanthématique, paraît du huitième au onzième jour de la vaccination, exceptionnellement le troisième jour (Roger). Elle débute en général autour des pustules vaccinales, puis s'étend de là aux diverses parties du corps, qu'elle peut envahir en quelques heures. Parfois l'éruption est générale d'emblée et apparaît simultanément à la face et sur les membres inférieurs. Elle est le plus souvent morbilliforme. Le rash vaccinal est habituellement apyrétique et disparaît en vingt-quatre ou quarante-huit heures sans s'accompagner jamais de catarrhe des muqueuses ou de fièvre marquée.

Érythème polymorphe. — Nous avons eu l'occasion, à la suite d'une vaccination avec la pulpe animale sur un enfant de quatre mois, d'observer un érythème polymorphe généralisé sur tout le corps, qui a commencé le septième jour et s'est éteint du onzième au douzième jour, sans s'accompagner de fièvre intense ou d'albuminurie; les boutons de vaccine ont évolué normalement, sans réaction locale exagérée, et la santé de l'enfant est restée aussi bonne après la vaccination, qu'elle l'était auparavant.

Miliaire. — La miliaire vaccinale est beaucoup plus rare et paraît à la même époque que la roséole. Les vésicules sont souvent plus développées et plus acuminées que dans la miliaire ordinaire; nous

(1) Falkenheim, *Verhandl. der Naturforschergesel.*, 1894, Wien.
(2) Peiper et Schnaase, *Berl. klin. Wochenschr.*, 1896, p. 76.

avons observé un cas où les vésicules, disséminées discrètement sur tout le corps, ont persisté plus d'une semaine sans aucun retentissement général,

Pemphigus. — Le pemphigus a été observé à la suite de la vaccine chez des enfants cachectiques ou malades par Hebra, par Kaposi, par Steiner, par Blot, par Carré (d'Avignon), par Dühring. On a confondu sous ce nom deux ordres de faits différents. Il faut réserver le nom de *pemphigus vaccinal* aux éruptions généralisées, qui procèdent habituellement par poussées successives sur les diverses parties du corps et qui commencent souvent au niveau des boutons de vaccine. Il s'agit, dans ces cas, d'une maladie cachectique éveillée par l'inoculation vaccinale. Il faut en distinguer les cas de transformation bulleuse ou phlycténoïde de l'aire périvaccinale enflammée, analogue à celle qu'on observe sur les plaques d'érysipèle. Il ne s'agit alors que d'un accident purement local, qui se complique habituellement d'auto-inoculation vaccinale et peut transformer le bras des enfants vaccinés en une vaste surface blanchâtre, ombiliquée ou gonflée par places, qui est très effrayante à voir, mais ne constitue qu'un symptôme sans gravité, quand elle est traitée convenablement. Sous l'influence d'un pansement occlusif désinfectant, qui consiste dans l'application de compresses boriquées souvent renouvelées pendant la période inflammatoire et de poudre d'iodoforme pendant la période ulcérative, on voit les cratères souvent profonds et de mauvais aspect qui ont succédé aux phlyctènes, se déterger et finalement se cicatriser au bout de deux à quatre semaines. Nous avons observé un cas semblable chez un enfant qui avait été vacciné avec de la pulpe animale ; d'autres enfants vaccinés avec la même plaque et avec les mêmes précautions aseptiques avaient eu une vaccine régulière.

Le pemphigus vaccinal, par contre, présente toujours une certaine gravité. Hutchinson et Stokes ont observé chacun un cas mortel de pemphigus vaccinal gangreneux. Longet soutient même qu'on voit assez souvent les enfants atteints de cette complication succomber quelque temps après à la tuberculose. Dans une observation citée par Dauchez (1), il s'agissait d'un enfant de quatre ans, d'apparence assez chétive, atteint de coqueluche. Le huitième jour, les pustules vaccinales se transformèrent en larges bulles pemphigoïdes, renfermant un liquide séro-sanguinolent. Le neuvième jour, la fièvre se déclara, le corps se couvrit d'une éruption confluente pemphigoïde semblable à celle du bras. La cicatrisation des exulcérations produites sous l'épiderme soulevé, fut complète le vingtième jour. Deux mois après, l'enfant succomba aux suites éloignées d'une broncho-pneumonie.

Impétigo, Eczéma. — On voit parfois chez les enfants lymphatiques

_______

(1) Dauchez, *Thèse de Paris*, 1883, p. 127.

les croûtes vaccinales prendre l'aspect impétigineux et recouvrir une ulcération atonique qui suppure et qui persiste encore pendant longtemps après la chute des croûtes. La cause prédisposante principale de cet accident est le mauvais terrain; ses causes occasionnelles sont l'irritation de la pustule vaccinale par les vêtements, le grattage, les pansements irritants ou malpropres. Il n'en est plus de même dans certaines épidémies d'impétigo vaccinal, dans lesquelles l'examen bactériologique a révélé la présence du streptocoque (Kurth) (1). Il s'agit en pareil cas d'une infection par la vaccination.

L'*eczéma* plus ou moins généralisé a été observé plusieurs fois à la suite de la vaccination chez des individus qui en étaient indemnes jusqu'alors. Dauchez (2) cite deux cas d'eczéma aigu survenu au dixième jour de la vaccine, qui, d'abord localisé aux deux bras, se généralisa et persista dans un des cas pendant un an. Nous connaissons un cas d'eczéma chronique récidivant, survenu pour la première fois chez une jeune dame après la vaccination (elle n'avait pas été vaccinée dans l'enfance); le vaccinifère était sain, et les autres personnes vaccinées sur le même enfant ne furent pas atteintes d'eczéma. Ce seul fait exclut la transmission de celui-ci et ne peut s'expliquer que par une diathèse latente réveillée par le vaccin.

Il est curieux que le contraire ait été aussi observé. L'influence salutaire de la vaccine sur les dermatoses et, en particulier, sur l'eczéma chronique est prouvée par un grand nombre de faits.

Ecthyma, Furonculose. — On trouve signalées dans la littérature médicale quelques observations d'ecthyma généralisé, survenu après la vaccine, chez des enfants malingres ou rachitiques. Il faut connaître ces faits, malgré leur rareté, pour éviter de confondre ces éruptions avec des syphilides, erreur qui a été commise quelquefois.

Dans les cas de furonculose compliquant la vaccine, il est bien difficile de ne pas admettre une infection septique légère, soit au moment de la vaccination, soit au moment de l'ouverture des boutons de vaccine.

Purpura. — On peut observer très exceptionnellement une vaccine hémorragique, caractérisée par une infiltration sanguine des boutons, qui deviennent noirs au huitième jour de l'inoculation, et par l'apparition de nombreuses pétéchies sur tout le corps, mais plus spécialement sur la face, le cou et les bras (*vaccine pétéchiale* de Gregory). Il peut se produire en même temps quelques hémorragies par le nez ou les oreilles. Habituellement, ces accidents, qui sont sous la dépendance de l'hémophilie ou d'une diathèse hémorragique temporaire, sont sans gravité, et l'éruption hémorragique se termine à peu près dans le même temps que l'évolution vaccinale.

Septicémie vaccinale. — La vaccination peut être suivie d'accidents

(1) Kurth. *Arb. aus dem K. besundheitsamt.*, 1893, VIII. p. 294.
(2) Dauchez. *loc. cit.*, p. 133.

locaux et généraux, légers ou formidables, qui rappellent, sous certains rapports, ceux des piqûres anatomiques.

Ces accidents ne s'observent jamais quand on inocule une lymphe vaccinale pure, transparente au moment où on la recueille sur le bras d'un enfant ou sur la génisse, et quand on se sert d'instruments parfaitement aseptiques. Ils sont plus fréquents quand on recueille le vaccin trop tard, quand celui-ci est déjà purulent et mélangé de croûtes, ou bien quand on se sert de vaccin conservé qui s'est décomposé.

La forme la plus bénigne de la septicémie vaccinale est le *phlegmon périvaccinal*, qui se complique parfois de lymphangite, d'adénite axillaire et de fièvre. Les adultes, au moment de la revaccination, sont particulièrement prédisposés à ces accidents.

La *vaccine ulcéreuse*, dans laquelle la pustule se transforme en un ulcère plus ou moins profond et qui peut se compliquer d'adénite axillaire, est aussi un accident d'infection. Son diagnostic avec le chancre vaccinal est facile. Dans la vaccine ulcéreuse, il se forme un véritable puits, à bords mous, qui suppure abondamment et peut persister longtemps. Il guérit rapidement par un traitement antiseptique.

La *septicémie grave* rappelle le phlegmon diffus ou la gangrène foudroyante. Nous en citerons, comme un exemple presque unique, les cas de San Quirico d'Orcia, dans lesquels plusieurs enfants vaccinés avec des pustules en décomposition présentèrent des accidents septicémiques, caractérisés par une fièvre violente, des convulsions et de vastes phlegmons décollant les muscles, accidents qui furent mortels pour l'un d'eux.

**Érysipèle vaccinal.** — L'érysipèle est l'accident le plus redoutable de la vaccination. Longtemps presque inconnu, hors des hospices et asiles d'enfants trouvés, où l'érysipèle des nouveau-nés régnait endémiquement, il a été fréquemment observé dans ces dernières années.

L'érysipèle vaccinal peut survenir tantôt peu de temps après l'inoculation vaccinale, tantôt au septième ou au huitième jour, quand les pustules s'ouvrent spontanément ou sont ouvertes par le vaccinateur pour recueillir la lymphe. Le grattage, l'écorchure des pustules par l'enfant sont également des voies ouvertes à l'infection, à un moment où la peau irritée autour de la pustule est bien préparée pour l'inflammation érysipélateuse. Parfois, on a pu attribuer cette complication à une vaccination faite dans un local infecté.

La vaccination de bras à bras a été moins souvent compliquée d'érysipèle que la vaccination avec du vaccin conservé, soit en tube (vaccin humain), soit mélangé à de la glycérine (vaccin animal).

L'érysipèle commence toujours autour de l'inoculation vaccinale ; de là il envahit tout le membre supérieur et peut y rester *localisé*. Sa durée, en pareil cas, ne dépasse pas cinq à sept jours, et la mortalité est peu considérable ; d'après Rauchfuss, elle n'a pas dépassé 17,5 pour 100 à l'hospice des Enfants Trouvés de Saint-Pétersbourg. Au contraire, si l'érysipèle est *ambulant* et s'étend sur les autres parties du corps, sa durée peut être beaucoup plus longue, et le pronostic est très grave, surtout chez les enfants très jeunes et chétifs. Rauchfuss a eu pour les cas d'érysipèle ambulant une mortalité de 67,3 pour 100. En dehors des hospices d'enfants trouvés, la mortalité n'est pas aussi effrayante. Elle n'a jamais atteint 40 pour 100 dans les accidents signalés après des vaccinations officielles.

Le traitement de l'érysipèle vaccinal doit être énergique ; on cherchera à arrêter la marche envahissante de la maladie. On y arrivera le plus souvent en circonscrivant la plaque érysipélateuse par un badigeonnage fait autour d'elle sur la peau saine avec du collodion iodoformé (4 pour 30) et en recouvrant la plaque elle-même de compresses de gaze hydrophile, imbibées d'une solution de sublimé (1/3000 à 1/5000).

**Syphilis vaccinale.** — Les cas avérés de transmission de la syphilis par la vaccination sont en nombre infime, quand on le compare à celui des vaccinations faites depuis Jenner jusqu'à nos jours. Lotz, en réunissant tous les cas authentiques rapportés dans la littérature jusqu'en 1880, est arrivé à un total de 50 cas environ, qui ont fourni à peu près 750 infections. Il estime que ce chiffre se répartit sur beaucoup plus de 100 millions de vaccinations faites en Europe depuis plus de quatre-vingts ans (Voir *Syphilis*).

# VACCINATION.

**PRÉCAUTIONS GÉNÉRALES.** — Indiquons sommairement les conditions les plus favorables à la vaccination, quand rien ne presse et que l'on peut choisir son moment. En cas d'épidémie variolique, la vaccination doit se faire d'urgence et ne présente, pour ainsi dire, pas de contre-indications.

AGE. — L'enfant peut être vacciné à tout âge, même dès les premiers jours de la vie, s'il y a péril en la demeure. Les nouveau-nés supportent très bien cette petite opération ; ils sont plus insensibles à cet âge que plus tard et n'ont presque jamais de fièvre vaccinale ; toutes choses égales, d'ailleurs, la réaction est moins forte chez eux que chez des enfants plus âgés. Seulement, pour réussir, il faut avoir un vaccin très actif et faire l'inoculation avec beaucoup de soin.

Si une première vaccination a échoué, il faut la répéter jusqu'à ce que l'on obtienne un succès. Si, au bout de trois essais, on n'a pas réussi, il faut renouveler la tentative au bout de quelques mois, l'immunité vaccinale pouvant avoir disparu dans ce laps de temps.

On sait que la vaccination ne donne parfois aucun résultat chez le nouveau-né quand la mère a été vaccinée pendant sa grossesse ;

l'enfant participe à l'immunité maternelle, mais cette immunité peut n'être que passagère et ne doit pas empêcher de revacciner l'enfant à courte échéance.

Saisons. — Le préjugé populaire a fixé, dans nos climats, le printemps et l'automne comme les seules saisons favorables à la vaccination. Nous accordons volontiers qu'il faut s'abstenir de vacciner en été, les grandes chaleurs favorisant la décomposition du vaccin et précipitant parfois le cours de la vaccine. En hiver, les résultats de la vaccination sont excellents, et le danger d'exposer au froid un grand nombre d'enfants est la seule raison qui empêche de fixer les vaccinations officielles dans cette saison, surtout dans les districts ruraux.

Santé de l'enfant. — Il ne faut vacciner, autant que possible, que des enfants bien portants.

Les enfants couverts d'eczéma courent la chance de s'auto-inoculer leur vaccine, et, comme cette complication peut s'accompagner d'accidents graves, on fera bien, en pareil cas, d'attendre la guérison de l'eczéma, ou, si la vaccination s'impose, de ne faire qu'une ou deux piqûres, qu'on recouvrira d'un pansement préservatif.

On ne vaccinera jamais un enfant atteint de fièvre ou de convulsions, tant à cause de l'enfant que de ses parents, qui mettraient volontiers sur le compte de la vaccine les accidents dus à la maladie primitive.

On ne vaccinera pas, autant que faire se pourra, pendant une épidémie d'érysipèle, surtout dans les hospices d'enfants, qui offrent une prédisposition spéciale à cette maladie.

**VACCINATION JENNÉRIENNE.** — On entend sous ce nom la vaccination humaine avec du vaccin humanisé.

Choix du vaccinifère. — *Le meilleur vaccinifère est un enfant vigoureux et en bonne santé.* Le médecin chargé d'une vaccination doit s'assurer d'abord que le vaccin est à point et de belle venue ; il préférera toujours une vaccine qui a été obtenue sur un sujet vierge de vaccine ou de variole à une revaccine, les boutons de la revaccine étant en général moins sûrs dans leur action et présentant une réaction inflammatoire plus vive que ceux d'une première vaccine.

Pour se mettre à l'abri de toute transmission possible de germes étrangers à la vaccine, principalement de ceux de la syphilis et de l'érysipèle, il faut être très difficile dans le choix du vaccinifère et suivre les règles suivantes :

1° S'assurer que la famille du vaccinifère est saine ; éviter de prendre comme porte-vaccin un enfant naturel ou un enfant dont la mère aurait eu plusieurs avortements, quand on ne peut pas exclure d'une façon certaine la syphilis.

2° Examiner l'enfant de la tête aux pieds ; ne choisir qu'un sujet ayant un teint de santé, exempt de toute affection de la peau, des muqueuses ou des ganglions.

3° Ne jamais choisir un nouveau-né, qui peut être atteint de syphilis héréditaire latente, ou un adulte, qui peut avoir une syphilis acquise sans manifestations actuelles. *L'enfant doit être âgé de plus de trois mois*, époque au delà de laquelle la syphilis latente est exceptionnelle. La loi allemande sur les vaccinations prescrit même *six mois révolus* pour le vaccinifère dans les vaccinations officielles.

4° Ne jamais recueillir le vaccin au delà du septième jour ; ne pas employer la lymphe de pustules enflammées, écorchées ou qui se sont ouvertes spontanément.

5° N'employer qu'un vaccin tout à fait transparent, sans mélange de sang, qui a été obtenu par l'écoulement spontané de la piqûre, sans pression ni raclage de la pustule.

**Vaccination de bras à bras.** — Soins préliminaires. — L'enfant porte-vaccin et le sujet à vacciner doivent être déshabillés de façon à présenter l'épaule et le bras nus.

On lave avec précaution les pustules et la partie du bras avoisinante avec un tampon de ouate stérilisée et trempée dans de l'eau bouillie ou dans une solution faible d'acide salicylique (1 p. 1000) ou d'acide borique (1 p. 100). Les bras de l'enfant à vacciner doivent être lavés préalablement avec du savon, surtout si l'on a affaire à des enfants mal tenus ou si l'on vaccine dans un hôpital.

On ouvre les boutons par de petites piqûres *très superficielles*, marginales, faites parallèlement à leur surface avec une lancette en fer de lance ou une aiguille fine. C'est le bord surélevé, légèrement bleuâtre de la pustule, qui fournit le vaccin le plus pur et le plus abondant. Le vaccin doit sourdre lentement en petites gouttelettes transparentes, un peu visqueuses, comme des gouttes de miel à la surface d'un rayon (Sacco). Toute piqûre faite perpendiculairement à la pustule amènerait du sang, ce qu'il faut éviter avec soin.

La source du vaccin étant ainsi assurée, on s'arme d'une lancette ordinaire ou mieux d'une petite lancette en fer de lance ou d'un vaccinostyle (Haccius), préalablement flambé à la flamme d'une lampe à alcool ou d'un bec de Bunsen, et qu'on laisse refroidir avant de procéder à la vaccination. Cette précaution, que nous prenons toujours avant de charger la lancette et après chaque inoculation, est le moyen le plus pratique d'éviter toute infection, soit du vaccinifère, soit de l'enfant à vacciner; elle a, en outre, l'avantage de rendre la lame moins tranchante et d'éviter ainsi une effusion sanguine inutile.

Pour charger la lancette, il suffit de recueillir sur chaque face une gouttelette de vaccin, une pour chaque bras, de façon à ne pas avoir à la recharger pour le même enfant.

Inoculation du vaccin. — Pour inoculer le vaccin, on saisit le bras de l'enfant à plein dans la main gauche, on tend la peau du bras un peu au-dessus de l'insertion inférieure du deltoïde, et l'on fait deux ou trois scarifications superficielles de 2 ou 3 millimètres de longueur, suffisamment distantes pour ne pas donner des aréoles confluentes. Ces scarifications sont de simples égratignures, qui ne doivent pas provoquer d'écoulement sanguin, pour ne pas entraîner le vaccin qu'on dépose à la surface ; on s'arrêtera à la surface du derme, reconnaissable à la teinte rosée du fond de l'égratignure ; on y arrive facilement avec un peu d'habitude et en ayant soin de prendre un point d'appui avec sa main droite sur le bras de l'enfant. Les deux faces de la lancette sont essuyées avec soin sur les scarifications, et l'on fait tenir un moment par la mère les bras de l'enfant avant de l'habiller, afin que le vaccin ait le temps de pénétrer. On termine par un petit pansement avec de la gaze aseptique.

A chaque nouvel enfant, la même procédure recommence ; la lancette est flambée de nouveau, et, de cette façon, chaque vaccination est absolument individualisée, même dans les vaccinations en masse. Le même vaccinifère peut servir, en moyenne, à dix ou vingt vaccinations. Il va sans dire qu'en cas de pénurie de vaccin, on peut l'utiliser pour un plus grand nombre. Sacco, qui pratiquait les piqûres au lieu des scarifications, était arrivé à faire jusqu'à 150 vaccinations avec le liquide d'une seule pustule.

La vaccination terminée, le bras du vaccinifère doit être de nouveau lavé avec un tampon de ouate trempé dans une solution antiseptique, et, en temps d'épidémie d'érysipèle ou dans un hôpital, il sera prudent de recouvrir pendant quelques jours les pustules qui ont servi à la récolte avec de l'ouate salicylée et une petite bande de gaze. Ce pansement très simple a également l'avantage d'empêcher les pustules d'être irritées par le grattage et prévient les auto-inoculations sur des parties dénudées du derme.

Revenons maintenant sur quelques points de l'opération :

Les *piqûres* ont été longtemps le seul mode d'insertion vaccinale ; Jenner, comme les anciens inoculateurs, ne faisait jamais d'incision. Elles sont tout aussi sûres que les scarifications dans la vaccination de bras à bras, mais ne doivent pas être employées quand on se sert de vaccin conservé ou de vaccin animal, la dimension de la plaie d'insertion devant être d'autant plus étendue que le vaccin prend moins facilement. Voici comment elles se pratiquent : On applique la pointe de l'aiguille ou de la lancette obliquement à la peau, de manière à pénétrer seulement dans la couche épidermique, et, la piqûre faite, on retire l'instrument après avoir légèrement soulevé sa pointe contre la surface de la peau, de façon à former un petit godet épidermique dans lequel le vaccin s'insinue.

Nous préférons les petites *scarifications* aux piqûres, parce qu'elles sont moins douloureuses, plus faciles à limiter en profondeur et plus expéditives ; elles nous ont donné beaucoup moins d'insuccès que les piqûres.

Les incisions longues et les incisions en croix, recommandées par quelques médecins allemands, doivent être évitées. Elles exposent inutilement à l'inflammation consécutive et à l'infection traumatique.

Le *nombre d'insertions* nécessaire pour une préservation efficace a été très discuté. Si, d'une part, une seule pustule suffit pour donner l'immunité variolique, on ne peut nier que le nombre des cicatrices vaccinales n'ait quelque importance et qu'on soit plus sûrement préservé d'une variole grave par cinq ou six pustules bien développées que par une seule. Les statistiques de Gregory et de Marson ont montré que la mortalité de la variole était douze fois plus forte chez les malades porteurs d'une seule cicatrice vaccinale que chez ceux qui en avaient cinq et plus. Eulenberg donne comme maximum dix piqûres ou cinq scarifications de 4 millimètres de long. Nous croyons qu'en faisant quatre scarifications de 5 millimètres environ, deux à chaque bras, on se met dans de bonnes conditions. Dans les vaccinations d'urgence, où l'on craint l'inflammation ou l'érysipèle, ou bien chez les enfants chétifs ou timorés, on pourra diminuer le nombre des insertions, quitte à avancer l'époque de la revaccination.

LIEU D'INSERTION. — On choisit, en général, pour l'inoculation, la partie supérieure et externe du bras. parce que c'est là qu'elle est la plus commode. On vaccinera plus haut chez les filles que chez les garçons, les cicatrices de l'épaule tendant à se déplacer de haut en bas par la croissance. Pour les garcons, on pourra disposer les scarifications en triangle; pour les filles, il vaut mieux les faire en ligne horizontale à 3 centimètres l'une de l'autre, de façon à pouvoir plus tard les cacher par un soupçon de manche (Warlomont).

Si l'on vaccine à la cuisse pour éviter les cicatrices au bras, il faut choisir la partie supéro-externe, moins exposée que les autres à l'irritation et au frottement.

Si l'enfant présente un nævus, c'est sur cette tache qu'on fera les inoculations, à moins qu'elle ne siège à la face. On a préconisé, en effet, la vaccination comme un moyen curatif de cette difformité.

**VACCINATION ANIMALE** (1). — La culture du vaccin sur les bovidés, imaginée par Troja en 1805, pratiquée depuis lors à Naples par Negri, a été importée en France en 1864 par Lanoix et Chambon et a trouvé dans Depaul un défenseur convaincu.

Aujourd'hui, grâce aux instituts vaccinogènes fondés dans tous les pays civilisés et aux résultats excellents que donnent leurs

(1) Nous renvoyons à l'art. VACCINE de A. D'Espine dans le *Nouv. Dict. de méd. et de chir. pratique*, 1885, t. XXXVIII, pour les détails techniques et historiques sur la vaccination animale.

pröduits, la vaccination animale s'est substituée partout à la vaccination de bras à bras.

Les premières vaccinations se faisaient avec la lymphe fraîche de
veau à bras. L'expérience démontra bientôt que la lymphe animale
est beaucoup moins active que la lymphe vaccinale humaine et que le
vaccin est contenu surtout dans la partie solide de la pustule. La
pulpe obtenue par le raclage des pustules fut mélangée à l'instigation
de E. Müller, en 1866, à de la glycérine pure. Chalybäus a inventé
un mélangeur qui permet de répartir également dans la pulpe glycérinée les particules solides vaccinifères. Cette *pulpe glycérinée* ainsi
préparée est la seule préparation vaccinale employée aujourd'hui
par les instituts vaccinogènes.

Conservée à l'abri de l'air et dans un endroit frais, elle garde
sa virulence habituellement pendant trois à quatre mois et quelquefois beaucoup plus longtemps.

Le mélange du vaccin avec la glycérine a été un très grand progrès. Comme l'ont indiqué Chambon et Ménard (1), la glycérine détruit
peu à peu les germes adventices qui existent toujours en grand
nombre dans la pulpe fraîchement préparée. Les expériences bactériologiques de Blaxall (2) et de Kirchner (3) ont montré que, au bout
de deux ou trois mois, les ensemencements faits avec la pulpe glycérinée vaccinale sur nos milieux de culture usuels sont presque entièrement stériles. Il y a donc avantage à n'employer pour les vaccinations
que de la pulpe de six semaines à deux ou trois mois ; à partir de ce
moment son action devient moins sûre.

L'introduction d'antiseptiques dans la pulpe vaccinale a été une
idée malheureuse, qui est abandonnée aujourd'hui ; elle rend la
pulpe infidèle. Parmi les microbes que l'on trouve dans la pulpe
fraîche, les seuls qui pourraient être pathogènes sont les diverses
variétés de staphylocoques, *albus*, *cereus* et *aureus* ; leur virulence
est habituellement faible ou nulle, surtout si le mélange avec la glycérine date déjà de quelques jours. Le streptocoque y a été trouvé
rarement et n'était pas pathogène, comme l'ont prouvé des vaccinations normales avec des pulpes qui en contenaient et les inoculations
aux animaux.

Les expériences de Frosch (4) ont démontré que la réaction locale
plus ou moins vive produite par la vaccination animale, n'est pas due
aux germes adventices que renferme la lymphe, mais au vaccin lui-
même ; on la diminue considérablement en augmentant la dilution glycérinée de la pulpe, mais on rend ainsi l'action du vaccin plus incertaine.

(1) Chambon et Ménard, Épuration de la pulpe vaccinale glycérinée, *Bull. de
l'Acad. de méd.*, 6 décembre 1892.
(2) Blaxall, *Ann. Report of the loc. Gov. Board*, 1896, Supplément, p. 292.
(3) Kirchner, *Zeitschr. für Hyg.*, t. XXIV, 1897, p. 530.
(4) Frosch, *loc. cit.*

Un autre facteur de l'inflammation périvaccinale est le mode d'insertion du vaccin. Plus les scarifications sont longues, plus elles sont nombreuses et plus elles sont rapprochées l'une de l'autre, plus la réaction est vive. Il est fréquent alors de voir les pustules vaccinales se détacher le huitième jour sur une plaque érythémateuse indurée, dont les bords relevés simulent le bourrelet de la plaque érysipélateuse. Elle se différencie de celle-ci par le fait que l'inflammation, au lieu de s'étendre et d'envahir les parties voisines, s'éteint et disparaît sans laisser de traces du onzième au douzième jour.

Dans la pratique de la vaccination animale, nous recommandons de faire à chaque bras seulement deux scarifications ne dépassant pas un demi-centimètre comme longueur et espacées entre elles de trois centimètres au moins, après avoir aseptisé la peau avec de l'eau de savon et de l'alcool pur ou de l'eau de Cologne.

Au moment de la réaction inflammatoire, nous évitons tout ce qui pourrait amener la rupture des vésicules vaccinales et la pénétration des germes pathogènes. L'examen bactériologique a montré, en effet, que l'intérieur de la vésicule est stérile ; les germes infectieux proviennent du dehors. A ce point de vue, nous déconseillons les pansements à la vaseline boriquée, qui est loin d'être aseptique et qui, comme tous les corps gras, amène l'accolement du linge de corps ou de pansement et favorise la rupture de la pustule. Une chemise propre, de linge fin et usé, à manches larges est, à notre avis, le meilleur moyen de mettre l'éruption vaccinale à l'abri des infections secondaires, qui sont les seules redoutables.

**REVACCINATION.** — L'utilité de la revaccination n'a été comprise en Europe que vingt ou trente ans après la découverte de Jenner, quand on vit la variole se développer chez d'anciens vaccinés. Le Würtemberg fut le premier État qui introduisit la revaccination obligatoire des recrues. L'empire allemand a rendu, par la loi du 8 avril 1874 (1), obligatoires la vaccination dans les premiers mois de la vie et la revaccination dans la douzième année. Grâce à cette loi, la variole a disparu presque complètement de l'empire allemand ; on ne peut en dire autant des autres États de l'Europe, qui n'ont pas introduit l'obligation de la revaccination. Sur un million d'habitants, l'Allemagne, de 1889 à 1893, comptait 2,3 décès annuels par variole, les villes françaises 147, la Belgique 252,9, l'Autriche 313,4 et la Russie (de 1891 à 1893) 836,4 (2).

Époque et nombre de revaccinations. — L'immunité acquise contre la vaccine par la vaccination se perd souvent rapidement, en moyenne au bout d'une dizaine d'années. Des revaccinations faites sur des

(1) La loi est entrée en vigueur le 1er avril 1875.
(2) Voir : Immermann *in* Nothnagel, *Spec. Path. und Therap.*, IV, 4. Wien, 1896, p 251.

enfants de six à sept ans ont déjà donné 14 pour 100 de succès et sur des enfants de neuf à dix ans, 25 pour 100.

La première revaccination est la plus importante, car, si elle ne met pas complètement à l'abri de la variole, la statistique démontre que cette dernière n'est presque jamais mortelle chez les revaccinés.

La première revaccination sera faite entre douze et quinze ans.

Elle sera répétée au moins tous les dix ans et même plus tôt en cas d'épidémie de variole. Les revaccinations en masse ont suffi parfois pour arrêter la marche des épidémies ; le feu s'éteignait faute de combustible.

Symptômes. — Les résultats de la revaccination varient suivant le degré de disparition de l'immunité vaccinale. La revaccine peut suivre la même marche que la vaccine avec une durée d'incubation semblable ; c'est ce que l'on observe quand l'immunité créée par la vaccination antérieure a complètement disparu. Dans le cas contraire, la marche de la revaccine est précipitée ; le bouton apparaît d'autant plus tôt que la vaccine est plus modifiée par l'immunité et l'efflorescence est plus ou moins arrêtée dans son développement. Il ne faut considérer comme négatives, que les revaccinations sans efflorescence ou qui déterminent une simple rougeur avec démangeaisons, le premier ou le second jour. Celles qui produisent une vésicule ou même une croûtelle, sont des revaccines positives modifiées.

Si la revaccination a été négative, on ne peut considérer le sujet comme à l'abri de l'infection variolique, et il devra être revacciné de nouveau en cas d'épidémie de variole.

Technique. — La technique de la revaccination ne diffère pas de celle de la vaccination.

En général, la réaction inflammatoire, le retentissement ganglionnaire et la fièvre sont plus marqués que lors de la première vaccination. Il est important de prendre toutes les précautions aseptiques indiquées plus haut et se borner à deux petites scarifications faites sur le bras gauche à une distance de quelques centimètres.


CHAPITRE VI.

**VARICELLE**.

ÉTIOLOGIE. — La *contagion* est, comme pour les autres fièvres éruptives, la seule cause déterminante connue de la varicelle. Bien que mise naguère en doute par Grisolle, la contagiosité de cette affection est maintenant presque universellement admise, et il nous serait facile de l'établir par un grand nombre de faits. Steiner, d'ailleurs, a réussi à inoculer huit fois la varicelle ; le lieu de l'inoculation resta indemne, mais une éruption caractéristique se développa sur toute la face cutanée. D'Heilly et Thoinot (1), qui ont répété les mêmes expériences, ont obtenu sur dix inoculations trois succès, dont deux au moins paraissent être à l'abri de toute contestation. Ajoutons cependant que la varicelle est difficilement inoculable, comme le prouve le grand nombre d'échecs éprouvés par leurs devanciers.

Nous ne sommes pas encore définitivement fixés sur la nature de l'agent contagieux de la varicelle, bien que plusieurs observateurs aient décrit des microbes qui leur paraissaient spécifiques de cette affection. Nous savons seulement que la varicelle peut être transmise par l'air, sans qu'il soit nécessaire pour cela d'un contact immédiat, et que son contage ne paraît pas doué d'une grande résistance, comme le montre le peu d'étendue de ses épidémies. C'est en effet souvent sous forme d'*épidémies* généralement limitées que sévit cette maladie, épidémies qui paraissent être également fréquentes dans toutes les saisons. La varicelle se montre aussi sporadiquement ou tout au moins sous forme d'épidémies si peu étendues, qu'il est difficile d'en constater l'existence, d'autant plus que la bénignité de la maladie fait qu'un grand nombre de cas échappent à l'observation du médecin.

La varicelle s'observe généralement depuis l'âge de six mois et est surtout fréquente vers l'âge de trois ans; à partir de dix ans elle l'est beaucoup moins. Elle atteint rarement les nouveau-nés; Tordeus n'en a observé qu'un seul cas avant six mois pendant une épidémie qui sévissait à Bruxelles dans une salle qui contenait 10 enfants au-dessous de cet âge et qui en atteignit 18 sur 20 âgés de six à douze mois. Quant à la varicelle fœtale, nous n'en connaissons aucun exemple, ce qui s'explique facilement par l'extrême rareté de la maladie chez les mères.

Le sexe ne joue aucun rôle dans la prédisposition à la varicelle. Gintrac a cependant observé plus souvent cette maladie dans le sexe masculin (141 garçons pour 42 filles).

Les maladies antérieures ne paraissent pas non plus jouer le rôle de cause prédisposante; cependant la varicelle s'observerait plus souvent après la coqueluche (West) et la rougeole (Henoch). Elle sévit aussi bien chez les enfants qui ont été vaccinés ou qui ont eu la variole que sur les autres.

Une première atteinte de varicelle met généralement à l'abri du retour de la maladie; cependant, d'après quelques auteurs (Trousseau, Canstatt), les récidives ne seraient pas rares; Gerhardt et Heim ont même observé chacun le cas d'un enfant qui avait eu trois fois la maladie.

(1) D'Heilly et Thoinot, *Soc. méd. des hôp.*, 27 oct. et 17 nov. 1885, et *Revue mens. des mal. de l'enfance*, 1885, p. 544.

DESCRIPTION. — L'apparition des symptômes de la varicelle est précédée d'une période d'incubation qui varie de douze à dix-sept jours; le plus souvent elle est de quatorze jours, mais elle serait parfois notablement plus courte. Dans les cas de varicelle développée à la suite de l'inoculation observés par Steiner, elle n'a été que de huit jours; elle a été de quinze et dix-sept jours dans les deux cas de d'Heilly.

L'éruption de l'exanthème est très souvent le premier symptôme de la maladie; d'autres fois elle est précédée pendant quelques heures ou au plus pendant un à deux jours d'une fièvre modérée qui s'annonce par un léger frisson et de la courbature; la température dépasse rarement 38°,5 à 39°. Exceptionnellement cependant, cette fièvre du début peut prendre une certaine intensité et rappeler la fièvre prodomique de la variole, et on a vu, particulièrement pendant le travail de la dentition, le thermomètre atteindre 40° le premier jour (Henoch), mais il ne se maintient que très passagèrement à cette hauteur. Il est également rare d'observer à ce moment d'autres symptômes généraux graves; cependant Hunter cite le cas d'un enfant de trois ans chez lequel deux accès prolongés de convulsions précédèrent l'apparition de l'éruption varicelleuse; Dumas, Kassowitz et Tham rapportent des faits analogues.

L'exanthème se montre sous forme de petites taches arrondies, de quelques millimètres de diamètre, d'un rouge foncé, à peine saillantes et disparaissant sous la pression du doigt. Ces taches peuvent débuter indifféremment sur toutes les parties du corps; on les a vues apparaître en premier lieu sur le tronc, les membres, la face et le cuir chevelu; d'après Thomas, le début par la face serait le plus fréquent, mais la plupart des auteurs l'ont observé au moins aussi souvent sur le tronc.

La période érythémateuse de la varicelle est de courte durée et passe souvent inaperçue; au bout de quelques heures, les taches rosées sont coiffées d'une vésicule qui s'agrandit rapidement, et l'éruption est bientôt constituée par de petites ampoules globuleuses ayant le plus souvent 4 à 5 millimètres de longueur sur 2 à 3 millimètres de largeur; leurs dimensions sont du reste assez variables; elles sont souvent plus grosses au tronc qu'au visage. Elles sont distendues par un liquide clair comme de l'eau de roche ou légèrement citrin; leur base est le plus souvent entourée d'un mince liséré rosé inflammatoire, mais quelquefois ce phénomène fait absolument défaut, et la vésicule ressemble à une perle de verre faisant saillie à la surface de la peau.

L'aspect des vésicules ne tarde pas à se modifier; dès le second jour, elles perdent leur transparence; la sérosité qu'elles renferment est devenue trouble, opalescente, par l'addition de quelques gouttes de pus; leur surface se ride et s'affaisse, mais elles ne présentent pas une véritable ombilication ; celle-ci peut être parfois simulée par la formation d'une petite croûte noirâtre à leur sommet, mais, en passant le doigt à leur surface, on peut s'assurer qu'il n'existe pas de dépression (Cadet de Gassicourt). Le lendemain les vésicules sont entièrement desséchées et remplacées par des croûtes brunâtres entourées d'une aréole rouge ; ces croûtes tombent vers le huitième jour ; elles sont souvent le siège d'un prurit assez vif qui porte l'enfant à se gratter ; elles sont alors arrachées par les ongles. Il ne reste à leur place que des taches rougeâtres, qui ne tardent pas à s'effacer ; cependant, lorsqu'elles ont été grattées, elles peuvent laisser des cicatrices plus ou moins persistantes, surtout au visage.

Les vésicules présentent parfois dans leur marche et leurs dimensions quelques variétés. Quelques-unes peuvent avorter d'emblée, et l'on voit, au milieu d'une éruption vésiculeuse bien caractérisée, des taches érythémateuses qui prennent un aspect papuleux sans que jamais leur sommet devienne transparent ; parfois on en voit se dessécher sans avoir perdu leur transparence ; elles ne laissent pas alors de croûtes après elles, mais seulement une mince pellicule qui tombe rapidement. Dans quelques cas, au contraire, les vésicules s'agrandissent et peuvent devenir de véritables bulles atteignant le diamètre d'un franc et même plus ; leur durée se prolonge alors souvent jusqu'au septième jour, et elles peuvent donner lieu à des cicatrices. C'est probablement à cette variété, du reste assez rare, qu'il faut rapporter la *varicelle conoïde* de Willan, la varicelle dite *globulopustuleuse* et le *swine pox* des auteurs anglais.

Le nombre des vésicules n'est jamais très considérable : Thomas estime qu'il varie généralement entre 50 et 200, mais il peut n'être que de 10, comme on l'a vu s'élever exceptionnellement jusqu'à 800. L'éruption reste d'ailleurs presque toujours discrète, car il est rare d'observer la confluence même de deux vésicules ; elle est généralement plus abondante dans les points de la peau soumis à des frottements ou à une distension exagérée. Henoch a observé chez un enfant toujours couché sur le côté gauche, que ce côté présentait plus de vésicules que le côté droit ; le même auteur a trouvé chez un petit malade, atteint d'un énorme abcès par congestion, la peau distendue de cet abcès couverte d'une éruption varicelleuse très abondante, tandis que le reste du corps ne présentait que quelques vésicules.

L'éruption s'étend souvent à la muqueuse de la bouche et de la gorge ; on observe alors, particulièrement sur le palais, les gencives et les lèvres, de petites élevures qui suivent la même évolution que les vésicules de la peau ; dans quelques cas même, l'éruption peut provoquer dans la bouche une inflammation rappelant la stomatite ulcéreuse, provoquant une salivation abondante et empêchant la mastication (Comby). La muqueuse vulvaire est parfois le siège d'une éruption qui peut amener de la difficulté dans la miction. Le prépuce et la conjonctive sont plus rarement atteints. Besnier a vu une taie indélébile succéder sur la cornée à une vésicule varicelleuse.

L'éruption de la varicelle se fait généralement par *poussées successives*, aussi est-il fréquent d'observer à la fois sur le même sujet des taches, des vésicules et des croûtes; la durée de la maladie s'en trouve prolongée. Cadet de Gassicourt a même vu de nouvelles vésicules se montrer dix-huit jours et Thomas un mois après l'apparition des premières, mais le plus souvent ces poussées ne se reproduisent que pendant peu de jours, et la durée complète de la maladie est de cinq à dix jours; elle peut même n'être que de trois jours, s'il ne se fait qu'une seule éruption.

La fièvre, qui s'était manifestée au début, tombe souvent dès le matin du second jour pour reparaître de nouveau le soir; elle persiste généralement tant qu'il se fait de nouvelles poussées éruptives, mais est le plus souvent très modérée; elle est généralement en rapport avec l'abondance de l'éruption, et est parfois si légère qu'elle n'est guère appréciable qu'au thermomètre; les autres symptômes généraux, malaise, anorexie, etc., manquent souvent presque complètement.

COMPLICATIONS. — Mentionnons d'abord à titre de phénomène accessoire plutôt que de complication l'apparition au début de la maladie d'un *rash scarlatiniforme* analogue à celui qui a été observé dans la variole; ce rash précède de quelques heures l'éruption habituelle de la varicelle pour disparaître au moment où se montre celle-ci ou persister encore quelque temps à côté d'elle; il peut s'accompagner d'une fièvre assez vive, mais généralement passagère. Cette éruption anormale est du reste assez rare.

On a cité quelques cas de *laryngite suffocante*, dus à la présence de vésicules sur la muqueuse laryngée. La trachéotomie a été pratiquée avec succès par Marfan et Hallé (1) chez un enfant de trois ans, qui fit sa poussée de varicelle en même temps sur le larynx et sur le tégument externe sans autre complication. Chez un enfant de neuf mois observé par les mêmes auteurs, une varicelle confluente s'accompagna de tirage et de dyspnée laryngée, qui disparut au bout de deux jours et fut suivie d'une broncho-pneumonie mortelle; l'autopsie révéla, outre quelques noyaux de broncho-pneumonie, une petite ulcération, comme faite à l'emporte-pièce, sur la corde vocale droite. A l'autopsie d'un petit malade mort de laryngite et de broncho-pneumonie dans le cours de la varicelle, Boucheron (2) a trouvé sur la partie postérieure des cordes vocales de petites vésico-pustules, qui n'avaient déterminé qu'une érosion superficielle. Roger

(1 Marfa et Hallé, *Revue mens. des mal. de l'enf.*, 1896, p. 1. — *Bull. de la Soc. anat.*, 1897, p. 336.
(2) Boucheron, *Thèse de Paris*, 1893, p. 19.

et Bayeux (1) ont décrit un cas de mort par laryngite varicelleuse malgré la trachéotomie chez un enfant de seize mois ; le sommet de l'épiglotte présentait un point de gangrène.

Les autres complications de la varicelle peuvent être expliquées par une infection secondaire partant du derme dénudé par la rupture des vésicules contenant le streptocoque seul ou associé au staphylocoque.

L'*érysipèle* a été observé dans 15 cas sur 251, par Semtschenko (2). Löhr (3) a vu une petite fille de deux ans succomber à un phlegmon érysipélateux du cuir chevelu qui était parti d'une croûte varicellique située derrière l'oreille. Sa mère, qui la soignait, prit un érysipèle dont elle mourut également.

Des *arthrites* multiples peuvent survenir exceptionnellement deux à trois semaines après le début de la varicelle. Elles s'accompagnent de frisson, de fièvre et de vomissements. La douleur est très vive et, après s'être montrée dans plusieurs articulations, elle se localise volontiers dans une seule, dans le genou principalement. L'arthrite simple est la plus fréquente ; elle peut se terminer par résolution avec ankylose plus ou moins marquée. La forme suppurée s'accompagne d'un état typhoïde grave et se termine assez souvent par la mort. Dans une observation de Braquehaye (4), le pus contenait du streptocoque. L'arthrectomie antiseptique pratiquée de bonne heure est en pareil cas le seul traitement qui donne quelque chance de sauver le malade.

La *néphrite*, signalée pour la première fois comme complication de convalescence de la varicelle par Henoch en 1884, peut être regardée aussi comme l'indice d'une infection secondaire. Henoch a vu apparaître de l'œdème et de l'albuminurie chez quatre enfants, dans un délai variant de trois à quatorze jours après le début de l'éruption. Trois enfants guérirent ; une petite fille de deux ans syphilitique succomba à l'œdème pulmonaire. Depuis lors, de nouveaux cas de la même complication, dont quelques-uns ont présenté une issue fatale, ont été signalés par plusieurs observateurs. Semtschenko a vu survenir la néphrite déjà le troisième jour de la maladie. Nous n'avons jamais observé, pour notre part, de complications rénales chez les nombreux enfants atteints de varicelle, que nous avons traités à Genève.

La *gangrène* de la peau a été signalée dans quelques cas exceptionnels, comme ayant pris son point de départ autour des vésicules varicelleuses. Le pronostic de cette complication est des plus graves.

(1) Roger et Bayeux, *Bull. de la Soc. anat. de Paris*, 1897, p. 336.
(2) Semtschenko, *Ejenedelnik*, 1895, p. 421.
(3) Löhr, *Deutsche med. Woch.*, 18 juin 1896.
(4) Braquehaye et de Rouville, *Bull. méd.*, 1894. p. 857.
(5) Henoch, *Berl. klin. Wochenschr.*, 1884, n° 2.

Quoique observée en général chez des enfants mal nourris, affaiblis par une affection antérieure ou tuberculeuse, elle a été rencontrée aussi par Hutchinson chez des sujets antérieurement parfaitement sains.

DIAGNOSTIC. — Le diagnostic de la varicelle ne présente généralement pas de difficulté ; la maladie avec laquelle elle peut être confondue le plus facilement, est la *varioloïde*, dont on la distingue par l'absence ou la brièveté des prodromes, par le début de l'éruption qui se fait très souvent par le tronc ou les membres et non par la face, par l'absence d'ombilication des vésicules et la courte durée de celles-ci ; mais il est des cas où l'éruption, très discrète et peu accusée, ne se distingue guère de celle d'une varioloïde très légère. Le diagnostic peut se fonder néanmoins sur le fait que dans la varioloïde, la vésicule ne se montre pas d'emblée, mais qu'elle est précédée d'une papule, et que, lorsqu'on la pique, au lieu de se vider immédiatement, comme dans la varicelle, elle laisse suinter une lymphe visqueuse qui s'écoule goutte à goutte.

Certaines affections cutanées peuvent aussi simuler la varicelle. Telle est l'affection décrite par Hutchinson sous le nom de *varicelle persistante* et qui débute comme la varicelle ordinaire, mais dont l'éruption se perpétue indéfiniment par la formation de nouvelles vésicules, qui prennent parfois à la longue le caractère de l'ecthyma, du lichen urticans ou du pemphigus, ou sont suivies d'ulcérations (Tordeus) ; dans ce cas, le diagnostic ne pourra être posé d'emblée, mais s'éclaircira par la marche de la maladie. La présence de vésicules sur le cuir chevelu est très caractéristique pour la varicelle et permet de distinguer celle-ci de certains cas de pemphigus, d'urticaire compliquée de vésicules (Comby) et de ces éruptions vésiculeuses qu'on observe parfois pendant la période de la première dentition, qui ont été classées par quelques auteurs dans le genre *strophulus* et que Rilliet et Barthez ont décrites sous le nom d'*herpès disséminé*. Nous avons observé chez un enfant à la mamelle une éruption caractérisée par des élevures surmontées de petites vésicules qui nous firent croire au début d'une varicelle ; cet exanthème qui s'accompagnait de prurit, se prolongea pendant toute la période de sortie des premières incisives, et sa durée même nous fit rectifier notre diagnostic.

PRONOSTIC. — La varicelle est presque toujours une affection sans gravité qui ne met pas la vie en danger, et qui n'occasionne bien souvent qu'un malaise passager ; même lorsque la fièvre du début présente une intensité inusitée ou s'accompagne de convulsions, la suite de la maladie est des plus bénignes ; aussi, toutes les fois que le diagnostic est bien établi, ce serait une précaution superflue que d'isoler les malades. Les varicelles gangreneuses ou suivies de néphrite sont seules à redouter, mais elles sont trop exceptionnelles pour qu'on doive en tenir compte dans le pronostic, lorsqu'il s'agit d'un enfant doué d'une bonne constitution.

TRAITEMENT. — Vu la bénignité de la varicelle, la thérapeutique de cette affection se bornera aux quelques précautions hygiéniques usitées dans les fièvres légères. On cherchera à prévenir les affections secondaires et les cicatrices en désinfectant les vésicules ulcérées avec l'alcool boriqué ou l'eau de Cologne. La crainte de la néphrite fera recommander quelques précautions contre le froid pendant la convalescence.

NATURE. — La varicelle a été souvent confondue avec la variole, et plusieurs auteurs (Rilliet et Barthez, Hebra) ne l'ont considérée que comme une forme atténuée de cette affection ; de là son nom de *petite vérole volante*. Cette opinion n'a pour elle que la ressemblance des deux éruptions à leur début et le fait qu'on a observé quelquefois en même temps des épidémies de l'une et de l'autre maladie. Nous avons déjà exposé, à propos du diagnostic entre la varicelle et la varioloïde, les différences symptomatiques qui établissent à notre avis une distinction absolue entre ces deux affections, mais les motifs tirés de l'étiologie ont plus de valeur encore et mettent hors de doute la spécificité de la varicelle. Nous allons les exposer brièvement :

1° La varicelle ne préserve pas de la variole. Les faits qui l'établissent sont si nombreux qu'il est presque inutile de les citer ; mentionnons cependant l'expérience de Valentin, qui inocula avec succès la variole à un convalescent de varicelle, et les cas observés par Trousseau, Meyer, Sharkey, etc., d'enfants qui prirent la variole dans la convalescence d'une varicelle.

2° La variole ne préserve pas de la varicelle ; c'est ainsi que l'un de nous a observé le cas d'un enfant de deux mois qui fut pris d'une éruption de varicelle vingt-cinq jours après le début d'une variole.

3° La varicelle n'empêche pas la réussite de la vaccination ; tous les vaccinateurs ont pu s'en convaincre. Senator et Tordeus, en particulier, ont vacciné avec succès un grand nombre d'enfants après la varicelle. Marduel et Seymour ont même vu tous deux la vaccination réussir, lorsqu'elle avait été pratiquée à la fin d'une éruption varicellique.

4° La vaccine ne préserve pas de la varicelle. Ici les faits surabondent, et il n'est pas de médecin qui n'ait pu en constater ; ainsi Tordeus rapporte que, sur 38 enfants atteints de varicelle dans une petite épidémie observée à Bruxelles, 30 avaient été vaccinés avec succès peu de temps auparavant.

5° La varicelle est très difficilement inoculable, puisque l'inoculation de cette affection, essayée maintes fois, n'avait jamais réussi avant les tentatives de Steiner et de d'Heilly, tandis que l'inoculation de la variole a été longtemps une pratique courante; en outre, l'inoculation de la variole n'a jamais reproduit que la variole et celle de la varicelle que la varicelle.

6° Les épidémies de varicelle sont beaucoup plus fréquentes que celles de variole, et celles-ci ne coïncident pas toujours avec elles. Au milieu de beaucoup d'autres preuves, les faits réunis par Gintrac et les recherches de Baader sur les épidémies de variole et de varicelle à Bâle suffisent pour l'établir.

7° On ne peut citer aucun fait probant dans lequel la variole se serait transmise par contagion sous forme de varicelle et *vice versa;* les quelques cas qu'on pourrait alléguer appartenaient très probablement à la varioloïde.

# CHAPITRE VII

## FIÈVRE TYPHOÏDE

Longtemps confondue avec d'autres maladies aiguës, sous le nom de *fièvre rémittente infantile*, la fièvre typhoïde des enfants n'est bien connue et décrite que depuis la thèse inaugurale de Rilliet (1840). Elle diffère peu par ses symptômes de ce qu'elle est chez l'adulte dans les formes graves; au contraire, elle a été souvent méconnue dans ses formes légères.

ÉTIOLOGIE. — La fièvre typhoïde est due, comme l'ont prouvé les recherches bactériologiques de ces dernières années, à l'infection de l'économie par un bacille spécifique décrit pour la première fois par Eberth. Cette infection se fait presque toujours par le tube digestif, où le bacille pénètre avec les boissons ou avec l'air infecté qui est avalé. Des plaques de Peyer, où il se multiplie, il se répand dans les tissus et forme de nouvelles colonies, soit dans les ganglions mésentériques, soit dans la rate, quelquefois aussi dans le foie. Il a été retrouvé dans le sang et dans les taches rosées lenticulaires; il existe en grande quantité dans les selles, qui sont un agent de propagation très important de la maladie. Les bacilles ne passent en général dans l'urine que lorsque cette dernière contient une certaine quantité d'albumine. Petruschky (1) a constaté chez quelques convalescents de fièvre typhoïde des décharges bacillaires énormes dans l'urine qui rendaient celle-ci éminemment infectieuse. C'est pro-

(1) Petruschky, *Centralbl. f. Bakter.*, 1898, p. 577.

bablement par ce liquide que se propagent certaines épidémies.

La fièvre typhoïde, loin d'être rare dans l'enfance, comme le croyaient Louis et Chomel, peut même, dans certaines épidémies, être plus fréquente à cet âge que pendant l'adolescence, l'âge de la plus grande réceptivité typhique. Starck a vu 100 cas sur 152 chez des enfants dans l'épidémie qui sévit à Kiel de juin 1884 à février 1885. Dunant (1) a démontré pour l'épidémie de Genève de 1884, qui atteignit 2,501 personnes, qu'en calculant le rapport entre le nombre des cas et celui des habitants pour chaque âge, il y a eu 16 typhiques pour 1,000 de 0 à 5 ans, 44 de 5 à 10 ans, 49 de 10 à 15 ans, 45 de 15 à 20 ans et seulement 33 de 20 à 30 ans. Le maximum de réceptivité a donc été représenté par la seconde enfance (de 10 à 15 ans). La maladie serait surtout commune entre 5 et 9 ans d'après Friedrich, Friedleben, Henoch, entre 9 et 14 ans d'après Rilliet et Barthez. Sur 271 fièvres typhoïdes traitées dans le service d'enfants de Cadet de Gassicourt, 65 seulement avaient éclaté avant 8 ans; les autres étaient comprises entre cet âge et 15 ans. Cette fréquence de la maladie dans l'enfance s'explique par le mode d'infection habituelle, l'eau de boisson (eau de puits, de rivière) contaminée par le bacille typhoïde; c'est à cet âge en effet qu'on boit le plus d'eau.

Tous les auteurs sont d'accord sur la rareté de la fièvre typhoïde dans les deux premières années de la vie; néanmoins, plusieurs cas ont été observés chez des nouveau-nés (Charcellay, Rilliet, Bednar, Hecker, etc.), et il est probable que leur nombre serait plus grand si la difficulté du diagnostic à cet âge ne les faisait pas souvent méconnaître (2).

D'après Rilliet et Barthez, les garçons seraient frappés beaucoup plus souvent que les filles; suivant d'autres statistiques et nos propres observations, la prédominance du sexe masculin, quoique habituelle, est peu sensible.

Un mode d'infection qui paraît atteindre particulièrement l'enfance a été signalé dans un certain nombre d'épidémies, c'est le *lait*, probablement contaminé par l'eau de coupage (3). Les recherches récentes ont démontré d'ailleurs que le lait est un excellent milieu de culture pour le bacille d'Eberth.

La fièvre typhoïde est une affection essentiellement primitive, qui se développe de préférence chez les enfants robustes et bien portants. Elle est endémique en Europe et présente de temps à autre, surtout en été et en automne, des recrudescences qui peuvent

(1) Dunant, *Rev. méd. de la Suisse rom.*, 1887, p. 378.

(2) Voir les observations intéressantes publiées par Ollivier dans : Leçons cliniques, etc. Paris, 1889, pp. 361 et suivantes.

(3) Hart compte en Angleterre 50 épidémies dues au lait, comprenant environ 3,500 cas (*Congrès international médical de Londres*, 1881). Auerbach a observé à Cologne une épidémie de fièvre typhoïde qui a atteint principalement les femmes et les enfants et qui provenait d'un lait infecté (*Deutsche med. Woch.*, 1884, p. 709).

prendre les proportions d'une épidémie. La propagation de la fièvre typhoïde a lieu plus souvent par infection que par contagion. Nous n'avons jamais vu chez les enfants un exemple bien constaté de transmission directe de la maladie ; tous les cas que nous avons observés dans les hôpitaux venaient du dehors et, même dans les moments où les salles étaient encombrées de typhiques, nous n'avons pas vu d'enfant contracter la fièvre typhoïde à l'hôpital. Notre maître Barthez avait fait la même remarque à l'hôpital Sainte-Eugénie.

Une nourrice atteinte de fièvre typhoïde peut-elle transmettre la maladie à son nourrisson par l'allaitement? La question ne paraît pas résolue. Ainsi, d'une part, Hérard cite le cas d'un enfant de sept mois nourri par une mère typhique, qui prit la maladie et mourut en six jours. D'autre part, Gerhardt a eu l'occasion d'observer cinq nouveau-nés qui ont été nourris impunément par leur mère atteinte de fièvre typhoïde ; mais dans un sixième cas, où la mère succomba trois jours après avoir cessé l'allaitement, l'enfant présenta bientôt les symptômes pathognomoniques de la maladie, dont il guérit.

La fièvre typhoïde peut être communiquée à l'enfant dans le sein de sa mère à travers le filtre placentaire et détermine alors presque toujours l'accouchement prématuré. Le bacille d'Eberth a été trouvé à plusieurs reprises chez des fœtus morts dans ces conditions.

ANATOMIE PATHOLOGIQUE. — L'altération caractéristique des plaques de Peyer se retrouve chez l'enfant, comme chez l'adulte, mais elle est moins marquée, moins avancée, et pourrait même, d'après Rilliet et Barthez, faire complètement défaut dans quelques cas. Les plaques molles sont beaucoup plus fréquentes que les plaques dures ; les ulcérations sont rares et les perforations intestinales exceptionnelles. Ces différences s'effacent à mesure qu'on se rapproche de la puberté. L'hypertrophie de la rate et des ganglions lymphatiques est généralement très marquée chez les enfants (Kaulich).

Parmi les complications, la broncho-pneumonie et les lésions cérébrales sont plus fréquentes que chez l'adulte. Dans la forme méningitique, qui est spéciale à l'enfance, la pie-mère et la substance grise des circonvolutions sont vivement injectées, les méninges adhèrent par places au cerveau, et le tissu cellulaire sous-arachnoïdien est quelquefois le siège d'une suffusion séreuse.

DESCRIPTION. — Nous distinguons, comme Rilliet et West, deux formes dans la fièvre typhoïde des enfants : une forme légère et une forme grave. La première est de beaucoup la plus fréquente, les phénomènes nerveux qui constituent l'état typhoïde étant en général beaucoup moins marqués chez l'enfant que chez l'adulte, malgré des élévations thermiques considérables.

**FORME LÉGÈRE.** — Le passage de l'état de santé à la maladie confirmée est souvent insensible. L'enfant perd l'entrain et l'appétit; il se fatigue facilement, son sommeil est agité. Quand on peut suivre la maladie dès le début des accidents, on observe une assez forte élévation de la température dans la soirée avec rémissions matinales; on constate ainsi que la fièvre devient chaque jour plus accentuée et que les prodromes se confondent avec la maladie elle-même.

Au bout de six à huit jours, l'abattement devient plus considérable; vers la fin de la journée, la peau est brûlante, les yeux sont brillants, les joues vivement colorées; il y a un peu d'agitation qui alterne avec de la somnolence. Dans la matinée, au contraire, l'enfant est dispos, il a la peau fraîche et le teint naturel. Cette différence entre le matin et le soir justifie le nom de *fièvre rémittente infantile*, donné à cette forme de la fièvre typhoïde par quelques auteurs.

Vers la fin du premier septénaire, on constate en général les symptômes suivants : Le ventre est tuméfié, tantôt indolent, tantôt douloureux à la pression au niveau de la fosse iliaque droite; la rate est développée, et, chez les petits enfants, peut être facilement sentie au-dessous du rebord costal. Il y a le plus souvent, mais non toujours, quelques *taches rosées lenticulaires* à la base du thorax ou sur l'abdomen. L'urine est rare, fébrile, haute en couleur et contient parfois un peu d'albumine. La diarrhée s'est établie spontanément dès le début ou bien a persisté après une purgation; les selles sont très liquides, mais il y a rarement plus de deux ou trois évacuations dans les vingt-quatre heures. Parfois au contraire, on observe de la constipation et le petit malade ne va à la selle que sous l'action des purgatifs. On entend le plus souvent des râles ronflants ou sibilants disséminés dans le thorax malgré l'absence de toux. Les enfants se plaignent de la tête et ont parfois des épistaxis; vers le soir, ils sont agités et délirent quelquefois pendant la nuit. La température, qui a atteint dès le troisième ou le quatrième jour 39° à 40° dans la soirée, présente, à partir du sixième ou du huitième jour, de fortes rémissions matinales, caractéristiques pour la fièvre typhoïde légère.

Les symptômes restent les mêmes ou diminuent rapidement d'intensité durant le cours de la seconde semaine. Les rémissions matinales deviennent toujours plus marquées, et, en général, à partir du onzième au quinzième jour, la température est redescendue à la normale le matin, tandis que le soir elle se maintient encore entre 38°,5 et 39°,5. On ne peut considérer la maladie comme terminée qu'au moment où l'apyrexie est complète le soir comme le matin, ce qui arrive, dans la forme légère, du treizième au vingt et unième jour.

Nous avons observé plusieurs cas de *fièvre typhoïde abortive*, caractérisés cependant par l'hypertrophie splénique et quelques taches rosées, dont la durée n'a pas dépassé huit ou dix jours; ces cas correspondent à la fièvre synoque des anciens auteurs. Wolberg (1) a observé sur 227 fièvres typhoïdes infantiles 23 cas abortifs dans lesquels la fièvre et les autres symptômes caractéristiques n'ont pas duré plus de huit jours.

La forme *apyrétique* qui a été décrite chez l'adulte par Vallin (2), s'observe aussi dans le jeune âge. Svehla (3) a retiré le bacille d'Eberth du sang et de l'urine d'un enfant qui n'avait été atteint pendant une douzaine de jours que de diarrhée, de symptômes d'embarras gastrique et d'un peu d'abattement, sans avoir jamais présenté de fièvre.

La convalescence est le plus souvent rapide et complète, malgré la faiblesse et l'amaigrissement de l'enfant, qui sont hors de proportion avec la bénignité et la courte durée de la maladie.

**FORME GRAVE. — Début.** — La forme grave s'annonce souvent dès le début par des vomissements, une céphalalgie intense, de la constipation et parfois par des frissons. Dès les premiers jours aussi, on observe des symptômes inquiétants du côté du système nerveux ; pendant le jour, il y a de la somnolence, de l'assoupissement ; pendant la nuit, de l'agitation, du délire, et, chez les jeunes enfants, parfois des convulsions.

Plus rarement, le début est le même que dans la forme légère ; l'invasion des symptômes est graduelle, et il y a de la diarrhée dès le commencement.

La fièvre acquiert rapidement une grande intensité ; la température atteint 40° ou 40°,5 le troisième ou le quatrième jour, et *s'y maintient d'une façon continue sans rémissions marquées* pendant dix à quinze jours.

**Période d'état.** — Quel qu'ait été le début, l'état de l'enfant *s'aggrave notablement au commencement de la seconde semaine.* Le ventre, qui, dans le premier septénaire, était plat et parfois même rétracté, se ballonne et devient sensible à la pression, dans la fosse iliaque droite surtout. On voit apparaître souvent quelques taches, rarement plus de trois ou quatre à la fois sur l'abdomen. Les épistaxis sont plus fréquentes à cette période qu'au début. La constipation fait place à la diarrhée, qui persiste dès lors et constitue un des symptômes prédominants. Les selles sont très fréquentes et très abondantes ; il y en a rarement moins de quatre ou cinq dans les vingt-quatre heures. D'abord volontaires, elles deviennent involontaires dans tous les cas où le délire et l'adynamie sont très accentués. Les matières évacuées, d'un jaune ocre, se séparent par le repos en deux couches, l'une floconneuse qui occupe le fond du vase, l'autre

(1) Wolberg, *Jahrb. f. Kinderheilk.*, XXVII, p. 28.
(2) Vallin, *Arch. gén. de méd.*, nov. 1873.
(3) Svehla, *Rev. mens. des mal. de l'enf.*, 1896, p. 225.

liquide, qui surnage (West). Plus les selles sont fréquentes, plus la partie liquide augmente par rapport à la partie solide.

En même temps, la langue devient rouge, comme vernissée, tantôt collante, tantôt sèche et râpeuse, mais elle n'est jamais fuligineuse comme chez l'adulte. Les gencives sont plus ou moins boursouflées, recouvertes parfois de petites plaques molles blanchâtres, les lèvres sont presque toujours sèches ou légèrement croûteuses (Rilliet). Dans quelques cas, on observe une véritable stomatite avec de petites ulcérations (E. Revilliod) (1).

La figure exprime l'hébétude et la torpeur. L'enfant est indifférent à ce qui se passe autour de lui, mais se réveille facilement dès qu'on cherche à fixer son attention et répond des yeux, sinon des lèvres, aux questions qu'on lui fait. Les joues, qui sont très pâles le matin, prennent dans la soirée une coloration d'un rouge violacé. La nuit est toujours agitée ; le sommeil n'est pas naturel, c'est un assoupissement accompagné de rêvasseries et de délire.

La respiration est rapide et anxieuse, dans la soirée surtout ; l'auscultation ne révèle que quelques râles sonores disséminés. L'urine est toujours chargée de sels et légèrement albumineuse.

Tels sont les symptômes communs à toutes les formes graves de la fièvre typhoïde dans sa période d'état. Mais souvent, à ce moment, quelques-uns d'entre eux deviennent prédominants et donnent à la maladie une physionomie particulière ; ce sont tantôt les symptômes respiratoires, tantôt les symptômes nerveux.

On a décrit sous le nom de *forme thoracique* les cas où la respiration s'accélère notablement, où l'on observe des râles fins, humides et abondants à la partie déclive des poumons, où le visage devient violet, couperosé, où la toux est fréquente et le facies dyspnéique. Cet ensemble de symptômes, qui se rapporte plutôt à une hypostase pulmonaire et à une paralysie vaso-motrice qu'à une inflammation proprement dite de l'appareil respiratoire, est habituel chez les enfants dès que l'adynamie est très accentuée ; moins il y a de signes physiques pour expliquer l'asphyxie commençante, plus le pronostic est grave, car alors la dyspnée est en rapport avec la malignité de la fièvre.

Parmi les *symptômes nerveux* prédominants, quelques-uns, tels que le délire, l'assoupissement, la miction et les selles involontaires, n'offrent rien de spécial à l'enfance. D'autres, au contraire, qui simulent la *méningite*, sont particuliers aux jeunes enfants et ont donné lieu parfois à des erreurs de diagnostic. Ces syptômes méningitiques peuvent apparaître dès le début ou éclatent seulement dans le cours de la maladie ; ce sont des convulsions rarement générales, limitées le plus souvent aux muscles de l'œil ou de la face ; du côté

_______________

(1) E. Revilliod, *Thèse de Paris,* 1886, p. 17.

des yeux, on observe du strabisme, de l'inégalité des pupilles, de l'injection et de la sensibilité à la pression du globe de l'œil, ainsi qu'un froncement habituel des sourcils. En même temps l'assoupissement typhique peut se transformer en un coma profond. Dans certains cas, le visage s'illumine de rougeurs subites, et on peut obtenir avec le doigt des raies persistantes sur la peau du ventre, comme dans la méningite tuberculeuse. Le pouls est parfois irrégulier et la respiration suspirieuse. Baginsky a même observé dans un cas des cris hydrencéphaliques (1).

Souvent aussi on observe de l'hyperesthésie cutanée, de la raideur du cou, parfois de l'opisthotonos et des contractures passagères des membres avec rétention d'urine, ou bien une trémulation générale dans les mouvements (carphologie, jactitation). Ces *symptômes spinaux*, sur lesquels Fritz (2) a attiré l'attention chez les enfants, sont d'un pronostic moins grave que les symptômes congestifs du côté de l'œil ou que le mâchonnement et le rire sardonique.

On peut dire d'une manière générale que ces accidents méningitiques se développent dans le cours de la fièvre typhoïde sans l'ordre régulier qui leur est propre dans la méningite tuberculeuse. Ils ne dominent jamais longtemps la scène et se confondent avec les autres symptômes typhoïdes.

La marche subséquente de la fièvre typhoïde varie suivant les cas. La période d'état, caractérisée par la forme continue de la fièvre, remplit toute la seconde semaine et s'étend parfois à la troisième. Puis la courbe thermique devient irrégulière et présente de nombreuses oscillations. Wunderlich a décrit sous le nom de *stade amphibole* cette période d'exacerbations et de rémissions qui peut s'étendre de quelques jours à plusieurs semaines, et pendant laquelle tout pronostic certain est impossible. C'est à ce moment surtout que se présentent les complications qui s'annoncent le plus souvent par une élévation notable et persistante de la température.

**Défervescence.** — Quand la maladie se prolonge, la période de *défervescence* succède au stade amphibole dans la troisième, la quatrième ou même la cinquième semaine ; elle est annoncée par l'augmentation des rémissions matinales. La température finit par atteindre la normale le matin d'abord, puis le soir, au bout d'un temps qui varie de quelques jours à une ou deux semaines et dont la longueur est en rapport avec la gravité des périodes précédentes.

Il est fréquent d'observer à ce moment du ralentissement du pouls avec irrégularité et intermittence des pulsations. Cet état doit faire redouter les lipothymies ou même une syncope mortelle. Cet accident est cependant d'une extrême rareté chez les enfants.

**Terminaisons. Suites.** — La *mort* est une terminaison de la fièvre

(1) Baginsky, *Virch. Arch.*, XLIV, p. 52.
(2) Fritz, *Thèse de Paris*, 1864.

typhoïde plus rare chez l'enfant que chez l'adulte. Elle peut arriver déjà à la fin du premier septénaire au milieu du coma dans les formes malignes, comme nous avons eu l'occasion de l'observer ; mais habituellement, c'est du onzième au vingt et unième jour qu'elle survient, par asphyxie progressive ou au milieu de symptômes ataxo-adynamiques. Elle est beaucoup plus rare après le vingt et unième jour et est due alors presque toujours à une complication.

La *guérison* est la terminaison habituelle de la fièvre typhoïde chez l'enfant. Le premier indice favorable est la chute progressive de la température matinale, qui finit par atteindre la normale, en même temps que tous les symptômes alarmants s'atténuent, puis s'effacent.

La diminution du nombre des selles, la participation de la volonté à la défécation et le changement de caractère de la diarrhée, qui devient homogène et reprend une couleur brun foncé, sont également des signes de bon augure ; l'apparition de selles moulées annonce en général la convalescence.

Ces symptômes d'amendement se montrent habituellement vers le commencement du troisième septénaire ; dans beaucoup de cas, l'enfant reste encore inconscient plusieurs jours après leur apparition, il ne parle pas et ne reconnaît personne (West).

Rilliet et Barthez insistent avec raison sur la valeur favorable du retour des fonctions intellectuelles et affectives. « Si, disent-ils, le « premier sourire marque le début de la convalescence, le sourire « franc et surtout le rire sont le signe que le malade a échappé à « tout danger. »

La *convalescence* ne survient jamais dans la forme grave avant le vingt et unième jour ; elle commence habituellement du vingt-cinquième au trente-cinquième jour, parfois même au bout de six ou huit semaines. Plus la fièvre typhoïde a été grave et de longue durée, plus la convalescence est lente et graduelle. Les enfants sont considérablement amaigris et conservent longtemps encore une grande faiblesse physique et intellectuelle. Les traits présentent parfois une expression stupide qui peut faire croire à l'idiotie. L'inaptitude au travail persiste longtemps encore après la guérison dans les formes graves, où le délire a été long et prolongé. Pendant la convalescence, les cheveux tombent et le cuir chevelu est souvent baigné de sueur.

Weill (1) a signalé, comme un fait presque constant dans la convalescence de la fièvre typhoïde infantile, la *desquamation cutanée*, tantôt furfuracée, tantôt et plus rarement lamelleuse, qui envahit principalement le tronc et la racine des membres. Elle commence à l'aisselle, se poursuit sur les flancs, gagne l'abdomen, puis le dos,

---

(1) Weill, *Congrès franç. de méd.* Lyon, 1895, p. 373.

les épaules et les fesses. Aux membres, elle est plus marquée aux cuisses et aux jambes qu'aux bras; elle est exceptionnelle sur l'avant-bras et ne s'observe jamais aux mains, ni à la plante des pieds. Cette desquamation se montre à la fin de l'évolution fébrile ou pendant l'apyrexie, parfois seulement dix à quinze jours après le début de la convalescence, ce qui explique qu'elle ait échappé à la plupart des observateurs. Il est juste toutefois de rappeler qu'elle avait été parfaitement décrite en 1846 par Hamernick (1).

**Rechutes.** — Les rechutes ne sont pas rares chez les enfants : elles sont peut-être même plus fréquentes que chez les adultes (Giraud (2) ; elles sont caractérisées par une recrudescence de la fièvre et souvent par une éruption nouvelle de taches rosées. Dans une de nos observations, la rechute est survenue le vingt-troisième jour, au moment où tout faisait espérer une terminaison favorable, et la convalescence véritable ne commença que le soixantième jour; dans un autre cas, il y eut succession de deux fièvres typhoïdes de deux semaines chacune, séparées par un intervalle apyrétique de neuf jours. Henoch a observé un nombre assez considérable de rechutes (dans 16 cas sur 97), sans qu'on pût incriminer un traitement antipyrétique énergique contre la première atteinte ou une faute de régime dans l'intervalle de rémission ou d'apyrexie ; la terminaison fut favorable dans tous les cas.

Les récidives à longue échéance sont exceptionnelles.

COMPLICATIONS. — Parmi les complications proprement dites qui surviennent dans le cours de la fièvre typhoïde, les unes sont beaucoup plus rares, les autres un peu plus fréquentes chez l'enfant que chez l'adulte.

L'*hémorragie intestinale* est très rare dans le jeune âge. Quand les selles sont noires, le sang provient le plus souvent du nez ou de l'estomac ; Koch a observé des vomissements de sang abondants chez un enfant au début d'une fièvre typhoïde. L'un de nous cependant, M. D'Espine, a vu survenir une hémorragie intestinale qui fixa le diagnostic dans la seconde semaine d'une fièvre typhoïde sans taches et avec constipation ; l'évacuation de selles noires succéda à l'administration d'un grand lavement qu'on ne renouvela pas, et l'enfant âgée de six ans se remit promptement. Dans un cas observé par Hervé (3), relatif à un enfant de dix ans, une entérorragie grave se déclara le neuvième ou le dixième jour d'une fièvre typhoïde et jugea la maladie qui guérit rapidement. E. Revilliod a observé chez deux enfants de douze ans la même complication qui se termina fatalement.

La *perforation intestinale* est très rare ; nous ne l'avons observée

(1) Hamernik, *Prag. Vierteljahrschr.*, 1846, X.
(2) Giraud, *Thèse de Paris*, 1884.
(3) Hervé, *Rev. mens. des mal. de l'enf.*, 1898, p. 92.

qu'une fois, Taupin deux fois, Rilliet et Barthez deux fois ; elle détermine presque toujours une péritonite rapidement mortelle. On devra cependant tenter la laparotomie.

Les *escarres* au sacrum sont aussi assez rares ; Rilliet et Barthez les ont observées 6 fois sur 107 cas, du dix-septième au cinquantième jour de la maladie, chez des enfants qui ont succombé. Henoch (1) n'en a observé que onze cas dans toute sa pratique, dont trois seulement furent mortels.

Les *parotidites* sont rares également. Elles sont, comme chez l'adulte, de mauvais augure.

L'*angine simple* pultacée ou herpétique a été signalée par Cadet de Gassicourt (2), comme accident initial de la fièvre typhoïde.

La *mort subite* dans la convalescence, signalée par Dieulafoy chez l'adulte, est à peu près inconnue chez l'enfant, grâce à la résistance plus grande du muscle cardiaque à l'infection dans le jeune âge. Moussous (3) en cite cependant un exemple. Un petit typhique, dont la maladie n'avait présenté rien de particulier, mourut subitement le vingtième jour de sa fièvre typhoïde qui approchait de la convalescence, au moment où il venait de se soulever pour boire une tasse de lait. L'autopsie pratiquée avec le plus grand soin resta absolument négative.

Les affections des voies respiratoires sont plus fréquentes. La *diphtérie* du pharynx ou du larynx peut survenir quelquefois au moment d'une épidémie ou dans un hôpital.

La *laryngite nécrosique* (*Laryngotyphus* des Allemands) est rare chez les enfants ; nous l'avons vue survenir au treizième jour d'une fièvre typhoïde et accélérer la terminaison fatale. Schuster (4) a observé dans deux cas des accidents laryngés au début de la fièvre typhoïde. Ces accidents, caractérisés par des ulcérations des cordes vocales constatées au laryngoscope, se réduisirent à une aphonie avec toux douloureuse au niveau du larynx et furent précédés par une angine qui dans un cas s'accompagna d'exulcérations aphteuses du palais. Ces symptômes disparurent peu à peu et furent remplacés par des manifestations typhoïdes très accentuées. Les deux enfants guérirent à la suite de lavages froids.

La *pneumonie* est la complication la plus fréquente. Habituellement lobulaire et généralisée, elle occupe les deux poumons, s'accompagne quelquefois de pleurésie et se termine souvent par la mort (Rilliet et Barthez) ; elle se développe surtout chez les jeunes enfants et survient du vingtième au quarantième jour. La pneumonie lobaire est en général plus rare ; néanmoins Wolberg a observé 10 cas de pneumonie

(1) Henoch, *Vorlesungen über Kinderkrankheiten*, 4e édit., 1889, p. 767.
(2) Cadet de Gassicourt, *Revue des mal. de l'enf.*, 1888, p. 145.
(3) Moussous, *Leçons clin. des mal. de l'enf.*, 1893, p. 226.
(4) Schuster, *Arch. f. Kinderheilk.*, 1891, XII, p. 392.

fibrineuse lobaire et 6 cas de broncho-pneumonie chez des enfants atteints de fièvre typhoïde. Cette complication a été surtout rencontrée chez des sujets âgés de moins de sept ans; dans trois cas, elle s'est déclarée dans la première semaine (pneumo-typhoïde). Tous les cas ont guéri, sauf un seul où la pneumonie avait envahi les deux poumons. Nous avons observé chez un jeune enfant de seize mois une pneumonie lobaire du sommet qui se développa dans la seconde semaine d'une fièvre typhoïde grave; la matité et le souffle persistèrent pendant huit à dix jours et restèrent limités à la région sous-claviculaire; l'enfant guérit.

Il n'est pas rare d'observer dans le cours ou pendant la convalescence de la fièvre typhoïde des enfants un léger *œdème*, quelquefois généralisé, plus souvent limité aux membres inférieurs ou au scrotum. Cet œdème ne s'accompagne pas d'albuminurie et est sans valeur pour le pronostic; plus rarement il survient une véritable *phlegmatia alba dolens* de la jambe gauche ou des deux membres inférieurs. Rilliet et Barthez, ainsi que Cadet de Gassicourt, en signalent quelques cas, tous suivis de guérison.

Diverses éruptions cutanées (*roséole, urticaire*) ont été parfois observées chez les enfants atteints de fièvre typhoïde.

L'*otorrhée* est assez fréquente à la suite de la fièvre typhoïde, chez les enfants scrofuleux surtout. Parfois la maladie est suivie d'une simple *surdité*, qui disparaît très lentement.

La convalescence peut être entravée par des accès de fièvre passagers, dus en général à des *furoncles* ou à des *abcès* sous-cutanés ou musculaires.

Le *noma* se développe quelquefois dans le cours ou la convalescence de la fièvre typhoïde chez les enfants faibles et misérables. L'usage du calomel à doses répétées ne paraît pas avoir été dans quelques cas étranger à cette complication.

La *gangrène des extrémités* a été observée deux fois par Ollivier (1) dans le cours de la fièvre typhoïde chez les enfants ; elle était due probablement à des embolies.

Cadet de Gassicourt a vu un enfant succomber à une *péricardite purulente* dans le cours d'une fièvre typhoïde grave.

Le même auteur a constaté l'existence simultanée d'une fièvre typhoïde et d'une *méningite* chez un enfant de cinq ans. L'autopsie confirma les deux diagnostics.

Parmi les complications nerveuses de la fièvre typhoïde, l'*aphasie* a été signalée par plusieurs observateurs. Elle paraît être surtout fréquente chez les jeunes sujets, car sur 17 cas d'aphasie typhoïdique mentionnés par Landouzy (2), 16 appartiennent à l'enfance, et la

(1) Ollivier, *loc. cit.*, p. 378.
(2) Landouzy, Des paralysies dans les maladies aiguës. *Thèse de concours*. Paris, 1880.

plupart des nombreux cas réunis par Kuhn (1) se rapportent aussi à cet âge ; c'est surtout entre huit et onze ans qu'elle a été constatée, et plus souvent chez les garçons que chez les filles. Nous l'avons observée nous-mêmes une fois chez un jeune garçon, dans la convalescence d'une fièvre typhoïde grave ; le malade, malgré le réveil de l'intelligence, ne pouvait s'exprimer pendant quelques jours que par des gestes ou des grognements inarticulés ; il ne recouvra que peu à peu l'usage de la parole. Dans un cas rapporté par E. de la Harpe (2), l'aphasie qui se montra le douzième jour d'une fièvre typhoïde chez un garçon de six ans, s'accompagna d'ataxie choréiforme et d'hyperesthésie générale. Elle survient assez subitement, tantôt dans la troisième semaine, tantôt plus tard dans le cours de la convalescence. Comme elle n'est pas toujours accompagnée d'hémiplégie et disparaît dans presque tous les cas au bout de peu de temps (trois semaines en moyenne), il est à présumer qu'elle est due plutôt à des phénomènes d'anémie ou de suffusion séreuse qu'à des lésions matérielles de la troisième circonvolution. Cette hypothèse paraît confirmée par le résultat de deux autopsies relatées, l'une par Eisenschitz, l'autre par Escherich et Fischl ; dans ce dernier cas, relatif à un enfant de dix ans, l'aphasie s'était compliquée de démence (3).

Parmi les affections du système nerveux consécutives à la fièvre typhoïde observées chez les enfants, signalons encore la paralysie des muscles dilatateurs de la glotte (Rehn), celle du voile du palais et du pharynx (Cadet de Gassicourt), la chorée (Rilliet et Barthez) et la paralysie atrophique limitée, due à une névrite périphérique.

Les *troubles psychiques* observés chez l'enfant après la fièvre typhoïde sont le plus souvent passagers, quand ils se manifestent sous la forme de manie (Feitz, Lit, Baginsky). Parfois, ils persistent ; ils sont alors principalement caractérisés par une diminution de la mémoire ou un abaissement général des fonctions intellectuelles. Il est probable que les enfants de souche névropathique y sont plus prédisposés que les autres. Le traitement par les bains froids et l'alimentation continue par le lait ont rendu ces suites fâcheuses exceptionnelles ; nous ne les avons jamais personnellement observées.

DIAGNOSTIC. — **DIAGNOSTIC POSITIF.** — Le diagnostic de la fièvre typhoïde est beaucoup plus difficile chez l'enfant que chez l'adulte. La prédominance des formes légères sans caractères pathognomoniques, la fréquence de la constipation, la rareté des hémorragies intestinales, expliquent pourquoi, en l'absence des taches lenticulaires, le diagnostic reste en suspens pendant la première quinzaine et ne peut

_______

(1) Kuhn, *Thèse de Fribourg-en-B.*, 1882. — Voir aussi : Bohn, Ueber Sprachstörungen im kindlichen Alter, (*Jahrb. f. Kinderheilk.*, XX, fasc. 1 et 2).

(2) De la Harpe, *Rev. méd. de la Suisse rom.*, 1883, p. 364.

(3) Escherich et Fischl, *Münch. med. Woch.*, 1888, n° 3.

être fixé que par la marche ultérieure de la maladie ou parfois reste toujours obscur.

Aussi est-ce surtout pour les fièvres typhoïdes de l'enfance que le *séro-diagnostic* ou la réaction de Widal (1) est appelé à rendre des services signalés. La réaction négative nous (2) a permis dans deux cas où le diagnostic de fièvre typhoïde avait été posé par le médecin traitant, d'admettre pour le premier une grippe qui fut suivie d'une broncho-pneumonie et se termina par la guérison, dans le second de diagnostiquer une tuberculose aiguë ; l'enfant succomba quelques jours après à une méningite tuberculeuse.

Très exceptionnellement la réaction de Widal a été trouvée dans d'autres affections que la fièvre typhoïde, mais alors elle n'existe pas macroscopiquement (Nachod) (3), et disparaît à des dilutions faibles, à partir de 1 pour 20 à 1 pour 30. Haushalter (4) signale un cas de fièvre typhoïde avérée dans lequel la réaction fit défaut même pendant la convalescence. Cela ne nous est jamais arrivé. Dans les formes légères, qui sont les plus difficiles à dépister, la réaction apparaît en général plus vite que dans les formes graves, parfois dès le sixième ou le huitième jour.

**DIAGNOSTIC DIFFÉRENTIEL.** — La forme légère pourra être confondue dans les pays à malaria avec une *fièvre paludéenne rémittente*. Les résultats du traitement par la quinine éclaireront dans ce cas le diagnostic.

L'*entérocolite simple* peut s'accompagner de symptômes généraux qui simulent la fièvre typhoïde, quoiqu'en général la fièvre soit moins vive et la tuméfaction de la rate moins fréquente et moins marquée. Nachod signale 4 cas dans lesquels le diagnostic ne put être établi que par l'absence persistante de la réaction de Widal.

Signalons encore parmi les diagnostics parfois épineux celui entre la fièvre typhoïde légère et la *grippe*, surtout la grippe à forme gastro-intestinale qui est assez fréquente chez l'enfant (voir *Grippe*).

Enfin, quelque bizarre que paraisse ce rapprochement, la maladie qui en pratique nous a paru simuler le plus souvent une fièvre typhoïde au début, c'est la *pneumonie franche*, surtout dans sa forme rudimentaire, qui s'accompagne d'une forte fièvre, parfois d'un grand abattement, et dans laquelle habituellement les signes physiques sont peu marqués et ne permettent de reconnaître l'existence d'un foyer inflammatoire au sommet du poumon qu'au moment de la défervescence.

Les *angines* diphtériques ou streptococciques peuvent également

(1) Widal, *Presse méd.*, 27 juin 1896, n° 52.
(2) D'Espine et Mallet, *Revue méd. de la Suisse rom.*, 1898, p. 113.
(3) Nachod, *Prag. med. Wochenschr.*, 1897, p. 489 et suivantes.
(4) Haushalter, *Presse méd.*, 30 sept. 1896, n° 80.

simuler une fièvre typhoïde, quand la dysphagie est peu marquée et que le médecin ne pense pas à examiner la gorge. On ne doit pas oublier néanmoins que dans quelques cas rares l'angine catarrhale a marqué le début d'une fièvre typhoïde.

La **forme grave** est habituellement facile à reconnaître. Cependant, quand les taches manquent, la prédominance de certains accidents nerveux ou thoraciques peut faire croire à une *méningite tuberculeuse* ou à une *tuberculose générale aiguë*.

Entre la fièvre typhoïde et la méningite tuberculeuse, l'hésitation ne peut durer en général bien longtemps. La présence de râles disséminés dans la poitrine, le ballonnement du ventre, la diarrhée, le tremblement général des membres, la possibilité de tirer l'enfant de la stupeur ou du coma, feront reconnaître la fièvre typhoïde. Au contraire, un coma profond et prolongé, des symptômes paralytiques, et surtout un pouls à la fois ralenti et irrégulier seront caractéristiques pour la méningite tuberculeuse.

Le diagnostic entre la fièvre typhoïde et la tuberculose généralisée aiguë est très difficile, quand aux symptômes thoraciques et nerveux se joignent des symptômes abdominaux, tels que le ballonnement du ventre, la diarrhée, le gonflement de la rate, etc., dus à la généralisation des granulations tuberculeuses. C'est en pareil cas que la réaction de Widal rendra des services signalés. Guinon et Meunier (1) ont observé un cas curieux de fièvre typhoïde qui se développa dans le cours d'une phtisie aiguë. L'enfant âgé de huit ans succomba le trentième jour de la maladie après avoir présenté des taches rosées et une réaction de Widal positive. A l'autopsie on trouva une granulie ayant atteint les poumons, le foie, les reins et la pie-mère. Les sérosités cadavériques présentaient la réaction agglutinante.

On a pris parfois pour une fièvre typhoïde grave à sa période d'état la *périostite phlegmoneuse diffuse*. Quand on peut avoir des renseignements précis sur le début de la maladie, l'erreur est impossible. D'ailleurs, dès que l'idée d'une périostite se sera posée à l'esprit, il sera très facile d'en vérifier l'existence en constatant la tuméfaction, l'empâtement du membre et souvent une fluctuation profonde ; la vie du petit malade dépend dans ce cas de la justesse et de la promptitude du diagnostic.

PRONOSTIC. — Le pronostic ressort suffisamment de notre description. Il faut toujours espérer, quand on se trouve en face d'un enfant atteint de fièvre typhoïde, quelque sérieux que paraisse son état ; une température même très élevée est moins à redouter dans le jeune âge que chez l'adulte. Chez les nouveau-nés, le pronostic

(1) Guinon et Meunier, *Revue mens. des mal. de l'enf.*, 1897, p. 181.

est grave ; dans la seconde enfance, la terminaison fatale est exceptionnelle jusqu'à dix ans ; plus tard, à mesure qu'on se rapproche de l'âge de la puberté, les chances de mort augmentent.

La durée moyenne des cas mortels est un peu plus courte chez l'enfant que chez l'adulte. D'après Gerhardt les deux tiers des décès tombent sur les trois premières semaines, un peu plus du tiers sur les deux premières semaines, et un cinquième sur la première semaine. Parmi les cas de mort rapide (du 6e au 7e jour), la moitié appartient à des nouveau-nés.

La mortalité est en général plus grande à l'hôpital qu'en ville. Sur 43 enfants atteints de fièvre typhoïde observés par l'un de nous, à l'hôpital Sainte-Eugénie, en 1872, 7 sont morts ; mais, sur ce nombre, 5 seulement ont succombé à la fièvre typhoïde elle-même et 4 étaient âgés de plus de dix ans ; les 2 autres cas de mort étaient dus, l'un à une pleuro-pneumonie, l'autre à un croup. Rilliet et Barthez, qui ont perdu à l'hôpital un quart de leurs malades, en grande partie par des maladies intercurrentes, ont eu en ville à peine une mortalité d'un dixième. Dans le service de Cadet de Gassicourt, la mortalité a été de 22 cas sur 276, soit d'un peu moins de 8 pour 100. A la policlinique de Kiel, Starck n'a eu que 2 morts sur 100 cas.

**TRAITEMENT. — PROPHYLAXIE. —** Il est très important en temps d'épidémie typhoïde de ne laisser boire aux enfants que de l'eau et du lait bouillis.

Les selles et les urines des petits malades seront immédiatement désinfectées en versant dans le vase qui les reçoit une solution de permanganate de potasse à 2 pour 100 ou d'acide phénique à 5 pour 100. Tous les linges souillés seront passés à l'étuve ; les tachés sur le parquet seront lavées au savon noir et à l'acide phénique. Les mains des gardes-malades seront désinfectées avec soin. Avec de telles précautions, prises consciencieusement, il est inutile d'isoler les enfants atteints de fièvre typhoïde. .

**THÉRAPEUTIQUE.** — *Nourrir et fortifier de bonne heure, intervenir le moins possible*, telle est la règle à suivre dans le traitement de la fièvre typhoïde ; les enfants supportent moins bien encore que les adultes une diète rigoureuse ou une médication spoliatrice, et on peut attendre beaucoup chez eux de la nature.

Dans la **forme légère**, on se bornera à entretenir la liberté du ventre par des purgatifs doux, à veiller à une aération convenable, à soutenir les forces par du lait et du bouillon donnés alternativement toutes les deux ou trois heures, à proscrire les aliments solides pendant toute la durée de la fièvre et à combattre celle-ci dès le début par des bains de 30° à 35° de dix à quinze minutes, répétés deux ou trois fois par jour au moment des exacerbations fébriles (39°,5 à 40°).

Dans la **forme grave**, les *bains* constituent toujours la partie fondamentale du traitement; on les donnera à la température de 25° à 30° suivant l'âge, et leur durée sera de cinq à quinze minutes; on se guidera, pour l'apprécier, d'après l'effet produit et la manière dont l'enfant supporte le bain. Celui-ci sera répété de quatre à cinq fois dans les vingt-quatre heures et dans l'intervalle, si la fièvre remonte au degré primitif et s'accompagne de somnolence ou de délire, on recourra aux lotions froides ou à l'enveloppement dans le maillot. Dans la forme adynamique avec congestion pulmonaire, où le bain entier et prolongé est mal supporté, on lui substituera les affusions froides données dans un demi-bain. Si l'enfant est très déprimé, on emploiera en même temps les *stimulants* et les *toniques* à haute dose, tels que le vin, le café, le quinquina.

Dans les formes malignes qui ne cèdent pas au traitement hydrothérapique seul, on peut adjoindre à celui-ci les doses massives de *quinine*, administrées à longs intervalles, tous les deux soirs, par exemple, suivant la méthode de Liebermeister et de Hagenbach (1). Ce dernier estime que la dose nécessaire pour amener la défervescence est :

| | | |
|---|---|---|
| Pour les enfants de.............. | 1 à 5 ans | 0,70 à 1 gramme. |
| —        de.............. | 6 à 10 — | 1,0 à 1,50 — |
| —        de.............. | 11 à 15 — | 1,0 à 2 — |

Il administre ces hautes doses en une seule fois le soir et a rarement besoin de les répéter le lendemain pour obtenir l'effet voulu. Ces faits prouvent que le sulfate de quinine est mieux supporté par les enfants qu'on ne le croirait au premier abord. Notre expérience n'est cependant pas favorable à l'administration de doses aussi fortes, au moins dans les premières années. Il faut réserver la méthode d'Hagenbach pour les cas malins chez des enfants au-dessus de huit à dix ans, et il suffit parfois de deux ou trois doses de 0,50 à 0,70 de sulfate de quinine données à intervalles éloignés, pour voir céder les accidents graves et la maladie reprendre sa forme ordinaire, dans laquelle le traitement balnéaire suffit.

Nous partageons tout à fait l'antipathie de Gerhardt pour l'emploi du *salicylate de soude* dans la fièvre typhoïde; l'expérience acquise chez les adultes enseigne que ce médicament, si utile dans le rhumatisme aigu, a peu d'action sur la marche et la durée de la fièvre typhoïde et peut dans quelques cas provoquer des phénomènes de collapsus, qui chez l'enfant sont plus à redouter que chez l'adulte.

Quant à l'*antipyrine*, qui a été recommandée dans la fièvre typhoïde infantile, nous nous abstenons de la prescrire, car elle n'a aucune action spécifique sur la maladie; elle ne la raccourcit pas et n'a qu'une

---

(1) Hagenbach. *Jahrb. f. Kinderheilk.* N. F., V., 1872, p. 181.

influence éphémère sur la température. Ajoutons que la fréquence du pouls persiste souvent dans l'apyrexie produite par ce médicament et que les symptômes nerveux graves ne disparaissent pas toujours après son administration. Les sueurs profuses et les éruptions cutanées qui suivent parfois celle-ci, les symptômes de collapsus qui peuvent se produire après des doses très variables suivant l'individualité du sujet, commandent la prudence.

D'autres indications que celles relatives à la fièvre peuvent se présenter :

Si la dyspnée et la toux prédominent et si l'auscultation révèle la présence de nombreux râles humides, on emploiera avec avantage le *musc* (15 à 30 centigr.) uni au *carbonate d'ammoniaque* (30 à 60 centigr.) dans une infusion légère de polygala ou bien dans un looch au rhum, suivant l'état des forces.

Nous nous sommes bien trouvé, dans les formes thoraciques de la fièvre typhoïde, d'applications répétées de *ventouses sèches* sur le thorax.

Vers la fin de la seconde semaine ou dans les semaines suivantes, la diarrhée peut, par son abondance et sa fréquence, devenir une véritable complication ; il faut la combattre alors sous peine de voir augmenter la faiblesse de l'enfant et survenir des vomissements dus à l'impossibilité d'assimiler les aliments. On emploiera à cet effet de petits *lavements amidonnés*, et des *fomentations excitantes* sur le ventre. On alimentera le malade avec du lait coupé d'un tiers d'*eau de chaux* et surtout on administrera le *laudanum* ; l'effet de ce médicament, qui est alors un véritable tonique, est merveilleux, pourvu qu'on surveille son action et qu'on proportionne le nombre de gouttes à l'âge et à la susceptibilité particulière de l'enfant ; il change la nature des selles, diminue leur nombre et favorise l'assimilation. Il faut proscrire au contraire l'opium dans la période d'état aussi longtemps que la fièvre continue.

Le collapsus cardiaque dû à une infection grave ou à des hémorragies intestinales doit être combattu par des injections sous-cutanées de sérum artificiel à 7 pour 1000 de chlorure de sodium. Ces injections ont exercé à plusieurs reprises une action rapide et remarquable sur la force du cœur, lorsque la mort semblait imminente, dans un cas de fièvre typhoïde maligne observé par Guinon (1), chez une petite fille de deux ans, qui ne supportait pas les bains froids.

La convalescence exige des ménagements extrêmes et une surveillance continuelle. L'alimentation doit être graduée et appropriée à chaque progrès de l'enfant vers le mieux ; nous nous sommes très bien trouvés du *lait d'ânesse* chez les jeunes enfants, jusqu'au moment où les selles sont redevenues naturelles. Le changement

---

(1) Guinon, *Rev. mens. des mal. de l'enf.*, 1897, p. 241.

d'air est aussi indiqué après les formes graves, dès que le déplacement peut se faire sans danger.

Tout travail intellectuel et toute préoccupation qui réclame une forte dose d'attention doivent être proscrits, après une fièvre typhoïde, pendant un espace de temps qui pourra varier de deux mois à un ou deux ans.

# CHAPITRE VIII

## MALARIA

ÉTIOLOGIE. — La fièvre intermittente s'observe dès le jeune âge; elle serait même plus fréquente chez les enfants que chez les adultes, et, lorsqu'une épidémie de malaria éclate dans une localité, ce sont généralement les jeunes sujets qui sont atteints les premiers. D'après les recherches de Bohn (1), qui a réuni 465 cas de cette maladie dans l'enfance, elle est commune surtout entre deux et sept ans, mais le fœtus lui-même n'en est pas exempt; on a plusieurs fois constaté, chez des enfants nés de femmes atteintes de malaria, l'hypertrophie de la rate et d'autres signes de la cachexie palustre au moment de la naissance. Le nouveau-né serait également exposé à contracter la fièvre intermittente pendant l'allaitement, s'il est nourri par une femme qui est affectée de cette maladie (Boudin).

**Parasite de la malaria** (2). — Ce parasite a été découvert dans le sang en 1880 par Laveran, et maintenant, grâce à l'examen de ce liquide, le diagnostic de la malaria peut être posé avec une grande certitude.

Les hématozoaires se présentent le plus souvent sous forme de *corps sphériques* ou *kystiques* (corps n° 2 de Laveran, plasmodies de Marchiafava et Celli) hyalins, transparents, dont on peut constater les mouvements amiboïdes dans l'intérieur des globules rouges pendant les heures qui précèdent l'accès intermittent ou pendant le stade de frisson. Ils détruisent peu à peu le globule rouge en formant des grains de mélanine, pigment emprunté à la matière colorante du globule.

L'hématozoaire suit un cycle régulier; il se *segmente* et les nouveaux corpuscules ronds qui en résultent circulent dans le sang et fourniront un nouveau cycle en devenant endoglobulaires.

Les *corps en croissant* ou falciformes ne seraient que des corps sphériques qui amèneraient la disparition du globule en s'y accolant.

(1) Bohn, in *Gerhardt Handb. f. Kinderkr.*, t. II. 1877, p. 445.
(2) Nous renvoyons pour la description détaillée de ce parasite à l'excellent article de Concetti dans : *Traité des mal. de l'enf.*, t. I, Paris, 1897, p. 302.

Laveran a signalé en outre des *flagella* mobiles accolés au corps sphérique, auquel ils donnent l'aspect d'un animal muni de pseudopodes. C'est surtout dans le sang de la rate, obtenu par ponction, qu'on les a trouvés.

La *technique* à suivre pour bien colorer les hématozoaires a été indiquée par Laveran et perfectionnée par Roux. Voici en quoi elle consiste : Placer la lamelle portant le sang étalé en couche très mince et desséché, dans un mélange à parties égales d'alcool absolu et d'éther, pour fixer les éléments (4 à 5 minutes). Plonger la lamelle pendant 30 secondes dans une solution aqueuse forte d'éosine, la laver à l'eau et la sécher, puis la placer pendant une minute dans une solution aqueuse forte de bleu de méthylène ; laver, sécher et monter au baume. L'hématozoaire se détache en bleu sur le fond du globule coloré en rose.

DESCRIPTION. — A partir de l'âge de six ans, la fièvre intermittente présente habituellement les mêmes caractères que chez l'adulte ; la description qui va suivre s'appliquera plus spécialement aux enfants plus jeunes.

**Fièvres intermittentes simples**. — La *forme aiguë* affecte le plus souvent le type quotidien ; le type tierce est moins fréquent ; le type quarte est assez rare. La maladie ne débute pas aussi franchement que chez l'adulte ; elle peut être précédée par quelques jours de malaise, d'anorexie, de céphalalgie et de vertiges. Les caractères de l'accès fébrile sont souvent imparfaitement développés ; le frisson initial est peu marqué et ne se traduit que par une pâleur générale avec refroidissement des extrémités et coloration bleuâtre des ongles. Chez les enfants à la mamelle, on observe du tremblement des membres, des contractions spasmodiques des muscles de l'œil et un état de dépression générale. Ces phénomènes se prolongent de quelques minutes à une heure ; puis vient le stade de chaleur : l'enfant est pris d'un malaise extrême, de vomissements, quelquefois de délire et de convulsions, sans que la chaleur fébrile soit toujours très accusée. L'accès ne se termine pas brusquement par un stade de sueur ; la peau se recouvre seulement de moiteur, et l'enfant reste dans un état de malaise qui persiste jusqu'à l'accès suivant. La fièvre offre un type plutôt rémittent qu'intermittent, les accès ne reviennent pas très régulièrement aux mêmes heures et s'observent souvent la nuit.

La tuméfaction de la rate est le phénomène le plus caractéristique de la maladie chez les enfants. Elle provoque parfois des irradiations douloureuses à la base de la poitrine, gêne la respiration et peut simuler une affection de la plèvre ou des poumons.

Très souvent, la fièvre intermittente s'accompagne, dans l'enfance, de troubles gastro-intestinaux caractérisés par des vomissements suivis d'une diarrhée qui persiste entre les accès ; la langue est recouverte d'un enduit jaunâtre ; il n'est pas rare non plus que la maladie se complique d'un catarrhe bronchique ou d'une broncho-pneumonie (Meigs et Pepper) (1).

**Fièvres rémittentes**. — Les formes rémittentes sont souvent la première manifestation de l'infection paludéenne dans les pays tropicaux ou dans la partie méridionale de l'Europe. Elles sont fréquemment accompagnées d'accidents pernicieux et entraînent une cachexie profonde.

La fièvre rémittente survient habituellement subitement, sans prodromes. Elle a une durée de cinq à dix jours ; elle se prolonge quelquefois pendant deux ou trois semaines et s'accompagne d'un état typhoïde qui rend parfois difficile de la distinguer d'une véritable dothiénentérie.

**Fièvres pernicieuses**. — Les accès pernicieux ne sont pas rares chez les enfants, surtout dans les premières années. Les petits malades succombent tantôt dans le premier accès, tantôt seulement au second ou au troisième, si un traitement énergique n'a pas été institué à temps. La forme *comateuse* et la forme *convulsive* sont les plus fréquentes, et la première succède quelquefois à la seconde. La fièvre comateuse est la seule observée dans les premiers mois de la vie, où elle tue souvent au premier accès. La forme *algide* a été aussi rencontrée, ainsi que la forme *dysentérique* (Bohn).

**Fièvres larvées**. — La malaria prend tous les masques chez l'enfant comme chez l'adulte. Dans les pays à fièvre, tout phénomène morbide à forme intermittente est suspect, qu'il s'agisse d'une gastralgie, d'un épistaxis (Forchheimer) (2), d'une entérorragie, d'un asthme (Moncorvo), d'une congestion pulmonaire ou d'une attaque de vomissements. On a signalé même des accès malariens qui se traduisaient simplement pas des vertiges (*Febris intermittens vertiginosa*) ou des palpitations. Smith (3) a observé, chez un garçon de onze ans, des attaques de palpitations avec tuméfaction thyroïdienne simulant la maladie de Basedow, qui revenaient tous les soirs et disparaissaient le matin ; la rate était grosse. Au bout de dix jours de traitement quinique, le mal disparut pour ne plus revenir.

Toutes les névralgies observées chez l'adulte peuvent être produites aussi par la malaria chez l'enfant, principalement la névralgie de la cinquième paire. Signalons néanmoins, comme plus spécial au jeune âge, le *torticolis intermittent* qui affectait le type tierce chez deux enfants observés par Bohn et qui parfois peut s'accompagner de symptômes qui simulent la méningite cérébro-spinale (Forchheimer).

Filatow (4) insiste sur la fréquence de la *diarrhée*, comme forme

(1) Meigs et Pepper, *Pract. treatise of diseases of children*, London, 1874, p. 691.
(2) Forchheimer, *Keating's Cyclop. of the Dis. of children*, t. I, 1890, p. 838.
(3) Smith, *Med. Rec.*, 20 nov. 1888.
(4) Filatow, *Festschr, an Henoch*, Berlin, 1890, p. 24.

larvée de la malaria chez les enfants. Elle se distingue de la diarrhée infantile vulgaire par sa marche intermittente, caractérisée par des accès apparaissant surtout dans la nuit ou la matinée et par sa disparition rapide après l'administration de la quinine. L'entérite paludéenne peut être aiguë ou chronique. L'entérite aiguë est habituellement dysentériforme et peut s'accompagner de fièvre pendant la poussée intermittente de diarrhée. La forme chronique a été observée surtout chez des enfants de cinq à dix ans et se distingue de l'entérite chronique vulgaire par la conservation de l'appétit et des fonctions de l'estomac et par le peu de retentissement de la maladie sur la santé générale. Tous les traitements ordinaires de la diarrhée échouent. Seuls, la quinine ou un changement de résidence amènent une guérison rapide.

**Cachexie paludéenne.** — La cachexie paludéenne est la conséquence fréquente de l'infection malarienne aiguë, plus souvent encore chez l'enfant que chez l'adulte; elle survient de bonne heure après les formes rémittentes. Dans les pays à fièvres, elle s'établit d'emblée et peut exister sans accidents fébriles, en imprimant son cachet à toute une population. Le teint est jaune, bistre ou terreux, parfois même aussi foncé que dans la maladie d'Addison. Les enfants souffrent tout particulièrement de cet état cachectique; les arrêts de croissance, l'infantilisme sont fréquents chez les enfants paludéens. Le foie et la rate surtout sont hypertrophiés et il existe souvent de la diarrhée.

Les complications sont fréquentes et particulièrement redoutables chez les enfants dans le cours de la cachexie paludéenne :

La *néphrite subaiguë* ou *chronique* compliquée parfois de dégénérescence amyloïde du rein, s'accompagne d'anasarque et parfois d'épanchements séreux dans les plèvres ou le péritoine. Il n'est pas rare de voir les petits malades succomber à des accidents urémiques. L'albuminurie, si fréquente dans les accidents aigus et chroniques de la malaria, n'est pas toujours liée à une maladie de Bright; elle est souvent seulement infectieuse et justiciable de la quinine.

Les *entérites* et les *inflammations broncho-pulmonaires* empruntent à la cachexie paludéenne une gravité toute spéciale.

On peut observer aussi du *purpura* avec ou sans hémorragies des muqueuses, et qui est d'un pronostic fâcheux.

DIAGNOSTIC. — La fièvre intermittente peut être facilement méconnue chez les enfants, les symptômes qui la caractérisent habituellement étant souvent irréguliers, peu marqués et rappelant parfois ceux du début de la tuberculose; il faudra dans bien des cas une observation prolongée et très attentive pour la démasquer. Dans les pays où la fièvre intermittente est endémique, on devra soupçonner cette affection toutes les fois qu'un enfant sera pris, sans cause apparente, d'un mouvement fébrile avec accès rémittents ou de troubles fonctionnels paroxystiques. Ferreira (1) a vu disparaître rapidement par l'administration de la quinine des accès d'asthme, des bronchites généralisées, parfois une véritable broncho-pneumonie. La forme intestinale de la malaria peut être facilement confondue chez les petits enfants avec une entérite simple ou une dysentérie. Si on n'en reconnaît pas la cause, l'accès peut devenir rapidement pernicieux. Chez les enfants plus âgés, la maladie peut simuler une fièvre typhoïde ou une méningite. Le traitement par la quinine servira de pierre de touche.

Le diagnostic de la malaria devra quelquefois être éclairé par l'examen du sang (voir p. 157). C'est surtout au début, pendant le stade de frisson, qu'on peut trouver des hématozoaires dans les globules rouges. Forchheimer a pu, grâce à l'examen microscopique, poser le diagnostic dans des cas douteux chez les enfants.

PRONOSTIC. — Le pronostic de la fièvre intermittente dans le jeune âge est le même qu'à l'âge adulte; convenablement traitée, elle guérit pour ainsi dire toujours, mais, si elle n'est pas combattue à temps, elle peut se compliquer promptement d'un état cachectique grave. Il existe enfin des formes pernicieuses, comme la forme comateuse, qui peuvent amener la mort au bout d'un petit nombre d'accès, si elles ne sont pas reconnues et traitées en temps utile.

TRAITEMENT. — **PROPHYLAXIE.** — Tous les médecins qui ont pratiqué dans les pays à fièvre insistent sur l'importance de la prophylaxie individuelle. La mesure la plus efficace sera d'éloigner l'enfant du foyer malarique; il suffit parfois d'une altitude de 300 ou 400 mètres pour le mettre à l'abri de l'infection. Si le déplacement n'est pas possible, on interdira les sorties au lever ou au coucher du soleil et on fera porter de la flanelle pour éviter les refroidissements. De petites doses de quinine (0,10 à 0,15 de sulfate ou de chlorhydrate) sont un préservatif très efficace pendant la saison dangereuse.

**THÉRAPEUTIQUE.** — La *quinine* est le remède spécifique de la maladie.

Le moment où il doit être administré varie suivant le type de la fièvre. Dans la fièvre quarte, il sera donné *trois ou quatre heures avant le moment prévu de l'accès* (Golgi), en deux doses prises à une demi-heure d'intervalle. La même règle sera suivie pour la fièvre tierce et ses formes composées. Dans les formes graves dont le type

(1) Ferreira, *Arch. ital. di pediatria*, 1889, p. 113.

est souvent irrégulier, la quinine sera donnée le plus tôt possible en répétant les doses toutes les quatre ou six heures.

Chez les enfants, chez lesquels les accès ne présentent souvent pas une périodicité bien marquée, même dans les formes légères de la maladie, il sera indiqué de faire prendre la quinine à des doses fractionnées et à intervalles réguliers, mais de façon que la dose totale soit donnée après la fin d'un accès, autant que possible quatre ou cinq heures avant le début de l'accès suivant (Concetti) (1).

Pour éviter les *rechutes*, il faut continuer l'usage du remède quel-temps après la cessation des accès. Dans les cas de fièvres tierce et quarte, Forchheimer conseille de faire prendre la dose complète qui a été nécessaire pour couper les accès, le jour où ceux-ci pourraient revenir, et de continuer ainsi au moins trois ou quatre fois de suite.

Quant au mode d'administration de la quinine, les *frictions* ne seront prescrites que dans la première année et dans les formes bénignes à la dose de 1,0 de sulfate pour 10,0 d'axonge benzoïnée. Elles seront faites sur tout le tronc et dureront dix minutes. Leur seul inconvénient est de déterminer parfois un léger érythème scarlatiniforme. Si elles sont sans effet, on recourra immédiatement à un autre mode d'administration.

La *voie buccale* est la plus usitée. L'amertume du remède, qui inspire souvent une extrême répugnance aux enfants, sera masquée par l'addition dans une potion d'un sirop ou de saccharine. Dans la première année, le sulfate ou le chlorhydrate seront prescrits à la dose de 0,15 à 0,20, qui sera augmentée de 0,05 par chaque année en sus; dans les cas graves on ira jusqu'à 0,50 pour les nourrissons. Dans la seconde enfance, la dose variera de 0,50 à 1,0. On est même allé jusqu'à 2,0 et 3,0 dans les cas pernicieux (Concetti). Ces fortes doses peuvent être données en pilules de 0,05, prises dans de la confiture (J. Simon) ou suivant la formule indiquée par Concetti :

| | |
|---|---|
| Chlorhydrate de quinine | 1.0 |
| Saccharine | 0.30 |
| Sirop de café | 20.0 |
| Eau d'anis | 10.0 |

La *voie rectale* est moins sûre ; les lavements doivent être évités, mais on peut les remplacer par des suppositoires au beurre de cacao renfermant de 0,25 à 0,30 de chlorhydrate de quinine.

Les *injections sous-culanées* ne seront employées que dans les formes graves et au moment du danger. Elles ont l'inconvénient d'être très douloureuses et d'être souvent suivies d'abcès. On évitera généralement ceux-ci par une asepsie rigoureuse et en faisant l'injection profondément dans le tissu cellulaire du dos ou des lombes. On

(1) Concetti, *loc cit.*, p. 409.

les préparera avec les sels quiniques les plus solubles, le lactate ou le chlorhydrate basique, dont on fera dissoudre deux à trois grammes dans dix centimètres cubes d'eau et dont on injectera habituellement un à deux centimètres cubes.

Dans le traitement des formes chroniques et surtout de la cachexie paludéenne, on emploiera pendant la période apyrétique l'*arsenic*, qu'on pourra souvent associer avantageusement au fer. On donnera par exemple douze gouttes, une à trois fois par jour, d'un mélange de 5 grammes de teinture de malate de fer avec 1 gramme de liqueur de Fowler. *On éloignera l'enfant du foyer miasmatique*; les bains de mer, le séjour à la montagne, l'hydrothérapie, accéléreront souvent le retour à la santé.

# CHAPITRE IX

## DIPHTÉRIE

On désignait, depuis Bretonneau, sous le nom de *diphtérie*, une maladie aiguë, infectieuse, caractérisée anatomiquement par une exsudation fibrineuse membraniforme à la surface des muqueuses ou du derme dénudé et tout spécialement à la surface de la muqueuse aérienne ; on réserve aujourd'hui ce nom aux affections déterminées par le bacille de Löffler.

HISTORIQUE (1). — La première relation incontestable d'une épidémie de diphtérie est due à Arétée ; la maladie qu'il désigne sous le nom d'*ulcus syriacum* ou *egyptiacum* sévissait dans les premiers siècles de notre ère, principalement en Égypte et en Syrie, frappait de préférence les enfants et les jeunes gens et présentait tous les traits principaux de la maladie décrite au commencement de ce siècle par Bretonneau.

Les relations d'épidémies analogues reparaissent et se multiplient au commencement de l'ère moderne. Il faut évidemment rapporter à la diphtérie les épidémies d'angine pestilentielle qui désolèrent l'Allemagne et la Hollande au milieu du xvie siècle (Pierre Forest à Alkmaër, 1557 — Jean Wierus à Bâle, 1565), le *garrotillo* qui exerça ses ravages en Espagne, en Portugal et dans les États de Naples à la fin du xvie siècle et dans le cours de la première moitié du xviie siècle, les maux de gorge gangreneux observés à Paris de 1743 à 1748 par Malouin et Chomel l'aîné, dans le comté de Cornouailles en 1748

---

(1) Consulter particulièrement pour l'historique : L. Deslandes, Exposé des progrès et de l'état actuel de la science sur cette question : L'angine gangreneuse et le croup sont-ils identiques ? *Journal du progrès des sc. méd.*, t. I, p. 152-200.

par J. Starr, et à Crémone dans la même année par Ghisi, etc.

Dans toutes ces épidémies, dont nous ne citons que les plus célèbres, on avait observé deux ordres de faits. Les unes présentaient
comme phénomènes prédominants des symptômes adynamiques et des
fausses membranes gangreneuses dans la gorge et le nez, les autres
ne s'accompagnaient pas d'un état général grave, mais menaçaient
néanmoins la vie par la propagation des fausses membranes au
larynx et à la trachée ; ce qui les caractérisait, c'étaient des attaques
de suffocation. Les unes et les autres étaient rapportées par les médecins qui les décrivaient à une même maladie appelée tantôt angine
gangreneuse ou pestilentielle, tantôt *garrotillo*, tantôt *morbus stran-
gulatorius* ou *suffocatorius*, tantôt esquinancie membraneuse, suivant les symptômes qui prédominaient dans chaque épidémie.

La description du *croup*, comme maladie spéciale, date du célèbre
ouvrage de F. Home (1765), dans lequel le médecin écossais trace de
main de maître les symptômes, l'anatomie pathologique et le traitement de la laryngite pseudo-membraneuse, mais, n'ayant eu devant
les yeux que des cas sporadiques, il méconnaît le lien qui existe entre
l'angine gangreneuse de ses devanciers et la maladie nouvelle qu'il
croit avoir découverte.

Samuel Bard, dans sa description de l'épidémie qui sévit à New-
York en 1771, ne commit pas la même erreur. Il avait observé trois
variétés d'angine : tantôt la maladie restait limitée à la gorge ; tantôt
elle se localisait d'emblée au larynx, c'était le croup de F. Home ;
tantôt enfin, et c'était le cas le plus fréquent, elle commençait par la
gorge et s'étendait de là au larynx et aux bronches.

En Europe, l'absence de toute épidémie considérable de diphtérie
à la fin du XVIII^e siècle et au commencement du XIX^e, jointe au retentissement du livre de Home, contribua à renforcer la doctrine qui
proclamait la dualité de l'angine maligne et du croup ; cette idée cul-
mine dans les travaux présentés au fameux concours, ouvert par Napo-
léon en 1807, *Sur la nature et le traitement du croup*. En lisant
l'ouvrage couronné de notre illustre compatriote Jurine et les notes
d'Albers (de Brême), qui partagea le prix avec lui, on est frappé de la
confusion établie entre le croup membraneux véritable et les laryngites suffocantes, ainsi que de la rareté de l'angine concomitante.

C'est à Bretonneau (de Tours) qu'était réservé l'honneur de démontrer l'identité de l'angine pseudo-membraneuse avec le croup du
larynx, de la trachée et des bronches. Ayant assisté, de 1815 à 1821,
à trois épidémies meurtrières en Touraine, il y puisa les éléments de
son immortel *Traité de la diphtérie*, maladie générale à laquelle il
subordonna les lésions locales et dont il démontra la spécificité.

L'école française contemporaine, dont Trousseau, l'élève de Bretonneau, est le représentant le plus illustre, a adopté les idées du
maître en les complétant et en les modifiant sur quelques points de

détail. C'est aux nombreuses thèses des internes des hôpitaux d'enfants à Paris, aux savantes discussions de l'Académie de médecine (1858) (1) et de la Société médicale des hôpitaux, ainsi qu'aux Cliniques de Trousseau, qu'on doit la vulgarisation de la trachéotomie dans le croup, et c'est à Bouchut qu'on doit la première idée de l'intubation.

La diphtérie a beaucoup augmenté son rayon d'action dans ces dernières années ; elle est devenue endémique dans presque toutes les grandes villes de l'Europe et de l'Amérique du Nord, et s'impose dans tous les pays à l'attention des médecins. La distinction entre le croup et la diphtérie a été longtemps encore maintenue en Angleterre et en Allemagne ; elle a disparu aujourd'hui devant les faits, qui se résument dans la formule de Trousseau : *Formes anatomiques et siège variables, cause unique.*

Une nouvelle ère dans l'histoire de la diphtérie a été inaugurée en 1884, par la découverte du *bacille diphtérique*, entrevu par Klebs et reconnu par Löffler (2). C'est à cette découverte que l'on doit une des applications les plus brillantes de la bactériologie à la thérapeutique, la *sérothérapie* de la diphtérie, dont la méthode est due à Behring (3), et l'introduction définitive dans la pratique à Roux (4), et qui a diminué dans des proportions considérables la mortalité de la diphtérie.

Aujourd'hui, *le nom de diphtérie n'est plus synonyme d'affection pseudo-membraneuse.* Il réunit toutes les affections déterminées par le bacille de Löffler [Escherich (5), Barbier (6)], depuis les plus légères, simplement catarrhales, jusqu'aux formes hypertoxiques. Par contre, il est des angines pseudo-membraneuses graves, telles que celles de la scarlatine, qui sont produites par le streptocoque et non par le bacille de Löffler ; elles doivent être séparées avec soin de la diphtérie vraie sous le nom d'angines *pseudo-diphtériques.*

Si l'on ne s'en tient pas rigoureusement à ce principe étiologique que consacre d'ailleurs le succès spécifique du sérum antidiphtérique, on retombe dans la confusion créée par l'école anatomique de Virchow, qui appelait croupale toute inflammation pseudo-membraneuse superficielle et diphtéritique toute inflammation pseudo-membraneuse profonde, interstitielle.


BACTÉRIOLOGIE. — **Morphologie.** — Le bacille diphtérique présente de grandes variétés de forme, avec un type fondamental qui est celui d'un bâtonnet cunéiforme dont une extrémité est ren-

(1) Voy. *Bull. de l'Acad. de méd.*, Paris, 1858-1859, t. XXIV, *passim.*
(2) Löffler, *Mitth. aus dem K. Gesundheitsamt.*, t. II, 1884, p. 421.
(3) Behring, *Deutsche med. Wochenschr.*, 1890, p. 1145.
(4) Roux, *Congrès d'hygiène de Budapest,* 1894.
(5) Escherich, *Centralbl. für Bakter.*, 1890, n° I.
(6) Barbier, *Sem. méd.,* 1891, p. 240.

flée et l'autre plus ou moins effilée, ce qui l'a fait comparer à un point d'exclamation.

Roux et Martin distinguent les bacilles *longs*, *moyens* et *courts*, les premiers étant d'après eux les plus virulents et les courts les moins virulents. Cette opinion est trop absolue. Martin (1) a d'ailleurs obtenu des toxines très actives avec des bacilles courts inoffensifs pour le cobaye et cultivés dans un milieu spécial.

L'arrangement des bacilles est variable. Tantôt isolés, tantôt réunis en V deux à deux, ils sont souvent disposés en rangées parallèles dites palissades ou sont enchevêtrés.

Le bacille diphtérique est toujours immobile.

Il prend le Gram, pourvu qu'on ne pousse pas trop loin la décoloration par l'acétone-alcool.

**Cultures.** — Sur le *sérum* de bœuf, ou mieux de cheval, additionné d'un quart de bouillon glycosé, qui est le milieu de choix, le bacille diphtérique se développe très rapidement et abondamment, sous la forme de colonies rondes d'un gris opalin, qui finissent par prendre la teinte mate de la goutte de cire.

Le *bouillon* porté à 35° se trouble très rapidement et d'une façon uniforme dans les premières vingt-quatre heures. De petits grumeaux se déposent contre les parois du vase ; il se forme souvent à la surface un voile très fragile, qui se développe surtout de 30° à 33° et à un repos absolu.

Le bouillon, légèrement alcalin au début, devient acide au bout de trois à quatre jours ; l'acidité persiste assez longtemps, puis elle est remplacée par une réaction alcaline, si l'air a libre accès dans la culture.

Sur *agar glycériné*, le développement est moins abondant et moins constant que sur sérum ; l'agar sert principalement à déceler les associations microbiennes du bacille diphtérique.

**Biologie.** — La *température* la plus favorable au développement du bacille de Löffler est de 33° à 35°. Ce bacille se développe encore, mais moins sûrement, à 20° ; ses cultures sur gélatine ne réussissent pas toujours. Il est tué, s'il est chauffé pendant trente minutes à 60° en milieu liquide ; il résiste mieux à la chaleur à l'état sec (D'Espine et Marignac) (2).

La *lumière*, surtout la lumière solaire, est un puissant moyen de destruction du bacille diphtérique. Il résiste à la *dessiccation* plus de trois mois, quand il est maintenu à l'abri de la lumière.

Son développement et la production de sa toxine sont favorisés par l'accès de l'air. Il peut vivre néanmoins dans une atmosphère privée d'oxygène, mais seulement dans un milieu liquide (D'Espine et Marignac).

(1) L. Martin, Production de la toxine diphtérique, 1893, p. 20.
(2) D'Espine et Marignac, *Revue méd. de la Suisse rom.*, 1890, p. 110.

**Action pathogène.** — L'inoculation du bacille diphtérique sur la muqueuse du larynx, de la trachée ou du vagin du cobaye, sur la muqueuse buccale du pigeon, détermine la formation de fausses membranes. On peut aussi déterminer facilement un croup expérimental chez le lapin qui succombe à l'asphyxie.

Par l'inoculation sous-cutanée du bacille en nature ou d'un centimètre cube de culture en bouillon de vingt-quatre heures, on tue un cobaye de 400 à 500 grammes dans un temps qui varie d'un à huit jours, suivant le degré de virulence du bacille. Dans les cas de virulence très atténuée, l'animal se remet, mais présente souvent une escarre au point d'inoculation.

Les lésions constatées à l'autopsie du cobaye sont caractéristiques : œdème quelquefois mélangé d'ecchymoses et de fausses membranes au point d'inoculation (Löffler), hypérémie de l'intestin et des capsules surrénales (D'Espine et Marignac), parfois épanchement pleurétique.

Le bacille ne se retrouve chez l'animal qu'au point d'inoculation et ne pénètre pas dans le sang. Il tue par sa toxine.

**Toxine.** — Roux et Yersin (1) ont démontré que le bacille diphtérique produit une toxine très active, analogue aux diastases et qu'ils obtiennent par la filtration sur porcelaine de cultures en bouillon peptonisé, ayant passé de trois à quatre semaines à l'étuve à 37°, traversé par un courant d'air toujours renouvelé.

Cette toxine, quand elle est très active, tue le cobaye de 400 à 500 grammes en vingt-quatre ou quarante-huit heures à la dose d'un dixième de centimètre cube.

Roux et Yersin ont pu reproduire par l'injection de toxine diphtérique chez le chien les paralysies de la diphtérie, qui avaient été déjà obtenues par inoculation des cultures, par Löffler sur le pigeon et par D'Espine et Marignac sur le chat.

L'*albuminurie*, signalée chez les animaux diphtérisés par D'Espine et Marignac, a été reproduite également par les injections de toxine.

**Immunisation. Sérothérapie.** — L'immunisation des animaux contre l'action de la toxine diphtérique a été obtenue par l'injection de toxines atténuées par le chauffage à 70° (C. Frænkel), par l'addition de 1 pour 500 de trichlorure d'iode (Behring) ou par l'addition d'un volume de solution iodée de Gram à deux volumes de toxine (Roux). C'est en s'adressant au cheval, qui supporte bien les injections de toxine, que Roux est arrivé à une solution pratique de la sérothérapie. En injectant successivement des doses de plus en plus fortes, il a pu faire supporter au cheval des injections de toxine pure. Au bout de trois mois environ, le cheval est immunisé

(1) Roux et Yersin, *Ann. de l'Institut Pasteur*, 1888, 1889 et 1891.

et peut recevoir impunément plusieurs centaines de centimètres cubes de toxine pure. Le sang recueilli par la saignée de sept à dix jours après la dernière injection, a acquis des propriétés antitoxiques curatives pour la diphtérie humaine.

**Associations microbiennes.** — Des associations microbiennes de la diphtérie, la seule qui ait une importance clinique est celle du *streptocoque pyogène* (Barbier).

Le streptocoque existe toujours ou presque toujours chez les diphté-riques dans l'enduit pharyngé et dans le mucus trachéal après la trachéotomie à côté du bacille de Löffler. Pour le déceler, il faut inoculer la fausse membrane soit sur milieu liquide (eau de conden-sation du sérum), soit sur agar glycériné) [D'Espine (1), Dahmer (2)]. On ne peut donc pas se fonder seulement sur l'examen bactériolo-gique pour distinguer deux formes de diphtérie, la strepto-diphtérie et la diphtérie pure.

Le streptocoque joue souvent, mais non toujours, un rôle impor-tant dans la détermination de la gravité des angines diphtériques, en pénétrant dans le sang et en joignant à l'intoxication diphtérique une septicémie streptococcique. Sur trente-six autopsies de diphté-riques, Dahmer a trouvé dans près de la moitié des cas (47 pour 100) le streptocoque en culture pure dans le sang du cœur et de la rate, mais l'hypertoxicité des angines diphtériques dépend souvent uni-quement de la virulence du bacille de Löffler.

**Bacilles pseudo-diphtériques.** — Le diagnostic bactériologique de la diphtérie est rendu parfois difficile par la présence des bacilles qui peuvent avoir les mêmes formes et les mêmes caractères de colo-ration que le bacille diphtérique, mais qui sont *dénués de virulence*. Dans tous les cas douteux, l'inoculation au cobaye s'imposera.

Le *pseudo-bacille diphtérique* (v. Hofmann, Löffler) ne se distin-guerait du bacille diphtérique que par l'absence d'acidité de ses cul-tures en bouillon. Il paraît être identique au bacille de la xérose, découvert sur la conjonctive saine et malade. Roux considère le pseudo-bacille retiré de la gorge comme un bacille diphtérique vrai, qui a perdu sa virulence. Cette question est encore à l'étude.

ÉTIOLOGIE. — **Causes déterminantes.** — La seule cause connue de la diphtérie est la *contagion* par contact direct ou indirect avec les fausses membranes de la gorge.

Les faits de *contagion directe*, comme ceux observés chez les mé-decins ou les élèves des hôpitaux d'enfants, semblent être plus fréquents aujourd'hui qu'autrefois et indiquer une augmentation de virulence de l'agent infectieux.

La *contagion indirecte* est la plus fréquente ; elle s'établit, soit par

(1) D'Espine, *Rev. méd. de la Suisse rom.*, 1895, p. 7.
(2) Dahmer, *Centralbl. für Bakter.*, 1897, p. 59.

les vêtements souillés par le jetage, soit par les ustensiles de cuisine ou par les jouets qui ont servi aux enfants diphtériques, surtout par ceux qu'ils ont porté à leur bouche. Le contage pourrait même être transmis médiatement par des personnes saines (1).

Dans un grand nombre de cas, la transmission ne se fait que longtemps après l'extinction de la maladie qui en est l'origine, grâce à la survivance du bacille dans les fentes des planches de l'appartement habité par le malade, etc.

Demme (2) a observé qu'en 1882, à Berne, les cas de diphtérie se sont développés principalement dans les mêmes maisons qui avaient été atteintes dans l'épidémie précédente, un an auparavant.

Filatow (3) rapporte qu'à l'Hôpital des enfants de Moscou les pavillons occupés par les diphtériques furent désinfectés avec soin et laissés sans être habités avec les fenêtres largement ouvertes pendant tout un été. Néanmoins, cinq à six mois après, quand on y installa les enfants atteints de fièvres éruptives, presque tous eurent une atteinte, grave ou légère, de diphtérie.

Mais le fait le plus important pour expliquer la propagation des épidémies est la présence de *bacilles de Löffler virulents dans le mucus buccal d'enfants convalescents* de diphtérie ou d'*individus sains* qui ont été en contact passager ou prolongé avec les malades.

Escherich (4) a attiré le premier, en 1890, l'attention sur la persistance du bacille dans la gorge des convalescents de diphtérie. Depuis lors, le fait a été vérifié par de nombreux observateurs. Si, dans beaucoup de cas, le bacille disparaît en même temps que les fausses membranes ou très peu de temps après, dans d'autres il persiste pendant des semaines, des mois ou même un an et demi (Legendre et Pochon) (5).

La durée la plus longue de survivance que nous connaissions après celle du cas de Pochon, est celle qui a été observée par Golay (6). Le bacille n'a disparu dans ce cas que le 362ᵉ jour, malgré des traitements locaux antiseptiques variés et des injections répétées de sérum antidiphtérique. Au bout de cinq mois, on ne trouvait plus dans la gorge que des bacilles courts, qui néanmoins, en culture pure dans le bouillon, tuaient le cobaye à la dose d'un demi-centimètre cube en moins de vingt-quatre heures. L'enfant a présenté à trois reprises des rechutes d'angine pseudo-membraneuse dans les-

---

(1) Voir à ce sujet les faits rapportés par Thoinot, *Ann. d'hyg. publ. et de méd. lég.*, oct. 1887, p. 351, et par Schrevens, *Ann. de la Soc. de méd. de Gand*, sept. 1888, p. 183.

(2) Demme, *XXᵉ rapport de l'hôpital Jenner* pour l'année 1883, Berne, 1884, p. 15.

(3) Filatow, *Vorles. über acute Infectionskrank.*, Wien, 1897, p. 198.

(4) Escherich, *Centrabl. für Bakter.*, 1890, nº 1.

(5) Legendre et Pochon, *Soc. méd. des hôp.*, 13 déc. 1895.

(6) Golay, *Rev. méd. de la Suisse rom.*, 1897, p. 698.

quelles le streptocoque prédominait. C'est après la dernière rechute que le bacille de Löffler disparut définitivement.

Fibiger (1) a cité un fait analogue, où les bacilles ont persisté avec toute leur virulence pendant neuf mois, malgré plusieurs traitements locaux et l'injection de sérum antidiphtérique et n'ont disparu qu'après un catarrhe aigu à coccus.

Le rôle joué dans la propagation de la diphtérie par des personnes saines bacillifères a été démontré dans les épidémies observées par Aaser (2) à Christiania, par Thure Hellström (3) à Stockholm et par Fibiger dans le Seeland, parce que ces trois épidémies n'ont été supprimées que par l'isolement rigoureux de toutes les personnes bien portantes chez lesquelles l'examen bactériologique avait révélé la présence de bacilles de Löffler dans la gorge. Sur les dix sujets sains, porteurs de bacilles, examinés par Fibiger, un seul fut atteint plus tard de diphtérie clinique.

Nous ne connaissons rien sur l'habitat du bacille en dehors du corps humain. On a longtemps incriminé, comme source de la diphtérie humaine, les *oiseaux de basse-cour* et en particulier les poules qui sont atteintes souvent d'une affection pseudo-membraneuse analogue au croup humain. Les recherches de Löffler ont démontré que la diphtérie des pigeons est due à un bacille spécial différent de celui de la diphtérie humaine. Saint-Yves Menard (4) fait remarquer que la diphtérie des oiseaux, très contagieuse pour tous ces animaux, ne s'est jamais transmise à l'homme au Jardin d'acclimatation de Paris, bien que des enfants aient été employés aux soins des oiseaux, et que les individus qui gavent de bouche à bouche les pigeons atteints de diphtérie n'ont jamais contracté la maladie. Il est cependant possible que les oiseaux puissent être sujets à plusieurs sortes d'affections pseudo-membraneuses et que quelques épidémies de basse-cour suspectes d'avoir causé la diphtérie chez l'homme fussent dues au bacille de Löffler. C'est ce qui paraît avoir existé dans une épidémie de diphtérie aviaire observée à Bordeaux où Féré (5) a constaté la présence d'un bacille qui avait tous les caractères du bacille de Löffler et sécrétait, comme lui, une toxine paralysante.

Les *fumiers* ont été aussi incriminés à plusieurs reprises, mais sans preuves suffisantes jusqu'ici, comme le point de départ d'épidémies diphtériques (6).

L'*inoculabilité* de la diphtérie chez l'homme paraît établie par

(1) Fibiger, *Berl. klin. Wochenschr.*, 1897, p. 809.
(2) Aaser, *Deutsche med. Wochenschr.*, 1895, n° 22.
(3) Thure Hellström, *Tidskr. i. mil. Helsovård*, 1896.
(4) Cité dans la *Rev. mens. des mal. de l'enf.*, 1890, p. 375.
(5) Féré, *Congrès d'hyg. de Madrid*, 1898, in *Sem. méd.*, 1898, p. 163.
(6) Voir : R. Longuet, *Sem. méd.*, 1892, p. 446.

quelques faits bien avérés. Il s'agit, en général, de médecins qui se sont blessés au doigt en faisant une trachéotomie et qui, huit à quinze jours après, ont été pris d'angine, de laryngite ou de paralysie diphtériques. Les tentatives infructueuses d'inoculation faites par Trousseau et Peter sur eux-mêmes prouvent seulement que la réceptivité pour le poison diphtérique n'est pas la même chez tous les individus.

Les produits de la diphtérie sont auto-inoculables. Homolle (1), par exemple, a vu deux fois se produire des ulcérations diphtériques des doigts chez des enfants atteints de diphtérie labiale, qui tenaient constamment dans leur bouche le doigt qui devint malade.

**Causes prédisposantes.** — AGE. — La diphtérie est une maladie de l'enfance. Rare dans la première année, elle devient plus commune dans la seconde et frappe surtout les enfants de deux à cinq ans; elle décroît en fréquence dans les années suivantes et devient relativement rare chez l'adulte. Cette réceptivité spéciale au jeune âge est plus grande encore pour le croup que pour l'angine diphtérique.

HÉRÉDITÉ. — L. Revilliod (2), s'appuyant sur un nombre de faits assez considérable, estime que la diphtérie atteint souvent plusieurs enfants d'une même famille, non pas seulement simultanément, mais aussi à plusieurs années d'intervalle ; d'autres familles, au contraire, bien que vivant dans un foyer épidémique, sont toujours épargnées. Eigenbrodt (3) est arrivé, d'après ses propres observations, à la même conclusion.

ÉTAT DE SANTÉ ANTÉRIEUR. — La diphtérie peut être primitive ou secondaire. La forme *primitive* atteint les enfants forts et robustes comme les enfants faibles et chétifs ; au début d'une épidémie, elle sévit davantage dans les classes pauvres que dans les classes aisées ; au plus fort de l'épidémie, elle fait des victimes sans distinction dans tous les rangs de la société. La forme *secondaire* s'observe surtout dans les hôpitaux d'enfants ; elle survient principalement dans le cours de la rougeole, plus rarement de la scarlatine, de la fièvre typhoïde ou de la coqueluche.

La diphtérie peut *récidiver*, même à courte échéance.

CLIMATS, SAISONS. — On a observé des épidémies de diphtérie dans tous les climats et en toute saison. Il résulte néanmoins des nombreux documents publiés que le froid et l'humidité favorisent le développement de la maladie. C'est ainsi que dans l'épidémie qui décima, en 1862, l'île de Norderney dans la mer du Nord, on a constaté une recrudescence du mal chaque fois que les vents d'est soufflaient et ramenaient les brouillards (Wiedasch) (4).

---

(1) Homolle, Revue générale sur la diphtérie, *Revue des sc. méd.*, t. VIII, p. 389.
(2) L. Revilliod, *Union médicale*, 1877, et *Rev. de la tuberculose*, oct. 1894.
(3) Eigenbrodt, D. *Vierteljahrschr. f. öffentl. Gesundheitspflege*, 1893, p. 517.
(4) Wiedasch, Die gegenwärtige Epidemie Ostfriesland's, *Deutsche Klinik*, XIV, 1862.

ANATOMIE PATHOLOGIQUE. — **Fausses membranes.** — La lésion caractéristique de la diphtérie, la *fausse membrane*, ne se rencontre guère que sur les parties accessibles à l'air (Empis, Isambert) et a son siège de prédilection sur les muqueuses du pharynx, du larynx et de la trachée, plus rarement sur celles des bronches, du nez ou de la bouche ou sur la conjonctive.

Les tissus sous-jacents à la fausse membrane présentent si peu de lésions à l'œil nu, que Bretonneau les croyait parfaitement sains. La fausse membrane se détache facilement de la muqueuse dans la portion sous-glottique du larynx, dans la trachée et les bronches, où on la trouve souvent sous forme de tube membraneux à demi flottant. Elle adhère intimement à la muqueuse du pharynx et de la portion sus-glottique du larynx. La putréfaction cadavérique dissout les fausses membranes rapidement; dans les autopsies tardives et par un temps chaud, on peut ne retrouver à leur place qu'un vernis de mucus épaissi.

Les recherches micrographiques récentes sont venues confirmer l'opinion des anciens, qui voyaient dans la fausse membrane une exsudation fibrineuse provenant de la muqueuse sous-jacente.

Les fausses membranes sont essentiellement formées de fibrine et de jeunes cellules (Laboulbène) (1). Les différences de structure qu'elles présentent, suivant leur siège, ne dépendent que de la texture des différentes muqueuses.

La partie superficielle de la fausse membrane contient des microbes de toute espèce, microcoques, streptocoques, leptothrix, saprophytes de la putréfaction. Puis vient une couche moyenne, riche en cellules renfermant des îlots de bacilles diphtériques (Löffler). Au-dessous d'elle, se trouve une épaisse couche de fibrine exsudée, siégeant directement sur la muqueuse dénudée de son épithélium et dépourvue de bacilles.

**Sang et viscères.** — Sang. — Le sang présente souvent dans les formes graves de la diphtérie une grande fluidité et une teinte *sépia* qui tache les doigts. Sanné (2) a observé cette dernière altération dans dix autopsies d'enfants ayant succombé à une diphtérie maligne.

La proportion d'*hémoglobine* contenue dans les hématies est notablement abaissée; elle peut tomber à près de la moitié du chiffre normal, et la capacité d'absorption de l'hémoglobine pour l'oxygène diminue d'autant plus que la diphtérie s'aggrave (Quinquaud) (3).

La *leucocytose* est habituelle dans cette maladie, mais l'augmentation du nombre des globules blancs n'a pas, comme on l'a cru, d'importance pour le pronostic.

---

(1) Laboulbène. Recherches cliniques et anatomiques sur les affections pseudo-membraneuses. Paris, 1861.

(2) Sanné, art. DIPHTÉRIE, du *Dict. encycl. des sc. méd.*, 1884, p. 579.

(3) Quinquaud, Traité de chimie pathologique, Paris, 1880.

Le bacille diphtérique ne pénétrerait jamais, d'après Löffler, dans le sang et dans les viscères. Les cultures du sang chez les cobayes morts de diphtérie par inoculation sous-cutanée, sont toujours restées stériles (D'Espine et Marignac). Néanmoins, on a constaté dernièrement la présence du bacille de Löffler dans les viscères à l'autopsie d'enfants diphtériques [Frosch (1), Barbier (2)]. Barbier a trouvé en particulier cinq fois des bacilles diphtériques très virulents dans le bulbe et la protubérance ; le cerveau et les reins étaient stériles.

La présence du *streptocoque* dans le sang et les viscères est souvent constatée chez les enfants ayant succombé à la diphtérie ; mais cette fréquence varie suivant les cas et les observations dans de fortes proportions. Tandis que Genersich (3) n'a constaté l'existence du streptocoque que dans 16 p. 100 des cas examinés (25 cas), Reiche (4) l'a trouvé dans 64 p. 100 des autopsies (42 autopsies), soit seul, soit associé au staphylocoque, Emmerich (6) dans 85 p. 100 (12 cas mortels) et Canon (5) dans 100 p. 100 (15 cas).

Poumons. — Les poumons présentent souvent, outre les altérations dues à l'asphyxie mécanique (emphysème, ecchymoses sous-pleurales, atélectasie), des noyaux de pneumonie lobulaire avec les lésions de la bronchite purulente ou pseudo-membraneuse, et parfois des noyaux d'apoplexie pulmonaire. Le bacille de Löffler, trouvé dans le poumon par Darier (7), provient habituellement des fausses membranes des petites bronches. Kutscher (8) l'a rencontré huit fois sur neuf dans des foyers de bronchopneumonie et c'est à lui probablement qu'il faut attribuer la production des noyaux apoplectiques, dans les poumons des diphtériques. On n'a constaté d'une façon constante dans le poumon que la présence du streptocoque seul ou associé à d'autres microbes pyogènes, tels que le pneumocoque et le staphylocoque doré [Prudden (9), Netter (10)].

Reins. — Les reins sont souvent hypérémiés ou présentent les lésions de la néphrite parenchymateuse aiguë. Fürbringer (11) n'a jamais pu y constater la présence des microbes, malgré l'emploi de la technique la plus perfectionnée.

Organes hématopoïétiques. — Les *ganglions lymphatiques* sont habituellement hypertrophiés et congestionnés ; leurs follicules sont augmentés de volume ; le poison diphtérique suffit pour déterminer


(1) Frosch, *Zeitschr. f. Hyg.*, 1893, XIII, p. 49.
(2) Barbier et Tollemer, *Soc. méd. des hôp.*, 29 octobre 1897.
(3) Genersich, *Jahrb. f. Kinderh.*, 1894, XXXVIII, p. 233.
(4) Reiche, *Centralbl. f. inn. Med.*, 1895, p. 65.
(5) Emmerich, *Münchn. med. Wochenschr.*, 1894, p. 888.
(6) Canon, *D. Zeitschr. f. Chir.*, 1893, XXXVII, p. 578.
(7) J. Darier, *Thèse de Paris*, 1885, et *C. R. de la Soc. de biol.*, 5 nov. 1885.
(8) Kutscher, *Zeitschr. f. Hyg.*, 1894, XVIII, p. 167.
(9) Prudden, *Amer. Journ. of med. science*, juin 1889.
(10) Netter, *Arch. de méd. expér.*, 1892.
(11) Fürbringer, *Virch. Arch.*, XCI, Heft 3, 1883.

ces lésions. Dans les cas d'infection secondaire par le streptocoque, on trouve en outre dans les ganglions des foyers de nécrobiose (Ch. Morel) (1).

La *rate* est souvent volumineuse; au microscope, la pulpe splénique semble normale; par contre, les corpuscules de Malpighi sont très hypertrophiés et présentent une accumulation considérable de petites cellules rondes.

Les follicules des *plaques de Peyer* et ceux des *amygdales* sont également hypertrophiés.

Cœur. — Le cœur est sain dans un grand nombre de cas ou ne présente que des altérations peu accentuées, comme on en voit dans toutes les affections infectieuses à marche rapide.

Parfois on trouve de la *thrombose*; les cavités du cœur, à droite surtout, sont remplies de caillots stratifiés, décolorés, adhérents à l'endocarde. Cette complication est assez rare, et on a souvent pris pour elle des caillots d'agonie.

Parkoff (2) a constaté, à l'autopsie de neuf sujets ayant succombé à une diphtérie rapide, la dégénérescence graisseuse et cireuse des fibres musculaires du cœur, ainsi qu'une segmentation de ces fibres, analogue à celle décrite par Renaut dans la myocardite sénile.

On a signalé dans la convalescence de la diphtérie l'existence de foyers disséminés de *myocardite interstitielle* [Leyden (3), Huguenin (4)], qui ne sont reconnaissables qu'à l'examen microscopique. Ces foyers, formés de fibrilles et de cellules embryonnaires, peuvent dissocier les fibres cardiaques et seraient l'origine de quelques-uns des troubles circulatoires observés dans la convalescence de la diphtérie (Rabot et Philippe) (5).

*L'endocardite valvulaire* est une complication rare de la diphtérie; elle résulte d'une infection mixte par le streptocoque qu'on retrouve alors dans les végétations valvulaires (Bernheim) (6).

**Système nerveux.** — L'anatomie pathologique de la paralysie diphtérique est encore obscure.

Reléguée d'abord dans le cadre des paralysies essentielles, elle fut pour la première fois rattachée à une lésion nerveuse en 1862 par Charcot et Vulpian (7), qui constatèrent dans un cas une dégénérescence granuleuse des nerfs et des muscles du voile du palais.

Les recherches de Meyer (8), faites sur un sujet qui avait suc-

---

(1) Ch. Morel, *Thèse de Paris*, 1891.
(2) Parkoff, *Vratch.*, 1895, n° 42.
(3) Leyden, *Zeitschr. f. klin. Med.*, t. IV, 1882, p. 334.
(4) Huguenin, *Rev. de méd.*, 10 octobre 1888.
(5) Rabot et Philippe, *Arch. de méd. exp.*, 1er sept. 1891.
(6) Bernheim, *Pathol. und Therap. der schweren Rachendiphtherie*. Leipzig, 1898, p. 130.
(7) Charcot et Vulpian, *C. R. de la Soc. de biol.*, 1862.
(8) Meyer, *Virch. Arch.*, t. LXXXV, 1881.

combé à une paralysie diphtérique du pharynx, du diaphragme et
des membres, ont démontré que c'était le système nerveux périphérique qui présentait les lésions les plus importantes, sous la forme
de névrites parenchymateuses et interstitielles. Les racines antérieures étaient aussi atteintes de névrite parenchymateuse. L'existence de ces néphrites disséminées rapproche la paralysie diphtérique des paralysies toxiques.

Dejerine (1) a trouvé dans cinq cas une altération des racines
antérieures des nerfs analogue à celle que présente le bout périphérique d'un nerf sectionné, altération qui était rigoureusement
limitée aux nerfs dont la paralysie avait été constatée et dont le
degré était proportionnel à la durée de la paralysie. Cette lésion
s'accompagnait d'une légère altération de la substance grise des
cornes antérieures de la moelle. Cette dégénérescence ne s'étendait
pas à toutes les racines, mais elle existait dans tous les cas. Elle
est considérée par Dejerine comme secondaire à des altérations
des cellules motrices des cornes antérieures (téphro-myélite légère),
caractérisées par la diminution du nombre de ces cellules, par l'arrondissement de leur forme, par la diminution ou la disparition de
leurs prolongements protoplasmiques, par leur aspect trouble et par
le peu de netteté de leur noyau.

La méthode de Marchi, employée récemment par Katz (2) dans
trois autopsies de paralysies diphtériques, a donné raison à Dejerine
en permettant de déceler dans les cellules ganglionnaires de la protubérance, du bulbe et de la moelle, des lésions disséminées, qui
consistaient, tantôt dans la tuméfaction trouble avec production de
granulations graisseuses, tantôt dans l'atrophie nécrotique de la
cellule. De nombreux tubes nerveux présentaient les signes de la
dégénérescence wallérienne, soit dans leur trajet central, soit dans
leur trajet périphérique. Les lésions étaient plus accentuées dans le
bulbe et la protubérance que dans la moelle. Parmi les nerfs craniens, les plus altérés étaient le pneumogastrique et l'accessoire de
Willis, le glosso-pharyngien et l'oculomoteur. Les nerfs phréniques
contenaient aussi beaucoup de fibres dégénérées, ainsi que le diaphragme. Dans la moelle, outre la lésion des racines antérieures, Katz
a trouvé aussi les racines postérieures très dégénérées, surtout dans
la moelle lombaire, fait qui coïncidait pendant la vie avec la perte du
réflexe patellaire.

L'altération des racines postérieures et des cordons de Goll avait
été déjà signalée en 1894 par Preysz (3), ainsi que la névrite parenchymateuse du pneumogastrique et des nerfs phréniques.

Par contre, Hochhaus a trouvé le système nerveux central normal,

<hr>

(1) Dejerine, *Arch. de physiol.*, 1878, 2ᵉ série, t. V, p. 107.
(2) Katz, *Arch. f. Kinderh.*, 1897, XXIII, p. 68.
(3) Preysz, *Pest. med. chir. Presse*, 1894, n° 11.

les nerfs peu altérés, tandis que la lésion la plus importante siégeait dans les muscles paralysés (myosite parenchymateuse et intersti-tielle) (1).

Comment concilier des opinions en apparence contradictoires? Il faut tenir compte de la technique différente employée, mais aussi du fait que les lésions varient suivant l'époque de l'examen nécros-copique. Les altérations légères des cellules nerveuses centrales guérissent plus vite que les dégénérescences secondaires des nerfs et des muscles, qui en sont la conséquence. Elles dépendent directement de l'action nocive de la toxine diphtérique, comme le prouvent les myélites expérimentales obtenues, soit par Enriquez et Hallion (2), soit par Crocq (3), à la suite d'injections de cette toxine.

SYMPTOMES. — La diphtérie, comme Bretonneau le soutenait déjà, est une infection locale dont les symptômes varient suivant le siège de l'infection (angine, croup, rhinite, bronchite, etc.) et sui-vant les degrés de l'intoxication (formes légère, grave et maligne). Ces divisions cliniques méritent d'être maintenues.

Sevestre et Martin, se fondant sur l'examen bactériologique de la fausse membrane, distinguent les symptômes de la diphtérie simple de ceux des diphtéries associées qui se subdivisent elles-mêmes en strepto-diphtérie et staphylo-diphtérie. Ces distinctions n'ont pas, selon nous, d'utilité pratique, puisque l'on observe souvent des cas de diphtérie légère s'accompagnant de la présence du streptocoque dans la gorge et des cas d'angine grave, dite infectieuse, dans lesquels l'examen du sang et des viscères démontre l'absence du strep-tocoque. L'infection du sang par ce microbe ne dépend pas de sa simple présence dans les fausses membranes, mais de sa virulence ; le rôle de celle-ci est très réel, mais impossible à distinguer clinique-ment des symptômes dus à l'intoxication par le bacille de Löffler.

### ANGINE DIPHTÉRIQUE.

**Incubation**. — La durée de l'incubation de l'angine diphtérique est en général de deux à sept jours. Elle peut varier de quelques heures (Carstens) (4) à une quinzaine de jours et plus après le contact suspect ; on admet généralement que la maladie est d'autant plus grave que l'incubation a été plus courte ou, ce qui revient au même, que l'immunité du sujet contre la diphtérie était plus faible.

Les cas tardifs s'expliquent bien aujourd'hui que l'on sait que le bacille diphtérique peut séjourner longtemps dans la gorge d'indivi-

(1) Hochhaus, *Virch. Arch.*, 1891, CXXIV, p. 226.
(2) Enriquez et Hallion, *C. R. de la Soc. de biol.*, 1894, p. 312.
(3) Crocq, *Arch. de méd. expér.*, 1895, VII, p. 507.
(4) Carstens, *Deutsche med. Wochenschr.*, 1895, p. 573.

dus sains. Le début des accidents doit être attribué alors à une cause occasionnelle telle qu'un refroidissement, qui a diminué la résistance de l'épithélium.

**Début.** — Le début de l'angine diphtérique est souvent insidieux et peut passer inaperçu. On voit des enfants qui portent des fausses membranes dans la gorge depuis plusieurs jours, continuer leur vie habituelle et conserver un certain entrain.

Habituellement, néanmoins, la maladie s'annonce par une légère indisposition ; le premier jour, on constate un peu de fièvre et de l'inappétence ; l'enfant présente les jours suivants de l'abattement et de la pâleur du visage. On ne remarque pas de dysphagie proprement dite, mais l'attention est attirée du côté de la gorge par les grimaces qui accompagnent la déglutition et par le timbre légèrement amygdalien de la voix.

Exceptionnellement, l'enfant est pris d'un violent mal de gorge accompagné d'une fièvre vive, de céphalalgie, de vomissements ou de convulsions (Roger et Peter).

**Formes frustes.** — On a signalé depuis longtemps dans les épidémies de diphtérie l'existence de cas d'angine simplement érythémateuse ou lacunaire sans fausses membranes, qui étaient suivis parfois de paralysie du voile du palais.

Trousseau admettait déjà des formes frustes, Barthez également. La bactériologie est venue donner la preuve de leur existence. Ainsi Szego (1), dans une épidémie de diphtérie qui sévit dans un pensionnat, observa 22 cas d'angine diphtérique à fausses membranes, 4 cas d'angines folliculaires qui devinrent pseudo-membraneuses au bout de quelques jours, et 9 cas d'angines folliculaires sans fausses membranes, dont la nature diphtérique ne fut démontrée que par les cultures et les inoculations. Koplik (2) a étudié au point de vue bactériologique 37 cas d'angines simples au cours d'une épidémie de diphtérie et y a trouvé le bacille de Löffler virulent. Dieulafoy (3) a rencontré plusieurs cas d'angine herpétique à début violent très fébrile, qui étaient caractérisés par la présence de vésicules d'herpès sur les lèvres et d'un exsudat pultacé de la gorge et dans lesquels on trouva le bacille de Löffler. Simonin et Benoit (4) ont également signalé de nombreux cas de diphtérie larvée dans le cours d'épidémies chez les adultes.

L'existence de ces formes frustes démontre l'importance du diagnostic bactériologique.

**Forme légère.** — Symptômes locaux. — Quand on peut examiner le fond de la gorge dès les premières heures de la maladie, on

(1) Szego, *Jahrb. f. Kinderheilk.*, 1892, p. 303.
(2) Koplik, *New-York med. Journ.*, août 1892.
(3) Dieulafoy, *Bull. de l'Acad. de méd.*, séance du 11 juin 1895.
(4) Simonin et Benoit, *Rev. de méd.*, 1898, p. 48.

aperçoit en général sur l'une des amygdales, qui est un peu rouge, une couche mince, opaline, demi-transparente, semblable à du blanc d'œuf ou à du mucus concrété. Quelques heures plus tard, ce léger dépôt a pris déjà l'aspect d'une membrane blanchâtre, adhérente, qui peut exister par plaques disséminées sur les deux amygdales. Le lendemain, ces organes sont parfois tapissés uniformément par la fausse membrane. D'autres fois, on ne voit pas de plaque proprement dite, mais seulement un semis de petits points blancs dans la gorge. Cette angine en miniature échappe souvent à l'observateur ou bien est prise pour une angine pultacée et ne révèle sa véritable nature que lorsqu'elle est suivie de croup ou de paralysie du voile du palais.

L'*engorgement des ganglions sous-maxillaires* un des signes habituels de l'angine diphtérique, peut faire défaut dans la forme légère ou être peu marqué, tandis qu'il peut exister dans des angines simples, non diphtériques.

Symptômes généraux. — La *fièvre* manque parfois, mais, quand elle existe, elle est en général modérée et la température rectale dépasse rarement 39°; si elle s'élève au-dessus au début, elle ne tarde pas à s'abaisser d'une façon graduelle (Martin) (1).

Des symptômes du côté des organes digestifs, le seul qui soit à peu près constant est l'*anorexie*, qui n'est pas toujours due à la dysphagie.

L'urine ne contient souvent pas d'albumine ou, si l'*albuminurie* existe, comme nous l'avons plusieurs fois observé, celle-ci est peu abondante et passagère. La constatation de ce symptôme a plus d'importance pour le diagnostic de la diphtérie que celle de l'engorgement ganglionnaire.

La *marche* de l'angine légère est des plus simples; il est rare que les fausses membranes de la gorge atteignent une grande épaisseur; elles n'envahissent jamais les fosses nasales. Elles disparaissent en général au bout de six à huit jours. Parfois elles peuvent se reproduire plusieurs fois, qu'elles aient disparu spontanément ou sous l'influence du traitement, mais sans que l'état général paraisse en souffrir.

Cette forme légère de l'angine diphtérique coïncide souvent, surtout dans le très jeune âge, avec le croup qui la suit plus fréquemment qu'il ne la précède.

Pendant la convalescence, l'enfant est souvent pâle, apathique et d'une faiblesse musculaire qui paraît hors de proportion avec le peu d'intensité des symptômes qu'il vient de présenter. C'est à ce moment que survient parfois la paralysie diphtérique.

**Forme grave.** — Symptômes locaux. — Cette forme se distingue de la forme légère, au point de vue des phénomènes locaux, par trois

_________

(1) Martin, *Ann. de l'Institut Pasteur*, 1892, p. 335.

caractères. Les fausses membranes sont plus épaisses, elles se reproduisent avec une plus grande facilité et elles ont une marche beaucoup plus envahissante. Elles s'étendent habituellement aux piliers du voile du palais et à la luette qu'elles engainent comme un doigt de gant, parfois même à la paroi postérieure du pharynx. Elles envahissent souvent la face supérieure du voile du palais et les fosses nasales. Enfin l'extension au larynx est fréquente aussi, quoique, d'une manière générale, le croup soit d'autant plus rare que la localisation pharyngée est plus marquée.

L'aspect de la gorge, d'abord tapissée d'un enduit blanc uniforme, change rapidement ; le dépôt pseudo-membraneux se transforme en une bouillie sanieuse ; l'haleine, d'abord fade, devient souvent infecte et repoussante sans cependant prendre l'odeur gangreneuse. Si le nez est envahi, il s'écoule par les narines un liquide séreux, parfois sanguinolent, qui forme en se concrétant des croûtes roussâtres.

L'œdème inflammatoire de l'isthme du gosier est parfois considérable et détermine un gonflement notable des amygdales qui, en se touchant par leurs bords, obstruent le passage de l'air et des aliments. On voit alors les enfants, assis dans leur lit, le cou légèrement tendu en avant, la bouche grande ouverte et laissant écouler leur salive au dehors. Leur sommeil est accompagné de ronflement ; leurs joues et leurs lèvres prennent une teinte légèrement violacée.

Il survient parfois des *hémorragies* qui sont toujours d'un pronostic sérieux, soit qu'elles se produisent sous la forme d'épistaxis plus ou moins abondantes et répétées, soit qu'elles se manifestent dans le pharynx par une exhalation en nappe qui colore en noir la muqueuse ou les fausses membranes (voir p. 189).

Les *ganglions sous-maxillaires* sont presque toujours engorgés, quelquefois douloureux, mais dans cette forme moyenne, on n'observe pas de tuméfaction du tissu cellulaire périadénique.

Symptômes généraux. — Le *teint* est toujours pâle, parfois plombé. Cette pâleur est un des premiers signes de l'intoxication diphtérique. Elle manque rarement dans les formes moyennes, quoique parfois elle n'apparaisse qu'au bout de quelques jours, ou même au moment de la convalescence seulement.

La *fièvre* est très irrégulière. En général, elle est peu marquée et présente des retours ou des exacerbations à chaque nouvelle extension des fausses membranes. Parfois elle est continue et reste élevée pendant toute la période d'état. Ce phénomène, bien observé par Martin, est d'un fâcheux pronostic. D'autres fois, au contraire, il y a hypothermie et la mort arrive précédée par le refroidissement des extrémités.

Les *fonctions digestives* sont toujours compromises. L'anorexie est très marquée et rend l'alimentation très difficile. On observe parfois des vomissements et de la diarrhée.

Les *fonctions rénales* sont très importantes à surveiller au point de vue du pronostic. L'albuminurie est habituelle et quelquefois très abondante, mais, tant que la quantité des urines ne s'éloigne pas de la normale, il n'y a pas de danger immédiat. L'oligurie et surtout l'anurie sont toujours d'un fâcheux pronostic, moins par l'imminence d'accidents urémiques, qui sont rares dans la diphtérie, que parce qu'elles se lient à l'aggravation de l'intoxication due à la rétention de la toxine diphtérique.

Les *fonctions cérébrales* sont souvent plus ou moins atteintes. L'apathie et la faiblesse musculaire sont en général très marquées. Par contre, l'enfant conserve habituellement sa connaissance jusqu'au dernier moment. Dans les formes fébriles, il n'est pas rare d'observer de la torpeur et du subdélirium.

Les autres symptômes varient suivant la marche de l'angine.

Dans la plupart des cas traités à temps par le sérum, on n'observe pas de troubles circulatoires ; les fausses membranes se détergent et les enfants entrent en convalescence au bout de six à huit jours ; ils guérissent bientôt définitivement ou restent sous la menace d'une paralysie diphtérique.

Dans d'autres cas, au contraire, et il s'agit en général de ceux dans lesquels le traitement sérothérapique n'a pas été employé dès le début, les enfants succombent à une syncope, au croup, à des accidents pulmonaires, ou s'éteignent, peu à peu, sans accidents aigus, comme une lampe qui n'a plus d'huile.

**Forme maligne.** — La forme maligne ou hypertoxique de la diphtérie se termine presque toujours fatalement par la mort ; son pronostic ne s'est pas beaucoup amélioré depuis le traitement par le sérum. Elle est heureusement rare ; Variot (1) n'en a observé qu'une trentaine de cas, sur plus de 3000 enfants qui ont passé dans son service de l'hôpital Trousseau en 1895 et 1896.

La malignité peut apparaître dès le début ou bien dans le cours d'une diphtérie de moyenne gravité. Elle est annoncée localement par une *tuméfaction bilatérale et considérable du tissu cellulaire du cou*, avec rénitence, mais sans douleur à la pression (*cou proconsulaire*). Quand l'infiltration est modérée ou bien unilatérale, le pronostic n'est pas absolument fatal.

Les fausses membranes sont épaisses et tapissent en général tout l'isthme du gosier ; elles s'étendent parfois en avant jusque sur le palais osseux, ce qui est un signe de malignité. Elles envahissent habituellement les fosses nasales et déterminent alors un jetage fétide et parfois d'abondantes épistaxis. L'extension au larynx est par contre exceptionnelle.

Les fausses membranes peuvent se déterger sous l'influence des

(1) Variot, La diphtérie et la sérumthérapie. Paris, 1898, p. 100.

injections du sérum antitoxique, même dans l'angine maligne, mais elles se reproduisent alors très rapidement sous la forme d'un putrilage sanieux qui donne à l'haleine une grande fétidité.

Le teint plombé, l'asthénie et l'albuminurie sont des symptômes constants dans cette forme. La température est rarement élevée, le plus souvent normale ou subnormale.

Quant à la paralysie du voile du palais, elle ne fait presque jamais défaut quand la vie se prolonge, et elle survient en général assez vite, parfois dès la première semaine, au milieu des autres symptômes de l'intoxication.

La marche de la maladie est tantôt *foudroyante*, amenant la mort en trois ou quatre jours au plus, tantôt et plus souvent *subaiguë* (forme insidieuse), se terminant le plus souvent fatalement au bout de six à dix jours.

La mort est due habituellement à la paralysie du cœur ; elle peut survenir subitement par syncope au moment d'un effort musculaire, ou bien elle arrive progressivement en ayant déjà été annoncée un ou deux jours à l'avance par la disparition du pouls radial (*asphygmie* de Variot).

La *gangrène du pharynx* est rare dans la diphtérie maligne ; on l'a confondue souvent avec la fonte putrilagineuse des fausses membranes (Bretonneau), mais les relations de diverses épidémies et les descriptions de Becquerel ne laissent aucun doute sur la possibilité de cette complication. Les amygdales ou les piliers prennent alors un aspect blafard, gris cendré, et au bout d'un temps plus ou moins long, se détachent par lambeaux, découvrant une ulcération profonde et qui, dans les cas très rares où la gangrène ne se termine pas fatalement, laisse comme trace de son passage une cicatrice déprimée. Cet accident doit être attribué à une infection secondaire due aux microbes de la gangrène de la bouche (1). Kuhnau (2) a observé cinq cas de gangrène des amygdales qui furent tous mortels malgré le sérum et dans lesquels il a constaté la présence d'un *proteus* très pathogène pour les animaux, associé au bacille de Löffler.

## CROUP.

**Prodromes.** — Dans les deux tiers des cas environ, le croup est précédé par l'angine. Quelquefois même, c'est le coryza qui ouvre la marche des manifestations de la diphtérie, comme dans les épidémies décrites par Bretonneau. Le temps qui sépare le début de l'angine de celui de la laryngite, peut varier d'un à huit jours, mais ne dépasse habituellement pas quatre jours.

(1) Voir : Girode, *Revue de méd.*, 1891, p. 61.
(2) Kuhnau, *Zeitschr. f. Hyg.*, 1897, XXXI, p. 567.

Dans les autres cas (*croup d'emblée*), tantôt le croup débute au milieu d'une santé parfaite, tantôt il est précédé d'un rhume léger, d'un catarrhe du larynx ou des bronches. Il se déclare aussi parfois pendant la période d'éruption de la rougeole ; son début se confond alors avec les symptômes de la laryngite rubéolique.

Parfois enfin, le croup est *ascendant* ou *remontant* ; en d'autres termes, après avoir commencé par le larynx ou par les bronches, la diphtérie peut faire son apparition au pharynx. Nous avons dans un cas vu se développer des fausses membranes sur les amygdales après la trachéotomie, tandis que la gorge examinée auparavant avait paru parfaitement nette.

**1re période.** — Une légère raucité de la toux et de la voix est parfois le seul signe qui annonce l'invasion du larynx par les fausses membranes. D'autres fois, l'enfant est pris de fièvre, d'agitation, il accuse de la douleur au niveau du larynx et y porte la main au moment de la toux, comme pour amortir les secousses de l'organe malade. Tantôt enfin, comme dans le faux croup, l'enfant, qui a été un peu enroué dans la soirée, est réveillé dans la nuit par de violents accès d'une toux rauque et sonore ; l'accès passé, il se rendort ; la respiration, d'abord silencieuse, devient peu à peu sifflante et gênée.

Le croup peut rester à la première période pendant plusieurs jours ; d'autres fois, il passe à la seconde période en quelques heures ou même s'annonce d'emblée par un accès de suffocation.

**2e période.** — Le début de la seconde période est marqué par l'apparition de la dyspnée ; celle-ci est tantôt paroxystique et intermittente, tantôt lente et progressive, suivant la part qu'y prend l'élément nerveux (1).

Dans le premier cas, l'état du malade peut être modifié brusquement par un *accès de suffocation*. L'enfant se lève en sursaut, jette autour de lui des regards effarés comme pour chercher du secours contre le mal qui l'étreint. Le visage devient pâle et violacé ; le nez, le front et les lèvres se couvrent de sueur. En même temps, tous les muscles respiratoires se contractent convulsivement, la bouche est largement ouverte, la tête est renversée en arrière et les mains se cramponnent aux objets voisins ; l'inspiration est sifflante, spasmodique, mais très lente et difficile ; elle est suivie d'une expiration tantôt courte et facile, tantôt longue et laborieuse. Au bout de trois à dix minutes, le calme renaît peu à peu, la respiration reprend son rythme habituel et le visage ses couleurs normales. Ces accès de suffocation, qui laissent après eux la respiration plus gênée et plus sifflante qu'auparavant, sont dus à un véritable spasme phréno-glottique (Variot). Ils éclatent tantôt

_______

(1) Voir : Lallement, De l'élément nerveux dans le croup. *Thèse de Paris*, 1864.

sans cause apparente, tantôt sous l'influence d'une émotion (crainte, colère) ou d'une impression venue du dehors, telle qu'une lumière vive, un attouchement, etc. Ils s'observent surtout chez les jeunes enfants et peuvent devenir rapidement mortels. Leur nombre est très variable.

Dans le second cas, la dyspnée est *graduelle* et *continue* ; on peut suivre pas à pas les progrès du rétrécissement laryngé. Au début, c'est l'inspiration seule qui est sifflante et difficile ; plus tard, l'expiration devient à son tour longue, rare et bruyante ; on voit que l'enfant fait un véritable effort pour chasser la colonne d'air à travers le larynx. Chaque inspiration s'accompagne de *tirage*, c'est-à-dire d'une forte dépression du creux de l'estomac et d'une inflexion des fausses côtes attirées en dedans par la contraction du diaphragme (tirage sous-sternal) ; plus tard, on observe une seconde dépression à la partie antérieure du cou, derrière le manubrium (tirage sus-sternal).

A l'auscultation du thorax, on constate, outre le retentissement du sifflement laryngo-trachéal, un affaiblissement considérable du murmure vésiculaire. L'auscultation du larynx fait entendre parfois un bruit de *drapeau* ou de *soupape* dû au déplacement des fausses membranes par la colonne d'air (Barth). Quelquefois l'enfant rejette des débris pseudo-membraneux.

La voix et la toux ont un timbre rauque, voilé, caractéristique ; elles sont souvent complètement éteintes ; néanmoins, exceptionnellement la voix peut rester claire, ce qui tient à l'absence de fausses membranes sur les cordes vocales elles-mêmes.

La fièvre est généralement peu élevée et la température dépasse rarement 39° ; le plus souvent elle oscille autour de 38°, lorsqu'il n'y a pas de complication pulmonaire.

La seconde période est remarquable par l'intermittence de ses symptômes. Les *rémissions* peuvent être de quelques heures ou même de quelques jours ; elles succèdent parfois à l'expectoration de fausses membranes, puis la maladie reprend sa marche avec une nouvelle intensité, ou bien la rémission devient le point de départ de la guérison.

**3ᵉ période.** — La troisième période, la plus importante à reconnaître, est caractérisée par l'*asphyxie*.

Son invasion est souvent prise pour une rémission, parce qu'elle peut être annoncée par de l'assoupissement et de la somnolence. L'enfant est plus calme que dans la seconde période ; il commence à céder dans la lutte pour l'existence. Son regard devient terne, son teint est d'un blanc mat ; parfois des marbrures violacées se dessinent sur ses joues, et ses lèvres deviennent bleuâtres. De temps en temps, ce calme trompeur est interrompu par un nouvel essai de lutte. L'enfant se lève sur son séant, essaie de tousser et de se débarrasser de l'obstacle qui l'étouffe; il se débat, s'agite et retombe bientôt dans l'assoupissement.

Quand l'asphyxie est avancée, il présente souvent une *anesthésie* plus ou moins complète et est dans un état de résolution tel, qu'il se laisse porter comme une masse inerte sur la table d'opération. Si on l'abandonne à lui-même, il succombe au bout de peu de temps, tantôt après une agonie très pénible, tantôt brusquement dans un dernier accès de suffocation.

Outre l'anesthésie, il existe un autre signe précieux du stade d'asphyxie, qui indique une intervention rapide, c'est le *pouls paradoxal* bien décrit par Variot (1) et par Rauchfuss (2) qui l'appelle *asystolie inspiratoire*. Il consiste dans un affaiblissement ou une disparition du pouls radial coïncidant avec chaque tirage inspiratoire ; ce phénomène cesse immédiatement après le tubage ou la trachéotomie.

Dans les cas très rares où le croup, arrivé à cette période, guérit sans intervention chirurgicale, la toux devient plus grasse, plus humide et moins éteinte, le sifflement et le tirage diminuent, les accès de dyspnée sont plus ou moins intenses, l'enfant se rétablit peu à peu et ne garde plus qu'un peu d'irritation laryngée qui disparaît au bout de quelques jours; la voix peut rester assez longtemps voilée.

**Durée**. — La durée des deux premières périodes est habituellement de un à trois jours. Quant à la durée totale du croup, elle est assez variable, mais ne dépasse pas en général cinq jours. D'après une statistique empruntée à Sanné, c'est du second au cinquième jour que survient le plus souvent la mort chez les enfants abandonnés à eux-mêmes, et c'est le second ou le troisième jour qu'on doit pratiquer le plus grand nombre de trachéotomies.

Dans quelques cas cependant, la maladie se prolonge beaucoup plus longtemps, même pendant plusieurs semaines, et, pendant tout ce temps, l'enfant reste sous la menace d'une asphyxie qui peut nécessiter l'opération. Cette *diphtérie prolongée* (3), qui se manifeste aussi quelquefois sous forme d'une simple angine, est du reste tout à fait exceptionnelle.

### AUTRES LOCALISATIONS DE LA DIPHTÉRIE.

**Diphtérie du nez**. — La diphtérie du nez est plus souvent secondaire que primitive.

La *diphtérie nasale secondaire* complique souvent la forme grave de l'angine diphtérique et indique un certain degré d'intoxication:

(1) Voir : Joannovich, *Thèse de Lyon*, 1895.
(2) Rauchfuss, *Congrès intern. de méd. à Moscou*, 1897, in *Revue mens. des mal. de l'enf.*, 1897, p. 488.
(3) Cadet de Gassicourt, *Revue mens. des mal. de l'enf.*, 1883, p. 5.

aussi est-elle toujours d'un pronostic sérieux. Elle est caractérisée par un écoulement séreux, très abondant, qui rougit le pourtour de la narine, ainsi que la partie correspondante de la lèvre supérieure. Il en résulte parfois des excoriations qui se recouvrent d'une pellicule grisâtre. En même temps, on peut sentir un ou plusieurs ganglions préauriculaires engorgés (Trousseau). La diphtérie nasale est au début fréquemment unilatérale. Quand elle est très développée, le nez est lisse, tendu, parfois rouge extérieurement; les narines sont tapissées de fausses membranes ou encombrées de croûtes à travers lesquelles filtre un liquide roussâtre très fétide. Il y a fréquemment des épistaxis et parfois du larmoiement (Trousseau).

La rhinite diphtérique peut persister assez longtemps après la disparition de l'angine sans que l'état général du petit malade en paraisse affecté. Baginsky a trouvé parfois dans ce cas le bacille de Löffler. Chez un enfant, guéri déjà depuis trois semaines de l'angine et chez lequel les injections nasales ramenaient cependant encore d'épaisses fausses membranes, nous n'avons trouvé dans celle-ci que des streptocoques; le malade guérit peu après. Un cas curieux de diphtérie nasale secondaire prolongée est celui d'un interne des hôpitaux qui contracta une angine diphtérique en faisant une trachéotomie et fut pris presque en même temps de coryza pseudo-membraneux d'une intensité extrême. L'angine guérit rapidement, mais le coryza dura neuf mois malgré de nombreux voyages et une cure de six semaines à Barèges (1).

La *diphtérie nasale primitive* est tantôt aiguë, tantôt chronique.

La forme *aiguë* a été souvent observée chez les nouveau-nés et les nourrissons, chez lesquels elle remplace l'angine diphtérique comme localisation primitive et s'accompagne souvent de croup.

La forme *chronique*, qui a été aussi décrite sous le nom de *rhinite fibrineuse*, s'observe à tout âge et peut se manifester simplement par un enchifrènement dû à la présence de fausses membranes parfois très abondantes et persistantes dans les fosses nasales et dans lesquelles on a souvent constaté la présence du bacille diphtérique; elle s'accompagne fréquemment d'épistaxis. Elle peut durer assez longtemps et guérir sans avoir provoqué de troubles notables de la santé générale. Néanmoins, elle se complique parfois d'angine ou de croup et présente alors des phénomènes d'intoxication. Le danger de contagion est aussi grand que pour les autres localisations de la diphtérie. Gerber et Podack (2) citent le cas d'un père atteint de diphtérie nasale à symptômes locaux qui contagionna sa fille âgée de deux ans, le soixante-treizième jour de la maladie. L'examen bactériologique avait à diverses reprises démontré dans les fausses membranes du nez l'existence d'un bacille de Löffler très virulent.

(1) Isambert, *Arch. gén. de méd.*, avril 1857.
(2) Gerber et Podack, *Arch. für Kinderheilk.*, t. XX, 1896, p. 464.

**Diphtérie de la conjonctive.** — La diphtérie de la conjonctive est tantôt primitive, tantôt secondaire à la diphtérie du nez. L'examen bactériologique et la coïncidence avec d'autres localisations de la diphtérie sont parfois les seuls critères qui permettent de la distinguer des autres conjonctivites, surtout dans la forme catarrhale atténuée décrite par Sourdille (1).

Elle se présente tantôt sous la forme croupale ou superficielle, caractérisée par le revêtement pseudo-membraneux de la conjonctive palpébrale, tantôt sous la forme diphtéritique de Graefe ou interstitielle, qui envahit la conjonctive bulbaire et entraîne presque fatalement la perte de la cornée et parfois même de l'œil, dans la forme confluente. La sérothérapie a rendu d'éclatants services dans cette localisation du bacille de Löffler [Coppez (2), Mongour et Guyot (3)], quoique le bacille soit ici presque toujours associé à d'autres microbes, tels que le staphylocoque, le streptocoque ou le gonocoque.

**Diphtérie de l'oreille.** — La diphtérie de l'oreille est rare. L'*oreille externe* peut être recouverte de fausses membranes, ainsi que la face externe du tympan (Bezold) (4). Cette otite externe diphtérique rentre dans la diphtérie cutanée.

L'*oreille moyenne* peut être envahie par la diphtérie, secondairement à une diphtérie nasale et pharyngienne. Il se produit dans ce cas une otite moyenne suppurée, due autant au streptocoque qu'au bacille de Löffler, qui se termine par la perforation du tympan et l'écoulement au dehors de pus ou d'un liquide séro-purulent, peu abondant, fétide et parfois sanguinolent. L'examen au spéculum permet de constater alors parfois une fausse membrane au fond du conduit auditif externe. La surdité, qui est souvent complète du côté malade, peut diminuer ou disparaître dans la suite. Le pronostic est habituellement grave, parce que la propagation à l'oreille moyenne ne s'observe guère que dans les diphtéries toxiques.

**Diphtérie de la bouche.** — La cavité buccale n'est envahie par la diphtérie que secondairement au pharynx, dans les formes graves ou malignes. On peut constater alors des placards pseudo-membraneux sur la muqueuse du palais osseux, à la face interne des joues ou plus rarement sur la langue. Nous avons vu quelquefois des fausses membranes se former sur des excoriations des lèvres ou sur des ulcérations aphteuses de la bouche dans le cours de l'angine ou du croup. La diphtérie gingivale est très rare et il est probable que les anciens auteurs ont souvent confondu avec elle la stomatite ulcéro-membraneuse.

<hr>

(1) Sourdille, *Rev. mens. des mal. de l'enf.*, 1895, p. 68.
(2) Coppez, *Soc. des sc. méd. et nat. de Bruxelles*, 20 octobre 1894.
(3) Mongour et Guyot, *Arch. de méd. et chir. inf.*, 1898, p. 361.
(4) Bezold, *Virch. Arch.*, t. LXX, p. 329.

La diphtérie buccale n'est presque jamais la seule localisation de la maladie. Dans la grande statistique de Lennox Brown (1), on ne trouve indiqués que 2 cas de diphtérie buccale isolée sur 841 cas de diphtérie des cavités bucco-naso-pharyngiennes.

La propagation des fausses membranes à l'*œsophage* et à l'*estomac* est tout à fait exceptionnelle. Les fausses membranes stomacales examinées bactériologiquement par Holt (2) ne contenaient que des streptocoques sans bacilles de Löffler.

**Diphtérie des bronches.** — La trachéo-bronchite pseudo-membraneuse est une des complications les plus redoutables du croup et la cause de la mort dans la moitié des cas environ (Peter) (3). Habituelle après la trachéotomie et peu grave par elle-même quand elle reste limitée à la trachée et aux grosses bronches, elle est presque toujours mortelle quand elle envahit les dernières ramifications bronchiques; elle tue par asphyxie en rétrécissant le champ de l'hématose. L'expectoration d'un tube membraneux ramifié est, avant la trachéotomie, le seul signe qui permette de reconnaître cette complication. On peut soupçonner sa présence après l'opération, quand la respiration reste gênée et que le murmure vésiculaire est obscur ou bien ressemble par places au bruit d'un soufflet.

Parfois la bronchite pseudo-membraneuse prend une marche subaiguë. Elle produit alors peu de dyspnée et guérit habituellement. Les enfants, après avoir présenté les symptômes du croup à la première ou à la seconde période, rendent de temps à autre des paquets de fausses membranes ramifiées, qui peuvent représenter le moule exact de l'arbre bronchique; ils se trouvent mieux après chaque expectoration et finissent par guérir au bout de deux ou trois semaines. Cette forme rare, que nous avons eu cependant l'occasion d'observer quelquefois, se rapproche de celle que Barthez a décrite sous le nom de *croup chronique*.

**Diphtérie de la peau.** — La *diphtérie cutanée secondaire* se développe sur les parties dénudées de la peau, telles que les excoriations eczémateuses des oreilles, du nez ou du cuir chevelu, les ulcérations des lèvres, du repli balano-préputial, de la vulve et de l'anus, les piqûres de sangsues ou la surface d'une plaie produite par un vésicatoire. Cette complication est rare, lorsqu'on évite toute dénudation de la peau dans le cours de la diphtérie, et est peu sérieuse, si l'on combat par des soins appropriés les fausses membranes dès leur apparition. Il y a d'ailleurs des angines diphtériques et des croups dans lesquels les plaies restent indemnes de toute fausse membrane, sans qu'il soit possible d'expliquer ces différences ou d'en tirer des conclusions pronostiques.

(1) Lennox Brown *in* Holt, *The Diseases of infancy and childhood*, 1897, p. 958.
(2) Holt, *Ibid.*, p. 960.
(3) Peter, *Gaz. hebd.*, 1863, nᵒˢ 29 et 31.

La *diphtérie cutanée primitive*, sans être fréquente, n'est pas absolument exceptionnelle. L'examen bactériologique a démontré que certaines formes de pourriture d'hôpital sont dues au bacille de Löffler. D'autres fois, il s'agit d'inoculations fortuites de la diphtérie sur des solutions de continuité de la peau. Nous avons observé un cas où la maladie était limitée au repli balano-préputial.

La diphtérie cutanée peut être suivie de phénomènes d'intoxication sans autre localisation. Ainsi Paterson (1) rapporte le fait d'un homme bien portant, qui eut une diphtérie digitale pour avoir touché la gorge de son enfant atteint d'angine diphtérique avec son doigt excorié; cette diphtérie limitée au point d'inoculation fut suivie de paralysie généralisée. Guthrie (2) a relevé dans la littérature médicale plusieurs cas de paralysie qui succédèrent à de la diphtérie de la peau et de la vulve. Il a observé lui-même, chez un enfant de sept ans, une paralysie du voile du palais accompagnée de strabisme et de la perte du réflexe du genou, qui survint un mois après l'apparition de la diphtérie sur une plaie du doigt, sans avoir été précédée d'angine.

COMPLICATIONS. — **Érythèmes infectieux.** — G. Sée (3) a décrit en 1858 un rash scarlatiniforme d'une durée éphémère survenant dans le cours du croup ou de l'angine diphtérique et qu'il considère plutôt comme un signe favorable; il l'a constaté 12 fois sur 54 enfants diphtérisés, dont 8 guérirent. Mussy (4) l'a observé seulement 12 fois sur 95 cas.

Ce rash peut apparaître sur toutes les parties du corps, mais a comme siège de prédilection le dos des mains et des pieds, les genoux et les coudes. Parfois scarlatiniforme ou morbilliforme, il se présente le plus souvent sous la forme de l'érythème polymorphe, tantôt à placards lisses, d'un rouge vif qui s'efface ou devient violacé au centre, tantôt circiné ou marginé, tantôt diffus par confluence des placards. D'ailleurs, cette éruption est essentiellement variable et peut se transformer en érythème scarlatiniforme ou purpurique. Mussy a observé parfois l'érythème scarlatiniforme desquamatif à poussées successives. L'érythème purpurique signalé par E. Fraenkel (5) dans le cours de la diphtérie est d'un pronostic sérieux.

Les érythèmes tardifs sont plus graves que ceux qui apparaissent dans les premiers jours (Mussy).

Les érythèmes diphtériques ont une durée en général très courte, qui peut être d'un ou deux jours et ne dépasse guère quatre jours.

(1) Cité par Sanné, Traité de la diphtérie. Paris, 1877, p. 264.
(2) Guthrie, *The Lancet*, 1894, II, p. 1025.
(3) G. Sée, *Bull. de la Soc. méd. des hôp.*, t. IV, 1858, p. 129.
(4) Mussy, *Thèse de Paris*, 1892.
(5) E. Fraenkel, *Monatschr. f. pract. Dermat.*, 1883.

Ils peuvent survenir aussi bien dans des angines diphtériques vraies à bacilles de Löffler sans association streptococcique (Bernhard) (1), que dans le cours d'angines graves purement streptococciques (Morel) (2). Ils sont habituellement précédés et accompagnés d'une élévation thermique d'un degré ou plus, qui est suivie d'une chute progressive. Sans importance par eux-mêmes, ils reflètent l'état infectieux du malade.

**Albuminurie.** — L'albuminurie diphtérique, signalée pour la première fois par Wade (3) en 1857, est un des symptômes les plus caractéristiques de l'intoxication par le bacille de Löffler, dont elle mesure l'intensité. Elle manque ou est minime dans les diphtéries bénignes; elle est abondante dans les diphtéries graves et malignes; elle existe presque toujours dans les derniers jours qui précèdent la mort.

Chaillou et Martin (4) l'ont constatée d'une façon presque constante dans les cas de croup. Nous l'avons vue se développer plusieurs fois après la trachéotomie, même dans les cas favorables (avant la sérothérapie).

La durée de l'albuminurie varie de quelques jours à trois semaines et plus; elle est d'autant plus longue que la proportion d'albumine est plus grande (Barbier) (5). Sa persistance ou sa réapparition pendant la convalescence doivent faire craindre la paralysie diphtérique (Mackenzie)(6). Elle ne se transforme qu'exceptionnellement en maladie de Bright chronique.

La quantité d'albumine excrétée varie de quelques centigrammes à 15 et même 20 grammes par litre, proportion que Sevestre et Martin (7) ont constatée dans des cas d'angine maligne. Ils n'ont jamais trouvé d'albuminurie dans les angines à bacilles courts.

Les urines sont en général claires; elles ne sont presque jamais teintées de sang. Schwalbe (8), néanmoins, a rapporté le cas d'un enfant de dix ans qui fut pris d'hématurie le vingt cinquième jour d'une diphtérie et finit par guérir. Dans toutes les albuminuries intenses, on trouve dans le dépôt urinaire des cylindres hyalins.

Le pronostic dépend essentiellement de la *quantité* des urines émises dans les vingt-quatre heures. Dès que celle-ci diminue, le pronostic s'aggrave; il y a rétention de toxine. L'anurie est presque toujours fatale. Goodall (9), sur 30 cas d'anurie diphtérique, en a vu 27 se terminer fatalement.

(1) Bernhard, *Münch. med. Wochenschr.*, 1896, p. 793.
(2) C. Morel, *Thèse de Paris*, 1891.
(3) Wade, *Midland anat. Journ. of med. sc.*, 1857.
(4) Chaillou et Martin, *Ann. de l'Inst. Pasteur*, t. VIII, 1894, p. 449.
(5) Barbier, *Thèse de Paris*, 1888.
(6) Mackenzie, *St Thomas Hosp. Rep.*, t. XX, 1892, p. 117.
(7) Sevestre et Martin, *Traité des mal. de l'enf.*, t. I, p. 553.
(8) Schwalbe, *Brit. med. Journ.*, t. I, 1895.
(9) Goodall, *The Lancet*, t. 1, 1895, p. 269.

L'albuminurie diphtérique s'accompagne très rarement d'anasarque ou des symptômes classiques de l'urémie ; néanmoins nous croyons que ces derniers passent souvent inaperçus au milieu des autres manifestations de l'intoxication diphtérique, et que c'est souvent à eux qu'on doit attribuer, dans les cas d'anurie, les vomissements, l'hypothermie, la somnolence ou les convulsions.

Les expériences de Roux et Yersin, ainsi que celles de D'Espine et Marignac ont démontré que l'albuminurie est due au passage à travers le filtre rénal de la toxine diphtérique. Les lésions rénales trouvées à l'autopsie sont parfois nulles et habituellement minimes ; elles se réparent avec rapidité, en cas de guérison. Les lésions profondes, interstitielles ou parenchymateuses, qu'on observe dans la néphrite scarlatineuse, sont exceptionnelles après la diphtérie et doivent être peut-être attribuées à une infection mixte.

**Hémorragies.** — La plus commune des hémorragies observées dans le cours de la diphtérie est l'*épistaxis* ; elle est parfois d'une grande abondance. Sanné (1) en a observé un cas foudroyant. Quand elle survient au début de la maladie, elle annonce presque toujours un cas mortel. Celle qui se produit dans le déclin est un peu moins grave. Sur 25 cas d'épistaxis précoce, Sanné a eu 20 décès (80 pour 100) ; sur 11 cas d'épistaxis tardive, il n'a eu que 8 décès (70 pour 100).

La diathèse hémorragique se manifeste encore par un suintement sanguin sur le pharynx, à la surface des gencives ou sur les lèvres, ou bien du côté de la peau par du purpura et des ecchymoses.

Les hématémèses sont fort rares ; on en a rapporté néanmoins des cas mortels.

A l'autopsie, on constate souvent des hémorragies internes, soit dans les muscles, soit dans les cavités séreuses, soit même dans l'encéphale. Mendel (2) trouva, comme cause d'une hémiplégie observée dans le cours d'une diphtérie, un foyer hémorragique dans le noyau lenticulaire, ayant détruit la partie adjacente à la capsule interne.

La mort survient habituellement peu de jours après le début de la complication, par asthénie cardiaque avec hypothermie ou par anémie aiguë.

La fréquence des complications hémorragiques qui sont l'apanage des formes malignes n'est heureusement pas très grande. Ansten et Cogill (3), sur 880 diphtériques qu'ils ont traités, n'ont observé la forme hémorragique que dans le 7 pour 100 des cas.

La diathèse hémorragique relevait, dans la majorité des cas examinés bactériologiquement par Ansten et Cogill, de l'intoxication par le bacille diphtérique seul. Löffler avait déjà signalé les hémorragies chez les animaux tués par l'inoculation de ce bacille.

(1) Sanné, art. Diphtérie du *Dict. encycl. des sc. méd.*, t. XXIX, 1884, p. 603.
(2) Mendel, *Deutsche med. Woch.*, 1885, p. 190.
(3) Ansten et Cogill, *Brit. med. Journ.*, 30 mars 1895.

**Broncho-pneumonie.** — La broncho-pneumonie complique parfois le croup avant la trachéotomie ; elle est alors fort difficile à reconnaître ; on peut cependant la soupçonner si elle produit une matité appréciable et s'accompagne d'une température très élevée et d'une accélération considérable de la respiration. Après l'opération, la broncho-pneumonie est une complication relativement fréquente. Elle éclate tantôt le deuxième ou le troisième jour, et se termine alors presque toujours fatalement, tantôt vers le cinquième ou le sixième jour et présente alors plus de chances de guérison. A ce moment, son diagnostic est facile, pourvu qu'on ausculte et qu'on percute avec soin le petit malade.

**Arthropathies.** — Les arthropathies sont une complication rare de la diphtérie. Bernardbeig (1) n'a pu en relever qu'un très petit nombre de cas dans la littérature médicale. Elles ont été observées au moment où la maladie était déjà en voie de guérison ou pendant la convalescence, soit du septième au quinzième jour. Elles atteignent particulièrement les genoux et les poignets ; elles ne se révèlent souvent que par de la douleur accompagnée ou non de tuméfaction avec rougeur et chaleur de la peau, d'autres fois il existe un épanchement séreux ; elles se terminent alors favorablement, mais parfois l'arthrite devient purulente et s'accompagne de tous les symptômes de la pyohémie ; elle est alors presque toujours mortelle.

**Complications cardiaques.** — Les accidents observés le plus souvent du côté du cœur peuvent être attribués à la *thrombose* (B. Robinson) (2), ou plus souvent à la *paralysie du cœur* déterminée par l'action de la toxine diphtérique sur le pneumogastrique ou le plexus cardiaque, parfois aussi à la *myocardite* (Leyden, Bard). Ils apparaissent ordinairement au commencement de la convalescence, lorsque tout symptôme local a disparu, et souvent dans le cours de la paralysie diphtérique. Exceptionnellement cependant ils peuvent survenir dès les premiers jours de la maladie, comme dans un cas cité par Fromaget (3), relatif à une petite fille de six ans enlevée presque subitement le cinquième jour de la maladie par des accidents de *paralysie cardio-pulmonaire*. Ces accidents se manifestent par la pâleur de la face, le refroidissement des extrémités, l'angoisse précordiale et une douleur violente à la région cardiaque, une anorexie presque absolue, parfois des vomissements, une prostration et une dyspnée extrêmes ; en même temps, le pouls devient faible et filant, les bruits du cœur sont lourds et voilés (Meigs, Robinson), et la mort arrive en général rapidement après une ou deux attaques de dyspnée suivie de collapsus. La mort peut même être subite et survient alors après un effort ou une fatigue provoquée par le transport du malade, le traitement

---

(1) Bernardbeig, *Thèse de Paris*, 1894.
(2) Beverley Robinson, *Thèse de Paris*, 1872.
(3) Fromaget, *Revue mens. des mal. de l'enf.*, 1891, p. 158.

local (badigeonnage), ou l'introduction de la sonde œsophagienne. D'après Rabot et Philippe, l'apparition d'une pâleur cireuse cadavérique s'accentuant dès que l'enfant s'assied et s'accompagnant d'une tendance aux défaillances et aux syncopes, est l'indice de l'existence d'une myocardite interstitielle et devra faire craindre une terminaison fatale subite.

Lorsque la parésie cardiaque s'accompagne d'albuminurie, le travail du cœur est rendu plus difficile encore par l'obstacle rénal. Le ventricule gauche se contracte alors en deux temps, et on constate à l'auscultation un bruit de galop systolique très net, au lieu du simple affaiblissement du premier bruit. Parfois même la mitrale est forcée et on observe un bruit de souffle systolique à la pointe, qui peut alterner avec le bruit du galop, ainsi qu'une augmentation considérable de la matité du foie. Baginsky (1), qui a bien étudié ces phénomènes, cite des cas de guérison dans lesquels ces divers signes d'insuffisance cardiaque ont disparu.

Dubrisay (2) a décrit une forme chronique des troubles cardiaques consécutifs à la diphtérie, qui se manifeste particulièrement par l'irrégularité et le ralentissement du pouls, par des palpitations, de l'angoisse précordiale et une grande faiblesse. Le cœur ne présente aucun bruit anormal. Cette forme est susceptible de guérison.

L'*hémiplégie* par embolie cérébrale dans le cours de la diphtérie n'est pas absolument rare. Le premier cas en a été publié en 1869 par Bouchut (3), qui constata chez un enfant convalescent de diphtérie une hémiplégie droite survenue brusquement pendant la nuit et accompagnée d'aphasie; Bouchut diagnostiqua en même temps à l'ophtalmoscope une embolie de l'artère rétinienne gauche. Le second cas, publié dans la thèse de Labadie-Lagrave (4), a été observé par l'un de nous, M. Picot, qui fit l'autopsie et constata la présence de caillots dans le cœur, en même temps qu'un ramollissement cérébral dans le lobe antérieur de l'hémisphère gauche; l'attaque d'hémiplégie était survenue pendant l'incision de la peau au début de la trachéotomie. Deux nouvelles observations ont été publiées en 1884 par notre élève Gaudard (5); actuellement on en compte une trentaine, dont cinq avec autopsie (6). L'observation de Berend peut servir de type à toutes les autres : un garçon de six ans, convalescent d'angine diphtérique depuis une douzaine de jours, est pris de convulsions clo-

---


(1) Baginsky, *Arch. f. Kinderheilk.*, t. XIII, 1891, p. 457.

(2) Dubrisay, *Union méd.*, 1877, n° 92.

(3) Bouchut, *Gaz. des hôp.*, 1869, p. 401.

(4) Labadie-Lagrave, *Thèse de Paris*, 1873, p. 40. M. Labadie-Lagrave se trompe en disant que le cœur ne fut pas examiné.

(5) Gaudard, Contr. à l'étude de l'hémiplégie cérébrale infantile. *Thèse de Genève*, obs. XI et XII, 1884.

(6) Picot, *loc. cit.* — Henoch, *Vorles. über Kinderkrank.*, 1889, p. 737. — Henchen, *Neurolog. Centralbl.*, 1886. — Abercrombie, *Med. Times and Gaz.*, 23 sept. 1882. — Berend, *Arch. f. Kinderheilk.*, t. XVII, 1894, p. 321.

niques dans le bras et la jambe gauches, qui furent suivies d'une hémiplégie gauche complète. On constate en même temps des bruits du cœur accélérés et très faibles. L'enfant succombe cinq jours après. On trouve dans l'artère sylvienne droite un caillot embolique qui bouche celle-ci dans l'étendue de 4 centimètres, et dans les gros ganglions cérébraux de l'hémisphère droit un foyer de ramollissement. Le ventricule gauche présente dans la région de la pointe plusieurs végétations de la grosseur d'une lentille à celle d'un haricot, adhérant faiblement à l'endocarde, gris rougeâtre, friables. Les deux reins sont le siège d'infarctus cunéiformes.

L'hémiplégie survient le plus souvent dans la convalescence; elle est due à une embolie cérébrale provenant de thrombus cardiaques, dont le détachement a été probablement favorisé par les troubles cardiaques de cause paralytique.

Tantôt l'enfant succombe, tantôt et plus souvent il survit et présente plus tard les signes de l'hémiplégie spasmodique infantile.

**Paralysie diphtérique.** — La paralysie post-diphtérique, soit localisée au voile du palais et aux muscles du pharynx, soit généralisée aux nerfs de la vie de relation et aux nerfs viscéraux, est habituellement un accident de la convalescence qui se montre une à deux semaines après la disparition des fausses membranes.

Il y a des *paralysies précoces* qui surviennent dans le cours même de la diphtérie, de cinq à dix jours après le début de la maladie, parfois même le second ou le troisième jour. Cette précocité des paralysies est ordinairement l'apanage des diphtéries graves. Il y a des *paralysies tardives*, qui n'apparaissent que vingt à trente jours après la guérison de la maladie primitive, et sont d'un pronostic moins sérieux. R. Petit (1), sur 13 cas de paralysie précoce qu'il a observés à l'hôpital des Enfants-Malades, a constaté 4 décès, dus à la gravité de l'intoxication générale, tandis qu'il a vu guérir toutes les paralysies tardives au nombre de 35, bien que chez deux enfants des accidents cardiaques inquiétants se soient montrés vers le quinzième jour.

La *fréquence* des paralysies varie suivant les épidémies dans la proportion de 9 à 12 pour 100 des cas de diphtérie observés. Cadet de Gassicourt (2) les a vues survenir chez 23 pour 100 des enfants qui avaient survécu à la période d'état et dans 13 pour 100 de tous les cas de diphtérie entrés dans son service.

D'après le même auteur, les paralysies surviennent un peu plus souvent après les angines diphtériques graves (22 pour 100) qu'après les angines légères (18 pour 100); dans le premier cas, elles sont plus souvent généralisées et ont une mortalité six fois plus considérable. C'est après les croups guéris avec ou sans opération que la paralysie

<hr>

(1) R. Petit, *Rev. mens. des mal. de l'enf.*, 1897, p. 76.
(2) Cadet de Gassicourt, *Traité clin. des mal. de l'enf.*, t. III, 1884, p. 340.

consécutive a été la plus fréquente (31,8 pour 100). Ce dernier fait, qui s'explique par le milieu hospitalier, ne concorde pas avec nos observations personnelles. La paralysie diphtérique a été très rare à la suite des croups guéris que nous avons traités à Genève et, lorsqu'elle existait, elle était toujours localisée. Ajoutons que les enfants n'avaient présenté pendant la période d'état que peu de symptômes d'intóxication.

La fréquence de la paralysie paraît avoir augmenté depuis l'emploi du sérum, ce qui tient au fait que depuis lors il y a plus d'enfants qui arrivent à la période de convalescence et qui restent exposés aux complications tardives. Néanmoins, il paraît résulter de la statistique de Petit que le nombre des paralysies consécutives est d'autant plus faible que le traitement sérothérapique a été commencé plus tôt. La fréquence, qui a été seulement de 6,25 pour 100 pour les cas injectés vers le second jour de la maladie, s'élève à 38,7 pour 100 pour les cas injectés pour la première fois vers le septième jour.

Les *prodromes* de la paralysie, qui doivent toujours faire redouter l'apparition de cette complication, sont la persistance de l'albuminurie, le teint mat et plombé, l'anorexie et l'asthénie.

La *paralysie du pharynx et du voile du palais* est presque toujours la première en date et parfois la seule manifestation de la complication. Les premiers symptômes qui fixent l'attention sont le nasonnement, le retour des boissons par le nez et de violents accès de toux au moment de la déglutition. On peut alors s'assurer par l'exploration directe que le voile du palais est immobile, que la luette est pendante et parfois qu'il y a une anesthésie plus ou moins complète de toute l'arrière-gorge. Quelquefois au contraire, le malade est sujet à de fréquentes nausées dues au contact répété de la luette avec la base de la langue.

Dans les cas de paralysie grave, la déglutition devient presque impossible ; les bouillies et les liquides ne peuvent plus descendre dans l'œsophage ; quelquefois le bol alimentaire, en s'engageant dans le larynx, détermine la mort immédiate. L'enfant ne peut plus souffler, ni sucer ; tout effort lui devient difficile, parce que l'occlusion des parties supérieures du conduit respiratoire est impossible. Il laisse écouler sa salive quand la paralysie s'est étendue à la langue et aux lèvres. Elle peut envahir aussi les muscles du larynx et déterminer de la raucité de la voix ou de l'aphonie. Il est rare alors qu'elle reste localisée.

La *paralysie généralisée* (1) est presque toujours précédée par une altération dans la santé générale et par la paralysie du pharynx. On

(1) Consulter : Maingault, De la paralysie diphtérique. Paris, 1860. — H. Roger, Recherches cliniques sur la paralysie consécutive à la diphtérie, *Arch. gén. de méd.*, janv.-fév. 1862. — H. Weber, Ueber Lælhmungen nach Diphtérie, *Virch. Arch.*, t. XXV, 1862, p. 115, et 1864, t. XXVIII, p. 489. — Baginsky, *loc. cit.*

a cité cependant un ou deux exemples où elle était survenue d'emblée sans que le pharynx ait été atteint (Trousseau, Tillé). Les enfants qui, après avoir échappé aux atteintes de la maladie primitive, reprennent leurs forces et entrent en convalescence, deviennent tristes, irascibles; ils pâlissent, maigrissent, sans cause apparente, jusqu'à ce que le nasonnement et le rejet des boissons par le nez viennent révéler la complication.

La *perte du réflexe patellaire* a été indiquée par Buzzard, par Bernhard (1) et par Baginsky comme un symptôme habituel précurseur de la paralysie généralisée. Il existerait même, d'après Mac Donnell (2), dès le début de la diphtérie, dans un grand nombre de cas.

La *vue* est la première fonction atteinte. La paralysie frappe les muscles moteurs et accommodateurs, plus rarement le nerf optique. Il y a du strabisme ou bien seulement impossibilité de lire et de distinguer nettement les objets. La presbytie est plus fréquente que la myopie. Parfois l'acuité visuelle est diminuée. Haschel (3), sur 12 cas de troubles de la vue consécutifs à la diphtérie, a constaté 5 fois un rétrécissement du champ visuel qui a disparu plus tard spontanément. Rarement il y a cécité complète. Souvent aussi les muscles de l'œil restent intacts.

Les *muscles du tronc* sont habituellement atteints, la tête est mal supportée par le cou et s'infléchit sur la poitrine. La démarche devient vacillante et difficile. Des fourmillements dans les extrémités sont les avant-coureurs de la *paralysie des membres*. Quelle que soit sa forme ou son étendue, l'invasion de la paralysie est lente et progressive. Les membres inférieurs sont pris les premiers, puis les membres supérieurs, en dernier lieu les muscles du tronc et en particulier les muscles respiratoires. La paralysie peut atteindre la sensibilité aussi bien que la motilité; elle est rarement complète et n'est pas limitée au trajet d'un nerf ou à un groupe musculaire. Elle est parfois mobile et change de siège d'un jour à l'autre (Easton) (4). La forme paraplégique, avec prédominance d'un seul côté, est de beaucoup la plus fréquente. La forme hémiplégique doit être séparée de la paralysie diphtérique, puisque, comme nous l'avons dit plus haut, elle est due à une embolie ou plus rarement à une hémorragie cérébrale.

Dans certains cas, les troubles de la motilité se rapprochent plus de l'*ataxie* que de la paralysie et peuvent même rappeler ceux de la sclérose des cordons postérieurs (Eisenmann, Jaccoud). Il s'agit souvent en pareil cas d'une fausse ataxie due à l'irrégularité de la distribution de la paralysie. La coordination des mouvements est

_______

(1) Bernhard, *Virch. Arch.*, t. XCIX, 18.
(2) Mac Donnell, *Philadelphia med. News*, octobre 1887.
(3) Haschel, *Berl. klin. Woch.*, 1883, n° 30.
(4) Easton, *Glascow med. Journal*, t. II, 1869, p. 453.

troublée par l'affaiblissement de certains antagonistes. Parfois, néanmoins, la perte des réflexes et les troubles variés de la sensibilité permettent de localiser le processus aux racines spinales postérieures.

La *paralysie des sphincters* est rare ; elle se révèle par l'incontinence de l'urine et des matières fécales.

La *paralysie des muscles respiratoires* s'annonce par la diminution des forces expiratrices ; la toux devient une souffrance, parce que l'enfant n'a pas la force d'expulser l'air et le mucus bronchique. Cette toux paralytique a un timbre caractéristique qu'on ne peut oublier quand on l'a une fois entendu. Les forces inspiratrices peuvent être aussi paralysées à leur tour ; l'épigastre se creuse ou reste plat au lieu de se soulever à chaque inspiration ; en même temps la partie supérieure du thorax reste immobile, tandis que les fausses côtes se dilatent et s'écartent. Arrivée à ce degré, la paralysie du diaphragme est très grave, et l'enfant meurt asphyxié dans plus de la moitié des cas.

La *parésie cardiaque*, la plus grave de toutes, est annoncée par des vomissements et un ralentissement considérable du pouls, qui peut tomber à vingt-quatre et même seize pulsations par minute (H. Weber). La mort subite par syncope est alors imminente (voy. p. 190).

Guthrie (1) a décrit une forme de paralysie diphtérique cardio-pulmonaire caractérisée par ce qu'il appelle des *crises bulbaires*, c'est-à-dire par des accidents dyspnéiques formidables, accompagnant une paralysie complète de la déglutition et une grande difficulté dans l'articulation des mots. Ces crises ont été observées dans la seconde ou la troisième semaine de la paralysie diphtérique. Elles sont parfois annoncées par une apathie presque léthargique, par de la tachycardie et par l'apparition de râles humides dans les bronches, qui, pendant la crise, augmentent considérablement. Ces accidents sont suivis d'une dépression extrême des forces ; ils peuvent se répéter plusieurs fois dans un jour et se terminer fatalement. Guthrie a compté 8 décès sur 39 cas où ces crises ont été observées.

Les *réactions électriques* sont très variables dans la paralysie diphtérique ; elles dépendent de la localisation et de l'intensité de la lésion ; nous avons vu plus haut que celle-ci siégeait tantôt dans les muscles, tantôt dans les nerfs périphériques, tantôt dans les centres nerveux eux-mêmes. Souvent l'excitabilité électrique des nerfs et des muscles paralysés est normale, parfois simplement diminuée ; parfois aussi, mais rarement, on constate la réaction de dégénérescence (Erb) ; celle-ci a été observée le plus souvent au pharynx, ce qu'expliquent les lésions signalées par Charcot et Vulpian.

La *durée* de la paralysie généralisée varie de deux à huit mois. Elle se termine fatalement dans le dixième des cas environ. La *mort*

(1) Guthrie, *The Lancet*, t. I, 1891, p. 863.

survient, tantôt rapidement par syncope, par paralysie respiratoire ou introduction du bol alimentaire dans le larynx, tantôt lentement par inanition et épuisement nerveux. La *guérison* est souvent rapide sous l'influence de l'électricité et des toniques ; elle est très lente dans d'autres cas, en dépit de tous les soins. Les muscles paralysés les premiers recouvrent en dernier lieu leur activité fonctionnelle ; aussi le nasonnement et la dysphagie sont-ils les symptômes qui persistent le plus longtemps.

DIAGNOSTIC. — Le diagnostic de la diphtérie ne peut plus se borner aujourd'hui à l'examen clinique ; il doit être complété dans tous les cas douteux par l'examen bactériologique (1).

**DIAGNOSTIC BACTÉRIOLOGIQUE.** — Les produits à examiner provenant d'un cas suspect peuvent être recueillis avec une petite spatule flambée et inoculés de suite sur deux tubes de sérum Löffler envoyés à cet effet par le laboratoire de recherches, ou bien être recueillis sur un tampon d'ouate stérilisée porté sur une tige de fer et enfermé dans une éprouvette également stérilisée. L'inoculation se fait alors à l'arrivée au laboratoire ; c'est ainsi qu'on a procédé pour l'enquête sur la diphtérie en Suisse. Si le produit suspect est un débris de fausse membrane expectorée, il est déposé dans un tube stérilisé distinct, que doit renfermer également la trousse bactériologique envoyée par le laboratoire.

L'examen des fausses membranes par frottis sur verrelet des débris que l'on a pu recueillir, donne parfois des résultats positifs et a l'avantage dans les cas pressants de donner une solution immédiate.

Habituellement, c'est au bout de douze à dix-huit heures de séjour à l'étuve à 34° ou 35°, que la culture sur sérum Löffler coagulé est examinée et que l'on peut trancher la question du diagnostic.

Grâce à la coloration de la préparation par la *méthode de Gram* modifiée par Nicolle (2), on reconnaît facilement les bacilles de Löffler colorés en bleu sur le fond de la préparation coloré en rose par l'éosine. Si l'examen au Gram donne un résultat négatif sur un certain nombre de préparations prises sur différents points du tube de culture, il est à peu près certain qu'il ne s'agit pas de diphtérie, les

(1) La présence du bacille diphtérique dans les fausses membranes a été signalée pour la première fois par Klebs en 1883. Löffler a étudié avec soin en 1884, dans son célèbre mémoire, sa distribution dans les fausses membranes par des coupes colorées au bleu de méthylène. L'un de nous, M. D'Espine, a insisté, croyons-nous, le premier, dès 1886, sur l'importance de l'examen bactériologique pour le diagnostic des angines à dépôts blancs, en employant la méthode de Gram pour déceler le bacille diphtérique dans les fausses membranes (*Revue méd. de la Suisse rom.*, 1886, p. 584, et séance du 7 décembre 1887 de la *Soc. méd. de Genève, Ibid.*, 1888, p. 49).

(2) Nicolle, *Ann. de l'Inst. Pasteur*, 1895, IX, p. 166.

bacilles de Löffler se développant plus vite dans les premières heures sur le sérum que les autres microbes. Il peut arriver exceptionnellement néanmoins qu'ils ne se développent qu'au bout de deux jours. Il sera donc toujours prudent dans les cas cliniques suspects de remettre les tubes à l'étuve et de renouveler l'examen le lendemain.

Il ne suffit pas qu'un bacille garde le Gram, pour qu'il soit identifié comme bacille de Löffler. Il faut qu'il en ait les dimensions et la forme. Ainsi Barbier a trouvé dans les fausses membranes d'angines un bacille *en navette*, c'est-à-dire effilé aux deux bouts et qui n'est pas diphtérique. Il faut, en outre, que le bacille soit immobile, ce dont on s'assure par un examen microscopique à la *goutte pendante*, qui révèle aussi la réfringence et l'arrangement *spécial* des bacilles diphtériques, comparé par D'Espine et Marignac à celui des caractères cunéiformes de l'écriture assyrienne.

Comment distinguer les bacilles diphtériques des bacilles pseudo-diphtériques, qui peuvent présenter les mêmes caractères objectifs ? L'inoculation au cobaye est le seul moyen infaillible de savoir si les bacilles sont virulents ou inoffensifs. Dans la pratique, ce mode de trancher la question est trop long et on ne s'en servira en clinique que dans le cas de persistance prolongée du bacille de Löffler dans la gorge des enfants convalescents, pour savoir si ces enfants peuvent être admis de nouveau à la libre pratique.

Neisser (1) a proposé une méthode extemporanée qui pourra donner en pareil cas un signe distinctif de présomption, sinon de certitude. On colore rapidement le verrelet enduit et flambé avec une solution de bleu de méthylène additionnée d'acide acétique, on lave à l'eau et on colore le fond avec une solution faible de vésuvine. Le corps des bacilles est coloré en brun et contient dans son intérieur des corps ovales, dits corpuscules d'Ernst, qui ressemblent à des spores et sont colorés en bleu. Ces corpuscules sont au nombre d'un ou deux, situés en général aux pôles, parfois il y en a un ou deux autres dans le milieu du bacille. Si l'on a eu soin de faire l'examen au plus tard après dix-huit ou vingt heures, si la culture examinée a été faite sur du sérum coagulé à 100°, enfin si la forme et les dimensions du bacille sont bien celles du bacille de Löffler, la présence des corpuscules d'Ernst démontre qu'il s'agit du bacille diphtérique vrai. Les pseudo-bacilles et en particulier les bacilles de la xérose ne posséderaient pas la réaction de Neisser [C. Fraenkel (2), Heinersdorff (3)].

Ajoutons que pour le diagnostic du croup d'emblée, sans angine concomitante, le résultat négatif de l'examen bactériologique ne permet pas d'exclure la diphtérie. Il arrive parfois qu'on décèle par

(1) Neisser, *Zeitschr. für Hyg.*, t. XXIV, 1897, p. 443.
(2) C. Fraenkel, *Berl. klin. Woch.*, 1893, p. 252.
(3) Heinersdorff, *Centralbl. für Bakt.*, 1898, p. 397.

la culture le bacille de Löffler dans les fausses membranes expectorées ou rendues par la canule, dans des cas où l'examen bactériologique du mucus pharyngé a été négatif.

**DIAGNOSTIC CLINIQUE.** — 1° Le diagnostic de l'angine **diphtérique** est devenu plus difficile depuis quel'on sait que d'autres microbes que le bacille de Löffler peuvent déterminer la formation de fausses membranes sur les amygdales et même parfois sur le voile du palais. Ces *angines diphtéroïdes* sont habituellement dues au streptocoque et peuvent survenir soit isolément, soit au début d'une scarlatine. L'angine diphtérique ne peut en être distinguée d'une façon absolue, dans les premiers jours, que par l'examen bactériologique; néanmoins, on peut dire que dans la diphtérie les symptômes d'intoxication, tels que le teint plombé, la faiblesse générale, l'anorexie, sont plus marqués que dans les angines diphtéroïdes, dans lesquelles par contre la réaction inflammatoire (fièvre, douleur, dysphagie) est plus intense.

Le diagnostic avec les *angines pultacées* et *lacunaires* est habituellement facile ; dans ces affections, le dépôt blanc ne forme qu'exceptionnellement, et le premier jour seulement, un enduit continu simulant une fausse membrane. Il devient rapidement liquide et purulent et ne tarde pas à se dissocier ; il disparaît facilement sous l'influence du chlorate de potasse, ce qui a peut-être créé la réputation usurpée de ce médicament dans le traitement de la diphtérie.

Dans l'*angine herpétique*, rare chez l'enfant, le dépôt pseudo-membraneux de la gorge est formé de taches distinctes séparées par la teinte rouge des tissus enflammés, et on constate souvent dans son voisinage l'existence de vésicules non encore ulcérées qui plus tard, après s'être ouvertes, donnent lieu à des dépôts blanchâtres à bords festonnés. Des vésicules analogues peuvent être constatées sur d'autres points de la muqueuse buccale, sur les lèvres ou parfois sur des points éloignés de la surface cutanée. On ne doit pas oublier cependant que l'angine diphtérique peut s'accompagner d'herpès labial.

Nous avons déjà signalé le fait que certaines formes frustes de la diphtérie peuvent revêtir les caractères de l'angine lacunaire ou herpétique et être suivies parfois d'une diphtérie grave. Dans tous les cas d'angine pseudo-membraneuse, le diagnostic bactériologique pourra seul trancher la question.

2° Le **croup d'emblée** peut être confondu avec une laryngite aiguë simple, une laryngite striduleuse, un œdème de la glotte, un abcès rétro-pharyngien ou un corps étranger des voies aériennes. Nous insistons ailleurs sur le diagnostic différentiel des *laryngites* et sur celui des *abcès rétro-pharyngiens*. Disons seulement à propos de cette dernière affection qu'on doit toujours, lorsqu'un enfant est pris d'un accès de suffocation, explorer avec le doigt le fond de la gorge, et s'assurer qu'il n'existe dans cette région aucun abcès. Les symptômes du croup seront pris bien rarement pour ceux d'un *corps étranger des voies aériennes*, ceux-ci débutant subitement après la déglutition et produisant presque immédiatement des accès très intenses de suffocation. D'ailleurs, les commémoratifs éclaireront presque toujours le diagnostic.

3° Certains cas de **paralysie diphtérique** sont d'un diagnostic difficile en l'absence de commémoratifs. L'angine diphtérique peut être assez légère pour avoir passé inaperçue, et le médecin ne sait alors à quelle cause rapporter les accidents nerveux qu'il a sous les yeux. Maingault (1) résume ainsi le diagnostic en pareil cas : « On pourrait hésiter et redouter une *méningite tuberculeuse* commençante ou des *tubercules cérébraux*, quand on observe une faiblesse générale, l'indolence ou l'apathie du malade, le strabisme, l'amaurose, l'amaigrissement et la lenteur du pouls. La difficulté de la parole, la voix nasonnée, la tristesse peinte sur leur visage, l'incertitude de la démarche, donnent quelquefois aux enfants l'aspect d'*idiots*, mais cette torpeur n'est qu'apparente, l'intelligence sommeille, on la réveille facilement, et si on interroge les petits malades, on est frappé de la netteté de leurs réponses.

« .... C'est la marche qu'a suivie la maladie, la manière dont les symptômes se groupent, qui doit éclairer le médecin. On doit se rappeler que l'affaiblissement musculaire de la paralysie diphtérique débute lentement, qu'il est presque constamment accompagné de fourmillements et de troubles de la sensibilité des extrémités, que *toujours* il existe un intervalle plus ou moins long, de douze ou quinze jours à deux mois, entre la terminaison de l'affection diphtérique et le moment où les accidents paralytiques généralisés se déclarent....

« Dans cette période de convalescence apparente, on voit survenir la *paralysie du voile du palais* ; toujours elle précède les troubles éloignés de l'innervation, quelquefois elle a déjà cessé, mais le plus souvent elle persiste encore, lorsque ceux-ci se manifestent. »

PRONOSTIC. — Le pronostic de la diphtérie varie suivant un grand nombre de circonstances. On se guidera sur :

1° La précocité de l'intervention thérapeutique; comme nous le disons plus loin, plus le traitement sérothérapique est institué de bonne heure, plus les chances de guérison sont grandes ; il ne faut faire d'exception que pour la forme maligne de la diphtérie, contre laquelle le sérum est le plus souvent impuissant.

2° L'étiologie ; le croup est très grave au-dessous de l'âge de deux

(1) Maingault, *loc. cit.*, p. 104-107,

ans, cependant actuellement il guérit souvent, même chez les très jeunes enfants. La diphtérie secondaire est plus redoutable que la diphtérie primitive.

3° Le **degré de l'infection diphtérique** ; quand les fausses membranes seront étendues à plusieurs muqueuses, qu'elles auront une coloration grisâtre et un aspect gangreneux ou hémorragique, qu'elles se compliqueront de diphtérie cutanée, quand l'angine s'accompagnera d'une adénite cervicale considérable, d'une albuminurie abondante et que l'enfant présentera un teint plombé et une grande prostration de forces, tous ces signes, indice d'une intoxication diphtérique intense, aggraveront notablement le pronostic ; leur absence au contraire, même en cas de croup, permettra d'espérer la guérison.

4° **La localisation** ; ainsi le croup est grave par l'asphyxie qu'il détermine, le coryza diphtérique est grave par le degré d'intoxication qu'il indique. Trousseau a été néanmoins trop loin en regardant la diphtérie nasale comme au-dessus des ressources de l'art. Nous croyons avec Jacobi que la gravité de cette complication provient souvent de la résorption des produits pseudo-membraneux septiques qui s'accumulent dans les fosses nasales, particulièrement à leur embouchure postérieure et dans les replis de la pituitaire. Ces produits se dérobent longtemps à l'observation, ils s'éliminent difficilement, et ils trouvent dans le riche réseau sanguin et lymphatique de la pituitaire un terrain favorable à leur résorption ; de là le danger du coryza diphtérique, mais aussi l'efficacité des injections désinfectantes pratiquées dans les fosses nasales, telles qu'elles ont été prônées par Jacobi.

5° **La valeur de certains symptômes** ; — *a*) La *fièvre* est un des phénomènes les plus variables de la diphtérie. Une fièvre élevée, continue et persistante est d'un fâcheux pronostic, mais d'un autre côté l'absence de fièvre n'est pas par elle-même un symptôme rassurant, car l'apyrexie peut exister pendant toute la durée de la maladie dans les cas de diphtérie maligne.

*b*) Les *hémorragies* sont, comme nous l'avons dit, d'un pronostic très grave, surtout pendant les cinq ou six premiers jours.

*c*) L'*intumescence générale du cou* est également un signe très fâcheux. Le gonflement mollasse du tissu cellulaire *sent sa peste*, disait Trousseau.

*d*) La *bronchite pseudo-membraneuse* et la *pneumonie*, quoique très sérieuses, ne sont pas nécessairement mortelles et ne sont pas une contre-indication de la trachéotomie.

6° Le **caractère de l'épidémie** (1). Barthez a mis en relief un

(1) Nous reproduisons ce paragraphe tel que nous l'avons publié dans nos éditions précédentes ; il s'applique à ce qu'était la diphtérie avant qu'on possédât un moyen réellement efficace pour la combattre et il est à ce point de vue intéressant

fait capital dans le pronostic de la diphtérie : c'est le caractère plus ou moins infectieux que présente la maladie, suivant les localités, suivant les années et souvent aussi suivant l'époque de la même épidémie. Cette malignité ou cette bénignité des symptômes, quoique inexplicable, est des plus réelles. Comparons d'abord la diphtérie, telle que nous l'avons observée dans deux villes, Paris et Genève, qui représentent en moyenne les deux extrêmes, la diphtérie infectieuse et la diphtérie non infectieuse. A Genève, le nombre des croups sans angine est beaucoup plus fréquent qu'à Paris, et les déterminations pharyngées sont rarement très accentuées. Quand les enfants succombent, c'est aux localisations laryngées ou pulmonaires, exceptionnellement à l'angine seule et à l'intoxication diphtérique. La proportion des guérisons après la trachéotomie est notablement supérieure à ce qu'elle est à Paris. Les tableaux statistiques relevés par Sanné (1) démontrent que, dans cette dernière ville, le caractère infectieux de la diphtérie est beaucoup plus marqué, mais qu'il varie suivant les années et les épidémies. Sur 4643 décès par diphtérie constatés de 1872 à 1875, 1890 (soit 44 pour 100) sont dus à l'angine seule. La mortalité du croup dans les hôpitaux de Paris, qui était 76,54 pour 100 pendant le premier trimestre, de 1870 à 1875 inclusivement, est montée à 79,75 pour 100 en 1876 pendant les mêmes mois. Tous les médecins qui ont opéré un grand nombre de croups, ont pu constater comme nous une différence considérable dans le chiffre des guérisons suivant les diverses épidémies ou les divers moments d'une même épidémie, des *séries* heureuses ou malheureuses, qu'il faut expliquer par le génie épidémique, faute de mieux.

La mortalité du croup abandonné à lui-même est de 80 à 90 pour 100 (Guersant, Andral, Trousseau), la guérison est tout à fait exceptionnelle pour les croups qui ont franchi la seconde période.

TRAITEMENT. — **PROPHYLAXIE.** — **Isolement.** — L'isolement de tous les enfants atteints de diphtérie est de rigueur. Cet isolement sera prolongé tout le temps de la convalescence, aussi longtemps que l'examen bactériologique aura démontré la persistance du bacille de Löffler dans le mucus de la gorge ou du nez.

Dans les cas rares où le bacille persiste au delà d'un mois, l'isolement absolu sera quelquefois difficile à continuer, mais on exigera du moins que l'enfant ne rentre pas à l'école et soit mis plus ou moins en quarantaine ; on appliquera les mesures de désinfection à tout linge,

à conserver. Les faits qu'il rapporte sont d'ailleurs toujours vrais, en opérant une notable réduction pour les chiffres relatifs à la mortalité. Nous indiquons plus loin, à propos de la sérothérapie, quelle est la proportion des décès pour les cas de diphtérie traités par cette méthode.

(1) Sanné, Traité de la diphtérie. Paris, 1877, p. 381.

ustensile ou objet qui aura pu être souillé par ses sécrétions bucco-nasales.

**Désinfection**. — Les personnes qui approchent des enfants diphté-riques et qui leur donnent des soins, doivent en les quittant désin-fecter leurs mains et leurs vêtements ; le port d'une blouse, qu'elles mettront par-dessus leurs habits dans la chambre des malades et qu'elles y laisseront en sortant, est indiqué.

Tout le linge, la vaisselle, les ustensiles de cuisine, qui ont servi à l'enfant, ne doivent pas sortir de la chambre sans avoir été ébouil-lantés.

Après la guérison du malade, son linge, ses vêtements et sa literie seront désinfectés à l'étuve sous pression. La chambre sera, ainsi que tous les meubles, lavée à l'eau bouillante et au savon noir. Le parquet sera ensuite frotté avec un linge trempé dans une solution d'acide phénique à 5 pour 100 que l'on passera également sur les bois de lit et les meubles. On terminera la désinfection en soumettant la chambre bien fermée aux vapeurs de formol. Les jouets et autres menus objets qui ne pourront être désinfectés, seront brûlés.

**Écoles**. — L'école dans laquelle s'est déclarée une épidémie de diphtérie, doit être fermée aussitôt. La gorge des élèves qui auront échappé à la contagion, sera inspectée chaque jour et, si possible, examinée bactériologiquement. On isolera les enfants chez lesquels cet examen aura révélé la présence du bacille. L'école ne sera rou-verte qu'après une désinfection complète et l'exposition des locaux à l'air pendant deux semaines au moins.

**Injections préventives de sérum**. — La valeur préventive du sérum antitoxique, bien établie par Behring et par Roux et Yersin pour les animaux, existe aussi pour l'homme, pourvu que l'injection ait été pratiquée au moins vingt-quatre heures avant l'infection. L'immunité dure habituellement de trois à six semaines et est de dix jours au minimum.

Les observations de Gordon Morrill (1) sont particulièrement pro-bantes à ce sujet. Malgré toutes les mesures de désinfection et d'iso-lement employées à l'hôpital des enfants de Boston, des cas intérieurs de diphtérie continuèrent à se déclarer dans cet établissement, jus-qu'au moment où l'on injecta systématiquement tous les enfants reçus avant leur entrée dans les salles. Les injections furent renouvelées tous les vingt-huit jours. Dès lors le nombre des cas intérieurs diminua dans une proportion considérable. Sur 829 enfants ou adultes du personnel qui n'avaient pas été immunisés ou chez lesquels on n'avait renouvelé l'injection qu'après plus de vingt-huit jours, 8 contractèrent la diphtérie (10 pour 1000). Sur 1 808 enfants injectés

_______

(1) Gordon Morrill, *Boston med. and surg. Journ.*, 3 mars 1898.

préventivement au moins tous les vingt-huit jours, 5 seulement prirent la diphtérie (soit 2 pour 1000) (1).

Riether (2) a obtenu les mêmes succès à Vienne sur 1450 nourrissons vaccinés contre la diphtérie; comme après les premières vaccinations on constata un ou deux cas de diphtérie chez les nourrissons vaccinés cinq à six semaines auparavant, on décida de renouveler l'injection prophylactique toutes les quatre semaines chez les enfants qui séjournaient longtemps à l'hospice. L'épidémie intérieure de diphtérie, qui avait persisté malgré des désinfections répétées des salles, disparut de l'hospice après cette mesure. Ces injections étaient d'ailleurs bien supportées par les nourrissons et les nouveau-nés.

Löhr (3) est arrivé également à supprimer à peu près complètement la diphtérie à la clinique des enfants de Heubner à Berlin par les injections préventives de 200 à 300 unités. Il fait ressortir en particulier le bénéfice qu'en a retiré le pavillon des rougeoles, où depuis l'introduction des injections préventives, la diphtérie secondaire, qui y était fréquente et d'une haute gravité, ne s'est plus montrée que dans un seul cas, trente-sept jours après l'injection. Heubner estime donc que ces injections doivent être répétées à l'hôpital au moins toutes les deux ou trois semaines.

L'*indication* des injections prophylactiques dépendra des circonstances. Comme ces injections sont parfois suivies d'accidents sérothérapiques, qui, d'après deux ou trois cas publiés, peuvent être mortels, probablement sous l'influence d'une idiosyncrasie, il ne faut les employer que dans certains cas déterminés, par exemple dans le cours d'épidémies graves de diphtérie, dans des hôpitaux ou des asiles où l'isolement ne suffit pas pour arrêter l'épidémie et là où les enfants ne peuvent être suivis facilement par le médecin. C'est ainsi qu'à la campagne, où les secours médicaux sont souvent éloignés, les injections préventives ont rendu des services.

La *dose* à injecter ne doit pas être inférieure à 250 unités; c'est une dose suffisante pour un enfant jusqu'à deux ans. Il faut injecter 500 unités au-dessus de cet âge (soit 5 centimètres cubes du sérum généralement utilisé en France).

**THÉRAPEUTIQUE.** — Il est reconnu actuellement que le seul traitement réellement efficace de la diphtérie consiste dans l'emploi du sérum antidiphtérique. C'est donc par la sérothérapie que nous commencerons cet exposé, en le faisant suivre de celui du traitement accessoire par les médicaments et de celui de l'intervention chirurgicale dans le croup.

(1) G. Morrill en indique 7, mais ajoute que 2 prirent la maladie dans la journée même où l'injection fut faite; il est clair que chez eux l'infection existait déjà à ce moment.
(2) Riether, *Wien. klin. Wochenschr.*, 1897, p. 666.
(3) Löhr, *Jahrb. für Kinderheilk.*, 1896, XLVI, p. 67.

## Sérothérapie.

**Sérum antidiphtérique.** — Le sérum antidiphtérique livré aujourd'hui à la consommation par les nombreux instituts sérothérapiques qui ont été fondés en Europe et en Amérique, est retiré par la saignée de chevaux immunisés contre la toxine diphtérique par les divers procédés mentionnés plus haut (voir p. 166).

La *stérilisation* du sérum était une première condition *sine qua non* d'assurer son innocuité. On a obtenu ce résultat d'abord par l'adjonction de substances antiseptiques, telles que le camphre (Roux) ou l'acide phénique (Behring) qu'on ajoutait au sérum dans les proportions de 1/2 p. 100 et qui à cette dose ne donnent lieu à aucun phénomène d'intoxication. Aujourd'hui, on arrive à obtenir un sérum absolument stérile par une manipulation rigoureusement *aseptique*. Le sérum se conserve ainsi indéfiniment dans des flacons hermétiquement bouchés, sans adjonction d'antiseptiques. Tant qu'il reste pur, il garde une transparence parfaite, facile à apprécier à la vue, avant l'usage. La méthode de stérilisation par la filtration sur porcelaine, employée par l'institut de Bruxelles, est moins sûre, car elle peut modifier le titre antitoxique du sérum (de Martini) (1).

Le *titre* des sérums est établi aujourd'hui d'après l'unité antitoxique ou immunisante introduite par Behring et Ehrlich.

L'*unité antitoxique* est représentée par $0^{cc},1$ d'un sérum, qui, mélangé à $1^{cc},0$ de toxine normale (10 fois la dose mortelle minima), préserve sûrement un cobaye de 250 grammes environ, non seulement de l'intoxication, mais même de tout œdème local. La *toxine normale* de Behring tue le cobaye témoin à la dose de $0^{cc},1$.

Comme il faut au minimum 500 unités antitoxiques pour guérir la diphtérie humaine, il faut pratiquement que le sérum thérapeutique contienne au moins 100 unités par centimètre cube pour ne pas injecter de trop grandes doses de sérum.

Le sérum de Behring est livré sous trois titres différents, en flacons représentant une dose : le n° I de 600 unités, qui serait la dose suffisante pour les cas pris au début; le n° II de 1 000 unités, dose indiquée d'emblée pour les diphtéries graves ou même les diphtéries légères qui ont dépassé le deuxième jour; le n° III, de 1 600 unités, qui est réservé aux adultes et aux cas les plus graves chez l'enfant.

Il y a un grand avantage pratique à n'avoir qu'un seul sérum, qui contienne au moins 100 unités par centimètre cube, ou 1 000 unités par dose de 10 centimètres cubes. Quelques instituts arrivent à produire des sérums de 200 unités par centimètre cube et réduisent

_______

(1) De Martini, *Centralbl. für Bakter.*, t. XX, 1896, p. 796.

alors la dose par flacon à 5 centimètres cubes, ce qui revient au même.

**Technique de l'injection**. — Avant de procéder à l'injection, il faut avoir soin de s'assurer que le sérum est resté limpide et ne renferme aucun dépôt qui le trouble notablement, quand on agite le flacon.

La seringue à injection doit être stérilisée par la cuisson dans l'eau bouillante, chaque fois qu'on veut s'en servir.

Divers modèles de seringues ont été proposés; le plus commode à notre avis et celui dont nous nous servons exclusivement, est la *seringue de Roux*, d'une contenance de 20 centimètres cubes, dont le piston en caoutchouc peut être serré ou desserré à volonté par un mécanisme ingénieux. Elle est munie d'une aiguille creuse, longue de 4 à 6 centimètres, qui est reliée à l'extrémité inférieure de la seringue par un tube de caoutchouc de dix centimètres de long, ce qui permet de faire l'injection sans être gêné par les mouvements de l'enfant.

Il faut aseptiser le champ opératoire par un lavage à l'eau chaude et au savon, puis avec une solution de sublimé au millième, qu'on enlève ensuite en lavant successivement la peau avec de l'alcool et de l'éther; dans les cas pressants, un vigoureux nettoyage de la peau au savon, puis à l'alcool, suffit.

L'opérateur, après s'être soigneusement désinfecté les mains, fait alors un pli à la peau du flanc ou de la cuisse (ce que nous préférons) et enfonce l'aiguille tout entière dans le tissu cellulaire, à la base de ce pli. Il ne lâche la peau qu'après s'être assuré que la pointe est libre dans le tissu cellulaire sous-cutané et pousse alors lentement le contenu de la seringue. Il retire ensuite l'aiguille en serrant entre deux doigts l'orifice cutané et recouvre celui-ci d'une mouche d'ouate stérilisée et imbibée de collodion, ou d'un morceau de sparadrap passé sur la flamme. Il ne faut pas faire de massage après l'injection, l'absorption du liquide étant plus rapide et les douleurs moindres, lorsqu'on s'abstient de cette pratique (Behring).

**Indications**. — L'injection de sérum est indiquée dans tous les cas d'angine grave à bacille de Löffler. *On ne devra même pas attendre le résultat de l'examen bactériologique*, toutes les fois qu'on constatera l'existence dans le pharynx de fausses membranes étendues ou des symptômes laryngés faisant présumer le début d'un croup. Si le diagnostic du laboratoire ne confirme pas la présence du bacille de Löffler, l'injection, bien que peut-être inutile, fait courir trop peu de dangers pour qu'on puisse regretter de l'avoir pratiquée en pareil cas.

S'il s'agit d'une angine légère, dont la nature diphtérique n'est que soupçonnée, on fera bien d'attendre, avant d'employer le sérum, que le diagnostic soit confirmé par l'examen d'une culture; si celui-ci donne un résultat positif, on injectera habituellement, mais il arrive souvent que l'angine est déjà guérie ou presque guérie, quand elle est reconnue bactériologiquement. Vaut-il alors la peine de faire courir à l'enfant les risques des accidents sérothérapiques, si minimes qu'ils soient habituellement? Nous nous sommes généralement abstenus d'intervenir dans ces cas et nous n'avons jamais eu à le regretter. Variot et Haushalter (1), qui suivent la même pratique, s'en sont également bien trouvés.

En dehors de ces cas, il n'y a pas de contre-indication à l'emploi du sérum, même chez les nouveau-nés (Riether). Tout au plus peut-on faire une exception pour les tuberculeux, chez lesquels le sérum peut déterminer une poussée congestive; on se guidera alors d'après la gravité du cas.

**Dose et nombre des injections.** — Aujourd'hui, où l'expérience a montré que les accidents sérothérapiques sont en général minimes et négligeables, et qu'*ils peuvent survenir aussi bien après de faibles doses qu'après des doses massives*, la première injection ne sera pas inférieure à 1 000 unités antitoxiques (10 centimètres cubes du sérum ordinaire) et sera toujours portée d'emblée à 2 000 unités (20 centimètres cubes) dans les angines graves ou le croup. Dans les cas les plus sérieux ou si l'intervention est tardive, on pourra même injecter tout d'abord 30 centimètres cubes.

Une seule injection suffit souvent à enrayer la maladie dans les diphtéries prises au début et dans certaines formes légères traitées seulement au bout de quelques jours. Quand les symptômes d'intoxication ou la tendance à l'extension des fausses membranes persiste, il faut renouveler l'injection de 10 centimètres cubes tous les jours, jusqu'à la détente. Nous ne voyons de contre-indication que dans l'anurie. On pourra alors faire précéder l'injection de sérum antidiphtérique d'une injection de caféine ou de sérum artificiel pour stimuler les fonctions rénales.

**Effet curatif.** — Action locale. — Le premier effet de l'injection est d'agir sur les *fausses membranes* de la gorge, qui généralement prennent rapidement une coloration d'un blanc éclatant, en même temps qu'elles se boursouflent en s'amincissant pour bientôt se recroqueviller et se décoller ; elles ne tardent pas à se détacher entièrement, soit spontanément, soit sous l'influence d'une irrigation ou d'un lavage détersif. Souvent aussi, elles s'amincissent et disparaissent insensiblement.

Si l'angine est légère et le dépôt pseudo-membraneux peu étendu, vingt-quatre heures suffisent parfois pour amener la disparition complète des exsudats ; le plus souvent, il faut pour cela deux jours et dans certains cas trois ou quatre. Les dépôts amygdaliens s'éliminent généralement plus vite que ceux du voile du palais et du pharynx. Il

_______________

(1) Haushalter, *Rapport au Congrès de méd. de Nancy*, 1896.

est rare que les fausses membranes se reproduisent ; cependant ce phénomène a été quelquefois observé et a nécessité une nouvelle injection.

Les productions diphtériques du nez se détachent aussi assez vite, et l'on voit parfois, à la suite des injections de sérum, les irrigations dans les fosses nasales ramener des moules pseudo-membraneux très étendus de ces cavités (Sevestre et Martin) (1).

La sérothérapie prévient souvent l'extension de la diphtérie au pharynx ; si cet organe est déjà atteint, elle peut amener la rapide guérison du croup sans intervention opératoire, ou permettre de se contenter d'une simple intubation ; enfin, si la trachéotomie est nécessaire, les fausses membranes se détachent plus facilement et l'ablation de la canule se fait plus tôt qu'avant l'emploi du sérum.

La *tuméfaction ganglionnaire* diminue généralement aussi après l'injection, mais persiste encore à un degré modéré pendant un certain nombre de jours.

ACTION GÉNÉRALE. — Les symptômes généraux s'amendent également. La *fièvre* tombe au bout d'un ou deux jours ; nous y reviendrons plus loin.

L'*albuminurie* disparaît rapidement dans les trois quarts des cas injectés environ, tantôt au bout d'un à trois jours, tantôt seulement au bout d'une semaine (Bokai) (2). On a accusé le sérum de produire une irritation rénale. Les expériences sur les animaux de Zagari et de Calabrese (3) et nos observations cliniques contredisent cette manière de voir.

Quant à l'action du sérum sur la *paralysie diphtérique*, son action curative est moins évidente ; les paralysies précoces, habituellement limitées au voile du palais, ne paraissent pas avoir diminué de fréquence. Néanmoins, comme nous l'avons dit plus haut, il semble qu'elles soient moins communes quand les injections ont été faites de bonne heure (voir p. 193).

Ajoutons que, si la sérothérapie fait disparaître les fausses membranes et supprime en partie les phénomènes d'intoxication diphtérique, elle est sans action sur le bacille lui-même, qui peut rester virulent longtemps encore dans le mucus pharyngé. L'enfant qui a été guéri par les injections, est comparable à un cep de vigne américain dont les racines peuvent être couvertes de phylloxera, sans qu'il en éprouve aucun dommage ; le sérum est antitoxique, mais n'est pas antimicrobien.

**Suites et accidents.** — ACCIDENTS LOCAUX. — L'injection sous-cutanée ne détermine habituellement aucun phénomène local ; au

_______

(1) Sevestre et Martin, art. DIPHTÉRIE, du *Traité des maladies de l'enfance*, vol. I, 1897, p. 631.
(2) Bokai, *Deutsche med. Woch.*, 1895, n° 15.
(3) Zagari et Calabrese, *Riforma medica*, t. XI, 1895, n° 48.

bout d'une demi-heure, la tuméfaction sous-cutanée produite par l'introduction du sérum a disparu par résorption et la surface de la peau a repris son aspect normal; la souffrance très modérée occasionnée par la piqûre ne dure pas. Quelquefois cependant une légère douleur à la pression se fait sentir encore pendant quelques heures au lieu de l'injection avec sensation d'engourdissement et de fourmillement. Parfois on constate en même temps un peu de chaleur et de tension qui s'accompagne de fièvre avec céphalalgie et courbature, mais il est très rare qu'il survienne un véritable abcès; quand cet accident se produit, on doit l'attribuer à ce que l'injection a été faite avec un sérum altéré ou sans précautions aseptiques suffisantes.

TEMPÉRATURE ET POULS. — On observe quelquefois, dans les heures qui suivent l'introduction du sérum, une élévation de température, qui peut aller de quelques dixièmes à un ou deux degrés, en même temps que le pouls s'accélère jusqu'à 120 et même 160 pulsations. Cette accélération du pouls n'est pas toujours parallèle à l'élévation de la température et persiste souvent plus longtemps qu'elle, pendant deux ou trois jours ; elle peut être suivie, pendant la convalescence, d'une irrégularité et d'une diminution d'amplitude des pulsations qui rendent le pouls intermittent, extrêmement petit et parfois presque imperceptible. Ces phénomènes, qui ont été constatés un grand nombre de fois par Variot (1) chez les enfants diphtériques traités par la sérothérapie, ne paraissent pas être en rapport avec la quantité de sérum injecté et ne peuvent être non plus attribués à la maladie primitive, car on les a constatés aussi chez des sujets sains injectés préventivement. La poussée fébrile qui suit l'injection, ne paraît pas non plus être due à l'antitoxine, car elle a été observée après l'injection de sérum de cheval non immunisé, comme Sevestre et Martin l'ont constaté dans trois cas.

Ces phénomènes dus au traitement rendent parfois difficile l'appréciation de l'action du sérum sur la fièvre de la diphtérie; on constate cependant généralement, que quand l'enfant présentait une température élevée avant l'injection, la défervescence se fait le plus souvent brusquement, le second ou au plus tard le troisième jour, et que cet abaissement de la température coïncide avec le commencement de la convalescence.

ÉRUPTIONS ET ARTHROPATHIES. — L'*urticaire* est très fréquente après les injections de sérum antidiphtérique ; on l'a observée aussi après l'injection d'autres sérums; elle est donc due au sérum et non à l'antitoxine. Le sérum de cheval la provoque moins souvent que le sérum de chèvre ou de mouton, qui avait été employé primitivement par Behring. Le sérum de certains chevaux détermine plus fréquemment des éruptions que celui d'autres chevaux (Chantemesse).

_______

(1) Variot, *loc. cit.*, p. 294.

L'apparition de l'urticaire est tantôt immédiate, ce qui est rare, tantôt précoce, survenant du quatrième au huitième jour, tantôt tardive, du dixième au quatorzième jour. L'éruption part souvent du pourtour de l'injection et y reste localisée ou plus souvent se généralise à tout le corps. Elle est habituellement apyrétique ; exceptionnellement, elle peut s'accompagner d'une fièvre légère. Elle est essentiellement bénigne et ne constitue qu'un épiphénomène désagréable par les démangeaisons qu'elle produit.

L'*érythème polymorphe* est toujours un phénomène tardif. L'incubation en est habituellement de dix jours. Le début est annoncé par de la fièvre et plus rarement par des vomissements. Puis surviennent des *douleurs articulaires*, dans les genoux, au cou-de-pied, parfois aux coudes et aux poignets. Ces douleurs débutent en général dans une seule articulation, mais ne tardent pas à envahir les autres jointures, passant de l'une à l'autre, sans s'y fixer plus d'un ou deux jours. Ces arthropathies, très accentuées dans certains érythèmes, peuvent être légères ou même nulles dans beaucoup de cas.

L'éruption est tantôt scarlatiniforme, tantôt plus foncée et même purpurique, avec placards marginés. On a signalé dans quelques cas la formation de bulles hémorragiques. Le siège de cet érythème est le même que celui de l'érythème polymorphe ordinaire, la face est épargnée.

Ces accidents ont une durée de quatre à cinq jours, s'étendant en général du onzième au seizième jour après l'injection et se terminent presque toujours favorablement.

Ces éruptions post-sérothérapiques ont été attribuées par Sevestre au streptocoque qui s'associe souvent au bacille de Löffler. Or le sérum antidiphtérique injecté à des individus sains, peut engendrer un érythème polymorphe tardif (Vallette) (1), et cette éruption a été observée aussi bien dans les diphtéries löfflériennes pures que dans les diphtéries associées. Ainsi Aubin (2), sur 12 angines streptococciques sans Löffler qui ont été traitées par les injections de sérum antidiphtérique, n'a vu survenir d'érythème que dans 4 cas (1/3) ; sur 17 cas de diphtérie associée (streptocoque et Löffler), il a vu 6 fois des éruptions (environ 1/3) ; enfin dans 13 cas de diphtérie pure à bacille de Löffler, sans streptocoque, il a vu 6 fois des érythèmes (environ 1/2). Cette statistique montre que la cause des érythèmes doit être cherchée dans le sérum lui-même et non dans les associations microbiennes, quand ces éruptions apparaissent dans le délai de dix jours après l'injection.

ACCIDENTS GRAVES ET MORTELS. — Il existe dans la science trois observations de mort d'enfants sains, qui ont succombé de quelques minutes à une demi-heure après une injection prophylactique de sérum

(1) Vallette, *Thèse de Genève*, 1895, p. 65.
(2) Aubin, *Thèse de Genève*, 1898.

antidiphtérique. Dans l'un des cas, qui concernait le fils d'un médecin, l'autopsie fut faite et n'apporta aucun éclaircissement. Y a-t-il eu shock dû à une idiosyncrasie ou piqûre d'une veine et pénétration d'une certaine quantité d'air, comme le pensent Siebert et Schwyzer (1)? C'est ce qu'il est impossible d'affirmer. Dans d'autres cas (2), la mort est survenue dans le cours d'une diphtérie plus ou moins sérieuse et. quoique la terminaison fatale ait été attribuée par les auteurs à l'injection de sérum, nous estimons que ce fait est loin d'être démontré.

Ce qui paraît certain, c'est que l'érythème polymorphe tardif, provoqué par le sérum, peut, dans des cas très exceptionnels et sous l'influence d'une idiosyncrasie, s'accompagner de symptômes très inquiétants, tels que vomissements incoercibles, hyperthermie ou urticaire interne avec œdème aigu du poumon (E. de Pradel) (3).

**Influence de la sérothérapie sur la mortalité de la diphtérie. —** Mortalité générale. — L'abaissement de la mortalité de la diphtérie, depuis l'emploi du sérum, est trop général et trop considérable pour être l'effet d'une coïncidence ou d'une erreur provenant du fait que les formes légères grossissent aujourd'hui, plus que par le passé, le nombre des cas traités.

Déjà la première statistique fournie par Roux (4) est très concluante ; elle permet de comparer, à la même époque, la mortalité dans les deux grands hôpitaux d'enfants à Paris. A l'hôpital des Enfants-Malades, la mortalité de la diphtérie qui était en moyenne de 51 pour 100 (1890-1893), s'est abaissée pendant le traitement par le sérum à 24,5 pour 100. Pendant la même époque (1er février au 24 juillet 1894), la mortalité de la diphtérie était de 60 pour 100 à l'hôpital Trousseau, où le traitement n'était pas encore introduit. La sérothérapie fut pratiquée à l'hôpital Trousseau à partir du 1er octobre 1894; au bout de deux mois, la mortalité était déjà tombée à 14,85 pour 100, tandis que la mortalité moyenne dans les années précédentes pour ces deux mois était 52 pour 100 (5).

Depuis lors, les résultats ont été encore plus satisfaisants à Paris, comme cela résulte des relevés de la statistique mortuaire municipale parisienne publiés par Martin (6) :

| | Nombre des décès par diphtérie. | Par mois. |
|---|---|---|
| 1890-1894 (moyenne annuelle). | 1432 | 118 |
| 1894 | 1008 | 84 |
| 1895 | 423 | 35 |
| 1896 | 454 | 38 |
| 1897 | 303 | 25 |

(1) Siebert et Schwyzer, *New York med. Journ.*, 1896, p. 708.
(2) Voir le relevé de ces cas dans : Aviragnet et Apert, *Gaz. des hôp.*, 1897, p. 855.
(3) E. de Pradel. *Journ. de clin. et de thérap. inf.*, 1896, p. 183.
(4) Roux, Martin et Chaillou, *Ann. de l'Inst. Pasteur*, 1894, p. 642.
(5) Perregaux, *Thèse de Paris*, 1895, p. 38.
(6) Martin, *Méd. moderne*, 1898, p. 73.

Le nombre des décès est donc devenu, en 1897, **quatre à cinq fois** moins considérable. La légère recrudescence de 1896 doit être attribuée à la crainte que la sérothérapie avait inspirée à la suite de la publication de quelques cas malheureux.

Dans les autres pays, les résultats sont tout aussi encourageants.

La grande statistique américaine (1) fondée sur 5794 cas de diphtérie observés dans 114 villes différentes, donne 713 décès, soit 12,3 pour 100, et, si l'on en retranche 218 cas relatifs à des malades injectés à la dernière extrémité, on arrive à une mortalité totale de 8,8 pour 100 et à une mortalité de **4,8 pour 100** pour tous les malades qui ont été injectés dans les trois premiers jours de la maladie. Pour les cas injectés plus tard, la mortalité a été de 27 pour 100.

En Allemagne, où les documents abondent (2), la mortalité de la diphtérie à Berlin qui était en moyenne de 35 pour 100 avant la sérothérapie (1891-1893), est tombée à 21,1 pour 100 en 1894 et à 14,9 pour 100 dans les sept premiers mois de 1895. En 1894, à l'hôpital de Bethanien, où le sérum n'avait pas été employé, la mortalité de la diphtérie a été de 43,1 pour 100, tandis qu'à l'hôpital de la Charité où le traitement de Behring était appliqué, la mortalité a été de 16,7 pour 100.

A Genève, nous avons eu également d'excellents résultats du sérum antidiphtérique, préparé au laboratoire de la ville par M. Massol, élève de l'Institut Pasteur. Les cas de diphtérie reçus à l'Hôpital cantonal et à la Maison des Enfants-Malades de 1890 à 1894, ont été au nombre de 624 avec 223 décès, soit une mortalité de 35,7 pour 100. De 1895 à 1897, depuis la sérothérapie, ces hôpitaux ont reçu 294 cas de diphtérie, avec 27 décès, soit une mortalité de 9 pour 100. Si l'on réunit aux diphtéries des hôpitaux, toutes celles de la clientèle privée qui ont été reconnues telles bactériologiquement, on arrive pour 1897 au chiffre de 225 cas avec 7 décès, soit une mortalité de **3,1 pour 100**. Les accidents post-sérothérapiques ont été insignifiants (3).

Mortalité du croup. — La sérothérapie a diminué, dans une proportion considérable, la mortalité et le nombre des interventions opératoires dans le croup. D'après la statistique officielle allemande, citée par Behring, un tiers à peine des croups injectés (28,4 p. 100) a dû subir la trachéotomie ou le tubage, et d'après la statistique américaine déjà citée, sur 1256 croups membraneux traités par la sérothérapie, la moitié guérirent sans opération.

La mortalité après l'opération a été diminuée de près de moitié; nous y reviendrons à la fin de ce chapitre.

---

(1) The report of the American Pediatric Society's collective investigation. *Pediatrics*, t. II, 1896, p. 97.

(2) Voir : Behring, *Die Statistik in der Heilserumfrage*, Marburg, 1895, p. 10.

(3) Compte rendu de l'administration municipale de la ville de Genève, pendant l'année 1897, p. 131.

MORTALITÉ DES DEUX PREMIÈRES ANNÉES. — D'après Behring, la mortalité par diphtérie de a première enfance qui était de 88 pour 100 dans la première année et de 83 pour 100 dans la seconde avant l'emploi du sérum, est tombée à 47,4 pour 100 pour les enfants au-dessous de deux ans dans le premier trimestre de 1895, et à 37,6 pour 100 dans le second trimestre de la même année.

MORTALITÉ DES DIFFÉRENTES FORMES DE LA DIPHTÉRIE. — La statistique allemande (1) donne le tableau suivant de la mortalité, suivant les différentes formes de la diphtérie traitées par le sérum :

|  |  | Guéris. | Mortalité. |
|---|---|---|---|
| Cas légers............ ........ | 749 | 743 | 0,8 p. 100 |
| Cas moyens................. | 336 | 322 | 4,2 — |
| Cas graves................. | 1076 | 722 | 32,9 — |

Ranke (2) relève le fait que dans la forme grave dite septique de la diphtérie, considérée comme presque toujours fatale avant l'emploi du sérum, il a obtenu 22 guérisons sur 30 cas par la sérothérapie. Il est cependant des formes malignes qui paraissent échapper à l'action de ce traitement, mais elles sont exceptionnelles et ne doivent amais contre-indiquer celui-ci.

### Traitement médicamenteux.

Roux, Martin et Chaillou (3) n'ont employé, à côté de la sérothérapie, aucune autre médication active et ils ont démontré que l'emploi simultané de l'acide phénique et du sublimé, loin de favoriser l'action du sérum, en arrêtait l'action bienfaisante. Ces agents médicamenteux doivent être rayés du traitement, soit local, soit général de la diphtérie, ainsi que tous les caustiques locaux.

Il reste néanmoins quelques adjuvants du traitement sérothérapique; nous n'avons, à ce point de vue, qu'à reproduire à peu près littéralement les conseils que nous formulions dans nos précédentes éditions.

Traitement général. — Ce traitement aura pour but de soutenir les forces de l'enfant dans leur lutte contre le poison diphtérique et de faciliter l'élimination des toxines.

La *médication tonique et stimulante* sera toujours indiquée, mais cette indication sera plus ou moins pressante suivant les cas ; ainsi, dans les formes légères, il suffira d'insister sur une bonne hygiène, sur une aération convenable et sur une alimentation à la fois réparatrice et légère (bouillon américain, lait, jus de viande, etc.), tandis que, dans les formes infectieuses, on ajoutera le *quinquina* (3 grammes d'extrait dans du vin ou 30 à 50 grammes de sirop par jour), le

(1) Voir : Behring, *loc. cit.* p. 17.
(2) Ranke, *Jahrb. f. Kinderheilk.*, 1895, t. XLI, p. 227.
(3) Roux, Martin et Chaillou, *Ann. de l'Institut Pasteur*, 1894, t. VIII, p. 660.

*cognac* à la dose de 20 à 30 grammes par jour, le café noir et le *perchlorure de fer* à l'intérieur, à la condition que ce médicament soit bien supporté par l'estomac et n'entrave pas l'alimentation.

Les *diurétiques* sont indiqués si la quantité des urines subit une diminution notable. On prescrira alors la caféine, l'oxymel scillitique ou une légère infusion de digitale.

Un repos absolu devra être de rigueur dans la diphtérie ; l'enfant sera maintenu au lit ; l'agitation, le transport hors du lit pour l'administration des médicaments topiques doivent être autant que possible évités ; ils peuvent provoquer, comme nous l'avons déjà dit, des accidents de collapsus souvent mortels dus à la paralysie du cœur.

Cette paralysie, qui est à craindre, surtout dans la convalescence de la diphtérie, doit être prévenue par une surveillance quotidienne du pouls et des bruits du cœur et par l'administration des stimulants diffusibles. Dès qu'on aura constaté quelque signe d'affaiblissement de la circulation (défaillance, ralentissement ou intermittence des battements), on prescrira un repos absolu, une aération fréquente de la chambre du malade, et l'on fera une injection sous-cutanée de benzoate de *caféine*, d'après la formule suivante :

| | |
|---|---|
| Caféine.................................................... | 1,0 |
| Benzoate de soude..................................... | 3,0 |
| Eau distillée............................................ | 10,0 |

1 à 2 centimètres cubes suivant l'âge.

que l'on pourra répéter deux ou trois fois par jour. Sevestre et Martin recommandent de faire des injections préventives de caféine dans toutes les diphtéries graves, sans attendre la production d'accidents cardiaques. Ils recommandent également en cas d'adynamie et de collapsus, les injections de *sérum artificiel* (solution de chlorure de sodium à 7 pour 1000), à la dose de 20 centimètres cubes et même de 40 centimètres cubes, qui sont répétées plusieurs fois dans la journée, soit isolément, soit alternativement avec les injections de caféine.

Les *inhalations d'oxygène*, fréquemment répétées, ont paru dans plusieurs cas avoir conjuré la terminaison fatale.

Dans certaines formes d'angine diphtérique, la fièvre devient un danger par elle-même. Si elle ne cède pas au traitement local antiseptique, il faut la combattre par les *bains tièdes* répétés et le *sulfate de quinine* à l'intérieur. Les bains froids proprement dits, l'antipyrine, le salicylate de soude et le salol doivent être proscrits en raison de l'affaiblissement du cœur dû à la toxine diphtérique.

**Traitement local de l'angine diphtérique.** —L'espoir de détruire la diphtérie sur place et d'empêcher ainsi sa propagation au larynx a engagé depuis longtemps les médecins à cautériser les fausses membranes de la gorge. Les anciens employaient déjà dans ce but l'onguent égyptiac (composé de vert-de-gris et de miel probablement) et l'alun. Bretonneau et Trousseau ont recommandé des cautérisations énergiques et répétées avec l'acide chlorhydrique ou le nitrate d'argent.

Les caustiques proprement dits que nous avons toujours proscrits, ont été généralement abandonnés, après un regain de faveur, dans les dernières années qui ont précédé l'introduction du sérum. On sait en effet qu'ils n'empêchent pas la diphtérie infectieuse de se propager au nez ou au larynx, et que, d'autre part, les formes bénignes de la diphtérie restent localisées au pharynx, que l'on fasse ou non des cautérisations. D'ailleurs, ce procédé barbare épuise l'enfant par les luttes continuelles qu'il nécessite, il peut déterminer une véritable gangrène du pharynx, quand il est employé trop énergiquement, et il rend l'alimentation très difficile en augmentant la dysphagie (Barthez).

Les grandes *irrigations* de la bouche et du pharynx sont le seul traitement local encore en usage contre l'angine diphtérique depuis l'introduction du sérum. Elles facilitent le détachement des fausses membranes et empêchent, dans les cas graves, la résorption putride, qui résulte de la décomposition des exsudats. Ces lavages seront faits, soit à l'eau bouillie, soit à l'eau chlorée (50 grammes de liqueur de Labarraque par litre), soit, comme nous l'avons indiqué, avec une solution de 1 1/2 à 2 pour 1000 d'acide salicylique. Nous formulons cette solution comme suit :

| | | |
|---|---|---|
| Acide salicylique.......... | | 1,50 |
| Alcool de menthe.......... | } āā | 30,0 |
| Glycérine neutre.......... | | |
| Eau bouillie.......... | | 940,0 |

Nous faisons ces irrigations dans la bouche et souvent aussi dans le nez avec un irrigateur. Parisot (1), qui a employé avec succès ce mode de traitement, insiste sur l'action dissolvante énergique de l'acide salicylique sur les fausses membranes, qui est secondée par la force du jet de l'irrigateur. Il ne faut pas craindre d'employer dans les premières vingt-quatre heures un à deux litres de la solution. Il nous est arrivé souvent, dans des cas d'angine diphtérique, reconnue telle à l'examen bactériologique, de voir, sans autre traitement, la fièvre tomber après quelques heures et la gorge se déterger dans l'espace de deux à trois jours. D'autres fois la reproduction des fausses membranes ne fut pas arrêtée, mais les phénomènes d'intoxication restèrent peu accentués, quand les irrigations avaient été commencées de bonne heure.

Nous avons abandonné les badigeonnages de la gorge et nous nous

_________________

(1) Parisot, *Bull. de thérap.*, 1891, CXXI, p. 207.

bornons, parfois, à faire avaler à l'enfant du *jus de citron*, qui facilite la chute des fausses membranes, et qui, pris à l'intérieur, combat la diathèse hémorragique.

Nous prescrivons en outre, comme moyen accessoire, la *glace* pilée, saupoudrée de sucre, donnée par cuillerées à café à intervalles rapprochés, que les enfants prennent très volontiers, et qu'il faut tâcher de leur faire sucer lentement.

**Traitement du coryza diphtérique.** — Il est très important de désinfecter de bonne heure le nez par des injections d'acide salicylique à 1 1/2 pour 1000. Cholewa (1) a recommandé, dans le même but, d'introduire dans les narines des tampons d'ouate imbibée d'*huile de menthol*. Il a vu disparaître rapidement, à la suite de ces applications, la tuméfaction du nez.

**Traitement de la paralysie diphtérique.** — La *faradisation* doit toujours être employée contre la paralysie généralisée, parfois aussi contre la paralysie du voile du palais, quand celle-ci est assez marquée pour empêcher l'alimentation. Un traitement électrique bien dirigé accélérera dans beaucoup de cas la guérison.

On a préconisé à l'extérieur les *bains salés* et *sulfureux*, à l'intérieur le *sulfate de strychnine* en sirop, d'après la formule du Codex (par cuillerées à café contenant chacune un demi-milligramme de sel). Henoch (2) s'est bien trouvé, dans deux cas, d'injections hypodermiques de ce sel à la dose de 2 milligrammes par seringue. Jacobi recommande ces injections, surtout dans les cas graves de paralysie diphtérique, où la vie est directement menacée par l'inertie des muscles de la déglutition ou de la respiration. Ces injections doivent être faites dans le voisinage des muscles paralysés, ainsi au cou dans la paralysie du pharynx, au thorax dans la paralysie des muscles intercostaux, à la ceinture dans la paralysie du diaphragme. Elles seront pratiquées une ou deux fois par jour. L'expérience de Jacobi lui fait considérer la strychnine comme le remède qui mérite le plus de confiance contre la paralysie diphtérique. Nous croyons néanmoins devoir recommander la prudence dans l'administration de cet agent, quand la paralysie est accompagnée de néphrite ou de faiblesse cardiaque, dans la crainte des accidents pouvant résulter d'une augmentation trop brusque de la pression artérielle (3).

Dans les cas graves, on sera obligé parfois d'alimenter l'enfant à l'aide de la *sonde œsophagienne*. Il n'est pas toujours nécessaire d'in-

(1) Cholewa, *Therapeut. Monatshefte*, 1888, n° 6.
(2) Henoch, *Charité-Annalen*, 1876, N. F. I.
(3) Guthrie recommande contre les accidents de la paralysie, qu'il a appelés crises bulbaires (voir p. 195), les injections d'un mélange de strychnine et d'atropine à la dose d'un demi-millig. de chaque alcaloïde ou mieux encore d'un millig. de sulfate de strychnine pour un tiers ou un quart de milligramme de sulfate d'atropine. Ces injections, employées dans trois cas, lui ont donné deux guérisons, tandis qu'il a échoué dans trois cas où il n'avait injecté que la strychnine.

troduire la sonde jusque dans l'œsophage, il suffit en général de la faire pénétrer au delà du point paralysé, c'est-à-dire jusqu'à la limite inférieure du larynx; l'œsophage se charge à partir de ce point du bol alimentaire (Jacobi).

On emploiera contre le refroidissement des extrémités, des frictions sèches ou des frictions stimulantes à l'alcool camphré et à la térébenthine. Si les muscles de la respiration et le cœur se paralysent, on fera bien de rapprocher les séances de faradisation. Une révulsion énergique (enveloppement sinapisé), la respiration artificielle répétée fréquemment d'après la méthode Silvester, les injections sous-cutanées d'éther camphré (au 1/10) seront indiquées dans les cas de grande faiblesse.

**Traitement du croup.** — De tous les médicaments préconisés contre le croup, un de ceux que nous employons encore le plus volontiers est le *cubèbe* (Trideau), à la dose de 1 à 2 grammes d'extrait, que nous associons au carbonate d'ammoniaque (0,60) et au sirop de polygala dans un looch.

Dès qu'apparaît la dyspnée, on prescrit un *vomitif*, en évitant toutefois le tartre stibié, dont il faut redouter chez l'enfant l'action purgative et hyposthénisante. Nous n'employons plus que l'*ipécacuanha* en poudre ou en sirop suivant l'âge.

Ce que nous cherchons à obtenir par le vomitif, comme Rilliet et Barthez, c'est l'action mécanique, l'expulsion des fausses membranes. Si la rémission est nulle et si l'asphyxie commence, nous ne répétons pas le vomitif. S'il y a de l'amélioration, nous attendons une nouvelle exacerbation de la dyspnée pour le répéter. S'il n'a pas agi, il faut se garder de doubler la dose, car l'accumulation des vomitifs inertes pendant l'asphyxie peut déterminer des accidents cholériformes après la trachéotomie (Barthez).

Un des moyens les plus efficaces contre la dyspnée progressive du croup, c'est la *vapeur d'eau en inhalations*. Il faut diriger constamment sur la bouche de l'enfant le jet d'un puissant pulvérisateur à vapeur ou maintenir le petit malade dans une atmosphère de vapeurs, une sorte de bain russe, entretenu à l'aide de grands baquets d'eau bouillante ou en plongeant des tiges de fer rougies à blanc dans un seau d'eau. Ce traitement combiné à la sérothérapie, amène souvent la guérison sans opération; il offre d'autant plus de chance de succès qu'il a été commencé plus tôt.

Si l'asphyxie commence, on cherchera à la conjurer par des fomentations vinaigrées ou sinapisées, par un lavement excitant (rhum et sel ammoniac par exemple), par des *inhalations d'oxygène*. Si la mort est imminente, on cherchera à ranimer l'enfant en lui mettant sous le nez un flacon d'ammoniaque ou en titillant fortement la luette, tout en faisant préparer rapidement ce qu'il faut pour l'intervention opératoire.

Pendant longtemps, la seule opération pratiquée était la *trachéotomie*, c'est-à-dire l'ouverture du canal aérien à travers les parties
molles; depuis quelques années, on tend à lui substituer, dans beaucoup de cas, l'*intubation*, c'est-à-dire l'introduction d'une canule
dans la glotte, ce qui permet de combattre, sans opération sanglante,
les accidents dus à l'obstruction laryngée. Les partisans de cette
dernière intervention estimant que c'est elle qui doit être, le plus
souvent, tentée en premier lieu, c'est d'elle que nous parlerons tout
d'abord.

## Intubation.

Déjà expérimentée par Bouchut, en 1858, dans le traitement du
croup, sous le nom de *tubage de la glotte*, l'intubation fut bientôt
abandonnée par Bouchut lui-même, à cause de ses nombreux
inconvénients qui provenaient surtout des défauts de l'appareil employé. Elle a été reprise avec plus de succès en 1885 par O'Dwyer, en
Amérique, qui en améliora l'instrumentation, et elle ne tarda pas à
acquérir de nombreux adeptes aux États-Unis, puis en Europe où
elle est actuellement journellement pratiquée dans la plupart des
grands hôpitaux d'enfants. L'introduction du traitement sérothérapique de la diphtérie a beaucoup contribué à la diffusion de cette
opération. En effet, depuis que le croup peut être guéri ou considérablement amélioré en trente-six heures, une intervention qui permet,
sans produire de traumatisme, de parer aux accidents immédiats
d'asphyxie et de gagner le temps nécessaire à l'action curative du
sérum, ne pouvait manquer de s'imposer à l'attention des praticiens.

Indications. — Nous discuterons plus loin, après avoir parlé de la
trachéotomie, les indications relatives à l'une ou l'autre des opérations, ainsi que leurs résultats. Disons seulement ici que l'intubation
ne doit être, comme l'opération sanglante, pratiquée que tardivement;
elle peut réussir même quand l'enfant est en état de mort apparente et
elle est inutile tant qu'elle n'est pas urgente. Cependant, en raison de
sa gravité moindre, elle peut être tentée un peu plus tôt que la trachéotomie.

Instruments. — La canule adoptée par O'Dwyer pour l'intubation
est un tube métallique, assez long pour pénétrer dans la trachée jusqu'au voisinage de sa bifurcation, aplati latéralement, renflé à sa
partie moyenne et muni à sa partie supérieure d'une tête ou pavillon,
saillant surtout en arrière, destiné à reposer sur les cordes vocales
et à empêcher le tube de tomber dans les voies aériennes. Ce tube est
porté dans la glotte au moyen d'un *introducteur* se vissant sur un
*mandrin*, qui traverse le tube et est retiré quand celui-ci est en place.
Un *fil de sûreté* est en outre fixé au tube pendant son introduction; il
est généralement retiré, une fois la canule en place, car il gêne la

déglutition et l'enfant pourrait s'en servir pour arracher le tube. Un *extracteur* de la forme d'un dilatateur, destiné à l'enlèvement du tube, et un *ouvre-bouche*, servant à maintenir les mâchoires écartées pendant l'opération, complètent l'instrumentation d'O'Dwyer.

Quelques modifications à celle-ci ont été introduites. Nous ne mentionnerons que la plus importante, qui a été généralement adoptée et qui consiste dans le raccourcissement de la canule. Le *tube court* de Bayeux et celui de Sevestre, qui ne diffèrent guère que par la longueur du mandrin, ainsi que l'*introducteur de Collin*, qui s'adapte au tube de Sevestre, facilitent l'intubation et surtout l'extraction de la canule. Les tubes courts, ne dépassant pas le troisième anneau de la trachée, peuvent être aisément enlevés sans extracteur, par le procédé de l'énucléation que nous décrirons plus loin.

La boîte à intubation contient plusieurs canules de calibres différents, appropriés aux dimensions variables du larynx. O'Dwyer a déterminé six numéros correspondant aux divers âges. Cette graduation n'est pas toujours exacte, car le larynx est loin d'être toujours semblable dans ses dimensions chez les sujets du même âge. On s'en sert cependant généralement, mais en prenant pour un enfant d'une taille au-dessus de la moyenne, le numéro supérieur à celui de son âge (1).

**Technique.** — On prépare un tube approprié aux dimensions présumées du larynx de l'enfant et un tube du numéro inférieur pour le cas où le premier ne pourrait être introduit. Ces tubes, ainsi que tous les autres instruments et les mains de l'opérateur, sont soigneusement aseptisés, et on fait, si le cas n'est pas trop pressant, un lavage antiseptique de la bouche du malade. Une boîte à trachéotomie sera à portée en cas d'insuccès de l'intubation.

L'enfant, enroulé dans une couverture qui immobilise ses bras, est placé sur les genoux d'un aide, qui d'une main maintient le corps, tandis que de l'autre il fixe la tête dans la position verticale. Les mâchoires de l'enfant sont tenues écartées au moyen de l'ouvre-bouche placé du côté gauche.

L'opérateur introduit alors l'index de sa main gauche dans le pharynx jusqu'à l'épiglotte qu'il relève, puis arrive jusque dans le vestibule du larynx entre les replis ary-épiglottiques. Le doigt servira de guide au tube. La main droite, armée de l'introducteur portant le tube muni de son mandrin et de son fil, pousse rapidement le tube au fond de la bouche, d'abord un peu de côté pour éviter la langue, puis une fois dans le pharynx, sur la ligne médiane qu'il ne faut plus quitter. Le tube vient rencontrer l'ongle de l'index gauche qu'il con-

---

(1) Nous ne pouvons décrire ici, d'une façon détaillée, les instruments servant à l'intubation : la vue de ces instruments et leur maniement les fera bien mieux connaître que tout ce que nous pourrions en dire. On trouvera d'ailleurs, dans le travail déjà cité de Sevestre et Martin, ainsi que dans l'ouvrage de Variot (*loc. cit.*, p. 436), les renseignements les plus complets à leur égard.

tourne pour se placer entre la pulpe du doigt et l'épiglotte. Il est alors introduit sans violence dans le larynx, ce qui se fait facilement pour un opérateur exercé, quand la glotte présente une ouverture suffisante. On s'assurera que c'est bien dans le larynx que la canule a pénétré, au moyen de l'index gauche qui, suivant le tube de haut en bas, constate que sa partie inférieure ne peut être sentie qu'à travers le pont membraneux tendu entre les deux aryténoïdes (Martin). Il ne reste plus qu'à achever l'introduction du tube en même temps qu'on retire le mandrin ; pour cela l'index gauche appuie sur le pavillon de la canule pour empêcher celle-ci de suivre le mouvement d'ascension du mandrin ou d'être rejetée dans une quinte de toux, et la fait descendre jusqu'à ce que la tête, masquée en avant par les replis aryépiglottiques, ne soit plus guère perceptible qu'en arrière, entre les aryténoïdes. Le doigt ne sera retiré que quand il aura servi à constater que le tube est bien en place. Le tout est terminé en quelques secondes, si rien n'est venu entraver l'opération.

La respiration, un instant suspendue par l'introduction du tube muni de son mandrin, se rétablit alors en s'accompagnant d'un bruit particulier, qui indique que l'air circule librement dans le tube ou d'un gargouillement dû aux mucosités. Il survient souvent à ce moment une quinte de toux suivie de l'expulsion de matières muqueuses ou de fausses membranes.

Avant d'enlever l'ouvre-bouche, on pratique habituellement dans la canule au moyen d'une petite seringue (*seringue de Bayeux*), une injection de quelques gouttes d'huile mentholée au 5 pour 100, qui, outre son action antiseptique, a l'avantage d'exciter la toux et de faciliter ainsi l'expectoration.

On fait ensuite avaler un grog à l'enfant, puis, après avoir attendu quelques instants pour s'assurer que la respiration est normale et qu'il ne survient aucun accident nécessitant l'ablation de la canule, on retire le fil.

**Difficultés et accidents.** — L'*indocilité* de l'enfant, des *mouvements très étendus du larynx* obligent parfois à s'y reprendre à plusieurs fois avant de pouvoir introduire le tube dans la glotte. On y parviendra cependant le plus souvent en usant de patience. Il s'agit alors de cas en général peu urgents, dans lesquels il est inutile de se presser. Lorsque l'enfant est anesthésié par l'asphyxie, cette difficulté ne se présente pas (Olivier) (1).

Le *spasme de la glotte* se rencontre assez fréquemment au moment de l'intubation et s'oppose à l'introduction du tube. Le doigt explorateur trouve à la place de la fente glottique une sorte de boule sans orifice, ou avec un orifice trop rétréci pour admettre la canule ; on attendra le moment où, l'enfant voulant respirer, cet orifice s'ouvre

(1) E. Olivier, *Rev. méd. de la Suisse rom.*, 1896, p. 556.

assez pour qu'on puisse y glisser le tube. Sevestre et Martin conseillent en pareil cas de boucher la glotte pendant quelques secondes avec l'index gauche ; il est rare que cette manœuvre n'oblige pas l'enfant à un effort d'inspiration qui, ouvrant la glotte, permettra de terminer l'opération. Il faut alors agir vite, et si on ne réussit pas du premier coup, attendre quelque temps avant de recommencer. On peut aussi faire une nouvelle tentative avec un tube plus petit que celui avec lequel on a échoué. On finit ainsi, le plus souvent, par vaincre le spasme et par pénétrer dans le larynx. Il est cependant des cas où le spasme constitue un obstacle invincible à l'intubation ; les tentatives faites pour introduire la canule, ne font que l'exaspérer et provoquent des crises d'asphyxie avec syncope qui obligent à recourir en toute hâte à la trachéotomie.

*L'œdème de l'épiglotte ou des replis ary-épiglottiques* est quelquefois assez marqué pour gêner l'introduction de la canule, ce qui oblige à renoncer à l'intubation, si l'on n'a pu y parvenir même en diminuant le calibre du tube.

Le *refoulement des fausses membranes* peut être produit par l'intubation, surtout quand l'exsudation diphtérique est très abondante. Les membranes refoulées bouchent la trachée et l'orifice du tube, et l'enfant, loin d'être soulagé par l'opération, est pris d'accès de suffocation qui nécessitent l'ablation immédiate de la canule ; si celle-ci n'est pas suivie de la cessation des accidents après l'expulsion des fausses membranes, il faudra ouvrir la trachée.

*L'introduction du tube dans l'œsophage* est fréquente, si la tête de l'enfant est penchée trop en avant ou trop en arrière ou si l'index gauche n'a pas constaté la situation exacte des replis ary-épiglottiques qui sont les points de repère indispensables pour pénétrer à travers la glotte. On s'apercevra de cet accident à ce que l'enfant n'est pas soulagé par l'opération et à ce qu'on n'entend pas le sifflement caractéristique dans le tube : quelquefois aussi on voit le fil se raccourcir rapidement. On se hâtera alors de retirer le tube au moyen du fil et on recommencera l'opération.

Les *fausses routes* sont assez rares ; elles peuvent se produire quand la canule est introduite trop brusquement, ou par un opérateur inexpérimenté ; la muqueuse laryngée est alors déchirée ; la membrane crico-thyroïdienne peut être perforée. Les fausses routes, sans être toujours très graves, peuvent avoir des suites sérieuses et mêmes fatales ; c'est ainsi que Variot les a vues déterminer la formation d'un phlegmon gangreneux du cou. Dans tous les cas, elles rendent souvent très difficile ou impossible une nouvelle intubation et nécessitent alors la trachéotomie.

**Suites et complications.** — Le tubage amène en général un soulagement immédiat ; la cyanose disparaît, l'enfant respire librement, bien que sa respiration reste pendant quelque temps un peu spasmodique; il est pris en général de quintes de toux qui se prolongent plus ou moins longtemps, mais c'est là un symptôme heureux, car il favorise l'expulsion des mucosités et des fausses membranes. L'absence de toux et d'expectoration est d'un fâcheux pronostic et a même quelquefois obligé à recourir à la trachéotomie.

GÊNE DE LA DÉGLUTITION. — La déglutition est souvent rendue difficile par la présence du tube, et la moindre introduction de liquide dans le pharynx amène de violentes quintes de toux. Cette gêne est du reste très variable dans son intensité et persiste rarement longtemps. On en triomphe souvent en ne nourrissant l'enfant qu'à très petites gorgées, dans la position à demi couchée, ou même couché sur le ventre, la tête pendante hors du lit. On ne lui donnera que des aliments demi-liquides et on évitera surtout le lait qui peut produire des caillots obstruant la canule. Si ces moyens ne réussissent pas, on devra recourir à la sonde œsophagienne, aux lavements nutritifs ou même à la trachéotomie, si l'alimentation est sérieusement compromise.

TUBE EXPULSÉ. — Le tube peut être brusquement rejeté par l'enfant pendant une quinte de toux ou un vomissement. Cet accident est suivi habituellement du retour des accès de suffocation et nécessite la réintroduction à bref délai de la canule. De là l'obligation de la présence constante auprès du petit malade d'un médecin capable de pratiquer l'intubation.

TUBE AVALÉ. — Le tube est quelquefois avalé; mais cela est rare; Variot ne l'a noté que 5 fois sur 120 intubations; le plus souvent la canule est rendue au bout de peu de jours avec les matières fécales, sans avoir déterminé d'accident ni d'inconvénient, car on a soin de la fabriquer avec un métal non toxique.

TUBE DANS LA TRACHÉE. — Le tube peut tomber dans la trachée; cet accident extrêmement rare, et qui nécessitera la trachéotomie si le tube n'est pas rejeté immédiatement, n'est possible que si l'on emploie une canule d'un calibre beaucoup trop petit.

FIÈVRE. — Il est rare que l'intubation cause de la fièvre; si celle-ci succède à l'opération, sans s'accompagner d'autres symptômes, elle disparaît en général rapidement après l'enlèvement du tube. Si on observe en même temps de la dyspnée, on doit craindre une broncho-pneumonie.

OBSTRUCTION DU TUBE. — L'obstruction brusque du tube par les fausses membranes nécessite l'enlèvement immédiat de celui-ci; la possibilité de cet accident exige également la présence d'une personne expérimentée capable de faire le détubage et de replacer la canule, si cela est nécessaire.

L'obstruction lente de la canule par des mucosités ou des fausses membranes est prévenue en général par les inhalations de vapeurs chaudes qui doivent être continuées dans le croup après comme avant l'intubation. Si cette obstruction cependant vient à se produire, on la combattra par des injections d'huile mentholée et au besoin on enlèvera la canule qu'on ne remplacera qu'en cas de nécessité.

ULCÉRATIONS DU LARYNX. — Les ulcérations du larynx et de la trachée ont été souvent constatées à la suite de l'intubation ; leur siège varie suivant la longueur du tube employé ; c'est ainsi que Bokai a constaté, en se servant des tubes longs d'O'Dwyer, 57 fois des ulcérations de la trachée et 21 fois seulement des ulcérations du larynx, tandis que Variot, qui n'emploie plus que le tube court, n'a guère rencontré depuis lors que des ulcérations de la région cricoïdienne.

La fréquence des ulcérations est diversement appréciée ; tandis que Sevestre et Martin, ainsi qu'Olivier, les considèrent comme rares, Variot les regarde comme assez fréquentes. Baudrand (1) a pu en réunir facilement une vingtaine de cas dans le service de celui-ci en une seule année. Elles paraissent dues à la pression de la canule contre la muqueuse et seraient plus fréquentes après les intubations prolongées ; cependant on connaît un grand nombre de cas où elles ne se sont pas manifestées malgré un séjour de plusieurs semaines de la canule dans le larynx.

Ces ulcérations sont de profondeur variable, depuis la simple érosion jusqu'à la production d'une perte de substance taillée à pic avec dénudation du cartilage. On ne les reconnaît le plus souvent qu'à l'autopsie, car elles ne se révèlent pendant la vie par aucun signe certain ; Variot estime néanmoins qu'on peut présumer leur existence, quand, après un tubage de trois ou quatre jours, l'enfant rejette la canule d'une façon persistante.

On remédiera à cet accident par l'introduction d'un tube plus long et, en cas d'insuccès, si l'enfant ne peut respirer sans canule, on pratiquera la trachéotomie.

RÉTRÉCISSEMENT DU LARYNX. — Le rétrécissement du larynx, constaté plusieurs fois à la suite de l'intubation, est dû peut-être quelquefois à la maladie primitive, mais il paraît résulter surtout de la cicatrisation des ulcérations. Galatti (2) a observé cet accident dans 2 cas sur 31 intubations ; dans un de ces cas, l'enfant succomba après des tubages répétés, dans l'autre la guérison ne fut obtenue qu'après la trachéotomie. Bayeux (3) n'a constaté le rétrécissement du larynx que dans 4 cas sur 600 intubations, et estime que cet accident peut être évité en ne prolongeant jamais l'intubation au delà de huit jours. Si la respiration normale n'était pas rétablie à ce moment, il faudrait trachéotomiser.

SPASME CONSÉCUTIF. — Les enfants qui ont subi l'intubation, sont quelquefois pris, au bout d'un temps variable, d'un spasme passager

<hr>

(1) Baudrand, *Thèse de Paris*, 1897.
(2) Galatti, *Jahrb. f. Kinderheilk.*, 1896, t. XLII, p. 333.
(3) Bayeux, *Journ. de méd. et de thérap. inf.*, 1896, p. 749.

ou même de véritables accès de suffocation qui obligent à la réintroduction du tube. D'autres fois, c'est un spasme continu qui peut nécessiter le maintien de la canule pendant plusieurs semaines. Variot
s'est bien trouvé dans ces cas, de l'emploi de la *codéine* prise à l'intérieur à la dose d'un demi à un centigramme. La persistance du
spasme a quelquefois nécessité la trachéotomie.

**Détubage.** — O'Dwyer pratiquait toujours l'ablation du tube au
moyen de son extracteur, instrument d'un maniement peu commode,
ce qui rendait souvent le détubage plus difficile que l'intubation.

Depuis l'emploi des tubes courts, le *procédé de l'énucléation*, pratiqué suivant la technique indiquée par Bayeux, a beaucoup simplifié
l'enlèvement de la canule. L'enfant étant maintenu par un aide, l'opérateur ramène sa tête en arrière de la main gauche, tandis que de
la droite, il embrasse le cou en pressant avec le pouce sur la région
sous-cricoïdienne de la trachée. Le tube est ainsi repoussé vers le
haut. A ce moment la tête est brusquement fléchie en avant, le tube
remonte dans la bouche et est craché par l'enfant, si on lui en donne
l'ordre ; parfois il s'engage dans la partie supérieure du pharynx d'où
il est retiré avec une pince ou bien est avalé, ce qui ne paraît, comme
nous l'avons dit, n'avoir jamais eu de suites graves.

**Durée de l'intubation.** — Le temps pendant lequel le tube doit être
maintenu dans la glotte est très variable ; il peut aller de quelques
jours à plusieurs semaines, mais cette longue durée est tout à fait
exceptionnelle. D'après une statistique empruntée à Bokai (1), qui
cite celles d'autres auteurs, la durée de l'intubation ne s'étendait
au delà de quatre à cinq jours que dans environ un quart des cas
avant la sérothérapie. Cette durée a été en moyenne de soixante-
dix-neuf heures, soit trois jours et un quart, pour 223 intubations
suivies de guérison et pratiquées pendant cette période par Bokai, et de
soixante et une heures, soit deux jours et demi, pour 45 intubations
suivies de guérison et opérées par le même auteur depuis l'emploi du
sérum antidiphtérique.

Le tube doit être maintenu en général le moins longtemps possible,
et chez les enfants traités au sérum, on tentera son ablation dès le
second ou le troisième jour, surtout s'ils sont âgés de plus de cinq
ans. Chez les enfants plus jeunes, dans les cas de fausses membranes
très abondantes ou lorsque la fièvre persiste, sans qu'on puisse
l'attribuer à la présence du tube, on attendra un peu plus longtemps.
Si la tentative ne réussit pas et qu'on soit obligé de remettre la
canule, on fera les jours suivants de nouveaux essais jusqu'à ce que
l'enfant arrive à se passer définitivement de tube.

Le spasme de la glotte est une des causes les plus habituelles de
la prolongation de l'intubation ; c'est ainsi que Variot cite le cas d'un

(1) Bokai, *Deutsche med. Woch.*, 1895, p. 755.

enfant de dix-neuf mois, chez lequel la canule ne put être définitivement enlevée qu'au bout de dix-huit jours, toute tentative de décanulement ayant été, jusqu'à ce moment, immédiatement suivie de tirage avec cyanose et menace d'asphyxie nécessitant un retubage rapide.

D'autres fois, au contraire, c'est déjà au bout de quelques heures que l'enfant peut se passer du tube ; on en a même vu plusieurs fois qui, après avoir rejeté la canule immédiatement après l'opération, respiraient assez librement pour qu'il fût inutile de les retuber. La simple introduction de la canule, en désobstruant la glotte, en mettant fin au spasme ou en provoquant l'expulsion de fausses membranes, les avait à tout jamais débarrassés de leurs accès de suffocation (1). C'est en se fondant sur ces faits, que Variot a proposé de ne pratiquer, dans certains cas, qu'une intubation de quelques minutes, quitte à la renouveler autant de fois que l'indication s'en présenterait. Cette méthode, à laquelle il donne le nom d'*écouvillonnage du larynx*, lui a donné plusieurs succès (2), surtout en la combinant avec l'administration de la codéine à la dose d'un centigramme par jour. Elle a soulevé cependant de nombreuses objections, et son auteur lui-même ne recommande plus actuellement qu'un écouvillonnage unique, qui, s'il échoue, sera suivi de l'introduction d'un tube laissé à demeure.

**Hygiène du tubé.** — On observera pour les enfants qui ont subi l'intubation, les mêmes règles hygiéniques que pour les autres convalescents de diphtérie et que celles que nous indiquerons pour les trachéotomisés. On évitera, en particulier, de laisser les enfants dans des salles encombrées ou au milieu d'autres diphtériques atteints de broncho-pneumonie. C'est le meilleur moyen d'éviter cette complication qui n'est pas rare après l'intubation.


## Trachéotomie.


Indications. — L'opération doit se faire dès que l'asphyxie est établie et que l'intubation a été inefficace ou paraît contre-indiquée, mais il ne faut opérer, comme pour le tubage, qu'après s'être assuré par une exploration minutieuse que l'obstacle à la respiration est dans le larynx et non au pharynx (abcès rétro-pharyngien) ou aux poumons (pneumonie). On a regardé pendant longtemps un très jeune âge (au-dessous de deux ans), le coryza diphtérique, l'aspect plombé de la peau, la diphtérie morbilleuse, comme des contre-indications à l'opération ; les succès obtenus malgré ces conditions défavorables, surtout depuis l'introduction du traitement par le sérum, ne permettent plus au médecin consciencieux de refuser à l'enfant cette dernière chance de salut.

(1) Voir : Mlle Schultz, *Thèse de Paris*, 1897.
(2) Voir : *Soc. méd. des hôp.*, juillet 1896.

Quand on peut choisir son moment, il faut opérer au début de la troisième période, mais il n'est jamais trop tard pour faire la trachéotomie, tant que l'enfant a encore un souffle de vie (Trousseau, Archambault). La somnolence devra hâter plutôt que retarder le moment d'agir. La dyspnée paroxystique peut forcer à opérer sur-le-champ, quand l'asphyxie devient menaçante, mais en général il faut attendre que l'accès de suffocation soit passé et se guider sur le degré de la dyspnée ou de l'asphyxie pendant les moments de calme. En face d'une dyspnée continue et progressive, il est inutile d'attendre, dès que les signes de l'asphyxie apparaissent.

**Mode opératoire.** — La trachéotomie étant une opération d'urgence, qu'on peut être appelé à faire séance tenante, à toute heure et en tout lieu, le médecin doit avoir sa boîte à opération toute prête sous la main et savoir opérer sans aides médicaux. Néanmoins, pour peu que cela soit possible, on s'assurera le concours de deux médecins, l'un pour maintenir la tête de l'enfant, l'autre pour éponger. La table d'opération sera placée en face d'une fenêtre ; la nuit, on se fera éclairer par un aide spécial.

L'enfant ne doit pas être emmailloté ou ficelé, comme on le fait parfois, mais simplement maintenu sur le lit par un nombre de mains suffisant, de manière à ce qu'on puisse facilement remuer les bras et faire la respiration artificielle en cas de mort apparente (L. Revilliod). Un coussin cylindrique très résistant devra soutenir à la fois *le cou et les épaules* de l'enfant (Trousseau), autrement la trachée s'enfonce et fuit sous le couteau. La tête sera maintenue solidement en arrière ; elle ne devra pas être trop renversée, pour ne pas augmenter l'asphyxie.

L'opérateur se place à la droite de l'enfant et met à sa portée un bistouri droit, un bistouri boutonné, une ou deux canules toutes montées, un dilatateur à deux branches et deux écarteurs. Les *canules mobiles de Lüer* sont les meilleures ; on en préparera deux de calibre différent.

Voici les calibres employés à chaque âge :

| | |
|---|---|
| Jusqu'à 15 mois, le numéro.............................................. | 00 |
| — 22 ou 24 mois le numéro............................................ | 0 |
| De 2 à 4 ans, le numéro............................................... | 1 |
| De 4 à 6 ans, le numéro............................................... | 2 |
| De 6 ans et au-dessus, le numéro..................................... | 3 |

Mais il y a de grandes différences individuelles, et il faudra toujours *essayer d'abord de placer la plus grande canule possible.*

L'enfant doit-il être *anesthésié?* Les avis diffèrent ; à Genève, nous n'endormons jamais les enfants ; à Zurich, à Berlin, etc., on emploie les anesthésiques. Nous accordons volontiers que leur emploi est beaucoup moins dangereux en pratique qu'on ne pourrait se l'imaginer de prime abord, dans une maladie qui produit l'asphyxie et qui peut paralyser le cœur. L'anesthésie fait disparaître l'élément nerveux de la dyspnée et diminue parfois l'asphyxie au lieu de l'augmenter, mais on ne peut en être sûr à l'avance, et, malgré toutes les facilités qui en résultent pour l'opérateur, malgré la suppression de la douleur pour l'enfant, il reste une objection capitale contre l'anesthésie dans la trachéotomie, c'est le danger de paralyser les forces expiratrices absolument nécessaires, au moment où la trachée est ouverte, pour chasser les fausses membranes ou le sang qui a pu pénétrer dans les voies respiratoires. Tout dépend aussi du moment choisi pour l'opération ; nous opérons *tard* à Genève, dans l'asphyxie avancée ; à ce moment, l'enfant est suffisamment anesthésié pour que l'éther ou le chloroforme deviennent inutiles au point de vue de la douleur, mais pas assez pour nous permettre les lenteurs opératoires des méthodes allemandes. Malgré ce mode de faire, nous croyons que les résultats de la trachéotomie à Genève ne sont pas inférieurs à ceux qu'on obtient ailleurs. En tout cas, il ne faut jamais pousser très loin l'anesthésie. Quand on la pratique sans aller jusqu'à la résolution complète, cela suffit pour supprimer l'état conscient et diminuer les efforts violents qui gênent l'opérateur et congestionnent les veines du cou. Cela n'est pas assez pour empêcher au moment de l'ouverture de la trachée l'expulsion des fausses membranes (1).

*L'antisepsie chirurgicale* doit être employée pour la trachéotomie, comme pour toute autre opération. Les instruments, la canule et les mains de l'opérateur seront désinfectés soigneusement. La canule elle-même sera entourée de gaze iodoformée. Avant de la fixer dans la trachée, on désinfectera également la plaie avec une solution d'acide salicylique à 3 pour 1000.

La trachéotomie doit être préférée à la crico-trachéotomie et devra se pratiquer au-dessus et non au-dessous du corps thyroïde (*trachéotomie supérieure*). Les points de repère pendant toute l'opération doivent être la ligne médiane et le cartilage cricoïde. Il est utile de faire saillir un peu la trachée et le larynx, en enfonçant le pouce et le médius de la main gauche de chaque côté du canal aérien, comme s l'on voulait l'énucléer. L'index servira de conducteur au bistouri et sera fixé sur le bord inférieur du cricoïde. Les trois doigts devront rester en place jusqu'à la fin de l'opération.

Dans le *premier temps*, l'opérateur fait une incision à la peau ; il la commence un peu au-dessus du cartilage cricoïde et la prolonge en bas, de deux à trois centimètres sur la ligne médiane. Le premier coup de bistouri ne doit intéresser que la peau, à cause des veines qui rampent dans le tissu cellulaire et qu'il faut écarter avec soin pour éviter une hémorragie au début de l'opération.

Dans le *second temps*, on incise l'aponévrose superficielle avec le

_______________

(1) Consulter à ce sujet : Panné, Thèse de Paris, 1888.

bistouri droit, puis on sépare les muscles à l'aide du doigt ou du bistouri boutonné si le tissu cellulaire ne se laisse pas facilement déchirer. On a de la peine parfois à faire bâiller suffisamment l'interstice musculaire ; il suffit alors de débrider légèrement les tissus, en enfonçant le bistouri verticalement dans l'angle supérieur de la plaie jusqu'au cricoïde, pour arriver facilement sur la trachée et l'aponévrose profonde.

Dans le *troisième temps*, qui est le plus délicat, l'opérateur dénude, ponctionne et incise la trachée. Tout se passant dans la profondeur, il faut renoncer à faire des ligatures et continuer l'opération *sans crainte* en cas d'hémorragie. Les pertes de sang sont en général minimes quand on est resté exactement sur la ligne médiane. Il faut éviter également une trop grande lenteur et une trop grande précipitation. L'index gauche, qui est du commencement à la fin le pilote indispensable de l'opérateur, ne doit plus quitter la trachée ; il guide la pointe du bistouri sur la ligne médiane et apprécie l'incision faite (L. Revilliod). Si le corps thyroïde est très volumineux, on cherchera à le repousser en bas avec le doigt. La section du corps thyroïde n'a pas d'ailleurs les dangers que lui attribuent certains opérateurs en Allemagne, pourvu qu'on ne perde pas de temps en cas d'hémorragie (1). On incise l'aponévrose profonde sur le bord inférieur du cricoïde dans l'espace de 2 centimètres environ, jusqu'à ce qu'on sente à nu sous la pointe du bistouri les anneaux cartilagineux de la trachée. Puis, sans désemparer, après avoir fait éponger le sang qui s'écoule, on enfonce sur la ligne médiane immédiatement au-dessous du cricoïde la pointe du bistouri dans la trachée jusqu'à ce qu'on ait la sensation d'une résistance vaincue et qu'une bulle de gaz annonce l'ouverture du canal aérien. Alors, sans retirer l'instru-

---

(1) La *trachéotomie supérieure* est considérée comme dangereuse dans les pays où le goitre est fréquent et où, par conséquent, on est exposé à blesser un corps thyroïde volumineux ; la *trachéotomie inférieure*, proposée pour remédier à cet inconvénient, doit être rejetée, car elle expose à la lésion immédiate ou consécutive des gros vaisseaux artériels de la base du cou et est d'une exécution difficile à cause de la profondeur de la trachée au-dessous du corps thyroïde. Bose (*Arch. f. klin. Chir.*, XL, 1872, p. 137) a décrit un procédé ingénieux, qui permet de faire la trachéotomie supérieure sans léser le corps thyroïde ; il consiste, après la section de l'aponévrose cervicale superficielle et l'écartement des muscles, à faire une boutonnière transversale à l'aponévrose profonde, au niveau de son insertion sur le cartilage cricoïde ; cette incision, qui ne doit pas dépasser cinq millimètres, permet d'introduire une sonde cannelée entre la trachée et l'aponévrose, et de détacher ainsi d'un seul coup le corps thyroïde avec le lacis veineux compris dans le dédoublement de l'aponévrose. Il suffit alors de faire tenir par un aide tout le paquet thyroïdien dans l'angle inférieur de la plaie avec une pince à crochet, pour mettre à nu la trachée. Celle-ci peut ainsi être incisée *de visu* après avoir été préalablement fixée par des petits crochets en tire-bouchon implantés sur les deux côtés des anneaux trachéaux. Ce procédé est assez généralement employé en Allemagne. Il suppose l'anesthésie.

Quant à la *trachéotomie en un seul temps*, préconisée par Saint-Germain, nous ne la décrirons pas, parce que nous la considérons comme dangereuse, sans vouloir nier qu'elle n'ait donné de beaux succès dans les mains habiles de son auteur.

ment et en le tenant entre les deux doigts tout près de la pointe, on incise lentement de haut en bas deux ou trois anneaux en faisant attention de ne pas dévier du côté droit, comme on en a la tentation instinctive.

L'air et le sang sortent à ce moment avec bruit, à moins que l'enfant n'ait été opéré *in extremis*; en pareil cas, au moment où l'on fixe et incise la trachée, il se peut que l'enfant cesse de respirer (voir plus loin les accidents de l'opération). Dès que l'incision de la trachée est terminée, l'opérateur place l'index gauche entre les lèvres de la plaie pour en apprécier la longueur et guider la canule. Il faut, pour l'introduction de celle-ci, savoir se hâter lentement. On la saisit de la main droite, on la fait entrer dans la plaie perpendiculairement à la trachée et l'on place son embouchure entre les lèvres de l'incision trachéale, en même temps qu'on retire l'index gauche. On la pousse d'abord horizontalement à la rencontre de la paroi postérieure, puis, en l'inclinant, on l'insinue dans la trachée. Avant de la pousser à fond, on s'assure, par le bruit de l'air qui s'engouffre dans la canule (*bruit canulaire*), qu'elle est bien dans la trachée; il n'y a plus alors qu'à la faire pénétrer par une pression modérée, à fixer les cordons autour du cou et à faire asseoir l'enfant.

Les deux premiers temps de l'opération peuvent durer quelques minutes; rien ne presse, en effet, tant que l'enfant ne suffoque pas et qu'il n'y a pas d'hémorragie sérieuse. Le troisième temps ne doit pas prendre plus d'une minute; il demande beaucoup de sang-froid et de présence d'esprit. Le *dilatateur* devra toujours être à la portée de l'opérateur, mais ne sera employé qu'en cas de retard ou d'accident (Pouquet) (1).

**Accidents pendant l'opération.** — Hémorragie. — Une hémorragie modérée pendant l'opération n'a aucune importance, s'il n'y a pas eu d'intervalle entre l'incision de la trachée et l'introduction de la canule; même la pénétration du sang dans la trachée peut être inoffensive, si elle est peu abondante et si l'enfant a conservé la force de cracher.

Les hémorragies graves surviennent presque toujours lorsqu'on s'est écarté de la ligne médiane ou qu'on a enfoncé trop profondément le bistouri dans l'angle inférieur de la plaie.

Si une veine sous-cutanée donne beaucoup de sang dès le début de l'opération, on cherchera à la comprimer avec le doigt, à la saisir entre les mors d'une pince ou même à la lier, afin de pouvoir continuer l'opération sans précipitation. Dans le cas d'hémorragie profonde, *il ne faut pas chercher à lier*, mais introduire de suite une grosse canule; le sang s'arrête alors comme par enchantement. Quand le sang continue à couler abondamment, entre la canule et la

_______________

(1) Pouquet, Thèse de Paris, 1863.

plaie, cela tient en général à ce que le calibre de la canule est trop faible. Il faut alors la remplacer par une plus grosse et faire une compression extérieure, en bourrant avec une éponge aseptique bien taillée l'interstice qui sépare la canule de la plaie. Dans les cas très rares où l'hémorragie persiste, on fera la compression de la carotide primitive sur le tubercule de la sixième vertèbre cervicale.

Apnée. — Quand on opère *in extremis*, il arrive souvent que l'enfant cesse de respirer au moment où l'on cherche à fixer la trachée pour la dénuder ou l'inciser. On est alors parfois obligé d'interrompre l'opération, de mettre l'enfant sur son séant et de faire la respiration artificielle. Puis on introduit la canule le plus vite possible et on fait l'insufflation directe. Le manque de besoin de respirer peut persister encore une ou deux heures après l'opération. Les révulsifs et la faradisation sont parfois nécessaires pour rétablir une respiration normale. Dans un cas, nous n'avons obtenu le rétablissement de la respiration qu'en suspendant notre petit malade la tête en bas, de manière à amener la congestion du bulbe rachidien. On ne quittera pas l'enfant avant de l'avoir vu respirer convenablement.

L'apnée peut survenir immédiatement après l'introduction de la canule, parce que celle-ci s'est glissée, en la décollant, sous la muqueuse trachéale ou sous une fausse membrane, ou encore parce qu'elle est bouchée par un paquet de fausses membranes. Il faudra, dans le premier cas, reprendre le bistouri et faire une nouvelle incision, et, dans le second, substituer un instant un dilatateur à la canule, pour faciliter la sortie des fausses membranes, qu'on extraira au besoin avec une pince.

Syncope. — La syncope est un accident plus rare, mais beaucoup plus redoutable que l'apnée ; on a vu des enfants mourir subitement sans cause appréciable au milieu de l'opération et tous les moyens employés pour les ranimer échouer.

Fautes opératoires. — La faute la plus commune consiste à dévier de la ligne médiane dans l'incision des parties profondes et à chercher la trachée à droite quand elle est à gauche. Il en résulte qu'on l'incise sur le côté droit et que l'introduction de la canule devient impossible. Le dilatateur est alors très utile pour donner le temps de se rendre compte du siège et de la direction de l'incision. Il sera facile par un léger débridement au bistouri boutonné, d'agrandir l'incision ou de la rectifier.

L'introduction de la canule dans le tissu cellulaire au devant de la trachée arrive à tous les novices qui se servent du dilatateur ; cet accident est impossible quand on introduit la canule sur le doigt.

L'incision de la paroi postérieure de la trachée et celle de l'œsophage ne sont possibles que lorsqu'on opère à l'aveugle, sans se guider sur le doigt. Un emphysème traumatique et parfois un phlegmon diffus du coù sont la conséquence de la lésion de l'œsophage ; la plaie de la paroi postérieure de la trachée peut guérir sans entraîner aucune conséquence fâcheuse.

**Soins consécutifs.** — Les minuties dans les soins et le pansement des opérés ont une importance capitale.

L'enfant doit être placé, autant que possible, dans une chambre spacieuse, bien aérée, dont la température est maintenue au-dessus de 15° ou 16° centigrades et dont l'air est humecté à l'aide d'une bouilloire établie en permanence. Le cou de l'enfant sera entouré d'une gaze fine pliée en plusieurs doubles. L'introduction dans les bronches d'un air chaud et humide diminue les chances d'une complication pulmonaire et prévient la formation de croûtes dans les bronches ou dans la canule, accident qui suffit parfois pour causer la mort.

La canule interne sera enlevée et nettoyée chaque fois qu'elle sera remplie de crachats.

Le premier changement de la canule externe se fera aussi tard que possible ; nous avons en effet remarqué que toute irritation précoce de la plaie augmente la fièvre et peut devenir le point de départ d'une nouvelle infection. Si donc tout va bien, nous ne changeons la canule qu'áu bout de deux ou trois jours. Si, au contraire, les fausses membranes ont de la peine à se détacher et forment un drapeau flottant au-dessous de la canule, on hâtera le premier pansement qui facilitera beaucoup leur expulsion.

La cautérisation de la plaie est inutile. On se contentera de couvrir ses bords de collodion pendant les deux ou trois premiers jours, et de faire des badigeonnages à l'intérieur, avec un mélange de glycérine et de perchlorure de fer, si la couche couenneuse est épaisse et étendue.

Dans le cas où la canule devient sèche, l'expectoration nulle et la respiration rapide, on tiendra devant l'orifice de la canule une éponge imbibée d'eau bouillante. Ce simple moyen, préconisé par L. Revilliod, soulage l'enfant presque instantanément et suffit parfois pour ramener de bons crachats (1). Nous croyons utile également, dans tous les cas où la respiration n'est pas parfaite, de diriger le jet de vapeur d'un inhalateur sur l'ouverture de la canule.

Si les crachats deviennent gluants et prennent la consistance de la gomme arabique, nous employons volontiers des pulvérisations d'eau alcaline dans la canule ; au bout de deux ou trois minutes, un gargouillement se fait entendre, la toux aboutit et on obtient un crachat.

Parfois des lambeaux considérables de fausses membranes flottent

_________

(1) Dans trois cas, en particulier, qui nous sont communiqués par M. Paul Demiéville, l'application de l'éponge imbibée d'eau bouillante a eu un plein succès et dans un cas paraît avoir sauvé la vie de l'enfant.

dans la trachée ou au niveau de la bifurcation des bronches ; on cherchera à les enlever avec la pince courbe des boîtes à trachéotomie ou mieux encore avec des plumes de pigeon légèrement humectées et désinfectées.

On portera avant tout son attention sur l'alimentation, qui est souvent rendue difficile par l'indocilité et les caprices des enfants ; on prescrira le lait, le bouillon américain, la gelée de viande, etc.

Dès que la fièvre sera tombée, on fera lever les enfants, et si le temps le permet, on les promènera tous les jours pendant quelques nstants au grand air, qui opère parfois de véritables résurrections.

L'*ablation définitive de la canule* est une affaire de tâtonnement ; elle sera tentée aussitôt que possible. C'est du cinquième au dixième jour de l'opération qu'elle avait lieu le plus souvent avant le traitement sérothérapique ; actuellement, elle peut parfois se faire au bout d'un à deux jours, et il est rare qu'il soit nécessaire d'attendre au delà du quatrième jour. Il faut essayer tous les jours de faire respirer l'enfant par le larynx, en obturant pour un moment la plaie trachéale ; dès que l'air et les crachats passent sans trop de difficulté, on enlèvera la canule. C'est un moment délicat ; quand nous jugeons le moment venu ou qu'une indication spéciale nous force à le précipiter, nous enlevons la canule dans la soirée et nous passons la nuit dans maison afin d'être à portée en cas d'accident.

La plaie sera soigneusement désinfectée après l'ablation de la canule et recouverte d'un pansement antiseptique.

Si la réintroduction de la canule devient nécessaire au bout de quelques heures ou de quelques jours, elle est généralement rendue difficile par le rétrécissement de la plaie ; mais, si celle-ci est encore perméable, on y introduira une canule à valves (*canule de Bourdillat*) ; autrement il faudra inciser à nouveau dans la cicatrice.

**Marche. Pronostic.** — TEMPÉRATURE. — Peu d'heures après la trachéotomie, la température s'élève rapidement et atteint souvent 39° ou 40° le premier jour. Cette *fièvre traumatique*, qui manque rarement, dure en général deux à quatre jours et tombe graduellement par lysis du troisième au cinquième jour. Une température normale, le deuxième ou le troisième jour, est d'un pronostic presque absolument bon. Une recrudescence de la fièvre à ce moment est d'un mauvais augure, parce qu'elle doit faire craindre une complication pulmonaire.

RESPIRATION. — Dès que la canule est dans la trachée, la dyspnée cesse, et l'enfant éprouve un soulagement immédiat toutes les fois que l'obstacle à la respiration ne siège pas au-dessous du larynx.

Dans la première heure qui suit la trachéotomie, on observe quelquefois un toussaillement continuel, dû à la pénétration du sang dans la trachée. Cet accident cesse en général rapidement.

Si la respiration reste fréquente et difficile, si surtout l'expiration est *poussée*, le pronostic est très fâcheux, car ces symptômes indiquent un trouble profond des fonctions respiratoires.

Le meilleur signe est une respiration silencieuse, interrompue seulement de temps à autre par un *gargouillement* suivi de l'expectoration d'un crachat muqueux. Tant que le nombre des respirations ne dépasse pas 40 à 50 par minute, il n'y a pas lieu de s'inquiéter. Chez les enfants de deux ans et au-dessous, une grande fréquence de la respiration est un indice moins grave que chez des enfants plus âgés.

Une respiration *serratique* (Trousseau) est d'un fâcheux pronostic ; elle indique que la canule est sèche, mais elle n'est pas absolument mauvaise et peut être parfois heureusement modifiée par l'éponge bouillante ou la pulvérisation. Un *clapotement continu* dans la canule est d'un pronostic absolument grave. Le *mouvement des ailes du nez* est aussi d'un mauvais augure ; il indique que le siège de la dyspnée est dans le poumon ou les dernières ramifications bronchiques.

EXPECTORATION. — Dans les heures qui suivent l'opération, l'enfant rejette des crachats sanglants, puis l'expectoration devient franchement muqueuse. Trousseau a déjà insisté sur le caractère favorable de crachats épais, bien liés, non aérés qui ne se dissolvent pas dans l'eau et surnagent, au moins dans les premiers moments.

Le rejet de *fausses membranes* en gros pelotons, en grands macaronis est plutôt d'un bon pronostic ; le rejet de tout petits fragments cylindriques qui indique la présence de la diphtérie dans les petites bronches, est moins bon, mais n'a pas de valeur absolument fâcheuse.

L'expectoration d'une *sanie* purulente jaune ou grise qui souille continuellement la cravate de mousseline et ne forme pas crachat dans l'eau, ainsi que l'expectoration d'une écume à fines bulles, sont d'un pronostic fatal.

La réapparition du *sang* dans les crachats après le troisième ou le quatrième jour doit faire craindre une ulcération de la trachée ou une hémorragie secondaire.

TEINT. — Tant que le teint reste naturel ou nettement coloré en rouge, on peut espérer. Au contraire, l'apparition de marbrures violettes se détachant sur le fond pâle du visage indique l'imminence de la mort par asphyxie bronchique ou pulmonaire.

APPÉTIT, MORAL. — Un enfant qui mange volontiers et qui s'amuse, est presque toujours un enfant sauvé. Tout signe d'*angoisse*, tel que le besoin de sortir du lit, d'embrasser convulsivement les personnes environnantes, de changer de posture, doit faire craindre une terminaison fatale.

SYMPTÔMES NERVEUX. — Le sourire involontaire, la moue pendant le sommeil, particulièrement avec la lèvre inférieure, les mouvements convulsifs des yeux ou les convulsions générales annoncent une mort prochaine.

Complications. — ACCIDENTS DE LA PLAIE. — Les accidents de la plaie, tels que le phlegmon, la diphtérie et la gangrène, peuvent tous, quelle que soit leur gravité, se terminer par la guérison ; les deux premiers n'ont pas grande importance.

La gangrène profonde, au contraire, peut être mortelle ou tout au moins retarder considérablement la guérison. Elle s'annonce par une odeur fétide et par le noircissement de la canule (ce noircissement peut être aussi amené par la gangrène superficielle due à la compression de la canule ; ce dernier accident n'a aucune gravité et est très fréquent). La plaie se creuse en entonnoir et peut atteindre des dimensions effrayantes. La canule dans les premiers jours est projetée en avant par le gonflement des tissus environnants ; puis, peu à peu, les escarres s'éliminent, la suppuration s'établit, les bourgeons charnus apparaissent et la réparation commence.

Le meilleur traitement de cet accident consiste à appliquer chaque jour du collodion iodoformé sur toute la peau environnante ; on fait ainsi disparaître rapidement le gonflement. La plaie sera lavée avec une solution antiseptique à l'aide d'un pulvérisateur, ou badigeonnée à la glycérine et au perchlorure de fer, si elle conserve un mauvais aspect. La canule sera enlevée aussi souvent et aussi longtemps que possible ; elle ne sera replacée que pour la nuit et seulement dans le cas d'absolue nécessité. Les toniques à l'intérieur et surtout la promenade au grand air donneront à la plaie une vitalité nouvelle et arrêteront les progrès de la gangrène, si l'état général n'est pas trop mauvais.

Complications broncho-pulmonaires. — Les enfants trachéotomisés qui meurent par le poumon, succombent le plus souvent le second jour, plus rarement le premier ou le troisième jour : il est difficile de reconnaître quelle est, dans ces cas-là, la lésion anatomique qui menace la vie, de savoir s'il s'agit d'une congestion pulmonaire, d'un rétrécissement du champ de l'hématose par les fausses membranes des dernières ramifications bronchiques ou simplement, comme le pensent Lallement et Revilliod, d'une paralysie des muscles de Reissessen. Ces causes sont probablement souvent réunies. Le tableau symptomatique est presque toujours identique ; le teint devient lilas, la figure est un peu bouffie, les traits sont abattus, la température est en général assez élevée, la canule est sèche ou ne se remplit plus que d'écume et de sanie purulente, l'expiration est poussée, la toux n'aboutit plus et les enfants s'éteignent paisiblement ou bien au contraire succombent au milieu des plus terribles angoisses.

On combattra ces accidents par les alcooliques, le café noir, le musc et le carbonate d'ammoniaque. Ce traitement rationnel, qui échoue malheureusement le plus souvent, nous a pourtant réussi une ou deux fois. Le mieux est de chercher à prévenir la complication, en isolant, dans les pavillons de diphtérie des hôpitaux, les opérés des autres diphtériques atteints de broncho-pneumonie.

Parfois il se développe une pneumonie tardive vers le cinquième ou le sixième jour, présentant un noyau bien limité, facile à reconnaître par la matité, le souffle et les râles. Cette complication guérit quelquefois.

PARALYSIE DU LARYNX. — Cet accident n'est pas d'un pronostic très grave. Il s'annonce tantôt par une toux convulsive violente chaque fois que l'enfant essaie de boire, tantôt seulement par la sortie des liquides et des débris alimentaires, entre la plaie et la canule. Ce qui peut le rendre sérieux, c'est la gêne qu'il apporte à l'alimentation de l'enfant. Le meilleur moyen de le combattre est de proscrire les aliments liquides et de ne donner à l'enfant que des bouillies ou des soupes très épaisses (Trousseau). L'alimentation avec la sonde œsophagienne introduite par le nez sera d'une grande ressource dans les cas rebelles (Saint-Germain) (1). On pourra en même temps instituer le traitement général que nous avons indiqué plus haut contre la paralysie diphtérique.

Parfois, après l'ablation de la canule, il subsiste pendant quelque temps une parésie des muscles crico-aryténoïdiens postérieurs, qui se traduit par une inspiration bruyante, sonore, un véritable *cornage* qui augmente pendant le sommeil. Quand il s'accompagne de tirage, il force parfois à remettre la canule. De la patience et quelques séances de faradisation du larynx en viennent facilement à bout.

Nous n'avons jamais observé d'aphonie persistante chez nos opérés guéris. .

ULCÉRATIONS DE LA TRACHÉE. — La pression de la canule produit quelquefois des ulcérations de la muqueuse trachéale, surtout quand l'état général est grave. Ces ulcérations se reconnaissent à la présence de stries sanguinolentes dans l'expectoration, ainsi qu'à la formation d'une tache noire sur la canule à leur niveau; dans quelques cas, elles peuvent déterminer des hémorragies secondaires dangereuses ou même la perforation de la trachée et des gros vaisseaux. Elles sont quelquefois le point de départ des bourgeons charnus trachéaux. On cherchera à remédier à cet accident, en diminuant le calibre de la canule ou en se servant d'une canule dont l'arc de courbure soit très étendu et en hâtant autant que possible l'ablation définitive de la canule.

HÉMORRAGIES SECONDAIRES. — Ces hémorragies peuvent provenir soit de la plaie elle-même, soit des ulcérations trachéales ; elles sont capillaires ou veineuses, rarement artérielles ; elles sont favorisées par la dyscrasie et s'observent surtout dans les cas de diphtérie grave. Elles surviennent le plus souvent du troisième au huitième jour après la trachéotomie, mais on les a vues se produire jusqu'au quinzième jour. Elles sont toujours dangereuses, parce qu'il est le plus souvent

---

(1) Saint-Germain, *Rev. mens. des mal. de l'enf.*, 1883, p. 299.

impossible d'appliquer directement les hémostatiques sur le point saignant. Les moyens qui paraissent avoir le mieux réussi pour les combattre, sont la glace en permanence autour du cou, l'application du perchlorure de fer, la compression par une éponge sur la plaie quand elle est le siège de l'hémorragie, et l'administration de l'alcool à haute dose à l'intérieur. On pourrait essayer dans le même cas une injection sous-cutanée d'ergotine.

BOURGEONS CHARNUS TRACHÉAUX. — Les bourgeons polypiformes de la trachée peuvent se développer soit avant, soit après l'ablation de la canule ; avant, ils rendent la décanulation difficile ou impossible ; après, ils peuvent nécessiter une seconde trachéotomie. Ils sont tantôt sessiles, tantôt pédiculés. Leur point d'implantation est à la face antérieure de la trachée, sur le pourtour de la plaie et principalement à son angle supérieur. Quand on emploie une canule à cheminée, on observe souvent des bourgeons charnus autour de l'ouverture supérieure laryngée, où ils ont la tendance de s'engager à chaque inspiration.

La cause de ces végétations est complexe : fautes opératoires, comme incision irrégulière ou multiple de la trachée, crico-trachéotomie, refoulement en dedans des bords de la trachée (Kœhl) (1), séjour trop prolongé de la canule, canule trop grosse, canule à cheminée, irritabilité de la muqueuse trachéale due, par exemple, à une rougeole antérieure (Pétel) (2), tempérament lymphatique de l'enfant (Gigon), telles sont les circonstances étiologiques relevées le plus souvent par les auteurs.

La présence des bourgeons charnus peut être souvent constatée directement au fond de la plaie ; on voit, au moment de l'expiration, une sorte de luette mobile paraître à l'angle supérieur et disparaître à l'inspiration. Quand les bourgeons sont sessiles et situés profondément dans la trachée, ils restent inaccessibles à la vue.

Les symptômes habituels des polypes de la trachée sont le cornage et une gêne respiratoire progressive qui se manifeste d'abord pendant le sommeil, puis persiste pendant la veille et finit par un accès de suffocation, à la suite d'une émotion, d'une contrariété ; on a vu des cas de mort instantanée où l'enfant est tombé comme foudroyé. Chez un enfant trachéotomisé à l'hôpital de Zurich, la plaie s'étant déjà fermée et l'enfant ne respirant plus, de Muralt (3) introduisit une sonde molle dans la trachée par la bouche et pût ramener l'enfant à la vie par une insufflation méthodique.

Le traitement des bourgeons trachéaux qui empêchent la décanulation, consiste dans leur destruction par des cautérisations ou leur ablation mécanique. Dans la majorité des cas, il suffit de promener

(1) Kœhl, Thèse de Zurich, 1887.
(2) Pétel, Thèse de Paris, 1879.
(3) Becker, Thèse de Zurich, 1882.

au pourtour de l'incision trachéale une plume de pigeon imbibée d'une solution de nitrate d'argent de 3 à 5 pour 100; en répétant tous les jours ou tous les deux jours cette manœuvre, on arrive en général rapidement à pouvoir débarrasser l'enfant de la canule. Sanné a recommandé, dans un cas de polypes visibles, leur ablation avec une pince à mors coupants. De Muralt s'est servi avec succès dans un cas d'une curette mince et allongée pour racler le pourtour intérieur de la plaie, en plaçant l'enfant la tête en bas, de façon à empêcher le sang de couler dans la trachée. Il a cautérisé ensuite la plaie au nitrate d'argent. Il a pu enlever définitivement la canule au bout de quinze jours.

Quand le polype se développe tardivement après la fermeture de la plaie trachéale, il siège toujours sur la cicatrice ou dans son voisinage immédiat; dans un cas que nous avons observé, il fut rejeté dans un violent accès de toux. S'il provoque des phénomènes d'asphyxie, il ne faut pas hésiter à rouvrir la trachée par une incision dans la cicatrice, qu'il sera facile d'agrandir avec le bistouri boutonné, pour permettre la réintroduction de la canule. Le polype disparaîtra quelquefois de lui-même sous l'influence de la compression par la canule, sinon on le détruira par le raclage à la curette ou par la cautérisation.

SPASME DU LARYNX. — Souvent l'enfant, même lorsqu'il n'existe pas de polypes de la trachée, est pris, à la suite du décanulement, d'accès de suffocation dus au spasme du larynx, soit sous l'influence de l'émotion ou de la crainte que lui occasionne la privation de la canule, soit à cause de la sensibilité extrême des cordes vocales déshabituées au passage de l'air, soit sans motif appréciable; c'est souvent pendant le sommeil qu'on voit survenir cet accident. Ces attaques spasmodiques sont toujours à redouter et peuvent être promptement mortelles, aussi ne doit-on jamais laisser un enfant récemment décanulé sans une personne capable de réintroduire immédiatement la canule. On peut conjurer quelquefois cet accident, en rassurant l'enfant, en laissant la canule à sa portée, ou bien en l'habituant peu à peu à se passer de cet instrument par la diminution progressive du calibre des canules.

La substitution d'un tube introduit dans la glotte à la canule a, dans quelques cas (1), amené rapidement la guérison définitive; le tube long d'O'Dwyer est parfois préférable au tube court, qui peut être immédiatement rejeté, comme Richardière (2) en a observé un exemple. On veillera à ce que la plaie de la trachéotomie ne se ferme pas avant l'entière cessation du spasme, autrement on pourrait être obligé de rouvrir la trachée.

(1) Voir en particulier : Gampert, *Rev. mens. des mal. de l'enf.*, 1890, p. 33. — Schlatter, *Correspondenzblatt f. Schweizer Aerzte*, 1892, p. 129.
(2) Richardière, *Bull. méd.*, 1897, p. 405.

Rétrécissement de la trachée. — Le décanulement définitif peut être longtemps retardé par une diminution du calibre de la trachée résultant le plus souvent d'un rétrécissement cicatriciel consécutif, soit à une ulcération de la trachée, soit à une perte de substance de cet organe, soit à une opération mal faite qui permet le chevauchement des parties incisées les unes sur les autres après l'ablation de la canule. Carrié (1) a signalé un rétrécissement dû à la saillie de la partie postérieure des anneaux coupés sous l'influence de l'introduction de la canule. Différents modèles de canules et de dilatateurs, qu'on trouvera décrits dans les traités spéciaux (2), ont été proposés pour remédier à ces difformités.

## Parallèle et résultats des deux opérations.

Indications. — Nous avons déjà mentionné, à propos de l'intubation, dans quels cas, cette opération ayant échoué, il faut recourir à la trachéotomie; nous avons cité le spasme de la glotte, lorsqu'il rend impossible l'introduction de la canule, l'œdème considérable de l'épiglotte et des replis ary-épiglottiques auquel on peut ajouter la tuméfaction très marquée des amygdales enflammées, le refoulement des fausses membranes par le tube, les obstructions fréquentes de celui-ci par les fausses membranes ou les mucosités, l'expectoration trop difficile, les ulcérations et le rétrécissement du larynx, le spasme persistant à la suite du tubage, enfin la gêne prolongée de la déglutition rendant impossible l'alimentation par la bouche.

Il peut y avoir, en outre, des cas où l'intubation est contre-indiquée d'emblée. C'est ainsi que Variot estime que lorsque le médecin est appelé auprès d'un enfant atteint de croup et déjà en état de mort apparente, il vaut mieux ouvrir immédiatement la trachée, bien que l'intubation ait donné des succès même en pareil cas. La trachéotomie est très facile dans ces conditions, vu l'inertie absolue du petit malade, et elle permet plus sûrement de faire pénétrer l'air rapidement et largement dans les voies aériennes, que si celui-ci doit traverser un tube étroit et sujet à s'obstruer.

Dans les cas de fausses membranes très abondantes, il peut être aussi indiqué de trachéotomiser d'emblée ; cependant, on pourra alors essayer d'abord l'intubation, quitte à recourir à l'autre opération, si le tube ne peut suffire à l'évacuation des productions diphtériques.

Il est enfin une contre-indication fréquente à l'intubation, qui se présente surtout dans la pratique privée : c'est le danger de laisser les enfants sans secours médical en cas d'obstruction ou de rejet du tube, accidents qui peuvent être rapidement suivis d'une terminai-

(1) Carrié, Thèse de Paris, 1879.
(2) Voir en particulier : Kœhl, *loc. cit.*

son fatale. C'est donc seulement quand on est assuré que l'enfant pourra recevoir immédiatement les soins d'un médecin sachant pratiquer le tubage, qu'on devra risquer cette opération.

Quelques partisans de l'intubation estiment que lorsque celle-ci a échoué, la trachéotomie est à peu près inutile; elle aurait trop peu de chances de succès pour mériter d'être tentée. Cette opinion est erronée, car on connaît un grand nombre de cas où la trachéotomie secondaire a été suivie de guérison. La statistique de Wieland (1) est particulièrement intéressante sous ce rapport.: sur 27 enfants opérés à Bâle par la simple intubation après la sérothérapie, 20 guérirent; sur 19 autres d'abord intubés, puis trachéotomisés, 15 guérirent. La trachéotomie secondaire avait été pratiquée soit à cause de la trop grande abondance des fausses membranes, soit à cause de la rétention des mucosités par défaut d'expectoration, soit parce que l'intubation avait provoqué l'arrêt de la respiration, soit enfin à cause d'ulcérations résultant de la présence du tube. Ces faits prouvent que la trachéotomie n'est point une opération surannée et que ses indications sont encore nombreuses.

Résultats. — Les résultats définitifs des deux opérations sont à peu près les mêmes. D'après les chiffres empruntés à un très grand nombre d'auteurs et portant sur plusieurs milliers de cas antérieurs à la sérothérapie recueillis par Gillet (2), la moyenne de la mortalité était, pour la trachéotomie comme pour l'intubation, de 70 pour 100. Actuellement, depuis l'introduction du traitement par le sérum, les deux opérations sont devenues plus rares et leurs résultats beaucoup meilleurs, sans cependant qu'il existe à ce point de vue de différences notables entre elles.

Pour ce qui est de l'intubation, Variot compte, pour 313 intubations pratiquées en 1896 à l'hôpital Trousseau à Paris, 116 décès, ce qui donne une mortalité de 37,6 pour 100; Bokai (3) et Biggs (4) ont eu, pour leurs intubés, des mortalités de 55 et 57 pour 100, au lieu de 76 et 81 pour 100 qu'ils avaient auparavant; Ranke (5) n'a eu qu'une mortalité de 30 pour 100 et la statistique américaine indique une proportion de 25,9 pour 100 de décès pour 533 intubations.

Quant à la trachéotomie, le taux de sa mortalité est plus difficile à apprécier, cette opération étant devenue moins fréquente depuis que la pratique de l'intubation s'est généralisée et n'étant souvent employée qu'après celle-ci, c'est-à-dire dans des cas particulièrement graves; cependant une statistique donnée par Landau (6) et

(1) Wieland, *Festschrift für Hagenbach-Burckhardt.* Bâle, 1897, p. 186.
(2) Gillet, La pratique de la sérothérapie et les nouveaux traitements de la diphtérie. Paris, 1895.
(3) Bokai, *loc. cit.*
(4) Biggs, *Med. Record*, 1895, n° 16.
(5) Ranke, *Munch. med. Woch.*, 1895, n° 8.
(6) Landau, *Encycl. Jahrb. der gesamt. Heilk.*, 1896, p. 124.

empruntée à divers auteurs, donne, pour 353 cas de croup traités par la trachéotomie après injection de sérum, une mortalité de 32,8 pour 100, et nous pouvons rapprocher de ces chiffres ceux recueillis à Genève (1) à la Clinique médicale et à la Maison des Enfants malades où l'on pratique encore exclusivement la trachéotomie. Cette opération avait donné, dans ces établissements, une mortalité annuelle de 50 à 60 pour 100 dans les années qui ont précédé la sérothérapie. Depuis octobre 1894, date de l'introduction du nouveau traitement, jusqu'à juillet 1898, il y a été pratiqué 53 trachéotomies avec 14 décès seulement, soit une mortalité de 26,4 pour 100.

Ces chiffres attestent l'amélioration considérable introduite dans les résultats opératoires par la sérothérapie, mais n'indiquent aucune supériorité d'une des méthodes sur l'autre. Ce qui fera préférer l'intubation, c'est qu'elle est facilement acceptée par l'entourage du malade, qu'elle expose peu aux dangers du traumatisme et qu'elle ne laisse pas de cicatrice apparente, mais, d'autre part, elle est insuffisante dans un certain nombre de cas et exige une surveillance souvent impossible en dehors des hôpitaux. Il est donc probable que la trachéotomie restera longtemps encore l'opération préférée par un grand nombre de praticiens pour le traitement du croup.


# CHAPITRE X

## COQUELUCHE

ÉTIOLOGIE. —**Age.** — La coqueluche peut se rencontrer à toutes les périodes de l'enfance et a été même observée chez des *nouveau-nés* dont la mère était atteinte de cette maladie (Rilliet et Barthez).

Dans la première enfance, la réceptivité est au moins aussi grande que plus tard ; si, d'après quelques auteurs, la fréquence de la maladie atteint son maximum entre deux et trois ans, d'après d'autres statistiques, ce maximum tombe sur les deux premières années. Ainsi à Buda-Pesth, Zzabó (2) donne les chiffres suivants relatifs aux enfants atteints de coqueluche, observés dans son service :

| | |
|---|---:|
| 0 à 1 an | 1028 |
| 1 à 2 ans | 1008 |
| 2 à 3 ans | 659 |
| 3 à 4 ans | 904 |
| 4 à 7 ans | 803 |
| Au-dessus de 7 ans | 189 |

(1) L. Revilliod, in *Rapports de l'hôp. cant. de Genève.* — E. Martin, *Rapports de la maison des Enf. mal.* — E. Revilliod, *Rev. méd. de la Suisse rom.*, 1896, p. 72.
(2) Zzabó, *Pest. med. chir. Presse*, t. XVII, 1881, p. 657 et 793.

Donc, près de la moitié des cas se sont produits avant deux ans et les trois quarts avant quatre ans.

Après dix ans, la coqueluche devient rare; ainsi, sur 1 367 cas de coqueluche rapportés par West, il n'y en a que 11 observés au delà de cet âge.

La coqueluche peut même exceptionnellement atteindre des adultes.

La réceptivité de l'enfance pour la coqueluche est presque aussi grande que celle pour la rougeole. Biedert rapporte que dans une épidémie de village, les 91 pour 100 des enfants furent atteints.

**Sexe.** — La coqueluche est également fréquente dans les deux sexes; la statistique de Rosen donne, pour 43 393 coquelucheux, 21 850 garçons et 21 543 filles.

**Épidémies.** — La coqueluche survient en général sous la forme d'épidémies qui peuvent survenir en toute saison, particulièrement au printemps et en automne, et coïncident quelquefois avec des épidémies de rougeole.

**Récidives.** — Les récidives de coqueluche sont exceptionnelles; les quelques exemples cités par les auteurs sont beaucoup plus rares que ceux des récidives des fièvres éruptives.

Les rechutes ou recrudescences dans le cours d'une première atteinte sont au contraire fréquentes.

**Contagion.** — La coqueluche est très contagieuse. La contagion se produit surtout par les rapports directs avec un malade ou avec l'atmosphère immédiate qui l'entoure. Il est probable aussi que les crachats desséchés et mélangés à l'air sont une source fréquente d'infection (mouchoirs, poussière des chambres de coquelucheux, etc.).

La coqueluche est contagieuse à toutes ses périodes; elle l'est déjà à la période initiale et c'est ainsi que souvent l'école devient un foyer d'infection, avant que les quintes caractéristiques aient démasqué la maladie, mais c'est surtout à la période paroxystique que la contagion est à craindre.

**Bactériologie.** — Les recherches bactériologiques ont démontré dans les crachats des coquelucheux de nombreux microbes, dont aucun, jusqu'à présent, n'est reconnu comme l'agent spécifique de la coqueluche.

Les résultats des recherches de Czaplewski et Hensel (1) paraissent se rapprocher d'une solution positive, quoique ces auteurs n'aient pu déterminer sur les animaux d'action pathogène. Ils ont trouvé dans les grumeaux grisâtres ou jaunâtres de l'expectoration après la quinte de coqueluche, de petits bacilles, un peu plus longs que celui de Pfeiffer, se colorant difficilement comme lui, immobiles, ne gardant pas le Gram et se cultivant particulièrement bien sur

_______

(1) Czaplewski et Hensel, *Centralbl. für Bakter.*, 1897, n° 22-25.

l'agar glycériné additionné de liquide ascitique, comme l'a montré Zusch (1); ce dernier a retrouvé ces bacilles dans 25 cas de coqueluche non compliquée; ils disparaissaient dès qu'il y avait une complication. L'avenir nous apprendra si ces microbes ont plus d'importance spécifique que ceux décrits par Bürger, par Afanassjeff, par Deichler, par Kourloff, par Ritter et par d'autres.

ANATOMIE PATHOLOGIQUE. — On ne connaît à peu près rien sur l'anatomie pathologique de la coqueluche. A l'autopsie des enfants qui ont succombé à cette maladie, on trouve la muqueuse du larynx, de la trachée et des bronches recouverte d'une exsudation catarrhale. Cette muqueuse a paru fortement hypérémiée à quelques-uns des observateurs (Meyer-Hüni, Rehn), qui ont appliqué le laryngoscope chez des sujets atteints de coqueluche, tandis que Rossbach l'a trouvée, par le même procédé, constamment saine. Herff (2), qui a suivi sur lui-même à l'autolaryngoscope les modifications de la muqueuse, insiste sur ce que la partie postérieure de la glotte (cartilages aryténoïdes et de Wrisberg) est le siège de la congestion la plus intense. C'est de là que partirait le réflexe de la toux convulsive. Les autres lésions, telles que l'emphysème, l'atélectasie, la dilatation des bronches et l'hépatisation pulmonaire, appartiennent aux complications.

Guéneau de Mussy (3) explique les troubles de l'innervation, qui marquent la seconde période de la coqueluche, par l'irritation du pneumogastrique, consécutive à la tuméfaction des ganglions bronchiques; il a trouvé par la percussion ces ganglions plus ou moins augmentés de volume dans tous les cas de coqueluche qu'il a examinés, et il attribue cet engorgement à la bronchite qui marque le début de la maladie. La ressemblance que présente la toux de la coqueluche avec celle de la tuberculose ganglionnaire bronchique, est un argument en faveur de cette opinion que quelques autopsies seraient venues confirmer; mais la théorie de Guéneau de Mussy est passible de plus d'une objection. Nous n'en ferons qu'une seule, c'est que, comme le fait remarquer Roger, l'apparition et l'intensité des quintes ne sont pas en rapport avec le développement graduel de l'adénopathie; en effet la reprise sifflante, parfois si intense dans une coqueluche simple, alors que le gonflement ganglionnaire est douteux et impossible à prouver, devient plus faible ou même disparaît quand surviennent les complications pulmonaires réagissant sur les ganglions. Roger cite d'ailleurs plusieurs autopsies d'enfants morts dans le cours de la coqueluche et chez lesquels les ganglions bronchiques étaient complètement sains; dans d'autres cas où ces

(1) Zusch, *Munch. med. Woch.*, 1898, p. 712.
(2) Herff, *D. Arch. f. klin. Med.*, Bd XXXIX, 1886, p. 392.
(3) N. Guéneau de Mussy, *Union médicale*, 1875.

ganglions étaient hypertrophiés, le degré de la lésion n'était point en rapport avec l'intensité que les quintes avaient présentée.

DESCRIPTION. — La durée de l'incubation de la coqueluche ne peut guère se préciser, l'époque exacte du début de la maladie étant difficile à fixer; elle serait de deux à sept jours (Gerhardt), le plus souvent de six à sept jours (Roger). Si quinze jours se passent sans toux, on peut admettre avec beaucoup de vraisemblance qu'un enfant qui s'est exposé à la contagion restera indemne.

La marche de la coqueluche peut se diviser en trois périodes plus ou moins distinctes :

1re Période. — Pendant cette période, la maladie présente les symptômes d'une simple bronchite; elle débute par une toux sèche, quelquefois très fréquente, surtout dans les premières heures de la nuit, remarquable par son *opiniâtreté* (Trousseau); le visage est rouge, les conjonctives sont injectées; on observe parfois du coryza accompagné d'éternuements. Chez les plus jeunes enfants, la coqueluche peut commencer par une attaque de laryngite striduleuse. A part ces symptômes, l'enfant ne présente aucun phénomène morbide; quelquefois seulement il est pris d'un peu de fièvre, surtout le soir. La fièvre peut être, dans certains cas, le premier symptôme observé; quand la toux vient s'y joindre, le diagnostic avec la grippe devient très difficile et ne peut se faire que par l'évolution subséquente de la maladie. La période catarrale dure en général une quinzaine de jours, mais elle peut se prolonger un mois et plus, comme d'autres fois elle ne dure que quatre à cinq jours. Chez les très jeunes enfants, elle peut même manquer presque complètement, et la maladie s'annonce d'emblée par les quintes.

2me Période. — Cette période est caractérisée par un changement dans la nature de la toux, qui devient quinteuse. Les quintes de la coqueluche ne revêtent pas d'emblée tous leurs caractères; elles sont constituées d'abord par une toux qui se répète sept à huit fois de suite sans être suivie de sifflement, et ne prennent que peu à peu leur cachet pathognomonique. Elles sont alors formées d'une série d'expirations de courte durée, suivies d'une longue inspiration. Celle-ci s'accompagne d'un sifflement sonore dû à la rentrée de l'air à travers la glotte spasmodiquement contractée. Pendant la crise, le visage de l'enfant est bouffi, congestionné, quelquefois même cyanosé, les yeux sont rouges et larmoyants. L'accès se termine habituellement par l'expectoration de mucosités filantes, et souvent, pour peu qu'il ait été violent, par le rejet de matières alimentaires.

Tantôt les quintes surviennent spontanément, tantôt elles sont provoquées par une émotion morale, par la déglutition, par l'exploration du fond de la gorge, ou même par un simple changement de position. Elles éclatent brusquement, sans prodromes, ou bien s'annoncent par un chatouillement dans le fond de la gorge ou derrière le sternum, quelquefois par un sentiment de nausée. L'enfant, sentant que la quinte approche, se cramponne aux objets voisins et cherche à prendre un point d'appui pour soutenir la lutte violente à laquelle il se sent condamné.

Il est rare que la quinte se borne à un premier accès; à peine celui-ci est-il terminé qu'un nouveau commence, suivi également d'un sifflement; la quinte se compose de plusieurs reprises successives. Plus celles-ci sont intenses et répétées, plus la face se congestionne; souvent même elle reste bouffie en dehors des quintes et donne aux enfants une physionomie caractéristique. Ces quintes durent en général de quinze secondes à une ou deux minutes, mais, si la maladie est violente, elles peuvent se prolonger pendant un quart d'heure et même une demi-heure.

Les quintes de coqueluche se répètent avec une fréquence très variable; dans le cas d'intensité moyenne, on en compte 20 ou 30 dans les vingt-quatre heures; dans les cas plus sérieux, leur nombre s'élève à 40 ou 50; on en a même compté jusqu'à 80 ou 100. Ces quintes sont en général plus fréquentes la nuit que le jour; dans les cas très légers, on ne les observe parfois qu'au moment du lever et du coucher des enfants (West).

Chez les très jeunes sujets, les quintes ne répondent pas toujours au type caractéristique; le sifflement manque ou est peu accusé, la dypsnée et la cyanose de la face prédominent; aussi à cet âge la coqueluche peut-elle être facilement méconnue.

Parmi les anomalies de la coqueluche, nous devons mentionner également les cas signalés par Roger (1), dans lesquels la coqueluche, très atténuée, né se révèle que par des accès de coryza convulsif ou une sorte de tic caractérisé par une constriction spasmodique de la gorge.

Le nombre des quintes augmente en général pendant les deux ou trois premières semaines de la seconde période, reste stationnaire pendant quelques jours, puis diminue; les quintes disparaissent le plus souvent complètement, au bout de quatre à cinq semaines; dans quelques cas néanmoins, elles ne s'observent que pendant une quinzaine de jours, d'autres fois elles se prolongent pendant des mois.

Tant que la coqueluche reste simple, la santé générale se maintient dans un état satisfaisant; l'appétit est conservé et les digestions se font bien, à moins qu'elles ne soient entravées par les vomissements qui suivent les quintes. L'auscultation du poumon pratiquée dans l'intervalle des accès de toux n'y révèle aucun phénomène anormal, sauf quelques râles sonores disséminés; pendant les quintes, le murmure respiratoire est suspendu.

(1) Roger, Rech. clin. sur les mal. de l'enf., t. II, 1883, p. 474.

La *fièvre* est exceptionnelle dans la coqueluche sans complications. Knight l'a observée dans 15 pour 100 des cas (1). Néanmoins, la fièvre du début peut persister ou réapparaître dans le stade des quintes, sans être en rapport avec une complication. Il faut admettre alors qu'elle est produite par l'agent infectieux de la coqueluche. Cette fièvre affecte habituellement le type rémittent avec exacerbations vespérales ; elle se présente parfois sous la forme d'accès éphémères avec une température qui peut atteindre 39°,5 à 40° et redescend à la normale au bout d'un ou deux jours (Guérin) (2). Toute fièvre continue et persistante doit faire admettre l'existence d'une complication, le plus souvent d'une broncho-pneumonie.

Les *urines* présenteraient dans la coqueluche, suivant Hippias et Blumenthal (3), malgré une coloration pâle, une densité considérable (1.022 à 1.035) et un excès d'acide urique, caractérisé par un dépôt abondant, facilement reconnaissable à la forme de ses cristaux. Ces modifications de l'urine seraient très précoces et permettraient déjà de soupçonner la coqueluche à sa période de début.

Knight insiste sur la fréquence de l'*albuminurie* dans le cours des coqueluches intenses ; il l'a constatée 66 fois sur 86 cas. Il l'attribue à une congestion passive des reins qui serait consécutive à la dilatation mécanique du cœur amenée par la violence des quintes.

Gibb et Johnston ont constaté la présence du sucre dans l'urine dans presque tous les cas de coqueluche qu'ils ont examinés, mais ce symptôme a manqué chez sept coquelucheux dont les urines ont été analysées par H. Barth (Roger).

3^me période. — Dans cette période, la toux perd son caractère convulsif et n'est plus accompagnée de sifflement, la maladie reprend l'apparence d'un catarrhe bronchique simple avant de disparaître ; les crachats ne sont plus filants, mais muqueux, jaunâtres ou verdâtres ; quelquefois même ils présentent l'aspect nummulaire des crachats des phtisiques (Roger) ; la toux diminue de fréquence et cesse en général au bout de dix à quinze jours. Dans quelques cas cependant, elle persiste pendant des semaines et des mois ; on doit redouter alors que la coqueluche n'ait provoqué le développement de tubercules pulmonaires et bronchiques ; d'autres fois, sous l'influence d'un refroidissement, la maladie repasse à la seconde période, et la toux redevient quinteuse. West a vu des coqueluches du printemps, qui pendant l'été ne se manifestaient plus que par une toux légère, reprendre une nouvelle intensité à l'approche de l'hiver ; ces *rechutes* de la maladie guérissent en général plus vite que la pre-

<hr>

(1) Knight, *New York. med Journ.*, 1893, p. 274.
(2) Guérin, Thèse de Paris, 1896.
(3) *In* Filatow, Diagnostic et sémiologie des maladies de l'enfance, trad. franç. Paris, 1898, p. 250.

mière attaque. Quelquefois les enfants qui ont été atteints de coqueluche, conservent pendant des années une disposition remarquable
à la réapparition de la toux quinteuse, dès qu'ils sont pris du moindre
rhume.

**ACCIDENTS ET COMPLICATIONS. — ACCIDENTS MÉCANIQUES.**
— Quelques accidents peuvent être produits par les efforts violents
qui accompagnent les quintes.

**Ulcération sublinguale.** — On observe souvent, chez les enfants
atteints de coqueluche, une petite ulcération linéaire ou ovalaire à
fond grisâtre, perpendiculaire au frein de la langue ; Bouchut a vu
chez un enfant cette ulcération assez profonde pour mettre à nu le
nerf hypoglosse. Cette lésion a pour origine la pression des incisives
sur le frein de la langue pendant les quintes ; on ne l'observe pas
chez les enfants dépourvus de dents.

**Hémorragies.** — Il n'est pas rare d'observer à la suite de violentes
quintes de coqueluche la formation d'ecchymoses sous la conjonctive. Les épistaxis sont assez fréquentes. Dans quelques cas on a signalé des hémorragies par la bouche ou par le conduit auditif
externe ; l'écoulement sanguin est dû, dans ce dernier cas, à la rupture
de la membrane du tympan. Les hémoptysies et les hématémèses
sont très rares ; lorsque les enfants crachent ou vomissent du sang
dans la coqueluche, celui-ci provient presque toujours du nez ou de
la bouche. Les hémorragies mécaniques peuvent aussi se produire
dans l'encéphale et être le point de départ des paralysies dont nous
parlerons plus loin.

**Vomissements.** — Les vomissements qui suivent les quintes
peuvent, par leur fréquence et leur abondance, devenir une véritable
complication et entraver sérieusement la nutrition ; chez certains
sujets, il suffit de la moindre quinte de toux pour provoquer le rejet
des aliments.

**Emphysème.** — L'emphysème vésiculaire se développe rarement
chez les enfants, à la suite de la coqueluche sans complication broncho-pulmonaire ; mais quelquefois la violence des efforts de toux
amène la rupture de quelques vésicules pulmonaires, suivie d'un emphysème interlobulaire ; dans quelques cas cet emphysème envahit le
tissu cellulaire du médiastin et du cou et constitue alors une complication très grave.

Le *pneumothorax* est tout à fait exceptionnel. Roger en a cependant
observé un exemple, suivi de guérison.

Enfin, la toux peut provoquer chez certains enfants des *selles involontaires* ou devenir la cause de *hernies* ou d'une *chute du rectum*.

**COMPLICATIONS.** — Quant aux complications proprement dites,
nous ne mentionnerons que les principales.

**Spasme de la glotte.** — Le spasme de la glotte est une des complications les plus redoutables de la coqueluche, car il peut amener la mort subite. Il apparaît le plus souvent au cours d'une quinte ou remplace celle-ci.

Cet accident s'observe surtout au-dessous de l'âge de quatre ans. Du Castel (1) le décrit comme suit :

« Au lieu que les secousses convulsives de la toux soient suivies d'une inspiration brusque et sifflante pendant un temps plus ou moins long, le petit malade, épuisé par les efforts expirateurs, tarde à reprendre haleine, et tous les phénomènes de l'asphyxie se développent. Le plus souvent une inspiration prolongée et sifflante vient mettre fin à la suffocation, et c'est par cette suspension momentanée de la respiration se répétant avant chaque reprise que le danger se révèle ; mais quelquefois cet arrêt des mouvements respiratoires peut se prolonger au point d'entraîner la mort. On peut voir aussi les accès de suffocation survenir en dehors de toute quinte convulsive. »

Dans un cas que l'un de nous a eu l'occasion d'observer, ces attaques d'asphyxie se répétèrent un grand nombre de fois dans la journée et finirent par amener la mort de l'enfant. Chez une petite fille d'un an atteinte d'une coqueluche grave, Baumel (2) observa des attaques asphyxiques compliquées de syncope et même de mort apparente ; dans une de ces crises, l'enfant ne put être ramenée à la vie qu'après que la respiration artificielle eut été pratiquée pendant plus d'une demi-heure. Bouniol (3) a vu survenir chez un garçon de deux ans et demi, à la sixième semaine d'une coqueluche, une série d'accès de spasme glottique dont l'un laissa l'enfant en état de mort apparente. Les tractions rythmées de la langue, d'après le procédé de Laborde, furent suivies de la reprise naturelle de la respiration. L'enfant finit par guérir.

**Convulsions externes.** — Elles s'observent surtout dans le cours de la première enfance pendant le travail de la dentition, mais elles peuvent survenir même plus tard, jusqu'à l'âge de cinq ans. Elles se montrent en général dans les coqueluches intenses et du dix-huitième au trente-cinquième jour de la maladie (Rilliet et Barthez). On les observe assez souvent dans les coqueluches compliquées de bronchopneumonie, dont elles sont alors habituellement un accident ultime. Elles s'annoncent quelquefois par de l'agitation ou au contraire par de l'assoupissement et une dyspnée extrême (West); elles surviennent à la suite de la toux, dans les intervalles des quintes ou pendant les quintes, dont elles modifient alors le caractère ou même qu'elles suspendent entièrement. Cette complication est toujours très sérieuse.

(1) Du Castel, Thèse de Paris, 1872.
(2) Baumel, *Revue mens. des mal. de l'enfance*, 1890, p. 529.
3) Bouniol, Thèse de Paris, 1894.

Aux convulsions succède en général un état comateux, et l'enfant succombe de un à trois jours après le début des accidents convulsifs ; la première attaque peut même être mortelle ; la guérison est exceptionnelle. L'autopsie fait constater une congestion intense des méninges et du cerveau.

**Paralysies.** — Les paralysies sont des complications rares de la coqueluche.

Elles sont à la fois de cause infectieuse et de cause mécanique. Le plus souvent, l'autopsie a révélé des hémorragies en foyer ou capillaires, plus rarement des foyers de ramollissement (Jarke) (1) de nature inflammatoire.

Sur trente-huit cas empruntés à divers auteurs, recueillis par Leroux (2), il y a eu six morts, qui se rapportent toutes à des enfants au-dessous de cinq ans. Il s'agit alors presque toujours de coqueluches à quintes violentes, souvent compliquées de broncho-pneumonie ou de tuberculose. Chez un tiers des enfants, les paralysies persistèrent. La moitié guérit complètement en quelques jours ou quelques semaines.

Les plus fréquentes sont des paralysies cérébrales, en rapport avec un foyer sus-méningé (Cazin) (3), méningé (Barrier) (4) ou cérébral (Marshall [5], Dauchez [6]), dont l'expression la plus habituelle est l'hémiplégie avec ou sans épilepsie jacksonnienne, plus rarement une monoplégie brachiale (Michel) (7), la cécité ou la surdité, l'aphasie motrice ou sensorielle, l'hémiopie, etc. Ces derniers accidents sont ordinairement transitoires. Mœbius (8) a observé un cas de paralysie de Landry, suivi de guérison, et Sparks (9), un cas de sclérose en plaques disséminées après la coqueluche.

**Complications broncho-pulmonaires.** — La *broncho-pneumonie* est fréquente surtout à l'hôpital et chez les petits enfants. Elle se développe rarement dans les premiers jours de la coqueluche ; le plus souvent, elle n'apparaît qu'après plusieurs semaines. Elle débute par de la fièvre, une dyspnée continue, et se reconnaît à ses signes stéthoscopiques habituels. Si elle survient avant la période des quintes, celles-ci sont retardées et le diagnostic de la maladie devient presque impossible ; si les quintes existent déjà, elles sont modifiées dans leur caractère ; l'élément nerveux est moins accentué, le sifflement devient plus faible, et les accès de toux convulsive alternent avec

---

(1) Jarke, *Arch. für Kinderheilk.*, t. XX, 1896, p. 212.
(2) Leroux, *Journ. de clin. et de thérap. inf.*, 1898, p. 326.
(3) Cazin, *Gaz. des hôp.*, 29 mars 1881.
(4) Barrier, *Traité prat. des mal. de l'enf.*, t. I, p. 147.
(5) Marshall, *The Glasgow med. Journ.*, 1885, p. 24.
(6) Dauchez, *Soc. anat. de Paris*, 11 janvier 1884.
(7) Michel, Thèse de Paris, 1897, p. 17.
(8) Mœbius, *Centralbl. für Kinderheilk.*, 1887, p. 129.
(9) Sparks, *Med. Times and Gaz.*, 1877, t. II, p. 692

une toux simplement catarrhale. Exceptionnellement, cependant, la violence des quintes peut augmenter dans le cours de la phlegmasie pulmonaire (Roger). Si celle-ci n'arrive qu'à la troisième période, elle devient souvent chronique et simule la phtisie. .

La broncho-pneumonie de la coqueluche est toujours une complication grave, elle est fréquemment mortelle, surtout lorsqu'elle atteint des enfants au-dessous de deux ans ou placés dans de mauvaises conditions hygiéniques, et c'est à elle qu'est due principalement la mortalité relativement si forte que donne la coqueluche dans les hôpitaux. Lorsque la coqueluche survient à la suite de la rougeole, la broncho-pneumonie est particulièrement à redouter, et elle peut survenir dès le début de la coqueluche, comme l'a observé Rilliet dans l'épidémie de Genève, en 1847.

La *pneumonie lobaire* complique beaucoup plus rarement la coqueluche, son pronostic est moins grave. Roger l'a même vue dans quelques cas hâter la guérison de la maladie primitive.

Signalons enfin la *phtisie pulmonaire et bronchique*, qui atteint assez fréquemment, à la suite de la coqueluche, les enfants prédisposés à la tuberculose. La coqueluche peut être le point de départ d'un changement dans la santé de l'enfant, qui devient délicat, lymphatique, et présente, à partir de ce moment, diverses manifestations de la scrofule (engorgements ganglionnaires, tumeurs blanches, caries multiples, etc.).

**Complications cardiaques.** — Le cœur droit peut être dilaté mécaniquement dans les coqueluches à quintes violentes, surtout si le travail du cœur est rendu difficile par la présence d'une bronchite capillaire. Silbermann (1) a indiqué, comme signes physiques de cette dilatation du cœur droit, une augmentation de la matité cardiaque à droite, une accentuation du second bruit pulmonaire avec affaiblissement du premier bruit et du choc précordial, ainsi qu'une forte cyanose accompagnée de dyspnée. La valvule tricuspide peut être même forcée et l'on entend alors à son niveau un souffle au premier temps, signe de l'insuffisance tricuspidienne.

Hauser (2), à l'autopsie d'un enfant de onze mois, qui avait succombé à la coqueluche, a trouvé une hypertrophie avec dilatation de toutes les cavités du cœur (*cor bovinum*), accompagnée d'une stase veineuse très prononcée dans les viscères abdominaux.

Knight relève le fait que, dans les complications cardio-pulmonaires de la coqueluche, la digitale est très efficace.

DIAGNOSTIC. — Le diagnostic de la coqueluche est difficile dans la première période ; à ce moment, la toux ne présentant pas encore son type caractéristique, les circonstances étiologiques permettront

(1) Silbermann, *Arch. für Kinderheilk.*, t. XVIII, 1894, p. 24.
(2) Hauser, *Deutsche med. Woch.*, 1896, p. 705.

seules de soupçonner la véritable nature de la maladie. Mais, dès que les quintes accompagnées de sifflement apparaissent, la coqueluche se reconnaît de suite et ne peut être confondue avec aucune autre maladie de l'appareil respiratoire. Dans les cas où les quintes ne se produiraient pas naturellement au moment de la visite du médecin, celui-ci pourra souvent les provoquer, en explorant le fond de la gorge. Chez les enfants au-dessous de cinq ans, la présence des crachats est également pathognomonique.

Dans certaines *bronchites* et dans la *tuberculisation des ganglions bronchïques*, on observe aussi une toux quinteuse, mais les reprises ne sont suivies ni de sifflement, ni de vomissements ; en outre, dans la phtisie bronchique, la marche chronique de la maladie, l'hecticité, l'absence de contagion, sont autant d'éléments de diagnostic.

Lorsque la coqueluche est compliquée, surtout à son début, par une broncho-pneumonie, elle peut être fort difficile à reconnaître ; souvent alors elle simule une *bronchite suffocante avec quintes* ; les commémoratifs sont dans ce cas la seule base du diagnostic.

PRONOSTIC. — Le pronostic de la coqueluche dépend de plusieurs circonstances :

1° De l'âge de l'enfant ; c'est dans les trois premières années de la vie, que la maladie fait le plus de victimes. A partir de six à sept ans, il est rare que l'enfant succombe.

2° De la **saison** ; les épidémies de l'été et de l'automne sont moins meurtrières que celles de l'hiver et du printemps.

3° De l'**état de santé antérieur** ; les coqueluches secondaires, comme on les observe souvent dans la pratique hospitalière, sont plus graves que les coqueluches primitives. La combinaison de la coqueluche et de la rougeole est particulièrement redoutable, soit par les complications pulmonaires immédiates, soit par les suites éloignées (tuberculisation).

4° Du **nombre des quintes** ; Trousseau considère que le pronostic de la coqueluche devient grave lorsque le nombre des quintes dépasse 40 dans les vingt-quatre heures, et qu'il est tout à fait grave lorsqu'il dépasse 60. La distinction de Roger en coqueluchettes, coqueluches de moyenne intensité et hypercoqueluches, mérite d'être conservée au point de vue du pronostic.

5° Des **complications** ; il est bien rare, en effet, qu'un enfant qui a dépassé la seconde année succombe à une coqueluche sans complications ; cependant des quintes très violentes et très répétées peuvent menacer la vie. Le spasme de la glotte et les convulsions externes ne sont guère à redouter que dans la première enfance. La broncho-pneumonie est la complication la plus meurtrière ; plus de la moitié des enfants qui en sont atteints, succombent.

La *mortalité* de la coqueluche varie de 2,5 à 15 pour 100 et peut même s'élever à 20 pour 100 ; elle serait en moyenne, d'après Biermer, de 7,5 pour 100. Elle diffère suivant les épidémies et surtout suivant l'âge. Hagenbach (1) a établi, pour les cas de coqueluche qu'il a observés pendant onze ans à Bâle, le tableau de mortalité suivant :

| | |
|---|---|
| De 0 à 1 an............................................. | 26,8 p. 100 |
| De 1 à 2 ans............................................. | 13,8 — |
| De 2 à 5 ans............................................. | 3,0 — |
| De 5 à 15 ans............................................. | 1,8 — |

La coqueluche joue un rôle important dans la mortalité générale. D'après Hirsch (2), il est mort en Prusse près de 85 000 individus de coqueluche en six ans (1875-1880), et en Angleterre environ 120 000 en dix ans (1858-1867). En Autriche (3), la coqueluche a été pendant l'année 1883 beaucoup plus meurtrière que la rougeole et que la scarlatine (coqueluche 1,9 pour mille habitants, scarlatine 0,61, rougeole 0,45).

TRAITEMENT. — **PROPHYLAXIE.** — Le seul moyen d'empêcher les enfants de contracter la coqueluche est de leur interdire rigoureusement toute relation avec les malades. Ceux-ci devront être isolés aussi longtemps qu'ils ne seront pas entièrement rétablis, car il est impossible de préciser le moment où la coqueluche cesse d'être contagieuse. Ces précautions seront surtout indiquées pour les enfants très jeunes et pour ceux d'une constitution chétive ou qui paraissent prédisposés à la tuberculose. La rentrée à l'école des convalescents ne sera autorisée que deux ou trois semaines après la disparition complète des quintes.

La prophylaxie des complications broncho-pulmonaires de la coqueluche est surtout importante aujourd'hui que la contagiosité de la broncho-pneumonie est hors de doute ; on désinfectera avec soin tout local suspect à ce point de vue et on isolera tous les cas de broncho-pneumonie.

Dans la pratique privée, on évitera deux écueils également funestes, le confinement dans une chambre mal aérée et l'exposition à l'air pendant les jours froids et humides. On remplira cette indication en hiver, en mettant à la disposition de l'enfant *deux chambres*, que l'on aérera chaque fois que le petit malade en changera et dans lesquelles on pourra maintenir une température de 15° pendant qu'elle sera habitée. On aguerrira l'enfant contre les refroidissements par des lavages quotidiens d'eau froide alcoolisée et on le sortira tous les jours, si le temps est sec et s'il n'y a pas de vent.

(1) Hagenbach, Ueber die Pathologie u. Therapie des Keuchhustens, *VI° Congrès de méd. int. de Wiesbaden*, 1887.
(2) Hirsch, *Handbuch der hist. geograph. Pathologie*, 2° édit., 1886.
(3) Presl, *Prag. med. Woch.*, 1887, n° 13 à 15.

On désinfectera à mesure les crachats et tous les produits expectorés au moment des quintes, sans oublier les meubles, le parquet, ou les ustensiles de cuisine souillés par l'expectoration de l'enfant. La désinfection des chambres sera faite au formol ou au soufre.

**THÉRAPEUTIQUE.** — Le traitement de la coqueluche sera, pendant la première période, celui de la bronchite simple.

Pendant la seconde période, on se bornera à des soins hygiéniques, tant que les quintes présenteront une intensité et une fréquence modérées. On surveillera attentivement l'enfant, on lui soutiendra la tête pendant les accès de toux, et, si cela est nécessaire, on favorisera au moyen de boissons l'expulsion des mucosités du fond de la gorge. Si l'alimentation est entravée par les vomissements qui suivent les quintes, on fera manger le petit malade immédiatement après les accès ; c'est à ce moment que le retour d'une nouvelle quinte est le moins à craindre.

Si le nombre des quintes dépasse une vingtaine par jour, si l'alimentation et le sommeil sont entravés, ce sera le cas d'essayer une des nombreuses médications proposées contre la coqueluche, bien qu'aucune n'ait donné des résultats assez satisfaisants pour être admise définitivement dans la pratique.

Parmi ces médications, les unes s'adressent à l'élément nerveux et cherchent à atténuer l'acte réflexe qui détermine la quinte ; les autres s'adressent à l'élément infectieux, qu'elles s'efforcent de détruire ; d'autres enfin n'agissent que sur l'élément catarrhal de la maladie.

**Médication antispasmodique.** — Les narcotiques ont été particulièrement recommandés ; l'*opium*, à petites doses répétées, peut être utile lorsque la toux entrave le sommeil. Son administration diminue souvent le nombre des accès, mais il ne peut être employé qu'avec beaucoup de précautions chez les enfants.

La *belladone*, déjà préconisée par Trousseau, est le narcotique de choix à employer contre les quintes de la coqueluche. La dose journalière sera répartie en trois prises ; elle variera suivant l'âge, d'un centigramme et demi à six centigrammes d'extrait, ou, ce qui revient au même, d'une à quatre cuillerées à café de sirop de belladone (1) par jour. Ce sirop, à cause de sa trop grande activité, ne sera jamais administré seul, mais dans une potion ou mélangé à un autre sirop. Trousseau associait 20 grammes de sirop de belladone à autant de sirop d'éther, de sirop d'opium et de sirop de fleurs d'oranger, mélange dont il donnait deux à quatre cuillerées à café par jour. La médication belladonée doit être surveillée de très près et suspendue

(1) Le sirop de belladone du Codex français contient 12 milligr. d'extrait de belladone par 5 grammes ; il pourra se prescrire à la dose d'autant de grammes que l'enfant a d'années, à prendre dans les 24 heures.

au moindre signe d'intoxication (sécheresse de la gorge, dilatation pupillaire, agitation cérébrale).

Le *bromure de potassium*, à la dose de 0,30 dans la première année, de 0,60 dans la seconde et plus tard de 1 à 2 grammes par jour, donne parfois de bons résultats contre l'élément spasmodique de la maladie; en outre, ce médicament, administré une demi-heure avant les repas, diminue les vomissements et donne à l'enfant le temps de se nourrir entre les quintes. L'infusion de *café* a été prescrite utilement dans le même but.

Le *bromoforme* a été recommandé par Stepp (1) et par Lœwenthal (2), comme atténuant le nombre et l'intensité des quintes, à la dose de deux à cinq gouttes suivant l'âge, trois ou quatre fois par jour. Ce médicament ne doit être administré qu'avec une extrême prudence; il a plusieurs fois, en effet, provoqué des symptômes d'empoisonnement, qui furent mortels chez un enfant d'un an observé par Nauwelaers (3) et qui prenait huit fois par jour deux gouttes d'un mélange à parties égales d'alcool et de bromoforme.

Marfan (4), qui attribue une supériorité réelle au bromoforme sur les autres antispasmodiques dans le traitement de la coqueluche, préfère l'administrer dans un looch huileux, dont voici la formule :

```
Bromoforme.........................................   7,0
Huile d'amandes douces.............................⎫ āā 30,0
Gomme arabique.....................................⎭
Sirop de fleurs d'oranger..........................  40,0
Eau de laurier-cerise..............................  10,0
Eau distillée : Q. S. pour faire 300 cent. cubes.
```
Une cuillerée à café = IV gouttes de bromoforme.

Il en administre par jour, chez les enfants de six mois à cinq ans, autant de cuillerées à café que l'enfant compte d'années. Le premier phénomène d'intolérance est la somnolence, qui doit rendre prudent.

Pour nous, nous n'emploierons jamais en ville un médicament qui, pour être efficace, doit être poussé à des doses bien près d'être dangereuses et demande une surveillance qu'on ne peut exercer que dans un service d'hôpital.

La *cocaïne*, préconisée dans le but de diminuer la sensibilité du fond de la gorge et du pharynx, a donné dans la coqueluche des succès incontestables; Prior, Labric, Moncorvo, Cadet de Gassicourt, Pott, ont vu le nombre des quintes diminuer par des badigeonnages faits avec cet alcaloïde. On emploiera une solution de chlorhydrate de cocaïne (de 1/20 à 1/30) dont on badigeonnera pendant quelques secondes le pharynx, les amygdales, la base de la

(1) Stepp, *Allg. med. centr. Zeit.*, 1889, n° 62.
(2) Lœwenthal, *Berl. klin. Woch.*, 1890, n° 23.
(3) Nauwelaers, *Journ. de méd. de Bruxelles*, 1890, p. 689.
(4) Marfan, *Jour. de méd. et de chir. prat.*, 1898, p. 177.

langue, l'isthme du gosier, et dont on laissera tomber quelques gouttes jusque dans le larynx; ces applications seront répétées de deux à quatre fois par jour, suivant la fréquence des quintes. Labric et Barbillon (1) ont observé, sous l'influence des badigeonnages de cocaïne, non seulement une diminution notable des accès de toux, mais encore la suppression des vomissements. La durée de la maladie n'a pas paru notablement diminuée. Nous préférons ces applications locales à l'administration de la cocaïne à l'intérieur recommandée par Aurelio Bianchi (2), mais qui ne nous paraît pas exempte de dangers. Nous croyons même que la solution au vingtième employée par Labric et Barbillon peut présenter parfois des inconvénients (3); Tissier, après avoir badigeonné avec un pinceau imbibé d'une solution au trentième les fosses nasales d'un enfant de quatre ans atteint de coqueluche avec coryza, observa chez celui-ci des accidents convulsifs. L.-E. Holt (4) estime que, chez des enfants au-dessous de deux ans, la prudence exige de ne pas se servir d'une solution de cocaïne supérieure à 4 pour 100.

L'*antipyrine* a été introduite dans le traitement de la coqueluche par Sonnenberg (5). Son action est vantée par van Genser, par Saint-Philippe (6), par Unruh et d'autres. Marfan recommande les doses journalières suivantes :

|  | Minima. | Maxima. |
|---|---|---|
| De 1 à 2 ans...... | 0,20 | 1,0 |
| De 2 à 5 ans...... | 0,50 | 2,0 |
| De 6 à 10 ans...... | 1,0 | 3,0 |

On commence par la dose minima et on arrive progressivement à la dose maxima. Il faut distribuer la dose journalière en trois prises régulièrement espacées.

La *teinture de drosera*, déjà vantée anciennement et complètement délaissée depuis les expériences négatives de Labric, d'Archambault et de G. Simon, a été préconisée de nouveau par Barth (7), qui l'ordonne à doses progressives, en commençant par autant de gouttes que l'enfant compte de mois et en répétant cette dose trois fois par jour, de préférence avant les repas, dans un peu d'eau. Tous les deux jours, on augmente les doses, de deux gouttes pour les enfants au-dessous de deux ans, de cinq gouttes pour les plus âgés, jusqu'à ce qu'on soit arrivé au triple de la dose primitive. Le drosera est

(1) Labric et Barbillon, *Revue mens. des mal. de l'enf.*, 1885, p. 35.
(2) Bianchi, *Lo Sperimentale*, décembre 1886.
(3) Moizard, Intoxication par la cocaïne, *Rev. mens. des mal. de l'enf.*, 1888, p. 421.
(4) Holt, *New York med. Journ.*, t. XLIV, 1886, p. 456.
(5) Sonnenberg, *Deutsche med. Woch.*, 1887, p. 280.
p. 103.
(6) Saint-Philippe, *Journ. de méd. de Bordeaux*, 24 juin 1888.
(7) Barth, Thérapeutique des maladies des organes respiratoires. Paris, 1894.

un médicament inoffensif et qui, dans certains cas, nous a paru abréger le cours de la maladie.

**Médication antiseptique.** — On a parfois obtenu de bons résultats dans le traitement de la coqueluche par la *cautérisation* du fond de la gorge avec une solution de nitrate d'argent, mais c'est là un moyen pénible, difficile à répéter souvent et maintenant généralement abandonné.

Le *sulfate de quinine* à haute dose a été donné à l'intérieur avec succès pour diminuer la violence et la fréquence des quintes; il a été recommandé également en insufflations et en applications sur le fond de la gorge avec une petite éponge, dans l'espoir de détruire sur place le germe de la maladie (Henke, Letzerich).

Nous employons souvent à l'intérieur le *tannate de quinine*, qui est pris facilement par les enfants à cause de sa faible amertume et et que nous prescrivons à la dose de 0,05 à 0,10, trois ou quatre fois par jour.

Les inhalations d'*acide phénique*, d'*acide salicylique*, ont rarement donné des résultats satisfaisants.

Une solution de *salicylate de soude* en inhalations paraît avoir diminué la violence des quintes dans les cas cités par Heubner (1) et par Thomsen (2).

Moncorvo a employé avec avantage la *résorcine* en solution au centième ou au cinquantième appliquée toutes les deux heures avec un long pinceau sur l'orifice glottique. Nous avons obtenu de bons résultats de ce médicament administré en potion au centième à la dose de deux à trois cuillerées à dessert par jour.

L'*insufflation de poudres* (acide borique et poudre de café, résine benzoïque, sulfate de quinine, etc.) dans le nez, proposée par Guerder (3) et par Michael (4), qui voient dans la coqueluche une névrose réflexe d'origine nasale, n'a pas donné à von Genser les mêmes succès qu'aux inventeurs de cette méthode thérapeutique (5).

**Médication anticatarrhale.** — Le *benzoate de soude*, pris à l'intérieur à la dose de 2 à 5 grammes par jour, a été préconisé par Tordeus dans le traitement de la coqueluche; il nous a paru dans quelques cas agir avec succès contre la bronchite concomitante. L'*ipécacuanha* à dose expectorante (0,10 à 0,50 en infusion), le *polygala senega* (0,75 à 1,50 en infusion), l'*oxymel scillitique* (10,0 à 15,0) seront également indiqués, dès que la respiration deviendra

<hr>

(1) Heubner, *Jahrb. für Kinderheilk.*, t. XVI, 1879, p. 338.
(2) Thomsen, *Jahrb. für Kinderheilk.*, t. XVII, 1880, p. 91.
(3) Guerder, *Union médicale*, 17 juin 1886.
(4) Michael, *Deutsche med. Woch.*, 2 février 1886.
(5) Voici l'indication d'une des formules les plus employées pour ces poudres ;

Poudre de benjoin............................................ ⎫
    — de salicylate de bismuth............................ ⎬ āā 5,0
Sulfate de quinine............................................. 1,0

sifflante ou que des râles sonores indiqueront une irritation des bronches.

La troisième période de la coqueluche ne présente aucune indication thérapeutique spéciale, à moins d'une persistance inusitée du catarrhe qui réclamera l'usage des balsamiques, d'une eau sulfureuse ou arsénicale. C'est particulièrement à cette époque de la maladie qu'on doit recommander le *changement d'air*, qui a donné quelquefois des résultats merveilleux; il a suffi, dans certains cas, d'un déplacement très limité et de courte durée pour amener une amélioration notable. Ce moyen doit être recommandé déjà dans le cours de la seconde période, lorsque la durée de celle-ci se prolonge au delà de son terme habituel. Dans la saison froide, le changement d'air ne devra se faire que si le petit malade peut être envoyé dans un climat plus chaud que celui qu'il habite.

Pendant la convalescence, un régime tonique, l'iodure de fer, l'huile de foie de morue, etc., seront de rigueur pour les enfants chétifs ou prédisposés aux tubercules.

Les complications de la coqueluche réclament une intervention active plus souvent que la maladie elle-même.

Lorsque les bronches sont le siège d'un catarrhe abondant et qui persiste entre les crises, la *médication vomitive* est indiquée.

Le traitement de la broncho-pneumonie sera indiqué à propos de cette affection.

Si la maladie se complique de convulsions, on combattra celles-ci par l'administration de petites doses de *chloral*, les inhalations de *chloroforme*, les bains tièdes, etc. (Voy. plus loin le traitement de l'éclampsie).

Survient-il des accès de suffocation suivis d'asphyxie et de syncope, il faudra pratiquer immédiatement la respiration artificielle par la méthode de Sylvestre, les tractions rythmées de la langue suivant la méthode de Laborde, l'intubation, la faradisation des muscles respiratoires et chercher à ranimer l'enfant par des révulsifs énergiques, comme le marteau de Mayor. Roger recommande comme le moyen le plus simple et le plus rapide à employer dans ce cas, de projeter brusquement de l'eau froide sur le visage du petit malade. L'enfant ne devra pas être laissé une minute sans surveillance, tant que les accidents n'auront pas cessé de se produire, la promptitude des secours étant la condition indispensable de leur succès.

# CHAPITRE XI

## OREILLONS

**ÉTIOLOGIE. — Age.** — Les oreillons se rencontrent le plus souvent entre cinq et quinze ans ; cette affection est très rare dans les premières années de la vie. Rilliet et Barthez ne l'ont jamais observée avant l'âge de deux ans. Gerhardt en aurait cependant vu un exemple chez un nouveau-né ; V. Gautier (1) en a également signalé un cas chez un nouveau-né dont la mère était atteinte de la même affection ; la tuméfaction ne se montra chez cet enfant que douze jours après celle de la mère, et ne porta que sur les glandes sous-maxillaires.

**Sexe.** — Les garçons paraissent être un peu plus sujets aux oreillons que les filles.

**Contagion.** — Les oreillons sont contagieux, dès la période d'incubation (Rendu) (2), et ils le sont encore quelques jours après la disparition des symptômes locaux.

La contagion immédiate a une aire limitée ; ainsi dans une école de Paris où les filles plus âgées n'étaient séparées des plus jeunes que par une porte vitrée et un petit mur, les oreillons sévirent parmi les secondes sans se propager aux premières. (Variot) (3).

La contagion médiate par les vêtements, la literie, est admise par Catrin.

**Épidémies.** — Les épidémies d'oreillons surviennent en toute saison et sous tous les climats. La contagion étant limitée, elles procèdent par étapes successives qui en prolongent la durée pendant des semaines et des mois. Elles restent volontiers cantonnées dans un asile, un pensionnat ou une caserne. Elles ne présentent jamais l'extension des épidémies de rougeole ou de coqueluche.

**Récidives.** — Les oreillons n'atteignent le plus souvent qu'une fois le même individu. Les récidives sont très rares ; il en existe à peine une cinquantaine d'exemples avérés.

**Bactériologie.** — Laveran (4) et Catrin (5) ont démontré la présence d'un diplocoque spécifique, de 1 $\mu$ à 1,5 $\mu$, ne prenant pas le Gram, se cultivant facilement sur les milieux ordinaires, dans le sang

---


(1) V Gautier, *Rev. méd. de la Suisse rom.*, 1883, p. 81.
(2) Rendu, *Soc. méd. des hôp.*, 10 février 1893.
(3) Variot, *Bull. médical*, 1897.
(4) Laveran, *C. R. de la Soc. de biol.*, 28 janvier 1893.
(5) Catrin, *Gaz. des hôp.*, 1895, p. 741 et 773.

des malades où il persiste trois semaines ; ils l'ont trouvé également dans la sérosité de l'œdème parotidien et dans le liquide de la tunique vaginale. Ce microbe est pathogène pour la souris ; il détermine par injection intratesticulaire une orchite chez le chien et chez le lapin.

ANATOMIE PATHOLOGIQUE ET NATURE. — Les lésions produites par les oreillons sont encore peu connues ; la maladie paraît constituée anatomiquement par un état congestif ou fluxionnaire des glandes salivaires et du tissu cellulaire ambiant, qui se termine par un épanchement de sérosité dans les tissus et exceptionnellement par une véritable inflammation. D'après Bamberger, le tissu des glandes salivaires est infiltré dans les oreillons par un exsudat plus ou moins riche en fibrine qui, dans les cas très aigus, peut devenir purulent.

Nous croyons, avec la plupart des auteurs contemporains, que les oreillons, par l'ensemble de leur histoire, particulièrement par leur contagiosité et la rareté des récidives, se rapprochent davantage des fièvres éruptives que des maladies locales.

DESCRIPTION. — **Incubation**. — L'apparition des oreillons est précédée d'une période d'incubation, qui peut s'étendre de huit à vingt-six jours ; sa durée habituelle est de deux à trois semaines. Dans trois cas où elle a pu être exactement déterminée par Roth (1), elle a été de dix-huit jours.

Dans quelques cas, la maladie s'annonce par du malaise, de la courbature, de la fièvre, des vomissements ou même exceptionnellement, chez des enfants faibles ou très excitables, par de l'agitation et des convulsions ; ces symptômes précèdent de quelques heures ou d'un jour ou deux au plus, l'apparition des symptômes locaux.

Catrin insiste sur la fréquence chez l'adulte des prodromes (102 fois sur 157 cas), consistant en un malaise fébrile et souvent en une angine érythémateuse ou pultacée. Nous n'avons jamais observé d'angine chez l'enfant ; habituellement l'invasion est marquée d'emblée par la douleur siégeant à l'angle de la mâchoire dont le petit malade se plaint en ouvrant la bouche et en avalant.

Comby (2) a observé quelquefois à ce moment de l'otalgie unilatérale ou bilatérale, avec de la somnolence, de la céphalée ou des épistaxis.

**Symptômes**. — Le gonflement parotidien est caractéristique pour les oreillons. Il se présente sous la forme d'une intumescence molle, pâteuse, plus ou moins rénitente et élastique qui s'accroît rapidement ; elle devient saillante, bombée, surtout au voisinage du lobule de l'oreille, et s'étend souvent au delà de la région parotidienne ; elle

(1) Roth, *Münch. med. Woch.*, 1886, n° 20.
(2) Comby, art. OREILLONS, du *Traité des mal. de l'enf.*, 1897, t. I, p. 272.

gagne même, dans quelques cas, les parties latérales du cou et la partie supérieure de la poitrine. Lorsque les oreillons existent des deux côtés à la fois, la tuméfaction du cou donne alors à la tête un aspect pyriforme bizarre. La peau conserve sa coloration normale ou est légèrement rosée.

Les oreillons sont généralement un peu douloureux, surtout lorsqu'on exerce une pression au niveau de l'articulation temporo-maxillaire sous l'apophyse mastoïde et au voisinage de la glande sous-maxillaire, qui peut être exceptionnellement le siège exclusif de la maladie. La déglutition et l'ouverture de la bouche sont souvent gênées. Dans quelques cas, lorsque les oreillons prennent un déve-loppement considérable, la compression du pharynx rend presque impossible la déglutition même des liquides ; l'ouïe est diminuée et les mouvements du cou sont très pénibles. Cette tuméfaction peut être très exceptionnellement une cause de mort par l'asphyxie méca-nique qu'elle détermine ; Tourtille (1) a vu deux enfants succomber de cette façon. La salive est quelquefois un peu diminuée ; sa compo-sition n'est pas altérée (Lombard).

La tumeur s'accroît en général pendant trois à six jours, puis di-minue rapidement et disparaît à peu près complètement du sixième au dixième jour ; dans quelques cas, elle laisse après elle une légère induration de la glande sous-maxillaire, qui persiste pendant un cer-tain temps.

Les oreillons restent quelquefois limités à un seul côté de la face ; le plus souvent ils sont doubles, mais il est rare que les deux côtés soient pris en même temps ; la maladie débute le plus souvent par le côté gauche ; le côté opposé se prend dans un délai qui s'étend de quelques heures à trois ou quatre jours.

Les oreillons s'accompagnent d'un mouvement fébrile qui ne dure qu'un à deux jours dans les cas légers ; il est rare, à moins de com-plications, que la température dépasse 39°. Souvent on observe en même temps des vomissements, de l'agitation, parfois même un peu de délire nocturne. Dans quelques cas, la maladie s'accompagne pendant toute sa durée d'un embarras gastrique plus ou moins marqué.

Les oreillons ont une durée de huit à dix jours ; dans les cas lé-gers, ils parcourent toute leur évolution en cinq jours. On observe même quelquefois une *forme abortive* ; Rilliet (2), au plus fort de l'épidémie de Genève de 1848 à 1849, constata chez quelques enfants, dans les familles atteintes par les oreillons, une fièvre légère accom-pagnée de malaise et d'un très léger gonflement de la glande sous-maxillaire, sans aucune déformation apparente du visage ; au bout de trois ou quatre jours, tout était dissipé

(1) Tourtille, *Thèse de Paris*, 1828.
(2) Rilliet, *Gazette médicale*, 1850.

Presque toujours les oreillons se terminent par résolution. Exceptionnellement, cependant, ils peuvent suppurer ; il se forme alors un abcès dans la région parotidienne, qui s'ouvre au dehors ou dans le conduit auditif externe et peut devenir l'origine d'une fistule salivaire ou d'une otorrhée. Cette terminaison est si rare dans l'enfance, que Rilliet et Barthez ne l'ont jamais rencontrée. Parfois on observe à la suite des oreillons une grande faiblesse générale.

Quelques auteurs ont signalé une nouvelle poussée de la maladie dans les deux ou trois premières semaines de la convalescence.

COMPLICATIONS. — Les oreillons présentent très rarement des complications dans le jeune âge ; c'est ainsi que dans une petite épidémie observée à l'Infirmerie du Prieuré, et qui atteignit quatorze enfants et deux adultes, nous n'avons rencontré de complications que chez ces deux derniers ; chez tous les enfants, la maladie se borna à la tuméfaction du cou. Il y a cependant des exceptions à cette règle, et la plupart des complications signalées chez les adultes ont été observées chez les jeunes sujets.

Citons en premier lieu l'*orchite parotidienne* qui, bien que très rare avant l'âge de la puberté, ainsi que les autres accidents observés du côté des organes génitaux (ovarite, mammite, urétrite), a été quelquefois rencontrée chez de jeunes garçons approchant de cet âge ou même chez des enfants plus jeunes, comme dans un cas cité par de Cérenville (1), où cette complication se montra chez un garçon de quatre ans.

L'*anasarque*, avec ou sans *albuminurie*, a été observée par Behr, Johann, Henoch, chez de jeunes enfants atteints d'oreillons.

La *néphrite* est exceptionnelle à la suite des oreillons. Néanmoins Leroy (2) a observé un exemple de cette affection qui se termina au bout de deux mois par la mort, chez une fillette de neuf ans, qui avait eu un mois auparavant une attaque légère d'oreillons. Croner (3) et Kerley (4) ont traité chacun un cas de néphrite aiguë chez des enfants de quatre et cinq ans atteints d'oreillons ; ces deux cas furent suivis de guérison.

L'*endocardite* a été signalée chez quelques enfants dans le cours des oreillons.

La *pneumonie* a été aussi observée exceptionnellement chez de jeunes sujets ; ainsi, dans le cas déjà cité de Cérenville, le petit malade présenta, outre l'orchite et une arthrite du genou droit, une pneumonie catarrhale.

Des *accidents nerveux* graves tels que convulsions, syncope, mé-

(1) De Cérenville, *Rev. méd. de la Suisse rom.*, 1887, p. 711.
(2) Leroy, *France méd.*, 1893, n° 7.
(3) Croner, *Soc. méd. de Berlin*, 1884.
(4) Kerley, *Arch. of Paediatr.*, fév. 1898.

ningite, peuvent survenir aussi, quoique très rarement, dans le cours de la maladie, et amener une terminaison fatale. Astley Cooper a vu un enfant de onze ans chez lequel la disparition subite de l'engorgement cervical fut suivie de symptômes de compression cérébrale, puis de délire ; l'enfant mourut au bout de huit jours. Michelsky (1) a vu un enfant de sept ans et demi succomber en quelques heures à une attaque de convulsions, suivie de coma le lendemain du jour où la tuméfaction parotidienne avait presque disparu.

Joffroy (2) a vu une *paralysie* des quatre membres, qui guérit au bout de quelques mois, débuter huit jours après la disparition des oreillons, chez une petite fille de quatre ans et demi. L. Revilliod (3) rapporte un fait analogue relatif à un enfant de sept ans, qui présenta des symptômes de paralysie des nerfs craniens et de ceux des membres.

Les accidents du côté des organes de l'*ouïe*, signalés dans le cours des oreillons et qui peuvent amener une surdité définitive ou passagère, sont rares dans le jeune âge. Fournié (4), qui a relevé tous les cas connus de ces accidents, n'en a trouvé que six relatifs à des enfants. Les complications du côté de la vue sont plus rares encore. Baas (5) a toutefois constaté un *parésie de l'accommodation* succédant aux oreillons chez une petite fille de sept ans.

Signalons enfin l'*érythème noueux* observé par Rondot (6) chez un garçon de quinze ans, à la suite d'oreillons qui furent graves d'emblée et s'accompagnèrent d'un état fébrile à forme typhoïde, l'*érythème scarlatiniforme* (Palhias) (7), l'*érythème morbilliforme*, des *éruptions papulo-vésiculeuses*, des douleurs périarticulaires (Palhias), etc.

DIAGNOSTIC. — Les oreillons sont toujours faciles à reconnaître, surtout lorsqu'ils sont doubles ; les phlegmasies des glandes salivaires, les adénites de la région parotidienne, les fluxions dentaires et la périostite du maxillaire inférieur n'existent en général que d'un côté à la fois et s'accompagnent d'une tuméfaction dure ainsi que d'une rougeur de la peau qui les distinguent facilement des oreillons.

PRONOSTIC. — Le pronostic des oreillons est presque toujours des plus bénins dans l'enfance. Les cas graves ou compliqués sont, comme nous l'avons dit, exceptionnels à cet âge.

(1) Michelsky, *Union médicale*, 25 août 1885 ; voir aussi : Lannois et Lemoine, *Arch. de neurol.*, 1885, qui ont observé des faits analogues chez des adultes.
(2) Joffroy, *Progrès médical*, 20 novembre 1886.
(3) L. Revilliod, *Rev. méd. de la Suisse rom.*, 1896, p. 752.
(4) Fournié, *Arch. de méd. et de pharm. milit.*, 16 mars 1885 ; voir aussi : Lemoine et Lannois, *Revue de méd.*, septembre 1883.
(5) Baas, *Klin. Monatsbl. f. Augenheilk.*, juillet 1886.
(6) Rondot, *Gaz. des sc. méd. de Bordeaux*, 12, 19 et 26 février 1888.
(7) Palhias, *La Médecine infantile*, 1895, p. 310.

TRAITEMENT. — Le repos au lit, les boissons diaphorétiques, des onctions sur la tumeur avec l'huile de camomille camphrée ou le baume tranquille, des cataplasmes, constitueront toute la médication dans les cas légers.

Si la fièvre est vive et s'accompagne de céphalalgie, on fera des lavages froids et on appliquera des révulsifs aux extrémités inférieures. Un vomitif sera indiqué lorsque l'enfant présente des signes d'embarras gastrique ; enfin, si cela est nécessaire, on insistera sur le régime tonique pendant la convalescence et on évitera que l'enfant s'expose trop vite à l'action du froid.

## CHAPITRE XII

### GRIPPE

ÉTIOLOGIE. — **Age.** — La grippe ou *influenza* est une maladie de tous les âges et qui s'observe aussi communément chez l'enfant que chez l'adulte ; c'est ainsi que lors de la grande épidémie de 1889-1890, qui atteignit presque partout les deux tiers de la population, plus de la moitié (52,1 pour 100) des élèves des écoles communales du XI<sup>e</sup> arrondissement de Paris s'absentèrent pour cause de grippe (Gillet) (1) et, dans d'autres écoles, la proportion des absences fut plus forte encore. Netter (2) considère cependant la grippe comme relativement rare entre deux et quinze ans ; la bénignité habituelle de cette affection à cet âge fait que beaucoup de malades échappent à l'observation médicale, mais, dans toutes les familles que nous avons pu suivre de près, les enfants nous ont toujours paru atteints au moins aussi fréquemment que les adultes. Il semble néanmoins que le très jeune âge échappe souvent à la grippe, et on a vu des nourrissons rester indemnes, bien qu'ils fussent allaités par des femmes atteintes de l'influenza, mais ces faits ne constituent point une règle, et les cas de grippe chez les nouveau-nés ne sont pas rares. Lienhard (3) a même vu la maladie se déclarer chez un enfant quatre jours après la naissance, et l'un de nous l'a observée chez un petit garçon d'un mois.

**Contagion.** — On admet actuellement que la grippe se propage par contagion et se manifeste après une très courte incubation qui souvent ne dépasse pas vingt-quatre heures ; les faits que nous avons observés sont généralement favorables à cette opinion, car, chez la

<hr>

(1) Gillet, art. GRIPPE du *Traité des mal. de l'enfance*, t. I, 1897, p. 750.
(2) Netter, Traité de méd. et de thérap., vol. I, 1895, p. 371.
(3) Voir: Schmid, *Die Influenza in der Schweiz.*, Berne, 1895, p. 51.

plupart des enfants que nous avons traités, l'origine d'une contagion à très courte échéance était facile à établir.

La plupart des auteurs considèrent comme l'agent actif de la diffusion de l'influenza le bacille découvert par Pfeiffer (1), mais la spécificité de ce microbe ne paraît pas encore définitivement établie. Il a été rencontré dans des cas qui paraissaient être, au point de vue clinique, étrangers à la grippe; c'est ainsi que Meunier (2), qui admet cependant que le bacille de Pfeiffer est le microbe de cette maladie, l'a trouvé en abondance dans le liquide provenant de la ponction pulmonaire et dans le sang d'enfants atteints de bronchopneumonie morbilleuse et de tuberculose granulique. Cette question demande encore de nouvelles recherches.

DESCRIPTION. — La grippe présente chez les enfants dans sa symptomatologie la même variété de formes que chez les adultes, mais certaines de ces formes sont particulièrement fréquentes dans le jeune âge.

La plus habituelle est la forme fébrile, qui se manifeste presque exclusivement par un accès de fièvre. L'enfant est pris, souvent brusquement sans prodromes, de malaise avec élévation plus ou moins marquée de la température qui atteint 39°, 40° et même davantage ; cet état s'accompagne souvent de céphalalgie et de courbature douloureuse à la région lombaire et dans les membres inférieurs; cependant ce dernier symptôme, habituellement si marqué chez l'adulte, fait parfois défaut chez l'enfant (Filatow) (3). Il est rare qu'il n'existe pas en même temps un état gastrique caractérisé par l'anorexie et l'enduit saburral de la langue. Au bout de vingt-quatre à quarante-huit heures le plus souvent, la fièvre tombe, les symptômes qui l'accompagnent se dissipent, mais il n'est pas rare qu'il reste un état de faiblesse générale plus marqué que dans la convalescence d'autres affections fébriles d'aussi courte durée, et le retour de l'appétit peut se faire longtemps attendre. Quelquefois la fièvre persiste au delà du second ou du troisième jour, et peut s'étendre à plus d'une semaine en présentant un type rémittent très marqué, sans qu'on observe d'autres symptômes.

La forme catarrhale est moins fréquente que la précédente; elle débute souvent par un coryza, accompagné parfois d'épistaxis généralement peu abondantes, par du larmoiement et de la rougeur des conjonctives, ou bien par une toux plus ou moins fréquente, due plus souvent à l'irritation du larynx et de la trachée qu'à une véritable bronchite, dont on ne trouve parfois aucun signe à l'aus-

---

(1) Pfeiffer, *Deutsche med. Woch.*, 1892, n° 2.
(2) Meunier, *Arch. gén. de méd.*, 1897, t. I, p. 129 et 288.
(3) Filatow, *Vorles. über acute Infections-Krankh. im Kindesalter.* Wien, 1897, p. 73.

cultation. La fièvre évolue comme dans la forme précédente.

La gorge est souvent atteinte en même temps, et l'*angine grippale*, caractérisée par la rougeur des amygdales et des piliers, s'accompagnant souvent d'un dépôt pultacé, est une des manifestations communes de la grippe dans la seconde enfance.

La **forme gastro-intestinale** s'observe surtout dans le premier âge. L'enfant est pris de fièvre avec somnolence, prostration extrême, parfois même de convulsions, bien que cet accident soit rare dans la grippe. La constipation est habituelle pendant les premiers jours, la langue est sale, il y a souvent des vomissements, le pharynx est rouge, les membres sont douloureux, ce que l'on reconnaît chez les petits enfants aux cris qu'ils poussent quand on les remue ou qu'on touche les épiphyses des os longs. Quand cet état se prolonge pendant quelques jours, la diarrhée succède habituellement à la constipation, et si la fièvre ne cède pas, la maladie est souvent difficile à distinguer d'une dothiénentérie. La terminaison est presque toujours favorable, mais l'enfant présente souvent pendant la convalescence un amaigrissement très considérable.

La **forme pseudo-rhumatismale** peut s'observer aussi chez les enfants. A la courbature des membres se joint une tuméfaction des articulations simulant un véritable rhumatisme. Nous en avons observé un exemple chez un garçon de quinze ans chez lequel le diagnostic resta quelque temps douteux. La longue durée de la convalescence, qui fut accompagnée de crises fréquentes de névralgie intercostale sans retour des douleurs articulaires, nous fit admettre l'existence de la grippe, car les névralgies, rares dans le jeune âge, peuvent y être observées à la suite de cette affection.

La **forme pseudo-méningitique**, caractérisée par la prédominance des phénomènes nerveux, céphalalgie, vomissements, délire, parfois même convulsions, opisthotonos et coma, a été observée plusieurs fois chez les enfants (Sevestre) (1). La violence des accidents peut faire craindre soit la méningite franche, qui peut compliquer l'influenza, soit la méningite tuberculeuse, mais on est bientôt rassuré par l'amélioration des symptômes, suivie d'une terminaison presque toujours favorable.

Diverses **éruptions cutanées** se montrent parfois à titre d'épiphénomène au cours de la grippe ; elles ont été observées chez les enfants de tout âge, même chez les nouveau-nés. Le plus souvent, c'est un exanthème scarlatiniforme, morbilliforme ou roséoliforme. L'érythème polymorphe, la miliaire, l'urticaire, l'herpès labial, le purpura ont été également rencontrés. Ces éruptions sont quelquefois difficiles à distinguer de celles des fièvres exanthématiques. Si, par exemple, une angine grippale se complique d'un rash scarlatiniforme, suivi de des-

---

(1) Sevestre, *Soc. méd. des hôp.*, 28 mars 1890.

quamation, comme nous en avons observé un exemple, la distinction avec la scarlatine deviendra souvent fort difficile. Barthélemy (1) et Filatow rapportent des cas d'éruptions grippales morbilliformes qui auraient pu faire croire à une véritable rougeole, si la constitution épidémique, l'absence de tout autre cas de rougeole dans l'entourage du petit malade avant ou après sa maladie, et le fait que l'éruption avait débuté en même temps que la fièvre n'avaient permis d'établir le diagnostic. Ajoutons que les exanthèmes grippaux présentent en général une extension moindre que ceux des fièvres éruptives et respectent habituellement le visage ; Bristowe (2) a cependant constaté, lors d'une épidémie de grippe qui s'était déclarée dans un collège de petites filles, de nombreux cas d'une éruption papulo-vésiculeuse qui siégeait le plus souvent à la face et au cou.

COMPLICATIONS. — **Pneumonie**. — La pneumonie franche et la broncho-pneumonie sont les complications les plus habituelles de la grippe. Elles peuvent se montrer toutes deux dans le jeune âge, mais y sont beaucoup plus rares qu'à l'âge adulte. Sur 218 enfants atteints de grippe, lors de l'épidémie de 1889-1890, Comby (3) n'en a observé qu'un seul exemple ; les inflammations pulmonaires furent également très rares alors à l'hôpital Trousseau, aussi l'influenza y fut-elle très bénigne. Chez les très petits enfants, cependant, la pneumonie est relativement commune ; Hagenbach (4), à la même époque, en comptait 5 cas chez des nourrissons à l'hôpital des Enfants de Bâle. La broncho-pneumonie grippale de la première enfance est souvent caractérisée par une faible élévation de température, par une tendance précoce au collapsus pulmonaire, par une marche traînante et par une durée très prolongée (Ferreira) (5).

**Otite**. — L'otite, quelquefois simple, souvent double, est une des complications le plus fréquemment observées dans le jeune âge ; aussi est-il toujours prudent de surveiller attentivement les oreilles des enfants atteints de grippe, surtout celles des nourrissons si ceux-ci semblent accuser par leurs cris de la douleur ; autrement la complication pourra échapper à l'attention du médecin et ne se reconnaîtra qu'après la perforation du tympan suivie d'un écoulement purulent par le conduit auditif. L'otite grippale pourra être suivie de mastoïdite et d'abcès cérébral ; cependant elle guérit habituellement, souvent même sans laisser après elle d'altération de l'ouïe.

**Autres complications**. — Un grand nombre d'autres affections sont comptées parmi celles qui peuvent être déterminées par la

(1) Barthélemy, *Arch. gén. de méd.*, 1890, t. II, p. 283.
(2) Bristowe, *Brit. med. Journ.*, 22 fév. 1890.
(3) Comby, *Rev. mens. des mal. de l'enf.*, 1890, p. 145.
(4) Hagenbach, *Corresp. für Schweizer. Aertzte*, 1890, p. 277.
(5) Ferreira, *Rev. mens. des mal. de l'enf.*, 1895, p. 105.

grippe. Peut-être faut-il se méfier de la tendance à tout attribuer à l'influenza en temps d'épidémie ; cependant nous pouvons citer à titre de complication avérée de cette maladie dans le jeune âge la *pleurésie* séreuse ou purulente, qui y est cependant beaucoup plus rare que chez l'adulte.

Mentionnons aussi la *néphrite* observée le plus souvent sous une forme bénigne. Schlossmann (1) a noté l'albuminurie chez 8 pour 100 des enfants atteints de grippe. Lesné (2) a vu, chez un garçon de douze ans, un exemple de cette complication qui s'accompagna d'hématurie, de douleurs articulaires et de pleurésie ; la terminaison fut néanmoins favorable.

Le cœur est rarement touché dans l'influenza ; cependant Coulon (3) a observé chez une petite fille de cinq ans et demi, vivant dans un milieu grippal, une *endocardite* infectieuse qu'on ne pouvait attribuer à aucune autre cause ; l'enfant guérit.

La *laryngite striduleuse* et l'*abcès rétro-pharyngien* ont été parfois rencontrés chez les petits enfants dans le cours de la grippe à forme catarrhale.

Les complications *nerveuses* ne sont pas très rares ; outre la méningite déjà mentionnée et qui peut survenir exceptionnellement dans le cours de la grippe, comme accident d'infection secondaire, citons parmi les suites de l'influenza observées dans le jeune âge : la chorée, la sclérose en plaque, l'atrophie musculaire du membre inférieur observée par Baginsky chez un enfant qui avait été atteint d'une sciatique d'origine grippale, l'hystérie, un affaiblissement intellectuel prolongé, la manie aiguë dont Schlossmann a observé une attaque qui dura trois semaines à la suite d'une grippe infantile à forme pseudo-méningitique.

DIAGNOSTIC. — Le diagnostic de la grippe est généralement facile ; il se fondera avant tout sur la constitution épidémique, à laquelle cependant on ne rapportera rien sans examen sérieux.

Nous avons mentionné à propos des exanthèmes grippaux comment on distinguera ceux-ci des *fièvres éruptives*.

La *fièvre typhoïde* peut être quelquefois confondue avec la grippe à forme gastro-intestinale, surtout quand celle-ci se prolonge en s'accompagnant de diarrhée. La présence ou l'absence des taches, ainsi que la tuméfaction de la rate, généralement plus précoce et moins marquée dans la grippe que dans la dothiénentérie, permettront habituellement de faire le diagnostic, pour lequel, dans les cas douteux, la recherche de la séro-réaction constituera un auxiliaire précieux (voir p. 151).

(1) Schlossmann, *Arch. f. Kinderheilk.*, B. XX, 1895, p. 145.
(2) Lesné, *La médecine infantile*, 1895, p. 516.
(3) Coulon, *La médecine infantile*, 1895, p. 200.

La *bronchite simple* accompagnée de fièvre sera difficile à distinguer de la grippe en temps d'épidémie. On se fondera principalement sur le peu d'intensité de la fièvre et sur l'absence de douleurs dans les membres et de courbature pour exclure l'influenza. Une dyspnée plus marquée que ne le feraient supposer les phénomènes constatés à l'auscultation est au contraire caractéristique de la grippe.

Ce n'est guère que sur la marche de la maladie qu'on pourra se guider en cas d'accidents simulant la *méningite*.

PRONOSTIC. — Comme nous l'avons dit plus haut, la grippe est habituellement dénuée de gravité chez les jeunes sujets ; c'est ainsi que, lors de la dernière grande épidémie d'influenza, tandis que les tables de la mortalité générale accusaient une notable augmentation dans le nombre des décès des adultes et surtout des vieillards, la mortalité infantile ne subissait aucune modification ; il faut cependant faire une réserve pour les très jeunes enfants chez lesquels la maladie se complique plus souvent d'affections broncho-pulmonaires d'un pronostic sérieux et pour les sujets tuberculeux ou rachitiques chez lesquels la grippe peut être une cause d'aggravation de l'état morbide antérieur.

TRAITEMENT. — **Prophylaxie.** — La nature contagieuse de la grippe fait de l'isolement le seul moyen prophylactique sérieux contre la propagation de cette maladie ; mais lorsqu'elle règne à l'état de pandémie, atteignant toute une population, cette prescription est à peu près illusoire ; on devra cependant, dans la mesure du possible, l'appliquer aux nourrissons et aux enfants chétifs déjà atteints d'affections chroniques. Les sujets présentant des symptômes de pneumonie grippale devront particulièrement être tenus en quarantaine.

De petites doses de quinine administrées à titre prophylactique ont été recommandées en temps d'épidémie ; on a cité quelques faits favorables à cette pratique.

**Thérapeutique.** — Contre la maladie elle-même, le traitement est surtout symptomatique. Dans les cas légers, l'expectation sera justifiée, mais si la fièvre est vive et persistante, s'il survient des accidents nerveux, on prescrira la *quinine* à la dose de 0,10 à 0,50 suivant l'âge de l'enfant, en même temps que les *bains tièdes* ou les enveloppements dans des *maillots humides* ; ceux-ci seront particulièrement indiqués en cas d'accidents broncho-pulmonaires. On y joindra l'usage de la poudre de Dower, de l'acétate d'ammoniaque, de l'alcoolature de feuilles d'aconit, etc. (voir *Broncho-pneumonie*). L'otite grippale sera traitée comme celle de la rougeole (voir p. 100).

En cas de douleurs vives, l'*antipyrine* est parfois indiquée, mais

seulement dans la seconde enfance ; on ne dépassera pas la dose de
0,50 à 1,0 et le traitement sera attentivement surveillé.

On ordonnera pendant la convalescence, en cas de faiblesse
ou d'anorexie persistante, les toniques, en particulier la *quinine*, ainsi que la *teinture de noix vomique*, à la dose de 6 à 12 gouttes
par jour suivant l'âge. Si cette médication échoue, on recommandera un changement d'air et particulièrement le séjour à la montagne
ou au bord de la mer.


## CHAPITRE XIII

### RHUMATISME AIGU.


ÉTIOLOGIE. — Le rhumatisme est une affection moins commune
chez les enfants que chez les adultes, et il est rare qu'elle se montre
au-dessous de cinq ans. Quelques auteurs l'ont cependant observée
dans le cours de la seconde et même de la première année. Pocock (1)
et Schæffer (2) l'auraient constatée chez deux nouveau-nés, dont la
mère souffrait elle-même de rhumatisme, Widerhofer chez un enfant
de vingt-trois jours, Joukowski (3) chez une petite fille de deux mois,
Basch (4) chez un enfant de trois mois, Garden chez un enfant de
neuf mois, et Koplik (5) chez deux enfants à la mamelle, mais ces
cas sont très exceptionnels. Ce n'est qu'à partir de l'âge de huit à dix
ans que le rhumatisme devient fréquent.

L'*hérédité* joue un rôle important dans l'étiologie du rhumatisme
du jeune âge. Sur 137 enfants présentant des manifestations rhumatismales, observés par Goodhart (6), 90 avaient des antécédents
rhumatismaux dans leur famille; sur 26 enfants atteints de rhumatisme, nous en avons trouvé 14 qui avaient des rhumatisants dans
leurs ascendants (7).

La cause déterminante la plus habituelle des affections rhumatismales est, comme chez l'adulte, l'*action du froid* et surtout du froid
humide. Néanmoins, on incline à faire rentrer le rhumatisme vrai
dans la classe des maladies infectieuses. Achalme (8) et, après lui,
Thiroloix (9) ont isolé dans le sang des rhumatisants un bacille anaé-
robie, ayant à peu près les dimensions du bacille du charbon bacté-

(1) Pocock, *Lancet*, 11 nov. 1882.
(2) Schaeffer, *Berlin. klin. Woch.*, 1886, n° 5.
(3) Joukowski, *Meditsina*, 1896, n° 8.
(4) Basch, *Prag. med. Woch.*, 1884, p. 450.
(5) Koplik, *N. York med. Journ.*, 1888, p. 673.
(6) Goodhart, *Guy's Hosp. Rep.*, vol. XXV, 1881, p. 103.
(7) C. Picot, Du rhumatisme aigu chez les enfants, *Thèse de Paris*, 1872.
(8) Achalme, *Soc. de Biol.*, juillet 1891, et *Ann. de Inst. Pasteur*, 1897, XI, p. 843.
(9) Thiroloix, *Soc. de Biol.*, 9 oct. 1897.

ridien, et qui, inoculé à certains animaux tels que le cobaye, les tue en déterminant une pleurésie ou une eudopéricardite. L'avenir nous apprendra la valeur de cette découverte.

DESCRIPTION. — Les symptômes du rhumatisme aigu ne présentent pas dans le jeune âge de différence essentielle avec ce qu'ils sont plus tard, mais ils sont en général moins accusés. Il est rare d'observer chez les enfants rhumatisants une fièvre intense, des sueurs profuses et des douleurs intolérables ; la maladie n'atteint dans bien des cas qu'un petit nombre d'articulations ; elle débute en général par les membres inférieurs et y reste souvent limitée ; les jointures sont rarement très rouges et tuméfiées. La fièvre est modérée ; souvent la température ne dépasse pas 38°. Exceptionnellement, cependant, le rhumatisme peut revêtir chez les enfants une intensité aussi grande que chez l'adulte.

La maladie, lorsqu'elle reste articulaire, ne dure en général que huit à quinze jours, mais elle peut être prolongée par des rechutes ou même, dans quelques cas, passer à l'état chronique ; c'est ainsi qu'on la voit quelquefois se fixer avec assez de persistance sur les articulations des phalanges ; enfin elle peut se compliquer d'affections extraarticulaires d'une assez longue durée.

Le rhumatisme s'accompagne presque toujours d'un état anémique qui persiste quelquefois chez les enfants assez longtemps après la disparition des autres symptômes.

Un fait remarquable, signalé par tous les auteurs, c'est la facilité avec laquelle, dans l'enfance, cette affection atteint les organes internes, particulièrement le cœur. Bouillaud disait que, dans le jeune âge, cet organe se comporte comme une articulation, et Roger (1) considère la coïncidence du rhumatisme et des affections cardiaques comme presque fatale chez les enfants. Sur 47 cas de rhumatisme de l'enfance que l'un de nous a réunis, les bruits du cœur n'ont été trouvés normaux que dans 10. Vohsen signale les complications cardiaques dans 9 cas sur 20. Ce n'est pas seulement en effet, comme chez l'adulte, lorsque le rhumatisme revêt une grande intensité, qu'on observe des inflammations des séreuses cardiaques ; ces complications se rencontrent également dans le cours du rhumatisme subaigu, et il n'est pas rare de voir chez les enfants une *endocardite* ou une *péricardite* accompagner une légère fluxion articulaire ou même un simple torticolis.

Parfois c'est par le cœur que débute le rhumatisme ; dans la majorité des cas, cet organe n'est pris qu'après les jointures ; c'est alors par une augmentation de la fièvre que s'annonce l'invasion de la phlegmasie cardiaque. Quelquefois cependant, surtout en cas de

(1) H. Roger, Rech. clin. sur le rhumatisme, la chorée et les affections du cœur chez les enfants, *Arch. gén. de méd.*, décembre 1866 et n°ˢ suivants.

simple endocardite, ce redoublement fébrile est à peine appréciable et la complication passera inaperçue si on néglige l'auscultation quotidienne du cœur.

La *pleurésie rhumatismale* est également plus commune dans le jeune âge que dans l'âge adulte; il n'est pas rare de voir chez les enfants le rhumatisme articulaire se compliquer d'une endo-péricardite et d'une pleurésie double. La *pneumonie* a été observée quelquefois dans le rhumatisme de l'enfance, mais beaucoup plus rarement que la pleurésie. Enfin, dans quelques cas, on a vu des enfants rapidement enlevés dans le cours du rhumatisme par des accidents dyspnéiques intenses, dûs tantôt à la formation de *caillots* (1) dans le cœur, tantôt à une *congestion pulmonaire* brusque.

Le rhumatisme n'épargne pas non plus le système nerveux dans l'enfance, mais c'est le plus souvent par les manifestations de la *chorée* qu'il traduit son action sur l'encéphale ou la moelle; tantôt c'est par une chorée simple, tantôt c'est par des convulsions choréiques venant se mêler à d'autres accidents nerveux. Nous discuterons à propos de la chorée la nature du lien qui l'unit au rhumatisme.

Le *rhumatisme cérébral* proprement dit est rare chez les enfants; nous avons pu cependant en réunir une quinzaine d'observations, la plupart appartenant aux formes délirantes et méningitiques.

Dans quelques cas, la complication ne se manifeste que par un simple délire; dans d'autres cas plus graves, le délire est suivi d'un état comateux qui précède en général la mort. La température du corps est souvent alors excessive; chez un petit garçon de dix ans observé en 1872 à l'Hôpital des Enfants de Paris, elle atteignit 41°,2. Dans quelques cas, l'autopsie ne révèle aucune altération appréciable des centres nerveux; d'autres fois, au contraire, on constate les lésions de la méningite aiguë.

Toutes ces formes peuvent se compliquer de manifestations choréiques. Les choses se passent alors de la manière suivante : l'enfant est pris, dans le cours d'un rhumatisme aigu compliqué en général d'une affection cardiaque, de délire, quelquefois d'hallucinations; puis les yeux, la face, les membres deviennent le siège de mouvements désordonnés qui se continuent jusqu'à la mort, ou, si la maladie se termine favorablement, persistent quelquefois après la disparition des autres accidents nerveux. Cette variété choréique du rhumatisme cérébral guérit plus souvent que les autres, mais elle peut laisser après elle un affaiblissement momentané de l'intelligence.

Quant à la folie rhumatismale proprement dite et à la forme apoplectique du rhumatisme cérébral, elles sont presque inconnues dans l'enfance.

Le *rhumatisme spinal* a été observé quelquefois dans le jeune âge;

______
(1) Voir : Rathery, *Gaz. des hôp.*, 1869, p. 221.

Trousseau, Grisolle, Bouchut ont vu le rhumatisme s'accompagner chez de jeunes sujets d'une paraplégie passagère ; l'un de nous a observé un fait analogue sur un petit garçon de neuf ans, chez lequel une paraplégie consécutive à un rhumatisme se compliqua en outre de chorée.

Les autres manifestations du rhumatisme viscéral ne se rencontrent presque jamais dans l'enfance, sauf l'*angine rhumatismale* qui peut marquer le début d'une attaque articulaire.

Le *rhumatisme musculaire* est très rare dans le jeune âge, bien que le *torticolis* s'y observe communément ; le plus souvent cet accident est chez les enfants le symptôme d'une fluxion rhumatismale sur les articulations des vertèbres cervicales, qui peut s'accompagner, il est vrai, de douleurs dans le muscle sterno-mastoïdien et le trapèze.

La maladie atteint dans quelques cas chez les enfants le tissu fibreux et les gaines tendineuses, où elle détermine la formation de *nodosités rhumatismales*, qui sont spéciales au jeune âge. Meynet (1), le premier, a constaté chez un garçon de quatorze ans, malade pour la troisième fois d'un rhumatisme articulaire, l'existence d'un grand nombre de petites tumeurs du volume d'un pois ou d'une noisette autour des articulations malades et sur les aponévroses, même sur celle du crâne ; ces tumeurs étaient indolentes, très mobiles et semblaient adhérer par un pédicule au périoste, aux tendons ou aux aponévroses. Elles paraissaient et disparaissaient avec une grande rapidité, la plupart avaient disparu quand le petit malade quitta l'hôpital. Rehn (2) rapporte un cas semblable relatif à une petite fille de dix ans atteinte de rhumatisme et chez laquelle il observa des nodosités analogues dans la gaine de plusieurs tendons ; ces nodosités étaient douloureuses au moment de leur apparition, et disparaissaient en peu de temps. Hirschsprung (3) a observé trois cas de cette bizarre complication, et G. Mayer (4) deux, tous relatifs à des enfants ; dans un cas de Hirschsprung et dans un cas de Mayer, la maladie fut mortelle. Hirschsprung constata à l'autopsie que ces nodosités étaient formées de tissu conjonctif, dont la formation résultait d'une inflammation chronique et qui présentait par places une tendance régressive, nécrobiotique. Mayer trouva que les nodosités étaient constituées par du tissu fibreux mêlé de fibro-cartilage et parfois de dépôts calcaires.

Pour Brissaud (5), ces nodosités sont surtout fréquentes dans les

<hr>

(1) Meynet, *Lyon médical*, 5 décembre 1875.

(2) Rehn, art. RHUMATISME, dans *Gerhardt's Handb. der Kinderk.*, t. III, premier fasc., 1878.

(3) Hirschsprung, *Jahrb. für Kinderheilk.*, t. XVI, 1881, p. 325.

(4) G. Mayer, *Berl. klin. Woch.*, 1882, n° 30 ; voir aussi à ce sujet : Troisier, *Progrès méd.*, 24 nov. 1883.

(5) Brissaud, *Revue de méd.*, avril 1885.

formes graves du rhumatisme infantile ; Lindmann (1), qui a rassemblé tous les cas connus de cette complication au nombre de 59, en compte 46 chez des enfants, la plupart du sexe féminin. Presque tous présentaient des signes d'endocardite ou de péricardite. La poussée de ces nodosités a souvent coïncidé avec une rechute de l'endocardite, si bien qu'on pourrait se demander si elles ne sont pas de nature embolique. Leur apparition brusque sur un grand nombre de points, à une période tardive du rhumatisme, le ferait supposer. En tout cas, leur présence doit faire examiner le cœur avec le plus grand soin et, dans le cas où cet organe paraît sain, faire craindre l'apparition d'une complication. A ce point de vue, on peut bien dire que leur pronostic est sérieux.

Ces nodosités ont la grosseur d'une tête d'épingle à celle d'une petite amande ; elles roulent sous la peau qui reste saine à leur niveau et adhèrent souvent aux tissus sous-jacents. Parfois isolées, elles sont habituellement multiples. On en a compté jusqu'à 50 chez le même sujet. Elles sont légèrement douloureuses à la pression, mais ne provoquent pas de douleur spontanée.

Leur siège de prédilection est au pourtour des coudes et des genoux, sur les tendons extenseurs du dos de la main, au-dessus du poignet et au niveau de l'apophyse styloïde du cubitus, sur les apophyses épineuses des vertèbres cervicales, à l'occiput ou sur le front. Leur durée moyenne est de trois semaines ; quelquefois elles disparaissent au bout de quelques jours, d'autres fois, mais rarement, elles persistent quelques mois. Elles peuvent récidiver.

DIAGNOSTIC. — Le diagnostic du rhumatisme articulaire aigu est en général facile ; le siège des douleurs, leur mobilité, le mouvement fébrile qui les accompagne, suffisent à caractériser la maladie.

Dans quelques cas cependant, ces symptômes sont si peu accusés, que le rhumatisme peut être facilement méconnu et pris pour de simples *douleurs de croissance* (2), ou pour un mouvement fébrile éphémère accompagné de courbature. L'auscultation du cœur rectifiera souvent alors le diagnostic en faisant constater les signes d'une phlegmasie cardiaque.

Le *rachitisme* s'accompagne quelquefois chez les très jeunes sujets de fièvre et de gonflement douloureux des os, particulièrement au voisinage des jointures ; l'âge peu avancé des malades fera écarter

(1) Lindmann, *Deutsche med. Woch.*, 1888, p. 519.
(2) Bouilly (*Rev. mens. de méd. et de chir.*, sept. 1880, et *Gaz. des hôp.*, 1883, p. 1082) a décrit sous le nom de *fièvre de croissance* une entité morbide caractérisée par de la fièvre et des douleurs dans la zone d'accroissement des os, suivie d'un accroissement rapide de la taille. Les douleurs siègent au niveau des épiphyses, mais l'articulation même n'en est pas atteinte, ce qui permet de les distinguer des douleurs rhumatismales.

l'idée du rhumatisme et l'apparition des déformations rachitiques lèvera tous les doutes.

Nous mentionnons plus loin le diagnostic avec la maladie de Barlow (voir *Scorbut infantile*).

L'*arthrite purulente des nouveau-nés* consécutive à la septicémie puerpérale ne peut être prise pour le rhumatisme, qui ne se montre presque jamais dans les premiers jours de la vie.

Le *rhumatisme blennorragique*, qui peut exister même dans la première enfance (voir *Vulvo-vaginite*), se reconnaît à ce qu'il est en général monoarticulaire et s'accompagne d'un écoulement par les parties génitales ou d'une ophtalmie où l'on constate l'existence du gonocoque.

Les *arthrites* observées chez les enfants dans le cours de plusieurs maladies infectieuses, particulièrement le *pseudo-rhumatisme scarlatineux*, se distinguent facilement par leur étiologie du vrai rhumatisme qui survient presque toujours spontanément.

La *périostite phlegmoneuse diffuse* (ostéomyélite infectieuse) a été confondue souvent au début avec le rhumatisme, quand elle atteint plusieurs épiphyses en même temps, ce qui se voit surtout chez les très jeunes enfants (Lamothe) (1); l'intensité extrême de la fièvre, le siège de la douleur au-dessus ou au-dessous des articulations et non à leur niveau, la formation rapide d'une collection purulente, la feront toujours reconnaître, lors même qu'elle se compliquerait, comme on l'observe parfois, d'une phlegmasie cardiaque.


PRONOSTIC. — Le pronostic immédiat du rhumatisme est généralement plus bénin chez l'enfant que chez l'adulte ; la maladie est rarement très douloureuse dans le jeune âge et elle se termine presque toujours favorablement, même lorsqu'elle se complique d'une endocardite et d'une pleurésie double ; en outre, quelques observations démontrent que l'endocardite rhumatismale peut guérir chez l'enfant sans laisser de trace. Le rhumatisme cérébral est très rare dans l'enfance et paraît y être moins souvent fatal que dans un âge plus avancé.

Mais, en revanche, le pronostic ultérieur de la maladie est souvent plus grave que chez l'adulte ; l'extrême fréquence des affections cardiaques dans le rhumatisme infantile fait que cette maladie devient souvent l'origine d'affections organiques du cœur parfois rapidement mortelles, et qui en tout cas sont une menace constante pour l'avenir. En outre, le rhumatisme est très sujet à récidiver, et il prédispose l'enfant bien plus que l'adulte à la chorée, qui est souvent une affection très rebelle.

_______

(1) Lamothe, De l'ostéomyélite chez les jeunes enfants, *Thèse de Paris*, 1898.

TRAITEMENT. — Dans quelques cas, le rhumatisme est si léger chez les enfants qu'on peut s'abstenir de toute médication, mais le plus souvent, surtout si la maladie s'accompagne d'un mouvement fébrile même très modéré, il sera bon d'intervenir, car il importe particulièrement chez les enfants de faire avorter le plus rapidement possible une attaque de rhumatisme à cause de la fréquence des localisations cardiaques dans le jeune âge.

Le *salicylate de soude* est le médicament de choix dans le traitement du rhumatisme aigu; aucun autre, même le sulfate de quinine, n'amène aussi rapidement la diminution des douleurs et du gonflement articulaires. Archambault (1) a constaté qu'il était facilement toléré par les enfants; il est rare qu'ils le vomissent ou éprouven', à la suite de son administration, des vertiges ou des bourdonnements d'oreilles. Suivant le même observateur, le salicylate agit non seulement sur la douleur et la fièvre, mais il prévient les complications; depuis qu'il l'a employé, Archambault n'a plus observé d'accidents cardiaques chez les petits rhumatisants. Nous n'avons pas obtenu le même succès chez un petit garçon de sept ans, chez lequel le salicylate amena une disparition rapide des accidents articulaires, mais ne prévint pas l'explosion d'une endopéricardite très aiguë. Cadet de Gassicourt et Vohsen ont trouvé également que ce médicament est sans action sur les complications cardiaques. Le salicylate sera prescrit dilué dans une potion alcoolisée de 150 grammes, car il est mieux supporté en solution étendue, et l'alcool préviendra les phénomènes de collapsus qu'il peut provoquer; il sera donné à la dose quotidienne de 1 gramme pour un enfant au-dessous de deux ans, de 2 grammes entre deux et cinq ans, et, pour les enfants plus âgés, de 3 à 4 grammes suivant l'intensité des accidents; on surveillera attentivement le cœur pendant son administration, afin de suspendre celle-ci au moindre signe de collapsus.

Dans les cas subaigus et dans les fluxions articulaires fixes, on pourra employer, comme l'a proposé Ruel (2), l'acide salicylique en applications locales. Le médicament s'absorbe très bien par la peau sous la forme suivante :

| | |
|---|---|
| Axonge............................................... | } āā 50,0 |
| Lanoline............................................. | |
| Essence de térébenthine........................... | } āā 10,0 |
| Acide salicylique.................................. | |

Linossier et Lannois recommandent dans le même but le badigeonnage ou des pulvérisations sur la jointure malade avec le *salicylate de méthyle*, en les faisant suivre d'un enveloppement hermétique avec la gutta-percha laminée. La dose à employer varie de 4 à 12 grammes (3).

(1) Archambault, *Soc. méd. des hôp. de Paris*, 12 février 1879.
(2) Ruel, *Rev. méd. de la Suisse rom.*, 1893, p. 484.
(3) Linossier et Lannois, *Bull. de l'Acad. de méd.*, 24 mars 1896.

L'*antipyrine* a donné également des succès dans le traitement du rhumatisme ; nous lui préférons cependant le salicylate de soude, qui échoue rarement, et qui n'expose pas, s'il est manié avec circonspection, aux accidents parfois imprévus auxquels peut donner lieu l'antipyrine ; ce médicament ne sera donné qu'en cas d'insuccès du salicylate.

Pour calmer les douleurs articulaires, on prescrira aussi l'*opium* à petites doses et on enduira de *liniments calmants* (baume tranquille, huile morphinée, chloroforme) les articulations malades, qu'on immobilisera au moyen de gouttières.

Le traitement des complications sera indiqué à propos de chacune d'elles ; disons seulement que, lorsque le rhumatisme se complique d'accidents cérébraux et d'une élévation extrême de la température, il ne faut pas hésiter à recourir aux *affusions froides* ou aux *bains froids* (Wilson Fox) ; les sangsues et la glace sur la tête seront indiquées dans la forme méningitique du rhumatisme cérébral.

On prescrira pendant la convalescence le fer et les toniques ; enfin on cherchera à mettre l'enfant à l'abri des récidives du rhumatisme par l'usage de l'hydrothérapie et les cures thermales (Aix en Savoie, Baden en Suisse).


# CHAPITRE XIV

## RHUMATISME CHRONIQUE NOUEUX.

HISTORIQUE. — C'est à Cornil (1), en 1863, qu'on doit les premières observations de rhumatisme chronique chez l'enfant. En 1864 Beau (2) signalait un cas d'arthrite noueuse chez une jeune fille, et Laborde présentait à la Société de biologie un garçon de huit ans atteint depuis l'âge de quatre ans de rhumatisme noueux.

On en connaît aujourd'hui une cinquantaine de cas, qui permettent de tracer la description de cette maladie chez l'enfant (3).

ÉTIOLOGIE. — **Age.** — Fréquent dans la vieillesse, le rhumatisme articulaire chronique progressif est rare chez l'enfant et n'y

<hr>

(1) Cornil, *Mém. de la Soc. de biol.*, 1863.

(2) Beau, *Gaz. des hôp.*, 19 juillet 1864.

(3) Nous ne citerons que les principaux travaux sur ce sujet : Moncorvo, traduit en français par Mauriac. Paris, 1880. — Lacaze-Dori, *Thèse de Paris*, 1882. — P. Wagner, *Münch. med. Woch.*, 1888, n° 12. — Pélissié, *Thèse de Paris*, 1889. — Perret, *Lyon méd.*, LXV, 1890, p. 589. — Diamantberger, *Thèse de Paris*, 1891. — Céry, *Thèse de Nancy*, 1892. — Olinto, *Rev. mens. des mal. de l'enf.*, 1893, p. 12. — Haushalter, *Revue méd. de l'Est*, 1893, p. 581. — Marfan, art. RHUMATISME du Traité des mal. de l'enf., Paris, t. I, 1897, p. 512. — A. Delcourt, *Revue mens. des mal. de l'enf.*, 1898, p. 329.

a pas été signalé avant l'âge de dix-huit mois à deux ans ; le plus grand nombre des cas publiés se rapporte à des sujets au-dessus de cinq ans.

**Sexe.** — La maladie paraît, comme chez l'adulte, beaucoup plus fréquente dans le sexe féminin que dans le sexe masculin. Pélissié a relevé 15 cas chez les filles et 4 seulement chez les garçons.

**Hérédité.** — L'influence de l'hérédité ne saurait être mise en doute (Olinto), quoiqu'elle soit en général peu manifeste.

**Maladies antérieures.** — Dans certains cas, le rhumatisme noueux infantile est *primitif*; ce sont les cas les plus graves. Dans d'autres, il est *consécutif* à une attaque aiguë de rhumatisme articulaire vrai ou de rhumatisme infectieux, surtout le rhumatisme scarlatineux (Dauban) (1).

**Causes déterminantes.** — La misère, l'action prolongée du froid humide, la mauvaise nourriture, le *refroidissement*, telles sont les causes le plus souvent relevées. Pélissié a noté que, 12 fois sur 15, les enfants atteints de rhumatisme noueux appartenaient à la classe pauvre. Parfois le *traumatisme* a été la cause occasionnelle (Haushalter, Sené).

ANATOMIE PATHOLOGIQUE. — Une autopsie pratiquée par Delcourt sur une fillette de quatre ans et demi, atteinte depuis une année de rhumatisme noueux, a permis de constater dans les nombreuses articulations atteintes (genou, cou-de-pied, main) un épaississement considérable des extrémités épiphysaires et des tissus ligamenteux périarticulaires, avec intégrité absolue ou partielle des cartilages articulaires, qui présentaient dans certaines jointures des érosions bien nettes. L'enfant avait succombé à une ostéomyélite aiguë généralisée et présentait en outre une synéchie péricardique totale, ainsi que de la congestion pulmonaire et de la dégénérescence graisseuse du foie.

DESCRIPTION. — Le rhumatisme noueux peut s'établir d'emblée ou à la suite de poussées aiguës successives. Généralement, le début est lent et insidieux, caractérisé seulement par des douleurs vagues dans les muscles et dans les jointures ; dans d'autres cas, la maladie survient brusquement et se généralise rapidement (Moncorvo).

Les mains sont en général atteintes les premières ; ce sont elles qui seront plus tard le siège le plus marqué des déformations chroniques ; celles-ci, si bien décrites par Charcot chez le vieillard, se retrouvent dans leurs deux types principaux chez l'enfant ; ce sont surtout les articulations métacarpo-phalangiennes qui sont tumé-

(1) Dauban, *Thèse de Paris*, 1895.

fiées et noueuses; la déviation des doigts sur le bord cubital a été observée dans quelques cas.

Les lésions se disséminent tantôt d'une manière centripète, tantôt d'une façon irrégulière, envahissant successivement les poignets et les coudes, qui sont fléchis à angle droit, rarement l'épaule et la hanche, plus souvent les genoux et le cou-de-pied. Ces lésions présentent une symétrie constante.

La colonne vertébrale a été fréquemment atteinte, surtout dans la région cervicale. Les malades marchent avec la tête penchée en avant. On a noté parfois au cou un élargissement notable à la partie postérieure (Stoïcesco) (1). L'articulation temporo-maxillaire a été atteinte dans quelques cas (Haushalter).

Les *symptômes locaux* sont caractérisés par un gonflement articulaire, parfois dû au début à l'hydarthrose, plus tard à la déformation des épiphyses. La peau n'est pas chaude et rosée, comme dans le rhumatisme articulaire aigu. Les mouvements deviennent de plus en plus difficiles; néanmoins l'immobilité et l'impotence sont moins complètes chez l'enfant que chez l'adulte. Les mouvements déterminent habituellement de la douleur et souvent des craquements, mais ce ne sont pas ces craquements secs qu'on trouve chez le vieillard et qui sont dus à l'usure des cartilages.

La *marche* est en général progressive; quelquefois les nouvelles poussées s'accompagnent de fièvre légère, de douleurs et de gonflement articulaire. La maladie est moins fatalement progressive que chez l'adulte. Les lésions ont souvent subi une marche régressive et ont parfois même disparu sous l'influence d'un traitement approprié.

Habituellement au bout de quelques mois ou de quelques années, l'état général devient mauvais. Il survient un amaigrissement considérable accompagné d'atrophies musculaires autour des jointures malades plus ou moins ankylosées; ces atrophies sont de nature réflexe, comme le montre la persistance des réactions électriques neuro-musculaires.

Les *complications cardiaques* sont plus fréquentes dans le rhumatisme noueux chez l'enfant que chez l'adulte. Il est probable même que la symphyse péricardique dont Delcourt a constaté un exemple à l'autopsie de sa malade, doit souvent passer inaperçue pendant la vie. L'insuffisance mitrale a été observée dans quelques cas.

Henoch a constaté chez une fillette de douze ans la présence de *fibromes rhumatismaux*, semblables à ceux qui ont été décrits dans le rhumatisme aigu.

DIAGNOSTIC. — La *goutte* a été observée chez des enfants de goutteux; elle est caractérisée alors, comme chez l'adulte, par un gonflement douloureux avec rougeur de l'articulation métatarso-

_______

(1) Stoïcesco, *Prog. méd.*, 1876, p. 287.

phalangienne du gros orteil et parfois du genou. Elle est asymétrique et se reconnaît, dans la forme chronique, à la présence de tophus, qui n'ont aucune ressemblance avec les déformations du rhumatisme noueux.

Les *tumeurs blanches*, bien plus fréquentes chez l'enfant que le rhumatisme déformant, s'en distingueront par leur localisation mono-articulaire, par leur tendance à la suppuration et par la mollesse caractéristique des fongosités articulaires.

Les *arthropathies syphilitiques* sont localisées habituellement dans les grandes jointures (genoux) ; leur indolence relative, la déformation considérable de l'extrémité articulaire du fémur et les symptômes concomitants les distingueront suffisamment du rhumatisme chronique.

Les *nodosités digitales*, qui ont été décrites par Bouchard dans le cours de la *dilatation de l'estomac*, ont été observées par Legendre (1) chez des enfants ; elles ne sont pas douloureuses et sont caractérisées par un renflement transversal portant principalement sur l'extrémité de la phalangine plutôt que par un gonflement articulaire. Jamais, d'ailleurs, ces nodosités ne produisent le degré de déformation qu'on observe dans le rhumatisme noueux.

TRAITEMENT. — Une bonne hygiène et l'administration à haute dose de l'*huile de foie de morue* ont suffi parfois pour amener la guérison (Grancher).

Le traitement local qui paraît avoir donné les meilleurs résultat est l'*électrisation* par le courant galvanique (Moncorvo, Dally, Chéron). On plonge les pieds ou les mains dans un bassin de métal rempli d'eau chaude salée et relié au pôle négatif. La plaque positive (large), mouillée d'eau salée, doit être placée sur la région cervico-dorsale pour le rhumatisme des membres supérieurs et sur la région dorso-lombaire pour le rhumatisme des membres inférieurs. On fait passer alors un courant de 8 à 12 milliampères pendant dix à quinze minutes et on renouvelle les séances tous les jours pendant le premier mois.

Le *massage* aidera beaucoup à l'effet du courant galvanique ; les frictions sèches au gant de cuir, faites tous les jours sur les articulations malades, seront également un adjuvant utile.

Les *eaux minérales* de Forges, de Salies de Béarn, de Salins-Moutiers, etc., paraissent aussi indiquées pour accélérer la guérison.

Le traitement interne (salicylate de soude, arsenic, etc.) semble avoir peu d'influence sur l'évolution de la maladie.

(1) Legendre, *Thèse de Paris*, 1886.

# CHAPITRE XV

## MALADIE DE WERLHOF

Nous entendons sous le nom de maladie de Werlhof (1) (*morbus maculosus Werlhofii*) (2) une diathèse hémorragique passagère, en général primitive, qui se traduit par le purpura et souvent par des hémorragies du côté des viscères ou des muqueuses.

Werlhof et son commentateur Wichmann eurent le mérite de séparer du chaos des maladies hémorragiques un complexus morbide fréquent surtout dans la seconde enfance et l'adolescence, en général curable et apyrétique, caractérisée par le purpura, quelques épistaxis et des stomatorragies provenant non des gencives, qui sont saines, mais de la muqueuse des joues et de la muqueuse palatine (3).

Ce tableau, vrai, quoique incomplet, mérite d'être conservé et la maladie de Werlhof doit être séparée d'une part du purpura infectieux primitif ou symptomatique (fièvres éruptives, syphilis, intoxication par l'iode, le phosphore), et d'autre part du purpura cachectique dont le scorbut est l'expression la plus habituelle (voir : *Scorbut infantile*).

La diathèse hémorragique transitoire des nouveau-nés sera décrite dans un chapitre distinct (voir : *Maladies des nouveau-nés*).

Disons seulement quelques mots du **purpura infectieux primitif**, bien décrit en France par Mathieu (4), Gomot (5) et Martin de Gimard (6), dont le purpura fulminans de Henoch peut être considéré comme la forme suraiguë.

Le *purpura fulminans*, entrevu par Guelliot (7) en 1884, a été bien décrit par Henoch (8). La première observation probante a été publiée par Charon (9) en 1886. Quoique rencontrée à tous les âges, cette forme foudroyante, très rare d'ailleurs, appartient plus spécialement aux enfants au-dessous de cinq ans. Le corps se couvre brusquement de larges ecchymoses, qui peuvent en quelques heures recouvrir une grande partie de la surface cutanée et donnent

---

(1) Voir : Werlhof, *Opera Medica collegit et auxit Wichmann*, Hannoveræ, 1775, p. 425, 540, 748.

(2) Synonymie : Maladie tachetée. — Pourpre hémorragique. — Péliose (Alibert). — Hémacélinose (Rayer).

(3) Voir : Lasègue, *Arch. gén. de méd.*, 1877, t. I, p. 586.

(4) Mathieu, *Thèse de Paris*, 1883.

(5) Gomot, *Ibid.*, 1883.

(6) Martin de Gimard, *Ibid.*, 1888.

(7) Guelliot, *Union méd. du Nord-Est*, 1884.

(8) Henoch, *Berl. klin. Woch.*, 1887, p. 8.

(9) Charon, Observations relatives à la pédiatrie, Bruxelles, 1886, p. 27.

à la peau une certaine dureté due à l'infiltration sanguine interstitielle. Il se forme parfois des bulles hémorragiques. Les enfants présentent rapidement les signes d'une anémie suraiguë, sans qu'il soit
survenu d'hémorragies internes ou muqueuses, et succombent
avec des accidents nerveux, tels que somnolence, coma, délire ou
convulsions, au bout d'un à trois jours ; la maladie, toujours mortelle,
ne dure jamais plus de cinq jours. L'autopsie n'a révélé aucune
lésion capable d'expliquer la mort. On peut se demander si, dans
certains cas, on n'a pas eu affaire à une variole ou une scarlatine
hémorragique ; ainsi, dans les faits rapportés par Guelliot, les cas
de purpura foudroyant s'étaient produits sous la forme d'une petite
épidémie.

La *forme typhoïde* a été bien étudiée par Mathieu et par Gomot.
Les hémorragies cutanées et muqueuses sont accompagnées de
prostration, d'une fièvre à type irrégulier, d'un état saburral parfois très accusé et quelquefois d'albuminurie. Très souvent on
observe de l'œdème de la face et des extrémités. La mort, qui est
la terminaison habituelle, arrive au bout de trois ou quatre semaines par l'aggravation de l'adynamie ou à la suite d'une hémorragie
interne, intestinale ou cérébrale. Dans un tiers des cas environ de ce
typhus *angio-hématique* (Landouzy), le malade guérit après une convalescence en général longue. On peut se demander ici encore s'il ne
s'agissait pas d'une vraie fièvre typhoïde avec diathèse hémorragique.

La *forme gangreneuse* a été observée par Martin de Gimard sur un
garçon de huit ans qui présenta brusquement, à la suite d'une légère
émotion, un gonflement ecchymotique de la face, puis des membres
supérieurs. Ces ecchymoses se transformèrent en plaques de sphacèle
à la joue et aux lèvres, ainsi qu'à l'épaule et aux bras. Les escarres
s'éliminèrent peu à peu après avoir détruit une partie des tendons et
des muscles et l'enfant finit par guérir au bout d'un mois et demi,
avec des déformations cicatricielles considérables.

L'étiologie de ce purpura infectieux est très obscure. On a retiré
soit du sang, soit des ecchymoses cutanées, des microbes divers non
spécifiques ; c'est le streptocoque qui a été trouvé le plus fréquemment.

Les observations de Dohrn (1), d'Hanot et Luzet (2) démontrent
d'ailleurs que la diathèse hémorragique créée chez la mère par le
streptocoque pendant la grossesse, peut se retrouver chez l'enfant
à la naissance.

A côté de ces cas, rares d'ailleurs, de purpura nettement infectieux,
il existe chez l'enfant une maladie hémorragique spéciale, plus fréquente dans la seconde enfance que dans la première, et à laquelle
il convient de conserver le nom de maladie de Werlhof.

(1) Dohrn, *Arch. für Gynaec.*, 1874, p. 486.
(2) Hanot et Luzet, *Arch. de méd. expér.*, 1890, p. 77.

ÉTIOLOGIE. — La maladie de Werlhof est plus fréquente dans la seconde enfance qu'à toute autre époque de la vie ; on la rencontre surtout de neuf à quinze ans. On l'a observée exceptionnellement chez des enfants à la mamelle (Drechsler [1], Duval [2]) ; elle est également commune dans les deux sexes (Rilliet et Barthez).

Nous distinguons deux formes cliniques de la maladie, une forme active et une forme passive.

La **forme active** est caractérisée par l'existence de fluxions multiples qui peuvent se montrer soit du côté de la peau sous la forme d'œdèmes mobiles ou d'érythèmes polymorphes hémorragiques, soit du côté des articulations sous la forme de tuméfaction douloureuse, soit du côté de la muqueuse intestinale, où elles se manifestent par de violentes crises de douleurs abdominales accompagnées de selles sanglantes.

La première observation bien nette de cette curieuse affection est due à Ollivier (d'Angers) (3). La description la plus complète en a été donnée par Henoch (4), qui la distingue des autres formes du purpura sous le nom de *purpura rheumatica*. Von Dusch et Hoche (5), qui en ont recueilli 41 observations, en ont trouvé 19 se rapportant à des enfants, avec un seul décès ; les 22 autres, avec 5 décès, étaient la plupart relatifs à des jeunes gens. Cette forme, que les auteurs allemands désignent généralement sous le nom de *purpura d'Henoch*, est considérée par eux comme une affection distincte de la maladie de Werlhof.

La maladie décrite par Schoenlein (6) sous le nom de *péliose rhumatismale* n'est qu'une forme incomplète et moins grave de la même affection, ne se manifestant que par une éruption de purpura simplex et par des douleurs rhumatoïdes dans les jointures sans hémorragies des muqueuses.

La pathogénie de la forme active du purpura est obscure. Les troubles vaso-moteurs paraissent y jouer un rôle important, comme dans l'urticaire, et à ce point de vue l'opinion de Couty (7), qui croyait à l'origine nerveuse de la maladie, peut être défendue, mais le système nerveux n'est ici que l'intermédiaire d'un agent pathogène qui nous échappe. Est-ce le rhumatisme, comme le veut Henoch et l'a soutenu Cœur (8) pour les œdèmes mobiles de la peau, ou bien faut-il admettre une toxine analogue à celle que renferment certains sérums

(1) Drechsler, *St-Louis med. and surg. Journ.*, janv. 1869.
(2) Duval, Communication orale.
(3) Ollivier (d'Angers), *Arch. gén. de méd.*, t. XV, 1827, p. 206.
(4) Henoch, *Berl. klin. Woch.*, 1867 et 1874, et *Vorles. über Kinderkr.*, 4e édit., 1889, p. 797.
(5) Von Dusch et Hoche, *Festchrift du prof. Henoch*, 1890, p. 379.
(6) Schoenlein, *Allg. und spec. Path.*
(7) Couty, *Gaz. hebd. de méd. et de chir.*, 1876, p. 563.
(8) H. Cœur, *Thèse de Paris*, 1887.

d'animaux? C'est ce que nous ne pouvons affirmer aujourd'hui.

Cette forme active du purpura s'observe habituellement chez des enfants vigoureux et bien nourris et survient dans le cours d'une bonne santé ou après une indisposition légère, le plus souvent sans cause appréciable, parfois à la suite d'un refroidissement, d'une émotion vive (Ward) ou d'un exercice musculaire exagéré (Baylon).

La **forme passive** se développe, comme le scorbut, avec lequel elle a une grande affinité, chez des enfants délicats, faibles, soumis à des privations et à de mauvaises conditions hygiéniques, telles qu'un logement bas, humide et sombre, ou une alimentation vicieuse ou insuffisante. Elle apparaît quelquefois dans la convalescence des maladies aiguës, telles que la pneumonie, la fièvre intermittente, la diphtérie, etc. Nous en avons observé un cas consécutif à une fièvre typhoïde chez un garçon de treize ans.

ANATOMIE PATHOLOGIQUE. — En dehors des hémorragies internes (ecchymoses sur les séreuses, infarctus viscéraux, ecchymoses vésicales, hémorragies encéphaliques ou spinales) qui se rencontrent parfois à l'autopsie, les lésions sont très variables. Il faut relever néanmoins la fréquence des *altérations hépatiques*, parce que c'est peut-être par leur intermédiaire que se produit la diathèse hémorragique par auto-intoxication ; on trouve des taches décolorées disséminées dans le foie, au niveau desquelles les cellules hépatiques ont subi la dégénérescence graisseuse et sont entourées d'un amas de cellules rondes.

L'hématologie du purpura est encore peu connue. Signalons néanmoins l'*absence de rétractilité du caillot*, qui reste infiltré de liquide, comme une éponge humide non exprimée. Ce signe, indiqué par Hayem (1), coïncide, suivant lui, avec une diminution notable des globules rouges.

L'absence de rétractilité du caillot et la diminution des hématoblastes disparaissent à mesure que la maladie tend vers la guérison. L'analyse du sang faite à ce point de vue est donc utile au point de vue du pronostic, comme l'a montré Bensaude (2). Cette altération du sang serait spéciale à la maladie de Werlhof suivant Apert (3), et ne se retrouverait qu'exceptionnellement dans les autres variétés de purpura.

DESCRIPTION. — **FORME ACTIVE.** — L'apparition du purpura est souvent précédée de fièvre, de courbature et de troubles gastro-intestinaux, tels qu'anorexie, vomissements, coliques, ou de douleurs vives dans les membres inférieurs.

(1) Hayem, *C. R. de l'Acad. des sciences*, 23 novembre 1896.
(2) Bensaude, *Bull. et mém. de la Soc. méd. des hôp.*, 1897, p. 36
(3) Apert, *Thèse de Paris*, 1897.

D'autres fois, l'invasion est brusque ; elle se fait alors souvent pendant la nuit, et l'on trouve au réveil l'enfant couvert de pétéchies (Bateman).

L'éruption apparaît sous la forme de taches d'un rouge vif ou de papules saillantes (*purpura urticans*), variant de la grandeur d'une piqûre de puce à celle d'une lentille et ne disparaissant pas sous la pression du doigt. Outre ces macules bien nettes, bien limitées, on peut en trouver d'autres plus étendues, plus diffuses, semblables aux ecchymoses qui succèdent aux contusions de la peau.

L'éruption, qui passe rapidement du rouge violet au bleu jaunâtre et au jaune sale, finit par s'effacer au bout de quelques jours ; comme elle procède par poussées successives, on trouve à un moment donné des taches de coloration et d'âge très divers.

Elle se montre tout d'abord aux membres inférieurs, puis s'étend au dos et à l'abdomen, où elle s'arrête souvent ; dans d'autres cas, elle envahit également les membres supérieurs où, comme aux jambes, elle siège presque exclusivement du côté de l'extension. Le cou et le visage sont habituellement épargnés ou ne sont le siège que de quelques macules disséminées.

L'éruption s'accompagne presque toujours de douleurs vives dans les membres, surtout aux mollets et aux genoux, ainsi que d'un *œdème* dur et rénitent du tissu cellulaire de la jambe, du pied ou plus rarement des avant-bras, exceptionnellement d'un gonflement des articulations du genou, du pied ou de la main.

Nous avons observé (1), chez une petite fille de douze ans, un purpura sans hémorragie des muqueuses, qui fut précédé et accompagné d'un œdème considérable actif, chaud, douloureux, probablement de cause nerveuse vaso-motrice. L'œdème envahit d'abord les yeux, puis le bas du visage ; il descendit ensuite au cou, sur le devant du sternum, aux deux membres supérieurs, et se termina aux membres inférieurs. La partie œdématiée se recouvrait rapidement de larges papules rouges, qui devenaient ensuite ecchymotiques et ne disparurent que très lentement par résorption. Au plus fort de la maladie, l'enfant était absolument méconnaissable et effrayante à voir. La fluxion gastro-intestinale fut représentée par une gastralgie violente, puis par des douleurs abdominales et de la diarrhée. Après quelques retours offensifs, la maladie disparut au bout de trois à quatre semaines, sans laisser de traces. Elle ne s'accompagna pas d'albuminurie.

On observe souvent, en même temps que l'éruption, un léger mouvement fébrile qui se reproduit à chaque poussée nouvelle. Dans un cas observé par Kaltenbach chez un garçon de dix ans, la fièvre était intermittente ; l'accès fébrile quotidien se produisit dans le milieu du

_______

(1) D'Espine, *Rev. méd. de la Suisse rom.*, 1892, p. 449.

jour pendant trois semaines et plus tard apparut dans la soirée ; la
défervescence fut lente et progressive.

Dans les cas légers, la maladie se borne à une ou plusieurs poussées pseudo-exanthématiques limitées au tégument externe (*purpura
simplex*), mais habituellement l'éréthisme fluxionnaire se généralise
ou se déplace d'une manière capricieuse et se jette sur les organes
internes. Ainsi, tantôt dès le début, tantôt seulement dans le cours de
la maladie, l'enfant est pris d'une angoisse très vive, de violentes
douleurs épigastriques, de coliques, ou bien d'une forte rachialgie ;
on observe en même temps, ou peu de temps après, de l'hématurie,
une hémorragie intestinale, ou plus rarement une hématémèse. Dans
les cas rapportés par Henoch, chaque éruption s'accompagnait de
violentes coliques suivies de selles sanglantes, après lesquelles les
enfants étaient soulagés et le purpura disparaissait. Hirschsprung (1)
a décrit deux cas semblables qui se terminèrent favorablement.

Les reins peuvent être parfois le siège d'une fluxion qui se caractérise par une *hématurie* revenant à chaque poussée nouvelle de la
maladie. Parfois on trouve à l'examen de l'urine les signes d'une
*néphrite*, caractérisée par une albuminurie indépendante de l'hématurie et par la présence de nombreux cylindres hyalins ou épithéliaux.
Nous avons observé un cas de cette complication qui finit par guérir
avec le régime lacté. Dans une observation de Moussous (2), relative
à un enfant de treize ans, des accidents analogues se terminèrent
par la mort, et l'autopsie fit constater l'existence d'une néphrite
diffuse.

L'état général est habituellement satisfaisant ; les enfants reprennent leur entrain dès que les douleurs ont cessé ; on observe parfois
au moment de la crise un état syncopal alarmant, mais qui ne tarde
pas à disparaître. Le nombre, la durée et l'époque d'apparition des
poussées hémorragiques n'ont rien de régulier. Néanmoins, plusieurs
observateurs ont remarqué que les taches sont plus abondantes le
soir que le matin et qu'elles diminuent rapidement par le repos au
lit (Rapin) (3).

La *durée* de la maladie est en moyenne de une à trois semaines ;
le purpura peut se borner à une simple poussée, et tout est alors
terminé au bout de quatre ou cinq jours (Rapin), ou bien, au contraire, de nouvelles poussées se font après deux ou trois semaines, à
un moment où l'on croyait l'enfant entièrement guéri. Elles peuvent
s'accompagner, comme les précédentes, de phénomènes congestifs
ou bien, au contraire, se faire sans bruit, d'une manière passive.

(1) Hirschsprung, *Hosp. Tidende*, t. IV, 1886, p. 29.
(2) Moussous, *Rev. mens. des mal. de l'enf.*, 1891, p. 62.
(3) Nous devons au D<sup>r</sup> Rapin (de Genève) la communication de plusieurs observations inédites de purpura chez les enfants, où l'influence de l'exercice musculaire
sur la production des taches est manifeste.

La maladie, sous cette forme, se termine presque toujours favorablement.

Sutherland (1) a constaté cependant un cas de mort chez une petite
fille de sept ans; la terminaison fatale fut due à une invagination
intestinale qui se produisit dans le cours d'une rechute d'un purpura
d'Henoch. Cette complication a été signalée par Vierhuff (2) chez
l'adulte, dans un cas analogue.

**FORME PASSIVE**. — L'invasion du purpura est précédée parfois
pendant quelques jours ou quelques semaines d'une grande lassitude
et d'une faiblesse qui rend les enfants incapables de tout exercice prolongé (Bateman). D'autres fois, la peau se couvre de taches sanguines
sans symptômes précurseurs. Le purpura peut s'étendre à tout le
corps, mais prédomine toujours au tronc et sur les membres. On
voit souvent aussi se former de vastes ecchymoses dans toutes les
parties soumises à une pression prolongée, ou bien l'épiderme
est soulevé par de la sérosité sanguinolente et se couvre de bulles
qui crèvent parfois et laissent à leur place des ulcérations lentes à se
cicatriser.

Il se fait en même temps des hémorragies par diverses muqueuses.
Les plus fréquentes sont les *épistaxis* qui, par leur abondance et leur
répétition, peuvent mettre en danger la vie de l'enfant. Rilliet et
Barthez ont observé la *stomatorragie* neuf fois sur dix-neuf cas, mais
presque toujours unie à d'autres hémorragies; dans certains cas, la
muqueuse buccale ne présente aucune lésion appréciable; dans
d'autres, les gencives sont rouges, mais non fongueuses comme dans
le scorbut proprement dit. Les enfants crachent sans efforts quelques
caillots, ou bien, quand l'hémorragie est plus abondante, il s'écoule
du sang liquide par les commissures. L'*entérorragie* est presque
aussi fréquente que l'épistaxis; elle ne s'accompagne d'aucune colique,
d'aucun ténesme et ne se reconnaît qu'à la présence du sang dans
les selles. Elle est généralement peu abondante et ne dure que deux
ou trois jours. L'*hématémèse* est très rare; Rilliet et Barthez ne l'ont
observée que trois fois, et elle avait été précédée d'hémorragies nasale
et buccale. L'*hématurie* est parfois très abondante; elle a été rencontrée par Steiner dans le tiers des cas. Gerhardt a trouvé, dans quelques
autopsies, du sang dans les tubes urinifères. L'*hémoptysie* est exceptionnelle. Papavoine a vu dans un cas des ecchymoses se développer
sous la conjonctive et une hémorragie se faire par les yeux et les
oreilles. Bouchut a constaté dans deux cas, par l'examen ophtalmoscopique, des hémorragies de la rétine. La possibilité d'*hémorragies
dans les centres nerveux* est démontrée par quelques faits exceptionnels où l'on a observé des convulsions ou des paralysies limitées.

(1) Sutherland, *Paediatrics*, 1896, II, p. 418.
(2) Vierhuff, *Saint-Petersb. med. Woch.*, 1893, n° 41.

C'est ainsi que Cadet de Gassicourt (1) a constaté chez un garçon de huit ans atteint d'un purpura qui guérit, une hémiplégie droite sans paralysie faciale, accompagnée de secousses rythmiques dans le même côté. Il admit, dans ce cas, l'existence d'une hémorragie corticale au niveau des circonvolutions centrales gauches.

Au début et tant que les hémorragies sont peu abondantes, les enfants conservent leur entrain et leur gaieté, mais les pertes sanguines, loin de les soulager, ne tardent pas à les affaiblir. Au bout d'un certain temps, la peau prend une teinte blanc de cire caractéristique, sur laquelle ressortent les taches purpuriques et les mouchetures ecchymotiques dont elle est couverte. La face et les malléoles sont parfois œdématiées. En même temps apparaissent les autres signes de l'anémie, tels que faiblesse, défaillances, refroidissement des extrémités, vertiges, bourdonnements d'oreilles, etc. La fièvre est nulle ou légère ; l'appétit est languissant. Malgré ces symptômes alarmants, les enfants se rétablissent complètement dans la grande majorité des cas, mais la convalescence est longue et l'amélioration très graduelle.

Lorsque la terminaison est fatale, la mort survient, tantôt brusquement par syncope, après une épistaxis ou une entérorragie abondante, tantôt et plus souvent par épuisement à la suite d'hémorragies répétées. Elle est alors annoncée par une pâleur extrême de la face et des lèvres, par la petitesse du pouls et la fixité du regard (Rilliet et Barthez).

La *durée* de la maladie sous cette forme est beaucoup moins fixe que dans la forme active ; quoique dans les cas de Werlhof elle ait été de sept à onze jours, elle peut être prolongée par des rechutes, souvent pendant des mois avec des intervalles de santé relative, suivis de poussées nouvelles (2). C'est à de pareils cas que se rapportent l'observation publiée par Marfan (3) sous le nom de *maladie de Werlhof à forme chronique* et l'observation semblable d'Apert et Rabé (4).

DIAGNOSTIC. — Le diagnostic de la maladie de Werlhof est en général facile.

Il donne lieu parfois néanmoins à des méprises qui ont une grande importance *médico-légale*. Les tuteurs ou les parents d'enfants atteints de cette maladie ont été accusés d'avoir produit les ecchymoses par leurs mauvais traitements. Dans un cas remarquable observé par Descouts (5), seule l'autopsie, qui révéla, outre les ecchymoses cutanées, des hémorragies sur la muqueuse digestive

---

(1) Voir : Collinet, *Rev. mens. des mal. de l'enf.*, 1891, p. 314.
(2) Voir notre première édition, 1877, p. 140.
(3) Marfan, *Méd. moderne*, 1895, p. 233.
(4) Apert et Rabé, *Bull. méd.*, 1897, p. 1081.
(5) Descouts, *Ann. d'hyg. et de méd. lég.*, 1884, t. XI, p. 513.

et dans les viscères, força le parquet à abandonner l'accusation.

Les *fièvres éruptives hémorragiques*, qui pourraient être au début confondues avec la maladie de Werlhof, s'en distinguent par l'intensité du mouvement fébrile et les prodromes propres à chacune d'elles.

L'*hémophilie*, qui est une diathèse hémorragique héréditaire et permanente, se manifeste rarement avant l'adolescence et se révèle habituellement à la suite d'un traumatisme.

Le *purpura cachectique*, qui survient parfois dans le cours de la tuberculose, de la maladie de Bright, de la cachexie cardiaque ou paludéenne, est très limité, formé de taches peu abondantes, et ne s'accompagne pas habituellement d'hémorragies internes.

PRONOSTIC. — La maladie de Werlhof guérit presque toujours, quand elle reste limitée au tégument externe et habituellement aussi, même dans la forme passive, quand elle s'accompagne d'hémorragies internes; les cas de mort sont rares quand les malades sont soumis de bonne heure à un régime fortifiant et à un traitement convenable. L'apparition, dès le début, d'hémorragies internes abondantes est néanmoins d'un pronostic sérieux.

TRAITEMENT. — Le traitement dans la **forme active** est simple. L'indication la plus importante est d'éviter les exercices violents et la station debout prolongée (Laget) (1). Sous l'influence du repos au lit, les ecchymoses se résorbent et il ne se produit pas de nouvelle poussée.

On combattra les douleurs intenses dont s'accompagne parfois l'éruption purpurique, par l'application de compresses imbibées d'eau blanche ou de cataplasmes froids sur les parties douloureuses, et par la poudre de Dower à l'intérieur à la dose de 20 à 30 centigrammes. On a beaucoup recommandé les bains en pareil cas, mais, d'après Laget, ils rendent peu de services, et les bains sulfureux peuvent même aggraver la maladie.

Le traitement général consistera dans un régime léger et rafraîchissant, composé de limonade au citron, de lait, d'œufs, de légumes et de fruits, et parfois dans l'administration du *sulfate de quinine*; ce dernier médicament paraît diminuer le nombre et l'intensité des poussées congestives. Nous avons donné en pareil cas sans grand succès le salicylate de soude.

Dans la **forme passive**, on insistera sur les toniques, les astringents et les acides. Le sirop de ratanhia (à la dose de 30 à 50 grammes par jour), le perchlorure de fer (cinq gouttes toutes les deux ou trois heures dans de l'eau sucrée), l'extrait de quinquina (à la dose de 2 ou 3 grammes par jour) dans du vin sucré, la limonade citrique,

_______________

(1) Laget, *Thèse de Paris*, 1875.

l'eau de Rabel à la dose de 2 à 3 grammes par jour, sont le plus souvent employés. On a conseillé également l'extrait fluide américain d'*hamamelis virginica*, qu'on peut ordonner à la dose d'une cuiller à café plusieurs fois par jour dans de l'eau édulcorée avec du sirop d'écorce d'oranges amères.

Le *sulfate de soude*, déjà appliqué à petite dose par Kussmaul au traitement des hémorragies, a été de nouveau recommandé dans le même but par J.-L. Reverdin (1). Ce sel, administré à la dose de 0,10 toutes les heures, a rendu souvent des services dans les cas d'hémorragies capillaires et mérite d'être essayé dans le purpura.

Dans les formes chroniques de la maladie de Werlhof, où l'on observe le plus constamment et au plus haut degré la lésion du sang décrite par Hayem et Bensaude, le *chlorure de calcium*, recommandé par Wright (2) contre le purpura, paraît avoir une action curative remarquable (Apert). On administre ce médicament à la dose de 1 à 2 grammes par jour, en solution très étendue pour éviter son action irritante sur le tube digestif. Apert s'est bien trouvé de l'emploi d'une solution de 10,0 de chlorure de calcium dans 400, 0 d'eau dont on fait prendre une cuillerée à soupe dans un verre d'eau au commencement des repas.

Dans les cas rebelles, on aura recours, si la faiblesse augmente, aux *inhalations d'oxygène* et aux *vins généreux*. Duval (de Genève) a obtenu d'excellents résultats en prescrivant le vin de Porto à haute dose dans des cas où le traitement classique avait échoué. Chez une petite fille de douze ans confiée à ses soins, l'hémorragie recommençait chaque fois que l'influence de l'alcool cessait de se faire sentir, et l'enfant ne guérit qu'après avoir été maintenue pendant quarante-huit heures dans un état d'ivresse complet.

L'*ergotine* a été vivement recommandée par Bauer (3). Lane (4) l'ordonne à l'intérieur dans un julep à la dose de 2 ou 3 grammes par jour. Henoch, qui a été un des premiers à la préconiser contre le purpura, y a renoncé aujourd'hui et estime que le repos absolu au lit est le seul traitement efficace ; il déconseille les injections sous-cutanées d'ergotine, comme étant le point de départ d'infiltrations sanguines parfois considérables, qui peuvent suppurer. Cependant Cadet de Gassicourt s'est bien trouvé, dans le cas cité plus haut, de l'emploi de ce médicament à haute dose en potion et en injection sous-cutanée.

Les diverses hémorragies devront être en outre combattues localement, l'épistaxis par la glace sur le nez ou le tamponnement avec

(1) J.-L. Reverdin, *C. R. du Congrès français et chir.*, 1896, et *Rev. méd. de la Suisse rom.*, 1897, p. 36.
(2) Wright, in *Sem. méd.*, 1896, p. 316.
(3) Bauer, *Deutsche Klinik.*, 1868, n° 35.
(4) Lane, *Brit. med. Journ.*, 5 sept. 1874.

de l'ouate imbibée d'une solution concentrée d'antipyrine, l'hématémèse et l'entérorragie par la glace et le perchlorure de fer à l'intérieur.

La *transfusion* a été pratiquée une fois avec succès par Bouchut chez une petite fille profondément anémiée par des épistaxis abondantes et répétées ; on la remplace aujourd'hui par les injections de *sérum artificiel.*

La convalescence sera hâtée par un *changement d'air* ; un séjour à la montagne ou au bord de la mer en été et quelques mois passés dans le Midi pendant l'hiver fortifieront l'enfant et préviendront le retour des hémorragies.

# CHAPITRE XVI

## SCORBUT INFANTILE.

### MALADIE DE BARLOW.

HISTORIQUE. — Le scorbut peut se présenter dans les deux premières années de la vie avec des caractères spéciaux, qui l'ont fait confondre longtemps avec le rachitisme. Th. Barlow (1), en 1883, a montré, soit par l'étude clinique, soit par l'examen anatomo-pathologique, que la maladie décrite en 1859 par Möller (2) sous le nom de *rachitisme aigu* n'était autre que le scorbut, engendré par des aliments de conserve chez des enfants du premier âge. Il est juste d'ajouter, comme Barlow l'indique lui-même (3), que Cheadle (4) avait publié déjà, en 1878, quelques cas de cette affection, qu'il attribuait à une combinaison du scorbut avec le rachitisme.

La maladie de Barlow paraît être une maladie moderne qui s'est manifestée à la suite de l'usage des nombreuses spécialités alimentaires pour nourrissons lancées par l'industrie (lait stérilisé de conserve ou lait condensé, farines lactées, légumineuses, etc.). Dans l'Amérique du Nord où plusieurs de ces spécialités jouissent d'une grande faveur auprès des classes riches, Northrup (5) a pu recueillir 114 cas authentiques de maladies de Barlow en 1894 et Fruitnight (6) en signale 70 cas observés à New-York dans l'espace de six ans. En 1893, de Bruin (7) en comptait 111 cas avec 67 pour 100 de guérisons.

(1) Barlow, *Med. chir. Trans. of London*, t. LXVI, 1883, p. 100.
(2) Möller, *Königsberg. med. Jahr.*, t. I, 1859, p. 377.
(3) Barlow, article SCORBUT INFANTILE in *Traité des mal. de l'enf.*, t. II. Paris, 1897, p. 173.
(4) Cheadle, *Lancet*, nov. 1878.
(5) Northrup et Granden, *New York med. Journ.*, 26 mai 1894.
(6) Fruitnight, *Arch. of Paediatr.*, July 1894.
(7) De Bruin, *Nederl. Tijdschr. v. Geneesk.*, t. II, 1893, p. 10.

Depuis que les symptômes de cette affection sont mieux connus, de nombreux cas en ont été publiés ces dernières années, principalement en Allemagne, en Angleterre et en Suisse.

ÉTIOLOGIE. — **Age.** — L'âge où l'on observe le plus souvent la maladie de Barlow s'étend du neuvième au quatorzième mois. Elle est exceptionnelle avant l'âge de cinq mois et après dix-huit mois.

Le scorbut peut aussi se montrer plus tard chez les enfants sous l'influence des mêmes causes que chez l'adulte ; ainsi Barlow en a observé 5 cas chez des enfants hystériques de dix à douze ans, qui avaient de l'antipathie pour la viande et les légumes, mais à cet âge la symptomatologie du scorbut ne diffère en rien de ce qu'elle est chez l'adulte et nous ne la décrirons pas.

**Position sociale.** — Les enfants atteints de maladie de Barlow appartiennent pour la plupart aux classes aisées, ce qui s'explique par le prix élevé des spécialités alimentaires employées pour l'élevage des nourrissons. Cette maladie est rarement rencontrée dans les hôpitaux. Dans un grand nombre d'observations, on signale expressément que les enfants vivaient dans d'excellentes conditions hygiéniques.

**Alimentation.** — Barlow affirme que jamais le scorbut n'est survenu chez un enfant nourri au sein (1).

L'alimentation artificielle avec un lait frais, stérilisé à domicile, n'amène jamais non plus le scorbut, à moins qu'on ne donne pendant longtemps un lait trop dilué.

Le lait stérilisé industriellement (*Dauermilch* des Allemands) peut engendrer le scorbut, quand il est donné comme nourriture exclusive dans les deux premières années. Von Starck (2) en a observé 11 cas en trois ans dans le Holstein chez des enfants élevés exclusivement au lait stérilisé d'Elmshorn, dont l'analyse a démontré d'ailleurs l'excellente qualité. Une observation pareille démontre que, si le lait stérilisé de conserve peut être donné impunément pendant un certain temps aux nourrissons et rend des services inappréciables pendant les chaleurs de l'été, il ne doit pas être continué trop longtemps, comme aliment exclusif.

Nous n'avons jamais observé nous-mêmes de cas développé de maladie de Barlow, mais nous avons été frappés souvent du teint blafard des petits enfants élevés au lait de conserve ; ce symptôme disparaissait dès qu'on revenait au lait frais.

Ce sont surtout les conserves alimentaires (farines lactées, maltoléguminose, spécialités alimentaires de noms divers) qui sont la cause

_______

(1) Le cas observé par R. Engelmann (*Paediatrics*, t. I, 1896, p. 59) chez un nourrisson de sept semaines, doit être attribué à la septicémie érysipélateuse avec diathèse hémorragique.

(2) V. Starck, *Münch. med. Woch.*, 1895, p. 976.

habituelle de la maladie de Barlow. Il a suffi en effet dans la plupart des cas pour guérir rapidement celle-ci de supprimer les conserves et de leur substituer le lait frais ou le jus de viande et de fruits.

ANATOMIE PATHOLOGIQUE. — Les hémorragies dans les os et dans les muscles qui avoisinent ceux-ci sont la lésion caractéristique de la maladie de Barlow.

Les *os* le plus souvent atteints sont ceux de la jambe et de la cuisse; plus rarement, on a trouvé des hémorragies dans la crête iliaque, dans l'extrémité antérieure des côtes, dans l'omoplate, dans les os du crâne et de la voûte orbitaire. Les os des membres supérieurs sont en général indemnes.

L'épanchement hémorragique le plus considérable se produit sous le périoste ; il commence en général à l'union de la diaphyse avec l'épiphyse des os longs et peut s'étendre comme un manchon autour de tout le corps de l'os.

La moelle osseuse est souvent parsemée de foyers hémorragiques, surtout près de l'épiphyse; les espaces médullaires sont agrandis, les trabécules osseuses sont raréfiées. Il résulte de cette altération scorbutique une fragilité anormale de l'os, qui entraîne souvent des *fractures spontanées* transversales sans déplacement au niveau de l'union de l'épiphyse à la diaphyse. Un examen microscopique approfondi fait à l'Institut pathologique de Zürich par Nägeli (1) a montré l'absence de toute ostéite proprement dite et des lésions caractéristiques du rachitisme.

Les *articulations* ont été toujours trouvées saines.

Les *muscles* sont infiltrés de sang, surtout dans leurs couches profondes, en contact avec le périoste.

Les hémorragies *internes*, si fréquentes dans le scorbut des adultes, ont été observées rarement dans la maladie de Barlow. On en a signalé néanmoins exceptionnellement dans les plèvres, dans les poumons, à la surface de l'intestin, dans les reins ou dans la cavité arachnoïdienne.

PATHOGÉNIE. — Il résulte des faits que nous venons d'exposer que la maladie de Barlow est due, comme le scorbut dont elle est une manifestation, à une dyscrasie de cause alimentaire, déterminée probablement par l'inanition minérale (sels de potasse principalement). La nature intime des changements moléculaires produits par une cuisson prolongée dans les aliments de conserve n'est pas encore entièrement élucidée. Peu importe pour la pratique; *naturam morborum ostendunt curationes.*

Quelques auteurs ont voulu attribuer à la maladie de Barlow une

_______________

(1) Nägeli, *Correspondenzbl. für Schweizer Aerzte*, 1897, p. 577.

cause microbienne. Le champ de l'infection dans les maladies de l'enfance est déjà assez vaste pour qu'on ne l'étende pas indéfiniment sans preuves certaines. D'ailleurs, l'examen bactériologique a été fait dans quelques cas avec un résultat négatif (Rehn) (1), et comme la mort est survenue souvent par des infections secondaires, on comprend l'erreur commise par les partisans de l'infection.

Les relations de la maladie de Barlow avec le *rachitisme* ne sont que fortuites, comme le prouvent les cas de scorbut infantile sans rachitisme [Northrup (2), Fürst (3), Liebe (4), Nägeli (5), etc.] et surtout la fréquence considérable du rachitisme sans lésions scorbutiques. Néanmoins, comme l'alimentation artificielle est aussi la cause habituelle du rachitisme, il n'est pas étonnant que ces deux maladies coexistent dans un grand nombre de cas, ce qui explique la dénomination erronée de rachitisme aigu donnée à la maladie de Barlow par plusieurs auteurs allemands.

DESCRIPTION. — Le *début* du scorbut infantile est en général brusque. La maladie se manifeste par une sensibilité anormale à la pression d'un des membres inférieurs qui s'étend à son congénère au bout d'un ou deux jours. En même temps, le teint pâlit et prend une couleur blanc grisâtre.

Au bout de peu de jours, l'enfant ne peut plus remuer les membres inférieurs. Cette *pseudo-paralysie* est due à la douleur que provoque le moindre mouvement ou le moindre attouchement, douleur qui paraît localisée surtout au niveau des genoux et des chevilles.

La palpation permet bientôt de reconnaître une tuméfaction profonde de la jambe, puis de la cuisse, où elle donne la sensation d'un épanchement formant fourreau autour du corps du fémur.

Les mêmes déformations locales, douloureuses à la pression, peuvent s'observer aussi, quoique moins souvent, sur le crâne, sur le thorax, dans la fosse sous-claviculaire, dans les fosses sous-épineuses, dans les gouttières vertébrales ou sur la crête de l'os iliaque. Elles sont en général symétriques, mais sont inégalement réparties sur les deux côtés.

Par contre, les membres supérieurs restent en général indemnes.

La *peau*, dans la forme osseuse, n'est modifiée ni dans sa couleur, ni dans sa température. Mais souvent la diathèse hémorragique se généralise, et l'on voit apparaître alors à la surface du corps des pétéchies ou même, dans les cas graves, de larges ecchymoses contusiformes, surtout dans les endroits exposés à la pression.

<hr>

(1) Rehn, *Jahrb. für Kinderheilk.*, 1894, t. XXXVII, p. 107.
(2) Northrup, *loc. cit.*
(3) Fürst, *Berl. klin. Woch.*, 1895, n° 18.
(4) Liebe, *Münch. med. Woch.*, 1896, n° 2, p. 30.
(5) Nägeli, *loc. cit.*

Les hémorragies intenses les plus fréquentes sont la stomatorragie et l'hématurie.

Les *gencives* restent saines, tant qu'il n'y a pas de dents. Quand les dents sorties sont peu nombreuses, les lésions gingivales sont minimes et doivent être cherchées. Elles consistent en de petites granulations hémorragiques situées au pourtour de la couronne de la dent. Mais, si la première dentition est déjà près d'être complète, on peut voir ces granulations se développer considérablement et saigner abondamment. L'haleine devient alors fétide, comme dans le scorbut des adultes, et la stomatite peut devenir une entrave à l'alimentation de l'enfant.

L'*hématurie* est parfois un symptôme prédominant du scorbut infantile (Mennig) (1). Alsberg (2) l'a observée dans quatre cas sur cinq. Chez une fillette de neuf mois observée par Thompson (3), il se produisit de l'hématurie au moment d'une première rechute de la maladie qui cessa bientôt sous l'influence d'une alimentation appropriée ; au printemps suivant survint une seconde rechute avec épistaxis et hématurie qui se montrèrent en même temps que les douleurs caractéristiques des jambes. L'hématurie fut accompagnée de douleurs rénales paroxystiques ressemblant à celles de la colique néphrétique. Sous l'influence d'un traitement consistant en aliments frais, jus d'oranges et pulpe de pommes de terre, l'enfant guérit définitivement au bout de deux mois.

Barlow signale deux complications, l'enfoncement du sternum et l'exophtalmie, qui se produisent parfois dans les cas sérieux et dépendent du scorbut osseux.

L'*enfoncement du sternum* est produit par une fracture spontanée des côtes, immédiatement en dehors de l'union de la côte avec le cartilage épiphysaire. Les autopsies pratiquées ont démontré que la cause de cette fracture est une raréfaction considérable du tissu osseux amenée par des hémorragies sous-périostées et parfois même intra-osseuses.

L'*exophtalmie* se produit brusquement d'un seul côté ou des deux côtés ; elle est en général modérée et s'accompagne d'une déviation en bas du globe oculaire. Elle atteint son maximum de développement au bout de vingt-quatre heures ; à ce moment, on peut constater une ecchymose profonde et un épaississement de la paupière supérieure. Dans quelques cas, l'autopsie a permis de constater que ces symptômes étaient dus à une hémorragie profonde qui avait décollé le périoste de l'orbite (Meyer) (4).

Les *symptômes généraux* de la maladie de Barlow se réduisent en

(1) Mennig, *Münch. med. Woch.*, 1895, p. 970.
(2) Alsberg, *Ibid.*
(3) Thompson, *Paediatrics*, 1896, II. p. 265.
(4) E. Meyer, *Arch. für Kinderheilk.*, 1896, XX, p. 202.

général à l'anémie, qui peut atteindre un degré extrême, et marche
de pair avec l'étendue des lésions. La température est habituellement
normale ou même subnormale; quelquefois on observe de légers
mouvements fébriles dont la durée ne dépasse guère un à deux jours.
Les troubles digestifs qui ont été signalés étaient dus au rachitisme
ou à des complications.

Les *complications* les plus redoutables sont la broncho-pneumonie
et les convulsions, qui entraînent la mort, dans les cas d'anémie
scorbutique extrême.

MARCHE. — PRONOSTIC. — La guérison du scorbut infantile
est la règle, quand la maladie n'est pas trop avancée ; même en
pareil cas elle n'est pas impossible. « Dans aucune autre maladie du
premier âge, même dans la syphilis congénitale, dit Barlow, les
symptômes ne s'amendent d'une façon plus remarquable sous l'influence d'un traitement approprié. »

Les cas légers guérissent généralement en deux ou trois mois.
Les cas intenses peuvent durer six mois ; quand ils sont traités convenablement, ils guérissent aussi vite que les cas légers, mais toute
interruption dans le traitement hygiénique institué peut amener
des *rechutes* de scorbut, comme le prouve l'observation de Thompson, relatée plus haut.

Les fractures résultant de la maladie se consolident en général
bien et avec peu de déplacement. Les troubles oculaires disparaissent également sans laisser de traces.

La *mort* peut terminer la scène, quand l'anémie et l'épuisement
sont considérables et que le traitement approprié n'a pas été institué à
temps; elle est en général déterminée par une maladie intercurrente,
telle que la pneumonie, l'entérite ou une fièvre éruptive. Dans certains cas, elle peut survenir très rapidement et inopinément, sans
complications apparentes (cas de Nägeli).

DIAGNOSTIC. — La maladie de Barlow a été longtemps confondue avec le rachitisme, avec lequel d'ailleurs elle peut coïncider.
Aujourd'hui, grâce à Barlow, l'erreur n'est plus possible.

L'ostéite épiphysaire de la *syphilis héréditaire* donne lieu à une
pseudo-paralysie douloureuse (maladie de Parrot) qui ressemble
beaucoup à celle du début de la maladie de Barlow, au moment où
l'affection scorbutique est limitée aux os et ne s'accompagne ni de
gingivite, ni de diathèse hémorragique. Nous verrons plus loin (voir:
*Syphilis*) que la maladie de Parrot s'observe le plus souvent aux
membres supérieurs; d'ailleurs, l'examen attentif de la peau et des
muqueuses, ainsi que les commémoratifs, permettront le plus ordinairement de reconnaître la syphilis.

L'*ostéomyélite aiguë* a été observée quelquefois chez les nourrissons, dans le cours des deux premières années (voir p. 272). Elle est caractérisée à cet âge par la tendance à la multiplicité des foyers inflammatoires (membres inférieurs ou supérieurs, côtes, etc.), par la prédominance des symptômes généraux infectieux (fièvre, accidents nerveux, etc.) qui manquent dans la maladie de Barlow; la constatation de la fluctuation profonde annonçant la présence du pus sous le périoste lèvera d'ailleurs tous les doutes.

Le *rhumatisme articulaire*, qui a été observé quelquefois dans le premier âge, se distingue du scorbut infantile par sa localisation aux jointures qui restent indemnes dans la maladie de Barlow, par l'absence de diathèse hémorragique et par la fréquence des complications cardiaques.

TRAITEMENT. — Le traitement du scorbut est purement alimentaire. Il consiste à substituer dans l'alimentation le lait frais, non coupé, au lait conservé, condensé ou fortement étendu d'eau. Il faut y joindre le jus de viande fraîchement exprimé, le jus de légumes frais (jeunes carottes, pommes de terre, cresson, etc.) ou d'oranges, qui est absorbé avec avidité par les enfants. On proscrira, cela va sans dire, toutes les spécialités alimentaires de conserve, causes de tout le mal.

Pour prévenir les fractures, il faut que les enfants soient maniés avec la plus grande douceur et laissés étendus au grand air sur un matelas de crin. On évitera en particulier de les soulever par le thorax ou les membres; ils seront pris par le tronc et enlevés tout d'une pièce. On ne leur donnera pas de bains, mais on les épongera doucement dans le décubitus dorsal.

Les enveloppements humides et froids, faits avec des compresses recouvertes de taffetas gommé, soulagent les douleurs des membres inférieurs et diminuent la tuméfaction.

Lorsque l'enfant sera en convalescence, on attendra qu'il fasse de lui-même des mouvements et on se gardera de tout essai prématuré pour le faire tenir debout ou marcher, ce qui pourrait déterminer une fracture.

L'huile de foie de morue et les bains salés hâteront la guérison.


# CHAPITRE XVII

## ANÉMIES.

Nous n'avons en vue dans cet article que les anémies chroniques, résultant d'un appauvrissement du sang en globules rouges et en hémoglobine, laissant de côté les anémies aiguës et passagères ré-

sultant d'hémorragies abondantes (melæna, omphalorragie, etc.).
Nous dirons d'abord quelques mots des anémies secondaires symptomatiques d'affections générales infectieuses ou dyscrasiques qui peuvent revêtir passagèrement le masque de l'anémie simple, puis nous
passerons aux anémies essentielles, l'anémie simple, la chlorose et
l'anémie pernicieuse.

Nous étudierons dans les trois chapitres suivants les anémies qui
s'accompagnent de lésions des organes hématopoiétiques.

### ANÉMIES SECONDAIRES.

**Première enfance.** — Les *troubles digestifs* résultant d'une alimentation vicieuse et insuffisante sont la cause la plus fréquente de
l'anémie persistante des nourrissons.

Le *rachitisme*, qui est sous leur dépendance, est souvent précédé
ou accompagné d'un état anémique assez marqué pour devenir un
des symptômes prédominants de la maladie. Il serait néanmoins faux
d'admettre que tout enfant rachitique est nécessairement anémique.
Par contre, l'anémie peut être, avec les déformations osseuses, un
des symptômes les plus saillants observés chez les enfants rachitiques
qui ne sont pas cachectiques et n'ont pas été émaciés par des catarrhes intestinaux prolongés. Elle s'explique probablement, d'une part,
par les auto-intoxications chroniques d'origine gastro-intestinale dues
à la dilatation atonique ou mécanique de l'estomac, d'autre part par
les troubles de l'hématopoièse qui résultent de l'inflammation rachitique de la moelle osseuse. Les moyens hygiéniques et médicamenteux, qui ont raison du rachitisme, guérissent du même coup l'anémie.

La *syphilis*, la *malaria*, la *tuberculose*, qui est souvent latente
dans le premier âge, enfin les *tumeurs malignes* qui, bien que rares
à cette période de la vie, sont cependant moins exceptionnelles dans
la première année que plus tard dans l'enfance (voir : *Tumeurs malignes*), peuvent être également la cause de l'anémie des nourrissons.

Quelle que soit l'origine de l'anémie du premier âge, l'examen du
sang y révèle un certain nombre de modifications pathologiques
parmi lesquelles l'oligochromhémie seule ou combinée à l'oligocythémie est commune à l'enfance et à l'âge adulte, tandis que d'autres
altérations sont spéciales à la première enfance ; dans ce nombre
sont, comme l'a signalé Hayem (1), la poïkilocytose avec globules
géants et la présence de globules rouges à noyau qui sont un élément
normal du sang avant la naissance ; après le cinquième mois, la
réapparition de ces derniers dans le sang, qui est l'indice d'un retour
à l'état fœtal des organes hématopoiétiques, n'a plus lieu que dans
les cas d'anémie extrême et est d'un pronostic grave.

(1) Hayem, *Soc. méd. des hôp.*, 25 octobre 1889.

**Seconde enfance.** — Les convalescents de maladies infectieuses, particulièrement de la diphtérie et de la fièvre typhoïde grave, sont habituellement dans un état d'anémie qui retarde plus ou moins longtemps le retour à la santé.

Parmi les maladies de la seconde enfance dont l'anémie est un symptôme important, il faut mentionner la *maladie de Werlhof*, le *scorbut*, la *malaria*, le *rhumatisme aigu*, la *maladie de Bright* et la *scrofule*, dont l'anémie forme parfois, avec les engorgements ganglionnaires, toute la symptomatologie.

Au point de vue pratique, il faut savoir que la *période latente de la tuberculose* viscérale, ganglionnaire ou osseuse, s'accompagne d'une anémie qui est souvent prise à tort pour l'anémie simple, essentielle. Chez l'enfant, plus encore que chez l'adulte, l'anémie qui survient sans cause appréciable et résiste aux traitements médicamenteux ou hygiéniques doit faire craindre la tuberculose.

Enfin, il est une anémie spéciale qui accompagne, chez les jeunes enfants, les *végétations adénoïdes* du pharynx, et qui est probablement due à l'anoxémie par ventilation insuffisante des poumons, surtout quand les enfants ne savent pas respirer par la bouche. L'abrasion de l'amygdale pharyngée est suivie alors à bref délai de la disparition de l'anémie.

### ANÉMIE SIMPLE DE LA SECONDE ENFANCE.

Nous entendons sous ce nom une maladie caractérisée uniquement par l'appauvrissement du sang et les symptômes qui en dépendent, maladie qui s'observe chez des enfants de sept à treize ans et que l'on a appelée aussi *anémie de croissance*.

ÉTIOLOGIE. — L'ancienne médecine admettait des maladies de croissance ; nous croyons qu'elle a confondu sous ce nom des affections des os comme l'ostéite épiphysaire des enfants et des adolescents, les exostoses dites de croissance et divers troubles de la santé observés dans la seconde enfance. Nous ne pensons pas que la croissance soit par elle-même une cause morbide, mais nous croyons qu'elle crée un état d'équilibre instable dans lequel l'anémie se développe facilement sous l'influence des causes qui la provoquent habituellement, de là le nom d'*anémie de croissance* donné à l'anémie de la seconde enfance.

Ses causes les plus habituelles sont : la *misère*, surtout une alimentation vicieuse ou insuffisante ; la *dyspepsie gastro-intestinale*, surtout dans sa forme chronique ; la *viciation de l'air* (logements insalubres, encombrement) ; le *surmenage scolaire*, dans lequel à la fatigue intellectuelle peuvent s'ajouter les inconvénients de la viciation de l'air, surtout en hiver, et du défaut d'exercice ; le *surmenage phy-*

*sique* qu'on observe chez les enfants employés dans les fabriques ou même chez des enfants de constitution délicate, qui, bien que placés dans de bonnes conditions hygiéniques, sont épuisés par des exercices du corps trop violents ; l'*onanisme*, les *vers intestinaux*, etc.

SYMPTOMES. — La décoloration de la peau et des muqueuses est le symptôme caractéristique de l'anémie. L'examen du sang révèle de l'oligochromhémie et presque toujours un certain degré d'oligocythémie. Les autres symptômes sont variables suivant les cas et portent sur le système circulatoire, le système nerveux ou le système digestif.

**Système circulatoire.** — L'examen du cœur est souvent négatif. Les souffles anémiques proprement dits qu'on entend chez l'adulte, sont tout à fait exceptionnels chez les enfants en dehors de la chlorose proprement dite ou de l'anémie pernicieuse et ne s'observent pas au-dessous de dix ans. On a confondu avec les souffles anémiques les souffles extra-cardiaques qu'on entend parfois quand il y a suractivité dans les battements du cœur et qui disparaissent rapidement si l'on peut obtenir une pause respiratoire suffisamment longue. Quant au souffle anémique veineux, continu ou intermittent, qui s'entend si souvent dans les vaisseaux du cou chez les chlorotiques, nous n'avons jamais pu le constater dans l'anémie simple des enfants.

On trouve quelquefois, chez les jeunes sujets anémiques, une augmentation relative de la matité cardiaque à droite, dépassant la ligne médiane et parfois même la ligne sternale droite. Ce phénomène peut coïncider avec une accentuation du second bruit pulmonaire et indique une stase du sang dans les cavités droites, qui provient d'un certain affaiblissement du muscle cardiaque. Cet affaiblissement ne se traduit jamais par des palpitations senties par l'enfant, mais il peut s'accompagner de *tachycardie*, d'un *choc étendu et visible* à gauche du sternum, au niveau du ventricule droit. Il ne s'accompagne jamais d'arythmie. L'enfant est légèrement essoufflé et présente, quand il prend trop d'exercice, de la *dyspnée d'effort*. Ces phénomènes rentrent en partie dans les symptômes décrits à tort sous le nom d'*hypertrophie de croissance* ; ils sont indépendants de l'accroissement du corps et sont dus plutôt à la dilatation qu'à l'hypertrophie musculaire du cœur.

**Système nerveux.** — L'impressionnabilité du système nerveux existe dans tous les cas d'anémie bien caractérisée et persistante, mais elle ne se traduit par des troubles réels que sous l'influence de causes adjuvantes, telles que le surmenage scolaire ou l'hérédité nerveuse.

Les troubles nerveux que l'on constate le plus souvent en pareil cas sont l'inaptitude au travail intellectuel et la céphalalgie ; René Blache (1) en a donné une bonne description sous le nom de *cépha-*

---

(1) Blache, *Revue mens. des mal. de l'enf.*, 1883, p. 117. — Voir aussi : Descroizilles, *Traité de path. inf.*, 2e éd., p. 1118.

*lalgie de croissance.* L'enfant se plaint d'une douleur qui siège ordinairement à la région frontale, s'étendant parfois à toute la moitié antérieure de la tête et qui, dans d'autres cas, est diffuse. Il devient maussade, nonchalant; l'inaptitude au travail s'accentue, surtout s'il continue à suivre l'école. Ces accidents peuvent persister assez longtemps, de six mois à plusieurs années; la céphalalgie est parfois continuelle avec des exacerbations qui surviennent à la reprise du travail intellectuel. D'autres fois, ils disparaissent complètement par un changement de vie au grand air avec repos intellectuel, mais peuvent récidiver, si le repos et les soins hygiéniques n'ont pas été suffisamment prolongés.

Il ne faut pas confondre ces céphalées anémiques avec celles qui sont provoquées chez les hypermétropes par des efforts trop considérables de l'accommodation. Le port de lunettes appropriées suffit pour faire disparaître ces dernières.

La *chorée* a été observée souvent chez des enfants anémiques et prédisposés héréditairement aux maladies nerveuses.

**Système digestif.** — Les fonctions digestives restent parfois intactes dans l'anémie infantile, ce qui est d'un heureux pronostic, le traitement ayant alors beaucoup plus de chances de succès.

Dans d'autres cas, on observe de l'anorexie, des digestions laborieuses, s'accompagnant souvent de crampes d'estomac après les repas et de constipation, ou d'alternatives de diarrhée et de constipation.

Enfin, nous pensons que beaucoup d'anémies infantiles sont l'effet et non la cause d'une dyspepsie gastro-intestinale prolongée. Tschernoff (1) a montré, par une série de numérations globulaires, qu'une hypoglobulie considérable peut disparaître quand on supprime, par un traitement approprié, les fermentations anomales du tube digestif chez les enfants.

TRAITEMENT. — Le traitement doit être avant tout dirigé contre la cause de l'anémie. Une bonne aération, le séjour à la montagne, qui est préférable à l'habitation au bord de la mer, une alimentation réparatrice et appropriée aux forces digestives de l'enfant, un exercice modéré, la cessation de l'école, sont les premières mesures à prendre et suffisent parfois à la guérison. Néanmoins il faut y joindre le plus souvent l'usage du *fer* et l'*hydrothérapie*.

Les préparations ferrugineuses que nous prescrivons de préférence sont : 1° les poudres de *fer réduit* (0,05 à 0,10 deux fois par jour), ou de *saccharate de fer* (2) à la dose d'une pointe de couteau deux fois par jour après les repas; 2° le *tartrate ferrico-potassique*, que nous

_________

(1) Tschernoff, *Jahrb. für Kinderheilk.*, 1897, t. XLV, p. 393, et t. XLVI, p. 153.
(2) Le *ferrum carbonicum saccharatum* de la pharmacopée germanique est un mélange de carbonate de fer et de sucre qui contient environ 10 pour 100 de fer.

ordonnons en potion à la dose de 0,50 dans 100,0 de sirop d'écorces d'orange amère (deux cuillerées à dessert par jour) ; 3° le *pyrophosphate de fer citro-ammoniacal*, que nous administrons d'après la formule suivante :

Sirop de gentiane............................................. 100,0
Pyroph. de fer citro-ammoniacal........................ 1,0
Une cuillerée à dessert deux fois par jour avant les repas.

4° La *ferratine* (Schmiedeberg) (1) qui contient 6 pour 100 de fer, préparation organique qui a l'avantage d'être bien supportée par l'estomac, même par de jeunes enfants. On l'administre aux repas à la dose d'un gramme trois fois par jour (2).

### CHLOROSE.

La chlorose est une forme d'anémie spéciale à la jeune fille et qui se montre en général au moment de la puberté. Si nous en parlons ici, c'est pour rappeler seulement qu'elle peut se développer aussi chez les petites filles de douze à quinze ans qui sont réglées prématurément ou qui, peu avant l'établissement de la menstruation, sont soumises à une mauvaise hygiène ou à des fatigues du système nerveux (émotions, surmenage scolaire).

La chlorose est souvent liée chez les petites filles au port prématuré du *corset* ; on constate parfois alors de la gastroptose ou de la dilatation de l'estomac. Il suffit, dans ce cas, de la substitution au corset d'une taille supportée par des bretelles et à laquelle sont fixés les jupons, pour voir se produire une amélioration rapide.

La chlorose diffère de l'anémie simple par le fait que le nombre des hématies n'est pas diminué, mais que le globule lui-même est appauvri en hémoglobine. C'est donc une oligochromhémie sans oligocythémie.

Signalons également au point de vue symptomatique la présence de souffles vasculaires au cœur et dans les vaisseaux du cou, la fréquence des palpitations et de l'hyperexcitabilité nerveuse.

Le meilleur traitement de la chlorose est l'administration systématique et prolongée du fer, combinée à l'aération et à l'hydrothérapie.

La préparation ferrugineuse qui nous a paru la meilleure en pareil cas est la masse de Blaud (sulfate de fer et sous-carbonate de potasse, parties égales) dont nous faisons préparer des pilules de 0,10 et dont nous prescrivons deux à chaque repas.

Ce traitement peut échouer néanmoins, si on néglige celui des troubles gastro-intestinaux. Il faut combattre la constipation par

(1) Schmiedeberg, *Arch. für exper. Path. u. Pharm.* t. XXXIII, p. 101.
(2) Kündig, *Thèse de Bâle*, 1894.

l'administration de la poudre de *rhubarbe* (0,10 à 0,15) prise le matin
à jeun et par le massage de l'estomac et de l'abdomen. L'alimentation,
qui doit être variée, sera donnée autant que possible sous la forme de
purées. Les repas doivent être peu abondants et fréquents. Le pain
sera pris *grillé* et en petites quantités ; on ordonnera en outre des
viandes noires finement coupées ou hachées, des légumes verts, des
purées de fruits et du lait comme boisson. Le vin ne sera donné
qu'exceptionnellement et à la fin du repas.

### ANÉMIE PERNICIEUSE PROGRESSIVE.

La maladie spéciale du sang décrite par Biermer en 1868 sous le
nom d'anémie pernicieuse est exceptionnelle dans l'enfance; sur
102 cas observés à tout âge réunis par Pye Smith (1), 6 seulement se
rapportaient à des enfants. Nous en avons réuni 50 cas, dont 21
appartiennent à la forme essentielle et 29 étaient liés à la présence
de vers intestinaux (2).

ÉTIOLOGIE. — L'étiologie de l'anémie pernicieuse essentielle est
aussi obscure chez l'enfant que chez l'adulte. La maladie peut se
développer à tout âge. Sur 21 cas, nous en trouvons 4 jusqu'à deux
ans, 3 de trois à cinq ans, 7 de six à dix ans, et 7 de dix à treize ans.
L'enfant le plus jeune était âgé de trois mois (cas de Demme).

(1) Pye Smith, *Guy's Hosp. Rep.*, 1883.

(2) ANÉMIE PERNICIEUSE INFANTILE ESSENTIELLE : 21 observations : Mauthner,
*Journ. für Kinderkr.*, t. XXIV, 1854, p. 208. — Leared, *Pathol. Transaction*,
t. IX, 1858, p. 438. — Quincke, *Sammlung. klin. Vorträge.*, n° 100, 1876. —
Bradford, *Boston med. and chir. Journ.*, July 1876. — H. Müller, *Thèse de Zurich*,
1877 (obs. 56). — Mackenzie, *Lancet*, 5 janvier 1878. — Cayley, cité par Coupland,
*Brit. med. Journ.*, 1881, t. I, 551. — Kahler, *Prag. med. Woch.*, 1880, n°s 38-45. —
Haven, *Arch. of Paediat.*, déc. 1884. — Kjellberg, *Arch. für Kinderheilk.*, 1884,
t. V, p. 181. — Steffen, *Jahrb. für Kinderheilk.*, 1888, t. XXVIII, p. 144. — D'Espine
et Picot (deux cas), *Revue de méd.*, 1890, p. 859. — Demme, *28° Bericht des Jen
ner'schen Kinderspitales*, 1891, p. 24. — Escherich, *Wien. klin. Woch.*, 1892,
n°s 13 et 14. — A. Monti, Die chronische Anemie. Leipzig, 1892, p. 93. — Hutinel et Variot, *Gaz. des hôp.*, 1885, p. 785, et note de Variot, *in* Traduction
française de Goodhart, Traité pratique des maladies des enfants. Paris, 1895,
p. 553. — F. W. Mott, *The Practitioner*, Aug. 1890. — Baginsky, *Lehrbuch der
Kinderkrankh.*, 5e édit. Berlin, 1896, p. 370 (trois cas).

BOTHRIOCÉPHALE : Schapiro, *Wratsch*, 1887, n°s 5 et 6 (1 cas). — Kisel, *Wratsch*,
1888, n° 45 (1 cas). — Podwissotzky, *Jahrb. für Kinderh.*, t. XXIX, 1889, p. 229
(1 cas). — Schaumann, Zur Kentniss der Bothriocephalus. Anämie. Berlin, 1894
(2 cas chez les enfants sur 72 cas personnels observés à Helsingfors).

TÆNIA MEDIOCANELLATA : Fiedeldij, *Nederl. Tijdschr. v. Geneesk.*, 1895, n° 15
(1 cas).

TÆNIA SOLIUM : Guaita, *Gazz. med. Lombard*, 27 janvier 1896 (1 cas).

ASCARIDES : Demme, *loc. cit.*, p. 31 (1 cas).

ANKYLOSTOME DUODÉNAL : Arslan, *Revue mens. des mal. de l'enf.*, 1892, p. 555
(21 cas).

Le *tricocephalus dispar* peut également donner lieu, dans certains cas où il prédomine dans l'intestin, à une anémie intense, mais non pernicieuse. Cima et
Moosbrügger (*Münch. med. Woch.*, 1895, n° 47) en ont décrit 3 cas chez l'enfant.

Si dans quelques observations l'anémie paraissait consécutive à une autre maladie, telle que la syphilis (Escherich), le rachitisme ou la dyspepsie, dans le plus grand nombre des cas elle semblait s'être développée spontanément, sans cause connue. En particulier dans les deux cas que nous avons publiés, il s'agissait d'enfants appartenant à la classe aisée, parfaitement sains au moment où l'anémie s'est déclarée. Nous pensons qu'on doit en chercher probablement la cause dans un agent infectieux détruisant les globules sanguins par les toxines qu'il sécrète. C'est du moins la seule explication plausible pour les anémies pernicieuses produites par les vers intestinaux et qui guérissent après l'expulsion de l'helminthe. L'anémie amenée par l'ankylostome duodénal, et qui reproduit fidèlement le tableau de l'anémie pernicieuse essentielle, paraît être autant une auto-intoxication qu'une anémie résultant de pertes sanguines. Arslan, qui en a observé 21 cas chez les enfants, a extrait de l'urine des malades une toxine qui déterminait une destruction des globules rouges chez le lapin ; cette toxine n'existait plus dans l'urine des enfants guéris par l'expulsion des ankylostomes.

ANATOMIE PATHOLOGIQUE. —   La destruction du sang est la lésion essentielle de l'anémie pernicieuse. Le cœur est flasque et vide de sang ; il est habituellement en état de dégénérescence graisseuse et présente souvent à la surface de nombreuses ecchymoses punctiformes. Les cellules du foie sont chargées de pigment riche en fer, qu'on décèle facilement à la périphérie des cellules en faisant agir successivement sur les coupes une solution de ferrocyanure de potassium et une solution diluée d'acide chlorhydrique. Cette augmentation du fer dans le foie, démontrée par les analyses de Quincke (1) et de W. Hunter (2), paraît démontrer que dans l'anémie pernicieuse l'agent destructeur des globules rouges provient du tube digestif. Il peut y avoir également un certain degré de dégénérescence graisseuse des cellules hépatiques et des cellules des tubes contournés du rein.

Quelques auteurs, tels que Frankenhauser (3) et Petrone (4), ont incriminé, comme cause de l'anémie pernicieuse essentielle, des microbes punctiformes, très mobiles, dix fois plus petits qu'un globule sanguin et facilement colorables dans le sang par le bleu de méthylène (Frankenhauser). En inoculant le sang d'une malade à deux lapins, sous la peau du dos, Petrone a déterminé une anémie marquée et a retrouvé dans le sang de ces animaux les mêmes microbes mobiles. L'un de nous, M. D'Espine, a constaté également la pré-

(1) Quincke, *Volkmann's Samml. klin. Vortr.*, Innere medicin, t. II, 1896, p. 797.
(2) W. Hunter, *Brit. med. Journ.*, 8 février 1896.
(3) Frankenhauser, *Centralbl. für die med. Wiss.*, 1883
(4) Petrone, *Lo Sperimentale*, 1884.

sence des mêmes organismes dans le sang d'une femme atteinte d'anémie pernicieuse.

DESCRIPTION. — L'anémie poussée à ses dernières limites, qui est le symptôme le plus apparent de la maladie, coexiste habituellement avec un embonpoint relatif qui contraste avec le teint blanc de cire de l'enfant. La dyspnée, les vertiges, les lipothymies ou les syncopes provoquées par le moindre effort, la tachycardie parfois accompagnée de souffles à la région précordiale, la diathèse hémorragique qui se caractérise vers la fin par de fines sugillations sanguines, soit sur la peau, soit sur la *rétine* et par des hémorragies dont les plus fréquentes sont l'épistaxis et le mélæna, l'œdème sans albuminurie, la fièvre, les nausées et les vomissements sont les symptômes les plus saillants relatés dans les observations d'anémie pernicieuse infantile.

Des troubles intestinaux ont été parfois aussi observés, mais ne font pas aussi nécessairement partie du tableau de la maladie que chez l'adulte, surtout chez les jeunes enfants.

Dans les cas typiques (1), nous sommes frappés de la constance de la *fièvre*, qui paraît, au moins dans les derniers jours, jouer un rôle important parmi les symptômes de la maladie. Si l'on en rapproche la fréquence des ecchymoses dans les viscères et dans les séreuses constatée à l'autopsie, on y trouvera une preuve nouvelle en faveur du caractère infectieux de cette bizarre affection.

L'examen du sang, quand il a été fait d'une manière complète, a montré une diminution du nombre des globules rouges, qui peut être réduit au cinquième et dans quelques cas même au dixième du chiffre normal. Au microscope, on a pu constater une poïkilocytose très accentuée, avec la présence de mégaloblastes et de normoblastes nucléés. Ce fait, qui montre un essai de régénération des globules par le retour à l'état fœtal de la moelle osseuse, n'a rien de pathognomonique pour l'anémie pernicieuse.

La dégénérescence graisseuse des fibres du cœur, constatée dans plusieurs autopsies et consécutive à l'anémie, explique les souffles systoliques intenses qui ont été parfois entendus à la pointe du cœur et qui étaient dus à l'insuffisance musculaire de cet organe.

La *durée* de la maladie a été parfois très courte. Dans quatre cas, elle n'a pas dépassé six semaines. Le malade de Quincke présenta une rémission trois mois après le début, qui fut suivie dans le huitième mois d'une rechute mortelle; ce cas est celui qui a présenté la plus longue durée chez l'enfant.

La terminaison a été fatale pour tous les cas d'anémie essentielle.

_________

(1) Les cas de Steffen et de Monti ne peuvent être considérés comme tels; le tableau de l'anémie pernicieuse y était altéré par la coexistence du rachitisme et, dans un cas, de la splénomégalie.

Par contre, tous les cas où la maladie était due à des vers intestinaux
ont guéri : dans deux cas après l'expulsion du bothriocéphale et de
ses œufs, dans un cas après l'évacuation d'une quantité considérable
d'ascarides lombricoïdes qui avaient pénétré jusque dans l'estomac,
d'où l'un d'eux avait été rejeté par la bouche ; dans les 21 autres, par
la disparition des ankylostomes des selles après l'administration
répétée de 2 à 4 grammes d'extrait éthéré de fougère mâle.

DIAGNOSTIC. — Le diagnostic de l'anémie pernicieuse ne peut
se faire que par exclusion. Les signes qui paraissent les plus caractéristiques, à côté de l'hypoglobulie, sont la présence dans le sang de
corpuscules nucléés géants et les hémorragies de la rétine. La
recherche au microscope des œufs de vers intestinaux dans les
selles doit toujours être faite.

L'anémie pernicieuse devra être différenciée non seulement des
anémies symptomatiques banales, mais aussi de l'*anémie pseudo-leucémique* et surtout de la *leucémie*. La splénomégalie et parfois un
glandage manifeste permettront d'exclure l'anémie pernicieuse. Les
cas d'Ellben (1) (fille de trois ans) et de Retslag (2) (fille de six ans),
où l'on avait admis une anémie pernicieuse, se rapportent à la
leucémie.

L'*ostéo-sarcome des os* peut s'accompagner parfois d'une anémie
pernicieuse progressive symptomatique, comme le prouvent trois cas
observés chez l'adulte par Grawitz (3).

Il faut enfin avoir présente à l'esprit la possibilité d'une intoxication respiratoire par des gaz délétères. L'empoisonnement chronique
par l'*oxyde de carbone* peut entraîner une anémie grave, qu'il faut
pourtant distinguer avec soin de l'anémie pernicieuse essentielle.
Koren (4) rapporte un cas d'asphyxie lente avec anémie grave observé
chez trois enfants d'une même famille, dont un succomba, à la suite
de l'emploi d'un poêle mobile. L'analyse révéla la présence de l'oxyde
de carbone dans la chambre.

Quoique nous n'en connaissions pas d'exemples chez les enfants,
nous rappellerons également l'empoisonnement chronique par les
vapeurs de *dinitrobenzol*, qui se rapproche encore plus de l'anémie
pernicieuse par ses caractères hématologiques que l'empoisonnement
par l'oxyde de carbone (Ehrlich et Lindenthal) (5).

TRAITEMENT. — Dans l'anémie pernicieuse essentielle des
enfants, on a essayé successivement, sans succès, les *inhalations*

(1) R. Ellben (autopsie par Schüppel) in : *Jahrb. für Kinderheilk.*, t. XIX, 1883,
p. 384.
(2) W. Retslag, *Berl. klin. Woch.*, 1887, p. 33.
(3) Grawitz, *Virch. Arch.*, t. LXXVI, 1879, p. 353.
(4) Koren, *Norsk. Magaz. für Laeger*, 1891, p. 551.
(5) Ehrlich et Lindenthal, *Zeitschr. für klin. Med.*, t. XXX, 1896, p. 217.

*d'oxygène*, l'administration de *l'arsenic* qui paraît avoir réussi dans certains cas chez l'adulte, de la *moelle osseuse* qui a été inefficace dans trois cas observés par Bertram Hunt (1), du fer et de la quinine, la transfusion, etc.

Dans l'anémie symptomatique de vers intestinaux, le succès dépend de la rapidité de l'intervention vermifuge.

# CHAPITRE XVIII

## ANÉMIE PSEUDO-LEUCÉMIQUE DU PREMIER AGE

### MALADIE DE JACKSCH (2).

Von Jacksch (3) a attiré en 1889 l'attention sur une anémie grave des enfants du premier âge, qui se distingue des anémies simples par l'existence d'une tuméfaction considérable de la rate (splénomégalie) et d'une leucocytose de moyenne intensité, qui peut exceptionnellement devenir considérable, comme dans la leucémie. En mars de la même année, Hayem (4) en avait fait connaître un cas chez un enfant de quatorze mois, qu'il décrivait sous le nom de leucocythémie. Son élève Luzet (5) a fixé dans sa thèse, en 1891, les principaux traits de cette affection. S. Somma (6), qui en a rapporté une douzaine de cas, attribue la priorité de la découverte de l'anémie splénique infantile à Cardarelli (1880) et à L. Somma (1887). Fede (7), comme plusieurs de ses compatriotes, croyant à une origine microbienne qui est loin d'être prouvée, a donné à cette affection le nom d'*anémie splénique infectieuse des petits enfants*. En 1892, Alt et Weiss (8) ont pu confirmer dans quatre cas les caractères hématologiques, indiqués par Luzet comme caractéristiques de l'anémie pseudo-leucémique. La même année, Monti et Berggrün (9), relevant tous les cas de cette affection publiés jusqu'à ce jour, arrivent au chiffre de 20, mais remarquent avec justesse que l'anémie pseudo-leucémique doit être moins exceptionnelle qu'on ne l'avait cru jusqu'ici, puisque, sur 227 cas d'anémie infantile observés dans l'espace

(1) B. Hunt, *Bristol med. and chir. Journ.*, 1896, p. 48.
(2) Cette dénomination, justifiée par l'historique, nous paraît utile pour distinguer cette maladie de l'adénie qui a été aussi désignée sous le nom de pseudo-leucémie.
(3) Voir : Jacksch, *Wien. med. Wochenschr.*, 1889, nos 22 et 23.
(4) Hayem, Du sang et des anémies. Paris, 1889, p. 864.
(5) Luzet, Étude sur les anémies de la première enfance, *Thèse de Paris*, 1891.
(6) S. Somma, *Congrès de pédiatrie de Rome*, octobre 1890.
(7) Fede, *Bollett. della R. Acad. med. chir. di Napoli*, 1889.
(8) Alt et Weiss, *Centralbl. für die med. Wiss.*, 1892, p. 443 et 450.
(9) Monti et Berggrün, Die chronische Anemie im Kindesalter. Leipzig, 1892.

de huit mois, ils en ont reconnu 4 comme appartenant à la pseudo-leucémie.

Aujourd'hui, de nombreuses observations recueillies un peu partout ont démontré que, tout en restant une maladie peu commune, elle est moins exceptionnelle qu'on ne l'avait cru tout d'abord. Ainsi, Tœplitz (1) en a recueilli 12 cas, Loos (2) l'a observée fréquemment à Graz, où il a eu l'occasion de faire cinq autopsies d'enfants morts d'anémie splénique. Raudnitz (3), à Prague, en a vu 6 cas, dont trois terminés par la guérison ; il combat, ainsi que Fischl (4), l'opinion de ses prédécesseurs qui ont fait de l'anémie pseudo-leucémique une maladie *sui generis*.

Glockner (5), à Munich, donne l'histoire de quatre enfants de cinq à quinze mois, atteints d'anémie splénique, qui ont succombé à des maladies intercurrentes. En Italie, Mya et Trambusti (6) en ont rapporté deux cas avec autopsie, en 1892, et Modigliano (7) deux cas en 1898, dont un suivi de guérison. L'anémie pseudo-leucémique a été observée en Amérique par Koplik (8) et par Forchheimer (9), en Suisse par Audeoud (10) et par Combe.

ÉTIOLOGIE. — Sur 18 malades cités par Monti et Berggrün, 12 étaient du sexe féminin et 6 du sexe masculin. Tous les cas connus se rapportent à des enfants en bas âge, la plupart entre six et seize mois.

Cet âge correspond à l'époque d'apparition du *rachitisme*, maladie avec laquelle l'anémie pseudo-leucémique paraît avoir des relations très étroites (18 fois sur 22 cas). Néanmoins il faut, pour expliquer la fréquence du rachitisme et la rareté de l'anémie pseudo-leucémique, admettre l'action spéciale d'une cause qui nous est encore inconnue. D'ailleurs, cette dernière maladie a été observée dans quelques cas en dehors du rachitisme.

DESCRIPTION. — **Degrés de la maladie.** — L'anémie des enfants rachitiques peut présenter des degrés très variables. Dans une première série de cas, le nombre des globules rouges peut rester normal, mais il y a de l'oligochromhémie et une légère leucocytose ; le rapport des globules blancs aux globules rouges varie de 1 : 190

<hr>

(1) Tœplitz, *Jahrb. für Kinderheilk.*, t. XXXIII, 1892, p. 367.
(2) Loos, *Ibid.*, t. XXXIX, 1895, p. 354.
(3) Raudnitz, *Prag. med. Woch.*, 1894, n° 4.
(4) Fischl, *Ibid.*, 1894, p. 3.
(5) Glockner, *Münch. med. Abhandl.*, II Reihe, 2tes Heft. Munich, 1895.
(6) Mya et Trambusti, *Lo sperimentale*, 1892, p. 359.
(7) Modigliano, *La paediatria*, 1898, p. 105.
(8) Koplik, *Arch. of pediatr.*, 1893, p. 210.
(9) Forchheimer, *Ibid.*, 1893, p. 883.
(10) Audeoud, *Rev. méd. de la Suisse rom.*, 1894, p. 507.

à 1 : 120 (1). Ce premier degré d'*anémie simple* s'accompagne parfois de splénomégalie. Luzet a démontré que ces cas forment parfois le premier stade de l'anémie pseudo-leucémique. Dans une seconde série de cas, tous caractérisés par une *splénomégalie* très accentuée et quelquefois par une légère hépatomégalie, il y a oligocythémie en même temps qu'oligochromhémie, et la leucocytose est très accentuée ; c'est l'anémie *pseudo-leucémique infantile*. Le rapport des globules blancs aux globules rouges varie de 1 : 90 à 1 : 45 au maximum (2). Enfin, dans quelques cas, la maladie peut se transformer en leucémie vraie. Le nombre des globules blancs est alors encore plus considérable et peut arriver même à être égal ou supérieur à celui des globules rouges.

**Symptômes.** — Les petits enfants atteints d'anémie pseudo-leucémique présentent, comme symptômes prédominants, un état cachectique s'accompagnant d'une décoloration extraordinaire de la peau et une tumeur splénique qui fait saillie dans l'abdomen et peut descendre jusqu'au bassin.

La *splénomégalie* se produit lentement, chroniquement ; elle progresse souvent jusqu'à la mort. Dans d'autres cas, la rate diminue dans les derniers temps de la vie.

Elle était redevenue relativement normale dans quelques cas rares, terminés par la guérison. La splénomégalie est le phénomène saillant de l'anémie pseudo-leucémique. La rate est toujours considérablement hypertrophiée à la période d'état ; elle peut être quatre à cinq fois plus grande qu'à l'état normal. Elle dépasse les fausses côtes, soit en bas vers la fosse iliaque, soit en dedans, où elle atteint souvent l'ombilic. A la palpation, on sent une tumeur dure, parfois de consistance pierreuse, à surface lisse et non douloureuse au toucher.

Le foie est augmenté de volume, mais dans des proportions beaucoup moins considérables que la rate. Souvent, dans 12 cas sur 20, il a été trouvé normal. Les ganglions superficiels présentent aussi parfois une légère tuméfaction. Cette intumescence ganglionnaire a fait défaut dans 7 cas sur 22 (Monti et Berggrün). On peut donc affirmer avec Luzet (3) que l'adénie est une maladie distincte de l'anémie pseudo-leucémique du premier âge et que l'intumescence ganglionnaire n'atteint jamais, dans cette dernière maladie, les proportions qui en font la caractéristique de l'adénie.

La *fièvre*, sur laquelle les auteurs italiens ont beaucoup insisté, peut-être parce qu'ils observaient dans un pays à malaria, n'est pas un symptôme habituel de l'anémie pseudo-leucémique. Elle est due presque toujours à des complications inflammatoires.

---

(1) Felsenthal, *Arch. für Kinderheilk.*, t. XV, 1892, p. 89.
(2) Voir : Gerhardt. *Handb. der Kinderkrank.*, t. III, 1878, p. 87. — Kuttner, *Berl. klin. Wochenschr.*, 1892, p. 1103 et 1137.
(3) Luzet, *loc. cit.*, p. 118.

La diarrhée, qui a joué un rôle important dans certains cas, paraît également avoir été ou une complication ou une des causes prédisposantes de l'anémie.

Raudnitz a noté, dans les trois cas mortels qu'il a observés, des *hémorragies* consécutives, punctiformes ou en nappe.

Enfin, il n'est pas rare de voir se produire, à la période cachectique, de l'*œdème* des extrémités, sans albuminurie.

**Hématologie.** — L'examen du sang fait constater, outre la leucocytose et l'oligocythémie, quelques particularités intéressantes, qui se retrouvent d'ailleurs dans l'anémie pernicieuse : ce sont la poïkilocytose (grandeur très variable des globules rouges), la présence de globules rouges à noyaux (normoblastes et mégaloblastes) et de nombreuses figures karyokinétiques dans les noyaux de ces globules. Ce signe de la division directe des noyaux dans les globules rouges n'a été constaté que 12 fois sur 20 cas ; il n'est donc pas un caractère nécessaire, pathognomonique, de l'anémie pseudo-leucémique, comme l'avaient pensé Luzet, Alt et Weiss.

La présence de globules blancs à granulations éosinophiles, qu'Ehrlich considérait comme caractéristique de la leucémie vraie, a été constatée dans l'anémie pseudo-leucémique et même dans d'autres formes d'anémie, comme l'anémie pernicieuse.

**Marche, terminaisons.** — Le plus grand nombre des enfants atteints d'anémie pseudo-leucémique, observés jusqu'ici, ont fini par mourir au bout d'un temps qui a varié entre quelques mois et deux ou trois ans. La mort a été presque toujours déterminée par des complications, telles que la broncho-pneumonie, l'empyème ou l'entérite.

Dans quelques cas rares, la terminaison fatale a été due à la transformation de l'anémie splénique en leucémie vraie.

Une *amélioration notable* et parfois même une *guérison complète* ont été obtenues par Monti et Berggrün (1 cas), par Raudnitz (3 cas), par Modigliano (1 cas). On a vu alors disparaître peu à peu la leucocytose, l'anémie et même la splénomégalie.


DIAGNOSTIC. — Le diagnostic positif est fondé d'une part sur l'existence de l'anémie et de la splénomégalie constatées chez des enfants en bas âge, d'autre part sur les caractères hématologiques étudiés plus haut. Les symptômes cliniques seuls ne suffisent pas, car ils ont été observés dans le cours de la malaria, du rachitisme et de la syphilis héréditaire, sans qu'il y eût de leucocytose.

Dans les pays paludéens, le diagnostic avec la *malaria* doit être souvent difficile ; l'absence de plasmodies dans le sang au moment des accès de fièvre et de la teinte bistre caractéristique de la cachexie paludéenne permettront d'éliminer la malaria.

La splénomégalie a été observée assez souvent dans la *syphilis héréditaire*, dans 48 pour 100 des cas suivant Colcott Fox et

Ball (1), mais elle n'atteint jamais les proportions colossales qu'on rencontre dans l'anémie pseudo-leucémique.

Quand le *rachitisme* s'accompagne de splénomégalie, l'absence persistante de leucocytose permettra seule d'exclure, dans ce cas, l'anémie pseudo-leucémique.

Quant au diagnostic *hématologique*, une de ses grandes difficultés provient de la variabilité des résultats fournis par l'examen du sang chez le même malade. La leucocytose, en particulier, peut disparaître complètement, pour reparaître ensuite et varier d'intensité dans des proportions considérables (de 1 : 200 à 1 : 50). Quand la proportion des leucocytes est plus considérable que 1 pour 50, on doit craindre la transformation en leucémie vraie.

L'*anémie pernicieuse* se distinguera facilement de l'anémie pseudo-leucémique par l'absence de tumeur de la rate et de leucocytose.

TRAITEMENT. — On a essayé, le plus souvent sans succès, contre l'anémie pseudo-leucémique, la plupart des traitements employés, soit contre l'anémie, tels que le fer et l'arsenic, soit contre la maladie primitive, tels que le mercure et l'iodure de potassium chez les syphilitiques, la quinine chez les paludéens, l'huile de foie de morue chez les rachitiques.

Néanmoins, des guérisons incontestables ont été observées, sans qu'on puisse les rapporter sûrement au traitement mis en œuvre. Tœplitz vante la résorcine à l'intérieur, Raudnitz les lavements de sang frais défibriné (de 25 à 100 grammes par jour), Modigliano la liqueur de Van Swieten, Combe (2) l'organothérapie par la moelle osseuse, à laquelle il attribue la guérison de deux cas dont il ne donne pas d'ailleurs l'observation. Peut-être faut-il rapporter aussi à la maladie de Iaksch l'observation de Lawrie (3), qui guérit en quatre mois un enfant d'un an et demi atteint d'une anémie grave avec splénomégalie, par l'administration exclusive de la moelle osseuse, à la dose de trois cuillerées à thé par jour.

<h1 style="text-align:center">CHAPITRE XIX</h1>

<h2 style="text-align:center">LEUCÉMIE.</h2>

La leucémie vraie se distingue de l'anémie pseudo-leucémique par le développement extrême de la leucocytose et par la présence de lymphomes, siégeant le plus souvent dans les organes hématopoïétiques (rate, foie, ganglions lymphatiques, os, follicules lymphatiques

<hr>

(1) Colcott Fox et Ball, *Brit. med. Journ.*, 23 avril 1892.
(2) Combe, *Rev. méd. de la Suisse rom.*, 1895, p. 261.
(3) Lawrie, *Brit. med. Journ.*, 1894, II, p. 1238.

du tube digestif), mais qui peuvent aussi se former dans la peau,
la plèvre, les reins, le cerveau, etc.

La leucémie n'est pas une maladie commune et est beaucoup plus
rare encore chez l'enfant que chez l'adulte. Birch-Hirschfeld (1), en
1878, en réunissait 39 observations relatives au jeune âge, se répar-
tissant comme suit : 4 dans la première année, 9 de un à quatre ans,
9 de cinq à neuf ans et 17 de neuf à quinze ans. Depuis lors, il n'en
a été publié qu'un petit nombre d'observations (2). En 1894, Morse
n'en trouve que 20 cas dans la littérature médicale, dont un tiers
seulement sont pour lui incontestables.

DESCRIPTION. — La leucémie présente, comme forme habituelle
chez l'enfant, la variété mixte lymphatico-liénale dans laquelle ce
sont tantôt les ganglions lymphatiques, tantôt la rate et le foie qui
sont envahis les premiers.

La forme myélogène paraît être très rare dans le jeune âge;
nous n'en connaissons qu'une seule observation, c'est celle de
Schmutziger (3) relative à un enfant de onze ans, qui présentait des
douleurs osseuses. Peut-être aussi peut-on y faire rentrer une observation de Cassel (4), relative à une petite fille de huit ans, qui se
plaignait de maux de tête et de douleurs abdominales depuis trois
semaines. Les ganglions lymphatiques étaient peu développés ; la
rate était énorme et remplissait les deux tiers de l'abdomen. L'examen du sang révéla une proportion de leucocytes par rapport aux
globules rouges de 1 à 7. Les médullocelles représentaient les
70 pour 100 des leucocytes du sang. L'état de l'enfant n'était pas
mauvais; il se maintenait grâce à l'arsenic et au traitement diététique.

Hochsinger et Schiff ont décrit, chez un enfant de huit mois, des
altérations lymphadéniques de la peau. On pouvait constater sur
toute la surface du corps, et particulièrement à la face et sur le
cuir chevelu, des nodules mobiles avec la peau, dont le volume
variait d'une tête d'épingle à une noisette. L'examen microscopique d'un nodule excisé permit de constater qu'il s'agissait d'une
infiltration lymphadénique de la peau, qui avait eu pour point de
départ les capillaires des glandes sudoripares.

(1) Birch-Hirschfeld, art. LEUCÉMIE, in *Gerhardt's Handb. der Kinderkr.*, III,
1re partie, 1878, p. 301.

(2) Voir, en particulier, les observations suivantes, publiées depuis le travail de
Birch-Hirschfeld : Ortner, *Jahrb. für Kinderheilk.*, XXXII. — Keating, *Philadel-
phia med. und surg. Journ.*, 28 nov. 1885. — Hochsinger et Schiff, *Vierteljahrschr.
für Dermat.*, 1887, n° 3. — Ebstein, *D. Arch. für klin. Med.*, t. XLIV, 1889, p. 343.
— Wadham, *Lancet*, 1884, I, p. 158. — J. H. Musser, *Philadelphia County med.
Soc.*, 28 sept. 1887. — Guttmann, *Berl. klin. Woch.*, 1891, n° 46. — Eichhorst,
*Virch. Arch.*, t. CXXX, 1892, p. 365. — Morse, *Boston med. Journ.*, 9 aug. 1894. —
Dallemagne et Tordeus, *Méd. infant.*, 1894, p. 609. — Edwards, *Med. Chron.*, July
1897, p. 253.

(3) Schmutziger, *Arch. der Heilkunde*, t. XVII, 1876, p. 27.

(4) Cassel, *Berl. klin. Woch.*, 1898, p. 44.

Il faut signaler, comme particulière à l'enfance, l'énorme hypertrophie du thymus qui recouvrait le cœur chez un enfant de cinq ans observé par Cnyrim (1). Gallasch (2) a trouvé des lymphomes de la glande lacrymale chez un garçon de quatre ans et demi.

La marche de la maladie est habituellement chronique et se termine fatalement au bout de un à trois ans, soit par cachexie, soit par diathèse hémorragique, soit par compression de la trachée à la suite d'adénie du médiastin, soit encore par le fait de complications telles que la broncho-pneumonie. La mort a été subite à la suite d'accidents gastro-intestinaux violents chez un petit garçon de huit ans et demi observé par Mushet (3).

Exceptionnellement, la leucémie peut prendre une marche *aiguë* et se terminer par la mort en quelques jours (Guttmann, Eichorst), après quatre à six semaines (Ebstein, Müller [4], Theodor [5]) ou deux mois (Wadham). On a signalé, dans la première enfance, une forme aiguë accompagnée d'une augmentation considérable de la rate et d'un état fébrile rappelant la fièvre typhoïde (Mosler [6], Seitz [7]). Theodor, qui a pu relever dans la littérature médicale 45 cas de leucémie aiguë, en compte 6 chez les enfants. L'hypothèse d'une cause infectieuse, qui se présente naturellement à l'esprit pour la forme aiguë, n'a pas été vérifiée dans le cas de Theodor, où un examen bactériologique très complet du sang a donné un résultat négatif.

ÉTIOLOGIE. — D'après Sänger (8), la leucémie est transmissible de la mère au fœtus. Les cas de leucémie infantile sont parfois multiples dans la même famille ; dans l'observation de Duret et Wacquez, un frère de dix ans et une sœur de quatre ans ont succombé à la leucémie ; Ortner cite deux sœurs, Senator deux jumelles, Naunyn deux frères atteints de leucémie.

La leucémie peut se montrer à toutes les périodes de l'enfance. La proportion des cas observés dans le premier âge est relativement forte (Virchow [9], Trousseau [10], Fischl [11], Jones [12], Hochsinger et Schiff, etc.).

La leucémie est très probablement une maladie infectieuse. Kelsch et Vaillard (13) ont retiré, du sang du doigt d'un jeune homme atteint

(1) Cnyrim, *Verhandl. des Aeztl. Gesellsch. in Frankfurt*, 24 avril 1871.
(2) Gallasch, *Jahrb. für Kinderheilk.*, Bd VI, 1875.
(3) Mushet, *Med. Times and Gaz.*, 1867, I, p. 275.
(4) Müller, *Jahrb. für Kinderheilk.*, t. XLIII, 1896, p. 130.
(5) Theodor, *Arch. für Kinderheilk.*, t. XXII, 1897, p. 47.
(6) Mosler, *Berl. klin. Woch.*, 1861, p. 12.
(7) Seitz, *Deutsche Klinik*, 1866, nos 15 et 16.
(8) Cité *in* Ribemont, Précis d'obstétrique, Paris, 1897, p. 679.
(9) Virchow, *Ges. Abhandl.*, 1856.
(10) Trousseau, *Clinique*, 3º édit., t. III, p. 562.
(11) Fischl, *Prag. med. Woch.*, 1894, p. 4.
(12) Jones, *Brit. med. Journ.*, 9 juillet 1887.
(13) Kelsch et Vaillard, *Ann. de l'Inst. Pasteur*, 1890, p. 276.

de leucémie aiguë, un bacille immobile, à bouts arrondis, court et
trapu, dont les cultures pures ont tué rapidement le lapin et la souris.
A l'autopsie, ces mêmes microbes ont été retrouvés dans le sang du
cœur ainsi que dans les lymphomes des ganglions et du foie.
Pawlowski (1) a retiré du sang de six leucémiques des bacilles dont
la description paraît concorder avec celle des bacilles de Kelsch et
Vaillard. Ces microbes formaient de véritables thromboses dans les
capillaires du foie. Enfin Bonnet (2) a retrouvé les mêmes organismes
par l'examen microscopique du sang.

DIAGNOSTIC. — Le diagnostic de la leucémie est fondé essentiellement sur l'examen du sang, qui révèle une proportion de leucocytes supérieure à 1 : 50 par rapport aux globules rouges et
arrivant parfois à l'égalité. C'est ainsi seulement qu'on peut distinguer la leucémie de l'anémie pseudo-leucémique du premier âge,
dans laquelle la leucocytose reste modérée (1 : 200 à 1 : 50). Cette
dernière peut d'ailleurs, comme nous l'avons déjà dit, se transformer
en leucémie vraie.

PRONOSTIC ET TRAITEMENT. — La guérison est tout à fait
exceptionnelle et ne paraît possible que dans la première période.
Birch-Hirschfeld cite 4 cas de guérison sur 39.

Mosler recommande comme traitement l'hydrothérapie dans la
première période, de fortes doses de quinine et l'oxyde de fer.
Habershon vante l'effet de l'iodure de fer, Forslund celui de l'huile
de foie de morue. Dans la leucémie ganglionnaire, on a recommandé
principalement l'arsenic sous la forme de liqueur de Fowler.
Bigger (3) prône l'administration de la moelle osseuse fraîche (3 à
4 tartines par jour). Il a vu guérir par ce traitement, en peu de temps,
un garçon de douze ans atteint de leucémie.

CHAPITRE XX

### ADÉNIE.

MALADIE D'HODGKIN.

Hodgkin a décrit, en 1832, une maladie caractérisée par un
engorgement chronique généralisé des ganglions lymphatiques,
accompagné habituellement d'une hypertrophie de la rate et qui
entraîne la mort par cachexie. Ses deux premières observations se
rapportent à des enfants.

(1) Pawlowski, *Deutsch. med. Woch.*, 1892, p. 641.
(2) Bonnet, Thèse de Paris, 1895.
(3) Bigger, *Lancet*, 1894, II, p. 682.

La découverte de la leucémie par Virchow fit faire un pas important à la délimitation de cette maladie. Bonfils, en 1856, démontra le premier, par l'examen du sang d'un adulte, que la maladie d'Hodgkin ne s'accompagne pas de leucémie. Son maître Trousseau donna, en 1865, le nom d'*adénie* à cette affection, qu'il distingua complètement de la leucocythémie. Cette dualité a été accentuée par la dénomination de *lymphome malin* donnée à l'adénie par Billroth, et qui est encore employée habituellement par les auteurs allemands.

Le nom de *lymphosarcome*, proposé par Virchow, prête à une confusion avec le sarcome vrai primitif des ganglions et doit être abandonné.

Aujourd'hui, plusieurs auteurs français, abandonnant la dualité proclamée par Trousseau, réunissent, sous le nom de lymphadénie, l'adénie, la leucémie et l'anémie pseudo-leucémique du premier âge. L'étude de l'adénie, chez l'enfant en particulier, n'est pas favorable à cette conception unitaire ; l'examen du sang, même dans les cas chroniques, n'a jamais permis de constater la transformation de l'adénie en leucémie. Ces deux maladies n'ont de commun entre elles que leur localisation dans le même système anatomique, l'appareil lymphatique.

ÉTIOLOGIE. — **Age**. — L'adénie a été observée à tout âge, même chez les vieillards, mais c'est surtout une maladie d'enfants et d'adultes jeunes ; elle devient rare après trente ans. Gowers, qui en a réuni 100 cas en 1879, en compte 30 au-dessous de vingt ans et 16 au-dessous de dix ans.

Sans prétendre donner une bibliographie complète, nous avons choisi pour base de ce travail 34 observations d'adénie infantile typique, dont 5 se rapportent à des enfants au-dessous de quatre ans et 29 à des enfants de quatre à quinze ans (1). Le plus jeune avait dix mois (Gretsel).

**Sexe**. — On trouve une grande prédominance de la maladie d'Hodgkin dans le sexe masculin, chez l'enfant comme chez l'adulte.

(1) Hodgkin (2 cas). *Trans. of the med. and chir. Soc.*, vol. XVII, 1832. — Wilks, (2 cas), *Trans. of the path. Soc.*, vol. XI et *Guy's Hosp. Reports*, vol. XI, 1865, p. 61. — Friedrich (1 cas), *D. Klinik*, 1856, n° 20. — Lambl (3) cas), *Aus dem Franz-Josefs Kinderhosp.*, 1860, I, p. 243. — Gretsel (1 cas), *Berl. klin. Woch.*, 1866, p. 212. — Wunderlich (1 cas), *Arch. der Heilk.*, t. VII, 1866, p. 531. — Eberth (1 cas), *Virch. Arch.*, t. XLIX, 1870, p. 63. — Murchison (1 cas), *Trans. of the pathol. Soc.*, t. XXI, 1870, p. 372. — Hüttenbrenner (2 cas), *Jahrb. für Kinderheilk.*, t. IV, 1871, p. 157. — Henoch (1 cas), *Charité Ann.*, t. VI, 1881, p. 523. — Hermann (2 cas), Thèse de Berne, 1885. — Wright (1 cas), *Dublin Journ. of med. Sc.*, 1888, p. 106. — Roux et Lannois (1 cas), *Revue de méd.*, 1890, p. 1011. — Westphal (2 cas), *Deutsche Arch. für klin. Med.*, t. LI, 1893, p. 83. — Kissel (3 cas) *Wratch.*, 9 et 16 juin 1894. — Dietrich (1 cas), Thèse de Tübingue, 1896. — Taylor (1 cas), *Guy's Hosp. Report*, t. LII, 1897, p. 173. — Fischer (7 cas), *Arch. für klin. Chir.*, t. LV, 1897, p. 467. — Labbé et Jacobson (1 cas), *Revue de méd.*, 1898, p. 653.

Sur nos 34 cas, il y a 24 garçons, 8 filles et 2 cas dans lesquels le sexe n'est pas indiqué.

**Causes déterminantes.** — Ces causes restent absolument obscures. Trousseau insistait sur la part qui revient, dans l'origine des tumeurs ganglionnaires, aux lésions irritatives des muqueuses ou de la peau qui envoient leurs lymphatiques aux ganglions malades. Chez l'enfant, où ces lésions sont si fréquentes et jouent un rôle évident dans les adénites scrofuleuses, rien de semblable n'a été noté, et dans plusieurs observations, les auteurs font ressortir, au contraire, l'absence de toute inflammation locale préalable. On peut citer comme des exceptions l'observation de Gamgee, dans laquelle l'adénie cervicale se développa à la suite d'une stomatite ulcéreuse, et celles de Gretsel et de Friedrich, où la splénomégalie fut précédée par une entérite hémorragique à forme dysentérique.

Ni l'hérédité, ni la santé antérieure ne fournissent de prédisposition évidente ; dans plusieurs observations, on relève, en particulier, la bonne santé antérieure et les excellentes conditions hygiéniques dans lesquelles l'enfant vivait.

Plusieurs auteurs modernes attribuent à l'adénie une origine *infectieuse.* Il est incontestable que les modifications histologiques des ganglions dans l'adénie se rapprochent plus de celles d'une hyperplasie, comme peut la produire une irritation chronique, que de celles d'une néoplasie, quoique dans plusieurs cas les limites soient difficiles à tracer. Le bacille que Delbet (1) a retiré du sang de la rate d'une femme atteinte de pseudo-leucémie et qui, inoculé à des animaux, a déterminé chez eux une hypertrophie ganglionnaire généralisée, n'a jamais été retrouvé par d'autres observateurs. D'ailleurs, dans un certain nombre de cas d'adénie, les recherches bactériologiques les plus soignées n'ont donné que des résultats négatifs (Roux [2], Fischer [3], etc.).

Par contre, on a retiré des ganglions adéniques dans la période terminale, 13 fois le staphylocoque (*staphylocoque doré* très virulent chez le malade de Roux et Lannois), 4 fois le streptocoque, 1 fois le pneumocoque et 4 fois des coccus mal définis (Brigidi et Piccoli) (4). Ces *infections secondaires*, qui ont déterminé une adénite aiguë infectieuse (leucocytes polynucléaires dans le ganglion) (5) et parfois des abcès miliaires métastatiques dans le poumon (Roux et Lannois), s'expliquent par le peu de résistance que présente l'organisme dans la cachexie pseudoleucémique. Dans un cas, Fischer rencontra même une infection tuberculeuse tardive du poumon, tandis que les

(1) Delbet, *C. R. Acad. des sc.*, séance du 17 juin 1895.
(2) Roux, *in* Guillermet, Thèse de Lyon, 1890.
(3) Fischer, *loc. cit.*
(4) Brigidi et Piccoli, *Ziegler's Beitr. zur pathol. Anatom.*, t. XVI, 1894, p. 388.
(5) Voir : Bezançon et Labbé, Infections expérimentales ganglionnaires, *Soc. de biol.*, 26 mars et 7 mai 1889.

cultures du suc des ganglions adéniques restaient stériles. Ces infections secondaires modifient le tableau clinique de l'adénie (fièvre récurrente, diathèse hémorragique) et précipitent la terminaison fatale.

En définitive, la cause première de l'adénie nous échappe; cette maladie se rapproche plus néanmoins, par sa tendance aux métastases et par la cachexie tardive qu'elle amène, des tumeurs malignes que des infections proprement dites.

ANATOMIE PATHOLOGIQUE. — **Ganglions.** — La forme *molle* et la forme *dure* du lymphome malin ont été trouvées à l'autopsie chez l'enfant; néanmoins la forme dure prédomine. Ces deux formes coexistent habituellement et ne représentent probablement que des stades différents du même processus. Dans la forme molle, la structure du ganglion est conservée; dans la forme dure, l'hyperplasie du réticulum est très accentuée et l'appareil folliculaire est parfois méconnaissable.

Les lymphomes malins se distinguent des adénomes tuberculeux et des sarcomes vrais, par l'absence de toute tendance à la suppuration, à la nécrobiose caséeuse et à la propagation aux tissus voisins (périadénite). Les ganglions agglomérés, qui forment parfois des tumeurs considérables, sont en général facilement énucléables.

**Rate et foie.** — Le foie et surtout la rate sont, en général, considérablement agrandis. Leur tissu est souvent criblé de petits nodules blanchâtres variant de la grosseur d'une tête d'épingle à celle d'un pois, vrais lymphomes métastatiques, qui présentent un tissu réticulé avec noyaux, renfermant dans ses mailles des leucocytes. Ces lymphomes ont été retrouvés plus rarement dans d'autres organes, tels que les reins, les plèvres, les poumons, etc.

**Autres organes hématopoïétiques.** — Le *thymus* était considérablement hypertrophié dans plusieurs cas (Murchison, Eberth, Birch-Hirschfeld [1]). Le thymus a été regardé comme le foyer primitif des lymphadénomes du médiastin dans plusieurs autopsies chez l'enfant.

L'hypertrophie sans ulcération de l'*appareil folliculaire du tube digestif* (follicules solitaires et plaques de Peyer, amygdales), a été signalée dans un certain nombre d'observations.

La *moelle osseuse* a été trouvée, tantôt normale, tantôt rouge (retour à l'état fœtal), comme dans toutes les anémies graves de l'enfance. Elle ne jouerait jamais aucun rôle actif dans la maladie d'Hodgkin.

DESCRIPTION. — **Forme classique.** — Au début, la maladie est purement locale et caractérisée par l'hypertrophie des ganglions

---

(1) Birch-Hirschfeld, art. Pseudo-leukaemie, dans *Gerhardt's Handb. der Kinderkr.*, t. III, 1re partie, p. 345, 1878.

du cou, principalement derrière l'angle de a mâchoire ou dans la région mastoïdienne. Ces tumeurs ganglionnaires s'étendent, en général, peu à peu, de proche en proche, souvent d'un seul côté ; quand elles sont bilatérales, elles sont asymétriques et plus développées du côté qui a été atteint le premier. Au bout d'un temps variable, elles s'accroissent considérablement et peuvent arriver à former des masses dures, mamelonnées, formées par des ganglions agglomérés, mais non confondus, indolents. La peau, à leur surface, peut être distendue et recouverte d'un réseau veineux, mais elle n'est jamais adhérente et ne s'ulcère jamais. A un certain moment, toute la partie latérale du cou peut être transformée en une tumeur bosselée, irrégulière, qui s'étend de l'angle de la mâchoire à la clavicule et au sternum ; elle présente alors un aspect difforme, qui rappelle le cou proconsulaire de la diphtérie infectieuse. L'adénie peut s'étendre parfois, mais non toujours, aux ganglions de l'aisselle et de l'aine.

La période de *généralisation*, qui s'établit dans certains cas brusquement, est signalée par l'apparition de la cachexie et parfois aussi par des phénomènes de compression dus à l'hypertrophie des ganglions médiastinaux et rétropéritonéaux.

La *cachexie adénique* s'annonce par une grande pâleur, l'asthénie, un amaigrissement parfois squelettique et l'apparition d'œdèmes aux extrémités inférieures. Elle s'accompagne quelquefois aussi d'anasarque sans albuminurie.

Les *phénomènes de compression* broncho-pulmonaires, dus à l'adénie médiastine et bronchique, hâtent parfois la terminaison fatale en déterminant l'asphyxie. Il peut se produire aussi une compression de la veine cave supérieure ou de la sous-clavière qui se traduit par l'œdème de la partie supérieure du thorax, du cou, du visage ou du membre supérieur droit.

Du côté de l'abdomen, on trouve, dans presque tous les cas, une rate grosse et dure, dépassant habituellement le rebord costal et facile à palper, un foie également hypertrophié et des paquets de ganglions rétropéritonéaux ou mésentériques, qui peuvent s'étendre jusqu'au hile du foie. Ces tumeurs ganglionnaires peuvent déterminer de l'ascite par la compression de la veine porte, ou de l'ictère grave par la compression des grands canaux biliaires (cas d'adulte relaté par Brauneck) (1).

La mort est la terminaison presque fatale de l'adénie. Elle est habituellement due à l'épuisement par la cachexie, ou bien elle est produite par des *complications* qui, le plus souvent, sont de nature infectieuse. On voit se produire parfois, dans les derniers temps, des hémorragies par la peau ou les muqueuses (cas de Roux et Lannois, de Westphal, de Labbé et Jacobson).

(1) Brauneck, *Arch. für klin. Med.*, t. XLIV, 1889, p. 297.

La *fièvre* n'appartient pas au tableau ordinaire de l'adénie. Néanmoins, elle peut se manifester à certaines périodes de la maladie, tantôt accompagnant les périodes d'accroissement et de généralisation des tumeurs ganglionnaires et ne pouvant s'expliquer alors que par des décharges de toxine, tantôt, dans la dernière période, sous la forme de fièvre hectique, rémittente ou intermittente, due à une véritable septicémie par infection secondaire.

La *durée* de l'adénie est, en moyenne, d'un à deux ans chez l'enfant ; elle a été beaucoup plus courte dans quelques cas (deux mois et demi dans le cas de Roux et Lannois, neuf à dix mois dans une observation d'Hodgkin). Exceptionnellement elle a une marche très chronique (quatre ans dans le cas de Taylor, huit ans dans le cas de Labbé et Jacobson).

L'adénie peut-elle guérir ? Cela est douteux, quoique Steiner (1) signale un cas de guérison complète chez une fille de onze ans, après deux ans d'alternatives d'amélioration et d'aggravation.

**Formes rares.** — L'adénie, dans quelques cas très rares, peut se localiser d'emblée dans les ganglions du thorax ou de l'abdomen, sans s'accompagner d'hypertrophie notable des ganglions externes, comme le montre une observation d'Ebstein relative à un jeune homme de dix-neuf ans (2).

Un certain nombre de cas de *tumeurs du médiastin*, chez l'enfant, semblent appartenir à l'adénie par le caractère lymphadénique de la tumeur, qui a eu souvent son point de départ dans le thymus, puis s'est étendue aux ganglions du médiastin. Nous en avons trouvé cinq exemples chez l'enfant, dans lesquels la mort a été déterminée presque toujours par asphyxie de compression (3). La durée de la maladie a été, en général, très courte et s'est étendue de deux mois à un an.

Dans l'observation de Gamgee, la tumeur lymphadénique du médiastin, d'origine thymique, avait été précédée par l'adénie cervicale et suivie par l'intumescence des ganglions de l'aine et de l'aisselle. De fréquents examens du sang avaient toujours été négatifs au point de vue de la leucocytose. La marche fut très rapide ; la mort arriva environ deux mois après le début des accidents. C'est peut-être cette terminaison rapide qui expliquerait l'absence d'hypertrophie de la rate et du foie constatée à l'autopsie. Les lymphomes cervicaux appartenaient à la forme dure.

Nous ne connaissons qu'un seul cas, chez l'enfant, de la forme abdominale, c'est celui de Rist et Bensaude (4), qui mérite une men-

<hr>

(1) Steiner, *Compendium des maladies de l'enfance,* Trad. française, 1880, p. 325.
(2) Ebstein, *Berl. klin. Woch.*, 1887, p. 565 et 837.
(3) Grützner, Thèse de Berlin, 1869. — Huber, *Deutsche Arch. für klin. Med.*, 1876. — Gamgee, *Edinb. med. Journ.*, t. XVIII, 1873, 2ᵉ partie, p. 797. — Rosenberg, Thèse de Göttingue, 1884. — Bollag, Thèse de Zurich, 1887.
(4) Rist et Bensaude, *Bull. de la Soc. anat.*, 1896, p. 17.

tion spéciale. Un enfant de deux ans et demi entre à l'hôpital dans un
état d'anémie avancé ; la rate est énorme, dure, indolente ; elle remplit la moitié gauche de l'abdomen. Le foie est également hypertrophié, le sang n'est pas leucémique. L'enfant ayant succombé quelques jours après dans un demi-coma, on trouve à l'autopsie, outre
une rate et un foie hypertrophiés, les ganglions mésentériques
énormes, du volume d'un œuf de poule, et une lymphadénie intestinale généralisée caractérisée par l'hypertrophie des plaques de
Peyer et des follicules solitaires. La muqueuse intestinale n'était pas
ulcérée. Les ganglions trachéo-bronchiques étaient très hypertrophiés, mais il n'y avait pas d'adénie externe. L'enfant avait succombé
à une broncho-pneumonie ultime.

DIAGNOSTIC. — Le diagnostic de l'adénie avec la *leucémie* ne
peut se faire que par l'examen du sang, qui révèle dans cette dernière une proportion de globules blancs aux globules rouges allant
de 1 : 1 à 1 : 50. Des leucocytoses modérées ont été observées temporairement dans certaines observations d'adénie et ne suffisent pas
pour établir le diagnostic de leucémie. Gowers (1) établit la statistique suivante de l'examen du sang dans 64 cas de maladie de Hodgkin
de tout âge : dans 39 cas, il n'y avait aucune augmentation des leucocytes ; elle existait dans 25 cas, dans 19 la leucocytose était modérée,
dans 6 cas elle était faible.

Le diagnostic avec le *sarcome primitif des ganglions* ne s'est posé
que chez l'adulte ; nous n'en connaissons pas de cas chez l'enfant.
Dans le sarcome, il n'y a qu'un seul ganglion pris tout d'abord, qui
grossit, s'étend aux tissus voisins, adhère à la peau et l'ulcère souvent. Quand d'autres ganglions sont atteints, les métastases se font
par sauts, et non de proche en proche, à tous les ganglions de la
région, comme dans l'adénie. Une ablation pratiquée de bonne heure
peut empêcher toute récidive, ce qui n'est pas le cas dans l'adénie.

Il importe surtout, chez l'enfant, de distinguer l'adénie de l'*adénopathie tuberculeuse*. Cette dernière est habituellement facile à reconnaître à sa tendance à la suppuration et à la formation de fistules
cutanées. Mais il existe une forme d'adénopathie tuberculeuse froide
amenant parfois la formation de grosses tumeurs ganglionnaires au
cou, qui est leur siège de prédilection, et qui peuvent persister de
longues années sans suppurer. Cette forme dure, hypertrophique,
bien décrite par Dietrich (2) et par Duclion (3), a reçu de Baumgarten
le nom de *forme pseudoleucémique de la tuberculose ganglionnaire*. Elle
se distinguera de l'adénie, d'abord, par sa marche, qui est plus capricieuse, moins fatalement progressive, puis par l'*examen microsco-*

(1) Gowers *in* R. Reynolds, *System of medicine*, t. V, p. 311.
(2) Dietrich, Thèse de Tübingen, 1896.
(3) Duclion, Thèse de Bordeaux, 1896.

*pique* des ganglions excisés, qui révélera la présence de vraies cellules géantes de Langhans à noyaux refoulés à la périphérie, avec quelques bacilles de Koch, et par la rareté des cellules éosinophiles, qui sont fréquentes au contraire dans les lymphomes malins, enfin, en cas de doute, par l'inoculation de la pulpe ganglionnaire dans le péritoine d'un lapin ou d'un cobaye, qui sera suivie de tuberculisation généralisée. Chez une jeune fille de seize ans atteinte d'hypertrophie ganglionnaire, qu'on croyait lymphomateuse d'après les symptômes cliniques, l'inoculation au lapin donna un résultat positif. La malade présenta, quelque temps après, tous les signes d'une phtisie bacillaire des poumons.

TRAITEMENT. — Aucun traitement n'a réussi, jusqu'à présent, à guérir l'adénie.

L'*arsenic*, si vanté contre la pseudo-leucémie de l'adulte, n'a pas donné de résultat appréciable chez l'enfant, même en injections sous-cutanées, comme les recommande Ziemssen.

L'*extirpation des ganglions du cou* a été tentée à plusieurs reprises sans succès. Ainsi, à deux reprises, on enleva plus de 300 ganglions lymphomateux chez le garçon de sept ans traité par Henoch. Huit mois après, la tumeur ganglionnaire cervicale s'était reproduite et s'était généralisée à l'aisselle. En même temps, la cachexie était manifeste, et l'enfant succomba à l'asphyxie par adénie bronchique un mois plus tard.

## CHAPITRE XXI

### TUMEURS MALIGNES

Les tumeurs malignes ont été longtemps considérées comme très rares dans le jeune âge. Sur 471 cas de cancer cités par Lebert, en 1851, dans son *Traité des maladies cancéreuses*, 15 seulement sé rapportaient à des enfants. Cependant cette rareté n'est que relative, comme le prouve la thèse de Duzan (1), qui s'est le premier occupé d'une façon spéciale de ce sujet; cet auteur a pu réunir, dans la littérature médicale, 182 observations de tumeurs malignes relatives à des sujets âgés de moins de dix-sept ans, et il reconnaît n'avoir point puisé à toutes les sources. Nous avons repris nous-mêmes ce travail, et nous avons pu, tant dans les publications postérieures à la thèse de Duzan (1876) que dans celles que cet auteur n'avait pas consultées, réunir 577 cas de tumeurs malignes chez les enfants. Nous croyons même

_______________

(1) Duzan, Du cancer chez les enfants, *Thèse de Paris*, 1876.

que, en prolongeant nos recherches (1), nous aurions pu augmenter encore ce nombre ; mais ce chiffre de 577 cas qui, ajouté aux 182 cas de Duzar. donne un total de 759 cas, suffit pour établir que les tumeurs malignes sont loin d'être une exception dans l'enfance. Quant à fixer un rapport proportionnel entre le nombre des cancers observés à cet âge et celui des cancers qui ne surviennent qu'à l'âge adulte, la chose est à peu près impossible, car, si la plupart des cas de tumeurs malignes des enfants sont publiés, il n'en est pas de même de ceux relatifs aux adultes, que leur fréquence même fait passer sous silence. La statistique de Breslau (2) donne cependant quelques indications à cet égard ; sur 3 144 décès pour tumeurs constatées dans le canton de Zurich, cet auteur en compte 11 dans la première année. 15 dans les neuf années suivantes et 17 de onze à vingt ans. D'après les statistiques recueillies par Mariage, sur 90 459 cas de cancer, 672 avaient été observés sur des sujets âgés de moins de dix ans.

Nous avons compris dans nos recherches, non seulement les carcinomes, mais encore les sarcomes, les lymphomes et les enchondromes malins, les épithéliomes, certains papillomes de la vessie susceptibles de repullulation, en un mot toutes les tumeurs dites malignes, c'est-à-dire sujettes à récidiver après leur ablation et à se reproduire par métastase dans d'autres organes que ceux où elle siégeaient primitivement. Cette étude nous a montré que ces tumeurs se comportent généralement chez l'enfant comme chez l'adulte ; aussi n'en ferons-nous point une description complète, mais nous parlerons successivement de leur siège, des formes anatomiques qu'elles affectent de préférence, de l'influence qu'exercent sur leur fréquence l'âge et le sexe, des particularités qu'elles peuvent présenter dans leur marche et des indications qui en découlent pour le traitement.

**Siège.** — Voici une liste indiquant les organes qui ont été atteints de tumeurs malignes dans les faits recueillis par Duzan et par nous, ainsi que le nombre des cas dans lesquels chaque organe a paru être atteint *primitivement*.

| | | | |
|---|---:|---|---:|
| Rein | 146 fois | Prostate | 11 fois. |
| Œil | 138 | Dure-mère | 11 |
| Os et périoste | 96 | Cou | 10 |
| Système nerveux central | 54 | Intestin | 10 |
| Testicule | 40 | Peau | 8 |
| Foie | 28 | Poumon et plèvre | 7 |
| Médiastin | 27 | Langue | 7 |
| Vagin, vulve, utérus | 26 | Pancréas | 6 |
| Abdomen, péritoine, bassin | 26 | Capsules surrénales | 5 |
| Ovaire | 24 | Estomac | 4 |
| Vessie | 19 | Corps thyroïde | 4 |

(1) Nos recherches s'arrêtent à l'année 1892. On trouvera, en particulier, un certain nombre d'observations nouvelles dans : Mariage, Essai sur les tum. mal. des enfants, *Thèse de Paris*, 1895, mais qui ne changent rien à nos conclusions. — Voir aussi : Stern, *Deutsche med. Woch.*, 1892, p. 494.

(2) Breslau, *Virch. Arch.*, 1863, t. XXVIII, p. 556.

| | | | | |
|---|---|---|---|---|
| Amygdales | 4 fois. | | Jambe | 2 fois. |
| Rectum | 4 | | Pied | 2 |
| Sein | 4 | | Œsophage | 1 |
| Nez | 4 | | Cœur | 1 |
| Ganglions lymphatiques | 3 | | Front | 1 |
| Larynx | 3 | | Joue | 1 |
| Parotide | 3 | | Lobule de l'oreille | 1 |
| Cuisse | 3 | | Mâchoire inférieure | 1 |
| Paroi thoracique | 2 | | Avant-bras | 1 |
| Main | 2 | | Aine | 1 |
| Fesse | 2 | | Muscles | 1 |

Nous laissons de côté quelques cas de cancers multiples, dans lesquels la localisation primitive était impossible à déterminer.

Il ressort de ce tableau que le *rein* est l'organe le plus fréquemment atteint de cancer dans le jeune âge ; nous avons trouvé 146 cas de tumeurs de cet organe (1) (voir *Maladies des reins*). Viennent ensuite *l'œil* et ses annexes avec 138 cas (2). Les néoplasmes malins de l'œil sont le plus souvent des gliomes de la rétine (3) ou quelquefois du nerf optique, mais le fongus hématode, et surtout l'encéphaloïde du globe de l'œil, ont été aussi fréquemment observés, tandis que le sarcome mélanique est rare dans l'enfance ; les paupières sont quelquefois aussi, à cet âge, le siège de sarcomes. Les *os* sont représentés par 96 cas ; ceux qui sont mentionnés le plus souvent sont les deux maxillaires (23 fois), les os de l'orbite (15 fois), le tibia et le fémur (chacun 12 fois). Les *organes génitaux* dans les deux sexes sont également assez souvent le siège de tumeurs malignes dans l'enfance ; si nous réunissons tous les cas relatifs au testicule, à la prostate, à l'ovaire, à l'utérus, au vagin et à la vulve, nous arrivons à un total de 101 cas. Le *système nerveux central* est représenté par 54 cas, dont 46 concernent l'encéphale et 8 la moelle épinière ou la pie-mère spinale ; nous avons, en outre, trouvé la propagation de la maladie au cerveau indiquée dans un grand nombre de cas de sarcome de l'œil. Les tumeurs malignes du *foie* sont au nombre de 28, celles du *médiastin* au nombre de 27, celles de la *vessie* au nombre de 17. Les autres organes sont affectés dans une proportion moindre ; le cancer de *l'intestin* n'est mentionné que 10 fois, celui de *l'estomac* 4 fois, celui du *rectum* 4 fois, celui du *sein* 4 fois, etc. On peut conclure de ce

(1) Longstreet Taylor, dans une étude sur le cancer du rein dans le jeune âge (*Americ. Journ. of med. Soc.*, XCIV, oct. 1887, p. 461), a recueilli, dans la littérature, 144 cas de cette affection. Les indications bibliographiques des observations n'étant pas données, nous ne pouvons savoir combien de cas sont communs avec les nôtres.

(2) Dans ce nombre ne sont pas compris 30 à 40 cas de cancer de l'œil mentionnés sans autre indication par Guersant (*Bull. de thérap.*, t. II, 1865, p. 263), comme ayant été opérés par lui dans l'espace de vingt ans à l'Hôpital des Enfants de Paris.

(3) Lawson et Teacher Collins (*London ophtalm. Rep.*, t. XIII, p. 12) ont réuni, dans la littérature, 60 cas de gliome de la rétine chez les enfants, dont plus de la moitié appartenaient aux deux premières années.

résumé que la plupart des organes qui sont souvent atteints de cancer chez l'adulte sont généralement épargnés dans l'enfance, tandis que le rein, qui est rarement cancéreux à l'âge adulte, l'est relativement souvent dans le jeune âge. La fréquence du cancer de l'œil chez l'enfant mérite aussi d'être signalée.

**Formes anatomiques.** — Le *sarcome* est la tumeur maligne qui est désignée le plus souvent dans les 577 observations que nous avons recueillies ; il y est mentionné 357 fois, 17 fois seulement dans celle de Duzan. Mais l'absence de cette désignation n'a pas grande importance pour des observations relativement anciennes, dans lesquelles l'examen histologique n'a pas toujours été pratiqué, ou dans lesquelles les sarcomes sont souvent indiqués sous d'autres noms. Le sarcome fibro-plastique ou fasciculé et le sarcome encéphaloïde ou embryonnaire paraissent être également fréquents ; dans les os le sarcome ossifiant ou ostéo-sarcome, dans le médiastin le lymphosarcome, dans la rétine et l'encéphale le sarcome et le gliome, sont les formes les plus habituelles. Starr (1), dans un travail sur les tumeurs cérébrales observées chez les sujets au-dessous de dix-neuf ans, compte 37 gliomes, 34 sarcomes et 5 glio-sarcomes : le cancer proprement dit n'est mentionné que 10 fois. Le sarcome désigné sous le nom de cancer vert (chlorome) a été trouvé plusieurs fois dans la dure-mère.

Le *carcinome* proprement dit a été observé chez les enfants, surtout sous la forme de l'encéphaloïde et quelquefois du fongus hématode ; le squirre est rare ; il en est de même de l'*épithéliome*, dont nous n'avons trouvé qu'une dizaine d'exemples ; par contre, les *papillomes récidivants* (cancers villeux) de la vessie ont été constatés à plusieurs reprises chez les enfants [Charon (2), de Saint-Germain]. Les *lymphadénomes* à forme néoplasique sont également signalés dans une quinzaine de cas ; ils siégeaient particulièrement dans l'abdomen et le médiastin (3) ; nous en rapportons plus loin deux exemples (voir *Péritonite tuberculeuse*, diagnostic). Nous avons aussi trouvé trois cas d'*enchondrome malin* du testicule.

En résumé, toutes les formes du cancer peuvent être observées dans le jeune âge, mais celles qui prédominent sont le sarcome sous toutes ses formes et le cancer encéphaloïde, tandis que les formes dures et sèches à marche lente sont tout à fait exceptionnelles.

(1) Starr, *Med. News*, 12 janvier 1889.

(2) Charon, *Contribution à la pathologie de l'enfance*, 2ᵉ édit. Bruxelles, 1881, p. 241.

(3) Nous ne faisons pas rentrer dans cette statistique les lymphomes malins généralisés, qui ont été décrits déjà sous le nom de maladie d'Hodgkin. Il s'agit ici de tumeurs malignes primitives du rein, de l'intestin, du thymus, etc., mais dans certaines observations de tumeurs du médiastin, par exemple, on trouve des cas de transition à l'adénie. On consultera avec fruit la thèse de Gilly (Paris, 1886) sur la *forme néoplasique* de la lymphadénie intestinale, qu'il distingue avec soin de la forme *folliculo-hypertrophique*, fréquente dans l'adénie.

**Age.** — L'âge des enfants affectés de tumeurs malignes est indiqué par Duzan pour 96 cas, et dans 544 des cas que nous avons recueillis ; nous donnons sous forme de tableau la répartition par âge de ces 640 cas :

| | | | | |
|---|---|---|---|---|
| De 0-1 an | 94 cas. | De 9-10 ans | 18 cas. |
| 1-2 ans | 47 | 10-11 | 20 |
| 2-3 | 63 | 11-12 | 31 |
| 3-4 | 57 | 12-13 | 27 |
| 4-5 | 52 | 13-14 | 19 |
| 5-6 | 45 | 14-15 | 26 |
| 6-7 | 40 | 15-16 | 28 |
| 7-8 | 28 | 16-17 | 14 |
| 8-9 | 31 | | |

Comme on peut le voir, c'est dans la première année que les tumeurs malignes sont le plus fréquentes ; souvent même elles ont été observées au moment de la naissance ou bien peu après et paraissaient alors être également congénitales. Duzan mentionne quatre cas de fœtus atteints de cancers qui ont été une cause de dystocie. Ces tumeurs congénitales ont été rencontrées dans presque tous les organes ; elles semblent cependant affecter de préférence les reins et les organes génitaux. Remarquons aussi que c'est aux sept premières années de la vie qu'appartiennent près des deux tiers des cas de tumeurs malignes signalés chez les enfants, tandis qu'à partir de la huitième année le nombre de celles-ci diminue sensiblement. C'est encore à la prédominance des tumeurs du rein et du testicule pendant les premières années qu'il faut l'attribuer ; en effet, la très grande majorité des 146 cancers du rein que nous avons trouvés signalés ont débuté avant quatre ans, et sur 130 cas recueillis par Longstreet Taylor, où l'âge est indiqué, 80 pour 100 ont été observés également avant quatre ans. Il en est de même pour le cancer du testicule, dont plus de la moitié des cas ont débuté dans la première année, et qui devient rare à partir de trois ans (Ch. Monod) (1). Les cancers du médiastin (2) et des os appartiennent au contraire plutôt à la seconde enfance et à l'adolescence. La fréquence relative des tumeurs malignes dans la première enfance est en faveur de l'idée qui attribue leur origine à une inclusion fœtale (3).

**Sexe.** — Duzan considère le sexe masculin comme prédisposant les enfants aux tumeurs malignes ; en effet, cet auteur en compte 60 cas chez les garçons et 32 seulement chez les filles. Dans les observations que nous avons recueillies, il y a aussi prédominance du sexe masculin, mais elle est moins marquée, puisque dans les cas où le

(1) Ch. Monod, *Prog. méd.*, 11 mai 1884, et *Leçons de clinique chir.*, Paris, 1884, p. 77.

(2) Sur les tumeurs malignes du médiastin dans l'enfance, voir : Bollag, *Thèse de Zurich*, 1887. — Edwards, *Arch. of Pædiatrics*, t. VI, n° 67. — *Keating's Cyclopædia of the Diseases of Children*, 1890, vol. II, p. 732.

(3) Voir : Cristiani, *Journ. d'anat. et de physiol.*, 1891, p. 249 et 444.

sexe est indiqué, nous avons compté 256 garçons et 216 filles. C'est le contraire de ce qu'on observe chez l'adulte, où il y a une légère prédominance du cancer chez la femme.

**Hérédité.** — Dans la plupart des cas de tumeurs malignes dans l'enfance, il est impossible de trouver d'antécédents héréditaires chez les parents (de Saint-Germain).

**Marche, pronostic.** — L'existence des tumeurs malignes passe quelquefois inaperçue au début, surtout chez les très petits enfants ; c'est ainsi que plusieurs fois des tumeurs évidemment congénitales n'ont été signalées au médecin qu'au bout de plusieurs mois ou même après plus d'une année ; elles ne se révélaient jusque-là par aucune douleur, par aucune gêne dans les fonctions, mais généralement elles prennent au bout d'un certain temps un développement rapide et peuvent atteindre un volume considérable ; nous en mentionnerons un exemple remarquable à propos du cancer du rein. Arrivée à cette période, la tumeur produit souvent des douleurs assez vives et des troubles fonctionnels par la compression des filets nerveux et des organes voisins.

De Saint-Germain (1) signale la rareté de la cachexie chez les enfants atteints de cancer. Quels que soient les ravages locaux produits par le mal, la constitution n'en paraît pas affectée, le teint reste longtemps naturel, et on n'observe pas, comme chez l'adulte, la coloration jaune-paille des téguments.

La marche des tumeurs malignes est en général rapide dans l'enfance. Les squirres, les cancers de la peau à marche lente sont, nous l'avons dit, rares à cet âge ; au contraire, ce qui prédomine au point de vue clinique, ce sont les encéphaloïdes à prompte évolution. Un champignon du volume d'un gros œuf, dit de Saint-Germain, n'a souvent pas mis huit jours à se développer ; dans un cas observé par cet auteur, la diaphyse entière du radius était détruite en quelques semaines par une tumeur maligne ; dans deux cas, au contraire, mentionnés également par de Saint-Germain, la tumeur subit dans sa marche une régression remarquable, mais ces faits doivent être considérés comme tout à fait exceptionnels.

La généralisation rapide de la tumeur aux ganglions voisins ou à d'autres organes s'observe également très souvent, et, à la suite d'opérations, la récidive est fréquente. Aussi, plus encore que chez l'adulte, le pronostic des tumeurs malignes doit-il être considéré comme grave à courte échéance ; dans un cas cité par Chauveau (2), la mort survint vingt-quatre jours après l'apparition de la tumeur.

**Traitement.** — Le seul traitement des tumeurs malignes est leur ablation lorsque leur siège le permet ; l'absence de cachexie et

---

(1) Voir : De Saint-Germain, *Revue mens. des mal. de l'enf.*, 1883, p. 26, et 1887, p. 77.

(2) Chauveau, *Thèse de Paris*, 1883.

quelques résultats heureux doivent encourager ces tentatives, bien qu'elles soient suivies généralement de récidive, au bout de peu de temps, surtout lorsqu'il s'agit de carcinomes. C'est particulièrement dans les sarcomes des os et de l'œil que l'ablation de l'organe malade a donné parfois des résultats satisfaisants. C'est ainsi que dans 32 cas d'ostéo-sarcomes opérés, mentionnés par Ost (1), on obtint 8 guérisons qui parurent définitives, mais les petits malades ne furent le plus souvent observés que peu de temps après l'opération. De Saint-Germain et Valude (2) citent également quelques cas de guérison de sarcomes chez l'enfant à la suite de l'ablation de la tumeur. Les cas de néphrectomie dans le sarcome du rein n'ont que très rarement donné d'heureux résultats dans le jeune âge.

## CHAPITRE XXII

### MALADIE D'ADDISON

La maladie d'Addison a été signalée chez l'enfant en 1878 par Monti (3), qui en citait 11 cas chez des sujets au-dessous de quinze ans. Dezirot (4), dans une thèse récente à laquelle nous ferons de nombreux emprunts, en a réuni 51 observations chez l'enfant. Depuis lors, Moizard et Bernheim (5) en ont publié une observation très intéressante relative à un garçon de quatorze ans, qui succomba à une tuberculose aiguë miliaire généralisée.

ÉTIOLOGIE. — Chez l'enfant, la maladie d'Addison est moins rare qu'on ne le croyait généralement ; on compte un cas de maladie d'Addison chez l'enfant pour vingt cas de cette maladie chez l'adulte (Dezirot). Elle a été observée dans les premiers jours de la vie dans 3 cas [1 cas de Griffith (6), 2 de Thompson (7)].

Néanmoins, elle est extrêmement rare avant dix ans, et devient plus fréquente à mesure que l'enfant approche de la puberté (30 cas de quatorze à quinze ans).

ANATOMIE PATHOLOGIQUE. — La *tuberculose des glandes surrénales* est la lésion qui chez l'enfant a déterminé presque toujours

---

(1) Ost, *Jahrb. für Kinderheilk.*, t. XII, 1878, p. 205.
(2) Valude, *Revue mens. des mal. de l'enf.*, 1883, p. 412.
(3) Monti, art. MALADIE D'ADDISON, in *Gerhardt's Handb. der Kinderkrank.*, t. IV, 3e partie, p. 499.
(4) Dezirot, *Thèse de Paris*, 1898.
(5) Moizard et Bernheim, *Arch. de méd. des enf.*, t. I, 1898, p. 538.
(6) Griffith, art. MALADIE D'ADDISON, in *Encyclop. de Keating*, vol. III, Repert., 1890, p. 820.
(7) G. Thompson, *Amer. Journ. of med. Sc.*, octobre 1893.

le syndrome de la maladie d'Addison. Habituellement les deux capsules sont atteintes ; elles sont atrophiées ou hypertrophiées et plus ou moins détruites par le processus fibro-caséeux de la tuberculose. Dans l'autopsie faite par Moizard et Bernheim, l'artère capsulaire moyenne présentait une endo-péri-artérite très accusée. Il y avait une véritable cirrhose des capsules surrénales parsemées de granulations tuberculeuses surtout dans le voisinage des vaisseaux. Les bacilles de Koch étaient peu nombreux. La richesse des capsules surrénales en pigment était extrême, soit dans la substance corticale, soit dans la substance médullaire.

Thompson a observé un cas de maladie d'Addison chez un nouveau-né où une capsule était kystique et non caséeuse.

SYMPTOMES. — **Début.** — Le début de la maladie, qui est toujours insidieux et passe souvent inaperçu, est habituellement caractérisé par une lassitude générale et de la faiblesse musculaire. On a cité en outre, comme spécial aux enfants, un début gastro-intestinal (vomissements, diarrhée ou constipation).

La mélanodermie n'a été signalée comme phénomène initial que dans un seul cas, où la coloration bronzée apparut chez un garçon de dix ans, sept ans avant tout autre dérangement de la santé (Darier) (1).

Dans certains cas rares, la période silencieuse du début peut manquer, et la maladie affecte une marche rapide, comparable à celle d'un empoisonnement ou du choléra.

**Période d'état.** — Les symptômes principaux de la maladie d'Addison sont les mêmes chez l'enfant que chez l'adulte.

L'*asthénie* poussée à ses dernières limites, et indépendante souvent de l'anémie ou de l'amaigrissement, apparaît de bonne heure et va en augmentant jusqu'à la fin.

La *mélanodermie* est surtout marquée sur les parties découvertes et sur les régions qui sont normalement pigmentées, comme l'aréole du sein, la peau de l'aisselle, de l'aine, des parties génitales, ou bien encore sur les régions soumises à la pression ou à l'action d'un révulsif. Dans un cas observé par Renton, la pigmentation apparaissait à son maximum à la place où l'on avait appliqué un vésicatoire.

Tout le système pileux peut se charger de pigment ; les cheveux et les poils deviennent bruns ou noirs.

Les muqueuses sont souvent aussi atteintes par la mélanodermie ; les taches brun noirâtre qu'on constate surtout sur la muqueuse buccale (lèvres), plus rarement sur les muqueuses génitales, sont un signe pathognomonique de la maladie. Les conjonctives sont en général indemnes. Néanmoins, dans le cas de Moizard, c'étaient les seules muqueuses qui présentaient des taches pigmentaires.

(1) Darier, *Ann. de dermatol.*, 1895, p. 464.

Dans deux cas relatifs à des enfants où la cachexie addisonienne présenta une marche rapide, la mélanodermie a fait défaut.

Les *symptômes gastro-intestinaux* sont plus fréquents et plus marqués chez l'enfant que chez l'adulte, surtout les vomissements et la diarrhée, qui reviennent souvent par crises, semblant indiquer une recrudescence de l'intoxication surrénale.

Les *douleurs abdominales* sont moins fréquentes dans le jeune âge et ont été observées surtout au-dessus de dix ans.

Les *convulsions* sont spéciales à la maladie d'Addison infantile. Elles se manifestent parfois sous la forme d'accès épileptiformes longtemps avant la terminaison fatale. D'autres fois au contraire elles n'ont été observées que dans les derniers jours ou ont précédé immédiatement la mort.

**Terminaison.** — Dans la dernière période de la maladie, l'amaigrissement est considérable et s'accompagne parfois d'un état de sécheresse de la peau, qui rappelle l'ichtyose.

L'asthénie est telle que l'enfant reste immobile et apathique dans le décubitus dorsal.

La maladie d'Addison se termine presque toujours par la mort ; on ne connaît pas de cas de guérison chez les enfants. Sa durée a été chez eux inférieure à une année dans les deux tiers des cas. Dans 4 cas, elle a été de trois mois et dans 2 cas de deux mois environ. La durée la plus longue a été de sept ans.

La mort peut survenir après un épuisement prolongé, ou bien elle est rapide, imprévue, ou même subite, comme Variot (1) l'a observé dans deux cas. Parfois l'enfant succombe à une maladie intercurrente ou bien à une tuberculose généralisée, comme dans le cas de Moizard.

DIAGNOSTIC. — Le diagnostic de la maladie d'Addison est en général facile, excepté dans les cas rares où la mélanodermie fait défaut.

Les taches pigmentaires de la peau et des muqueuses produites par un *traitement arsenical* intensif et prolongé, qui ressemblent souvent beaucoup à celles de la maladie bronzée, s'en distingueront par les commémoratifs et l'absence des signes de la cachexie addisonienne.

TRAITEMENT. — L'opothérapie par l'extrait des capsules surrénales a été essayée sans succès chez l'enfant comme chez l'adulte. Dezirot cite cependant deux cas d'amélioration passagère à la suite de ce traitement chez deux enfants qui, contre toute attente, ne tardèrent pas à succomber. Tous les autres modes de traitement ont également échoué.

(1) Variot, *Journ. de clin. et thérap. inf.*, 1898, p. 23.

# CHAPITRE XXIII

## DIABÈTE SUCRÉ

ÉTIOLOGIE. — Le diabète sucré, sans être commun chez les enfants, se rencontre chez eux plus souvent qu'on ne le croyait autrefois. Redon (1), Külz (2), Leroux (3), Stern (4) et Wegeli (5) ont pu en réunir plus de 300 observations relatives à des sujets âgés de moins de seize ans, et, depuis le travail de Wegeli (1896), de nouveaux cas ont été publiés.

Le diabète peut survenir à toutes les périodes de l'enfance. Kitselle en a observé un cas sur son propre fils, âgé de quatorze jours. Cette affection paraît cependant être plus fréquente dans la seconde enfance que dans la première. Sur 270 enfants diabétiques dont l'âge est mentionné, nous en trouvons 23 seulement au-dessous de deux ans, 85 entre deux et huit ans et 162 entre neuf et seize ans. Seegen (6), qui a observé 800 cas de diabète à tout âge, en compte 3 pour 100 entre dix et vingt ans et 0,5 pour 100 seulement au-dessous de dix ans. Suivant Bouchardat, le diabète paraît être moins fréquent avant qu'après la puberté, mais, ajoute cet observateur, la glycosurie ne semble peut-être si rare avant douze ans que parce qu'elle est souvent méconnue.

Le nombre des petites filles diabétiques, d'après les statistiques, est à peu près le même que celui des garçons, ce qui est contraire à ce qu'on observe chez les adultes où le diabète est beaucoup plus fréquent chez l'homme que chez la femme.

En Angleterre, le diabète paraît être relativement assez fréquent chez les enfants. D'après Roberts, il est mort de 1851 à 1860, dans toute l'Angleterre, 4546 individus par le diabète, et sur ce nombre il y en avait 308 au-dessous de quinze ans (Redon).

L'*hérédité* paraît être une des causes prédisposantes du diabète chez les enfants. Neuf des petits malades cités par Külz avaient des diabétiques dans leur famille. Redon rapporte l'observation de trois enfants nés de la même mère, qui tous trois étaient atteints de glycosurie. Dans quelques cas, les parents, sans être diabétiques, souffraient d'affections nerveuses.

(1) Redon, *Thèse de Paris*, 1877.
(2) Külz, art. DIABÈTE, dans Gerhardt, *Handb. der Kinderkrankheiten*, t. III, 1er fasc., 1878, p. 269.
(3) Leroux, *Thèse de Paris*, 1886.
(4) Stern, *Arch. für Kinderheilk.*, t. XI, 1890, p. 81.
(5) Wegeli, *Arch für Kinderheilk.*, t. XIX, 1896, p. 1.
(6) Seegen, Communication au Collège des méd. de Vienne (*Semaine médicale*, 21 nov. 1888).

Comme causes occasionnelles de la maladie, nous trouvons signalés le refroidissement, l'abus d'une alimentation féculente ou sucrée, la méningite tuberculeuse, l'épilepsie, la chorée, l'impaludisme. Quelquefois le diabète a succédé à une fièvre typhoïde, à une dysenterie, à une scarlatine, à une rougeole ou à un purpura.

Dans un certain nombre de cas, il était consécutif à un *traumatisme*, le plus souvent à un traumatisme cranien, qui dans la majorité des cas avait porté sur l'occiput, mais parfois aussi il s'agissait de coups ou de chutes ayant atteint les reins, l'épigastre, etc.

SYMPTOMES et MARCHE. — Le diabète sucré présente dans le jeune âge les mêmes symptômes que chez l'adulte et n'en diffère que par une marche souvent plus rapide.

Les symptômes principaux sont la *polyurie*, la *polydipsie* et l'*amaigrissement*; ce sont eux qui mettent habituellement sur la voie du diagnostic, qui est bientôt confirmé par l'analyse de l'urine. La polyurie et la polydipsie sont signalées dans presque toutes les observations de Redon; la quantité d'urine paraît même en général dépasser, proportionnellement au poids du malade, ce qu'elle est chez les adultes; on l'a vue atteindre 14 litres par jour (Cantani). Quelquefois la polyurie se complique d'incontinence d'urine. La polydipsie peut s'accompagner de polyphagie, mais souvent ce dernier symptôme se change en inappétence vers la fin de la maladie. L'amaigrissement est signalé dans tous les cas observés, et, dans plusieurs d'entre eux, il fut rapide et considérable.

La *quantité de sucre* rendue par les enfants diabétiques est très variable; mais, d'après Redon, elle est proportionnellement plus considérable que chez l'adulte; elle atteint parfois jusqu'à 10 et 15 pour 100 de la quantité de l'urine.

Comme symptômes accessoires, nous devons mentionner des *troubles digestifs* analogues à ceux observés chez l'adulte. Dans plusieurs cas, on a signalé un ballonnement considérable du ventre; la constipation est habituelle. La bouche, particulièrement les gencives, sont enflammées; la langue est épaissie, crevassée; ses papilles sont d'un rouge vif et paraissent agrandies. Leroux a observé dans trois cas du muguet. Comme *troubles nerveux*, on a signalé la céphalalgie, des douleurs variables comme siège, l'insomnie, la somnolence, une modification dans le caractère de l'enfant, qui devient plus irritable et présente une diminution des facultés intellectuelles, etc.; tous ces symptômes sont loin d'être constants. L'*albuminurie* a été également rencontrée quelquefois. La peau est sèche et était recouverte dans quelques cas de squames furfuracées. Les *inflammations cutanées* (abcès, furoncles, eczéma, prurigo) paraissent être moins fréquentes que chez l'adulte, mais existent cependant quelquefois. Leroux a observé chez un enfant diabétique un psoriasis guttata et une inflammation suppurée à la base de presque tous les ongles. L'eczéma des organes génitaux, la leucorrhée, la balano-posthite ont été également signalés. L'*amblyopie* est mentionnée une fois et la *cataracte* quatre fois dans 120 observations recueillies par Külz et par Leroux.

Lorsque le diabète affecte une marche aiguë, l'enfant s'affaiblit rapidement et succombe dans le coma. Pitchford (1) a vu un enfant de dix ans succomber vingt jours après le début de la maladie. Le plus souvent la marche est chronique ; la glycosurie existe pendant un certain temps sans amener d'altération très appréciable dans la santé, puis peu à peu l'enfant maigrit, ses forces diminuent, et il meurt dans le marasme après un temps plus ou moins long, ou bien il est emporté par quelque complication (pneumonie, gangrène pulmonaire, convulsions).

Dans quelques cas, la mort a succédé aux symptômes de dyspnée, d'agitation et de *coma* que Kussmaul a attribués à l'acétonémie. Prevost et Binet (2) ont constaté la présence d'un corps analogue à l'acétone dans les urines rendues par une petite fille diabétique pendant des attaques comateuses auxquelles elle finit par succomber. Ce corps manquait entre les attaques ; il fut trouvé à l'autopsie dans le cerveau et le liquide céphalo-rachidien. Duflocq et Dauchez (3) ont vu un petit garçon de dix-huit mois succomber au coma quinze jours après l'apparition des premiers symptômes du diabète. Cette complication redoutable, qu'on a attribuée au surmenage, à une alimentation carnée trop exclusive, est parfois annoncée par des troubles digestifs, par une diminution brusque dans la quantité des urines et par une odeur particulière de l'haleine qui rappelle celle du chloroforme ou des pommes reinettes. On a signalé aussi comme symptôme précurseur la présence dans l'urine de l'albumine, de l'ammoniaque et de cylindres courts, épais et granuleux (Epstein) qui ont été observés par Sandmeyer (4) et Wegeli chez des enfants diabétiques. Ces accidents comateux se terminent presque toujours par la mort.

Lorsque le diabète a une issue fatale, sa durée peut osciller entre quelques semaines et quatre ans ; mais, le plus souvent, la mort survient dans les six premiers mois. Dans les cas qui guérissent, la maladie cède en général assez rapidement au traitement, mais les rechutes sont toujours à redouter.

Le diabète sucré se complique rarement de phtisie pulmonaire

(1) Pitchford, *Brit. med. Journ.*, 28 mai 1892.
(2) Prevost et Binet, *Revue méd. de la Suisse rom.*, 1887, p. 241.
(3) Duflocq et Dauchez, *Revue de méd.*, 1893, p. 546.
(4) Sandmeyer, *Deutsche Arch. f. klin. Med.*, t. I, 1892, p. 381.

chez les enfants ; cette terminaison n'est signalée que quatre fois dans 32 observations de Redon.

DIAGNOSTIC. — Le diagnostic du diabète sucré est des plus faciles : il repose uniquement sur la constatation par l'analyse d'une glycosurie persistante ; mais encore faut-il penser à faire l'examen des urines toutes les fois qu'un enfant est pris de polyurie, d'une soif intense et surtout d'un amaigrissement qu'aucune lésion organique n'explique. L'opinion trop répandue de la rareté du diabète dans l'enfance a dû souvent faire négliger les moyens de reconnaître cette maladie.

C'est par cet examen qu'on distinguera le diabète sucré du *diabète insipide* qui n'est pas très rare chez les enfants, surtout chez ceux qui sont névropathes ou sont nés sous l'influence d'une hérédité nerveuse (1) et qui se présente avec les mêmes caractères que chez l'adulte.

Nous n'insistons pas sur les procédés employés pour déceler la présence du sucre dans les urines ; disons seulement que chez les très petits enfants, il est souvent difficile de recueillir une quantité d'urine suffisante pour l'analyse ; on devra alors recourir au cathétérisme ou on lavera les linges souillés par l'urine avec une petite quantité d'eau tiède qu'on soumettra ensuite à l'analyse.

PRONOSTIC. — Le pronostic du diabète sucré est, en général, grave ; il l'est particulièrement chez les enfants. Sur 188 cas dont nous avons trouvé la terminaison indiquée, 160 ont eu une issue fatale et, dans plus d'un mentionné comme guéri, il est douteux que la guérison ait été définitive, car les rechutes sont fréquentes. D'après Külz, la mort survient d'autant plus vite que l'enfant est plus jeune ; tous les cas d'une durée de plus de deux ans, recueillis par cet auteur, ont été observés chez des sujets d'au moins onze ans.

TRAITEMENT. — Le traitement du diabète sucré est avant tout *diététique*.

Chez les nourrissons, il est impossible de proscrire le lait ; les inconvénients que cet aliment peut présenter résident dans le sucre qu'il renferme et qui se transforme en partie en glucose pendant la digestion ; mais le sucre de lait ne subit pas en entier cette transformation, une partie subit la fermentation lactique. On fera cependant bien, chez les enfants nourris artificiellement, d'étendre le lait d'eau et d'y ajouter une légère proportion de crème (Külz).

Après le sevrage, on ne donnera pas de lait de vache, mais on nourrira l'enfant avec du bouillon de bœuf, auquel on ajoutera

_________

(1) Voir : Guinon, *Thèse de Paris*, 1889, et art. DIABÈTE INSIPIDE du *Traité des mal. de l'enf.*, t. III, 1897, p. 435.

des œufs et du beurre, et on arrivera le plus vite possible à l'alimentation par la viande et le pain de gluten ou le biscuit d'amandes de Pavy. On proscrira avec soin toutes les farines riches en fécule, telles que la semoule ou le gruau, mais on pourra donner, suivant le conseil de Külz, des choux-raves, des raves ou des carottes, légumes peu amylacés et chez lesquels on peut, par des lavages répétés, diminuer encore la proportion de fécule.

Plus tard on appliquera aux enfants toutes les règles de l'alimentation prescrites aux adultes diabétiques. On insistera sur l'exercice, les frictions, les bains destinés à exciter les fonctions de la peau ; l'enfant sera préservé de tout refroidissement et sera vêtu habituellement de flanelle.

Le traitement *thermal* (Vichy, Carlsbad, Neuenahr) est aussi indiqué chez l'enfant que chez l'adulte pour diminuer la glycosurie et ralentir la marche du diabète, mais n'est guère applicable qu'à partir de la seconde enfance.

Le traitement *pharmaceutique* compte peu de succès chez l'enfant ; il faut être sobre de médicaments à cet âge. L'huile de foie de morue et les toniques (quinquina, glycérophosphate de chaux) seront prescrits, dès qu'apparaîtront les signes de la diminution des forces et l'amaigrissement.

On cherchera à prévenir le coma diabétique en évitant le surmenage et un régime carné trop exclusif. S'il survient des accidents nerveux ou dyspnéiques, on prescrira les purgatifs, les injections de caféine, les diurétiques, les inhalations d'oxygène et d'éther, les alcalins à haute dose, qui ont été administrés par Lépine et Stadelman en injections intraveineuses. Ce dernier moyen n'a donné que de rares succès ; cependant Lépine (1) estime avoir prévenu une attaque de coma diabétique chez un adulte qui présentait les prodromes de cette complication, par une injection intraveineuse de deux litres d'eau stérilisée renfermant 20 grammes de bicarbonate de soude.

## CHAPITRE XXIV

### RACHITISME.

Le rachitisme est une dystrophie constitutionnelle du squelette spéciale à la première enfance, qui provient le plus souvent de mauvaises conditions hygiéniques et principalement d'une alimentation vicieuse.

Connu depuis longtemps en Angleterre, sous le nom populaire de

(1) Lépine, *Revue de méd.*, 1898, p. 741.

*rickets* et en Allemagne sous le nom de *maladie anglaise*, le rachitisme a été décrit pour la première fois au xvii<sup>e</sup> siècle par les médecins anglais (Whistler, 1645; Glisson, 1650).

**ÉTIOLOGIE. — Causes déterminantes. —** D'après Parrot, le rachitisme reconnaîtrait pour cause unique la syphilis héréditaire, dont il serait une manifestation tertiaire. Cette opinion, que nous ne pouvons absolument pas admettre, provient sans doute de ce que les observations de Parrot ont été prises à l'hospice des Enfants-Trouvés, dont le recrutement spécial explique la coïncidence fréquente des deux diathèses. Quant à nous, nous avons constaté trop souvent en ville l'éclosion du rachitisme en dehors de toute atteinte spécifique pour conserver le moindre doute à cet égard. Tout ce que nous concédons, c'est la fréquence et l'extrême précocité du rachitisme chez les enfants syphilitiques où il apparaît souvent dès le troisième ou le quatrième mois. L'explication de ce fait se trouve dans les troubles de la digestion et de l'assimilation, qui sont les précurseurs ordinaires de la syphilis héréditaire; aussi les voit-on manquer ou disparaître en même temps que le rachitisme, lorsque l'enfant prospère au sein d'une bonne nourrice. Kassowitz (1), qui, comme nous, maintient l'absolue distinction entre les deux maladies, estime que 80 pour 100 au moins des enfants atteints de rachitisme sont absolument exempts de syphilis. Cazin et Icovesco (2), qui ont observé à ce point de vue 109 enfants rachitiques à l'hospice de Berck-sur-Mer, n'ont pas trouvé chez eux les stigmates de la syphilis plus souvent que chez les autres enfants.

Le manque d'air ou de soleil, une alimentation vicieuse, disproportionnée à la puissance d'assimilation de l'enfant, telles sont les deux causes efficientes principales du rachitisme, auxquelles on peut rapporter toutes les autres. Elles ont pour résultat une auto-intoxication de nature spéciale, au moment critique où les efforts de l'organisme se concentrent sur l'ossification du squelette.

ALIMENTATION. — L'influence de l'alimentation vicieuse, que nous avons toujours regardée comme prépondérante sur toutes les autres causes dans la genèse du rachitisme, ressort à l'évidence du fait que cette maladie est exceptionnelle chez les nourrissons, tant qu'ils sont allaités exclusivement au sein, qu'elle est rare chez les enfants nourris au lait stérilisé d'après les règles hygiéniques tracées plus haut, que le rachitisme est fréquent au contraire après le sevrage prématuré et d'une façon générale chez les enfants élevés au biberon, parce qu'ils sont exposés à la *dilatation de l'estomac* par des repas trop copieux ou indigestes (voir *Dyspepsie*). On voit ces troubles de la digestion et de l'assimilation manquer ou disparaître en

_______________

(1) Kassowitz, *Wiener med. Blätter*, 1881, p. 40-42.
(2) Cazin et Icovesco, *Arch. gén. de méd.*, oct. et nov. 1887.

même temps que le rachitisme, lorsque l'enfant prospère au sein d'une bonne nourrice.

L'un de nous, M. D'Espine, est arrivé, comme conclusion de onze années d'observations à son dispensaire, à incriminer l'usage prématuré des *farineux* (panade, soupes à la farine, biscottes, farines lactées), comme la cause presque unique des formes graves du rachitisme. Goodhart (1), qui partage la même opinion, dit qu'on peut produire à volonté le rachitisme par le mélange d'amidon au lait, à une époque où l'enfant est incapable de le digérer.

L'étude du rachitisme chez les animaux confirme absolument les données cliniques. Les petits chiens de race, élevés au biberon, deviennent facilement rachitiques ; il en est de même pour les petits lions élevés dans les ménageries, loin du soleil africain.

Air et lumière. — L'influence du manque d'air ou de soleil sur la production du rachitisme vient souvent s'ajouter à celle d'une alimentation vicieuse. Le rachitisme est plus répandu et plus grave dans les villes que dans les campagnes (enquête anglaise) (2), dans les quartiers pauvres que dans les quartiers riches, où la population est très dense et vit souvent dans des appartements bas et privés de soleil.

Saisons. — L'influence des saisons est incontestable également sur la genèse et la gravité du rachitisme (Vogel, Fischl). C'est à la fin de l'hiver et au printemps qu'on observe le plus de cas nouveaux de rachitisme ; c'est à la fin de l'été et en automne qu'on en observe le moins.

Climats. — La distribution géographique indique généralement une diminution de fréquence et de gravité, en passant des pays froids aux pays tropicaux, mais il y a de nombreuses exceptions qui démontrent la prépondérance des causes alimentaires sur les causes cosmiques.

Ainsi dans la haute Italie, où l'alimentation des enfants en bas âge avec les farines de maïs est très répandue, le rachitisme est si grave et si commun que la bienfaisance publique a créé des instituts spéciaux pour combattre le fléau (3). Dans les grandes villes de la région tropicale, telles que Rio de Janeiro (Moncorvo), le rachitisme est commun, tandis au contraire que dans les districts septentrionaux de la Norvège, où l'allaitement naturel est la règle, il est fort rare (Quisling) (4) ; il en est de même dans les îles Far-oë (Volland).

En résumé, le rachitisme est une maladie ubiquitaire, puisqu'il suffit d'une alimentation vicieuse dans le premier âge pour la pro-

(1) Goodhart, trad. française, 1895, p. 554.
(2) Owen, *Brit. med. Journ.*, 1889.
(3) *Pio Instituto dei rachitici in Milano*, fondé en 1875 (S. Pini). — *Instituto dei rachitici in Torino*, fondé en 1887.
(4) Quisling, *Arch. für Kinderheilk.*, 1888, t. IX, p. 343.

duire, mais qui néanmoins sévit principalement dans les pays du Nord et dans les grandes villes.

**Causes prédisposantes.** — Age. — Le rachitisme est presque toujours une maladie acquise, liée à la période de la croissance rapide du squelette. On comprend ainsi que l'âge soit une cause prédisposante de premier ordre, tandis que le sexe ne joue aucun rôle.

Exceptionnel après la troisième année, le rachitisme apparaît presque toujours du sixième au vingtième mois, habituellement au moment du sevrage ; chez les enfants nourris artificiellement, on constate exceptionnellement les premiers indices du rachitisme dès le deuxième ou troisième mois (Fleischmann).

Le *rachitisme tardif* est une exception ; certains auteurs disent l'avoir vu se développer à la puberté (Portal, Jenner, Tripier). Il est probable que dans ce cas on a confondu souvent le rachitisme avec l'ostéomalacie ; cependant cette apparition tardive du rachitisme n'a rien d'impossible, puisque l'ossification du squelette n'est terminée qu'après vingt ans, et que la croissance subit une accélération de quinze à vingt ans.

Le rachitisme tardif a été le plus souvent observé chez des adolescents qui avaient été déjà atteints de rachitisme dans leur première enfance. Dans quelques cas, ses manifestations étaient généralisées, atteignant la plus grande partie du squelette, mais habituellement elles se localisent dans une ou deux régions. Duplay (1) les a vues survenir aux poignets chez des jeunes filles au moment de la puberté, mais ce sont surtout certains cas de *genu valgum* et de déviations de la colonne vertébrale chez des jeunes gens qu'on a pu, d'après les phénomènes cliniques et les recherches anatomo-pathologiques, attribuer au rachitisme tardif (Deydier) (2).

Hérédité. — Quoique le rachitisme soit presque toujours une maladie acquise, on ne peut nier une prédisposition héréditaire à cette affection. Dans les cas où l'on voit, dans une même famille, plusieurs enfants devenir rachitiques en dépit de bonnes conditions hygiéniques, on a invoqué comme causes prédisposantes la syphilis et la tuberculose des parents, la faiblesse de constitution ou la trop grande jeunesse de la mère, etc. Quant à l'hérédité directe, elle est difficile à prouver pour une maladie dont l'évolution est terminée dans l'enfance et dont il ne reste souvent aucun vestige chez les parents au moment de la conception. Nous citerons néanmoins, comme exemple probable de cette influence, une observation de Kassowitz (3), dans laquelle trois enfants d'une même mère, qui avait été rachitique jusqu'à l'âge de quatre ans, furent successivement atteints de la maladie anglaise, quoiqu'ils fussent dans les meilleures con-

(1) Duplay, *Gaz. des hôp.*, 1891, p. 1397.
(2) Deydier, *Thèse de Lyon*, 1895.
(3) Kassowitz, Pathogenese der Rachitis. Vienne, 1885, p. 63.

ditions hygiéniques (bonne nourrice) et eussent présenté un développement normal à tous les autres égards.

L'existence du *rachitisme congénital* ne peut être niée d'ailleurs, mais sa fréquence est diversement appréciée. Tandis que Kassowitz (1) constate chez les nouveau-nés des signes de rachitisme dans la proportion fantastique de 90 pour 100, Schwarz (2) dans celle de 80 pour 100 et Feyerabend (3) dans celle de 69 pour 100, Lentz (4) n'arrive qu'à celle de 12 à 10 pour 100 et Quisling (5) à celle de 3 à 10 pour 100. Tchistowitch (6) qui a éliminé avec soin tous les cas d'ostéochondrite syphilitique et a contrôlé le diagnostic clinique par l'examen microscopique des os, trouve une proportion inférieure à 8 pour 100 ; il conteste la valeur des signes regardés par Kassowitz comme pathognomoniques du rachitisme congénital. On se rapproche ainsi peu à peu des proportions indiquées par les premiers observateurs. J. Guérin avait signalé 3 cas de rachitisme congénital sur 346 malades et Chaussier 1 cas sur 23 193 naissances.

Quant à ce que l'on a décrit sous le nom de *rachitisme fœtal* (Virchow, Schmitt, H. Müller), il s'agit d'altérations du squelette qui n'ont rien de commun avec le rachitisme, comme le pensaient déjà Trousseau et Depaul et comme l'ont prouvé de nombreuses recherches histologiques récentes (7). Certains cas rentrent dans les arrêts de développement du tissu cartilagineux (achondroplasie de Parrot et de Porak) ; les autres sont des faits de dystrophie du cartilage, tantôt à forme hypoplastique (chondromalacie, ostéoporose), tantôt à forme hyperplastique (augmentation du diamètre des os qui présentent une coque dure, parcheminée, éminemment friable). La plupart des cas publiés s'accompagnaient d'ailleurs de micromélie et aucun ne présentait les caractères histologiques des lésions rachitiques.

Les causes de ces curieuses malformations, le plus souvent obscures, ont été parfois attribuées à l'hérédité directe (Porak), au crétinisme (Eberth, Virchow) où l'oligamnios (Marfan).

MALADIES AIGUËS. — Les maladies aiguës, en particulier les fièvres éruptives (Rehn), favorisent l'éclosion du rachitisme, mais ne peuvent le créer de toutes pièces.

(1) Kassowitz, *loc. cit.*, p. 38.
(2) Schwarz, *Med. Jahrb.*, Vienne, 1887, t. II, p. 495.
(3) Feyerabend, *Thèse de Königsberg*, 1890.
(4) Lentz, *Thèse de Göttingue*, 1895.
(5) Quisling, *Arch. für Kinderheilk.*, 1888, t. IX, p. 293.
(6) Tchistowitch, *Virch. Arch.*, 1887, t. CXLVIII, p. 140 et 209.
(7) Consulter au sujet du rachitisme fœtal :
Depaul, *Arch. de tocol.*, 1878. — Eberth, *Festschrift*, etc., Leipzig, 1878. — Virchow, *Virch. Arch.*, 1883, t. XCIV, p. 183. — Parrot, Syphilis et rachitisme. Paris, 1886, p. 280. — Porak, *Bull. et mém. de la Soc. obstétr. de Paris*, 1890, p. 234. — Porak et Durante, *Ibid.*, 1894, p. 117. — S. Müller, *Münch. med. Abhandl.*, II, Reihe, 7tes Heft, 1893. — E. Kaufmann, *Beitr. zur path. Anat.*, Iena, 1893, t. XIII, p. 32. — Marfan, art. RACHITISME du Traité de méd. et de thérap. publié par P. Brouardel, 1897, t. III, p. 539.

Humidité de l'air. — On a souvent prétendu qu'un air fortement hygrométrique favorisait le développement du rachitisme ; on a insisté sur sa fréquence dans les climats froids et humides. Hagen-Torn (1) a même édifié une théorie du rachitisme sur l'insuffisance de l'exhalation pulmonaire et de perspiration cutanée due à l'humidité de l'air ambiant. Il suffit de rappeler l'action curative incontestable de l'air marin pour ruiner cette nouvelle hypothèse.

ANATOMIE PATHOLOGIQUE. — Les extrémités antérieures des côtes, les os de la voûte du crâne, les os de l'avant-bras et de la jambe sont les parties du squelette qui sont atteintes le plus souvent par le rachitisme. Les fémurs, les os du bassin et les vertèbres viennent ensuite dans l'ordre de fréquence.

C'est dans les parties de l'os où le travail d'ossification est le plus actif que les lésions sont les plus marquées ; dans les os longs, c'est au niveau du cartilage épiphysaire ou sous le périoste diaphysaire ; dans les os plats, c'est sur les deux faces au niveau des points d'ossification. La néoformation propre au rachitisme a été décrite pour la première fois par J. Guérin sous le nom de *tissu spongoïde* ; c'est un tissu ossiforme, criblé comme une éponge fine, contenant dans ses mailles une moelle d'un rouge vineux, qui envahit l'os irrégulièrement et se substitue peu à peu au cartilage vrai encore vierge d'ossification, au tissu ostéoïde normal ou au tissu osseux préformé ; celui-ci se résorbe par un processus analogue à celui de l'ostéite raréfiante. Dans le rachitisme, dit Virchow, tout est pêle-mêle ; on peut trouver du tissu malade à côté du tissu sain sans ordre apparent. Il n'y a donc pas seulement arrêt dans le travail d'ossification, mais production d'un *tissu pathologique*, comme le prouvent l'analyse chimique et l'examen microscopique des os malades.

L'analyse chimique révèle dans les os rachitiques une diminution considérable des sels calcaires, dont la proportion peut tomber de 63 à 20 pour 100, d'où la flexibilité et la mollesse de ces os qui leur permettent de se déformer facilement. Friedleben a trouvé en outre une augmentation notable de l'eau, ainsi qu'une augmentation légère de la graisse et de l'acide carbonique.

Au microscope, on trouve au milieu du cartilage épiphysaire une calcification des capsules secondaires, qui, au lieu de se transformer en ostéoplastes, se ratatinent et forment de petits corps irréguliers dépourvus de canalicules et disséminés au milieu d'une substance fondamentale qui devient fibrillaire. Dans les mailles de ce tissu pathologique, des vaisseaux de nouvelle formation constituent un vaste réseau caverneux qui communique avec les vaisseaux de l'os ancien (Tripier).

(1) Hagen-Torn, *Wratch*, 1896, n° 17.

Dans les parties où l'ossification normale se fait aux dépens du tissu fibreux (os plats, diaphyse des os longs), les altérations sont identiques, avec cette différence que le tissu spongoïde se forme aux dépens du tissu conjonctif médullisé, puisqu'il n'y a pas de cartilage préexistant. D'ailleurs, mêmes troubles, même irrégularité dans la calcification ; à des manchons de tissu osseux vrai succèdent des lamelles de tissu spongoïde.

La couche ostéogène sous-périostée acquiert parfois une épaisseur considérable ; elle subit une modification sur la nature de laquelle on n'est pas fixé et qui consiste dans l'apparition de travées onduleuses, anastomosées, réfringentes, qui résultent d'une transformation sur place de la substance intercellulaire. Ces travées sont les analogues des fibres de Sharpey (Cornil et Ranvier).

Telles sont les lésions principales du rachitisme dans sa période d'état. Ses terminaisons sont variables.

Dans les cas rares décrits par J. Guérin sous le nom de *consomption rachitique*, le processus morbide continue et s'étend jusqu'à la destruction entière de l'os ; les espaces que limitent les travées du tissu spongoïde, au lieu de se rétrécir comme dans l'ossification normale, s'élargissent ; l'os est creusé d'une vaste cavité remplie d'un liquide huileux, rougeâtre et de lamelles irrégulières que limite à l'extérieur une mince coque osseuse.

Habituellement, le tissu spongoïde subit la *transformation fibreuse* ; les espaces médullaires élargis se remplissent peu à peu d'un tissu fibrillaire très solide, qui peut être envahi à son tour par les sels calcaires. Toute la partie malade de l'os se transforme alors en un tissu compact très dur, ayant l'aspect de l'ivoire. L'*éburnation*, quand elle est étendue et se produit à un âge peu avancé, arrête le développement du squelette en déterminant la soudure prématurée des épiphyses à la diaphyse.

La guérison véritable aurait lieu par la résorption lente du tissu spongoïde et la reprise de l'ossification normale (Broca) ; cette terminaison, qui paraît être la plus fréquente, est peu connue au point de vue histologique.

PHYSIOLOGIE PATHOLOGIQUE. — La pathogénie du rachitisme est encore obscure, malgré le grand nombre des théories proposées.

Pour les uns, c'est la *diminution dans l'apport des sels calcaires* due à une alimentation vicieuse qui produirait le rachitisme. Les expériences de J. Guérin, Trousseau, Friedleben, Tripier, etc., prouvent qu'on peut obtenir chez les animaux, en les soumettant à un régime particulier, des os plus mous, plus spongieux et moins calcaires qu'à l'état normal, mais on n'a pas pu déterminer ainsi chez eux la formation du tissu spongoïde (Tripier).

Pour d'autres, il s'agit d'une *élimination exagérée des sels calcaires* par les sécrétions, due à la production anormale d'un acide. Rien ne le prouve, car si l'on observe souvent des selles acides chez les rachitiques et une augmentation des phosphates terreux dans l'urine au moment du ramollissement des os, les os eux-mêmes, sains ou rachitiques, ont une réaction neutre ou même légèrement alcaline (Lehmann).

Une troisième théorie consiste à admettre que le rachitisme est une *inflammation spéciale des tissus ostéogènes*, déterminée par l'action de certains agents chimiques ou pathologiques. C'est ainsi que Wegner a rendu rachitiques des chiens par l'administration continue de petites doses de phosphore, concurremment avec la suppression de la chaux dans les aliments. Heitzmann (1) est arrivé au même résultat par l'administration continue de l'acide lactique. Après cinq ou six mois de ce traitement chez des chats et des chiens de moins d'un an, les diaphyses devinrent si molles qu'on pouvait les plier comme les branches d'un saule.

Pour Baumel et Œschner (2), la production du rachitisme est due à une pénurie de phosphate calcaire résultant soit d'une absorption difficile consécutive à la production du gros ventre qui accompagne si souvent le rachitisme, soit d'une hypersolubilité de la chaux et de ses sels phosphatiques par hyperacidité des fermentations digestives, celle-ci produisant une hyperacidité sanguine et par suite une élimination excessive de la chaux ou des sels de chaux par les urines. Cette dernière théorie explique peut-être pourquoi la dyspepsie gastro-intestinale est l'avant-coureur obligé des gonflements articulaires et pourquoi, chez les enfants rachitiques, les selles sont habituellement acides. Il est, néanmoins, des cas de rachitisme qui échappent à cette théorie et qui peuvent être expliqués par une faiblesse d'assimilation héréditaire ou acquise.

On a cherché aussi à attribuer une origine infectieuse au rachitisme [Mircoli (3), Hagenbach (4)], mais sans preuves sérieuses. Nous nions absolument la contagiosité du rachitisme, ainsi que la prétendue spécificité des microbes trouvés à l'autopsie d'enfants rachitiques.

SYMPTOMES. — La symptomatologie du rachitisme comprend l'étude des déformations du squelette et celle des troubles fonctionnels qui précèdent ou accompagnent ces déformations. Nous passerons successivement en revue le système osseux, le système digestif, le système nerveux et le système respiratoire.

Système osseux. — Nous étudierons les déformations dans les différentes parties du squelette.

(1) Heitzmann, *Wiener med. Presse*, 1873, n° 14.
(2) Baumel et Œschner de Coninck, *Revue de méd.*, 1898, p. 546.
(3) Mircoli, *Gaz. degli ospit.*, 16 août 1891.
(4) Hagenbach, *Berl. klin. Woch.*, 1895, n° 21.

1. Tête. — A la tête, le rachitisme se révèle par quatre signes principaux : la *persistance* ou l'*élargissement des fontanelles*, la *déformation de la voûte du crâne* avec épaississement des sutures et proéminence de certains os, la *déformation des os maxillaires* et les *anomalies de la première dentition.*

Le rachitisme du crâne est un des premiers en date ; il est d'autant plus prononcé que la maladie a commencé plus tôt ; dans les cas rares de rachitisme tardif dont le début remonte seulement à la fin de la seconde année ou de la troisième, le seul symptôme appréciable est la persistance de la grande fontanelle. Celle-ci reste souvent ouverte jusqu'à trois ou quatre ans (Bouvier). La fontanelle postérieure et les fontanelles latérales, qui se ferment à l'état normal peu de temps après la naissance, persistent ou ne se ferment qu'incomplètement quand le rachitisme débute dans les premiers mois de la vie. Les sutures du crâne s'effacent très tard et restent longtemps perceptibles au toucher sous la forme de gouttières dues à l'épaississement des os sur leurs bords (W. Jenner).

La tête, comparée au corps, paraît disproportionnée. L'augmentation de volume porte exclusivement sur la voûte du crâne ; elle n'est point régulière et ne s'étend pas à tous les diamètres, comme dans l'hydrocéphalie. L'arcade orbitaire n'est pas déformée. Les bosses frontales font saillie en avant, souvent plus d'un côté que de l'autre ; le diamètre antéro-postérieur de la tête s'allonge. En même temps, dans les cas de rachitisme avancé, l'occiput se ramollit, s'aplatit par la pression de la tête sur l'oreiller et parfois s'amincit par places (*craniotabès* d'Elsæsser). Le nombre des points ramollis peut varier de un ou deux à dix ou vingt ; on a attribué à tort à la perforation spontanée de l'occipital des accidents nerveux graves, tels que les convulsions externes ou le spasme de la glotte.

Fleischmann (1) a décrit le premier une déformation des os maxillaires qui est spéciale aux enfants rachitiques. La courbe formée par le *maxillaire inférieur*, de parabolique devient polygonale ; la partie antérieure qui s'étend entre les deux canines forme une ligne presque droite, au lieu d'être convexe en avant ; il en résulte un raccourcissement du diamètre médian antéro-postérieur de la courbe formée par l'os ; en même temps, le bord alvéolaire est renversé en dedans. Le *maxillaire supérieur* présente un rétrécissement au niveau des insertions des apophyses zygomatiques et est repoussé en avant à partir de ces deux points ; la courbe générale de l'os, au lieu d'être régulièrement parabolique, ressemble alors à la coupe d'une poire à petite extrémité antérieure, et le diamètre antéro-postérieur en est notablement agrandi. Le bord alvéolaire supérieur est déjeté en dehors en sens inverse du bord alvéolaire inférieur.

_______

(1) Fleischmann, *Klinik der Paediatrik.* Vienne, 1877, t. II, p. 168.

Nous avons constaté de plus que souvent la voûte formée par les apophyses palatines présente un enfoncement du côté des fosses nasales.

La déformation du maxillaire inférieur paraît due surtout à la compression latérale des masséters et à la traction centripète des muscles mylo-hyoïdiens d'une part et probablement à la traction antéro-postérieure des muscles génio-glosses de l'autre (Fleischmann). La déformation du maxillaire supérieur est plus difficile à expliquer; les insertions des apophyses zygomatiques, qui sont rarement atteintes par le rachitisme, forment deux points fixes qui empêchent toute déformation de la courbe du maxillaire en arrière. La partie antérieure au contraire subit de la part de la langue une pression habituelle qui est considérablement augmentée par la succion si énergique des nouveau-nés; c'est ainsi que nous expliquons le creusement de la voûte palatine, sur lequel aucun auteur n'a insisté à notre connaissance, et la projection en avant de la courbe antérieure du maxillaire avec renversement du bord alvéolaire en dehors.

Le rachitisme des mâchoires coïncide avec celui du crâne; il est par conséquent une des manifestations précoces de la maladie. On ne le voit pas se développer chez des enfants qui ont dépassé la première année. C'est donc un signe précieux de diagnostic à un moment où l'absence de dents et la présence de la grande fontanelle correspondent encore à une évolution normale.

La déformation des mâchoires a une grande influence sur la première dentition et, quand elle persiste, sur la seconde dentition. Quelques-unes des dents, gênées par le manque de place, sortent irrégulièrement et se placent l'une devant l'autre; celles de la mâchoire supérieure sont déjetées en dehors, celles de la mâchoire inférieure sont déjetées en dedans. L'influence du rachitisme sur la dentition se fait en outre sentir de trois manières différentes:

a. *Par le retard dans l'apparition des premières dents.* — Les incisives inférieures médianes, au lieu de sortir du sixième au neuvième mois, n'apparaissent que du dixième au quinzième mois; dans deux cas, l'un de nous a vu la sortie de la première dent retardée jusqu'au vingt-cinquième et au vingt-sixième mois. Ce retard ne s'observe que dans les rachitismes précoces dont l'action s'est fait sentir avant le sixième mois, c'est-à-dire avant la formation complète des racines des incisives.

b. *Dans la durée anomale des intervalles qui séparent l'apparition des dents de lait.* — On peut considérer comme maximum physiologique de cette durée, six semaines pour les incisives et dix semaines pour les autres dents (Fleischmann). Dans le rachitisme, ces intervalles sont beaucoup plus longs. Le travail de la dentition peut même être complètement interrompu dans les cas sérieux et ne recommence qu'à la fin de la seconde année, c'est-à-dire au moment où, grâce à l'ossification plus active, l'action du rachitisme s'éteint. Dans les cas plus légers, la reprise de la dentition est un signe d'amélioration qui succède souvent à un traitement hygiénique bien entendu.

c. *Dans la qualité des dents de lait.* — La dent, l'émail surtout, étant de tout l'organisme la partie la plus riche en sels inorganiques, peut souffrir dans sa composition sous l'influence du rachitisme ; les dents se barrent ou se carient et tombent avant le temps. Il est fréquent également d'observer chez les enfants rachitiques des dents petites, atrophiées, séparées des autres dents (surtout les canines) par un intervalle libre. Il est probable aussi que le rachitisme du maxillaire n'est pas sans influence sur cette dystrophie des dents, qui est loin d'ailleurs d'exister dans tous les cas.

2. Tronc. — Les déformations du thorax sont parmi les plus importantes et les plus fréquentes. Le *chapelet rachitique* est l'expression la plus constante de la maladie ; il est pathognomonique. Il est constitué par une série de nodosités produites par le gonflement de l'extrémité antérieure des côtes, ainsi que par un angle légèrement saillant des articulations chondro-costales (Bouvier). A un degré plus avancé, il se forme une double gouttière latérale par le relâchement de ces articulations et l'enfoncement des côtes. Le sternum est projeté en avant et le thorax prend la forme d'une carène de vaisseau ou d'une poitrine d'oiseau. Il en résulte un rétrécissement de la poitrine, qui a son maximum à la réunion des vraies et des fausses côtes, c'est-à-dire au point le plus faible de la cage thoracique, dont la partie supérieure, épaisse et solidement fixée, résiste mieux à la pression atmosphérique, et dont la base, dilatée en auvent, s'évase en s'appuyant sur les viscères abdominaux. Cette déformation entraîne dans la situation des viscères intrathoraciques des modifications importantes, qui ont été bien étudiées par Rilliet et Barthez (1). Le cœur est plus rapproché de la paroi thoracique, d'où il résulte une augmentation de la matité précordiale à gauche et une absence du bruit respiratoire dans les points où on l'entend ordinairement. Le rétrécissement de la poitrine peut entraîner une gêne de la circulation en retour et par compensation une hypertrophie avec dilatation du ventricule droit. Les poumons, trop à l'étroit, se développent mal, et les fonctions respiratoires sont entravées, comme nous l'indiquerons plus loin.

La colonne vertébrale est rarement atteinte par le rachitisme, mais elle présente souvent des courbures de compensation ; les plus fréquentes sont une convexité thoracique exagérée et une ensellure lombaire, qui peuvent faire des enfants rachitiques de véritables bossus.

Le bassin est évasé, mais présente rarement dans le jeune âge des

_______________

(1) Rilliet et Barthez, *Journ. des connaissances méd.-chir.*, avril 1840.

lésions apparentes. Chez les jeunes filles, au moment de la puberté, son développement normal peut être entravé, et il subit un rétrécissement antéro-postérieur qui gênera plus tard la parturition.

Le ventre des rachitiques offre un aspect tout spécial; il est globuleux, développé sur les côtés et ressemble au ventre des batraciens. Ce développement anomal, que les parents attribuent souvent au carreau, tient d'une part à ce que les viscères abdominaux sont refoulés en bas et en avant par le thorax rétréci et la colonne lombaire qui proémine en avant, d'autre part à ce que les rachitiques sont gros mangeurs, sont souvent atteints de dilatation de l'estomac et ont les intestins distendus habituellement par des gaz.

3. MEMBRES. — Les déformations des membres sont de deux sortes: les unes consistent en renflements des têtes articulaires (*nouures*); elles sont précoces et siègent principalement aux poignets, aux malléoles et aux genoux. Les autres sont des *courbures* de la diaphyse des os longs produites par le poids du corps et l'action des muscles; elles manquent dans les cas légers ou lorsque les enfants sont bien traités dès le début (J. Guérin). En effet, toutes choses égales d'ailleurs, les courbures des membres inférieurs sont beaucoup plus accentuées chez les enfants qui ont marché pendant la période du ramollissement des os que chez ceux qui sont restés couchés. Chez les tout petits enfants, qui sont encore portés ou qui commencent à se traîner par terre, les courbures des membres supérieurs sont plus marquées que celles des membres inférieurs.

La marche et la station debout prématurées, ainsi que des mouvements trop brusques, déterminent parfois des fractures incomplètes qui peuvent passer inaperçues et sont alors le point de départ de déformations persistantes.

Aux membres inférieurs, ce sont les os de la jambe qui se courbent les premiers. La convexité de leur courbure est tantôt antérieure, tantôt interne, tantôt, mais plus rarement, externe. Les fémurs présentent une exagération de leur courbure naturelle; le col devient horizontal, et la diaphyse décrit une grande courbure à convexité antéro-interne (Bouvier); il en résulte une obliquité antérieure du bassin, un redressement en arrière du sacrum, de l'ensellure lombaire pendant la station, et parfois une subluxation de la hanche ou des genoux.

Le *genu valgum* est presque toujours dû à une ossification rachitique et est produit par le gonflement épiphysaire exagéré du condyle interne du fémur.

Aux membres supérieurs, ce sont les avant-bras et les clavicules qui présentent les déformations les plus marquées. L'avant-bras se fléchit en général d'arrière en avant, du côté dorsal au côté palmaire (Bouvier). La clavicule présente une exagération de sa double courbure en *S*. Quand l'humérus se courbe, c'est presque toujours vers son milieu; il forme alors un arc à convexité antéro-externe.

L'apparition du rachitisme aux membres est précédée et accompagnée de douleurs vives lorsque la maladie est intense.

**Système digestif.** — Il n'y a pas de rachitisme sans dyspepsie qui le précède et l'accompagne toujours. La dyspepsie peut, sous toutes ses formes, engendrer le rachitisme ; ainsi on voit souvent ce dernier se développer après les entérites aiguës graves, les cholérines estivales (Baginsky) ou l'entérite de sevrage. Mais, souvent aussi, le rachitisme commence sournoisement, sans bruit, chez les enfants qui paraissent florissants de santé, qui présentent de la polysarcie et un poids au-dessus de la moyenne. En pareil cas, nous avons toujours pu constater, comme Comby (1), une *dilatation de l'estomac* (2), quelquefois considérable, qui trouble les phénomènes chimiques de la digestion et amène la résorption de substances irritantes pour les os, aussi bien que pour la peau et la muqueuse respiratoire.

Les signes de cette période prodromique ont été, comme ceux de la dilatation de l'estomac, tracés de main de maître par Bouchard (3) ; ce sont, du côté de l'estomac, la flatulence, un clapotement indiquant la rétention des liquides dans ce viscère, une augmentation parfois considérable de la zone de sonorité stomacale, avec voussure épigastrique ; du côté de l'intestin, le tympanisme, une constipation opiniâtre avec évacuations de matières blanchâtres peu colorées par la bile, interrompue de temps en temps par des débâcles de matières liquides et gazeuses très fétides ; du côté du système nerveux, l'agitation, l'insomnie, parfois même des convulsions ; du côté de la peau, des éruptions de strophulus ou d'eczéma.

Les troubles digestifs s'amendent beaucoup plus vite, sous l'influence d'une bonne hygiène, que les déformations osseuses qu'ils ont créées.

Le rachitisme arrivé à un certain degré s'accompagne d'une dyscrasie anémique, qui dépend aussi en partie de l'auto-intoxication digestive. La pâleur des téguments, l'amaigrissement qui apparaît à la longue dans tout rachitisme intense, les sueurs profuses, la mollesse des masses musculaires, la flaccidité de la peau sont les signes extérieurs les plus apparents de la détérioration générale de l'économie. Nous pensons qu'il faut attribuer aussi à l'altération de la moelle osseuse un rôle important dans la production de l'anémie rachitique. Celle-ci paraît être en effet proportionnelle à la gravité et à l'extension des lésions du squelette.

**Système nerveux.** — Il y a toujours chez les enfants rachitiques quelque atteinte du système nerveux. Dans les cas les plus légers, on

(1) Comby, *Arch. gén. de méd.*, 1881, t. XIV, p. 148 et 317.

(2) La coïncidence du rachitisme et de la dilatation de l'estomac a été constatée par Huguenin (*Revue mens. des mal. de l'enfance*, 1888, p. 503) à l'autopsie d'une petite fille de dix mois qui succomba à une bronchite capillaire dans le cours d'un rachitisme précoce.

(3) Bouchard, Leçons sur les auto-intoxications. Paris, 1887.

constate souvent de l'agitation, de l'irritabilité (cris fréquents) ou bien de l'apathie, de l'insomnie et une faiblesse musculaire qui n'est pas toujours en rapport avec l'amaigrissement ou l'intensité des douleurs osseuses. Epstein (1) a observé dans huit cas des phénomènes de catalepsie chez des rachitiques âgés de dix-huit mois à trois ans et demi. Dans les cas sérieux, on a signalé la fréquence de l'éclampsie, de la tétanie et du spasme de la glotte surtout dans la première année. Parmi les complications cérébrales spéciales au rachitisme, signalons l'hypertrophie et la sclérose du cerveau. On a remarqué aussi la coïncidence assez fréquente du rachitisme avec l'hydrocéphalie.

**Système respiratoire.** — Les déformations rachitiques du thorax entraînent, quand elles sont très marquées, de la gêne dans la respiration, qui devient poussive et haletante. Les fausses côtes, au lieu de s'écarter pendant l'inspiration, sont attirées en dedans par la contraction du diaphragme ; il en résulte souvent de l'atélectasie à la base des poumons, tandis que les parties antéro-supérieures de ces organes sont emphysémateuses. La bronchite, caractérisée par des râles ronflants et parfois par de gros râles muqueux, est si fréquente chez les rachitiques qu'elle peut être considérée comme un des symptômes de la maladie. La bronchite capillaire et la broncho-pneumonie sont également des complications fréquentes du rachitisme, et elles sont dans ce cas d'autant plus graves que les mouvements de la cage thoracique sont plus gênés. L'hypertrophie du foie, signalée par Hogben (2) chez les enfants rachitiques, est due peut-être autant aux troubles circulatoires résultant de l'expansion incomplète du thorax qu'aux troubles de la digestion.

MARCHE. — La *période d'invasion* de la maladie peut être tout à fait latente ou ne se révéler que par la persistance anomale des fontanelles ou le retard de la dentition, mais on observe le plus souvent à ce moment les troubles dyspeptiques et les symptômes d'irritabilité nerveuse que nous avons décrits plus haut.

La *période d'état* est caractérisée par le ramollissement des os et par l'apparition des déformations.

Dans les cas légers, celles-ci se bornent au chapelet rachitique, à une légère nouure des poignets, des genoux ou des malléoles, à une cambrure des tibias ou des avant-bras et à un peu de proéminence des bosses frontales. Ces déformations ne s'accompagnent d'ailleurs d'aucune douleur et parfois d'aucun trouble particulier de la santé de l'enfant.

C'est dans les cas de moyenne intensité qu'on peut observer le mieux la marche du rachitisme, qui est en rapport direct avec le développement du squelette. Le rachitisme du crâne est spécial aux

_________

(1) Epstein, *Réunion des nat. et méd. allem.*, 1896, in *Revue mens. des mal. de l'enf.*, 1897, p. 22.

(2) Hogben, *Birmingham med. Review*, août 1888.

enfants atteints de la maladie dans la première année ; quand le début a lieu après le huitième mois, la voûte du crâne est en général peu déformée ; aussi Elsaesser avait-il raison d'appeler le craniotabès le *rachitisme des nourrissons*. Le rachitisme du thorax ne manque que dans les cas tardifs, dont le début se fait dans le cours de la seconde année et dans lesquels la maladie ne se révèle que par les déformations des membres. Dans les cas complets, le rachitisme commence en général par la tête ; le thorax se prend à la même époque ou peu après, et les membres ne sont envahis qu'en dernier lieu. La maladie peut d'ailleurs subir un arrêt à toutes ses périodes ou bien présenter de nouvelles poussées qui suivent dans leur siège la distribution centrifuge indiquée plus haut. Ces temps d'arrêt sont souvent dus à l'intervention thérapeutique, et les rechutes à de nouvelles fautes de régime. De cette façon, un enfant qui, dans la première année, a présenté des déformations caractéristiques du crâne, peut avoir une nouvelle poussée du côté des membres dans le cours de la seconde année, sans que le thorax présente de déformation notable.

Dans les cas graves, qui sont de beaucoup les moins fréquents, l'invasion de la maladie peut s'accompagner d'un mouvement fébrile. Cette *fièvre*, d'abord passagère, puis continue, paraît coïncider avec le moment du plus grand ramollissement des os et cesse dès que le squelette reprend un peu de consistance (Bouvier). Elle s'accompagne de sueurs profuses, surtout à la tête et à la paume des mains. Les petits malades présentent un grand abattement ; ils crient dès qu'on les touche et paraissent avoir des douleurs dans la continuité des os. Les téguments deviennent pâles et terreux, les chairs flasques, les cheveux rares et soyeux. Les traits sont sans expression ; le regard seul a conservé toute sa vivacité et les facultés intellectuelles sont plutôt accrues que diminuées. Dès que la fièvre est tombée, l'appétit renaît et devient même exagéré. Les digestions néanmoins restent laborieuses et s'accompagnent de distension gazeuse des intestins.

Les *terminaisons* sont différentes suivant les cas. La guérison, de beaucoup la plus fréquente, s'annonce par l'augmentation de consistance des os et la disparition progressive des déformations. Dans les cas légers ou dans ceux qui ont été traités de bonne heure, les courbures et les nouures peuvent disparaître complètement dans l'espace d'un ou deux ans. Les enfants ne conservent alors vers quatre ou cinq ans que des jointures un peu grosses et un front légèrement proéminent. Dans les cas graves et généralisés, la croissance du squelette ayant reçu une atteinte sérieuse par la soudure prématurée des épiphyses, les membres restent grêles, très courts par rapport au tronc, parfois même courbés et déviés (1). Quand la déformation

_______________

(1) Les jeunes gens réformés du service militaire pour défaut de taille sont presque toujours d'anciens rachitiques.

thoracique est très prononcée, les enfants deviennent emphysémateux et sont prédisposés aux maladies du cœur. Ils restent délicats, s'enrhument facilement et n'atteignent jamais un âge très avancé.

La mort peut survenir par les progrès mêmes du rachitisme, mais ce cas est fort rare. Elle est due presque toujours à des complications telles que l'éclampsie, le spasme de la glotte, la dégénérescence amyloïde des viscères abdominaux, la broncho-pneumonie ou le catarrhe des intestins, souvent aussi à la tuberculose (Henoch) ; ou bien encore les petits rachitiques sont enlevés par une maladie intercurrente, telle qu'une fièvre éruptive ou la diphtérie.

La *durée* des diverses périodes est très variable. Presque toujours le rachitisme est *chronique* et met huit à dix mois à parcourir ses diverses périodes, mais souvent la consolidation du squelette n'est complète qu'au bout de deux ou trois ans.

Le rachitisme peut récidiver (Léon Tripier).

COMPLICATIONS. — **Splénomégalie.** — Küttner (1) a constaté, chez 44 enfants rachitiques sur 60, une hypertrophie de la rate qui faisait sous le rebord costal une saillie facilement reconnaissable à la palpation. Gerhardt (2) avait aussi observé cette complication chez 35 rachitiques sur 60. Cette fréquence considérable de l'hypertrophie de la rate constatée par ces auteurs doit être considérée comme exceptionnelle. Friedreich (3), sur 14 211 enfants malades, n'a trouvé que 6 tumeurs spléniques ; nous n'en avons jamais constaté d'exemple dans le rachitisme en dehors de la syphilis héréditaire, et Henoch, à Berlin, insiste également sur la rareté de l'hypertrophie de la rate dans le rachitisme. Pour Luzet (4), qui a observé quelquefois ce symptôme chez des rachitiques très anémiques, la tuméfaction de la rate doit être regardée comme le premier stade de l'anémie pseudo-leucémique infantile (voir p. 304).

**Scorbut.** — La combinaison des symptômes du rachitisme et de ceux du scorbut a été décrite à tort dans ces dernières années sous le nom de *rachitisme aigu.* Ce syndrome pathologique n'est que le résultat d'une coïncidence tenant à ce que le scorbut et le rachitisme résultent tous deux d'un vice de l'alimentation, mais le scorbut a été observé aussi indépendamment du rachitisme (voir *Scorbut infantile,* p. 288).

DIAGNOSTIC. — Le rachitisme est facile à reconnaître dans ses formes graves et généralisées ; il n'en est plus de même pour ses formes atténuées et ses premières atteintes. Le chapelet costal et le

<hr>

(1) Küttner, *Berl. klin. Woch.*, 1892, p. 1108 et 1137.
(2) Gerhardt, *Handb. der Kinderkr.*, t. III, 1878, p. 87.
(3) Friedreich, *Deutsche Klinik*, 1856, n° 20.
(4) Luzet, *Thèse de Paris*, 1891.

gonflement épiphysaire des poignets peuvent être masqués par la polysarcie chez les enfants prospères et suralimentés. Il faut attacher une grande importance, à la fin de la première année, aux déformations craniennes et à l'élargissement de la grande fontanelle, ainsi qu'au retard de la dentition. Le rachitisme latent est souvent annoncé chez les nourrissons par une constipation opiniâtre avec selles dures, peu colorées et tympanisme. Si en même temps l'enfant devient triste et abattu, s'il crie quand on remue ses membres, les lésions caractéristiques ne tardent pas à apparaître.

Les déformations rachitiques se distinguent des autres déformations osseuses qu'on observe dans l'enfance par leur localisation et leur forme spéciale. Ainsi le tibia *en fourreau de sabre* de la *syphilis héréditaire* n'est pas concave en arrière, c'est-à-dire arqué, comme le tibia rachitique, qu'on peut comparer à une *lame de sabre* de cavalerie ; toute la déformation siège à la partie antérieure et est produite par la périostose spécifique de la crête du tibia (voir *Syphilis*).

L'*ostéomalacie* est très rare chez les enfants. Meslay (1) en a observé deux cas qui ont débuté à l'âge de treize ans chez des jeunes filles. Les douleurs vives qui ont accompagné le ramollissement des os, les déformations caractéristiques du crâne et des doigts, le rapetissement de la taille avec enfoncement de la tête entre les épaules, les courbures anomales et en sens inverse du sternum et de la colonne vertébrale, ainsi que l'absence de tout gonflement épiphysaire, ont permis d'exclure le rachitisme tardif. Les malades ayant succombé à des maladies intercurrentes et à la cachexie, l'examen microscopique des os a permis de confirmer le diagnostic d'ostéomalacie.

On a confondu parfois le crâne des *hydrocéphales* avec le crâne rachitique ; dans l'hydrocéphalie, le développement du crâne se fait d'une manière uniforme dans toutes les directions, et la forme de pyramide renversée que prend la tête de l'enfant indique à tout observateur attentif que la dilatation de la voûte cranienne s'est faite de dedans en dehors.

Le *mal de Pott* produit quelquefois des déformations secondaires du thorax, qu'on pourra attribuer à première vue au rachitisme ; il se reconnaîtra à l'absence du chapelet et des gouttières latérales, ainsi qu'à la forme spéciale de la déformation spinale.

Les déformations *paralytiques* des membres ne pourront être confondues avec les déformations rachitiques dans aucun cas, si l'on se donne la peine d'examiner de près les parties malades.

Volkmann a décrit sous le nom d'*ostéopsathyrosis idiopathique* (2) une maladie du squelette caractérisée uniquement par la fragilité

_______________

(1) Meslay, *Thèse de Paris*, 1896.
(2) Voir : Schultze, *Arch. f. klin. Chir.*, 1894, t. CLVII, p. 332. — Moreau, *Thèse de Paris*, 1896.

anomale des os des membres qui se fracturent spontanément ou à la suite de traumatismes insignifiants. Cette affection paraît relever d'une prédisposition héréditaire; elle s'observe, en effet, chez plusieurs individus d'une même famille et peut se transmettre à plusieurs générations successives. Dans la plupart des cas publiés, cette prédisposition s'est manifestée déjà dans la première enfance, d'autres fois après un certain nombre d'années chez des sujets qui avaient joui jusque-là d'une santé parfaite. Les fractures, dont le nombre a dépassé parfois une quarantaine dans le cours de l'enfance, sont habituellement accompagnées de peu de douleur et se consolident rapidement. Elles déterminent à la longue des courbures qui ont été confondues dans quelques cas avec celles du rachitisme, mais on les en distinguera par l'absence du gonflement épiphysaire caractéristique de cette dernière affection. Nous avons observé un cas d'ostéopsathyrosis idiopathique chez une enfant de neuf ans dont l'état fut amélioré par une cure de bains de mer, mais qui néanmoins présenta encore depuis lors une fracture à la suite d'une chute.

PRONOSTIC. — Le rachitisme est toujours une affection sérieuse à cause des retards ou des obstacles qu'elle oppose au développement du squelette, mais son pronostic dépend essentiellement des conditions hygiéniques dans lesquelles l'enfant se trouve placé; des soins bien entendus et donnés de bonne heure, le grand air, une nourriture suffisamment analeptique et adaptée aux capacités digestives du jeune sujet auront presque toujours raison de la maladie.

Le rachitisme joue un rôle indirect considérable dans la mortalité de la première enfance, soit en prédisposant à la tuberculose, soit en donnant une gravité particulière à certaines maladies respiratoires (broncho-pneumonie, coqueluche), soit en favorisant les convulsions.

TRAITEMENT. — Une bonne hygiène constitue toute la prophylaxie et la partie la plus importante du traitement du rachitisme (voir *Dyspepsie*).

Parmi les nombreux remèdes préconisés contre cette maladie, l'*huile de foie de morue*, le *phosphate de chaux* et le *fer* méritent seuls d'être conservés.

L'huile de foie de morue est le meilleur médicament antirachitique, mais elle n'est pas toujours supportée et peut augmenter momentanément la dyspepsie. Les préparations ferrugineuses doivent alors précéder ou accompagner l'administration de l'huile de foie de morue. Le phosphate de chaux pourra être mélangé directement aux aliments à la dose de 40 à 80 centigrammes par jour, ou bien être administré en sirop sous forme de lactophosphate de chaux (1).

Le *phosphore* a été préconisé par Kassowitz (2) comme le spécifique du rachitisme. Ce médicament, dont l'administration demande à être surveillée de près et qui n'est pas sans danger, n'a pas répondu à ce qu'il promettait, mais on ne peut lui refuser une certaine action sur l'irritabilité du système nerveux créée par le rachitisme. Hagenbach (3) vante son succès rapide contre le spasme de la glotte d'origine rachitique.

La *cure maritime* est l'agent le plus puissant qui soit à notre disposition pour enrayer le rachitisme dans la période active (deuxième et troisième années) et guérir les déformations, tant qu'elles ne sont pas devenues définitives par l'éburnation (jusqu'à la sixième année). Le séjour prolongé au bord de la mer joue, grâce à l'action de l'air marin, un rôle aussi important que les bains eux-mêmes. Le maximum d'action curative est obtenu sur les plages méridionales (4), où la balnéation se continue pendant presque tout l'hiver et où l'enfant échange l'hiver froid et brumeux de son pays contre le soleil du Midi. Il faut, en général, un à deux ans pour obtenir par le traitement marin la guérison complète du rachitisme.

Les *bains de sel marin* ou d'*eau mère* à domicile ou dans les établissements thermaux (Bex, Rheinfelden, Salins-Moutiers, Salies-de-Béarn, etc.), peuvent remplacer jusqu'à un certain point les bains de mer, mais donnent des résultats moins rapides et moins éclatants.

Quant au traitement des déformations, les moyens hygiéniques suffiront le plus souvent. Si les petits rachitiques ne marchent pas encore ou marchent peu, on aura soin de les porter avec précaution, d'éviter les mouvements brusques passifs ou actifs, et dans la belle saison on les laissera s'amuser sur du sable bien sec et chauffé par le soleil, avec un habillement léger.

(1) Lewis Smith recommande le mélange suivant :

| | |
|---|---|
| Huile de foie de morue.. ....................... | 2 parties. |
| Eau de chaux................... ·············· | āā 1 partie. |
| Sirop de lactophosphate de chaux............... | |

Une cuillerée à café 4 à 5 fois par jour pour un enfant d'un an.

Marfan (*loc. cit.*, p. 572) préconise l'émulsion suivante :

| | |
|---|---|
| Huile de foie de morue............................ | 500,0 |
| Sirop de lactophosphate de chaux à 5 p. 100 ......... .... | 350,0 |
| Solution de lactophosphate de chaux à 5 p. 100 .......... | 150,0 |
| Alcoolature de zestes de citron........................... | 20,0 |
| Gomme adragante....................................... | 10,0 |

Donner 4 cuillerées à café par jour avant les tétées ou les repas.

(2) Kassowitz, Phosphorbehandlung bei Rachitis (*Zeitschr. für klin. Med.*, t. VII).

(3) Hagenbach, *Correspondenzblatt für Schweizer Aerzte*, 1884, p. 313.

(4) Asile Dollfus à Cannes ; Sanatoria maritimes de Giens, de Banyuls-sur-Mer, d'Arcachon.

Les difformités rachitiques seront traitées d'après les principes tracés par Bouvier, que nous transcrivons ici :

« Les difformités, les courbures, les affaissements partiels des os, déterminés par le rachitisme, réclament souvent l'emploi des moyens redresseurs. Les machines n'ont qu'un effet très borné dans la période d'éburnation. C'est surtout pendant la période de ramollissement que leur action peut être utile, mais elles ont l'inconvénient de gêner la circulation et les mouvements, aussi faut-il les exclure le plus souvent chez les enfants très jeunes et affaiblis ; en général, il ne faut les employer que lorsque les enfants sont en état de marcher.

« Quand il y a indication d'employer un de ces appareils, il faut qu'une pression porte sur la convexité des arcs osseux et une autre à chaque extrémité de la concavité. On obtient ainsi d'assez beaux résultats, quand il y a eu seulement affaissement de surfaces articulaires, dans les déviations des genoux, par exemple ; mais ces appareils agissent moins efficacement sur la continuité des os longs, ainsi que dans les déviations rachitiques de l'épine. »

Broca insiste sur l'inutilité des tuteurs mécaniques et leurs dangers pendant la période d'activité du rachitisme ; il les remplace par l'immobilité prolongée.

Le *traitement chirurgical* des difformités ne sera indiqué qu'à partir de l'âge de six ans et seulement après qu'on aura essayé de les guérir par la cure maritime prolongée.

Deux méthodes ont été employées. Après avoir pratiqué longtemps l'*ostéoclasie* manuelle ou avec un ostéoclaste, les chirurgiens préconisent généralement aujourd'hui l'*ostéotomie* proposée par Bœckel en 1876 et perfectionnée par Macewen (Broca) (1).


# CHAPITRE XXV

## MYXŒDÈME

Le myxœdème, découvert en 1873 par W. Gull, n'est bien connu dans sa pathogénie que depuis que J.-L. Reverdin a établi l'analogie que présentait cette maladie avec les accidents consécutifs à l'extirpation du corps thyroïde, analogie confirmée par les travaux de Kocher, de Semon, de Bruns, etc., et par les recherches expérimentales de Schiff et de Horsley. Actuellement, il est reconnu que le myxœdème résulte de l'absence ou de la disparition de la fonction thyroïdienne, ce qui a conduit à la découverte du traitement efficace de cette affection.

(1) Voir : Broca, Traitement chirurgical du rachitisme, in *Traité des Maladies de l'enfance*, 1897, t. III, p. 231.

On sait aujourd'hui que le myxœdème, que Gull considérait d'abord comme spécial aux femmes adultes, peut se rencontrer dans les deux sexes et à tout âge. Il a été plusieurs fois observé dans les premières années de la vie, et depuis que l'on connaît les rapports qu'il présente avec le *crétinisme*, affection qui débute toujours dans le jeune âge, son étude chez les enfants mérite une attention particulière. De plus, comme le fait remarquer Combe (1), le myxœdème détermine pendant la période de croissance un arrêt du développement physique et intellectuel qui se traduit par le nanisme et l'idiotie, symptômes étrangers au myxœdème de l'adulte et qui donnent au myxœdème infantile une physionomie toute spéciale.

ÉTIOLOGIE. — Le myxœdème étant constamment lié à l'atrophie, à la destruction ou à la dégénérescence de la glande thyroïde, ce sera l'étude des causes de celles-ci chez le fœtus et l'enfant qui nous éclairera sur l'étiologie du myxœdème infantile. Malheureusement, cette étude est encore fort peu avancée, et nous devons nous contenter le plus souvent des données étiologiques banales recueillies à propos de chaque cas.

Nous ne ferons exception que pour le *myxœdème opératoire* qui succède à l'ablation totale du corps thyroïde, et qui a été observé chez l'enfant comme chez l'adulte. Combe en a publié un exemple remarquable relatif à un enfant de treize ans, et Reynier et Paulesco (2) en ont rapporté récemment un autre concernant un garçon de onze ans fort intelligent, qui, quatre mois après une thyroïdectomie totale, présentait déjà les premiers symptômes physiques et intellectuels du myxœdème et qui devint dans la suite entièrement crétin.

AGE. — Le myxœdème avec atrophie thyroïdienne est assez rare dans l'enfance. Combe n'en compte qu'une quarantaine de cas dans la littérature médicale ; mais si l'on y ajoute tous les cas de crétinisme sporadique, dans lesquels le corps thyroïde est presque toujours atrophié, le nombre des enfants myxœdémateux est beaucoup plus considérable et il le serait encore bien davantage si on y faisait rentrer tous les cas de crétinisme endémique, si fréquent dans certaines contrées et qui débute dans le jeune âge ; mais, malgré les rapports évidents de cette affection avec le myxœdème, l'identité complète des deux maladies n'est pas encore démontrée.

Le myxœdème se développe souvent dès la première année et est alors très probablement d'origine congénitale, bien que ses premiers symptômes ne soient habituellement constatés qu'au bout de quel-

---

(1) Combe, Le myxœdème (*Revue méd. de la Suisse rom.*, 1897, p. 164 et suiv.), et art. MYXŒDÈME du *Traité des mal. de l'enf.*, vol. III, 1897, p. 938.

(2) Reynier et Paulesco, *Journ. de méd. int.*, 1898, et *Journ. de méd. et de thérap. inf.*, 1898, p. 755.

ques mois; on l'a vu aussi se manifester plus tard à la suite d'une coqueluche, d'une rougeole, etc.

Sexe. — Le myxœdème est comme chez l'adulte plus fréquent chez les enfants dans le sexe féminin que dans le sexe masculin, Combe compte 19 filles pour 11 garçons.

Hérédité. — Nous ne connaissons pas d'exemple de myxœdème atrophique dans lequel la maladie fût héréditaire, mais on a noté plusieurs fois l'alcoolisme, la tuberculose, le rhumatisme, la malaria et le goitre chez les parents. Les maladies infectieuses chez la mère pendant la grossesse (grippe) ont été aussi signalées.

Autres causes. — Le retard dans l'accouchement est noté dans un certain nombre de cas. La rougeole, la coqueluche, la pneumonie avaient précédé l'apparition du myxœdème chez des enfants observés par Combe et par Jaunin (1); mais dans la plupart des cas les données étiologiques sont à peu près nulles.

DESCRIPTION. — C'est généralement, comme nous l'avons dit, à l'âge de quelques mois que le myxœdème infantile commence à se manifester, le plus souvent au moment du sevrage (Bourneville) (2) ou même plus tard. Parfois cependant on peut le soupçonner déjà peu après la naissance en constatant le retard de la croissance, une légère bouffissure du visage, l'expression idiote du visage et l'hypertrophie de la langue qui sort habituellement de la bouche.

Bientôt ces symptômes s'accentuent et, une fois la maladie constituée, ce qui frappe tout d'abord, c'est l'arrêt du développement du corps, ainsi que l'épaississement de la peau.

Le retard de la croissance porte principalement sur le tronc et les membres qui gardent à peu près les dimensions qu'ils présentaient au moment où la maladie s'est établie ou ne se développent plus que très lentement : de là le *nanisme* qui est parfois extrême ; la taille d'un myxœdémateux de dix-neuf ans n'était que de 90 centimètres, celle d'un autre âgé de quinze ans n'était que de 80 centimètres.

La tête, qui participe moins à cet arrêt de la croissance, présente des dimensions disproportionnées à celles du reste du corps. Elle est plus large en arrière qu'en avant, enfoncée entre les épaules à cause de la brièveté du cou ; la fontanelle antérieure persiste même jusqu'à l'âge adulte.

La peau du visage, bouffie et comme œdématiée, est parfois sillonnée de rides; la physionomie manque d'expression, les paupières bleuâtres et gonflées ne recouvrent qu'incomplètement le globe de l'œil ; le nez épaissi paraît raccourci entre les joues tuméfiées et pendantes ; la bouche élargie laisse sortir une langue dont la muqueuse est hypertrophiée, ce qui rend l'articulation indistincte. Les dents

(1) Jaunin, *Revue méd. de la Suisse rom.*, 1896, p. 25.
(2) Bourneville, *Progrès méd.*, 23 août 1890, p. 147.

manquent ou, si la maladie est survenue après leur sortie, elles sont irrégulières, déformées, cariées, tombent prématurément ; la seconde dentition fait défaut ou est très retardée. Le menton est petit, les oreilles larges et bouffies.

La peau des membres et du tronc offre la même apparence que celle de la face ; les jambes, courtes et épaisses, sont souvent le siège de courbures rachitiques, les pieds sont tuméfiés ; les mains gonflées et bleuâtres n'exécutent qu'avec peine les mouvements et sont maladroites.

Sur le tronc on observe souvent, particulièrement sous les clavicules et dans les creux axillaires, des tumeurs mollasses formées par la peau épaissie et qui simulent des lipomes.

La colonne vertébrale est parfois déviée et le thorax déformé ; le ventre, élargi comme celui d'un batracien, présente à son centre un ombilic volumineux et saillant, bien qu'il ne renferme souvent pas de hernie.

Les organes génitaux, à peine développés ou déformés, offrent parfois un aspect bizarre ; c'est ainsi que chez les petites filles le capuchon du clitoris hypertrophié peut venir faire saillie comme un pénis entre les grandes lèvres œdématiées (Combe).

L'épaississement si caractéristique de la surface cutanée qui a donné son nom à la maladie, se distingue facilement de l'œdème véritable par sa consistance dure et élastique ; la peau cède sous la pression du doigt, mais celui-ci n'y produit pas une dépression persistante. En outre, la peau est froide, sèche, rugueuse, souvent d'un jaune brunâtre à la face, bleuâtre aux extrémités. Le système pileux est peu développé ; les cils et les sourcils sont rares. Les cheveux sont raides, durs et épais, mais souvent assez abondants. Les ongles sont altérés et cassants.

Les fonctions cérébrales sont habituellement altérées ; les enfants sont *idiots*, surtout dans la forme congénitale de la maladie, mais cette idiotie ne s'accompagne pas d'autres phénomènes de dégénérescence nerveuse (Bourneville). L'enfant est inerte, incapable d'exprimer ses besoins et de les satisfaire lui-même, il n'apprend ni à marcher, ni à parler, si la maladie est survenue dans la première enfance ; dans les cas plus tardifs, il est simplement arriéré, ses mouvements sont lents, maladroits, et s'il est susceptible d'un certain développement intellectuel, celui-ci reste très limité, tant que la maladie persiste.

La sensibilité est normale, mais le petit malade éprouve constamment une *sensation de froid* qui paraît liée à la diminution de la température du corps.

Les fonctions de nutrition sont généralement normales ; la digestion est régulière, l'appétit est cependant très modéré et les enfants ont souvent une grande répugnance pour la viande (Bourneville). La constipation est habituelle.

La respiration est souvent gênée; de là la cyanose observée fréquemment aux extrémités et l'abaissement de la température centrale; l'enfant s'essouffle facilement, son pouls est petit, fréquent. La voix est rauque, aiguë et stridente. Les fonctions urinaires sont normales, mais la salivation est parfois exagérée, tandis que la sécrétion sudorale est toujours imparfaite.

La puberté ne vient jamais chez les garçons, et chez les filles les règles n'apparaissent pas ou se suspendent après s'être montrées une ou deux fois.

La proportion d'hémoglobine a paru normale à Koplik (1) dans deux cas observés au début, tandis qu'elle était notablement abaissée dans deux cas plus avancés (Fleischer). Lebreton (2) a noté aussi une diminution des globules et de l'hémoglobine chez les enfants myxœdémateux.

Ajoutons que *la glande thyroïde fait constamment défaut*.

**Formes frustes.** — Dans quelques cas, une partie des symptômes caractéristiques de la maladie manque; c'est ainsi qu'on peut observer l'arrêt de développement du corps et l'épaississement de la peau sans que les fonctions intellectuelles soient notablement altérées. Marfan et Guinon (3) en ont décrit un exemple relatif à un enfant chez lequel la maladie s'était développée à l'âge de sept ans, après une rougeole qui s'était compliquée d'un abcès sous-maxillaire. Ce cas fut caractérisé en particulier par le développement de tumeurs lipomateuses sous-claviculaires et par l'intensité de la dyspnée. L'enfant succomba à l'âge de treize ans et l'autopsie fit constater un épaississement myxœdémateux de la muqueuse laryngée. Ces cas tiennent en général à la forme non congénitale du myxœdème infantile.

**Marche.** — Le myxœdème a une marche essentiellement chronique et, une fois établi, présente peu de modifications; s'il n'est pas traité, il persiste toute la vie, en s'accompagnant souvent de diverses affections intercurrentes, telles que les hémorroïdes, la chute du rectum liée à la constipation, les hernies, surtout celle de l'ombilic, les éruptions impétigineuses du cuir chevelu, le rachitisme, etc. Parfois l'enfant est emporté par une complication pulmonaire, un érysipèle. Bourneville a noté deux fois la mort après une attaque de convulsions; dans deux cas observés par le même auteur, le malade aurait succombé au marasme. Il est rare en tout cas que les idiots myxœdémateux atteignent un âge avancé.

DIAGNOSTIC. — Le diagnostic du myxœdème est en général facile. L'épaississement de l'enveloppe cutanée, combiné avec l'idiotie et l'atrophie de la thyroïde sont caractéristiques de la maladie.

(1) Koplik, *Med. Rec.*, 2 oct. 1897, p. 482.
(2) Lebreton, *Soc. méd. des hôp.*, 11 janvier 1895.
(3) Marfan et Guinon, *Rev. mens. des mal. de l'enf.*, 1893, p. 481.

L'absence de convulsions épileptiformes, de tics, de grincements de dents, de paralysies, fera distinguer l'idiotie myxœdémateuse des idioties dues à la sclérose cérébrale, à la porencéphalie et à l'hydrocéphalie.

Nous avons indiqué déjà les signes qui empêcheront de confondre l'altération myxœdémateuse de la peau avec le véritable œdème.

PRONOSTIC. — Le pronostic du myxœdème a été considéré comme désespéré aussi longtemps qu'on ne connaissait pas le traitement de cette affection ; la maladie une fois constituée ne rétrocédait jamais. Actuellement que la thérapeutique thyroïdienne a fait ses preuves, on peut observer des guérisons complètes ou au moins des améliorations considérables ; cependant, dans les cas congénitaux surtout, si le traitement n'est pas institué de bonne heure, l'enfant peut conserver un certain retard dans son développement physique et intellectuel, comme Koplik (1) en a observé deux exemples.

TRAITEMENT. — Le seul traitement efficace du myxœdème est l'administration de la substance thyroïdienne des animaux.

La greffe thyroïdienne (Schiff) et les injections sous-cutanées d'extrait thyroïdien (Murray) ont été successivement abandonnées depuis qu'on a constaté que la glande thyroïde était aussi efficace, lorsqu'elle était administrée par les voies digestives, soit par la bouche (Howitz, Mackensie), soit en lavement (Herzen). Actuellement, on prescrit aux enfants soit la glande thyroïde crue en nature, soit l'extrait sec de cette glande sous forme de tablettes contenant une dose toujours identique du médicament. Lorsqu'on donne la thyroïde en nature, on emploie en général celle du mouton, mais on s'est servi aussi de celle du bœuf, du veau et du porc (Jaunin). On aura soin de s'assurer que c'est bien cette glande qui a été fournie, car les bouchers se trompent souvent à cet égard.

On commencera par tâter la susceptibilité de l'enfant, afin d'éviter, par l'emploi de doses trop élevées, les accidents, dont nous parlons plus loin. On débutera, surtout dans les cas congénitaux, par un tiers de lobe ou un demi-lobe de thyroïde de mouton délayé dans 60 grammes d'eau tiède et administré par la bouche ou en lavement si l'enfant a de la peine à avaler. A partir d'un certain âge, le médicament peut être donné sous forme de sandwich. Trois grammes de thyroïde fraîche constituent une dose journalière suffisante. Si on emploie l'extrait sec de la glande, on le donnera en tablettes de 0,30 ; on commencera par une seule tablette et on augmentera la dose jusqu'à deux à quatre par jour, si cela est nécessaire et si la médication est bien tolérée. Dans tous les cas, au bout d'une semaine environ,

(1) Koplik, *loc. cit.*

on suspendra celle-ci pendant trois à quatre jours, afin d'éviter l'accumulation des doses.

Ce traitement sera continué longtemps, pendant des mois, des années, parfois même pendant toute la vie, car, le myxœdème étant dû à l'atrophie de la thyroïde, il faudra suppléer constamment à l'absence de cette glande.

L'action du traitement ne tarde pas en général à se faire sentir; la bouffissure du visage diminue peu à peu et finit par disparaître, les fonctions intellectuelles deviennent plus actives et la croissance reprend son cours normal.

Si la quantité de substance thyroïdienne administrée est trop élevée, on s'en apercevra rapidement à l'accélération du pouls, à l'existence de palpitations cardiaques, de courbatures, à l'apparition de troubles digestifs (nausées, vomissements, diarrhée), à l'élévation de la température, à un amaigrissement rapide. Parfois on a observé de l'albuminurie, de la glycosurie, des syncopes. Dans quelques cas même, la mort a paru déterminée par les accidents résultant de la médication thyroïdienne.

C'est pour prévenir ces accidents ou pour les faire cesser dès leur première apparition, que les enfants doivent être attentivement surveillés pendant tout le cours de la médication; celle-ci sera suspendue au moindre symptôme fâcheux et le remède ne sera jamais administré pendant plus de huit jours de suite. On arrivera par tâtonnement à déterminer quelle est la ration d'entretien de chaque malade qui, tout en étant bien tolérée, suffira à prévenir les récidives du myxœdème.


## CHAPITRE XXVI

### SCROFULE.


On entend par *maladies scrofuleuses* un groupe d'affections inflammatoires des ganglions lymphatiques, du tégument externe, des muqueuses, du tissu cellulaire sous-cutané, des os et des articulations, qui se distinguent cliniquement par leur tendance à la chronicité, leur résistance opiniâtre au traitement, et anatomiquement par des transformations régressives (caséification, infiltration graisseuse) ou par des néoplasies destructives (fonte purulente, ulcération). On appelle *scrofule* le vice constitutionnel, la diathèse, dont les maladies scrofuleuses ne sont que l'expression.

La scrofule n'est pas, à proprement parler, une maladie comme la syphilis; c'est une prédisposition constitutionnelle spéciale à l'enfance et à l'adolescence, créée par l'hérédité ou acquise sous l'influence de causes non spécifiques, qui se manifeste à la moindre excitation interne (dentition, croissance, etc.) ou externe (traumatisme, malpropreté, humidité) et produit des inflammations dont l'intensité et la durée sont hors de proportion avec la cause minime qui en a été l'occasion.

On ne peut plus douter aujourd'hui de la nature *tuberculeuse* d'un grand nombre d'affections scrofuleuses des os, des articulations ou des ganglions. La présence du bacille de Koch dans la plupart d'entre elles est un fait acquis à la science. Néanmoins, toutes les maladies scrofuleuses ne sont pas nécessairement tuberculeuses, surtout les premières en date comme l'impétigo, l'eczéma, les catarrhes de la muqueuse du nez, la conjonctivite, etc., mais ces lésions chroniques des téguments sont souvent la porte d'entrée du bacille tuberculeux, qui s'installe dans les ganglions lymphatiques de la région et peut de là arriver parfois dans la circulation générale (Voir *Tuberculose*).

ÉTIOLOGIE. — La scrofule, sans être l'apanage exclusif du jeune âge, se montre le plus souvent dans la seconde enfance ; elle est rare dans les premiers mois de la vie. Chaussier rapporte le cas exceptionnel d'un enfant qui vint au monde avec des écrouelles en suppuration. Lannelongue (1), sur 1005 cas de tuberculose externe, en a observé 87 chez des enfants de zéro à un an, dont 4 dans le premier mois et 6 dans le second mois.

Les premières manifestations de la scrofule coïncident en général avec le sevrage ou l'apparition des premières molaires, mais c'est de cinq à quinze ans qu'on observe le plus de scrofuleux (Guersant). D'après Lebert, leur nombre augmente de fréquence jusqu'à la puberté, pour rester stationnaire jusqu'à vingt ans, et décroît ensuite assez rapidement.

L'influence du *sexe* varie pour les diverses localisations de la scrofule. D'après Lebert, il y aurait prédisposition égale des deux sexes pour les maladies des os, prédominance du sexe masculin pour les maladies articulaires, les abcès et les ulcères, prédominance du sexe féminin pour les maux d'yeux et les maladies de la peau.

L'*hérédité* joue un rôle incontestable et prépondérant. Non seulement la scrofule, mais toutes les causes d'affaiblissement chez les parents, telles que tuberculose, syphilis, misère, alcoolisme, etc., peuvent se traduire par la scrofule chez les enfants.

La *consanguinité* aurait aussi une grande part dans l'étiologie de la scrofule congénitale ; c'est au défaut de croisement des races que Lugol attribue les progrès de la scrofule chez les juifs, les grands d'Espagne et les nobles de l'île de Jersey, qui ne s'allient qu'entre eux.

La scrofule *acquise* est surtout une maladie de misère ; de là sa fréquence dans les classes pauvres. En se fondant sur des documents recueillis à Genève, Marc D'Espine trouve que les décès par vice scro-

(1) Lannelongue, Abcès froids et tuberculose osseuse. Paris, 1881.

fuleux forment les 21 millièmes de tous les décès, les 6 millièmes des décès de la classe riche et les 34 millièmes des décès de la classe pauvre. Une mauvaise alimentation, un air vicié et humide, un climat froid, telles paraissent être les causes ordinaires de la scrofule acquise. Néanmoins, de temps à autre, les enfants de parents sains, qui vivent dans les meilleures conditions hygiéniques, sont rongés par la scrofule (Grisolle).

SYMPTOMES. — Les auteurs ont décrit un habitus scrofuleux et en ont tracé deux types différents. Le premier (*forme torpide*) n'exclut pas l'embonpoint, mais les chairs sont molles et flasques, ce qui tient à ce que le tissu cellulaire sous-cutané est gorgé de sucs ; la lèvre supérieure est épaisse, le nez est pyriforme, la mâchoire inférieure est carrée, les saillies osseuses sont en général grossièrement marquées, le système adipeux est bien développé, le système musculaire est faible, et l'intelligence paresseuse. Dans le second type (*forme nerveuse*), la peau est blanche, fine, satinée; les formes sont sveltes et gracieuses. Les sujets sont très petits ou très élancés, secs, peu musclés ; ils ont de beaux yeux avec une sclérotique bleuâtre et de longs cils soyeux; ils jouissent d'une grande activité intellectuelle.

Ces types existent réellement, mais leur rapport avec la scrofule n'est pas bien établi. On peut affirmer au contraire que l'habitus scrofuleux n'a rien de caractéristique en lui-même et varie suivant la race ou le pays.

LOCALISATIONS. — La peau, les muqueuses, les ganglions lymphatiques, les os et les articulations sont le siège habituel des manifestations de la diathèse.

Steiner a trouvé que la scrofule avait atteint, chez 1192 scrofuleux :

972 fois les ganglions,
684 » la peau,
622 » les muqueuses et les organes des sens,
588 » les os,
312 » les articulations.

**Peau et tissu cellulaire sous-cutané.** — La forme la plus bénigne de la scrofule et la première en date chez les enfants est en général la scrofule tégumentaire.

A l'époque de la première dentition ou dans le courant de la troisième année, on voit se développer de l'*eczéma impétigineux* sur le visage, autour des yeux, des narines, des lèvres, derrière les oreilles, à l'entrée du conduit auditif ou au cuir chevelu ; ces éruptions apparaissent plus rarement au tronc ou sur les membres. Elles sont connues vulgairement sous le nom de *gourmes* et ont pour caractères : une sécrétion abondante et continue d'un liquide séro-purulent, l'absence de douleur ou de démangeaisons, le retentissement sur les ganglions lymphatiques de la région affectée, une grande chronicité et une tendance à se reproduire facilement sous l'influence des irritations extérieures (froid, malpropreté, grattage, poux de tête, favus, etc.).

Au cuir chevelu, il est fréquent de voir l'impétigo se compliquer d'abcès sous-cutanés qui soulèvent la peau du crâne et entravent la croissance des cheveux.

Plus tard, et surtout à l'approche de la puberté, on voit se développer au visage de l'*acné punctata, varioliformis* ou *sebacea* (Bazin).

Les scrofulides malignes se manifestent rarement avant l'âge de dix ans ; le *lupus* débute presque toujours entre dix et vingt ans.

Les abcès scrofuleux (*humeurs froides*) sont tantôt superficiels, tantôt profonds ; ils peuvent se former indépendamment de toute altération ganglionnaire ou osseuse.

. Les *abcès superficiels* se développent dans l'épaisseur du derme ou dans le tissu cellulaire sous-cutané. Les *abcès dermiques* sont petits, extrêmement mous, d'une couleur violacée ; quand ils sont situés à la face, ils se gonflent et se colorent au moment où les enfants crient, ce qui pourrait les faire prendre à un examen superficiel pour des tumeurs érectiles (Guersant). Ils se terminent souvent par résolution en laissant une coloration violacée à la peau ; quand ils s'ouvrent, ils laissent écouler un pus séreux. Les *abcès sous-cutanés* sont rarement isolés ; ils se présentent souvent le long des membres sous forme de tumeurs molles, indolentes, sans changement de couleur de la peau au début. Ils sont limités par une membrane infiltrée de tubercules. S'ils viennent à s'ouvrir, la peau rougit, donne issue à un pus séreux, parfois caséeux, et la plaie se transforme en un ulcère scrofuleux de longue durée. Les *abcès profonds* sont situés aux lombes, dans les interstices musculaires de la fesse, de la cuisse, etc. Il est parfois difficile avant leur ouverture de les distinguer des abcès ossifluents. Exceptionnellement, ces abcès froids peuvent se résorber.

**Muqueuses et organes des sens.** — Yeux. — Les yeux sont très souvent le siège d'inflammations scrofuleuses. La plus commune est la *blépharite ciliaire* avec inflammation des glandes de Meibomius ; elle est plus fréquente dans la seconde que dans la première enfance. Dans cette affection, les paupières sont rouges, chassieuses, parfois légèrement œdématiées ; il se forme des croûtes sur leur bord libre, et, sous les croûtes, de petites érosions. Cette blépharite peut se compliquer d'orgelets, de dacryocystite et de tumeur lacrymale ; elle est peu grave par elle-même, mais souvent très rebelle.

La conjonctive et la cornée sont souvent malades simultanément ; la *kérato-conjonctivite* scrofuleuse s'observe chez les enfants à tout âge et a pour caractères principaux la photophobie, le blépharospasme,

un léger catarrhe purulent, une éruption papuleuse ou phlycténulaire sur la conjonctive bulbaire. Elle peut s'accompagner de la formation de pinceaux vasculaires se rendant au bord de la cornée, parfois même, dans les cas chroniques, d'un véritable pannus. On observe
sur la cornée tantôt des ulcérations, tantôt des infiltrations interstitielles qui peuvent se compliquer d'hypopyon et laisser des traces
permanentes de leur passage, sous la forme d'opacités cornéennes, de
synéchies ou bien de staphylome, quand l'ulcération s'est terminée
par la perforation de la cornée.

Fosses nasales. — Le coryza scrofuleux appartient surtout à la
seconde enfance ; il est chronique d'emblée et peut se compliquer
d'impétigo rodens des narines. Le nez se gonfle et s'hypertrophie ;
les fosses nasales se remplissent de croûtes qui gênent la respiration
et sous lesquelles on peut voir des érosions de la muqueuse. Quand
le catarrhe se complique d'*ozène*, ce qui arrive seulement à partir de
l'âge de sept ou huit ans, il y a presque toujours une nécrose profonde de la charpente osseuse du nez.

Oreilles. — L'otite scrofuleuse est beaucoup moins fréquente
que l'ophtalmie et succède en général à une otite rubéolique ou
scarlatineuse. Elle n'affecte ordinairement qu'un seul côté (Bazin) ;
elle s'accompagne, comme toute otorrhée, de surdité, d'écoulement
purulent et fétide, parfois de perforation du tympan, et peut se compliquer de carie du rocher et de méningo-encéphalite.

Muqueuse génito-urinaire. — L'inflammation scrofuleuse des
organes génito-urinaires externes est spéciale aux petites filles et
survient spontanément ou sous l'influence d'une irritation locale
(masturbation, oxyures). Les grandes lèvres s'épaississent et s'en-
gorgent ; il se fait un écoulement chronique qui prend son origine
dans les replis de la vulve ou dans le vagin. Les grandes lèvres et la
peau avoisinante sont parfois le siège d'éruptions très tenaces d'impétigo ou d'ecthyma. Demme (1) cite trois cas de vulvite chez des
petites filles âgées de moins de deux ans, qui s'accompagnèrent
d'ulcérations tuberculeuses avec bacilles de Koch ; il est probable
que dans deux de ces cas la muqueuse génitale fut la porte d'entrée
de l'infection tuberculeuse qui se généralisa plus tard et entraîna la
mort par des complications viscérales.

Ganglions lymphatiques. — L'engorgement des ganglions lymphatiques et les tumeurs auxquelles il donne lieu (*écrouelles,
strumes*), sont si fréquents chez les scrofuleux, qu'on les a toujours
regardés comme la marque caractéristique de la diathèse. Cet engorgement peut être primitif ou secondaire ; le retentissement sur les
ganglions d'inflammations de voisinage ou de maladies générales
est la cause occasionnelle la plus fréquente des adénites scrofuleuses.

(1) Demme, *24ter Bericht des Jenner'schen Kinderspitals für 1886*. Berne, 1887,
p. 26.

Velpeau a trouvé que, dans 730 cas sur 900, les tumeurs ganglionnaires étaient consécutives à des phlegmasies du tissu cellulaire ou du derme voisin.

Les adénites scrofuleuses siègent de préférence à la région cervicale, soit à la base de la mâchoire inférieure, soit au-dessous des muscles sterno-mastoïdiens, soit à la nuque. Les ganglions engorgés superficiels sont en général isolés et roulent facilement sous le doigt ; ceux qui sont profonds forment au début un chapelet perceptible à la palpation ; puis, si la maladie s'étend et devient plus sérieuse, ils se groupent en masses plus ou moins considérables, inégalement développées de chaque côté de l'angle de la mâchoire.

Les engorgements ganglionnaires ont une marche très lente ; ils peuvent se terminer par résolution, par induration ou par suppuration.

Dans ce dernier cas, qui est très fréquent, les tumeurs deviennent douloureuses ; après plusieurs poussées inflammatoires successives, elles finissent par s'immobiliser et par adhérer à la peau, qui rougit, s'amincit, s'ulcère et livre passage à un pus parfois phlegmoneux au début, mais plus tard séreux et mélangé à des grumeaux caséeux. Les *fistules* qui s'établissent ainsi, suppurent pendant longtemps et ne se ferment qu'au bout de plusieurs mois en laissant une cicatrice indélébile. L'ouverture de ces abcès ganglionnaires n'est qu'exceptionnellement accompagnée de fièvre. La réaction inflammatoire peut être vive, quand le tissu cellulaire périganglionnaire participe à la phlegmasie et suppure ; il se forme alors souvent, après l'évacuation du pus, des *ulcères* plus ou moins étendus, à bords décollés, d'un rouge livide, reliés entre eux par des ponts de peau indurée, à fond inégal gris jaunâtre, d'où s'écoule un pus séreux mal lié et peu abondant. Ils guérissent très lentement en laissant des cicatrices difformes sous forme de brides qui gênent parfois les mouvements du cou et rappellent celles des brûlures.

Lorsque les engorgements ganglionnaires s'indurent sans suppurer, ils peuvent persister longtemps sous forme de tumeurs difficiles à distinguer de celles de l'*adénie* (voir p. 317).

**Os et Articulations.** — Un vaste chapitre de la chirurgie de l'enfance appartient à la scrofule. La carie, l'ostéite et la périostite chronique, les tubercules des os, l'arthrite fongueuse, telles sont les lésions élémentaires ; le mal de Pott, le mal cervical, la coxalgie, les tumeurs blanches des membres, le spina ventosa des doigts, telles sont les maladies si longues dans leur marche, si graves parfois dans leurs terminaisons, qui constituent la scrofule des os et des articulations.

Très rares dans la première enfance, elles atteignent leur maximum de fréquence dans la seconde enfance, de huit à quatorze ans surtout. Ces affections se développent spontanément ou sous l'influence de causes occasionnelles, telles qu'un traumatisme, de grandes fatigues, un refroidissement, qui, agissant sur un mauvais terrain, déterminent des inflammations scrofuleuses.

**MARCHE.** — L'ordre de succession et la nature des manifestations de la scrofule varient trop d'un sujet à l'autre, pour qu'il soit possible d'en décrire la marche générale. La maladie scrofuleuse la plus légère ne dure pas moins de plusieurs mois ; et, quand l'affection est grave, elle se prolonge pendant une ou plusieurs années (Guersant).

Si les manifestations sont légères, limitées aux parties molles et superficielles, la diathèse s'épuise bientôt sous l'influence d'un traitement convenable et de bonnes conditions hygiéniques ; la constitution se fortifie, et l'enfant arrive à l'adolescence sans avoir présenté de nouvelles manifestations. Parfois, néanmoins, après une guérison apparente de plusieurs années, on peut voir la diathèse réapparaître dans l'âge mûr sous la forme de lupus ou de tumeur blanche.

Dans les formes graves de la scrofule, les localisations se succèdent d'année en année ; elles sont d'abord superficielles, puis elles deviennent profondes et se fixent sur les os ou les articulations. Les enfants meurent épuisés par de longues suppurations ou sont emportés rapidement par une phtisie pulmonaire, une méningite tuberculeuse ou une pyémie.

La guérison est une terminaison beaucoup plus fréquente de la scrofule que la mort, et ce n'est pas un des moindres arguments invoqués pour ne pas confondre pratiquement la scrofule et la tuberculose. Ainsi, à Genève, tandis qu'il y a 155 décès pour 1000 par tuberculose, il n'y en a que 21 pour 1000 par scrofule ; en d'autres termes, la mort par scrofule est huit fois moins fréquente que la mort par tuberculose (Marc D'Espine).

TRAITEMENT. — **Traitement général.** — L'importance et l'efficacité du traitement général contre les maladies scrofuleuses sont une des meilleures preuves en faveur du caractère constitutionnel qui leur est commun. Ce traitement doit être appliqué de bonne heure et continué sans relâche pendant toute la durée de la maladie.

L'*hygiène* en est un des facteurs les plus importants. Une alimentation saine et fortifiante (viandes noires rôties ou grillées, bon vin, lait, beurre, huile, etc.), une habitation bien aérée et bien ensoleillée, un air tonique (bord de la mer, montagne), suffisent parfois à enrayer la maladie et sont un auxiliaire indispensable du traitement médical.

Certaines *eaux thermales* ont acquis une réputation justement célèbre dans le traitement des affections scrofuleuses. Telles sont en première ligne les eaux mères bromo-iodurées des salines de Kreuznach, Nauheim, Bex, et les sources salines chaudes de Bourbonne-les-Bains et de Salins-Moutiers ; puis les eaux sulfureuses des

Pyrénées, celles de Challes, en Savoie, celles de Lavey, en Suisse, où les eaux sulfureuses sont mélangées aux eaux mères des salines de Bex, ce qui double ainsi leur efficacité, etc.

Les *bains de mer* rendent également de grands services dans le traitement des scrofuleux; ils ont une action favorable si universellement constatée sur la diathèse scrofuleuse, que la plupart des États de l'Europe et quelques États de l'Amérique du Nord ont établi des *sanatoriums maritimes* (1) où l'on traite les enfants scrofuleux de la classe pauvre. On peut diviser ces établissements en deux catégories: les uns sont ouverts toute l'année, les autres ne sont ouverts que pendant les mois de la saison chaude. Parmi les premiers, nous citerons Margate en Angleterre, Berck-sur-Mer et Arcachon en France; parmi les seconds, les hospices maritimes italiens, dont le plus important, celui de Venise, au Lido, peut recevoir 300 enfants. Certaines formes légères de la scrofule peuvent très bien guérir dans la saison d'été par un séjour qui est, dans ces derniers établissements, de 45 jours en moyenne, mais les scrofules osseuses et ganglionnaires avec fistules demandent un temps plus long. Nous avons vu guérir par un séjour de sept ou huit mois à Cannes, à l'asile Jean Dollfus (2), des caries osseuses invétérées qui avaient résisté à tous les traitements, tant médicaux que chirurgicaux. On ne saurait donc assez encourager la fondation d'hôpitaux maritimes permanents, qui ne peuvent être remplacés par des bains d'eau salée ou d'eau mère pris loin de l'atmosphère maritime.

L'*hydrothérapie* peut aussi être employée utilement contre la scrofule, dans les cas où un traitement à la fois tonique et excitant est indiqué.

Quant au traitement médical proprement dit, l'*huile de foie de morue* et l'*iodure de fer* en forment la base. On donnera la préférence en hiver à l'huile de foie de morue, qu'on administrera à doses modérées (une à deux cuillers à soupe matin et soir), mais longtemps répétées. En été, on lui substituera le sirop d'iodure de fer, que les enfants prennent volontiers et supportent facilement aux mêmes doses.

Le café de glands torréfiés, les tisanes de feuilles de noyer, de houblon, de quinquina, le vin de gentiane, le vin de quinquina seront les adjuvants utiles de ce traitement.

Enfin, contre certaines scrofulides cutanées rebelles, l'*arsenic* à l'intérieur est indiqué, quand on a échoué par le traitement externe et l'huile de foie de morue. On pourra l'administrer sous forme de liqueur de Fowler (de trois à dix gouttes par jour).

(1) Consulter à ce sujet : *C. R. du Congrès internat. d'hygiène à Genève en 1882.* Genève, 1883, II, p. 221. — Uffelmann, *Traité pratique d'hygiène de l'enfance*, trad. française. Paris, 1889, p. 785. — Cazin, De l'influence des bains de mer sur la scrofule des enfants. Paris, 1885.

(2) A. D'Espine, Rapport médical sur l'œuvre du Comité genevois des bains de mer (*Rev. méd. de la Suisse rom.*, septembre 1888, p. 537).

**Traitement local.** — Le traitement local des scrofulides cutanées sera indiqué à propos des maladies de la peau.

Les injections astringentes (sulfate de zinc au 1/250) sont indiquées dans le *catarrhe scrofuleux* de l'oreille, du nez, de la vulve et du vagin ; la pommade au précipité jaune (bioxyde de mercure hydraté à 1/60 ou 1/100), les collyres astringents, les attouchements au crayon mitigé (sulfate de potasse et nitrate d'argent) ou au sulfate de cuivre, trouveront leur indication dans l'*ophtalmie scrofuleuse* ; on réservera l'atropine pour les cas où la cornée ou l'iris sont malades. Le chlorhydrate de morphine a été employé à l'intérieur avec succès contre la photophobie, qui complique la kératite scrofuleuse.

Les *engorgements ganglionnaires* du cou, qui sont le plus souvent des adénites tuberculeuses, cèdent en général rapidement au traitement marin, tant qu'ils n'ont pas suppuré. On les traitera localement par des applications de pommades résolutives à l'iodure de potassium ou à l'iodoforme auxquels on pourra associer l'extrait de belladone ou l'extrait de ciguë ; on se sert également des badigeonnages à la teinture d'iode. Kapesser (1) recommande les frictions au savon noir de potasse, faites tous les jours pendant quelques minutes, soit au voisinage des ganglions tuméfiés, soit sur tout le corps ; le savon est enlevé par un lavage à l'eau chaude au bout d'un quart d'heure. Ce traitement, qui paraît avoir donné un bon résultat dans un certain nombre de cas (2), a été appliqué également par quelques médecins au traitement des tumeurs blanches au début.

Les ganglions tuméfiés, qui résistent au traitement médical et prennent une extension considérable sans suppurer (*forme pseudo-leucémique*), seront extirpés chirurgicalement, avec toutes les précautions d'une rigoureuse antisepsie.

Si la suppuration n'a pu être évitée, il ne faut pas se presser d'inciser l'abcès tant que la peau ne rougit pas, car on peut voir parfois son contenu se résorber. Mais, s'il grandit ou menace de s'ouvrir spontanément, il faut intervenir. L'incision, surtout au cou ou au visage, ne doit pas être large ; il suffit qu'elle permette le passage d'une petite curette pour racler les fongosités ; on saupoudrera ensuite l'intérieur de la poche de poudre d'iodoforme. Quand la cavité est considérable, il est préférable de la tamponner avec la gaze iodoformée. Le tout sera recouvert d'un pansement à la ouate salicylée, et les pansements ne seront pas renouvelés trop souvent.

Les *abcès froids* et les *abcès par congestion* seront traités par les injections d'éther iodoformé. S'ils menacent de s'ouvrir spontanément, on les incisera largement, on raclera et on cautérisera l'intérieur du foyer, puis on pansera aseptiquement.

Les *ulcères scrofuleux* seront pansés avec le vin aromatique,

(1) Kapesser, *Berl. klin. Woch.*, 1878, n° 6.
(2) Voir Gisler, *Thèse de Bâle*, 1897.

l'iodoforme ou les bandelettes de diachylon suivant leur siège, leur étendue et leur vitalité.

Pour les *fistules* ganglionnaires, cellulaires ou osseuses (carie, nécrose), on se bornera habituellement à faire, tous les deux jours, une injection de liqueur de Villate (1); dans le cas de fongosités du trajet fistuleux ou de l'os, on cherchera à se faire du jour par une incision, et l'on ruginera toutes les parties fongueuses qu'on pourra atteindre avec la curette de Bruns. S'il y a un séquestre, on l'extraira par la nécrotomie.

Nous renvoyons, pour le traitement local des tumeurs blanches, du mal vertébral de Pott et du mal cervical, aux traités de chirurgie.

CHAPITRE XXVII

**TUBERCULOSE.**

La doctrine de la spécificité de la tuberculose (2), qui était celle de Laënnec, a reçu la sanction de l'expérimentation par les beaux travaux de Villemin (1867) et de Chauveau (1869-1872), et a été confirmée d'une façon éclatante par la découverte du bacille tuberculeux par Koch en 1882.

ANATOMIE PATHOLOGIQUE et PATHOGÉNIE. — Il n'existe entre l'enfance et l'âge adulte aucune différence dans les caractères et la nature des lésions élémentaires de la tuberculose, mais la localisation et la généralisation de ces lésions offrent, chez l'enfant, des particularités remarquables, dont on doit la description à Rilliet et Barthez.

1. *Le poumon, tout en étant le siège de prédilection des tubercules, peut en être dépourvu pendant que d'autres organes en contiennent.* Cette exception à la loi de Louis est à peu près spéciale à l'enfance.

Papavoine avait déjà noté que, sur 50 enfants tuberculeux, les poumons étaient sains 12 fois. Rilliet et Barthez, sur 312 cas, ont trouvé 47 fois, après un examen minutieux, les poumons exempts de tubercules.

2. *La tuberculisation est plus généralisée chez l'enfant que chez l'adulte.*

---

(1) La liqueur de Villate a la composition suivante :

    Sous-acétate de plomb liquide.............................. 12,0
    Sulfate de zinc................................................ 6,0
    Vinaigre blanc................................................ 80,0

(2) Voir pour l'historique et la bactériologie de la tuberculose : Straus, *La tuberculose et son bacille.* Paris, 1895.

Il est exceptionnel de la voir bornée à un seul organe ; elle en occupe, dans la règle, plusieurs à la fois. « Ainsi, disent Rilliet et Barthez, la phtisie du poumon coïncide souvent avec celle des ganglions bronchiques et aussi souvent avec celle des intestins. La phtisie mésentérique coïncide, dans la moitié des cas, avec une phtisie intestinale. »

3. *Certaines localisations sont beaucoup plus fréquentes dans l'enfance que plus tard* ; telles sont la tuberculisation des ganglions bronchiques et mésentériques, celle de l'encéphale et des méninges, celle des reins, de la rate et du foie. D'autres localisations, au contraire, qui se voient chez l'adulte, sont très rares chez l'enfant ; telle est la tuberculisation du larynx, de la bouche, des organes génitaux, etc.

Il est important d'étudier quelles sont, chez les enfants, les portes d'entrée du bacille tuberculeux et les conditions pathogéniques de ses diverses localisations.

**Portes d'entrée du bacille.** — Ces portes sont au nombre de trois : la voie pulmonaire, la voie du tube digestif, la voie externe.

Voie pulmonaire. — La tuberculose infantile est presque toujours acquise par *inhalation*. Les ganglions bronchiques et les poumons sont, dans l'immense majorité des cas, la porte d'entrée du bacille tuberculeux, comme Koch l'avait déjà signalé et comme cela ressort à l'évidence d'un grand nombre de statistiques. Ainsi Steiner et Neureutter (1), sur 302 autopsies d'enfants de tout âge, ont constaté, dans 286 cas, une tuberculose des ganglions bronchiques. O. Müller (2), sur 500 autopsies d'enfants a trouvé la même lésion dans 103 cas. La statistique de Frœbelius (3), qui porte exclusivement sur des enfants de la première année, est encore plus significative ; sur 416 autopsies d'enfants tuberculeux, les poumons étaient atteints dans tous les cas et les ganglions bronchiques dans presque tous les cas (99,2 p. 100), tandis que l'intestin ne l'était que dans 26,9 pour 100 et les ganglions mésentériques dans 16,1 pour 100. Parmi les organes atteints secondairement, le foie était tuberculeux dans 88 pour 100 et la rate dans 86,5 pour 100 des cas.

La tuberculose des ganglions bronchiques prédomine chez l'enfant d'une façon toute spéciale et est même regardée par beaucoup d'auteurs comme primitive, c'est-à-dire indépendante d'une lésion pulmonaire. En rapprochant le fait de la constance des lésions pulmonaires dans la première année du résultat des recherches minutieuses d'Hutinel et de Küss (4), qui ont démontré dans presque tous les cas de tuberculose des ganglions bronchiques l'existence d'un foyer pulmonaire correspondant aux ganglions malades, il faut admettre

(1) Steiner et Neureutter, *Prag. Viertelj.*, 1865, t. II, p. 34.
(2) O. Müller, *Münch. med. Woch.*, 1889, p. 875 et 899.
(3) Frœbelius, *Jahrb. für Kinderheilk.*, 1886, t. XXIV, p. 47.
(4) Küss, *Thèse de Paris*, 1898, p. 262.

que, chez l'enfant, comme Parrot l'avait déjà indiqué, la lésion primitive pulmonaire a toujours existé, mais peut être insignifiante et guérir plus souvent que chez l'adulte.

Voie intestinale. — La contagion tuberculeuse par *ingestion* est beaucoup moins fréquente que la contagion par inhalation. Un certain nombre de cas de tuberculose abdominale (péritoine, ganglions mésentériques, intestin) chez l'enfant, peuvent être secondaires, comme chez l'adulte, à la déglutition de crachats bacillifères. Néanmoins, dans le jeune âge, la tuberculose abdominale est souvent primitive; la péritonite tuberculeuse en est alors la seule ou la principale localisation.

On connaît, chez l'enfant, une dizaine d'observations où l'autopsie a fait constater une tuberculose limitée aux ganglions mésentériques; tantôt la lésion initiale de l'intestin existait encore sous la forme d'un ulcère tuberculeux ou de granulations grises dans l'épaisseur de la muqueuse; tantôt elle s'était cicatrisée ou avait disparu; nous citerons, en particulier, l'observation d'O. Wyss (1), relative à un enfant de six ans, et celle de Kossel (2), concernant un enfant de huit mois.

Voie externe. — La voie externe de l'infection tuberculeuse est exceptionnelle; néanmoins, il est probable qu'elle joue un rôle plus étendu qu'on ne le croyait jadis dans l'origine des tuberculoses ganglionnaires externes.

Nous avons déjà indiqué plus haut que les eczémas de la peau et les catarrhes scrofuleux des muqueuses (nez, oreille moyenne, pharynx, vulve) peuvent être le point de départ d'adénites tuberculeuses; l'invasion tuberculeuse, probable par cette voie, s'arrête souvent en route, et c'est ainsi qu'on peut expliquer la bénignité relative de la tuberculose externe par rapport à la tuberculose interne. Mais il n'est pas impossible que l'obstacle des ganglions soit franchi, comme on l'a vu dans les expériences d'inoculation bacillaire sous la peau du lapin, et que l'infection de l'économie provienne parfois du tégument externe, si vulnérable chez l'enfant.

*Peau et tissu cellulaire.* — La pénétration du bacille par une plaie est démontrée par quelques observations d'inoculation tuberculeuse dans le tissu cellulaire du prépuce, pendant la circoncision, qui ont la précision d'expériences de laboratoire. Le procédé primitif d'hémostase par succion de la plaie, pratiqué par un rabbin phtisique, a donné lieu à une ulcération tuberculeuse du prépuce, suivie dans plusieurs cas de mort par granulie ou par affection tuberculeuse chronique des viscères ou des os. L'examen microscopique a révélé, en pareil cas, la présence des bacilles dans l'ulcération préputiale (3) (Weichselbaum).

(1) O. Wyss, *Correspondenzblatt für Schweizer Aertzle*, 1893, p. 745.
(2) Kossel, *Zeitschr. für Hyg.*, 1896, t. XXI, p. 59.
(3) Lindmann, 2 cas, *Deutsche med. Woch.*, 1883, n° 30. — Lehmann, 10 cas,

Une observation d'ulcération tuberculeuse de la *muqueuse vulvaire*, publiée par Demme (1), nous paraît devoir être considérée également comme un exemple de contagion externe. En effet, une petite fille de six mois était nourrie par sa mère, phtisique, dont les crachats étaient bacillifères et dont elle partageait le lit. La maladie commença par une leucorrhée qui résista à tous les traitements et s'accompagna bientôt d'une ulcération fongueuse de l'entrée du vagin, dans laquelle on constata la présence de bacilles tuberculeux. Les ganglions inguinaux correspondants s'engorgèrent. L'enfant succomba, dans le courant du seizième mois, à une méningite tuberculeuse; on ne trouva, à l'autopsie, aucune lésion tuberculeuse des organes abdominaux et thoraciques.

Un cas tout aussi probant d'inoculation tuberculeuse dans le tissu cellulaire a été observé par Deneke (2), chez un enfant de quatre mois, dont la mère était phtisique. Il se blessa à la tête en tombant sur le vase qui contenait les crachats de sa mère. Malgré un pansement au sublimé et au collodion iodoformé, il se développa sur la cicatrice un ulcère fongueux, qui fut suivi de la fonte purulente des ganglions de la nuque et du cou; le pus contenait de nombreux bacilles de Koch. L'enfant succomba à une tuberculose généralisée au bout de cinq mois, malgré l'extirpation des ganglions du cou.

Le lupus, qui est une tuberculose locale de la peau, commence dans la majorité des cas avant l'âge de quinze ans. L'inoculation directe a pu être prouvée dans un certain nombre de cas; ainsi Sachs relate l'observation d'une jeune fille chez laquelle un lupus se développa sur le trajet de la piqûre d'une boucle d'oreilles. Bloch rapporte le fait d'un enfant qui, blessé au lobule de l'oreille par les ciseaux d'un coiffeur, vit se développer un lupus sur la cicatrice.

*Conjonctive.* — Haltentoff (de Genève) nous a communiqué un cas intéressant de tuberculose primitive de la conjonctive avec adénite préauriculaire, puis cervicale et sous-maxillaire, chez une petite fille de trois ans et demi qui était en rapports constants avec une personne atteinte de phtisie pulmonaire avancée avec expectoration abondante. L'ulcère guérit à la suite d'un traitement par le curetage, la galvanocaustique et l'iodoforme; trois ans après, la guérison locale s'était maintenue, mais les ganglions engorgés s'étaient transformés en écrouelles persistantes, et la santé générale de l'enfant paraissait compromise.

*Muqueuse bucco-pharyngienne.* — Les expériences sur les animaux ont démontré que, sous l'influence d'une nourriture renfermant

---

Ibid., 1886, nᵒˢ 9-13. — Hofmokl, Quelques cas, *Wien. med. Presse*, 1886, nᵒˢ 22 et 23. — Elsenberg, 4 cas, *Berl. klin. Woch.*, 1886, nᵒ 35. — W. Meyer, 1 cas, *New York méd. Presse*, 1887, t. IV, p. 1.

(1) Demme, 24ᵗᵉʳ *Bericht über die Thätigkeit des Jenner'schen Kinderspitals*. Berne, 1887, p. 26.

(2) Deneke, *Deutsche med. Woch.*, 1890, p. 601.

des produits tuberculeux, il peut apparaître des granulations ou des ulcérations tuberculeuses au pharynx et des engorgements ganglionnaires du cou. Chez l'enfant, les lésions bucco-pharyngées tuberculeuses peuvent se produire secondairement à des lésions pulmonaires ouvertes; les lésions primitives sont exceptionnelles. Kossel (1) a observé, chez un enfant de six mois, une ulcération tuberculeuse primitive du voile du palais qui simulait une angine diphtérique et qui fut suivie, quelque temps après, d'une broncho-pneumonie tuberculeuse mortelle. Marfan (2) a publié également un cas de tuberculose primitive buccale chez une fillette de seize mois, qui se manifesta sous la forme d'ulcérations gingivales, avec adénite tuberculeuse suppurée du cou. L'enfant succomba à une tuberculose localisée principalement dans l'intestin et les ganglions mésentériques. Il est probable qu'ici la déglutition des bacilles provenant des ulcères gingivaux a été le facteur principal de l'infection abdominale.

Dieulafoy (3) a insisté sur la fréquence de la tuberculose latente des amygdales hypertrophiées, et il n'y a aucun doute que les végétations adénoïdes du pharynx ne contiennent parfois, chez des enfants en apparence sains, des bacilles tuberculeux [Lermoyez (4), Suchannek (5)], qui ne peuvent y avoir pénétré que par la muqueuse. C'est au moins la seule interprétation possible dans une autopsie de Suchannek, qui a trouvé des végétations adénoïdes tuberculeuses chez une enfant de trois ans et demi, morte par accident et ne présentant pas de tuberculose ailleurs. Il est probable que cette tuberculose latente représente la porte d'entrée du bacille dans un certain nombre de cas d'adénite tuberculeuse primitive du cou.

*Dents.* — Les adénites tuberculeuses sous-maxillaires chez l'enfant ont souvent pour point de départ une *carie dentaire*; il est donc probable que le bacille tuberculeux peut pénétrer par l'alvéole cariée. Stark (6) a constaté que, sur 113 enfants porteurs d'adénite cervicale, 41 pour 100 avaient les dents cariées, et que le siège des ganglions atteints correspondait à celui des dents malades. Si dans beaucoup de cas on n'a pas trouvé le bacille de Koch dans celles-ci, il l'attribue à ce que ce bacille se détruit dans le contenu putréfié de l'alvéole, mais dans deux cas le résultat de l'examen a été positif. Ces adénites tuberculeuses nécessitent l'avulsion de la dent et l'extirpation du ganglion malade.

*Oreille moyenne.* — La tuberculose de la caisse du tympan, avec otorrhée et carie du rocher, est fréquente chez l'enfant. Elle peut

(1) Kossel, *loc. cit.*, observation n° 16.
(2) Marfan, *Revue mens. des mal. de l'enf.*, 1896, p. 273.
(3) Dieulafoy, *Bull. de l'Acad. de méd.*, avril 1895.
(4) Lermoyez, *Presse méd.*, 26 oct. 1895.
(5) Suchannek, *Ziegler's Beitr. zür Path. anat.*, 1888, t. III, p. 31.
(6) Voir : *Journ. des méd. prat.*, 1896, p. 832.

être secondaire ou primitive, et dans ce dernier cas, les bacilles pénètrent probablement par la trompe d'Eustache ; on connaît en effet la fréquence de la présence du bacille de Koch dans les fosses nasales, même chez des sujets sains qui ont été exposés à inhaler des poussières tuberculeuses. L'otite tuberculeuse est souvent le point de départ de l'infection bacillaire des méninges et explique cette infection dans beaucoup de cas où l'autopsie n'a permis de constater aucune autre porte d'entrée.

**Généralisation et extension de la tuberculose.** — La propagation de la tuberculose peut se faire dans l'économie de proche en proche, *par contiguïté*. C'est ainsi que la péritonite tuberculeuse complique souvent la tuberculose entéro-mésentérique, que la tuberculose des ganglions du hile peut s'étendre aux lobes inférieurs du poumon, qui présentent souvent de vastes infiltrations, que la tuberculose des ganglions externes peut être le point de départ d'un abcès péri-adénique. Dans le poumon, l'extension peut se faire aussi directement par *aspiration bronchique*, quand un ganglion tuberculeux abcédé s'ouvre dans la trachée ou dans les bronches. L'accès de suffocation qui accompagne, en général, l'ouverture de l'abcès, facilite l'aspiration dans les dernières ramifications bronchiques, et, quand il ne tue pas par asphyxie, il peut être suivi, à courte échéance, d'une généralisation tuberculeuse dans les lobes inférieurs du poumon.

La généralisation à l'économie peut se produire *par la voie lymphatique*, à petites doses par les chaînes ganglionnaires ou à grandes doses par les lymphatiques qui, du péritoine, conduisent la lymphe dans le canal thoracique sans traverser de ganglions.

Elle peut enfin avoir lieu, comme l'a démontré Weigert, *par les veines* envahies par les bacilles tuberculeux. Ce dernier mode est très important à connaître dans la pratique ; la chirurgie doit en tenir compte depuis qu'on a publié des cas de granulie généralisée ou localisée principalement aux méninges, succédant à des opérations sanglantes faites soit sur des tissus atteints de lupus (Demme), soit sur des foyers tuberculeux des os ou des articulations (Verneuil, Demars, Kœnig). Il n'est pas rare, non plus, de voir, après une opération (évidement, curetage, résection), surgir de nouvelles localisations tuberculeuses chroniques ou des manifestations anciennes prendre une marche rapide (1). Il en résulte qu'il faut, en général, devenir plus conservateur en chirurgie quand il s'agit d'affections tuberculeuses et que, lorsque l'opération s'impose, il faut désinfecter ou cautériser avec le plus grand soin le foyer tuberculeux.

**Prédisposition locale.** — S'il est vrai que la localisation dépend souvent de la porte d'entrée du bacille, il est vrai aussi que la localisation est régie par des prédispositions locales qui dépendent de l'âge.

_______________

(1) Consulter : Wartmann, *Thèse de Berne*, 1888. — Eichenberger, *Thèse de Bâle*, 1887.

On peut établir, chez l'enfant, cette loi qu'un organe est d'autant plus fréquemment le siège de la tuberculose qu'il est dans une plus grande activité physiologique, représentée par la *vascularisation*. La tuberculose du larynx ne devient fréquente qu'après la mue de la voix, c'est-à-dire après la puberté. Par contre, les organes hématopoiétiques, qui jouent un rôle important dans le développement de l'enfant, la moelle des os, les ganglions lymphatiques, la rate et le foie, sont beaucoup plus souvent atteints par la tuberculose chez lui que chez l'adulte. Le cerveau et les méninges sont atteints principalement à l'âge du développement de l'intelligence.

Faut-il chercher la cause de la localisation dans le ralentissement de la circulation occasionné par la congestion physiologique de l'organe, qui permet au bacille de s'y fixer, ou dans l'équilibre instable d'un tissu jeune en formation ? C'est ce que l'on ne peut trancher actuellement.

Les mêmes considérations s'appliquent au rôle que jouent les causes occasionnelles ou pathologiques dans la détermination du siège de l'affection tuberculeuse. Pour les articulations, par exemple, ce sera une contusion ou une entorse ; pour les méninges, ce seront un coup de soleil, une chute sur la tête, des travaux intellectuels exagérés, qui détermineront la localisation de la maladie chez un enfant scrofuleux ou prédisposé à la tuberculose.

ÉTIOLOGIE. — **Causes prédisposantes.** — Age. — Les auteurs s'accordent à dire que la tuberculose est rare dans le premier âge. Ainsi Hervieux, sur 996 enfants morts à l'hospice des Enfants-Trouvés de Paris, n'a trouvé à l'autopsie que 10 tuberculeux âgés de moins d'un an (1 pour 100) ; Frœbelius indique, pour 16 581 autopsies d'enfants de un à quatre mois, faites pendant une période de dix ans, à la crèche de Saint-Pétersbourg, 416 tuberculeux (0,4 pour 100). Par contre, Schwer a trouvé sur 690 enfants de moins d'un an, 44 tuberculeux (6,3 pour 100), qui se répartissent comme suit :

| 263 enfants de 1 jour à 4 semaines. | 0 tuberculeux. | 0 pour 100 |
|---|---|---|
| 123 — de 5 à 9 semaines...... | 1 — | 0,8 — |
| 144 — de 9 semaines à 5 mois. | 15 — | 10,4 — |
| 160 — de 6 mois à 1 an....... | 28 — | 17,5 — |

Les statistiques d'autopsie publiées depuis lors (O. Müller, Boltz, Hutinel, Kossel) et réunies par Küss (1) confirment le fait de la grande rareté de la tuberculose dans les trois premiers mois de la vie (0,9 pour 100), et l'augmentation de fréquence de la tuberculose infantile avec l'âge (première année 5 pour 100, deuxième année 24 pour 100, troisième année 40 pour. 100, des autopsies). Le même

_______________

(1) Küss, *Thèse de Paris*, 1898, p. 201.

fait ressort de l'importante statistique du Siedamgrotzky (1) sur la tuberculose bovine du royaume de Saxe.

Veaux de 0 à 6 semaines...................... 0,006 pour 100
  —     6 semaines à 1 an................... 0,03   —
  —     1 à 3 ans......................... 7,0    —
  —     3 à 6 ans......................... 9,3    —
  —     au-dessus de 6 ans................. 16,0   —

Toutes ces statistiques viennent à l'appui de l'idée que la tuberculose infantile n'est pas congénitale. Si, comme le dit Straus, la tuberculose remontait à une infection fœtale, la proportion des tuberculoses infantiles aux différents âges devrait être renversée.

Le maximum de fréquence serait de deux à dix ans (Lannelongue, Schwer). A partir de dix ans, le nombre des tuberculeux diminue, pour augmenter de nouveau à la puberté et atteindre son maximum entre trente et quarante ans.

D'après Marc D'Espine (2), le nombre des décès par tuberculose croît dans une forte proportion à partir d'un an et atteint son maximum pour la tuberculisation abdominale entre un et trois ans, pour la tuberculisation thoracique entre vingt et trente ans seulement.

SEXE. — Rilliet et Barthez, en tenant compte de l'âge de leurs malades, arrivent au résultat suivant : de un à deux ans et demi, les garçons se tuberculisent plus souvent que les filles, dans une assez forte proportion ; c'est le contraire de trois à cinq ans, mais ici la différence est peu importante. De six à dix ans et demi, les deux sexes sont également sujets à se tuberculiser, mais de onze à quinze ans, c'est-à-dire à l'approche et au moment de la puberté, les filles sont beaucoup plus fortement atteintes que les garçons.

POSITION SOCIALE. — L'influence prédisposante de la misère et l'action préservatrice de l'aisance, par rapport à la tuberculose, sont très réelles, mais moins marquées que pour la scrofule. La tuberculisation encéphalique fait seule exception ; elle fait autant de victimes dans la classe aisée que dans la classe pauvre (Marc D'Espine).

HÉRÉDITÉ. — La transmission de la tuberculose par hérédité est fréquente. Quoiqu'il soit difficile d'arriver à un résultat très précis, on peut affirmer qu'au point de vue du terrain il y a moins de tuberculoses acquises dans l'enfance que dans l'âge adulte et plus de tuberculoses héréditaires.

La tuberculose est, comme l'a dit Pidoux (3), l'aboutissant commun de toutes les détériorations organiques. Aussi toutes les causes d'affaiblissement de la santé chez les parents, telles que scrofule, syphilis,

(1) Siedamgrotzky, *Bericht über das Veterinärwesen im König. Sachsen*, Dresde, 1889.
(2) M. D'Espine, *Essai de statistique mortuaire comparée*, 1858, p. 354.
(3) Pidoux, *C. R. de l'Acad. de méd.*, 3 déc. 1867.

alcoolisme, etc., peuvent favoriser l'éclosion de tubercules chez les enfants.

L'*hérédité directe* de la tuberculose (hérédo-tuberculose de Landouzy) est si rare qu'elle a été longtemps niée. Les médecins vétérinaires ont publié jusqu'à aujourd'hui environ 150 cas (1) de tuberculose fœtale chez le veau, chiffre infime en comparaison du nombre des autopsies pratiquées journellement. L'existence de la *tuberculose congénitale* chez l'homme est également démontrée, mais paraît encore plus rare que chez les bovidés, puisqu'on en connaît à peine aujourd'hui une dizaine de cas avec lésions tuberculeuses manifestes et douze cas de tuberculose fœtale, sans lésion apparente, démontrée seulement par la bactérioscopie et l'inoculation au cobaye (2).

Dans tous ces cas de transmission, la mère était atteinte de tuberculose, et il faut admettre que c'est par effraction de la barrière placentaire sous l'influence de causes inconnues que s'est faite la transmission du bacille. On ne connaît pas de cas de tuberculose congénitale chez l'homme par hérédité paternelle directe. D'ailleurs, les expériences négatives de Sanchez et Toledo (3) et de Vignal (4) sur la transmission de la tuberculose par le sperme bacillifère rendent la possibilité de cette infection très problématique.

Baumgarten a cherché à répondre à l'objection de la rareté de la tuberculose congénitale et de la tuberculose de la première année par l'hypothèse de la latence du germe déposé dans l'organisme de l'enfant par la mère, mais cette théorie a trouvé peu d'écho. La *tuberculose occulte* existe chez l'homme, mais c'est surtout dans les ganglions bronchiques où le bacille, ayant pénétré par inhalation, peut rester virulent sans infester l'organisme ; mais elle est extrêmement rare au-dessous de deux ans et a été trouvée surtout chez les enfants plus âgés et même chez l'adulte [Loomis (5), Pizzini (6), Briault et Frenckel (7)].

**Causes occasionnelles.** — Hygiéniques. — Outre les causes banales qui peuvent à tout âge déterminer la tuberculose, le sevrage prématuré, la masturbation, le séjour prolongé dans un hôpital (Rilliet

---

(1) Consulter sur ces questions la thèse de Küss, déjà citée.

(2) 8 cas de tuberculose congénitale avec lésions : Charrin, 1873 ; Merkel-Ollendorf, 1884 ; Jacobi, 1888 ; Rindfleisch, 1890 ; Lehmann, 1894 ; Schmorl et Kockel, 1894 ; Ausset, deux cas, 1896.

12 cas de tuberculose congénitale *sans lésions* apparentes : Landouzy et Martin, deux cas (*Revue de méd.*, 1883, p. 1014) ; Schmorl et Birch-Hirschfeld, 1891 ; Aviragnet, 1892 ; Londe et Thiercelin, 1893 ; Londe, 1893 ; Schmorl et Kockel, deux cas, 1894 ; Bas et Rénon, 1895 ; Jens Bugge, 1896 ; Henke, 1896. (Cette dernière série ne doit être acceptée qu'avec réserve, la tuberculisation spontanée des cobayes de laboratoire étant assez fréquente.)

(3) Sanchez et Toledo, *Arch. de méd. expér.*, juillet 1889.

(4) Vignal, in *Revue mens. des mal. de l'enf.*, 1891, p. 413.

(5) Loomis, *Med. Record*, 1890, p. 689.

(6) Pizzini, *Zeitschr. für klin. Med.*, 1892, p. 329.

(7) Briault, *Thèse de Lyon*, 1896.

et Barthez), le travail trop précoce dans les fabriques doivent être particulièrement signalés comme causes occasionnelles dans l'enfance.

PATHOLOGIQUES. — De toutes les maladies de l'enfance, la coqueluche, la rougeole et la broncho-pneumonie sont celles qui sont suivies le plus souvent de tuberculisation, sous la forme de phtisie pulmonaire ou bronchique, et souvent aussi sous la forme de tuberculose aiguë généralisée (Barthez).

Le rétrécissement congénital de l'artère pulmonaire (voir *Cyanose congénitale*) se termine très souvent par la tuberculose pulmonaire, à laquelle succombent environ un tiers des malades dans l'enfance ou l'adolescence.

La tuberculose se développe très rarement chez les rhumatisants, et en particulier chez des enfants atteints d'affections mitrales. L'antagonisme entre la scarlatine et la fièvre typhoïde d'une part et la tuberculose de l'autre est réel, mais moins absolu.

Nous nous sommes déjà expliqués sur les rapports qui existent entre la tuberculose et la scrofule. En faveur de leur identité, on peut invoquer l'étiologie commune, dans beaucoup de cas les mêmes produits anatomiques (tubercules et inflammations caséeuses) et la succession fréquente des deux maladies chez le même individu. Néanmoins, une très grande proportion d'enfants scrofuleux échappent à la tuberculose viscérale, et un nombre considérable de tuberculeux n'ont jamais présenté d'accidents scrofuleux. En d'autres termes, si la prédisposition générale paraît identique, la prédisposition locale des divers tissus aux inflammations tuberculeuses n'est pas la même, d'où une différence importante au point de vue du pronostic (1).

CONTAGION. — La contagion de la tuberculose est directe ou indirecte. La contagion directe est la plus rare chez l'enfant; elle peut se produire par contact de bouche à bouche, par inoculation externe ou par ingestion de lait tuberculeux. La contagion indirecte est la plus fréquente; elle est consécutive à l'inhalation des poussières provenant de crachats tuberculeux desséchés.

Nous citerons, comme exemple de la contagion directe *de bouche à bouche* le cas suivant. Une sage-femme de Neuembourg (2), manifestement phtisique et qui avait une expectoration purulente abondante, avait perdu dans sa clientèle dix nouveau-nés qu'elle avait accouchés et qui avaient succombé dans le cours de la première année à une méningite tuberculeuse; elle avait la fâcheuse habitude d'aspirer le mucus de la bouche de l'enfant, et de lui insuffler de l'air de bouche à bouche. Elle mourut de phtisie quelque temps après. Les nouveau-nés accouchés pendant la même période par une autre sage-

---

(1) Consulter à ce sujet la remarquable *Discussion sur la tuberculose et la scrofulose* qui a eu lieu en 1880-1881 à la *Société des hôpitaux de Paris*. Paris, 1881.

(2) Observé par (Reich de Mülheim), *Berl. klin. Woch.*, septembre 1878.

femme de Neuembourg, qui était bien portante, ne présentèrent rien de semblable.

Cette curieuse observation donne la clef de nombreux cas de prétendue tuberculose congénitale des nouveau-nés dont la mère était phtisique. Les soins et les baisers que celle-ci prodigue à son enfant multiplient les chances d'infection par les voies respiratoires.

Le plus grand danger que court un nouveau-né dont la mère est phtisique provient du voisinage immédiat de celle-ci. Il est intéressant de citer quelques exemples à l'appui de ce fait capital au point de vue de la prophylaxie de la tuberculose infantile.

A l'hospice des Enfants-Assistés de Saint-Pétersbourg, où les nouveau-nés provenant de la clinique d'accouchement étaient nourris par leurs mères, Frœbelius (1) a fait en dix ans 416 autopsies d'enfants tuberculeux de moins de dix mois. A l'hospice des Enfants-Assistés de Prague, où les enfants sont séparés de leur mère dès les premiers jours et allaités par une nourrice saine, Epstein (2) n'a pas observé en quatre ans un seul tuberculeux sur les enfants provenant de la clinique d'accouchement et restés dans le service depuis lors. Sur 200 autopsies, il a eu 9 tuberculoses; il s'agissait d'enfants apportés à l'hospice par des mères phtisiques, qui étaient obligées de cesser l'allaitement pour entrer à l'hôpital.

Bollinger (3) n'a pas vu se développer un seul cas de tuberculose dans l'orphelinat de Munich, quoique la moitié des orphelins appartînt à des parents morts tuberculeux. Stich (4) n'observe qu'un seul cas de tuberculose sur 100 enfants de cinq à quinze ans, élevés à l'orphelinat de Nüremberg, dont la majorité provenait de parents tuberculeux.

Si, pour la race humaine, de pareils faits sont une forte présomption en faveur du rôle capital joué par la contagion, on peut dire que, pour les bovidés, la célèbre expérience de Bang (5), en Danemark, démontre d'une façon absolue la prédominance de la contagion sur l'hérédité. Il a fait séparer tous les veaux, nés de vaches tuberculeuses, de leur mère dès la naissance et les a fait nourrir au lait bouilli. Aucun des sujets nés depuis le commencement de l'expérience, et dont la plupart provenaient de vaches malades, n'est devenu tuberculeux pendant deux ans, comme l'épreuve de la tuberculine l'a prouvé.

La *contagion par le lait de vaches* tuberculeuses (maladie perlée, ladrerie) est admise par un grand nombre de vétérinaires, tels que Chauveau, Gerlach, Bollinger, etc., et peut rendre compte de certaines tuberculoses miliaires aiguës qui se développent dans la pre-

(1) Frœbelius, *loc. cit.*
(2) Epstein, *Vierteljahrschr. für prakt. Heilk.*, 1879, t. II, p. 102.
(3) Bollinger. *Münch. med. Woch.*, 1888, nᵒˢ 29 et 30.
(4) Stich, *Deuts. Arch. für klin. Med.*, 1887, t. XLII, p. 219.
(5) Bang, La lutte contre la tuberculose en Danemark, traduit par H.-J. Gosse, Genève, 1895, p. 58.

mière enfance chez des sujets vigoureux et exempts de prédisposition héréditaire. Bollinger (1) a cité le fait d'une chèvre dont le lait fraîchement tiré était bu par des enfants qui succombèrent à la tuberculose; la chèvre, à l'autopsie, fut trouvée tuberculeuse. Le cas suivant, observé par Demme (2), est plus démonstratif encore : Un enfant de quatre mois, sans aucun antécédent héréditaire, meurt, et l'on trouve, à l'autopsie, une tuberculose bacillaire limitée aux ganglions mésentériques, sans lésions de l'intestin. L'enfant avait été nourri avec du lait cru provenant d'une seule vache. Comme les seuls phénomènes morbides observés chez lui étaient des troubles dyspeptiques, le médecin conseilla l'abatage de la vache, qui présenta à l'autopsie une tuberculose pleuro-pulmonaire. On trouva également le bacille tuberculeux dans le lait en exprimant fortement le pis.

Quelle est la part de la contagion par l'alimentation dans la tuberculisation du jeune âge? C'est ce qu'il est impossible encore aujourd'hui de déterminer exactement.

D'après une statistique de Parrot (3) portant sur 214 enfants morts de tuberculose dans les deux premières années, l'autopsie permit de constater, chez 72 d'entre eux, soit dans le tiers des cas, une tuberculose intestinale. Cette dernière peut s'observer chez les enfants nourris au lait cru; elle est favorisée par la dilatation de l'estomac (Bouchard), si fréquente chez les enfants nourris artificiellement, parce qu'alors le suc gastrique a perdu la propriété de tuer les bacilles ou d'en diminuer la virulence. Le danger de la contagion par le lait s'est accru par l'extension considérable que paraît avoir prise, de nos jours, la tuberculose parmi les bovidés et surtout parmi les vaches laitières; même en choisissant les plus beaux troupeaux, vivant dans les meilleures conditions hygiéniques, on peut admettre, d'une manière générale, qu'il y a au *moins une vache tuberculeuse sur dix*. La proportion des vaches qui réagissent à l'injection de la tuberculine est même, en général, plus élevée.

L'existence de la *contagion indirecte*, qui provient de l'inhalation de poussières tuberculeuses, repose aujourd'hui sur un ensemble de preuves expérimentales et cliniques assez imposant pour que nous n'y insistions pas. Nous citerons seulement un seul exemple, très instructif, de contagion indirecte dans les premières semaines de la vie; c'est une observation de Wassermann (4). Un enfant, né de parents absolument sains, meurt à l'âge de dix semaines de tuberculose pulmonaire caséeuse, constatée à l'autopsie. On apprend qu'il a passé huit jours enfermé dans la même chambre que son oncle phtisique, dont

---

(1) Bollinger, *Deuts. Vierteljahrschr. für off. Gesundheitspfl.*, Bd IX, 1877, p. 61.
(2) Demme, 24ter *Bericht des Jenner'schen Kinderspitals für 1886*. Berne, 1887, p. 20.
(3) Publiée après la mort de Parrot par Leroux dans : Verneuil et Petit, *Études sur la tuberculose*, t. II, 1888, p. 1.
(4) Wassermann, *Zeitschr. für Hyg.*, t. XVII, 1894, p. 343.

les crachats examinés étaient bacillifères. Ce fait démontre que la tuberculose trouve chez le nouveau-né un terrain très propice, et qu'elle peut s'y développer même beaucoup plus vite que chez l'adulte.

SYMPTOMES. — Pour les symptômes, le diagnostic et le pronostic, nous renvoyons aux articles sur les diverses localisations de la tuberculose (*tuberculose pulmonaire, bronchique, intestinale; méningite et péritonite tuberculeuses*).

Nous ne décrivons ici que la **tuberculose du premier âge**, dont nous avons parlé à propos de l'étiologie et qui, par sa physionomie spéciale, mérite une description à part.

La tuberculose des deux premières années est, dans la majorité des cas, une trouvaille d'autopsie. La difficulté du diagnostic provient de ce que la maladie reste latente ou se dissimule sous les symptômes d'une cachexie sans manifestations locales bien déterminées, d'une fièvre typhoïde ou d'une affection locale plus commune chez les petits enfants que la tuberculose, telle que l'entérite, l'éclampsie, la broncho-pneumonie. Pour la facilité de l'exposition, nous décrirons successivement une forme intestinale, une forme cérébrale et une forme broncho-pulmonaire.

1° *Forme intestinale.* — Dans quelques cas, ce sont les symptômes généraux qui prédominent; l'enfant est atteint d'une infection tuberculeuse généralisée, *sorte de fausse fièvre typhoïde*, rappelant de loin la forme typhoïde de la granulie des adolescents. Signalée par Rilliet et Barthez et par Hervieux, cette forme a été observée également par Landouzy (1) et par Aviragnet (2), un de ses élèves, dont nous résumons la description : Maladie à marche rapidement mortelle, caractérisée par l'amaigrissement, une diarrhée abondante et souvent fétide avec ballonnement douloureux de l'abdomen, se distinguant de l'entérite infectieuse vulgaire par l'intensité de la fièvre et de l'abattement typhoïde, et de la dothiénentérie par l'absence des taches rosées et de la tuméfaction de la rate. Les poumons présentent un peu de submatité aux deux bases et des râles sous-crépitants, parfois du souffle, mais ces phénomènes ne sont pas assez accentués pour fixer le diagnostic. La recherche de la réaction de Widal (voir p. 151) a rendu des services dans ces cas difficiles.

A côté de cette fièvre tuberculeuse suraiguë à forme typhoïde, que nous considérons comme rare chez les enfants au-dessous de deux ans, nous signalerons une *forme intestinale chronique* avec rémissions, qui ne diffère en rien au premier abord de l'entérite chronique avec athrepsie si fréquente à cet âge. Ainsi, dans le cas de Demme cité plus haut, l'enfant présenta de la dyspepsie, puis de l'athrepsie, et mourut dans le collapsus, comme il en meurt tant par l'intestin dans

(1) Landouzy et Queyrat, *Soc. méd. des hôp.*, 9 avril 1886.
(2) Aviragnet, *Revue mens. des mal. de l'enf.*, 1892, p. 320.

la première année ; il était atteint d'une tuberculose mésentérique. Dans un autre cas qui nous est personnel, où les troubles gastro-intestinaux se prolongèrent pendant plusieurs mois avec des exacerbations et des rémissions, nous soupçonnâmes la tuberculose en nous fondant sur l'état cachectique de l'enfant, qui persistait même pendant les périodes d'accalmie, sur la ténacité de la dyspepsie, qui résistait à la meilleure hygiène alimentaire, enfin sur l'existence de la polyadénite inguinale, caractérisée par la formation d'une chaîne de petits ganglions indolents, roulant sous le doigt (1). L'autopsie révéla l'existence d'un semis de granulations peu abondantes dans l'intestin grêle, dans les ganglions mésentériques et dans les reins.

2° *Forme cérébrale.* — Dans cette forme, l'enfant meurt d'encéphalopathie éclamptique, sans que la maladie ait présenté ni les signes classiques, ni la marche de la méningite tuberculeuse, que l'on constate seulement à l'autopsie. Tel était le cas chez un enfant de sept mois, sans antécédents héréditaires, qui était gardé et constamment embrassé par un frère de dix-neuf ans, phtisique à la dernière période et présentant les signes d'une grande caverne. Ce frère était né d'un autre père ; la mère était robuste et saine. Nous attribuâmes la maladie de l'enfant à la contagion, et l'autopsie parut nous donner raison en démontrant la présence d'énormes ganglions bronchiques caséo-tuberculeux, beaucoup plus âgés comme lésion que les tubercules méningés.

Dans quelques cas, des symptômes cérébraux de foyer ont été signalés, tels qu'une hémiplégie de la face ou des membres. Dans la statistique de Parrot, les lésions méningées ont été constatées dans un septième des cas.

3° *Forme broncho-pulmonaire.* — Sur 214 autopsies de tuberculose infantile faites par Parrot, trois seulement ont révélé l'absence de tubercules pulmonaires. La loi de Louis, qui, de l'aveu même de son auteur, perd de sa constance dans le jeune âge, serait donc vraie pour la première enfance ; mais, bien souvent, les altérations pulmonaires restent latentes ou se dissimulent sous les symptômes d'une broncho-pneumonie vulgaire dont la nature bacillaire ne peut être soupçonnée pendant la vie, comme l'a déjà fait remarquer Landouzy. Parrot a constaté néanmoins, une fois sur quatre (soit dans 7 cas), la présence de cavernes siégeant, dans les deux tiers des cas, au sommet des poumons et pouvant atteindre la capacité d'une noix. Dans plusieurs cas, ces lésions avaient été reconnues à l'auscultation pendant la vie.

Kossel a trouvé dans les poumons des noyaux caséeux, qui s'étaient étendus de proche en proche par voie lymphatique, des broncho-pneu-

_______________

(1) Voir : Legroux, La micropolyadénopathie infantile comme indice de tuberculose précoce, dans : *Congrès de la tuberculose*, 1888. — Mirinescu, La polyadénite périphérique chez les enfants tuberculeux, *Thèse de Paris*, 1890.

monies caséeuses des lobes inférieurs produites par aspiration, des granulations tuberculeuses disséminées dans les deux poumons par la voie sanguine, parfois des cavernes qui n'avaient pas de siège de prédilection aux sommets ou des hépatisations lobulaires parfois gélatineuses. Dans ces dernières lésions, l'infection *mixte* jouait un rôle manifeste ; il a trouvé, en pareil cas, surtout des streptocoques et une fois le bacille pyocyanique. Le bacille de l'influenza jouerait aussi un rôle important dans l'extension de la tuberculose à l'appareil broncho-pulmonaire.

Les symptômes observés n'ont, en général, rien de caractéristique. La fièvre, qui manque rarement chez l'adulte, peut faire défaut jusqu'à la fin dans la tuberculose du premier âge. Les signes physiques sont ceux de la bronchite ou de l'infiltration pulmonaire vulgaire, à moins qu'on n'ait pu constater des râles à timbre caverneux. Dans la forme granulique, ils peuvent faire entièrement défaut. L'amaigrissement est, en général, très considérable et est facilement confondu avec l'atrophie infantile simple. Seuls, les petits enfants qui succombent à une tuberculose miliaire aiguë peuvent conserver leur embonpoint jusqu'à la mort (Frœbelius).

Signalons ici une forme spéciale d'affection pulmonaire avec accès d'asthme et cyanose des extrémités, observée dans les premiers mois, qui pourra être rapportée avec une grande probabilité, en l'absence de maladie congénitale du cœur, à la tuberculose des poumons et des ganglions bronchiques. L'enfant ne prospère pas ; son poids n'est pas normal, malgré une bonne hygiène alimentaire. On change de nourrice, l'état reste le même. On remarque que les respirations sont fréquentes, que le teint est pâle, plombé, et surtout que les muqueuses et les ongles sont bleus. Puis surviennent des accès de dyspnée, ressemblant tout à fait à ceux de l'asthme dyspeptique décrit par Henoch, et que l'examen de la poitrine n'explique pas. Tout au plus trouve-t-on, à la racine des bronches, une respiration un peu rude ou soufflante. Les accès se rapprochent, la dyspnée peut passer à la suffocation, et l'enfant finit par succomber avec ou sans convulsions. Parfois ces symptômes s'accompagnent d'une fièvre vive [cas de Demme (1), enfant de trois mois]. Si l'examen local peut établir la présence d'un engorgement des ganglions bronchiques, l'existence d'une affection tuberculeuse sera certaine. (Voir *Tuberculose des ganglions bronchiques*.)

DIAGNOSTIC. — Le diagnostic de la tuberculose chez le jeune enfant est beaucoup plus difficile que chez l'adulte, par le fait de la grande fréquence des tuberculoses fermées et par le fait que, dans les tuberculoses ouvertes, les jeunes enfants avalent leurs crachats.

(1) Demme, *25ter Bericht des Jenner'schen Kinderspitals für 1887*, Berne, 1888, p. 22.

Chez le nourrisson, le diagnostic a pu être posé parfois d'une façon certaine par l'*examen des selles*; Kossel a retrouvé le bacille dans les matières après les avoir centrifugées. Il faut penser, à cet âge, à la possibilité d'une tuberculose quand, chez un enfant atrophique, l'amaigrissement n'est pas expliqué suffisamment par les troubles digestifs, ou bien lorsque le petit malade présente une complication externe suspecte, telle qu'une suppuration osseuse, une adénopathie ou une otorrhée.

Chez les enfants plus âgés, Kossel recommande les injections de *tuberculine* comme moyen de reconnaître sûrement une tuberculose latente. Sur 63 enfants chez lesquels il pratiqua ces injections, 28 réagirent, et, sur ce nombre, 4 seulement présentaient les signes avérés d'une affection tuberculeuse, ce qui indiquait donc une proportion de 40 pour 100 de tuberculoses latentes ; Kossel admet que les deux tiers de celles-ci siégeaient dans les ganglions bronchiques ou mésentériques. Chez le nourrisson, il recommande d'injecter la tuberculine à la dose d'un cinquième de milligramme et, chez les enfants plus âgés, de 1 milligramme. Si la réaction manque, il conseille de recommencer, chez ces derniers, tous les deux soirs une nouvelle injection, en augmentant la dose jusqu'à 5 et 10 milligrammes. Après la troisième injection, s'il n'y a pas de réaction fébrile, on peut admettre que l'enfant est indemne de tuberculose. L'enfant supporte beaucoup mieux la tuberculine que l'adulte. Néanmoins, Debove affirme que, chez les tuberculeux, ces injections peuvent être suivies de réactions fébriles si fortes qu'on ne peut les regarder comme inoffensives.

Les injections de sérum artificiel (7 pour 1000 de chlorure de sodium) ont été préconisées dans le même but. Elles sont moins sûres au point de vue du diagnostic et peuvent être parfois mal supportées, comme l'a démontré Hutinel. Il n'y a donc aucun avantage à leur donner la préférence.

Nous n'avons pas cru, jusqu'ici, devoir user de la tuberculine comme moyen de diagnostic et de traitement, en présence des risques qu'elle peut faire courir.

TRAITEMENT. — Le traitement général de la tuberculose est le même que celui de la scrofule. Les localisations de la maladie peuvent donner lieu à des indications thérapeutiques spéciales, qui seront étudiées à propos de chacune d'elles.

Reste une question de la plus haute importance dans la pathologie infantile, celle de la **prophylaxie de la tuberculose** chez les sujets nés de parents phtisiques. Le médecin de la famille a pour mission de prévenir l'explosion de la maladie et d'en étouffer, si possible, le germe, en agissant sur la constitution de l'enfant par toutes les ressources de l'hygiène et de la thérapeutique.

La sollicitude doit être en éveil dès la naissance. Le choix d'une nourrice est d'une importance capitale. On ne permettra pas à une mère phtisique de nourrir son enfant. Si les antécédents tuberculeux sont du côté paternel, on ne donnera son consentement à l'allaitement maternel que si la mère présente toutes les qualités d'une bonne nourrice ; au cas contraire, on lui préférera une nourrice mercenaire de premier choix. L'allaitement artificiel sera absolument proscrit. On ne devra pas sevrer l'enfant avant la fin de la première dentition ou tout au moins avant la sortie des canines. Les plus grandes précautions seront prises au moment du sevrage. Si l'enfant supporte mal les aliments, s'il présente de la diarrhée, des accidents nerveux, il ne faut pas hésiter à le remettre au sein pendant quelque temps encore.

Plus tard, les viandes noires, les œufs, les *substances grasses* doivent entrer pour une large part dans l'alimentation.

Dès que l'enfant commence à pouvoir marcher, courir, se promener, il faut l'habituer au lavage froid le matin, à des sorties quotidiennes au grand air, et quand il a atteint l'âge de dix ou douze ans, lui faire faire de la gymnastique ou de l'équitation. Cette dernière pratique était déjà fortement recommandée par Sydenham et Cullen aux enfants lymphatiques ou tuberculeux.

Pour les vêtements, le médecin se laissera guider par les circonstances et le climat. Il faut savoir prendre un juste milieu entre la méthode d'endurcissement et la méthode de préservation à outrance contre le froid extérieur, mais pencher plutôt pour la première. En tout cas, on aura soin de peu couvrir le haut de la poitrine, de façon que les mouvements respiratoires aient toute l'amplitude désirable. Par contre, les pieds seront toujours préservés de l'humidité et du froid.

Il y a des enfants particulièrement délicats qui ne supportent pas facilement un traitement énergique. Il ne faut pas, dans ce cas, se relâcher des règles d'une hygiène sévère, mais faciliter leur application en faisant passer à ces enfants un ou plusieurs hivers dans le Midi, de préférence dans des stations maritimes (Cannes, Nice, Menton, Palerme, Alger).

Enfin, le séjour prolongé à de grandes altitudes (Davos, Saint-Moritz) a paru agir très favorablement sur des enfants lymphatiques issus de parents tuberculeux.

La principale préoccupation qui doit guider les parents dans l'éducation d'enfants prédisposés à la tuberculose, est leur développement physique jusqu'à l'âge où ils pourront se livrer sans inconvénient à des études sérieuses ; aussi proscrira t-on tout travail intellectuel prolongé ou forcé jusqu'à l'âge de dix ou douze ans, époque où le développement d'une méningite tuberculeuse est moins à craindre.

La *prophylaxie de la contagion tuberculeuse* est de toute importance chez l'enfant. Elle peut se résumer dans les prescriptions suivantes :

1° Ne donner aux enfants que du lait bouilli ou le lait cru de vaches saines, reconnues telles par l'épreuve de la tuberculine ;

2° Exiger que les nourrices et bonnes chargées d'élever les enfants soient exemptes de tuberculose ;

3° Si la mère est phtisique, il faut élever l'enfant au sein d'une bonne nourrice et éviter tout contact avec la mère ;

4° Dans un milieu familial tuberculeux, il faut obtenir l'observation des règles prophylactiques générales, recommandées par l'Académie de médecine de Paris (1) (usage de crachoirs spéciaux pour les tuberculeux, proscription absolue du balayage des chambres, qui doit être remplacé par le lavage à la serpillière mouillée) ;

5° A l'école, il faut obtenir l'éloignement des tuberculoses ouvertes.


# CHAPITRE XXVIII

## SYPHILIS.

La description de la syphilis dans l'enfance suppose connue celle de la syphilis de l'adulte. Nous ne parlerons donc ici que des particularités que présente cette maladie chez l'enfant, soit dans ses causes, soit dans ses manifestations, et, pour en faciliter l'étude, nous étudierons successivement la syphilis acquise, la syphilis héréditaire fœtale et congénitale, la syphilis héréditaire du premier âge et la syphilis héréditaire tardive ; les derniers chapitres seront consacrés au diagnostic et au traitement de la syphilis dans ses diverses formes.


### Syphilis acquise.

ÉTIOLOGIE. — A part les attentats criminels sur les petites filles ou les petits garçons, et quelques cas exceptionnels de libertinage précoce dans le cours de la seconde enfance, la syphilis acquise reconnaît pour cause habituelle l'infection fortuite accidentelle (*syphilis insontium*).

La contagion syphilitique joue dans le jeune âge un rôle beaucoup plus important qu'on ne le croit généralement.

Elle peut se produire à toutes les périodes de l'enfance, mais remonte presque toujours aux premières années de la vie, où l'enfant est absolument dépendant de son entourage. Sur 42 obser-

---

(1) Conclusions du rapport de Grancher (*Bull. de l'Acad. de méd.*, 3 mai 1898), votées dans la séance du 28 juin 1898.

vations personnelles, Fournier (1) en signale 36 appartenant à des
enfants au-dessous de cinq ans.

L'*allaitement* est une source fréquente de syphilis infantile. On
compte par centaines les observations publiées de contagion syphilitique par des nourrices mercenaires. Les plus dangereuses, à ce
point de vue, sont celles qui ont été infectées récemment par un
nourrisson syphilitique et présentent un chancre ou des plaques
muqueuses du sein (2).

Le *baiser* est le mode le plus fréquent de transmission après
l'allaitement, ce qui s'explique par la fréquence et la longue durée
des plaques muqueuses buccales chez l'adulte syphilitique. C'est
l'origine habituelle de la contagion familiale, qu'elle soit due à un
des membres de la famille ou à des domestiques. Les bonnes d'enfants ne doivent être acceptées que munies d'un certificat médical
de bonne santé.

La contagion *indirecte*, quoique plus rare, a été aussi observée
chez l'enfant. Les sources du contage sont : une cuiller ou un verre
contaminés, une éponge malpropre qui a servi, dans un hôpital, à un
petit voisin syphilitique, des jouets d'enfants, des instruments
sales, etc.

La *vaccination* n'est presque plus aujourd'hui une source d'infection, depuis que la vaccination animale a remplacé la vaccination
de bras à bras, et qu'une asepsie rigoureuse permet d'individualiser
chaque opération. Les épidémies de syphilis vaccinale de Crémone,
de Lupara, de Cardeilhac, d'Auray, etc., témoignent de l'importance
de ce mode d'infection. Lotz, en 1880, évaluait à 750 le nombre des
cas connus, et il est évident que ce chiffre devait être bien inférieur
à la réalité (3). La lymphe vaccinale elle-même ne paraît pas contenir le virus ; c'est par le sang ou par le raclage du fond de la
pustule vaccinale que l'infection paraît avoir eu lieu le plus souvent ;
aussi, dans les fournées de vaccinations faites sur le bras d'un
enfant syphilitique, les premiers vaccinés échappaient parfois à la
contagion.

Au niveau du point d'inoculation de la vaccine suspecte, le bouton
de vaccine paraît le premier ; ce n'est qu'au moment de la dessiccation
de la pustule vaccinale, dans un délai qui varie de vingt à trente jours,
que l'on voit la base de celle-ci s'indurer et se transformer en un
chancre, habituellement saillant et recouvert d'une croûte. L'apparition de la pléiade ganglionnaire indurée dans l'aisselle correspondante et celle d'accidents secondaires (roséole, plaques muqueuses),
six semaines à deux mois après le début du chancre rendent le

(1) Fournier, Syphilis héréditaire tardive. Paris, 1886, p. 617.
(2) Voir : Appay, *Thèse de Paris*, 1875. — A. Fournier, Nourrices et nourrissons
syphilitiques. Paris, 1878.
(3) Voir : A. Fournier, Syphilis vaccinale. Paris, 1889.

diagnostic de la syphilis vaccinale absolument certain, et permettent de distinguer cette affection des accidents syphilitiques apparaissant dans le cours de la vaccine chez un enfant atteint de syphilis héréditaire.

Quant à la transmission de la syphilis de la *mère à l'enfant*, au moment de l'accouchement, par l'intermédiaire d'un chancre ou de plaques muqueuses récentes de la vulve, elle est niée par Fournier, quoique quelques observations (1) exceptionnelles paraissent démontrer que le fait n'est pas matériellement impossible.

SYMPTOMES et MARCHE. — La symptomatologie et la marche de la syphilis acquise sont les mêmes chez l'enfant que chez l'adulte.

La généralisation secondaire des manifestations syphilitiques est précédée par l'apparition d'un chancre au lieu d'inoculation, et d'un engorgement dur et indolent des ganglions correspondants.

Nous avons constaté la présence du chancre aux lèvres et sur l'amygdale chez deux enfants. A la vulve, le chancre est souvent lamelleux et difficile à reconnaître, à cause de la précocité des plaques muqueuses (Heubner).

La syphilis acquise est relativement mieux tolérée par l'organisme de l'enfant que par celui de l'adulte. Souvent l'état général reste bon pendant toute la période secondaire. Parfois néanmoins, et spéciale-ment dans les premiers mois ou dans la première année, les petits malades succombent après avoir présenté tous les signes de l'athrepsie (Fournier).

Le danger de la syphilis acquise provient souvent de ce qu'elle est méconnue et non traitée au moment de ses premières manifestations. L'enfant est alors exposé, dans la suite, à des accidents tertiaires redoutables, qui ne diffèrent en rien de ceux qu'on observe dans le cours de la syphilis héréditaire. (Voir *Syphilis héréditaire tardive*.)

### Syphilis héréditaire congénitale.

ÉTIOLOGIE. — De nombreux faits ont montré que la syphilis peut se transmettre du *père* à l'enfant, sans que la mère soit elle-même infectée (Kassowitz) (2). Cette transmission est d'autant plus fréquente que la syphilis paternelle est plus jeune ; néanmoins, elle est encore assez fréquente dans les trois premières années de l'infection et ne devient exceptionnelle que dans le cours de la quatrième et de la cin-quième année.

Les cas de syphilis héréditaire provenant de la *mère* seule sont les plus rares ; mais la mère transmet plus fatalement à l'enfant la

---

(1) Voir les cas de Weil (*Deutsche Zeitschr. für prakt. Med.*, 1877, n° 42) et de Grünfeld (*Wien. med. Presse*, 1879, n° 47).

(2) Kassowitz, *Die Vererbung der Syphilis*. Vienne, 1876.

syphilis que le père, à moins qu'elle n'ait été infectée dans les derniers mois de la grossesse. D'après Fournier (1), la proportion des enfants atteints est de 84 pour 100 quand la mère seule est malade, de 37 pour 100 quand le père seul est malade, et de 92 pour 100 quand les deux parents sont syphilitiques.

La mère d'un enfant syphilitique par hérédité paternelle seule, tout en restant saine et pouvant avoir plus tard des enfants sains d'un autre lit, est vaccinée contre la contagion syphilitique et peut donner impunément le sein à son enfant atteint d'accidents spécifiques ; cette immunité est connue sous le nom de la *loi de Colles*. Le nombre des exceptions à cette loi est infime. De même, un enfant qui naît sain d'une mère syphilitique, ne peut plus être infecté par elle après sa naissance ; c'est la *loi de Profeta*.

Cette immunité, d'ailleurs, peut cesser dans le cours de la vie, comme Düring (2) l'a observé chez des descendants de syphilitiques âgés de treize ans, de quinze et de vingt ans.

**Mortalité.** — La mortalité de la syphilis héréditaire est effrayante, si l'on tient compte du nombre des avortements que cette maladie provoque. Sur 491 grossesses dans des familles syphilitiques, Fournier trouve 382 enfants morts, soit 77 pour 100.

Les *avortements* dus à la syphilis sont surtout fréquents en cas de syphilis maternelle, mais ils peuvent être provoqués également par la syphilis paternelle seule, surtout quand celle-ci est récente. A mesure que l'on s'éloigne du moment de l'infection, l'accouchement se rapproche du terme normal, et à des avortements successifs succèdent des naissances d'enfants à terme.

Un traitement spécifique énergique du père, avant la conception, ou de la mère pendant la grossesse, peut préserver l'enfant, mais l'action thérapeutique n'est parfois que temporaire et la naissance d'un enfant sain peut être suivie de celle d'un enfant syphilitique, si le traitement a été interrompu trop tôt.

Les enfants issus de souche syphilitique, quoique nés à terme et parfois même indemnes d'accidents spécifiques, sont exposés à succomber d'une façon précoce, c'est-à-dire peu de temps après leur naissance (Fournier) (3). Ribemont-Dessaignes a observé, dans une famille où la femme fut infectée par son mari au début de son mariage, 19 grossesses, qui ont abouti à 5 avortements et à 14 enfants nés vivants qui sont tous morts entre six mois et un an ; il est vrai que la mère n'avait pas suivi de traitement.

ANATOMIE PATHOLOGIQUE. — Les lésions produites sur le fœtus et l'enfant né prématurément par la syphilis sont *diffuses* et sont

(1) Fournier, L'hérédité syphilitique. Paris, 1891.
(2) Düring, *Deutsche med. Woch.*, 1897, n° 13.
(3) Fournier, Syphilis héréditaire, p. 165.

dues à l'inflammation chronique des vaisseaux et du tissu conjonctif. Elles portent soit sur les viscères, soit sur le tissu osseux.

**Lésions osseuses.** — Ces dernières sont les plus constantes et les plus précoces. Nous les décrirons les premières.

L'*ostéo-chondrite syphilitique* siège de préférence au niveau des épiphyses des os de la cuisse et de la jambe ; elle est plus marquée dans les épiphyses inférieures que dans les épiphyses supérieures. On l'a constatée parfois aussi aux vertèbres et dans les os du bassin. Cette lésion est caractérisée au début par l'apparition d'une zone jaunâtre, sèche et dure, entre le cartilage d'ossification et le tissu spongieux de l'os. Cette bande dont les limites sont irrégulières et en zigzag, est due à l'élargissement de la zone de calcification du cartilage, qui n'est pas vascularisée comme dans le rachitisme, et n'aboutit pas à la formation d'ostéoblastes ; la partie voisine du tissu spongieux se transforme en tissu de granulations. A la limite des deux couches, il se produit souvent des fractures spontanées qui amènent le décollement de l'épiphyse.

**Lésions viscérales.** — Ces lésions ont été trouvées dans la plupart des organes ; les plus fréquentes sont celles des poumons et du foie.

Plusieurs sortes de lésions pulmonaires ont été rencontrées dans la syphilis héréditaire. Depaul a observé de véritables *gommes du poumon* qui font parfois saillie sous la plèvre et donnent au tissu de l'organe une teinte jaunâtre foncée ; elles peuvent renfermer dans leur centre de la matière caséeuse et du pus.

Robin et Lorain ont décrit sous le nom d'*épithéliome, pulmonaire* et Virchow sous celui d'*hépatisation blanche* une infiltration partielle des alvéoles du poumon par des cellules épithéliales disposées régulièrement ; le tissu malade présente une coloration rose ou d'un gris-blanc, sa coupe est sèche et brillante. Cette altération est le plus souvent limitée à la superficie du poumon et occupe de préférence les parties déclives des lobes supérieurs et inférieurs. Au microscope, la pneumonie blanche est constituée par une prolifération diffuse de cellules rondes dans le tissu conjonctif interalvéolaire et une desquamation abondante de l'épithélium fœtal cubique des alvéoles, qui devient graisseux et donne aux noyaux de pneumonie blanche une teinte spéciale [Spanudis (1), Heller (2)].

Enfin, on rencontre parfois une *infiltration gélatineuse diffuse* du poumon, qui est de nature gommeuse et qui peut être lobaire ou multilobaire (Miller) (3). Les autres formes ne sont pas spécifiques et appartiennent aux broncho-pneumonies d'origine congénitale dues à une infection mixte.

Les altérations syphilitiques du *foie* dans la syphilis héréditaire pré-

(1) Spanudis, *Thèse de Fribourg en Brisgau*, 1891.
(2) A. Heller, *D. Arch. für klin. Med.*, t. XLII, 1887, p. 159.
(3) Miller, *Jahrb. für Kinderheilk.*, 1894, t. XXXVII, p. 113.

coce sont assez différentes de celles qu'on rencontre chez l'adulte ;
ainsi on trouve rarement chez l'enfant des lésions localisées, des
gommes proprement dites ou la dégénérescence amyloïde de l'organe,
mais le plus souvent une *hépatite interstitielle diffuse* ; le foie est
augmenté de volume, sa surface paraît dépolie ; elle est tantôt d'un
jaune clair et uniforme, tantôt parsemée de jaune et de brun ; à la
coupe, les parties altérées présentent une coloration que Gubler a
comparée à celle de la pierre à fusil (*foie silex*), leur consistance est
dure et homogène. Dans quelques points, la prolifération cellulaire
subit la dégénérescence graisseuse et se présente sous la forme de
petits points blanchâtres analogues à des grains de semoule (*gommes
miliaires* de Virchow) qui sont souvent visibles à la surface de l'organe.
Dans quelques cas, le foie, au lieu de subir une altération diffuse, est
parsemé de nodosités arrondies, d'une teinte ocreuse ou plus claire ;
leur centre est déprimé et tacheté de blanc ; elles sont constituées par
un tissu nacré fibroïde, plus dur que le reste de la glande (Parrot) (1).
Au microscope, on reconnaît de suite que les lésions du foie syphilitique ont pour siège principal les espaces interlobulaires qui entourent les ramifications de la veine porte ; ces espaces sont remplis dans
les cas récents par un tissu de cellules embryonnaires, qui se transforme peu à peu en tissu sclérosé, comme on le constate dans les
cas plus anciens. Cornil et Ranvier (2) ont vu, dans plusieurs cas,
la néoformation embryonnaire pénétrer au centre même des lobules
du foie en suivant les capillaires entre les cellules hépatiques.

Sous l'influence de la prolifération cellulaire, la veine porte peut
être oblitérée dans tout son trajet intra-hépatique ; on trouve alors
en même temps une hypertrophie de la rate et un épanchement de
sérosité quelquefois mêlée de sang dans le péritoine. C'est peut-être
aussi sous l'influence des altérations syphilitiques du foie que se
développent la *pyléphlébite* et la *péritonite*, signalées l'une par Schüppel, l'autre par Simpson, parmi les lésions de la syphilis congénitale.

Quant aux lésions des autres organes, la *rate* est généralement
augmentée de volume ; Haslund, sur 154 autopsies d'enfants morts
de syphilis congénitale, a trouvé cet organe atteint d'hyperplasie
dans 55 cas. Cette hypertrophie de nature infectieuse est rarement
accompagnée de lésions spécifiques.

Förster et Schott ont observé une tuméfaction des plaques de
Peyer et Oser des dépôts gommeux dans les tuniques de l'*estomac*
et de l'*intestin* qui peuvent être suivies d'ulcérations [Mraçek, Darier
et Feulard (3)]. Birch-Hirschfeld a constaté, chez 13 enfants sur

---

(1) Parrot. *Revue mens. de méd. et de chir.*, 1877, p. 667.

(2) Cornil et Ranvier, *Manuel d'histologie pathologique*. Paris, 1876, p. 912. —
Voir aussi : Hudelo, *Thèse de Paris*, 1891.

(3) Darier et Feulard, *Ann. de dermatologie*, 1891, p. 39. — Voir aussi : Bittner,
*Prag. med. Woch.*, 1893, p. 581.

23 atteints de syphilis, une sclérose du *pancréas* qui avait plus ou moins détruit le tissu glandulaire. Coupland a trouvé de petites tumeurs gommeuses dans le *cœur* d'un enfant syphilitique mort à trois mois ; Fœrster a observé une endocardite syphilitique. La myocardite a été aussi constatée dans quelques cas.

Les *ganglions lymphatiques*, surtout les ganglions viscéraux, ont été trouvés quelquefois hypertrophiés, même lorsque les autres organes étaient sains, mais cette hypertrophie est en général peu marquée ; les ganglions malades n'ont pas de tendance à la suppuration, et, quand ils siègent sous la peau, ils ne sont pas adhérents, comme dans la scrofule. Cette hypertrophie ganglionnaire s'accompagne souvent d'altérations de la rate et paraît liée, lorsqu'elle est généralisée, à un état cachectique avancé du petit malade (Doyen) (1).

Le *thymus* présente parfois des lésions dont Paul Dubois paraît avoir exagéré la fréquence (Parrot) ; Dubois a attiré l'attention sur une altération spéciale du thymus des fœtus syphilitiques qui est augmenté de volume et creusé de vacuoles remplies d'un liquide muco-purulent. D'après Eberle (2), ces kystes seraient d'origine embryonnaire et leur présence serait due à un arrêt de développement, provoqué par la syphilis.

Les *reins* présentent chez la plupart des fœtus syphilitiques des lésions microscopiques qui ont été bien décrites par Heller et Gallus (3). Ce sont des lésions vasculaires, rappelant l'artérite oblitérante de Heubner, une prolifération constante et souvent très étendue du tissu conjonctif interstitiel et dans la moitié des cas de la glomérulonéphrite récente avec prolifération de l'endothélium et atrophie des anses vasculaires du glomérule.

Les *capsules surrénales* présentent quelquefois dans la syphilis congénitale une dégénérescence scléreuse caractérisée par l'épaississement de la substance corticale et par la présence de petits nodules semblables à des grains de semoule dans l'intérieur de l'organe.

Les *testicules* peuvent présenter des lésions analogues à celles de l'adulte ; de nombreux cas de sarcocèle, observés chez des enfants atteints de syphilis héréditaire, ont été publiés dans ces dernières années.

Le *système nerveux* peut être aussi atteint, soit dans la syphilis du premier âge, soit dans la forme tardive. Quelques auteurs ont signalé des gommes de la base du cerveau et des altérations des méninges. Robin a observé une sclérose du cerveau chez un enfant qui paraissait entaché de syphilis héréditaire, Barlow l'atrophie de quelques-uns des nerfs crâniens comprimés à leur origine par des gommes, Chiari une endartérite des artères du cerveau, et Henoch

---

(1) Doyen, *Arch. gén. de méd.*, juin 1883.
(2) Eberle, *Thèse de Zürich*, 1894
(3) Gallus. *Thèse de Kiel*, 1893.

des gommes multiples dans le cerveau avec inflammation chronique des méninges. Gilles de la Tourette (1) a décrit chez le fœtus syphilitique une méningo-myélite diffuse embryonnaire, et chez les enfants hérédo-syphilitiques des dépôts médullaires gommeux, soit interstitiels, soit périvasculaires, soit méningés.

SYMPTOMES. — La syphilis fœtale n'a pas de symptomatologie; les fœtus sont expulsés souvent morts et dans un état de macération avancée; ils ne présentent pas de putréfaction, mais une odeur fade, douceâtre, nauséabonde, qui serait pathognomonique suivant certains auteurs.

Les enfants nés vivants, prématurés ou à terme, présentent souvent une éruption spécifique spéciale à la syphilis congénitale, c'est le pemphigus.

Le **pemphigus** syphilitique peut apparaître dès le septième mois de la vie intra-utérine. Il existe souvent à la naissance ou apparaît aussitôt après, jamais en général plus tard que la fin de la première semaine. Les cas d'apparition plus tardive dans le premier et le second mois sont tout à fait exceptionnels (Ollivier et Ranvier, Parrot). Il se montre d'abord sous la forme de petites taches vineuses de couleur hortensia entourées d'une zone rouge, dont l'épiderme est bientôt soulevé par un liquide tantôt clair, tantôt verdâtre, plus rarement sanguinolent. La formation des bulles est très rapide; elles atteignent d'emblée un volume définitif qui varie d'un demi-centimètre à un centimètre et demi.

L'éruption est constituée en général par une seule poussée de bulles discrètes à la paume des mains et à la plante des pieds, d'où elle peut s'étendre sur le dos du pied et la jambe ou sur le bras, mais elle ne va presque jamais au delà. Exceptionnellement, il se fait une seconde poussée de bulles après quinze à dix-huit jours.

Plus on s'éloigne des extrémités ou plus l'apparition du pemphigus est tardive, moins le type est net. Les bulles avortent et ne sont plus représentées que par l'état ridé de l'épiderme sur les taches vineuses primitives.

L'évolution des bulles est variable. Tantôt le liquide se résorbe, tantôt et plus souvent les bulles se transforment en croûtes brunâtres, qui en tombant mettent à nu des ulcérations superficielles à fond sanieux, ou profondes, cratériformes.

L'état général qui accompagne le pemphigus est celui de la cachexie syphilitique. Les enfants ont un aspect ridé qui les a fait comparer à de petits vieillards; leur peau a une teinte bistre. Ils ne tardent pas en général à succomber et l'on constate à l'autopsie la plupart des lésions décrites ci-dessus.

(1) Voir : *Bull. de l'Acad. de méd.*, 12 mai 1896, p. 401.

Dans quelques cas rares, ils peuvent guérir. L'on voit alors tomber les croûtes qui ont succédé aux bulles, laissant à découvert un épiderme imparfait qui se renouvelle par desquamations successives, jusqu'à ce qu'il ait atteint une solidité suffisante (Parrot).

Le pemphigus aigu idiopathique des nouveau-nés ne pourra pas être confondu facilement avec le pemphigus syphilitique. Il apparaît rarement avant le quinzième jour et sévit le plus souvent sous la forme d'épidémies. Il ne débute jamais par les extrémités et se montre habituellement au tronc et au cou.

## Syphilis héréditaire de la première enfance.

Quand la maladie ne commence à se manifester qu'après la naissance, l'enfant peut venir au monde avec toutes les apparences de la santé ; les premiers symptômes morbides apparaissent alors dans les deux dernières semaines du premier mois ou dans le cours du second mois ; il est rare qu'ils se montrent avant la fin de la première quinzaine ou après trois mois révolus. Sur 124 cas dans lesquels Kassowitz put observer la première apparition de la syphilis héréditaire ou l'établir exactement, celle-ci se montra 11 fois dans la première semaine, 21 fois dans la seconde, 34 fois dans la troisième et la quatrième, 40 fois dans le second mois et 18 fois dans le troisième. soit dans 53 pour 100 des cas pendant le premier mois, 32 pour 100 pendant le second et 15 pour 100 pendant le troisième. Après le troisième mois, l'enfant qui n'a pas présenté de symptômes de syphilis, peut être regardé avec beaucoup de probabilité comme indemne de la maladie. D'après une statistique de Roger, comprenant 272 cas de syphilis héréditaire, celle-ci s'est déclarée 122 fois dans le premier mois, 128 fois dans le second et le troisième mois et 32 fois seulement plus tard. Diday en a vu quelques exemples chez des enfants de quatre mois et plus. On a rapporté des cas dans lesquels la maladie se serait manifestée pour la première fois entre trois et dix-huit ans et même plus tard ; ces faits de syphilis héréditaire tardive d'emblée nous paraissent contestables.

Le premier signe de l'infection syphilitique héréditaire consiste dans un *affaiblissement de la nutrition* ; l'enfant maigrit, ses traits sont pincés, sa peau devient sèche, elle semble amincie, ce qui l'a fait comparer à une pelure d'oignon. Bientôt apparaissent sur la peau et les muqueuses les éruptions spécifiques de la maladie.

**Coryza.** — Le coryza est une des manifestations les plus précoces de la syphilis héréditaire. Caractérisé au début par un simple enchifrènement, qui s'accentue au moment des tétées, il attire l'attention par le bruit spécial de la respiration nasale, qui a fait donner le nom de « reniflards » aux petits malades. Plus tard, il s'y joint un écoulement nasal peu abondant, séreux ou puriforme, parfois strié de sang, qui se concrète souvent en croûtes jaunâtres ou roussâtres à l'entrée des narines. Ces dernières peuvent être le siège de petites rhagades, qui saignent facilement ou se recouvrent de croûtes brunes. Leur présence permet d'affirmer le plus souvent la nature spécifique du coryza.

**Erythèmes spécifiques.** — La roséole et les syphilides papuleuses lenticulaires, qui sont les deux premières manifestations de la syphilis acquise, sont rares dans la syphilis héréditaire. Elles sont remplacées ordinairement par des érythèmes diffus localisés à certains lieux d'élection (les parties saillantes du *visage*, telles que le bas du front, les arcades sourcilières, les joues, le menton, les *fesses* et les *cuisses*, la *plante des pieds*), ou bien répandus en nappes sur de plus grandes surfaces, mais épargnant en général le tronc, qui est le siège ordinaire de la roséole acquise.

La *teinte* de ces érythèmes est en général caractéristique ; elle varie du jaune sale des éphélides jusqu'au jaune saumon et à la teinte cuivrée avec reflet métallique. Dans ses formes atténuées, la teinte est bistrée et la pâleur générale de la face, qui est habituelle chez les enfants syphilitiques, rend son apparition moins sensible. On dirait qu'une couche de matière colorante a été déposée inégalement sur la peau (Trousseau et Lasègue) (1).

L'érythème peut être *simple*, c'est-à-dire constitué uniquement par le changement de teinte ; il est dit alors maculeux. D'autres fois, il s'accompagne d'un épaississement notable du derme, qui est comme infiltré (Hochsinger) (2), c'est ce que Madier-Champvermeil (3) appelle l'*érythème néoplasique*.

La néoplasie peut s'étendre à l'épiderme ; on a alors l'*érythème squameux* (psoriasis syphilitique de Trousseau). Ce dernier siège de préférence aux régions palmaire et plantaire. Aux mains, il débute dans les plis naturels et sur l'éminence thénar ; de là, il peut s'étendre jusqu'à la pulpe des dernières phalanges et entourer l'ongle qui ne tarde pas à se modifier. Aux pieds, il commence aux talons ou aux malléoles et peut s'étendre à toute la plante, sur laquelle il forme une sandale rugueuse et striée transversalement (Madier-Champvermeil). Il s'observe également sur les fesses et la partie postérieure des cuisses et peut gagner la région lombaire sans jamais s'étendre sur les flancs et le ventre. La plaque érythémateuse est recouverte au début d'une squame blanche et sèche, qui se transforme ensuite en collerette épidermique, laissant à nu au centre une surface rouge cuivre, vernissée, absolument sèche. Parfois, ce sont de fines squames qui ressemblent à des pelures d'oignon et se reproduisent à mesure qu'elles tombent. Jamais ces plaques ne suintent et ne mouillent le linge.

(1) Trousseau et Lasègue, *Arch. gén. de méd.*, t. XV, 1847, p. 159.
(2) Hochsinger, *Studien über die hereditäre Syphilis*, Vien, 1898.
(3) Madier-Champvermeil, *Thèse de Lyon*, 1874.

Ces divers caractères empêcheront de confondre l'érythème syphilitique avec l'intertrigo ou l'eczéma, dont la teinte est d'ailleurs plus animée et qui donne une sensation plus chaude au toucher.

Ces éruptions sont habituellement tenaces et persistent à des degrés divers pendant plusieurs semaines. Elles peuvent récidiver.

L'érythème tel que nous venons de le décrire ne s'observe jamais au delà de la première enfance et est spécial à la syphilis héréditaire. Les taches isolées peuvent s'observer également, mais elles n'ont pas toujours la régularité de dimensions et de forme qu'on remarque dans les éruptions syphilitiques de l'adulte.

**Plaques muqueuses** (*Syphilide en plaque* de Parrot). — Les plaques muqueuses sont très fréquentes dans la syphilis héréditaire, non seulement dans les premiers mois, mais même, sous la forme récidivante, dans les quatre ou cinq premières années de la vie.

A l'*anus*, elles se présentent sous la forme de tubercules plats (condylomes) ou de rhagades au niveau des plis.

A la *bouche*, elles sont tantôt ulcéreuses, aux commissures sous la forme de fissures radiées, à la lèvre supérieure sur les deux côtés du tubercule médian et à la partie médiane de la lèvre inférieure, tantôt grisâtres et végétantes, recouvrant l'ulcération des commissures ou s'étendant sur la peau qui avoisine la lèvre inférieure.

Les fissures, qui saignent facilement et sont probablement provoquées par les mouvements de la lèvre infiltrée, laissent en général des cicatrices indélébiles, qui constituent plus tard un des stigmates les plus certains de la syphilis héréditaire. Ces plaques muqueuses des lèvres des nourrissons sont les causes les plus fréquentes des chancres du sein chez les nourrices.

Les plaques muqueuses de l'*intérieur de la bouche* et des *amygdales* se présentent sous la forme de petites taches grisâtres ou opalines. Elles sont beaucoup moins abondantes et persistantes que dans la syphilis de l'adulte.

Il est probable que c'est à la présence de syphilides muqueuses *laryngées*, qu'il faut attribuer la voix rauque ou éteinte que présentent parfois les petits héréditaires.

Les plaques muqueuses de la *peau* sont représentées chez l'enfant par des tubercules plats suintants au niveau des parties humides par accolement (derrière les oreilles), ou par souillure de l'urine et des matières fécales (scrotum, région péri-anale), ou bien au niveau des plis cutanés affectés d'intertrigo.

**Modifications des ongles et des poils.** — Les *ongles* des mains présentent souvent un aspect flétri; ils sont craquelés longitudinalement, parfois seulement à leur base, qui est séparée par un sillon de la partie antérieure non altérée (Hochsinger). La peau qui entoure l'ongle est souvent épaissie et présente une couleur brunâtre, à reflet métallique ; le rebord onguéal est parfois ulcéré.

Les *cheveux* tombent ; il se produit ainsi une alopécie par raréfaction qui n'est pas persistante. Le plus souvent, cette alopécie syphilitique se montre sous la forme de bandes latérales ou fronto-pariétales.

Les *cils* et les poils des *sourcils* tombent également. Hochsinger a insisté avec raison sur l'importance de l'alopécie sourcilière et ciliaire ou de la présence de cils durs, rares et irrégulièrement plantés, dans la seconde moitié de la première année, comme signe rétrospectif de la syphilis.

**Syphilides pustulo-crustacées et gommeuses.** — Quoique ces syphilides tertiaires de la peau soient en général l'apanage de la syphilis héréditaire tardive, elles peuvent apparaître déjà dans la première enfance ou même dans le cours de la première année. Nous possédons dans notre collection le dessin d'une petite gomme ulcérée du dos du pied, chez un enfant d'un an environ. On a observé également des gommes ulcérées de la peau et des os du crâne chez de jeunes enfants ; le musée de Saint-Louis en possède de beaux types.

**Syphilides ulcéreuses.** — Parfois, surtout chez les enfants cachectiques et mal tenus, il sé produit sur les fesses ou la partie postérieure des membres inférieurs, des *ulcérations* taillées à pic, serpigineuses, n'excédant pas ordinairement quelques millimètres de largeur, à fond grisâtre ou couenneux, qui laissent, en guérissant, des cicatrices linéaires indélébiles. Trousseau comparait celles-ci aux traces laissées sur le bois par les insectes xylophages.

On peut observer également des ulcérations profondes de même nature dans les espaces interdigitaux.

Quant aux syphilides impétigineuses, acnéiques et echthymateuses, il est probable qu'elles sont dues à l'infection mixte ou à des complications inflammatoires, non spécifiques.

**Affections osseuses.** — Nous avons parlé, à propos de la syphilis fœtale, des lésions épiphysaires. Chez le nouveau-né, ces ostéochondrites peuvent se manifester cliniquement par une impuissance des membres, qui a été décrite par Parrot sous le nom de *pseudo-paralysie* syphilitique. La maladie de Parrot est rare, elle n'a été constatée par Miller (1) que dans 70 cas sur 1000 et était la première manifestation de la syphilis dans 40 cas. Elle est en général symétrique, et ce sont les deux bras qui sont le plus souvent atteints ; elle reste toujours limitée aux membres. Si l'affection est très prononcée, le petit malade semble disloqué, et lorsqu'on le soulève par les aisselles, ses membres pendent inertes comme un battant de cloche La palpation est douloureuse au niveau des jointures et permet parfois de constater un gonflement épiphysaire ou une crépitation douce due au décollement de l'épiphyse (Taylor). Le pronostic de la maladie

_______

(1) Miller, *Jahrb. f. Kinderheilk*, 1888, XXIII, p. 377.

de Parrot est grave, parce qu'elle coïncide en général avec une cachexie syphilitique avancée (1).

Dans le cours de la première et de la seconde année, on observe parfois des *dactylites*, suppurées ou non, qui peuvent guérir sous l'influence du traitement, ou entraînent des mutilations spontanées des doigts de formes diverses. Le diagnostic de ces affections avec le spina ventosa *tuberculeux* des doigts n'est pas toujours facile et ne peut alors se faire que par les antécédents ou les accidents concomitants.

**Affections oculaires.** — Les affections oculaires, si fréquentes dans la syphilis héréditaire tardive, sont très rares chez les nouveau-nés syphilitiques. L'*iritis* a été observée par Hutchinson (2) chez 23 petits hérédo-syphilitiques dont l'âge moyen était cinq mois et demi ; le plus âgé avait seize mois et le plus jeune six semaines ; l'iritis était double dans 11 cas. Bull a vu dans quelques cas l'iritis se compliquer de choroïdite.

**Affections nerveuses.** — Le système nerveux est atteint souvent dans la syphilis héréditaire des premières années, comme le démontrent les recherches de Barlow (3) (gommes comprimant les nerfs craniens), de Chiari (4) (endartérite des artères du cerveau), et d'Henoch (méningite chronique avec gommes multiples).

L'*éclampsie* est l'expression clinique la plus fréquente de l'encéphalopathie spécifique. Tantôt on observe une série d'attaques d'*épilepsie aiguë* sans localisation, qui disparaissent sous l'influence du traitement spécifique [Dowse (5), Declerque et Masson (6)], tantôt c'est une épilepsie jacksonienne qui peut être suivie d'une hémiplégie persistante.

Quelques cas de *méningite* dans le premier âge ont paru dépendre de la syphilis héréditaire [Mauriac (7), Money (8), Stœber (9)], ainsi que certaines *scléroses cérébrales*, avec ou sans atrophie du cerveau, et quelques affections médullaires qui simulent la *maladie de Little*.

L'*hydrocéphalie* a certainement une origine syphilitique dans un certain nombre de cas ; E. Fournier (10) a réuni dans la littérature médicale 170 cas dûment authentiques de cette affection chez des hérédo-syphilitiques ; elle peut être congénitale ou se développer dans les premiers mois [Sandoz (11), d'Astros (12)] et paraît due à

(1) Voir : Gouez, *Thèse de Paris*, 1895.

(2) Hutchinson, *Syphilis héréditaire*, trad. française. Paris, 1884, p. 16.

(3) Barlow, *The Lancet*, t. II, 1877, n° 20.

(4) Chiari, *Wien. med. Woch.*, 1881, n°s 17 et 18.

(5) Dowse, Syphilis of the brain. Londres, 1881.

(6) Declerque et Masson, *Ann. de dermat. et syph.*, 1885, p. 708.

(7) Mauriac, *Gaz. des hôp.*, 1889, p. 305.

(8) Money, *Path. Soc. of London*, 20 janv. 1889, et *Ann. de dermat. et syphil.*, 1889, p. 758.

(9) Stœber, *Thèse de Paris*, 1891.

(10) Edmond Fournier, Stigmates dystrophiques de l'hérédo-syphilis. Paris, 1898, p. 39.

(11) Sandoz, *Thèse de Berne*, 1886.

(12) D'Astros, *Revue mens. des mal. de l'enf.*, 1891, p. 481.

une inflammation de l'épendyme et des plexus choroïdes. L'infiltration embryonnaire des petites cellules peut s'étendre à la région opto-striée (Voir *Hydrocéphalie*).

**Forme hémorragique.** — Behrend (1) et Mraçek (2) ont décrit sous le nom de *syphilis hémorragique* des cas de diathèse hémorragique (hémorragies par l'ombilic, le nez, le tube digestif, la peau, les reins, etc.) chez des nouveau-nés syphilitiques; ils les attribuent à une endartérite spécifique des artérioles, qui n'a pas été retrouvée par Fischl (3) dans un cas pareil. Sans nier l'existence de la syphilis hémorragique, on ne doit pas oublier cependant que la diathèse hémorragique peut se manifester chez le nouveau-né en dehors de toute infection spécifique (Voir *Hémorragies des nouveau-nés*.)

### Syphilis héréditaire tardive.

Parmi les manifestations attribuées à la syphilis héréditaire tardive, nous devons mentionner en premier lieu une *déformation atrophique des dents* de la seconde dentition signalée par Hutchinson.

Cette altération atteint principalement les incisives supérieures moyennes, qui sont courtes, étroites, arrondies sur les angles et sont creusées d'une encoche sur leur bord tranchant; leur revêtement externe présente parfois des sillons et des saillies. Très souvent aussi les dents sont en nombre insuffisant, et sont séparées par des inter-valles plus ou moins considérables. Pour Hutchinson, cette déforma-tion est un signe non douteux de syphilis héréditaire, mais il est difficile d'établir par les antécédents que tous les enfants qui la pré-sentent sont entachés de cette maladie. Des faits nombreux éta-blissent au contraire que la déformation des dents peut survenir à la suite d'affections autres que la syphilis; aussi, sans admettre, comme Magitot, que les érosions dentaires soient liées à l'existence de l'éclampsie dans l'enfance, nous croyons qu'elles peuvent être la conséquence banale de plusieurs états organiques, tout en recon-naissant avec Fournier que la syphilis se les approprie le plus souvent pour son compte.

Hutchinson attribue également à la syphilis héréditaire la *kératite interstitielle diffuse* (4), affection qui se montre le plus souvent chez les enfants entre six et quinze ans, c'est-à-dire longtemps après la disparition de la syphilis congénitale. Elle débute en général par une opacité légère qui atteint en premier lieu le centre plus souvent

(1) Behrend, *Deut. Zeitschr. für prakt. Med.*, 1878, nos 25 et 26.
(2) Mraçek, *Vierteljahrsch. für Dermat.*, 1887, p. 117.
(3) Fischl, *Arch. für Kinderheilk.*, t. VIII, 1886, p. 10.
(4) D'après Horner (*Correspondenzblatt für Schweizer Aerzte*, 1882, p. 48), cette affection n'aurait pas son origine dans la cornée et serait précédée par des altéra-tions de l'iris, du corps vitré et de la choroïde.

que la périphérie de la cornée et s'étend peu à peu à tout l'organe. Certaines parties sont déjà guéries quand d'autres sont envahies. Examinée à l'éclairage oblique, cette tache paraît couverte de petits points plus ou moins foncés qui lui donnent un aspect granité. La maladie marche avec une extrême lenteur et ne suppure jamais ; elle est indolente et ne produit qu'un certain trouble dans la vision, les objets sont vus comme à travers un brouillard. Au bout de quelque temps les vaisseaux s'injectent, puis cette injection s'efface peu à peu, et la cornée redevient transparente après un temps fort long. Presque toujours les deux yeux sont envahis, simultanément ou successivement. D'après Hutchinson, cette affection coïncide d'une façon constante avec l'altération des dents qu'il a signalée, et serait, comme elle, d'origine *hérédo-syphilitique*. Nous croyons aussi qu'elle est habituellement due à la syphilis (1).

Hutchinson attribue encore à la syphilis héréditaire, des *lésions de l'oreille interne* qui se développent habituellement vers l'âge de la puberté et qui sont caractérisées par une *surdité* survenant brusquement sans s'accompagner d'autres troubles auditifs, ni d'écoulement par l'oreille. Si ces lésions se produisent dès la première enfance, elles peuvent amener la surdi-mutité (Fournier, Hermet).

D'autres affections, analogues aux manifestations tertiaires de la syphilis acquise, doivent être aussi rapportées à la syphilis héréditaire tardive. Signalons d'abord les affections osseuses et articulaires qui, lorsqu'elles siègent sur les os longs, détruisent par places les muscles et laissent, comme marques caractéristiques de la diathèse, des cicatrices nacrées profondes, adhérentes à l'os, qui est déformé et comme rongé en cet endroit. Nous avons observé les mêmes cicatrices avec dépression osseuse sur le crâne, comme terminaison d'une ostéite gommeuse. Les os peuvent présenter des végétations ostéophytiques dues à des périostoses ; la crête du tibia en particulier est souvent épaissie et transformée en une large surface convexe ; de là le nom de *tibia en lame de sabre* donné par Lannelongue à cette déformation. Cette déformation, dont nous avons indiqué le diagnostic à propos du rachitisme paraît être spéciale à la syphilis héréditaire tardive et ne pas avoir été encore rencontrée dans la syphilis acquise. Il n'en est pas de même pour les simples exostoses ou les gommes du tibia, dont nous connaissons un exemple dans le cours d'une syphilis infantile acquise.

Les *arthropathies syphilitiques* ou fausses tumeurs blanches siègent habituellement aux genoux, où elles sont volontiers symétriques.

_______________

(1) Haltenhoff (*Revue méd. de la Suisse rom.*, 1887, p. 478), qui a observé 72 cas de kératite interstitielle, estime que plus de la moitié de ces cas étaient dus à la syphilis héréditaire. — Voir aussi : Parinaud, *Arch. gén. de méd.*, nov. 1883, p. 521. — Trousseau, *Ann. de dermat. et de syph.*, 1886, p. 733, et 1887, p. 441.

L'articulation du coude était prise dans un cas de Dareuil (1) et dans un cas de Güterbock (2) et l'articulation tibio-tarsienne dans une autre observation de Dareuil. Kirmisson et Jacobson (3) ont publié un cas très intéressant d'arthropathie hérédo-syphilitique de la hanche chez une enfant de vingt-sept mois. Ces arthropathies se distinguent des tumeurs blanches tuberculeuses par leur indolence habituelle, par la prédominance des lésions osseuses sur les lésions articulaires, par la rareté des fistules. L'épanchement articulaire est fréquent, mais il est modéré. On trouve souvent des épaississements localisés de la synoviale, en particulier au niveau du cul-de-sac sous-tricipital de la synoviale du genou. Le traitement spécifique, qui fait disparaître rapidement l'arthropathie, est la véritable pierre de touche.

Les *nécroses du palais osseux* et des *os du nez* sont fréquentes dans la syphilis héréditaire tardive et les déformations persistantes qui en résultent peuvent être considérées comme les stigmates les plus certains de cette affection. Telles sont les perforations du palais, de la cloison du nez, les déformations nasales si bien décrites par Fournier, qui sont dues à l'effondrement de la charpente osseuse (nez camard, nez en lorgnette). Néanmoins, ces lésions s'observent aussi dans la syphilis tertiaire acquise de l'enfance. Nous avons pu suivre dès le début l'évolution d'une syphilis acquise chez une petite fille de cinq ans, qui débuta par un chancre de l'amygdale. Malgré un traitement énergique et prolongé, nous ne pûmes enrayer la marche grave de la maladie. Celle-ci, après quelques manifestations secondaires, s'affirma en moins de deux ans par la nécrose des os du nez avec déformation nasale caractéristique et par un lupus ulcéreux du pharynx qui s'étendit plus tard au larynx et amena la mort par asphyxie.

Souvent aussi la peau, celle du visage particulièrement, au voisinage des orifices naturels, devient le siège de syphilides tuberculeuses ulcéreuses à marche serpigineuse ou est soulevée par des gommes du tissu cellulaire qui laissent des traces persistantes.

Fournier (4), qui est un partisan convaincu de l'existence de la syphilis héréditaire tardive, dont il a pu réunir de très nombreux exemples, recueillis surtout chez des sujets de dix à dix-neuf ans, admet comme caractères de cette affection, outre les symptômes déjà décrits, une dégénérescence générale des enfants qui sont faibles, maigres; leur teint est pâle, grisâtre et ne présente jamais la fraîcheur qu'on trouve fréquemment chez les scrofuleux. Leurs testicules sont habituellement peu développés, parfois même atrophiés ou indurés. Les signes de la puberté se développent tardivement chez eux dans les deux sexes, de là le nom d'*infantilisme* donné par Fournier à ce

---

(1) Dareuil, *Thèse de Paris*, 1881.
(3) Güterbock, *Arch. für klin. Chir.*, 1879, p. 299.
(3) Kirmisson et Jacobson, *Revue d'orthopédie*, 1897, p. 366 et 446.
(4) Fournier, Leçons sur la syphilis héréd. tardive. Paris, 1886.

retard du développement général. A ces symptômes se joignent souvent des déformations du crâne. Le front est proéminent, ou bien il est bosselé sur les côtés ou à sa partie médiane (*front en carène*). Les autres parties du crâne peuvent être également bosselées symétriquement ou être asymétriques. Le *crâne natiforme* de Parrot, caractérisé par la saillie des deux bosses pariétales séparées par une dépression médiane, n'est pas un signe absolument pathognomonique de la syphilis héréditaire, mais nous avons été souvent frappés de sa coïncidence avec d'autres stigmates de cette affection.

Le système nerveux peut présenter des altérations se traduisant par une céphalalgie persistante, des attaques épileptiformes, une paralysie localisée, un retard dans l'intelligence ou même l'idiotie, la paralysie générale progressive (Thiry) (1) et la démence (Bury).

Les poumons (Dubousquet-Labordère et Gaucher) et le foie (Barthélemy) ont aussi présenté dans quelques cas des lésions paraissant dépendre de la syphilis héréditaire tardive.

## Diagnostic.

L'ensemble des symptômes que présente la syphilis congénitale, la coloration spéciale des éruptions, le coryza et particulièrement la présence de bulles de pemphigus ou de plaques muqueuses permettront presque toujours de reconnaître la maladie. Chez les garçons l'existence d'un *testicule* atrophié, induré et à surface chagrinée, suffira pour révéler l'existence d'une syphilis même ancienne, en dehors de toute autre manifestation. En cas de doute l'examen des parents pourra parfois éclairer le diagnostic. Le fait que la mère a été sujette aux avortements, sera une forte présomption en faveur de la syphilis.

L'*érythème papuleux des fesses*, consécutif à la diarrhée, présente cependant souvent une similitude extrême avec les syphilides papuleuses des fesses, et le diagnostic ne peut guère se faire que par la constatation de l'absence ou de la présence d'autres lésions syphilitiques sur le corps de l'enfant. L'éruption décrite par Parrot sous le nom de *syphilide lenticulaire* n'est probablement qu'une variété de cet érythème qui est souvent suivie d'ulcération et n'a pas de caractère spécifique (2).

On ne peut confondre, même à défaut d'autres manifestations de la maladie, les altérations osseuses de la syphilis avec celles du *rachitisme*; leur existence, dans les premières semaines de la vie, suffirait pour les en séparer; leur marche d'ailleurs est essentiellement différente, et jamais la syphilis ne produit une déformation symétrique et

(1) Thiry, *Thèse de Paris*, 1898.
(2) Voir : Jaquet, *Thèse de Paris*, 1888. — Sevestre, Études de clinique infantile, Paris, 1889, p. 37.

générale des terminaisons costales analogue à celle qui constitue le chapelet rachitique ; quand, dans la syphilis, les extrémités sternales des côtes sont tuméfiées, elles ne le sont jamais toutes à la fois.

La *pseudo-paralysie syphilitique* se distinguera d'une paralysie vraie par la conservation de la sensibilité et de la contractilité électrique, par la tuméfaction de l'os au niveau du point fracturé et parfois par une légère crépitation. Sa constatation suffit à elle seule pour affirmer l'existence de la syphilis.

Les accidents de la syphilis héréditaire tardive sont souvent fort difficiles à distinguer de ceux qui sont produits par la *scrofule* ; le diagnostic ne pourra, dans beaucoup de cas, se fonder que sur les antécédents ou sur le résultat d'un traitement par le mercure et l'iodure de potassium ; tel est le cas en particulier du *spina ventosa* (Voir p. 394) ; il en est de même de l'*angine dite scrofuleuse*, avec destruction du voile du palais, dont nous avons observé quelques cas chez des enfants manifestement syphilitiques.

Citons encore, comme un exemple de la difficulté du diagnostic entre les deux diathèses, certains *abcès dermiques* qu'on observe dans la première année et qui sont tantôt des abcès tuberculeux, tantôt de petites tumeurs suppurées d'origine syphilitique (*syphilis cutanea nodosa*). Dans ce cas encore, le traitement seul pourra éclairer le diagnostic.

Il importe souvent, surtout au point de vue médico-légal, de savoir si les accidents syphilitiques observés chez un enfant sont héréditaires ou acquis. Dans ce cas l'examen des parents et de la nourrice est de rigueur, mais il n'est pas toujours possible et ne suffit pas à lever tous les doutes ; on recherchera donc avec soin si l'enfant ne porte aucune trace de chancre sur le corps, particulièrement aux parties génitales, à l'anus, aux lèvres, dans l'intérieur de la bouche et jusqu'au fond de la gorge ; Rollet a constaté un chancre primitif incontestable sur l'une des amygdales chez un nouveau-né et nous avons mentionné plus haut un fait analogue observé par nous. On examinera également les cicatrices vaccinales.

En l'absence de tout vestige d'accident primitif, on se souviendra que *la syphilis qui se développe après le troisième mois est presque toujours acquise*. Le diagnostic se fondera aussi sur la nature des symptômes observés ; l'érythème rouge brunâtre, le pemphigus et surtout le coryza ne s'observent presque jamais dans la syphilis acquise des enfants (Rollet), ils sont pathognomoniques de la syphilis héréditaire ; les affections de la gorge et du larynx, la tuméfaction ganglionnaire appartiennent plus spécialement à la maladie acquise. Les affections des os décrites plus haut ne peuvent servir d'éléments de diagnostic, elles ont été aussi constatées par Roger, Taylor, Pellizari et par nous-mêmes chez des enfants qui avaient contracté la syphilis par contagion.

### Pronostic.

La syphilis héréditaire est habituellement grave. D'après une statistique citée par Roger, sur 106 enfants atteints de cette maladie, 47 moururent avant terme, 3 en naissant et 11 dans les trois premiers mois de la vie; on ignore le sort des survivants. La syphilis héréditaire est en effet dans beaucoup de cas une cause d'avortement, et il est exceptionnel de voir guérir un enfant qui vient au monde dans un état de décrépitude précoce, le corps couvert de bulles de pemphigus (voir p. 385).

La syphilis qui apparaît seulement quelques semaines après la naissance offre plus de chances de guérison. Sur 316 enfants traités pour cette affection dans le service de Monti, 42 seulement succombèrent, la plupart avant trois mois, le plus souvent à des troubles digestifs ou pulmonaires. Le pronostic dépendra en particulier : 1° *du mode d'alimentation* ; un enfant élevé au biberon guérira moins souvent qu'un enfant allaité par sa mère ; 2° de la *précocité du traitement*, qui aura d'autant plus de chances de succès qu'il aura été institué plus près du début des accidents.

### Traitement.

**Prophylaxie.** — La *prophylaxie* de la syphilis héréditaire consistera à empêcher autant que possible les unions entre sujets qui ne sont pas l'un et l'autre entièrement exempts de syphilis et à traiter par les mercuriaux les femmes syphilitiques pendant leur grossesse; à la suite d'un traitement bien fait, ces femmes donnent souvent naissance à des enfants bien portants. Sur 35 femmes enceintes traitées par Weber par les frictions mercurielles, toutes ont accouché dans des conditions normales, tandis que les avortements ont été fréquents chez celles qui avaient subi un traitement mixte ou n'avaient pris que l'iodure de potassium.

Pour autoriser le mariage d'un ancien syphilitique, il faut en tout cas que trois ans au moins ou mieux quatre ou cinq ans, se soient écoulés depuis l'apparition de l'accident primitif, et que depuis deux ans au moins on ait constaté l'absence de toute manifestation spécifique et en particulier de plaques muqueuses dans la bouche. Il faut aussi que la syphilis ait été bénigne et ne se soit accompagnée d'aucun accident pouvant en faire craindre de nouveaux ou compromettre définitivement la santé Il faut enfin qu'un traitement antisyphilitique prolongé ait été suivi, si possible dès le début de la maladie.

**Thérapeutique.** — On traitera par le *mercure* les enfants syphilitiques après leur naissance et il conviendra d'administrer ce médicament dès l'apparition des premiers symptômes de la maladie. On peut l'employer sous des formes diverses.

Rollet recommande l'usage de la *liqueur de Van Swieten*, qu'on donnera d'abord à la dose d'une demi-cuillerée à café par jour (soit 2 1/2 milligrammes de sublimé) mélangée au lait de la mère ou au lait de vache; la dose sera bientôt portée à une cuillerée à café. Ce traitement sera suspendu de temps en temps pendant quelques jours et remplacé par l'usage des toniques et surtout de l'iodure de fer. Le *protoiodure de mercure* à la dose d'un centigramme par jour peut être substitué au sublimé.

Nous préférons pour la plupart des cas au traitement mercuriel interne le traitement externe, car il faut à tout prix respecter le tube digestif du petit malade, ne pas entraver l'alimentation et agir le plus rapidement possible sur une affection qui peut être promptement mortelle.

On peut employer dans ce but les *frictions avec l'onguent napolitain*, dont l'action est en général bien supportée par les enfants et ne détermine habituellement pas chez eux de salivation. On pratiquera une friction quotidienne avec l'onguent napolitain (0,50 à 1 gramme suivant l'âge et la gravité des accidents), on variera chaque jour le siège de la friction, et on lavera au bout de douze heures la place frictionnée avec de l'eau de savon pour éviter l'irritation de la peau; on garantira avec soin l'enfant du froid en l'habillant de flanelle et en le maintenant dans une chambre chaude qui sera en même temps bien aérée. Tous les deux jours on donnera un bain chaud pour rendre la surface cutanée plus apte à l'absorption du mercure.

Les *bains de sublimé* sont le mode de traitement le plus usité dans la syphilis infantile. Leur usage ne sera contre-indiqué que dans les cas d'ulcérations étendues des téguments. Ils doivent être donnés dans des baignoires en bois ou émaillées et on les préparera en ajoutant à l'eau d'un bain simple de 0,50 à 2 grammes de sublimé dissous dans l'alcool; dans les cas graves, on peut porter la dose de sublimé à 3 grammes, mais il faut surveiller de près ce traitement et y renoncer au moindre signe d'irritation du gros intestin. On sait en effet que l'absorption du mercure par la voie externe peut donner lieu à une entérite hémorragique ou dysentériforme ou provoquer une néphrite.

Quant aux injections sous-cutanées de sels mercuriels solubles préconisées contre la syphilis infantile (1), elles ont l'inconvénient d'être douloureuses et peuvent être parfois dangereuses.

Sous l'influence du traitement mercuriel, les accidents syphilitiques guérissent quelquefois en très peu de temps. Roger a vu la maladie disparaître ainsi en quinze jours. La guérison peut être

(1) Voir Fedtschenko, *Sem. méd.*, 1898, p. 71.

définitive; on fera bien néanmoins de continuer l'usage des mercuriaux quelque temps encore après que les derniers accidents auront disparu.

Lorsque la syphilis est rebelle ou s'accompagne de tubercules, de tumeurs osseuses et de périostoses, on recourra à l'*iodure de potassium* à la dose de 10 à 60 centigrammes par jour, ou à un traitement mixte en ayant soin de ne donner, au moins au début, l'iodure et le sel mercuriel qu'à très faible dose. Le sirop de Gibert est la préparation que nous employons de préférence dans ce cas, en commençant par une ou deux cuillerées à café par jour d'un mélange d'une partie de ce sirop avec deux parties de sirop d'écorce d'orange amère.

Le plus souvent les accidents locaux de la syphilis guérissent sous l'influence du traitement général; néanmoins on hâtera leur disparition par un *traitement local* approprié; les plaques muqueuses, les ulcérations seront lavées tous les jours avec de l'eau additionnée d'une petite quantité de liqueur de Van Swieten ou cautérisées avec une solution de nitrate d'argent; on saupoudrera les plis ulcérés de la peau avec un mélange de poudre d'amidon et de calomel.

On traitera les tumeurs osseuses saillantes, particulièrement la tuméfaction des phalanges des doigts, par la compression avec l'*emplâtre de Vigo*; la poudre d'*iodoforme* est le meilleur topique contre les ulcérations consécutives à ces tumeurs. On traitera le décollement d'une épiphyse comme une véritable fracture; on immobilisera les fragments au moyen d'un petit bandage inamovible légèrement compressif, qui sera laissé en place jusqu'à la consolidation complète de l'os. Quand l'épiphyse entièrement séparée se comporte comme un corps étranger, elle doit être enlevée par une opération chirurgicale (Taylor).

Pendant toute la durée du traitement, on surveillera avec grand soin l'alimentation de l'enfant; toutes les fois que cela sera possible, le nouveau-né devra être allaité par sa mère, qui suivra elle-même un traitement mercuriel. Lors même qu'elle n'aurait présenté aucun accident syphilitique, elle peut sans danger nourrir son enfant (Voir p. 385). Si elle ne peut le faire, on recourra à l'allaitement artificiel; en effet, à moins de trouver une nourrice déjà atteinte de syphilis, il serait coupable d'exposer une femme bien portante à contracter la maladie en donnant le sein à un enfant infecté. Fournier recommande en pareil cas l'allaitement par la chèvre. D'après son expérience, l'enfant s'accommode très bien de cette nourrice.

Pour un nouveau-né, nous préférons le lait d'ânesse. Les *bains de mer* ou plutôt le séjour prolongé sur le bord de la mer seront un adjuvant utile dans le traitement des lésions osseuses tertiaires, mais l'action favorable de la mer est moins marquée pour celles-ci que pour les affections scrofuleuses.

# DEUXIÈME PARTIE

## MALADIES DU SYSTÈME NERVEUX

---

## CHAPITRE PREMIER

### MÉNINGITE AIGUE SIMPLE

Confondue en grande partie dans les descriptions des anciens auteurs avec la méningite tuberculeuse, la méningite franche de l'enfance en a été nettement séparée par Rilliet, dont la monographie est restée classique.

ÉTIOLOGIE. — La méningite franche est une maladie relativement rare chez les enfants ; on l'observe surtout de cinq à sept ans ; Billard et Guersant l'ont signalée chez les nouveau-nés. Elle est tantôt *primitive*, tantôt *secondaire*.

La méningite primitive peut être le résultat d'une *insolation* ou d'un *traumatisme*, mais habituellement, surtout chez les enfants à la mamelle, on voit se développer cette affection au milieu d'une parfaite santé, sans pouvoir toujours reconnaître la cause qui l'a produite (Henoch).

La méningite peut sévir *épidémiquement*, surtout dans les mois froids et humides de l'année, sous la forme cérébro-spinale. La méningite cérébro-spinale épidémique frappe tous les âges et a été observée en particulier parmi les soldats des garnisons, mais elle sévit surtout chez les enfants. D'après les relevés d'Emminghaus, sur 1.435 individus atteints de cette affection dans diverses épidémies, 1.133 étaient âgés de moins de quinze ans ; elle paraît avoir atteint exclusivement ou principalement les enfants à Genève en 1805 (Vieusseux, Matthey), à Schlestadt en 1841 (Mistler), en Suède de 1854 à 1859 (Wistrand), en Silésie de 1863 à 1864, à Bromberg dans le grand-duché de Posen, où elle a frappé 140 enfants de deux à sept ans environ, etc. L'agent infectieux de cette maladie a été décrit pour la première fois par Weichselbaum (1), sous le nom de *méningocoque* ; c'est un diplocoque capsulé, le plus souvent intracellulaire, qui se distingue du pneumocoque par plusieurs caractères de forme et de culture, mais qui, pour Netter, ne serait qu'une simple variété de ce dernier. Il a été retiré par Heubner (2) à l'état pur du

(1) Weichselbaum, *Fortschr. der Med.*, 1887, p. 573 et 620.
(2) Heubner, *Jahrb. für Kinderheilk.*, 1896, t. XLIII, p. 1, et *Soc. de méd. int. de Berlin*, séance du 3 mai 1897.

liquide céphalo-rachidien obtenu par la ponction lombaire dans une dizaine de cas de méningite cérébro-spinale épidémique.

La forme secondaire de la méningite est beaucoup plus fréquente que la forme primitive. Tantôt elle survient par propagation d'une phlegmasie de voisinage, tantôt elle est une localisation d'une maladie générale. Dans le premier cas, elle se développe surtout après l'*otorrhée* avec carie du rocher, ou plus rarement après l'*otite aiguë*, la *phlébite des sinus* ou l'*érysipèle du cuir chevelu*. Dans le second cas, elle survient dans le cours de la scarlatine, du rhumatisme aigu, ou bien elle est une manifestation de la pyémie dans la périostite phlegmoneuse diffuse et dans l'infection puerpérale des nouveau-nés. Enfin elle peut être une complication de la pneumonie franche, et dans ce cas on a constaté dans les méninges la présence du pneumocoque, ou une complication de la fièvre typhoïde ; dans un cas de méningite consécutive à cette dernière affection, Breton (1) a trouvé dans le pus des méninges le bacille d'Eberth mélangé au streptocoque. Lévi (2) a trouvé des pneumocoques dans le cerveau de deux petits enfants morts de méningite séreuse. Dans les méningites d'origine otique, ce sont le streptocoque et le staphylocoque doré qui ont été retirés le plus souvent du pus cérébral.

ANATOMIE PATHOLOGIQUE. — Rilliet et Barthez ne décrivent comme méningite franche que la méningite *suppurée*.

Habituellement on trouve à la surface de la pie-mère une nappe de pus liquide, qui coiffe la convexité des hémisphères et peut s'étendre à la base du cerveau ainsi qu'au canal rachidien. L'arachnoïde participe souvent à l'inflammation ; les ventricules latéraux sont ordinairement sains et ne renferment pas de sérosité.

Quand la méningite est due à un traumatisme ou bien à la propagation d'une inflammation des os et des veines du voisinage, les lésions sont toujours plus marquées du côté de la lésion primitive. La substance cérébrale participe alors presque toujours à la suppuration.

Dans un certain nombre de cas qui appartiennent à la méningite *simple* aiguë, on constate à l'autopsie des lésions inflammatoires évidentes, telles qu'une vascularisation intense de la pie-mère et de la substance corticale du cerveau avec adhérence intime entre ces deux couches, souvent même un état poisseux de l'arachnoïde et une exsudation de lymphe plastique à sa surface sans suppuration proprement dite. Ces lésions se rencontrent dans les méningites secondaires qui compliquent la fièvre typhoïde et le rhumatisme, ainsi que dans quelques méningites cérébro-spinales épidémiques, où elles coïncident alors avec un ramollissement de la rate et d'autres

(1) Breton, *Revue mens. des mal. de l'enf.*, 1891, p. 445
(3) Lévi, *Arch. de méd. expér.*, janvier 1897.

altérations viscérales qui s'observent généralement à la suite des fièvres graves. Parfois, les seules lésions constatées à l'autopsie à la suite des méningites survenues à la suite de la fièvre typhoïde (d'Espine) ou de l'influenza (Krannhals) (1), sont une congestion intense de la pie-mère et de la substance grise avec de petites apoplexies capillaires.

On a décrit sous le nom de *méningite séreuse* des encéphalopathies en général très aiguës, caractérisées à l'autopsie par un œdème du tissu cellulaire sous-arachnoïdien dont les mailles sont remplies d'un liquide clair ou parfois légèrement trouble et par un œdème du cerveau dont la coupe est anémique et humide. Au microscope, on trouve une infiltration leucocytaire considérable, surtout le long des vaisseaux, et souvent aussi des amas de corps granuleux (Schultze) (2) ; c'est donc un œdème de nature inflammatoire.

*L'hydrocéphalie aiguë* est une forme ventriculaire de la méningite séreuse, dans laquelle les ventricules latéraux, parfois aussi le troisième et le quatrième ventricule, sont distendus par une sérosité claire, jaunâtre, rarement trouble, sans lésions marquées des méninges ou de l'épendyme ; néanmoins habituellement l'examen microscopique révèle dans les méninges ou dans les plexus une diapédèse de leucocytes.

DESCRIPTION. — La méningite franche se distingue de la méningite tuberculeuse par la rapidité de sa marche, par la violence des symptômes nerveux et par l'intensité de la fièvre. Rilliet en a décrit deux variétés principales, la forme *phrénétique* et la forme *convulsive*. La méningite *cérébro-spinale épidémique* présente aussi quelques particularités dans ses symptômes, qui nécessitent une description séparée.

**Forme phrénétique.** — Cette forme, qui se rapproche de la méningite cérébrale aiguë des adultes, s'observe surtout dans la seconde enfance.

Le début est brusque, sans prodromes ; la fièvre est annoncée quelquefois par un violent frisson et acquiert d'emblée une grande intensité. Nous avons vu le thermomètre atteindre 40°,4 dès le premier jour. En même temps, les enfants accusent une céphalalgie très vive qui leur arrache des cris aigus et que la moindre lumière exaspère. Ils sont pris de vomissements bilieux abondants et répétés pendant les deux premiers jours et plus rarement pendant toute la durée de la maladie. Dans quelques cas de méningite secondaire, ce symptôme manque complètement ; la constipation est habituelle, mais elle est moins opiniâtre que dans la méningite tuberculeuse (Rilliet et Barthez).

Dès la fin du premier jour ou dès le second jour apparaissent des

(1) Krannhals, *Arch. für klin. Med.*, t. LIV, 1894, p. 89.
(2) Consulter : Boenninghaus, *Die Meningitis serosa acuta.* Wiesbaden, 1897.

symptômes nerveux graves, précédés par un léger assoupissement ou par de l'anxiété et de l'agitation. Le plus souvent c'est un délire violent, furieux, qui est suivi au bout d'un ou deux jours de somnolence et de coma ou bien alterne avec eux. On observe en même temps quelques grimaces convulsives, des soubresauts de tendons, de la raideur de la nuque, parfois même un véritable opisthotonos avec contraction tétanique des membres ; dans d'autres cas, il y a une résolution générale des muscles, plus rarement de l'hémiplégie. Au début les pupilles sont contractées, le globe oculaire est très douloureux à la pression ; plus tard les pupilles sont complètement dilatées et insensibles.

Quelques enfants succombent déjà le second ou le troisième jour. Ordinairement la maladie poursuit sa marche jusqu'au sixième jour, au plus tard jusqu'au huitième. La fièvre et l'agitation persistent jusqu'à la fin, et il est rare de voir reparaître une lueur d'intelligence dans les derniers jours. Le pouls et la respiration s'accélèrent et deviennent irréguliers en même temps que la température atteint une élévation excessive, 42° et plus. Les rémissions sont très rares et ne durent que quelques instants. Dans un seul cas, Rilliet a observé un arrêt de la maladie, une convalescence apparente qui dura du onzième au vingt-neuvième jour et fut suivie d'une rechute mortelle après une insolation.

Dans les derniers jours, le ventre se rétracte comme dans la méningite tuberculeuse ; on observe parfois des selles involontaires, et l'enfant succombe dans le coma ou au milieu de violentes convulsions.

**Forme convulsive.** — Cette variété, qui s'observe principalement chez les nouveau-nés et dans les deux premières années de la vie, a une marche plus rapide que la forme phrénétique.

Tantôt la maladie s'annonce brusquement par des convulsions et une fièvre intense, tantôt son invasion est plus lente ; l'enfant maigrit, refuse le sein ; en même temps, la température s'élève ; quelques légères grimaces et un peu de somnolence préludent aux convulsions générales (Quinquaud).

Une fois établies, les convulsions se répètent à de courts intervalles ; elles sont tantôt générales, tantôt limitées à un côté et sont alors en rapport avec une inflammation de la convexité sur les confins de la scissure de Rolando. Dans les intervalles des convulsions, l'enfant est assoupi, néanmoins il tressaille au moindre attouchement et au moindre bruit. La fontanelle est bombée et est le siège de pulsations énergiques ; le pouls est au début régulier et vibrant, il bat 132 à 160 fois par minute. Le plus souvent le regard est fixe ; les paupières sont demi-closes, et les globes oculaires sont dans une agitation continuelle ; les pupilles sont contractées ; il y a parfois du trismus et de la raideur de la nuque, dans quelques cas une hémiplégie bien caractérisée qui peut persister. Les vomissements et la constipation n'existent pas toujours ; néanmoins chez un enfant de neuf mois, dont Henoch rapporte l'histoire, les vomissements avaient précédé de quatorze jours l'invasion de la maladie et continuèrent jusqu'au dernier moment.

La durée de la méningite à forme convulsive est en général de vingt-quatre à quarante-huit heures ; elle dépasse rarement quatre ou cinq jours. Les rémissions sont exceptionnelles, elles ne durent en général que quelques heures. Dans une observation d'Abercrombie, tous les symptômes graves disparurent pendant deux jours après une attaque de convulsions initiales ; on trouva néanmoins à l'autopsie une méningite suppurée.

La mort est la terminaison habituelle et survient dans le coma. Dans certains cas, la maladie dure plusieurs semaines pendant lesquelles l'enfant présente alternativement des symptômes d'irritation et de compression ou de paralysie cérébrale.

Parfois, l'enfant se remet complètement, ou, ce qui est plus fréquent, il conserve après la guérison des traces de la maladie du côté de l'intelligence ou de la motilité. La méningo-encéphalite de la première enfance est une des causes de l'hémiplégie spasmodique (Voir *Hémiplégie cérébrale infantile*), de l'idiotie ou de l'hydrocéphalie chronique.

**Méningite épidémique** (*Typhus cérébro-spinal*). — La méningite cérébro-spinale épidémique s'annonce par de la chaleur et de la rougeur de la peau, des frissons, de la courbature, des vomissements persistants, bientôt suivis d'une céphalalgie violente, de délire et d'opisthotonos : la fréquence de ce dernier symptôme est telle que, dans certains pays, on donne à la maladie le nom de *crampe de la nuque*. Chez les jeunes enfants, l'opisthotonos alterne avec des convulsions générales. Dans les deux tiers des cas environ, on observe une éruption d'*herpès* aux lèvres, au menton, aux oreilles, aux joues, aux parties génitales, plus rarement des pétéchies ou de la roséole. Les autres symptômes de la maladie diffèrent peu de ceux des autres formes de la méningite aiguë. La marche seule est quelquefois moins rapide, et la terminaison plus souvent favorable. Dans un grand nombre de cas, les symptômes s'amendent au bout de dix à quinze jours, et l'enfant entre en convalescence, mais il souffre encore pendant assez longtemps de céphalalgie et d'une grande faiblesse. Souvent aussi la maladie se prolonge pendant plusieurs semaines en s'accompagnant de symptômes paralytiques, tels que strabisme, ptosis, affaiblissement de l'ouïe et de la vue, difficulté de la parole, miction involontaire, etc. ; cette forme, qui présente dans sa marche des rémittences et des paroxysmes survenant irrégulièrement, laisse quelquefois à sa suite un affaiblissement de l'intelligence et une paralysie plus ou moins complète des membres et des organes des sens.

Dans les premiers temps de l'épidémie, les cas sont en général graves ou foudroyants ; la mort arrive au bout de deux ou trois jours ; au plus fort de l'épidémie, elle est habituellement retardée jusqu'au cinquième ou au sixième jour ; vers la fin de l'épidémie, les cas de guérison deviennent nombreux, et la maladie présente souvent une forme abortive dans laquelle les symptômes peuvent se borner à une céphalalgie plus ou moins vive avec douleur et raideur à la nuque.

La méningite cérébro-spinale paraît s'être manifestée parfois chez les enfants en dehors de toute influence épidémique (Henoch) (1).

DIAGNOSTIC. — Le diagnostic de la méningite est très important en pratique par la gravité du pronostic qu'il entraîne ; il n'est pas toujours facile, surtout chez les jeunes enfants, à cause du retentissement banal sur l'encéphale soit des auto-intoxications intestinales ou urémiques, soit des toxines des maladies infectieuses (fièvres éruptives, fièvre typhoïde, pneumonie, angines, etc.).

En présence d'accidents cérébraux brusques, il faut s'enquérir d'abord si l'enfant a fait une chute ou si on l'a laissé tomber, ce que les bonnes cherchent souvent à cacher. Ensuite, il faut examiner avec soin l'appareil auditif, soit par la palpation et la percussion de la région mastoïdienne et squameuse, soit par l'otoscope.

La prédominance de la céphalalgie et des vomissements n'a qu'une importance relative ; il n'en est plus de même pour tout symptôme de foyer indiquant une lésion même fugitive de la convexité ou de la base du cerveau. Les plus fréquents dans la méningite aiguë franche sont les convulsions limitées à un côté du corps, à la face ou au bras, surtout quand elles sont suivies d'un affaiblissement passager ou permanent de la motilité ; le strabisme et le myosis, les pupilles oscillantes, les troubles vaso-moteurs sont également des indices précieux.

Bouchut avait depuis longtemps attiré l'attention sur les *fausses méningites*. On a cru dernièrement simplifier le problème en réunissant toutes les difficultés du diagnostic sous le nom de *méningisme*, qui ne résout pas celles-ci. Il vaut mieux les étudier séparément.

Les *convulsions essentielles de l'enfance* se distinguent de celles de la méningite par leur apyrexie ou par le peu d'intensité de la fièvre qui les accompagne et surtout par le fait que dans l'intervalle des crises l'enfant reprend toute sa connaissance ; l'assoupissement ne dure que quelques heures. On tiendra compte également des commémoratifs (rachitisme, syphilis héréditaire, prédisposition familiale aux convulsions, indigestion, vers intestinaux, etc.).

Les commémoratifs, l'absence totale de fièvre, la présence de l'al-

_________

(1) Henoch, *Charité Annalen*, XI, 1886.

buminurie, distinguent les *accidents cérébraux urémiques* de la méningite à forme comateuse ou convulsive.

Les *convulsions initiales* des maladies aiguës telles que la pneumonie, les fièvres éruptives, etc., pourront être facilement prises au début pour les accidents d'une méningite, mais, dans ce cas, les convulsions ne se renouvellent généralement pas après le premier jour, et elles sont bientôt suivies de l'apparition des symptômes caractéristiques de l'affection qui les a provoquées. Si, au contraire, les convulsions persistent et si elles coïncident avec le coma, la céphalalgie, la raideur du cou, une fièvre très intense, des vomissements, le strabisme, des pupilles inégales, punctiformes ou oscillantes, on devra craindre une méningite aiguë.

Nous avons parlé, à propos de la *grippe* (p. 263), du diagnostic de la forme pseudo-méningitique de cette affection avec la méningite aiguë.

La forme fébrile de l'*hémorragie méningée* peut simuler une méningite franche, mais s'en distingue par des convulsions moins violentes, par une fièvre moins élevée et par la contracture des extrémités.

La *pneumonie franche à forme cérébrale* peut simuler complètement la méningite ; il ne faut pas oublier que cette dernière peut survenir comme complication, dans le cours d'une pneumonie du sommet surtout. Le diagnostic de la méningite se fondera sur la persistance des convulsions et de l'encéphalopathie et sur l'apparition des symptômes de localisation cérébrale.

La *fièvre typhoïde* peut présenter dans son cours des accidents cérébraux graves simulant la forme phrénétique de la méningite, mais ces symptômes n'éclatent jamais dès le début, et le délire n'atteint la même violence que lorsque la maladie est compliquée d'une véritable méningite.

Le diagnostic avec la *méningite tuberculeuse* sera indiqué plus loin.

PRONOSTIC. — Quoique moins grave que la méningite tuberculeuse, la méningite franche guérit très rarement quand elle est étendue et va jusqu'à la suppuration. La méningite épidémique est la forme qui guérit le plus souvent.

TRAITEMENT. — **Prophylaxie.** — Des pansements antiseptiques en cas de traumatisme cranien et le traitement précoce des affections inflammatoires de l'appareil auditif constitueront la meilleure prophylaxie de la méningite aiguë.

Dans les cas de méningite cérébro-spinale épidémique, on recommandera l'isolement des malades et les mesures de désinfection.

**Thérapeutique.** — Le traitement antiphlogistique est conseillé par tous les auteurs contre la méningite aiguë ; il doit être appliqué de bonne heure et gradué suivant l'âge. Des sangsues aux apophyses mastoïdes dans la forme ordinaire, ou à l'anus dans la forme cérébro-spinale, l'application de la glace sur la tête préalablement rasée, le mercure administré à l'extérieur en frictions ou à l'intérieur sous la forme de calomel à doses réfractées, les bains froids, si la tempé-rature est élevée, mais surtout les bains tièdes prolongés et répétés avec affusions sur la tête, telles sont les ressources de la thérapeu-tique dans les premiers jours. Plus tard, il faut s'abstenir des sangsues, les émissions sanguines paraissant alors hâter plutôt que retarder la terminaison fatale.

Dans le cours de la maladie, plusieurs auteurs, tels que Rilliet et Barthez, Chauffard, Forget, recommandent l'*opium* pour combattre le délire, dans la forme épidémique surtout. Ce médicament calme les symptômes nerveux, comme dans le délirium tremens; Rilliet cite un cas de guérison chez un enfant de sept mois atteint de méningite, auquel il fit prendre journellement 7 centigrammes d'opium pen-dant huit jours consécutifs.

Quand le délire est violent, il faut surveiller l'enfant de près. Il vaut mieux le faire coucher sur un matelas étendu par terre que de le lier dans son lit ou de lui mettre la camisole, moyen barbare qui torture l'enfant sans le calmer.

La *ponction lombaire*, proposée par Quincke (1) en 1891, comme moyen curatif de la méningite séreuse avec symptômes de com-pression du cerveau, est pratiquée dans l'espace qui sépare les apo-physes épineuses de la seconde et de la troisième vertèbre lombaire (2), avec une aiguille creuse ou un trocart (3) dont le diamètre varie de 0$^{mm}$,6 à 1$^{mm}$,2. Pour faciliter la pénétration de l'aiguille, le malade est couché en arc sur le côté gauche avec la tête et les jambes fléchies; il suffit en général chez l'enfant d'enfoncer le trocart à une profondeur de 2 ou 3 centimètres pour pénétrer dans le sac arachnoïdien et pour faire suinter à grosses gouttes le liquide céphalo-rachidien. La quantité écoulée a varié de quelques centi-mètres cubes à 60 et même 80 grammes. Dans un certain nombre de cas, l'opération a été suivie des signes évidents d'une décompression cérébrale indiquée par l'affaissement de la fontanelle et le retour de la connaissance; mais le plus souvent, l'amélioration n'a été que passa-gère et le nombre des guérisons imputables à la ponction est infime;

_______

(1) Quincke, *Berlin. klin. Woch.*, 1891, p. 929 et 965.

(2) Chipault préfère la ponction sacro-lombaire (voir : Vallée, *Thèse de Paris*, 1896).

(3) Marfan se sert d'une simple aiguille de Pravaz, ayant de 5 à 6 centimètres de long. Son point de repère est une ligne horizontale tangente à la pointe la plus élevée de la crête iliaque et qui passe sur l'apophyse de la quatrième vertèbre lombaire. Il plonge l'aiguille immédiatement au-dessus, sur la ligne médiane, en la dirigeant non pas horizontalement comme l'indique Quincke, mais un peu oblique-ment de bas en haut (*Presse méd.*, 1895, p. 141).

aussi est-elle abandonnée par la plupart des médecins d'enfants aujourd'hui comme moyen curatif. Il n'en reste pas moins que presque
toujours la ponction a été bien supportée et qu'elle n'a paru que très
rarement accélérer la terminaison fatale. Elle a rendu de grands
services au point de vue du diagnostic, en permettant le plus souvent de reconnaître dans le liquide recueilli les microbes caractéristiques de l'affection (bacilles tuberculeux, méningocoques, etc.).

# CHAPITRE II

## MÉNINGITE TUBERCULEUSE

Décrite pour la première fois d'une manière complète par Robert
Whytt (1768) sous le nom d'*hydropisie des ventricules du cerveau*,
puis sous le nom de *fièvre cérébrale* par Capuron, Chardel, etc., cette
maladie a reçu dans le mémoire couronné de Fabre et Constant
(1835) le nom de *méningite tuberculeuse*, qu'elle a gardé depuis lors.

ÉTIOLOGIE. — La méningite tuberculeuse atteint également les
enfants de toutes les classes de la société. Rare dans les premiers
mois de la vie, elle commence à être fréquente à partir de la seconde
année. C'est de trois à cinq ans qu'elle fait le plus de victimes ; elle
devient plus rare après sept ans. Les garçons y sont plus sujets que
les filles.

Manifestation d'une maladie générale et infectieuse, elle survient
sous l'influence des mêmes causes que les autres affections tuberculeuses. Elle frappe principalement, mais non exclusivement, les
enfants nés dans un milieu tuberculeux et peut se développer successivement chez plusieurs membres d'une même famille. Quelques
malades observés par Rilliet et Barthez appartenaient à des familles
d'hypocondriaques ou d'aliénés.

Les enfants prédisposés à la méningite tuberculeuse sont ordinairement d'une constitution frêle et délicate. Ils présentent parfois un
embonpoint remarquable, un teint frais et coloré, mais même alors
leurs cils sont longs et soyeux, leurs chairs sont flasques et molles,
et leur caractère est très impressionnable.

La maladie est habituellement rapportée par les parents aux causes
occasionnelles les plus diverses, telles que la dentition, les vers, une
frayeur ; l'action de ces causes est très problématique. Par contre,
les travaux intellectuels exagérés ou prématurés, une chute ou un
coup sur la tête peuvent favoriser ou hâter l'éclosion de la méningite
tuberculeuse. (Voir *Tuberculose*.)

La *voie de pénétration du bacille* dans les méninges est le plus souvent la voie sanguine, et le foyer primitif doit être surtout cherché dans les ganglions bronchiques. Quelquefois, néanmoins, c'est un foyer de tuberculose osseuse ou cutanée qui est le point de départ, parfois à la suite d'une opération sanglante qui a facilité la pénétration du bacille dans le système sanguin.

Plus rarement, le bacille se propage par les voies lymphatiques en partant d'un foyer tuberculeux de voisinage. Ainsi Mac-Ewen (1) indique chez les petits enfants la carie tuberculeuse de l'apophyse mastoïde à la suite d'otorrhée, comme le point de départ de l'infection, qui se propage facilement à travers les parties non ossifiées du temporal.

ANATOMIE PATHOLOGIQUE. — 1. **Lésions encéphaliques.** — A l'autopsie d'un enfant mort de méningite tuberculeuse, on trouve ordinairement des granulations et un exsudat inflammatoire dans les méninges, l'hydrocéphalie des ventricules et des lésions diverses de la pulpe cérébrale, telles que l'inflammation de la substance grise des circonvolutions ou des foyers de ramollissement dans les ganglions cérébraux. Le vrai nom anatomique de la maladie devrait donc être *méningo-encéphalite tuberculeuse*. Les tubercules cérébraux, qui coexistent quelquefois avec la méningite, seront décrits séparément (Voir *Tumeurs de l'encéphale*), parce qu'ils modifient notablement le tableau clinique.

A. *Granulations tuberculeuses.* — Elles se présentent sous forme de corpuscules arrondis, ordinairement très petits, gris ou jaunes, qui forment un semis sur la face externe de la pie-mère et sont surtout abondantes le long des vaisseaux. C'est dans la méningite de l'enfance qu'on trouve les preuves les plus évidentes en faveur de l'origine embolique et vasculaire de l'infection tuberculeuse. La distribution des granulations le long des artères et surtout le long des branches de l'artère sylvienne à la surface des circonvolutions est l'indice du chemin parcouru par l'infection. Il en est de même des relations des granulations avec la paroi vasculaire. Il est facile de constater par l'examen microscopique leur mode de genèse sous la forme de petits éléments ronds qui naissent par prolifération de la tunique adventice des artérioles de la pie-mère (Cornil); celles-ci sont oblitérées au niveau de la granulation par thrombose et endartérite.

Quant aux bacilles de la tuberculose, leur présence a été constatée par Guarnieri d'une façon constante dans les granulations de la méningite tuberculeuse.

Le nombre des granulations est très variable; tantôt elles sont disséminées sur toute la surface des circonvolutions sous la forme d'une fine poussière, tantôt elles s'accumulent dans quelques points

______

(1) Mac-Ewen, *Die infeciiösen eiterigen Erkrankungen des Gehirns.* Trad. allemande, 1898, p. 85.

pour former des plaques et des masses caséeuses d'un certain volume.

B. *Lésions de la pie-mère.* — La pie-mère est fortement vascularisée, parfois louche et opaline et si adhérente par places à la substance cérébrale, qu'on ne peut l'en séparer sans entraîner des parcelles de la pulpe sous-jacente.

L'*exsudat* inflammatoire qui recouvre la pie-mère se présente souvent sous la forme d'une masse gélatiniforme infiltrée dans les mailles du tissu sous-arachnoïdien, surtout au niveau des confluents antérieur et inférieur. D'autres fois, il est plus consistant et forme des traînées verdâtres de pus concret le long des vaisseaux ou entre les circonvolutions. Jamais on ne trouve de nappe purulente liquide, comme dans la méningite franche.

Les granulations s'étendent plus loin que l'exsudat ; on peut en rencontrer à la surface convexe des hémisphères, tandis que l'exsudat est limité en général à la base du cerveau. Les lieux d'élection des lésions tuberculo-inflammatoires sont : l'espace perforé antérieur autour du chiasma, l'espace sous-arachnoïdien inférieur, la scissure de Sylvius et la partie avoisinante des deux hémisphères, le vermis supérieur du cervelet et la partie supérieure du quatrième ventricule.

C. *Épanchement intra-ventriculaire.* — Il peut être quelquefois si considérable qu'il a été pris par les anciens auteurs pour la lésion principale de la maladie, de là les noms d'hydrocéphalie aiguë et d'hydropisie des ventricules du cerveau, qu'ils lui avaient donnés. Le liquide refoule alors la voûte des hémisphères, le septum et le trigone cérébral, qui sont ramollis ou diffluents. Ce ramollissement, regardé comme inflammatoire par Legendre et d'autres auteurs, est presque toujours le résultat de l'imbibition cadavérique. L'épendyme est tantôt lisse et poli, tantôt légèrement opalin.

D. *Lésions cérébrales.* — Elles sont à peu près constantes dans la méningite tuberculeuse ; elles sont de deux ordres. Les unes sont inflammatoires : au niveau de l'exsudat méningé ou des granulations, la substance grise des circonvolutions est ramollie, rouge et adhérente ; les capillaires dilatés forment un piqueté visible à l'œil nu ; au microscope, on constate une prolifération des noyaux de la névroglie et un état variqueux des capillaires (Hayem). Les autres lésions, beaucoup plus rares, sont d'origine vasculaire ; ce sont des foyers de ramollissement et d'apoplexie capillaire, qui siègent dans l'épaisseur des corps striés, des couches optiques ou des pédoncules cérébraux. Rendu (1), qui a attiré le premier l'attention sur la nature de ces lésions, les attribue à l'oblitération par thrombose des artères qui aboutissent au foyer de ramollissement, oblitération qui résulte de la compression exercée sur ces vaisseaux par l'exsudat inflammatoire à la base du cerveau ou dans la scissure de Sylvius.

(1) Rendu, *Thèse de Paris,* 1873.

Dans la grande majorité des cas, on trouve réunis sur le même sujet un exsudat méningé, des granulations tuberculeuses, de la péri-encéphalite et de l'hydropisie ventriculaire. Exceptionnellement, la tuberculose peut se manifester dans sa localisation encéphalique par l'hydrocéphalie sans lésions méningées, par l'exsudat gélatini-forme ou concret caractéristique sans granulations tuberculeuses (Rilliet et Barthez), ou bien encore par des granulations seules sans lésions inflammatoires. Dans tous ces cas, la présence des bacilles, l'existence de tubercules dans d'autres organes et l'identité du tableau clinique montrent qu'il s'agit de variétés de la même maladie.

2. **Lésions d'autres organes.** — La méningite tuberculeuse, n'étant qu'une localisation de la tuberculose, s'accompagne habituellement de granulations miliaires disséminées dans d'autres parties du corps. Au point de vue de la répartition des tubercules, on peut admettre avec Rilliet et Barthez les catégories suivantes :

*Des lésions des méninges très accusées* avec quelques rares gra-nulations disséminées dans les poumons, sur les plèvres ou sur le péritoine, surtout au niveau de la rate et du foie. C'est ce qu'on trouve ordinairement dans la *méningite tuberculeuse régulière* des enfants; les poumons sont même quelquefois parfaitement sains; c'est là une exception à la loi de Louis, signalée déjà par ce savant observateur. Par contre, il est rare que les ganglions bronchiques ne soient pas le siège d'une tuberculisation plus ou moins étendue et plus ancienne que celle de l'encéphale. Il est probable que les voies aériennes sont dans ce cas la porte d'entrée du bacille. Dans d'autres cas, le foyer tuberculeux d'origine est chirurgical (lupus, tumeur blanche, carie, abcès ganglionnaire, etc.). Nous avons déjà signalé (p. 370) la ménin-gite tuberculeuse, comme une complication possible des opérations sanglantes sur les foyers tuberculeux.

*Une éruption de granulations tuberculeuses généralisée* aux mé-ninges, aux poumons, aux plèvres ou au péritoine. Cette forme anatomique est celle de la *phtisie aiguë* à forme typhoïde. Elle se rencontre plus souvent dans l'adolescence que dans l'enfance.

*Une tuberculisation chronique* avancée des poumons, des gan-glions bronchiques et mésentériques, de la rate, du foie, des reins, etc., avec des *lésions encéphaliques insignifiantes*. C'est la forme secondaire ou *irrégulière* de la méningite tuberculeuse.

DESCRIPTION. — **Forme régulière.** — PRODROMES. — La maladie confirmée est dans l'immense majorité des cas précédée d'une période prodromique plus ou moins longue, mais qui peut passer inaperçue chez les malades d'hôpitaux, les renseignements étant difficiles à obtenir et souvent donnés par des parents inintelligents. C'est à ce défaut d'informations qu'il faut probablement attribuer l'opinion de plusieurs médecins distingués, tels que Fothergill et Legendre, qui regardaient le début brusque de la maladie comme aussi fréquent que le début lent avec prodromes. Les recherches de Rilliet faites surtout dans la clientèle privée, celles d'Archambault faites dans le service des scrofuleux à l'hôpital des Enfants de Paris, ont mis hors de doute la fréquence des prodromes et l'extrême rareté du début brusque dans la méningite tuberculeuse. Ce mode de début n'est fréquent que chez les très petits enfants.

Un amaigrissement inquiétant que rien n'explique, la perte ou l'irrégularité de l'appétit, et surtout un changement dans le caractère de l'enfant, qui perd son entrain, devient irascible, triste et apathique, ou est au contraire d'une tendresse expansive insolite et enclin aux rêveries, enfin l'inaptitude au travail, sont les signes précurseurs habituels, en même temps que les premières manifestations de la méningite tuberculeuse. A côté de ces modifications de la santé générale, on voit souvent déjà poindre quelques symptômes encéphaliques avant-coureurs : céphalalgie, vertige, légère incertitude dans la marche, sommeil agité, inattention ou véritables absences, etc. Ces prodromes durent, en général, de quinze jours à trois mois, presque jamais moins, rarement plus (Rilliet et Barthez).

Les auteurs divisent, en général, la marche de la méningite tuberculeuse en trois périodes. Nous nous conformerons à cette division, qui répond, quoi qu'on en ait dit, à la majorité des cas, tout en indiquant plus loin les variations que peut présenter la succession des symptômes.

1<sup>re</sup> période. — L'invasion de la maladie est généralement signalée par trois phénomènes principaux, qui sont : 1° une *céphalalgie* frontale intense, qui, chez les jeunes sujets, s'annonce seulement par un regard hostile et irrité ou par des mouvements automatiques des mains, qui se portent souvent à la tête; 2° des *vomissements* alimentaires, puis bilieux, accompagnés de peu d'effort; 3° une *constipation* opiniâtre qui résiste souvent aux purgatifs. De ces trois symptômes, le plus constant est la céphalalgie. Mais il ne faudrait pas conclure de son absence à la non-existence de la méningite. L'un de nous a observé un cas dans lequel la céphalalgie était très peu marquée et où les vomissements ont été presque le seul signe prodromique pendant une à deux semaines. La constipation manque souvent chez les très jeunes enfants.

A ces symptômes essentiels s'en joignent souvent d'autres, tels que la somnolence ou la photophobie. La fièvre existe, mais elle est modérée. Pendant toute la première période, la température ne dépasse pas 38 ou 39°, le pouls bat régulièrement de 110 à 120 pulsations par minute. Le ventre est habituellement développé; il est parfois douloureux à la pression superficielle, ce qui tient à l'hyperesthésie cutanée et peut faire croire à une affection abdominale.

La première période a une durée d'une semaine environ.

2⁰ PÉRIODE. — Le début de la seconde période est annoncé tantôt par un peu de délire nocturne, tantôt par quelques grincements de dents, tantôt enfin par des cris perçants et brefs inconscients (*cris hydrencéphaliques* [Coindet]); ces cris sont pathognomoniques. L'aspect des enfants est également caractéristique; les petits malades sont pelotonnés dans leur lit, avec le sourcil froncé et dans un état de somnolence ou d'apathie, dont on les tire cependant encore facilement. Ils ouvrent alors des yeux étonnés, répondent parfois aux questions qu'on leur fait, mais d'un air ennuyé, et se rendorment bientôt ou cachent leur tête sous les couvertures. Ils ont un sommeil agité, entrecoupé de soupirs profonds, et présentent un peu de mâchonnement ou quelques grincements de dents.

Le symptôme le plus important de la seconde période, sur lequel Robert Whytt avait déjà insisté, est *le ralentissement et l'irrégularité du pouls*. Le nombre des pulsations tombe de 120 ou 130 à 90, 75 et même 60 par minute, rarement au-dessous chez les enfants. L'artère vibre sous le doigt, comme une corde de basse, et détache une série de coups parfaitement isolés les uns des autres (Rilliet et Barthez). On observe tantôt une véritable intermittence dans les pulsations, tantôt seulement de l'irrégularité dans leur force et leur rythme. La diminution du chiffre des pulsations est presque toujours accompagnée d'une chute de la température, qui s'abaisse d'un degré à un degré et demi (Roger).

Ces caractères du pouls peuvent être fugitifs et ne durer que quelques heures, mais ils manquent rarement; ils persistent, en général, pendant deux ou trois jours, quelquefois beaucoup plus longtemps, en cessant et en réapparaissant plusieurs fois de suite.

Vers la fin de la seconde période, le ventre s'aplatit, se rétracte et prend une forme caractéristique que les auteurs ont appelée *ventre en bateau*. La constipation persiste ou n'est remplacée par la diarrhée que dans les cas où l'on a fait usage de purgatifs.

On constate aussi les signes d'une paralysie des vaso-moteurs cutanés; elle se traduit par des *rougeurs subites* et fugaces au visage, qui contrastent avec la pâleur habituelle du teint. En traçant avec le doigt des raies sur la peau du ventre, on les voit persister longtemps; ce signe, que Trousseau a décrit sous le nom de *tache méningitique*, se rencontre d'ailleurs dans d'autres maladies.

Enfin, vers la fin de la seconde période, chez les enfants de plus de six ou sept ans, on observe souvent un *délire* qui est plus marqué pendant la nuit que pendant le jour et n'est jamais aussi violent que dans la méningite franche. Il est caractérisé surtout par la carphologie, le marmottement. Les *grincements de dents* sont fréquents également.

3⁰ PÉRIODE. — La troisième période est signalée par la reprise de la fièvre d'une part et l'apparition des symptômes nerveux graves de l'autre.

Le pouls, qui avait présenté un ralentissement momentané, devient d'une fréquence excessive et ne peut plus être compté. Dans les derniers jours, la température s'élève progressivement à 40° ou 40°,5 et atteint son maximum au moment de la mort (41° à 41°,5), après laquelle elle continue encore à s'élever pendant quelques minutes.

A mesure que la maladie fait des progrès, l'assoupissement se transforme en *coma*, interrompu par des rémissions trompeuses ou par des *convulsions*. La face, habituellement très pâle, rougit encore par moments ; les paupières sont chassieuses et à demi closes, le regard est éteint, les pupilles sont paresseuses, souvent inégalement dilatées ; les yeux présentent un strabisme momentané ; la face et les membres sont agités par de légers mouvements convulsifs, plus rarement le corps tout entier est pris de convulsions violentes. Dans quelques cas rares, le petit malade est immobile dans son lit, couché sur le dos, la tête rejetée fortement en arrière et le dos cambré parfois par un véritable opisthotonos.

C'est à cette époque qu'apparaissent des *paralysies*, tantôt passagères, tantôt permanentes. Les paralysies *passagères* succèdent presque toujours à une attaque de convulsions ; leur siège, leur marche, leur durée ne suivent aucune règle précise (Rendu). Ces paralysies, de même que les convulsions, sont très souvent partielles et incomplètes ; ce caractère, joint à leur grande variabilité, permet de leur attribuer avec une grande vraisemblance une origine corticale (Landouzy). Les paralysies *permanentes* sont dues à la compression de la base de l'encéphale et des nerfs craniens par l'exsudat méningé ou bien aux foyers de ramollissement cérébral signalés par Rendu. La plus fréquente de toutes est la *paralysie incomplète de la troisième paire*, qui se manifeste toujours par la dilatation de la pupille, plus rarement par le strabisme externe, exceptionnellement par la chute de la paupière supérieure.

L'*hémiplégie* est aussi très commune ; elle peut frapper tout un côté du corps, quelquefois la face seule. Sa forme la plus habituelle est celle qui porte à la fois sur le membre supérieur et le membre inférieur du même côté, sans intéresser la face ; quand elle ne frappe qu'un seul membre, c'est le bras qui est atteint, jamais la jambe (Rendu). Chez un enfant de deux ans qui fut pris subitement d'*aphasie* avec hémiplégie droite, après trois jours de céphalalgie, l'autopsie fit constater l'existence d'une méningite tuberculeuse de la base, avec oblitération d'une branche de l'artère sylvienne gauche. L'un de nous, M. Picot, a observé également une attaque d'aphasie chez un garçon de treize ans qui n'avait présenté jusqu'alors que des abcès froids sous-cutanés et une otorrhée. On crut à un abcès du cerveau et la trépanation fut pratiquée sans succès. L'autopsie révéla la présence d'un semis de granulations localisé à la surface de la circonvolution de Broca.

La *rétention d'urine* s'observe quelquefois et persiste alors en général jusqu'à la fin.

Au bout d'un à trois jours, la mort survient par l'augmentation graduelle du coma ou au milieu d'une attaque convulsive. L'approche de l'agonie est annoncée par l'extrême fréquence du pouls, par l'accélération de la respiration, par l'enfoncement des yeux, par la sueur visqueuse du front et par la pâleur cadavérique ou l'injection violacée du visage (Rilliet et Barthez).

MARCHE. — Nous venons d'exposer la marche habituelle de la méningite tuberculeuse, mais cette affection ne présente pas dans tous les cas cette succession de symptômes en trois périodes distinctes. Les variations du tableau clinique dépendent, soit de la localisation de l'inflammation à la base ou à la convexité de l'encéphale, soit de son extension plus ou moins rapide, soit du degré de l'hydrocéphalie aiguë et de la compression cérébrale qui en est la conséquence. Certains symptômes paralytiques ou convulsifs, tels que le strabisme, la mydriase, les convulsions partielles ou générales peuvent exceptionnellement faire leur apparition dès le début. Dans quelques cas, c'est la compression cérébrale qui domine ; l'assoupissement et le coma apparaissent alors de bonne heure, les convulsions se bornent à quelques contorsions musculaires limitées. Dans d'autres cas, au contraire, la connaissance est plus ou moins conservée jusque dans les derniers jours et le petit malade accuse encore, dans la troisième période, ses souffrances par ses gestes, ses gémissements ou ses cris.

Malgré toutes ces variétés qui peuvent se multiplier à l'infini, on peut reconnaître facilement, dans la grande majorité des cas, deux périodes dans la méningite tuberculeuse régulière. Dans la première, la maladie est en apparence légère, la connaissance est intacte et l'enfant est regardé par son entourage comme atteint d'une simple indisposition ; dans la seconde, caractérisée par l'apparition des symptômes cérébraux graves, la connaissance s'obscurcit, et l'apparition de paralysies ou de convulsions dévoile aux yeux les moins clairvoyants la nature irrémédiable des lésions.

La durée totale de la maladie varie peu ; la mort arrive, en général, dans le cours ou vers la fin de la troisième semaine, beaucoup plus rarement dans la seconde ou la quatrième semaine. Quand le début peut être fixé exactement, il est exceptionnel de voir l'enfant survivre au vingt et unième jour à partir de l'apparition des premiers symptômes.

Par contre, la durée respective des diverses périodes est très variable, et la maladie est souvent interrompue par des *rémissions*, parfois même après l'apparition du coma. Presque tous les symptômes inquiétants s'amendent alors ou se dissipent du jour au lendemain ; l'irrégularité du pouls, la rétraction de l'abdomen et la fixité du regard persistent seules et empêchent le médecin de partager les illusions de la famille.

**Forme typhoïde.** — Cette forme, qui est plus fréquente chez les adultes que chez les enfants, se montre dans les cas où les lésions tuberculeuses, les granulations surtout, sont généralisées et aussi accentuées au thorax et à l'abdomen qu'à la tête ; c'est une des variétés de la phtisie aiguë. Elle est accompagnée dès le début d'un mouvement fébrile beaucoup plus intense et plus soutenu que dans la forme régulière et est caractérisée par l'absence de la rétraction du ventre, et souvent par des symptômes thoraciques, tels que la toux, la dyspnée avec râles secs ou humides disséminés. La somnolence et la céphalalgie s'accompagnent d'un état typhoïde très prononcé. La seconde période peut être très courte et passer inaperçue. Le coma interrompu par le délire ou les convulsions de la troisième période simulent les accidents de la fièvre typhoïde ataxo-adynamique.

La durée de la maladie est à peu près identique à celle de la méningite tuberculeuse régulière ; parfois elle est un peu plus longue.

**Forme irrégulière.** — Cette forme, qui s'observe ordinairement dans le cours de la phtisie confirmée, est caractérisée surtout par sa courte durée et par l'apparition rapide des symptômes de la troisième période. La mort arrive ordinairement deux ou trois jours après le début des premiers accidents. Quelques vomissements et un peu de somnolence marquent l'invasion de la complication cérébrale et en sont parfois les seuls symptômes. Habituellement le délire, les convulsions partielles, l'inégalité des pupilles et le coma se manifestent dès le premier jour et coexistent ou alternent jusqu'à la mort.

La forme rapide, irrégulière, peut éclater aussi au milieu d'une santé parfaite en apparence. C'est ainsi que se manifeste le plus souvent la *méningite tuberculeuse du premier âge*. Cette forme a été bien décrite par Medin (1), qui en a donné une statistique portant sur près de quarante années et recueillie à l'Hôpital général des Enfants de Stockholm. Tout à fait exceptionnelle avant le troisième mois de la vie, elle ne devient plus fréquente que de quatre à six mois et néanmoins elle est toujours plus rare à cet âge que la méningite franche, qui a été six fois plus fréquente. La maladie tantôt reste latente, c'est le cas habituel pour la tuberculose méningée sans méningite, tantôt prend l'aspect aigu de la méningite franche. Le début est presque toujours brusque. La diarrhée est plus fréquente que la constipation. La rétraction du ventre n'a jamais été observée.

(1) Medin, *Nord med. Ark.* 1883, n° 26.

Le strabisme est habituel, ainsi que la tension de la fontanelle. Le tableau clinique est constitué principalement par des attaques de convulsions cloniques, qui alternent avec le coma et sont parfois accompagnées de paralysie. La durée de la maladie a été de deux à quatre jours en moyenne ; la durée la plus courte a été de trente heures et la plus longue de dix à douze jours.

Nous ne connaissons chez les enfants plus âgés que deux observations de la forme foudroyante qui simule la méningite franche ; l'une nous est personnelle, l'autre a été publiée par Rohrer (1). Dans les deux cas, la méningite était limitée à la convexité de l'encéphale et siégeait au niveau de la zone motrice (2).

Dans notre cas, une jeune fille de cinq ou six ans, qui paraissait jusqu'alors être en bonne santé, est prise subitement vers midi de céphalalgie et de fièvre. Nous ne la voyons qu'à six heures du soir et nous la trouvons en proie à de violentes convulsions ; le côté droit de la face, l'épaule et le bras droit sont agités de secousses très nombreuses, presque rythmiques ; la fièvre est très vive, la chaleur de la peau âcre et mordicante. Sous l'influence d'affusions froides répétées, les convulsions cessent dans la soirée, la température se rapproche de la normale, mais la connaissance ne revient pas, et le membre supérieur droit est atteint d'une paralysie flaccide. L'enfant succombe dans le coma sans convulsions le lendemain matin. Nous constatons à l'autopsie un dépôt tuberculeux qui paraît ancien, le long des artères calleuses dans le fond de la scissure interhémisphérique, d'où il s'étend sur la face interne de l'hémisphère gauche ; sur la convexité du même hémisphère, vers la partie moyenne de la scissure de Rolando, la pie-mère est adhérente, fortement congestionnée, et la substance cérébrale sous-jacente est ramollie. Nous ne trouvons aucune lésion dans les autres parties de l'encéphale ; la base du cerveau est parfaitement saine et il n'y a pas d'hydrocéphalie interne. C'était évidemment la localisation de la poussée inflammatoire aiguë à la zone motrice qui avait déterminé l'explosion formidable à laquelle nous avions assisté, tandis que le foyer ancien était resté latent, parce qu'il était localisé à une partie non excitable de l'encéphale.

L'observation de Rohrer se rapproche par plusieurs points de la nôtre. Une petite fille de six ans, qui jouissait d'une bonne santé, est prise à midi, au retour de l'école, de vomissements et d'une légère céphalalgie. Les vomissements se renouvellent dans la soirée avec quelques vertiges. La fièvre devient intense, l'enfant perd connaissance et est prise de convulsions toniques et cloniques des deux ex-

(1) Rohrer, *Correspondenzblatt für Schweizer Aerzte*, 1878, p. 501.
(2) Dans un mémoire de Combe (*Rev. méd. de la Suisse rom.*, 1898, p. 194) sur la méningite en plaque, publié depuis notre précédente édition, nous trouvons une observation relative à un enfant de quatre ans et demi analogue à la nôtre.

trémités avec trismus ; les convulsions, qui avaient cédé à des affusions froides, reprennent bientôt après et la malade meurt deux heures et demie après leur début. A l'autopsie, on trouva un exsudat et des granulations tuberculeuses le long des deux scissures de Sylvius; la base du cerveau était saine.

**Forme latente.** — Enfin, dans certains cas rares, la tuberculisation méningée passe complètement inaperçue ou ne se révèle qu'un ou deux jours avant la mort par un peu d'assoupissement ou quelques mouvements convulsifs. Dans ces cas, l'autopsie peut faire constater la présence non seulement de granulations méningées, mais même de lésions inflammatoires de la pie-mère, parfois aussi de tubercules cérébraux dans la substance des hémisphères.

Cette forme latente est plus fréquente lorsque les enfants sont atteints depuis longtemps de phtisie pulmonaire que dans les cas de tuberculisation généralisée récente (Rilliet et Barthez).

DIAGNOSTIC. — Le diagnostic de la méningite tuberculeuse régulière est facile quand on peut avoir des renseignements complets ou suivre l'enfant dès le début de la maladie. Dans les formes irrégulières, il est plus difficile ; il se fondera sur l'apparition d'accidents cérébraux dans le cours d'une affection tuberculeuse du poumon.

L'*ophtalmoscopie*, dont on a naguère vanté l'importance dans le diagnostic des maladies cérébrales de l'enfance (Heintzel, Bouchut), a permis de reconnaître dans quelques cas de méningite la présence de tubercules sur la choroïde, d'une neuro-rétinite ou d'une papille étranglée due à la compression des vaisseaux de la base du crâne par l'exsudat inflammatoire ou par l'hydrocéphalie. Néanmoins l'ophtalmoscope est rarement utile, car le plus souvent il ne révèle aucune altération appréciable du fond de l'œil, et habituellement, lorsque des lésions se développent en ce point, elles ne deviennent apparentes qu'à un moment où les symptômes et la marche de la maladie ne laissent plus aucun doute sur sa nature.

Nous recommandons un autre signe, parfois précoce, de la méningite tuberculeuse, qui nous a permis de reconnaître celle-ci avant l'apparition des symptômes cérébraux proprement dits, c'est l'*ataxie statique* (D'Espine). Pour le constater, on met l'enfant sur ses pieds et l'on voit se produire alors de grandes oscillations du tronc, qui finissent fatalement par une chute, si l'on ne retient pas le petit malade. Parfois celui-ci peut faire quelques pas, mais en titubant, comme s'il était ivre. Une grande angoisse se peint en même temps sur ses traits. Nous considérons ce phénomène comme un moyen utile pour distinguer dans les cas difficiles une méningite tuberculeuse d'une céphalalgie nerveuse ou hystérique, ou bien d'un embarras gastrique. Ce signe n'est pas absolument pathognomonique pour la méningite tuberculeuse, puisqu'il a été signalé chez un malade atteint d'abcès du cerveau, mais dans ce dernier cas, l'étiologie permet en général d'établir le diagnostic.

L'*éclampsie* pourra être difficilement confondue avec la méningite tuberculeuse; elle s'en distingue par des convulsions plus générales et plus complètes, et surtout par un état de santé presque normal entre les attaques.

L'*hystérie* peut débuter exceptionnellement chez les enfants par des symptômes imitant ceux de la méningite tuberculeuse; la marche de la maladie éclairera le diagnostic. Ollivier (1) en rapporte un exemple intéressant relatif à une petite fille de six ans.

La première période de la méningite peut être simulée par un *embarras gastrique* ou par les phénomènes d'auto-intoxication résultant de la *dilatation de l'estomac*; la somnolence, la respiration suspirieuse, le ralentissement du pouls, la céphalalgie, les vomissements feront quelquefois soupçonner une méningite tuberculeuse au début, mais on se rassurera bientôt s'il n'apparaît aucun des symptômes de foyer (paralysie, etc.), qui viennent tôt ou tard caractériser cette affection.

On confondra rarement la méningite tuberculeuse avec la *méningite franche*. En effet, dans cette dernière, la fièvre est dès le début beaucoup plus vive; on observe un délire bruyant, souvent furieux, ou des attaques de convulsions coup sur coup, une marche beaucoup plus rapide. Les accidents méningitiques irréguliers qui peuvent survenir dans le cours de la phtisie avancée, simulent parfois la méningite franche par leur courte durée et l'apparition du délire dès le premier jour, mais l'existence concomitante de la phtisie permettra toujours de les rapporter à leur véritable cause. Dans la forme foudroyante, au contraire, qui survient dans le cours d'une bonne santé et qui est propre aux très jeunes enfants, le diagnostic sera à peu près impossible. Il est enfin des cas de méningite qui ressemblent à la méningite tuberculeuse par leurs symptômes, mais qui en diffèrent parce que les rémissions sont le point de départ d'une amélioration réelle et parfois d'une guérison complète. Ces cas appartiennent probablement le plus souvent à la méningite simple non tuberculeuse (hydrocéphalie aiguë vraie). Il existe également des méningites de nature syphilitique, qui peuvent guérir par le traitement mixte (calomel et iodure) et qui ne diffèrent de la méningite tuberculeuse que par leur terminaison heureuse sous l'influence de cette médication.

Le diagnostic avec les *scléroses* et les *tumeurs cérébrales* sera indiqué plus loin.

Le diagnostic de la méningite tuberculeuse avec la *fièvre typhoïde* peut offrir des difficultés sérieuses chez les enfants, surtout dans la

_______________

(1) Ollivier, *Assoc. franç. pour l'avancement des sciences*, 1891.

forme aiguë généralisée de la tuberculose. Nous l'avons exposé ailleurs (Voy. p. 152).

Marshall Hall (1) a décrit sous le nom de *maladie hydrocéphaloïde* un état cérébral particulier dû probablement à une anémie de l'encéphale et qui survient chez des enfants épuisés par une diarrhée chronique ou par une perte de sang abondante. Cet état peut en imposer quelquefois pour une méningite tuberculeuse secondaire à forme irrégulière ; il présente deux stades. Dans le premier (*stade d'irritation*), on observe de la fièvre et une irritabilité nerveuse extrême ; l'enfant grince des dents, soupire et pousse des gémissements pendant le sommeil ; il a de la diarrhée et du tympanisme. Dans le second (*stade de collapsus*), le visage devient pâle, les joues sont froides et décolorées, les paupières sont demi-closes, le regard est vague, les pupilles sont peu sensibles à la lumière, la respiration devient suspirieuse et irrégulière, et l'on voit apparaître parfois du râle trachéal. L'enfant peut succomber rapidement dans un état comateux ou à une attaque de convulsions, si on ne lui administre pas des stimulants énergiques, tels que les ammoniacaux, le cognac, l'opium. Il suffira de connaître la possibilité et la nature de ces accidents nerveux dans le cours de la diarrhée infantile, pour ne pas les confondre avec une vraie méningite. Il ne faut pas oublier cependant que les complications cérébrales de la gastro-entérite sont dues parfois à une phlegmasie de nature infectieuse (hydrocéphalie aiguë, phlébite du sinus longitudinal supérieur).

PRONOSTIC. — Le pronostic de la méningite tuberculeuse est des plus graves. Rilliet, tout en regardant comme apocryphes la plupart des exemples de guérison de la méningite tuberculeuse rapportés par les auteurs, en a publié cependant quelques observations incontestables. Dans trois cas qui lui sont personnels et dont un a été suivi d'autopsie, après une récidive, il a constaté la disparition complète des symptômes de la méningite. La guérison a eu lieu tantôt après la première période, tantôt au début de la seconde, exceptionnellement même dans le cours de la troisième période après plusieurs semaines de maladie, mais les enfants ont été presque tous emportés par une récidive dans la même année ou quelques années plus tard. Lebert (2) a également constaté deux fois dans les méninges des granulations tuberculeuses cicatrisées, à l'autopsie de sujets morts d'une autre affection. R. Blache (3) et Klein (4) ont cité quelques observations d'enfants qui, après avoir présenté des signes évidents de méningite tuberculeuse, ont guéri. Quant à nous,

(1) Marshall Hall, *Lect. on the nervous System*, 1836, p. 66.
(2) Lebert, *Klinik der Brustkrankheiten*, 1874, II, p. 415.
(3) R. Blache, *Union médicale*, 12 avril 1881.
(4) Klein, *France médicale*, 1891, nᵒˢ 66 et 67.

nous n'avons jamais vu guérir ou s'améliorer d'une manière durable les enfants atteints de cette maladie. Cadet de Gassicourt (1), qui a recueilli ou observé quelques cas de guérison de méningite simulant la méningite tuberculeuse, reconnaît qu'il s'agissait de méningites développées autour de tumeurs tuberculeuses, de gommes syphilitiques, de scléroses cérébrales ou de néoplasmes de diverses natures.

TRAITEMENT. — Il faut chercher à préserver par une hygiène bien entendue les enfants prédisposés à la tuberculisation méningée; les cheveux devront être courts; la tête sera peu couverte et élevée pendant le sommeil; on développera avant tout les forces physiques de l'enfant et on laissera reposer aussi longtemps que possible ses facultés intellectuelles; on ne permettra des études proprement dites qu'après l'âge de onze ou douze ans. Rilliet recommande en outre de respecter toutes les éruptions chroniques du cuir chevelu. (Voy. *Tuberculose*, p. 380, pour la prophylaxie en général.)

Lorsque la maladie est déclarée, on évitera toute médication violente, telle que les sangsues, les vésicatoires ou les frictions stibiées sur la tête, moyens dont l'inefficacité est notoire et qui tourmentent inutilement l'enfant. On se bornera à prescrire l'*iodure de potassium* à l'intérieur (de 30 centigrammes à 1 gramme par jour chez les jeunes enfants, de 2 à 4 grammes chez les enfants plus âgés) et des frictions sur le cuir chevelu préalablement rasé avec l'*onguent napolitain* ou avec une *pommade iodoformée* (vaseline 30 grammes, iodoforme 4 grammes). Les frictions avec cette dernière pommade, préconisées par Nilsson, auraient donné quelques succès; nous les avons essayées nous-mêmes, et elles ne nous ont pas réussi lorsque la maladie était confirmée, mais nous avons vu quelques cas où les symptômes nous paraissaient être ceux des prodromes d'une méningite tuberculeuse, s'amender et guérir, lorsque nous les avions employées.

On cherchera en outre à atténuer les accidents les plus pénibles. On combattra la constipation par des purgatifs doux (huile de ricin, calomel et scammonée, etc.), la céphalalgie par l'application d'une vessie de glace ou de compresses froides sur la tête et des bains de pieds sinapisés, les vomissements par la glace à l'intérieur et la potion de Rivière, les convulsions et le délire par le *bromure de potassium* à la dose de 50 centigrammes à 2 grammes par jour suivant l'âge, par le *chloral* à la dose de 20 à 50 centigrammes ou par l'*opium* (1 à 10 gouttes de laudanum suivant l'âge).

La *ponction lombaire*, qui a rendu des services pour le diagnostic de la méningite tuberculeuse, ne peut être recommandée comme moyen thérapeutique, elle a quelquefois amené des améliorations

(1) Cadet de Gassicourt, Traité clinique des maladies de l'enfance, 1884, t. III, p. 597.

passagères, mais nous ne connaissons aucun cas où elle ait été
suivie de guérison.

# CHAPITRE III

## ABCÈS DU CERVEAU

ÉTIOLOGIE. — L'abcès du cerveau est une maladie assez rare,
plus encore chez l'enfant que chez l'adulte. Meyer, dans un relevé de
90 cas, n'en a trouvé que 15 au-dessous de vingt ans et que 3 au-dessous de dix ans. La plupart des observations que nous avons recueillies dans les auteurs se rapportent à des enfants de neuf à quatorze
ans. L'abcès du cerveau peut néanmoins se rencontrer aussi dans le
premier âge. Lallemand cite le cas d'un abcès idiopathique chez un
enfant de neuf mois. Wyss trouva tout l'hémisphère gauche transformé en un vaste kyste purulent chez un garçon d'un an qui avait fait
une chute sur la tête quelques semaines auparavant. La maladie
paraissait dater de plusieurs mois chez un enfant de quatorze mois, à
l'autopsie duquel Warner constata la présence de deux abcès dans les
hémisphères.

D'après Gerhardt, plus des deux tiers des cas observés chez les
enfants se rapportent à des garçons.

Dans quelques cas, la maladie paraît se développer spontanément
sans cause appréciable. Le plus souvent, elle se déclare à la suite
d'un *traumatisme* ou d'une *otorrhée* ancienne compliquée de carie du
rocher.

L'encéphalite traumatique survient parfois après une chute, des
coups sur la tête ou une plaie pénétrante du crâne par instruments
piquants, tels que la pointe d'un clou ou des ciseaux ; elle peut se
produire même sans plaie et sans fracture du crâne, par simple
commotion ou contusion de l'encéphale. L'abcès traumatique siège
ordinairement dans les lobes frontaux ou pariétaux.

L'*oreille moyenne* est le point de départ le plus fréquent, chez l'enfant, des suppurations méningées et cérébrales. Ces complications
sont exceptionnelles dans l'otite aiguë ; en effet, la muqueuse et les
os encore intacts offrent une barrière suffisante à l'invasion microbienne. Dans quelques cas rares d'otite suraiguë, on a vu la propagation se faire au cerveau par l'intermédiaire des veines thrombosées
de la caisse (1). L'otite chronique, avec suppuration de l'antre et
des cellules mastoïdiennes et la carie du rocher qui la complique souvent, constituent un danger permanent d'infection intra-cranienne. Le
danger est moindre quand le pus se fait jour sous le périoste de l'os

_________

(1) Mac-Ewen, *loc. cit.*

temporal (abcès supra-rétro-auriculaire) et qu'on incise à temps l'abcès. La carie du rocher a deux sièges de prédilection : la voûte de la caisse du tympan et la paroi osseuse de la gouttière latérale. Dans le premier cas, s'il y a propagation au cerveau, il se formera un abcès du *lobe sphénoïdal*; dans le second cas, un abcès du *cervelet*. Parfois, mais beaucoup plus rarement, ce sont les méninges de la fosse occipitale qui suppurent à la suite de l'inflammation purulente de l'oreille interne qui se propage le long de la gaine du nerf acoustique. L'infection peut suivre aussi la voie veineuse et produire des abcès intra-cérébraux, sans inflammation des méninges, par thrombose infectieuse; ce mode de propagation est beaucoup plus rare chez l'enfant que chez l'adulte.

Les causes occasionnelles qui provoquent une complication cérébrale dans le cours d'une otite chronique, sont celles qui favorisent la rétention du pus; d'où le pronostic grave que les anciens attribuaient déjà à la cessation brusque de l'écoulement purulent dans l'otorrhée. Chez l'enfant, on a vu la propagation aux méninges se produire dans le cours d'une otite sans perforation du tympan. Parfois cette propagation a lieu à la suite de l'excision de granulations de la caisse, soit qu'il y ait eu infection opératoire, soit qu'il y ait eu porte ouverte à l'invasion microbienne par le traumatisme opératoire. Une irrigation dans la caisse, faite avec force, peut également amener des complications cérébrales, soit en poussant les produits infectieux des parties cariées vers le cerveau, soit en ramollissant des masses épaissies de pus qui étaient devenues inoffensives (Körner) (1).

ANATOMIE PATHOLOGIQUE. — La substance blanche des hémisphères est le siège le plus fréquent de l'encéphalite suppurée, chez l'enfant comme chez l'adulte ; des abcès ont été aussi rencontrés dans d'autres parties de l'encéphale, telles que le cervelet, le corps strié et la moelle allongée.

Les abcès qui sont consécutifs à une carie du rocher siègent habituellement du côté droit (von Meyer) (2). La prédominance de ce côté est surtout marquée pour les abcès cérébelleux, ce qui peut s'expliquer par la plus grande minceur de la paroi osseuse de la fosse sigmoïde droite.

On trouve tantôt un seul abcès, tantôt plusieurs, mais rarement plus de deux ou trois. Demme (3) en a cependant rencontré quinze dans le cerveau d'un enfant de treize ans ; les petits abcès métastatiques, multiples et disséminés dans l'encéphale, sont exceptionnels chez les enfants.

(1) Körner, *Die otitischen Erkrankungen des Hirns*, Francfort, 1896, p. 25.
(2) Von Meyer, *Arch. f. Anat. u. Physiol.*, 1877, p. 27.
(3) Demme, *Jahresbericht des Berner Kinderspitales für 1875.* Berne, 1876, p. 21.

Les dimensions de la collection purulente sont très variables ; dans plusieurs cas, l'abcès remplissait tout un hémisphère (Meyer, Wyss).

L'abcès du cerveau a une grande tendance à s'*enkyster*, surtout quand il passe à l'état chronique ; on le trouve, au bout de vingt ou trente jours de maladie, nettement séparé du tissu cérébral par une néo-membrane formée parfois de plusieurs couches et qui peut atteindre quelques millimètres d'épaisseur. Dans le cas observé par Wyss, cette membrane présentait à sa face interne des replis et des cloisons incomplètes faisant saillie dans l'intérieur du kyste puru-lent. Le contenu est formé le plus souvent par un pus verdâtre, bien lié, parfois très fétide, qui peut présenter au microscope, outre des leucocytes en voie de régression graisseuse, des cristaux d'héma-toïdine. Il n'est pas rare de voir se former un abcès en bissac dont une partie est dans le cervelet et l'autre entre la dure-mère et la paroi du sinus sigmoïde.

L'abcès, une fois enkysté, peut rester stationnaire ou s'accroître lentement et déterminer alors l'œdème et l'anémie du tissu cérébral avoisinant. Dans quelques cas, la membrane du kyste se perfore et son contenu entre en communication par une large ouverture ou par une fistule étroite avec les ventricules latéraux (Rilliet et Barthez) ou même avec le rocher et le conduit auditif externe (Lallemand).

Dans les abcès consécutifs à une plaie du cerveau, le pus peut se vider à l'extérieur avec des lambeaux de masse cérébrale ; la maladie finit alors par se compliquer d'une méningite aiguë suppurée.

SYMPTOMES et MARCHE. — La marche de l'encéphalite suppu-rée est pathognomonique ; chaque symptôme, au contraire, pris en particulier a peu de valeur dans l'espèce et varie suivant le siège et la rapidité du développement de l'abcès. On peut reconnaître, dans presque tous les cas, une *période aiguë initiale*, caractérisée par des symptômes cérébraux et de la fièvre qui coïncide avec la formation de l'abcès, une *période de rémission* ou de tolérance, dans laquelle la maladie peut rester complètement latente pendant des semaines ou des mois, et une *période aiguë terminale*, caractérisée par la réappa-rition des accidents cérébraux, et qui aboutit à la mort au bout de quelques jours ; ces derniers symptômes paraissent dus à un œdème cérébral ou à une complication méningée.

Le *début* est annoncé en général par une fièvre modérée et par une céphalalgie parfois très vive qui prédomine du côté de la lésion ; dans les abcès du cervelet, la céphalalgie occupe de préférence la région occipitale. Dans d'autres cas, le seul symptôme qui fasse soupçonner une maladie cérébrale est le vertige, qui s'accompagne parfois de nausées et de vomissements, ou bien quelque paralysie limitée, telle que le strabisme, la dilatation d'une des pupilles, une paralysie incomplète du bras ou de tout un côté, l'embarras de la

TRAITEMENT. — La *prophylaxie* des abcès du cerveau consistera, dans les cas de fracture du crâne avec écoulement séreux par l'oreille, à faire une asepsie rigoureuse du conduit auditif, et dans les cas d'otite suppurée et d'abcès de l'apophyse mastoïdienne, à donner rapidement une issue au pus par une opération. Le vieil adage : *ubi pus evacua*, n'a jamais eu une application plus utile.

On se bornera comme traitement, pendant la période aiguë de la maladie, à des applications de *glace* sur la tête et à des dérivatifs sur le tube digestif; si la fièvre et la céphalalgie sont très vives, quelques *sangsues* aux apophyses mastoïdes, en cas de convulsions le *bromure de potassium* à haute dose, paraissent indiqués.

La mortalité des abcès du cerveau abandonnés à eux-mêmes étant de 90 à 100 pour 100, la *trépanation* s'impose quand les symptômes de foyer ou le point de départ de l'abcès permettent de localiser le siège de celui-ci. Le traitement antiseptique rigoureux employé dans ces dernières années a considérablement amélioré la statistique de cette opération. Ainsi, à côté des cas de guérison déjà anciens de Petit et de Clarke, nous pouvons citer comme exemple de réussite celui d'un abcès du lobe sphénoïdal consécutif à une otorrhée chez un garçon de neuf ans, observé par Barr et opéré avec succès par Mac-Ewen. Une couronne de trépan fut appliquée sur l'écaille du temporal, derrière le conduit auditif. On tomba sur du pus fétide à la profondeur de 2 à 3 centimètres; une seconde trépanation faite un peu plus bas permit de laver et de drainer l'abcès. L'enfant, qui présentait déjà de la somnolence et du ptosis, guérit complètement.

Un enfant de cinq ans, observé par Baginsky (1), fut pris, à la suite d'une otorrhée traumatique suppurée occasionnée par un corps étranger de l'oreille, de symptômes diffus de compression cérébrale et d'encéphalite (perte de connaissance, cris violents, ralentissement et inégalité du pouls). Malgré l'absence de signes de foyer, on se guida, pour la trépanation, qui fut pratiquée par Gluck, sur l'étiologie qui faisait présumer l'existence d'un abcès du lobe temporal. Le diagnostic fut confirmé par l'opération, qui amena l'issue d'une quantité considérable de pus et une guérison rapide ; dès le lendemain, l'enfant avait repris connaissance.

Citons encore une observation de Gaudier (2), de Lille, qui se rapporte à une petite fille de quatre ans, atteinte d'une otorrhée datant de douze mois et qui avait présenté depuis quelques jours du strabisme, de la paralysie faciale et du vertige giratoire suivi de chute. Gaudier trépana l'apophyse mastoïde et mit à nu le sinus latéral après l'évidement petro-mastoïdien. En enlevant un petit sequestre, il vit sourdre une goutte de pus et ouvrit alors successivement, en se laissant guider par la fistule, un abcès subdural et un abcès cérébelleux. A la

______

(1) Baginsky, *Berl. klin. Woch.*, 1891, n° 48.
(2) Gaudier, *Soc. de chir. de Paris.* Séance du 30 nov. 1898.

suite de cette intervention, tous les accidents disparurent et la guérison fut complète.


# CHAPITRE IV

## HYPERTROPHIE ET SCLÉROSE DU CERVEAU (1)

Laënnec a le premier attiré l'attention sur l'hypertrophie du
cerveau chez les enfants. Rilliet et Barthez ont rassemblé dans leur
traité classique les quelques cas qui ont été publiés depuis, mais les
observations qu'ils rapportent n'appartiennent pas toutes à l'hypertrophie du cerveau, telle qu'elle a été décrite par Laënnec ; les unes,
comme celles de Papavoine, sont des observations d'encéphalopathie saturnine, une autre qui leur est propre est un curieux
exemple de tumeurs multiples de l'encéphale. Depuis lors, plusieurs
faits nouveaux ont paru dans des recueils périodiques, mais sans
élucider encore d'une manière définitive la nature et les causes de
cette curieuse affection.

L'hypertrophie du cerveau est une *hypertrophie vraie*, c'est-à-
dire une augmentation de tous les éléments de la pulpe cérébrale,
et non pas seulement des éléments de la névroglie, comme quelques
auteurs l'ont avancé. Elle s'étend en général aux deux hémisphères
cérébraux, quelquefois aussi aux corps striés et aux couches
optiques, très rarement au mésocéphale et au cervelet. Cette
maladie est encore trop mal connue pour qu'il soit possible d'en
donner une description didactique. Nous nous contenterons de
présenter un résumé des faits connus et nous distinguerons
les cas d'*hypertrophie simple* du cerveau de ceux où la maladie se
compliquait de *sclérose*.

Les observations de Scoutetten (2), de Landouzy (3) et celle de
Rilliet et Barthez (4) sont les seules à notre connaissance où l'hypertrophie du cerveau était simple.

Dans l'observation de Scoutetten, il s'agit d'un garçon de cinq ans
et demi, qui était né de parents sains et dont la tête très volumineuse
s'était développée lentement et insensiblement. Pendant longtemps
cet enfant ne se plaignit d'aucune douleur ; il n'était gêné que par

(1) Nous ne parlons pas dans ce chapitre de la maladie décrite par Bourneville
et Brissaud (*Arch. de neurol.*, 1880, I, p. 397) sous le nom de *polioencéphalite
tubéreuse*, parce que cette affection ne s'accompagne pas d'hypertrophie vraie du
cerveau et que, par la présence de tumeurs multiples névrogliques disséminées
à la surface des hémisphères, elle se rapproche plutôt des tumeurs cérébrales
(gliomes).
(2) Scoutetten, *Arch. gén. de méd.*, 1825, VII, p. 44.
(3) Landouzy, *Gaz. méd. de Paris*, 1874, p. 328.
(4) Voy. : Barthez et Sanné, *Traité des mal. de l'enf.*, 1884, I, p. 289.

le poids de sa tête qui, lorsqu'il voulait courir, se portait subitement
en avant et le faisait tomber ; cet accident se produisait très fréquemment pendant la dernière année. Son intelligence était bien développée, mais ne l'emportait en rien sur celle des enfants de son âge.
Toutes ses fonctions s'exécutaient régulièrement, lorsque survint une
maladie aiguë intercurrente, à laquelle il succomba au bout de quinze
jours sans avoir présenté de troubles nerveux quelconques.

Dans l'observation de Landouzy, relative à un garçon de dix ans,
le poids du cerveau dépassait de 290 grammes le poids d'un cerveau
d'adulte et de 600 grammes environ le poids moyen d'un cerveau du
même âge ; l'examen microscopique, qui fut fait avec le plus grand
soin par Magnan, permit de constater que partout la masse cérébrale avait sa structure normale. L'enfant avait, depuis sa naissance,
une tête énorme, surtout au niveau de la région frontale ; les sutures
craniennes et la fontanelle étaient fermées. Il avait le développement
et la taille de son âge ; son visage était éveillé et son regard intelligent.
Pendant le séjour qu'il fit à l'Hôpital des Enfants assistés, il put
facilement suivre les leçons de l'école ; sa santé était parfaite et rien
ne faisait présager une fin prochaine, quand il fut pris subitement
d'accidents pulmonaires auxquels il succomba en vingt-quatre
heures.

Dans l'observation publiée par Rilliet et Barthez, un enfant de deux
ans rachitique est pris d'une encéphalopathie aiguë à laquelle il succombe rapidement. A l'autopsie, on constate que les circonvolutions
cérébrales sont saillantes, fortement imprimées sur les dépressions
osseuses, et que le crâne ossifié présente en deux points des perforations de 4 à 5 millimètres, qui semblent résulter de la pression en
ces points du cerveau hypertrophié.

Dans presque toutes les autres observations publiées depuis
Laënnec, l'hypertrophie s'accompagnait d'une *sclérose corticale*,
limitée en général à un seul hémisphère et à un petit nombre de
circonvolutions, quelquefois beaucoup plus étendue. L'un de nous
a eu l'occasion d'observer trois cas (1) de cette nature, que nous rapporterons brièvement ici.

Le premier cas est celui d'un garçon, qui succomba à l'âge de trois
ans et demi. Sa tête avait commencé à attirer l'attention par son
volume anormal peu de temps après la naissance ; on crut à une
hydrocéphalie. L'enfant présenta vers le cinquième mois et à plusieurs reprises des convulsions limitées à la jambe et au bras droit,
qui laissèrent après elles une *hémiplégie droite* ; en même temps
apparurent des vomissements, de la constipation et un strabisme
convergent très prononcé. La période aiguë dura de quinze à vingt
jours. L'enfant se rétablit assez rapidement et ne conserva qu'une

_____

(1) D'Espine, *Bull. de la Soc. méd. de la Suisse rom.*, 1875, p. 375. — Duval et
D'Espine, *Ibid.*, 1876, p. 154. — D'Espine, *Revue méd. de la Suisse rom.*, 1881, p. 489.

paralysie incomplète du côté droit et un volume anormal de la tête. Il se développa néanmoins et se fit remarquer par son intelligence précoce. Sa marche fut difficile au début; il traînait la jambe droite et se servait mal de la main droite; il finit néanmoins par marcher passablement et jouissait d'une santé satisfaisante, quand il fut pris dans le cours de sa troisième année d'une broncho-pneumonie, puis d'une pleurésie purulente, à laquelle il succomba au bout de deux mois. Nous constatâmes à l'autopsie une déformation rachitique très prononcée et une amplitude anormale de la boîte cranienne; les sutures et la grande fontanelle étaient ossifiées. Il y avait quelques adhérences molles entre les deux feuillets de l'arachnoïde et de l'œdème du tissu cellulaire sous-arachnoïdien. Les deux hémisphères avaient des dimensions très considérables; leur diamètre antéro-postérieur mesurait 180 millimètres; le poids total de l'encéphale était de 1.060 grammes. Nous avions affaire à une hypertrophie vraie, car partout le cerveau avait sa structure normale, excepté en un point limité de l'*hémisphère gauche*, qui était sclérosé; la partie malade se reconnaissait facilement à sa dureté cartilagineuse, à sa teinte jaune gris fauve et à l'aspect flétri des circonvolutions. La sclérose comprenait l'arc postérieur de la circonvolution de la scissure de Sylvius, mais s'arrêtait à 1 ou 2 centimètres en arrière de la scissure de Rolando. En ouvrant le ventricule gauche, on trouvait le corps strié, atrophié et sclérosé dans son tiers postérieur; l'épendyme était à ce niveau épaissi et chagriné et la cavité ventriculaire remplie d'un peu de sérosité louche. Le mésocéphale, la moelle allongée et le cervelet étaient parfaitement sains.

Le second cas que nous avons observé, est celui d'un garçon de quatre ans, remarquable par l'énorme développement de sa tête, qui datait de la naissance. Cet enfant, qu'on avait pris aussi pour un hydrocéphale, était tout à fait idiot. Il n'avait jamais été intelligent et avait présenté à deux ans des accidents nerveux caractérisés par des convulsions et du coma à la suite desquels il resta *paralysé de tout le côté gauche*. Quand nous le vîmes, il était profondément cachectique à la suite d'une diarrhée chronique; sa tête était énorme et fléchissait sur le cou; elle présentait, ainsi que le thorax, les signes d'un rachitisme avancé; les sutures craniennes et les fontanelles étaient ossifiées; le bras et la jambe gauches étaient atrophiés, contracturés et complètement inertes. L'enfant succomba peu après au marasme. A l'autopsie, le cerveau fit hernie au moment de l'incision des méninges; il présentait les dimensions et le poids d'un cerveau d'adulte; l'hémisphère droit était normal, sauf à la partie postérieure du lobe occipital, qui présentait à sa surface une plaque de sclérose peu étendue. L'*hémisphère gauche était atrophié*, les anfractuosités qui séparaient les circonvolutions étaient presque aussi profondes que chez le vieillard. La sclérose s'étendait à toutes les circonvolutions qui avoisinent la scissure de Sylvius jusqu'à la circonvolution pariétale antérieure inclusivement. De cette lésion pariétale partait une *sclérose descendante fasciculée* qu'il était facile de suivre dans l'épaisseur du corps strié, dans le pédoncule cérébral droit, dans la moitié droite de la protubérance annulaire et dans le cordon antéro-latéral gauche de la moelle. Au microscope, on constatait dans toutes les parties sclérosées l'existence d'un tissu conjonctif fibrillaire dans les mailles duquel se trouvaient un grand nombre de corps granuleux.

Dans le troisième cas, relatif à un garçon mort à deux ans et demi d'une méningite aiguë de la convexité, nous avons trouvé à l'autopsie une hypertrophie considérable du cerveau qui pesait 1.250 grammes; toutes les parties de l'encéphale avaient leur structure normale, sauf le bulbe, qui présentait une sclérose occupant soit les noyaux de l'hypoglosse, soit la partie inféro-externe des pyramides, avec atrophie de la onzième et de la douzième paire des nerfs craniens; on observait également une sclérose latérale double de la moelle, due probablement à une dégénérescence descendante. Les sutures du crâne étaient partout ossifiées; pas de signes de rachitisme. La maladie s'était manifestée vers l'âge de seize mois par le développement exagéré de la tête et par la faiblesse des membres inférieurs ; peu à peu, on vit apparaître tous les symptômes de la paralysie labio-glosso-pharyngée.

Nous croyons pouvoir déduire, soit des faits publiés par d'autres auteurs, soit de ceux qui nous sont personnels, que l'hypertrophie du cerveau est en général une maladie *congénitale*, compatible avec la vie et un développement intellectuel normal, quand elle n'est pas compliquée de sclérose. Elle est surtout fréquente chez les garçons et survient sous l'influence de causes encore obscures. Betz (1) a observé cette maladie chez plusieurs enfants de la même famille et l'a vue coïncider avec d'autres anomalies du développement, telles que de la macroglossie. Dans la plupart des cas, l'hypertrophie du cerveau se complique, dans le cours de la première ou de la seconde année, d'une *encéphalite chronique*, qui siège de préférence à la sur-face des circonvolutions, mais a été observée également soit dans les corps striés, soit dans le bulbe. La sclérose, qui en résulte, se pré-sente habituellement sous forme d'îlots de consistance cartilagineuse. Quand elle s'étend à un grand nombre de circonvolutions, elle entraîne à sa suite, au bout d'un temps plus ou moins long, une atrophie de l'hémisphère correspondant et une sclérose fasciculée descendante dans le côté opposé de la moelle; ces lésions se traduisent pendant la vie par la paralysie avec atrophie et contracture des membres du côté opposé à la sclérose cérébrale et par l'idiotie; néanmoins, quand la sclérose des circonvolutions est très limitée,

_______________

(1) Betz, *Memorabilien*, 1865, X, 6.

elle peut être compatible avec un développement intellectuel normal. L'atrophie du corps strié se traduit par une parésie des membres du côté opposé. Nous avons cité un cas où la sclérose du bulbe avait déterminé une paralysie labio-glosso-pharyngée.

Le *diagnostic* différentiel entre l'hypertrophie du cerveau et l'hydrocéphalie est très difficile ; cette dernière maladie étant de beaucoup la plus fréquente, c'est toujours à elle qu'on croit avoir affaire. D'après Betz, dans l'hypertrophie du cerveau, la boîte cranienne conserve, malgré son ampliation, les caractères du crâne rachitique avec ses saillies frontales et occipitales ; l'augmentation de volume de la tête se fait beaucoup plus lentement et est moins considérable que dans l'hydrocéphalie ; enfin, quand l'hypertrophie du cerveau s'accompagne d'accidents nerveux, paralytiques ou convulsifs, ceux-ci sont plus limités que dans l'hydrocéphalie. Betz signale encore le spasme de la glotte comme une complication fréquente de l'hypertrophie du cerveau.

Le *pronostic* ne paraît pas nécessairement fatal dans l'hypertrophie simple ; les enfants succombent en général à une maladie intercurrente, dans le cours de la seconde enfance. Dans l'hypertrophie avec sclérose, les enfants meurent presque toujours entre trois et cinq ans. Il ne faut pas perdre de vue la possibilité d'une mort subite, qui a été observée quelquefois chez des enfants atteints d'hypertrophie du cerveau (Hüttenbrenner) (1).

La seule indication *thérapeutique* qui nous paraisse rationnelle consiste à prévenir et à combattre par une bonne hygiène le rachitisme, qui coïncide souvent avec la sclérose dans l'hypertrophie du cerveau.


## CHAPITRE V

## SCLÉROSE ATROPHIQUE LOBAIRE DU CERVEAU ET PORENCÉPHALIE

L'*atrophie cérébrale* n'est pas, à proprement parler, une maladie distincte : elle est l'aboutissant d'affections cérébrales diverses (hémorragies, ramollissement par thrombose ou embolie, méningoencéphalite traumatique ou infectieuse), qui, frappant le cerveau soit déjà pendant la vie intra-utérine, soit dans la première enfance, entraînent souvent à leur suite un arrêt de développement de tout l'hémisphère lésé.

Quand la lésion destructive a entraîné la disparition d'un certain nombre de circonvolutions et la formation d'un trou (πόρος) à la sur-

(1) Hüttenbrenner, *OEster. Jahrb. für Pæd.*, 1876, II, p. 158.

face de l'hémisphère communiquant avec le ventricule latéral, l'atrophie cérébrale prend le nom de *porencéphalie* (Heschl).

ANATOMIE PATHOLOGIQUE et ÉTIOLOGIE. — 1. **Sclérose atrophique lobaire.** — La lésion occupe le plus souvent tout un hémisphère, qui est alors réduit dans tous ses diamètres et présente une diminution de poids parfois considérable. Elle peut s'étendre aussi aux deux hémisphères, en intéressant symétriquement les deux lobes frontaux ou les deux lobes occipitaux, ou bien, ce qui est plus rare, elle est disséminée d'une façon irrégulière sur un certain nombre de circonvolutions des deux hémisphères.

La sclérose atteint dans chaque circonvolution malade la substance grise et la substance blanche sous-jacente. Les circonvolutions sont diminuées de volume (*microgyrie*); elles sont comme flétries et indurées, présentant l'aspect de petites crêtes vermiformes. Les méninges sont en général soulevées à leur niveau par une sérosité claire (hydropisie *a vacuo*), qui remplit l'espace sous-arachnoïdien.

Quand la sclérose des circonvolutions occupe la région de la scissure de Rolando, elle est habituellement accompagnée d'une sclérose descendante du faisceau pyramidal du même côté, qu'on peut suivre jusque dans la moelle du côté opposé et parfois d'une atrophie croisée d'un hémisphère cérébelleux (Turner). On trouve aussi signalée dans plusieurs observations, une atrophie des nerfs optiques.

Il n'est pas toujours facile d'affirmer, quand la mort n'arrive qu'après de longues années, quelle a été la maladie primitive. Néanmoins, la nature inflammatoire du processus ne peut être niée dans un grand nombre de cas, grâce à l'examen microscopique, qui révèle la prolifération de la névroglie et la disparition plus ou moins complète des éléments nerveux de la circonvolution. La prédominance des lésions scléreuses autour des vaisseaux a fait penser que la sclérose avait une origine vasculaire (Jendrassik et Marie) (1). Dans un cas de sclérose lobaire double publié par Kast (2), l'autopsie a été faite moins de deux ans après le début de la maladie. On ne trouva aucune trace d'une lésion en foyer (ramollissement, hémorragie), ni d'une altération des troncs vasculaires. Force est donc d'admettre l'encéphalite primitive comme une des causes de l'atrophie cérébrale. Pour d'autres cas, il est permis d'attribuer l'origine de celle-ci au ramollissement par oblitération vasculaire consécutif à une thrombose des veines cérébrales de la convexité qui se rendent dans le sinus longitudinal (Hutinel, Gowers).

L'étiologie de la sclérose diffuse primitive est encore obscure. Il existait dans quelques cas des tares d'hérédité nerveuse manifestes

_______

(1) Jendrassik et Marie, *Arch. de physiol.*, 1885, n° 1.
(2) Kast, *Arch. f. Psych. und Neur.*, XVIII, 1887, n° 2.

(Richardière) (1) ou l'alcoolisme chez les parents. Dans une observation de Kast, les parents étaient sains, mais la mère avait déjà perdu cinq enfants de convulsions. Quand la sclérose débute après deux ans, elle paraît le plus souvent consécutive à une maladie infectieuse (rougeole, fièvre typhoïde, scarlatine, etc.) ou à un traumatisme.

La sclérose frappe les enfants depuis la naissance jusqu'à l'âge de cinq ou six ans. Elle paraît atteindre également les deux sexes.

2. **Atrophie du cerveau par lésions en foyer** (ramollissement, hémorragie). — On trouve parfois des plaques jaunes ou ocrées (Cotard) (2) formant une dépression assez profonde à la surface du cerveau ; à leur niveau, les circonvolutions sont rétractées ou atrophiées. Ce sont les restes d'un ramollissement de cause vasculaire, remontant à l'enfance.

D'autres fois ce sont des kystes remplis de sérosité, à parois lisses ou traversées de brides cellulaires siégeant le plus souvent vers les parties centrales de l'hémisphère. Leur forme et leur siège semblent indiquer qu'ils proviennent d'un ancien foyer hémorragique plutôt que d'un ramollissement. Parfois ces kystes semblent appartenir aux méninges et succéder à un foyer d'hémorragie arachnoïdienne ou sous-arachnoïdienne (Cotard).

3. **Porencéphalie.** — La porencéphalie peut être congénitale ou acquise. Le plus souvent, l'accident qui l'a produite remonte à la vie intra-utérine ; quelquefois, il appartient à la première enfance, rarement à la seconde enfance. Un seul cas, rapporté par Kundrat (3), a trait à un adulte.

L'encéphalite, les oblitérations vasculaires, quelquefois l'hémorragie en sont les causes pathogéniques les plus fréquentes. Les arrêts de développement invoqués par Breschet ne sont pas admis par Lallemand, Cruveilhier et Kundrat. L'hydrocéphalie est le plus souvent une complication de la lésion primitive. D'après Cruveilhier, elle pourrait jouer un rôle prépondérant dans la destruction cérébrale (hydrocéphalie anencéphalique). Enfin, le traumatisme a été la cause déterminante dans quelques cas de porencéphalie dont l'origine était postérieure à la naissance.

La porencéphalie est souvent double et siège alors symétriquement sur la convexité de chaque hémisphère.

L'étendue des lésions varie considérablement. Dans certains cas congénitaux, la destruction du manteau hémisphérique est presque complète. On ne retrouve, en pareil cas, que quelques moignons représentant les circonvolutions postérieures et inférieures. Dans d'autres cas, la lésion localisée à un hémisphère peut transformer

(1) Richardière, *Thèse de Paris*, 1885.
(2) Cotard. *Thèse de Paris*, 1868.
(3) Kundrat, *Die Porencephalie*, Gratz, 1882.

celui-ci en un sac membraneux. Enfin, dans les lésions partielles, la porencéphalie est constituée par un trou dans le toit hémisphérique, faisant communiquer la cavité ventriculaire avec la cavité arachnoïdienne.

Les lésions sont habituellement masquées par un feuillet membraneux très vascularisé qui les recouvre et qui est formé par l'adossement des méninges. Au-dessous de ce toit membraneux se trouve la cavité porencéphalique, habituellement remplie de liquide. Dans un cas que l'un de nous, M. d'Espine, a eu l'occasion d'observer, l'épendyme était très épaissi et chagriné, indiquant que la cause de la lésion était une méningo-encéphalite.

Les circonvolutions qui entourent la cavité présentent dans la porencéphalie congénitale une disposition radiée qui n'existe pas dans la porencéphalie acquise. Ces circonvolutions sont habituellement sclérosées et plus ou moins déformées par l'atrophie. La sclérose en pareil cas est probablement le fait d'une rétraction cicatricielle qui peut s'étendre à la perte de substance tout entière (Kundrat).

Quand la porencéphalie siège au niveau de la zone motrice, elle s'accompagne d'une dégénérescence descendante du faisceau pyramidal, qui peut être sclérosé jusqu'à la partie inférieure de la moelle, tantôt d'un seul côté, tantôt des deux côtés, quand la lésion encéphalique est bilatérale.

DESCRIPTION CLINIQUE. — L'*idiotie*, à ses degrés divers, est la règle, quand la sclérose ou la porencéphalie ont atteint le manteau hémisphérique dans une étendue notable. Elle est notée par Audry (1) dans 42 cas de porencéphalie, sur 57 observations. Dans 30 cas, l'idiotie était absolue.

Dans la sclérose lobaire atrophique, l'idiotie est également habituelle. L'intelligence ne se développe pas ou se développe incomplètement dans les cas précoces. Si l'enfant était déjà en possession de ses facultés intellectuelles, la maladie anéantit celles-ci en tout ou en partie; dans un tiers des cas, l'enfant devient idiot (Richardière). L'aphasie est la règle au début dans les scléroses de l'hémisphère gauche; elle peut persister indéfiniment (Cotard) ou bien finir par disparaître, par suppléance fonctionnelle de la troisième circonvolution droite.

Le début de la maladie, quand on peut l'observer, est caractérisé par des convulsions qui se répètent parfois pendant plusieurs mois et qui sont suivies d'une rémission, pendant laquelle apparaissent les paralysies et les contractures, en rapport avec la localisation de la maladie primitive sur les circonvolutions centrales.

Les malades, au point de vue de la paralysie, présentent deux

_______

(1) Audry. *Revue de méd.*, 1888, p. 462 et 553.

types principaux, l'un celui de l'hémiplégie spasmodique (Voir *Hémi-plégie spasmodique infantile*) quand la lésion est unilatérale, l'autre celui de la diplégie cérébrale (Voir *Tabes spasmodique*) quand la lésion touche aux zones motrices ou au faisceau pyramidal de chaque hémisphère.

Dans le cours de la maladie, l'épilepsie, l'athétose et diverses contractures peuvent survenir et compléter le tableau si navrant qu'offrent ces pauvres êtres.

La survie est parfois très longue. D'autres fois, les enfants succombent à l'état de mal épileptique ou à une maladie intercurrente.

TRAITEMENT. — J. Simon (1), qui a eu l'occasion de traiter un certain nombre d'enfants atteints de sclérose cérébrale, s'élève avec raison contre toute intervention médicale active et perturbatrice ; il déconseille les massages trop violents, l'électricité, l'hydrothérapie, les bains de mer, comme pouvant ramener des périodes d'excitation. La médication bromurée, l'exercice modéré, une éducation en rapport avec le degré du développement intellectuel, parfois un séjour dans un établissement spécial où l'on cherche à développer les lueurs d'intelligence qui existent encore, telles sont les seules indications à remplir dans une maladie sans espoir de guérison.

# CHAPITRE VI

## HÉMORRAGIE MENINGÉE

On a divisé les hémorragies méningées, suivant le siège qu'elles occupent, en hémorragies *sus-méningées*, *sous-arachnoïdiennes* et *intra-arachnoïdiennes*. L'hémorragie sus-méningée, qui se fait entre le crâne et la dure-mère, complique parfois le céphalomatome sous-péricranien ; elle résulte de la compression que subit la tête pendant l'accouchement ou de l'intervention obstétricale. L'hémorragie sous-arachnoïdienne peut provenir de la rupture d'un épanchement cérébral ou arachnoïdien. Celle de ces variétés qui joue le rôle le plus important dans la pathologie de l'enfance est l'hémorragie dans la grande cavité de l'arachnoïde.

ÉTIOLOGIE. — L'hémorragie méningée est fréquente au moment de la naissance ; elle est, suivant Cruveilhier, la cause de la mort chez un tiers des mort-nés. Elle se produit surtout quand la tête du fœtus est enclavée pendant l'accouchement et qu'il y a chevauchement con-

(1) J. Simon, *Rev. mens. des mal. de l'enf.*, déc. 1883 et janv. 1884.

-sidérable des os du crâne, ou bien lorsque le cou et les vertèbres cervicales ont subi un tiraillement trop considérable au moment de l'extraction (Nægele). Cruveilhier attribue aussi l'apoplexie méningée à la compression prolongée du foie et l'a vue coïncider, dans ce cas, avec des ecchymoses des poumons et du thymus.

Après la naissance, l'hémorragie méningée s'observe surtout de *un à trois ans*. Elle est très rarement idiopathique ; Legendre rapporte un cas dans lequel elle se produisit par la rupture d'une veine dans un accès de colère. Habituellement c'est une affection secondaire qui vient compliquer un état de cachexie avancé chez des enfants rachitiques, mal nourris, tuberculeux où affaiblis par des maladies antérieures (rougeole). La *pachyméningite* et la *thrombose des sinus*, qui sont les deux causes prochaines les plus fréquentes de l'hémorragie méningée, sont elles-mêmes sous la dépendance de la cachexie. Enfin, dans quelques cas très rares, l'hémorragie méningée peut être l'expression d'une *diathèse hémorragique* et s'accompagner alors de purpura ou d'hémorragies par diverses muqueuses (West, Wagner, Lépine).

ANATOMIE PATHOLOGIQUE. — Dans un certain nombre de cas d'hémorragie méningée, l'épanchement sanguin est la seule lésion appréciable ; les parois de la cavité arachnoïdienne sont saines. Dans l'apoplexie des nouveau-nés on trouve habituellement un sang liquide, qui forme un foyer limité autour du cervelet et des lobes cérébraux postérieurs et qui fuse, quelquefois, jusque dans le canal vertébral (Cruveilhier). D'autres fois, après une thrombose des sinus, par exemple, l'arachnoïde est recouverte d'une large ecchymose ; ou bien on trouve répandus sur la convexité des hémisphères des caillots noirâtres, plus rarement décolorés et stratifiés (Vidal), qui peuvent s'étendre jusqu'à la base du cerveau. La quantité de sang épanché peut varier de quelques grammes à 100 ou 200 grammes environ.

Dans la plupart des cas, la face interne de la dure-mère est tapissée par une *néomembrane* très mince et transparente dans les cas récents, épaisse et consistante dans les cas plus anciens. Cette membrane est surtout développée le long de la faux du cerveau, d'où elle descend latéralement en s'amincissant sur ses bords jusqu'au plancher du crâne, représentant ainsi un long prisme à base supérieure. Elle coiffe habituellement les deux hémisphères et n'est que rarement limitée à un seul côté. Elle n'adhère pas au feuillet viscéral de l'arachnoïde. On peut la séparer en lamelles minces et transparentes, dans le dédoublement desquelles se trouvent soit des taches ecchymotiques, soit de petits caillots, soit un épanchement sanguin plus considérable. Nulle part la structure stratifiée de la néomembrane n'est plus apparente que sur la ligne médiane (Rilliez et Barthez).

On a longtemps discuté pour savoir si ce sont les caillots ou les fausses membranes qui sont la lésion primitive. Grâce aux travaux de Virchow, on sait aujourd'hui que l'inflammation de la face interne de la dure-mère (*pachyméningite*) est le fait initial, que la fausse membrane ainsi formée se vascularise, que les nouveaux capillaires se rompent au moindre effort et produisent cette multitude de foyers hémorragiques à tous les degrés et de toutes les dimensions, qu'on trouve à la surface et dans l'épaisseur de la fausse membrane.

Quand on peut étudier le processus dans ses premiers stades, on trouve à la face interne de la dure-mère une mince couche gélatineuse, demi-transparente, formée de jeunes cellules assez grandes, à un ou plusieurs noyaux, provenant très probablement de l'épithélium transformé. Des capillaires nouveaux s'y développent rapidement ; une néomembrane s'organise, puis s'épaissit par l'adjonction de nouvelles couches qui se forment à sa face interne par le même processus, de sorte qu'au bout d'un temps plus ou moins long, elle présente, de dehors en dedans, la structure suivante : *a*) le tissu conjonctif de la dure-mère ; *b*) une ou plusieurs couches de tissu conjonctif presque organisé, relié à la dure-mère par des filaments ténus et faciles à déchirer ; *c*) une couche en voie d'organisation, dans laquelle viennent s'épanouir, en bouquets ou en étoiles, les capillaires nouveaux qui traversent perpendiculairement les couches précédentes ; *d*) une couche interne récente, non vasculaire, formée uniquement de jeunes cellules. C'est presque toujours entre les deux dernières couches que l'on trouve l'épanchement sanguin (*hématome de la dure-mère*), qui est dû à la rupture des dernières ramifications des capillaires. Lorsque cet épanchement est abondant, il déchire la mince couche qui les sépare de la cavité arachnoïdienne et se répand à la surface des hémisphères

Lorsque l'enfant ne succombe pas dans les premiers jours de la maladie, les parois de l'hématome s'organisent, le liquide se décolore peu à peu ; il renferme, outre des cristaux d'hématoïdine, de grandes cellules pigmentaires, contenant de trois à six globules sanguins. Les parois encore élastiques du kyste peuvent être distendues par une exhalation séreuse ; les fontanelles, quand elles ne sont pas encore ossifiées, cèdent quelquefois à la pression interne, et il se produit une *hydrocéphalie externe* bilatérale ; le cerveau échappe ainsi à toute compression sérieuse (Poumeau, Boudet, Legendre).

Dans quelques cas, le kyste est multiloculaire, et on peut trouver alors, sur le même hémisphère, côte à côte, deux liquides de nature différente, l'un bourbeux et hématique, l'autre clair et séreux. Rilliet et Barthez ont trouvé dans un cas un demi-litre de liquide de chaque côté.

SYMPTOMES. — L'hémorragie méningée peut ne se révéler pendant la vie par aucun symptôme appréciable. Cette forme latente serait même la plus fréquente d'après Rilliet et Barthez ; elle dépend de l'état de débilitation des enfants, du peu d'étendue de l'épanchement et de la lenteur avec laquelle celui-ci se produit.

Dans d'autres cas, ce sont quelques accidents nerveux ultimes, tels que le coma et des attaques convulsives, qui sont les seuls indices de l'hémorragie. L'enfant tombe subitement dans un état comateux qui dure de quelques heures à un jour ou deux et se termine par la mort; quelquefois celle-ci est précédée par la contracture des membres. Dans quelques cas on observe des attaques de convulsions répétées. Nous donnons comme exemple de cette forme incomplète le résumé d'une observation publiée par Homolle (1). Un enfant de trois ans, qui a eu la rougeole quinze jours auparavant, est pris pendant la nuit de convulsions. Le matin, on constate que les yeux sont en déviation conjuguée à droite, que la tête est tournée du même côté (l'enfant regarde son foyer), que les membres du côté droit sont agités de secousses rythmiques peu étendues. Le soir, l'enfant succombe à une nouvelle attaque de convulsions, et on trouve à l'autopsie une pachyméningite hémorragique limitée au côté droit.

Legendre a décrit une forme plus complète de la maladie, qui rappelle par ses prodromes et par la fièvre qui l'accompagne la pachyméningite des vieillards et des aliénés. Cette *forme fébrile* est souvent annoncée par un ou deux vomissements qui ne se répètent pas et par quelques mouvements convulsifs des globes oculaires, qui laissent à leur suite un strabisme léger. La fièvre, très marquée dès le début, subsiste pendant tout le cours de la maladie; le pouls augmente de résistance et de fréquence, mais conserve sa régularité. On voit bientôt apparaître une *contracture persistante des mains et des pieds*; il s'y joint fréquemment des accès convulsifs toniques et cloniques, généralisés ou partiels. Les convulsions marquent le début et la fin de la maladie; dans l'intervalle, on observe un peu d'assoupissement. Dans les derniers moments, les convulsions se répètent coup sur coup, et l'enfant succombe au milieu d'une attaque.

La *paralysie*, si fréquente dans la pachyméningite des adultes et des vieillards, est exceptionnelle dans l'apoplexie méningée de l'enfance. L'hémorragie se produisant ordinairement chez des enfants dont la fontanelle est encore ouverte, les os du crâne cèdent facilement, et les phénomènes de compression sont moins accusés que chez l'adulte. Dans les cas rares où l'hémorragie survient après l'ossification des sutures, on peut observer une paralysie qui prédomine du côté opposé au foyer méningé, tandis que les phénomènes convulsifs prédominent du côté de la lésion (cas de Rilliet et Barthez).

TERMINAISONS et PRONOSTIC. — La mort est la terminaison habituelle de l'hémorragie méningée. Dans la forme aiguë, elle arrive

_________

(1) Homolle, *Bull. de la Soc. anat.*, 1873, p. 765.

au bout de quatre ou cinq jours, soit par les progrès de la maladie, soit à la suite d'une pneumonie lobulaire, qui vient souvent la compliquer.

Dans d'autres cas moins fréquents, l'enfant se remet de son attaque, mais devient hydrocéphale au bout d'un temps plus ou moins long. Les os frontaux sont alors proéminents, la fontanelle est bombée, les pariétaux sont écartés ; l'intelligence diminue, l'enfant tombe dans l'idiotie ; le regard a perdu toute expression et souvent on observe du strabisme. Les symptômes peuvent être en tout semblables à ceux de l'hydrocéphalie ventriculaire ; la tête n'atteint cependant jamais un volume aussi considérable. Les enfants succombent alors, au bout d'un temps qui varie de quelques mois à un ou deux ans, au milieu d'une attaque convulsive ou sont emportés par une maladie intercurrente ; la guérison serait cependant possible dans quelques cas (Legendre).

On a vu enfin l'hémorragie méningée des nouveau-nés être le point de départ d'une atrophie scléreuse de l'écorce cérébrale et devenir ainsi l'origine de l'idiotie ou du tabes spasmodique (Voir *Tabes spasmodique*).

DIAGNOSTIC. — Le diagnostic de l'hémorragie méningée est entouré de grandes difficultés. La contracture des extrémités, accompagnée de fièvre et d'assoupissement, est le symptôme le plus caractéristique. L'absence de céphalalgie et de constipation, l'apparition des convulsions dès le début et surtout les commémoratifs, permettront d'éliminer la *méningite tuberculeuse* ; l'hémorragie méningée est d'ailleurs une maladie de la première enfance, tandis que la méningite tuberculeuse appartient, en général, à la seconde enfance.

Quant à l'hydrocéphalie externe, consécutive à l'hémorragie méningée, elle n'a pas de signes propres qui permettent de la distinguer nettement de l'*hydrocéphalie interne* ou *ventriculaire*. On se guidera surtout sur le mode de début de la maladie et on prendra en considération l'âge des malades ; l'hydrocéphalie externe n'est jamais congénitale ; elle apparaît le plus souvent vers l'âge de dix mois (Voir *Hydrocéphalie*).

TRAITEMENT. — La *prophylaxie* de l'hémorragie méningée consistera à combattre la cachexie dans les maladies de l'enfance par une bonne alimentation, et à éviter, chez les sujets affaiblis, toutes les causes qui pourraient gêner la circulation céphalique, telles que la constriction du cou par des vêtements étroits ou la position déclive de la tête. Rilliez et Barthez conseillent aussi de respecter, chez les enfants, les éruptions chroniques du cuir chevelu ; ils citent deux cas d'hémorragie méningée survenue à la suite de la disparition de ces éruptions.

On évitera dans le traitement proprement dit toutes les médication débilitantes et en particulier les émissions sanguines ; on se bornera à appliquer des révulsifs sur les extrémités (sinapismes, compresses vinaigrées, enveloppement ouaté) et à combattre les convulsions par le bromure de potassium ou le chloral (Voir *Éclampsie*).

## CHAPITRE VII

### HÉMORRAGIE CÉRÉBRALE

ÉTIOLOGIE. — L'hémorragie cérébrale est une maladie rare chez les enfants. D'après Rilliet et Barthez, qui ont pu en recueillir seize cas, elle s'observe plus fréquemment dans la seconde que dans la première enfance, si l'on ne tient pas compte des hémorragies qui se produisent sous l'influence d'un accouchement laborieux et qui coïncident alors, presque toujours, avec des épanchements de sang sous le péricrâne, sous les os du crâne ou dans la cavité arachnoïdienne (Voir *Hémorragie méningée*, p. 439).

L'hémorragie cérébrale survient dans la seconde enfance sous l'influence de causes très diverses, dont les principales sont :

1) Les *lésions cérébrales*, telles que la thrombose des sinus, les tubercules cérébraux, la méningite et plus rarement l'athérome des capillaires du cerveau ;

2) Les *troubles mécaniques de la circulation encéphalique*, dus aux quintes de la coqueluche, etc.

3) Une *diathèse hémorragique*, qui peut déterminer en même temps des hémorragies dans d'autres organes (plèvre, péricarde).

ANATOMIE PATHOLOGIQUE. — L'hémorragie cérébrale n'est pas aussi souvent localisée dans les corps striés et les couches optiques que chez l'adulte ; elle se présente, tantôt en foyers plus ou moins étendus, tantôt sous forme d'apoplexies capillaires disséminées, et peut se rencontrer, à peu près indifféremment, dans toutes les parties de la masse du cerveau, ainsi que dans les ventricules latéraux. L'hémorragie cérébelleuse est exceptionnelle.

SYMPTOMES. — Il est rare de rencontrer chez l'enfant le tableau classique de l'hémorragie cérébrale. Rarement primitive, cette affection se montre le plus souvent comme complication terminale d'une maladie antérieure et peut rester complètement latente (Rilliet et Barthez).

Elle se révèle habituellement, au milieu des symptômes d'une cachexie avancée, par quelques convulsions, parfois par une contracture légère du cou et des membres et par le coma ; tous ces accidents, qui n'ont rien de caractéristique, sont de très courte durée et la mort arrive au bout de vingt-quatre heures au plus. L'hémiplégie est très rare, soit parce que les enfants succombent à l'ictus apoplectique avant d'avoir repris connaissance, soit parce que les corps striés et les couches optiques sont rarement le siège de l'hémorragie. Chez les nouveau-nés, on a signalé, comme signes d'un épanchement sanguin dans les hémisphères, une tension subite des fontanelles et une rougeur bleuâtre asphyxique des téguments.

Gerhardt admet que l'hémorragie cérébrale n'est pas fatalement mortelle chez les enfants et qu'elle peut guérir en laissant comme suites des atrophies unilatérales limitées soit à la face, soit à un des membres. Il en donne pour preuve les cicatrices ocreuses, trouvées à l'autopsie du cerveau, dans plusieurs cas d'atrophie unilatérale datant de l'enfance (Voir *Hémiplégie spasmodique infantile*.)

Le *diagnostic* est ordinairement impossible et le *traitement* inutile.

# CHAPITRE VIII

## PHLEBITE ET THROMBOSE DES SINUS

ÉTIOLOGIE. — La thrombose des sinus présente sa plus grande fréquence chez les enfants de deux à quatre ans. Le premier âge, néanmoins, n'en est pas exempt ; ainsi Parrot a observé, chez une fillette cachectique de huit jours, une thrombose des sinus qui avait déterminé une hémorragie sous-arachnoïdienne et ventriculaire.

Elle peut survenir chez les enfants :

1) *Par propagation d'une phlegmasie du voisinage*, telle qu'une otite chronique avec mastoïdite. La thrombo-phlébite des sinus est plus fréquente chez les enfants d'un certain âge et chez les adultes que chez les très jeunes sujets. Körner (1) en a rassemblé 26 cas avant l'âge de dix ans et 56 de dix à vingt ans. Elle siège habituellement dans le sinus latéral, où l'inflammation s'est propagée à travers le tissu osseux.

Plus rarement la phlébite des sinus a pour origine un abcès du cuir chevelu ou une inflammation de la veine ophtalmique qui s'étend au sinus caverneux. Cette phlébite peut avoir été provoquée, soit par un phlegmon orbitaire, soit par une suppuration de la face ou du maxillaire supérieur. Steffen (2) a vu une petite fille de neuf ans succomber à une méningite suppurée avec thrombose du sinus latéral cinq jours après le début d'un érysipèle de la face.

(1) Körner, *loc. cit.*, p. 54.
(2) Steffen, in *Gerhardt's Hanbd. der Kinderkrankh.*, 1885, t. V, 2e partie, p. 311.

2) *Par marasme* dans le cours ou à la fin de la broncho-pneumonie, dans le cours du mal de Pott et surtout chez les nourrissons atteints de choléra infantile. La thrombose cachectique s'est produite 23 fois sur 36 cas réunis par Bouchut, après le développement d'une affection pulmonaire aiguë ou chronique. Barthez et Sanné signalent, parmi les diverses dyscrasies qui ont favorisé la thrombose des sinus, le rachitisme, la tuberculose, l'affaiblissement qui accompagne la convalescence d'une maladie aiguë (rougeole, scarlatine).

La thrombose dite marastique est toujours consécutive à une endophlébite de cause infectieuse. Le streptocoque a été trouvé par Thiercelin (1), dans trois cas observés chez des nourrissons atteints de gastro-entérite, et le pneumocoque, par Claude (2), dans un cas d'hémorragie méningée avec thrombose des veines encéphaliques, suite de broncho-pneumonie.

ANATOMIE PATHOLOGIQUE. — Le sinus droit et les sinus latéraux sont le siège ordinaire de la thrombose, qui peut s'étendre aussi, mais plus rarement, au sinus longitudinal supérieur et inférieur, et exceptionnellement aux sinus pétreux et caverneux (Gerhardt). Les veines qui vont se rendre aux sinus obstrués par la thrombose, sont sinueuses, gorgées d'un sang noir liquide ou coagulé. Dans la partie correspondante de l'encéphale, on constate de l'œdème du tissu cellulaire sous-arachnoïdien, souvent de l'œdème cérébral, parfois des hémorragies dans la grande cavité de l'arachnoïde, sous la pie-mère ou dans l'épaisseur des hémisphères cérébraux.

L'oblitération permanente ou transitoire des veines ou des sinus semble, dans les hémorragies et les ramollissements de l'enfance, jouer un rôle important. Hutinel a montré que le plus souvent, chez les nouveau-nés, le ramollissement rouge était dû à des thromboses des veines cérébrales. Gowers pense que, lorsque la thrombose reste limitée aux veines superficielles du cerveau qui se jettent dans le sinus longitudinal, la lésion est parfois compatible avec une survie de l'enfant et pourrait être la cause de certaines scléroses atrophiques dans les territoires vasculaires qui en dépendent.

Les parois des sinus sont habituellement exemptes de lésions apparentes, ce qui justifie le nom de thrombose donné à cette lésion, la coagulation étant le fait primitif. Le caillot néanmoins peut être, suivant la durée de la maladie, plus ou moins adhérent à la paroi.

La suppuration du caillot est fréquente dans la forme septique, et s'accompagne alors de méningite suppurée ou d'abcès encéphalique.

Comme lésions concomitantes, on a signalé les infarctus hémorragiques et les abcès métastatiques du poumon (Langenbeck, Fritz, Steiner, Tonnellé).

(1) Thiercelin, *Thèse de Paris*. 1894.
(2) Claude, *Rev. mens. des mal. de l'enf.*, 1895, p. 343.

SYMPTOMES et DIAGNOSTIC. — La thrombose des sinus étant une affection presque toujours secondaire, sa marche et ses symptômes varient suivant la nature de la maladie primitive ou des complications (hémorragie méningée ou cérébrale, œdème cérébral, pyémie, etc.).

Dans le cours du choléra infantile ou chez un jeune enfant cachectique, il faut penser à la possibilité d'une thrombose des sinus, quand apparaissent des accidents nerveux, tels que la somnolence, le coma, les convulsions, le strabisme ou l'opisthotonos. La probabilité sera plus grande encore, si en même temps il y a affaissement de la grande fontanelle et chevauchement des os du crâne.

Dans certains cas, on pourra reconnaître pendant la vie le siège de l'oblitération veineuse à quelques signes particuliers. C'est ainsi que, lorsque la thrombose siège dans le sinus longitudinal supérieur, on observe parfois de la cyanose du visage avec dilatation des veines temporales et frontales, des épistaxis, ainsi que des sueurs circonscrites au front et au nez (Fritz, Dusch, Steiner). Quand c'est le sinus latéral qui est le siège de la maladie et que l'oblitération s'étend jusqu'au golfe de la veine jugulaire, par les sinus pétreux inférieurs, les veines jugulaires du côté malade sont souvent affaissées et moins apparentes que du côté opposé (Gerhardt); ce signe n'est d'ailleurs pas constant. Quand le caillot obturateur se prolonge du sinus latéral dans les veines auriculaires postérieures par les veines émissaires de l'apophyse mastoïde, on voit apparaître derrière l'oreille, un œdème dur et douloureux, circonscrit à la région mastoïdienne (Griesinger, Mohs). La thrombose d'un des sinus caverneux s'est manifestée dans un cas par de l'exophtalmie du côté malade (Huguenin), dans un autre cas par l'œdème de la paupière supérieure et de toute la moitié correspondante de la face (Genouville). S'il y a en même temps compression des nerfs de l'orbite, on observera la paralysie ou la contracture des muscles de l'œil (Heubner); ce dernier phénomène a été signalé plutôt chez les adultes que chez les enfants. Bouchut a constaté à l'ophtalmoscope, dans un cas, des lésions rétiniennes qu'il rapporte à la thrombose des veines de la rétine.

Les thrombo-phlébites qui surviennent dans le cours de l'*otorrhée* avec mastoïdite, présentent parfois une symptomatologie assez caractéristique pour permettre au chirurgien d'en faire le diagnostic et d'intervenir activement. La céphalalgie manque rarement, du moins au début, ainsi que les vomissements. Si la maladie ne se complique ni de méningite ni d'abcès cérébral, la connaissance est conservée jusqu'à la fin, à moins qu'il ne survienne une pyémie aiguë; les convulsions sont rares. L'œdème douloureux, circonscrit à la partie postérieure de l'apophyse mastoïde (signe de Griesinger) est fréquent. On peut sentir parfois un cordon dur et sensible, formé par la veine jugulaire enflammée par extension de la thrombose du sinus latéral; il y a toujours alors œdème douloureux du cou du même côté, et l'enfant incline volontiers la tête du côté malade, pour éviter la souffrance provoquée par la torsion du cou. Parfois même, la déglutition détermine une sensation douloureuse du côté occupé par l'infiltration.

La maladie se complique souvent de symptômes généraux d'infection purulente. Elle est annoncée par des accès de fièvre à type quotidien ou double quotidien précédés parfois de grands frissons, qui font défaut plus souvent chez l'enfant que chez l'adulte. La rate est augmentée de volume ; les embolies pulmonaires sont fréquentes et peuvent déterminer la mort par l'obstruction circulatoire ou par des complications telles que la pleurésie purulente ou le pyopneumothorax. Dans une observation de Ballance (1), la mort paraît avoir été déterminée par un abcès métastatique dans le larynx.

La durée de la maladie dépasse rarement trois semaines ; elle peut s'étendre d'une semaine à un ou deux mois.

PRONOSTIC. — La mort est la terminaison presque fatale de la phlébite des sinus. Elle arrive dans certains cas déjà au bout de deux ou trois semaines ; Griesinger a cité quelques cas de guérison spontanée, mais le diagnostic était alors discutable. Aujourd'hui l'intervention chirurgicale a donné plusieurs fois des résultats favorables.

TRAITEMENT. — Les toniques et les stimulants forment la base de la prophylaxie et du traitement de la thrombose par cachexie.

Dans les otorrhées chroniques, il faut prévenir le développement de la carie du rocher et des accidents cérébraux par un traitement antiseptique. Le sulfate de quinine, les dérivatifs sur le tube digestif et la glace sur la tête sont particulièrement indiqués dans la forme inflammatoire et pyémique.

La phlébite du sinus latéral a été guérie dans plusieurs cas par une opération qui consiste dans la trépanation de l'apophyse mastoïde, l'ouverture du sinus latéral, l'enlèvement des caillots puriformes, la désinfection au sublimé et le tamponnement à la gaze iodoformée. Voss (2) a guéri ainsi une petite fille de trois ans et demi qui souffrait d'une otorrhée depuis deux ans. Mac-Ewen (3) a obtenu douze guérisons chez des sujets de tout âge.

(1) Ballance, *Lancet*, 17 mai 1890.
(2) Voss, *D. med. Woch.*, 1893, p. 1239.
(3) Mac-Ewen, *loc. cit.*, p. 335.

# CHAPITRE IX

## HYDROCÉPHALIE

On a décrit sous le nom d'*hydrocéphalie* ou d'*hydrencéphalie* tous les épanchements de sérosité qui peuvent se faire chez les enfants à l'intérieur de la boîte cranienne, qu'ils siègent dans la grande cavité arachnoïdienne, dans la pie-mère, dans les ventricules ou dans la substance cérébrale. Les auteurs admettent deux formes principales de la maladie : l'*hydrocéphalie aiguë* et l'*hydrocéphalie chronique*. Nous ne parlons ici que de la seconde, la première ayant été décrite à propos de la *méningite aiguë*.

ÉTIOLOGIE. — On distingue deux variétés d'hydrocéphalie chronique, l'une *congénitale*, qui se développe pendant la vie intra-utérine, après la fin du septième mois, l'autre *acquise*, qui n'apparaît que quelques mois ou quelques années après la naissance (1).

**Hydrocéphalie congénitale.** — Les causes de l'hydrocéphalie congénitale sont très obscures, comme celles de toutes les monstruosités. Gœlis regarde l'âge avancé des parents, l'abus des boissons spiritueuses chez le père, comme des causes prédisposantes. Le seul fait bien avéré est l'existence concomitante de l'hydrocéphalie chez plusieurs enfants de la même famille. Quand une femme est accouchée d'un hydrocéphale, on peut craindre que les enfants qu'elle aura dans la suite ne soient atteints de la même maladie ou ne soient idiots ; Gœlis rapporte l'histoire d'une femme qui aurait mis successivement au monde six hydrocéphales.

Fournier fait remarquer la fréquente coïncidence de la *syphilis* chez le père et de l'hydrocéphalie chez les enfants, sans en conclure toutefois que l'hydrocéphalie résulte d'une inflammation spécifique. Sandoz (2) relate quatre observations d'enfants atteints de syphilis héréditaire incontestable avec hydrocéphalie congénitale, dont trois ont succombé malgré un traitement spécifique, et chez lesquels la seule lésion pouvant expliquer l'hydrocéphalie était une inflammation chronique de l'épendyme et des plexus choroïdes. A ces quatre cas observés dans le service du professeur Demme, il en ajoute cinq autres empruntés à Baerensprung (3). Siemerling (4) a

(1) Consulter à ce sujet l'excellente monographie de d'Astros : *les Hydrocéphalies*, Paris, 1898, et le Mémoire d'Haushalter et Thiry in *Revue de méd.*, 1897, p. 624.

(2) Sandoz, *Revue méd. de la Suisse rom.*, 1886, p. 713, et *Thèse de Berne*, 1886.

(3) Baerensprung, *Die hereditäre Syphilis*. Berlin, 1864.

(4) Siemerling, *Arch. f. Psychiatr.*, 1888, t. XIX, p. 401.

trouvé également une hydrocéphalie coïncidant avec des granulomes syphilitiques de la base du cerveau et une leptoméningite chronique cérébro-spinale chez une jeune fille de douze ans, atteinte de syphilis héréditaire. D'Astros (1) est venu confirmer, par de nouvelles observations, les faits signalés par Sandoz. On peut donc compter désormais la syphilis comme une des causes de l'hydrocéphalie ventriculaire (voir p. 394).

**Hydrocéphalie acquise.** — L'hydrocéphalie acquise se développe habituellement dans les deux ou trois premières années de l'existence, avant la suture complète des os du crâne. Sur quatre-vingts cas rapportés par Steiner, dix-sept seulement appartiennent à des enfants au-dessus de trois ans.

D'Astros a vu débuter l'hydrocéphalie chez l'enfant à l'âge de sept ans, Barthez et Rilliet, à neuf ans, et Bourneville même à douze ans.

Hydrocéphalie externe. — L'hydrocéphalie externe est toujours acquise et le reliquat d'une hémorragie méningée (voy. p. 439). Elle peut être produite par un traumatisme obstétrical (2). Elle est beaucoup plus rare que l'hydocéphalie interne. Steiner a pu rassembler cent cas d'hydrocéphalie interne, et dix cas seulement d'hydrocéphalie externe.

Hydrocéphalie interne. — Le passage de l'hydrocéphalie aiguë à l'état chronique, sans être fréquent, détermine cependant une des variétés de l'hydrocéphalie acquise.

L'hydrocéphalie peut compliquer les différentes formes de *sclérose cérébrale* qui se développent dans les premières années de la vie. Dans cette forme, le ventricule correspondant à l'hémisphère lésé est plus dilaté que l'autre. L'hydrocéphalie chronique peut se développer à la suite d'une hydrocéphalie aiguë de nature infectieuse. Marfan (3) a observé un cas d'hydrocéphalie consécutive à une phlébite fibro-adhésive du sinus latéral, du sinus caverneux et du pressoir d'Hérophile, survenu dans le cours d'une *gastro-entérite* à l'âge de deux mois. L'enfant présentait à l'âge de dix mois une tête énorme, un tabes spasmodique généralisé et était aveugle ; il fut emporté par une broncho-pneumonie à l'âge de quatorze mois. L'influence étiologique de l'infection gastro-intestinale est très nette également dans une observation de d'Astros, chez un enfant de trois mois atteint de vomissements et de diarrhée verte fétide. Chez une autre enfant, observé par Marfan, l'hydrocéphalie s'était développée à la suite d'une méningite aiguë survenue à l'âge de sept mois, au cours d'une gastro-entérite grave.

Enfin la forme acquise la plus fréquente est l'hydrocéphalie symptomatique de *tumeurs cérébrales*. Les tubercules cérébraux tiennent le premier rang, mais les gliomes, les sarcomes (Bourneville, d'As-

(1 D'Astros, *Revue mens. des mal. de l'enf.*, 1891, p. 481.
(2) Voir *Obs*. VI, d'Haushalter et Thiry.
(3) Marfan, *Sem. méd.*, 1896, p. 234 et 275.

ros), les kystes ou les cysticerques libres, dans la cavité ventriculaire, peuvent produire le même résultat, soit par compression des veines de Galien, soit probablement aussi, dans les cas de tumeurs -tuberculeuses principalement, par l'irritation de la pie-mère qui se transmet dans la toile choroïdienne à l'épendyme des ventricules (Henoch) (1).

Les *tumeurs ganglionnaires du cou* paraissent également pouvoir déterminer dans quelques cas exceptionnels l'hydrocéphalie par compression veineuse. Ainsi Lamotte (2) a donné la relation d'une autopsie d'hydrocéphalie chez une fille de huit ans, dans laquelle deux tumeurs dures, chacune du volume d'un œuf de pigeon, comprimaient la veine cave descendante.

ANATOMIE PATHOLOGIQUE. — L'*épanchement ventriculaire* est habituellement de 250 à 500 grammes ; il est plus considérable dans la variété congénitale que dans la variété acquise ; on l'a vu s'élever, exceptionnellement, dans le premier cas, à dix et même douze litres. Sa composition chimique varie suivant la cause de l'hydrocéphalie. On peut distinguer à ce point de vue deux variétés. Le liquide de l'*hydrocéphalie non inflammatoire* due à une distension du crâne par le liquide céphalo-rachidien, présente les mêmes caractères que ce dernier. Il est limpide, transparent ; il est pauvre en principes fixes ; les phosphates alcalins et le chlorure de sodium y prédominent ; l'albumine y est peu abondante, elle ne dépasse pas la proportion de 1 à 2,5 pour 1000. Dans l'*hydrocéphalie inflammatoire*, le liquide ventriculaire est plus riche en albumine, il est parfois trouble ou laiteux ; Huguenin y a trouvé 3,5 à 3,6 pour 1000 d'albumine. C'est dans les méningites tuberculeuses que le liquide céphalo-rachidien s'est montré le plus riche en albumine à la ponction lombaire (Lichtheim, Freyan). Parfois une hydrocéphalie simple se transforme, dans le cours de la maladie, en hydrocéphalie inflammatoire.

L'*épendyme* est habituellement lisse, pâle et anémié, beaucoup plus rarement épaissi et de couleur laiteuse. Dans le cas d'hydrocéphalie inflammatoire, il est chagriné, parfois épaissi et recouvert de granulations papillaires, qui contiennent des corps amyloïdes en grande quantité (Virchow). Les plexus choroïdes sont pâles, exsangues et renferment, dans quelques cas, de petits kystes.

Les *parois ventriculaires* sont refoulées de toutes parts par le liquide ; la voûte des ventricules latéraux s'amincit considérablement et ne forme souvent plus qu'une couche mince, qui sert de coque membraniforme au kyste intra-ventriculaire. Les couches optiques et les corps striés sont aplatis ; les pédoncules cérébraux sont séparés l'un de l'autre ; le septum lucidum est ramolli, quelquefois déchiré ;

(1) Henoch, *Vorles. über Kinderkrankh.*, 1889, 4° édit., p. 270.
(2) Lamotte, *Chirurgie*, t. II, p. 186.

le liquide communique facilement d'un ventricule à l'autre à traver
les trous de Monro élargis; dans un cas, ces trous avaient le diamètr
d'un œuf de poule (Steiner).

La communication du système ventriculaire et de l'espace sous
arachnoïdien ou du canal vertébral par le trou de Monro, existe dan:
beaucoup de cas d'hydrocéphalie ; dans d'autres, également assez fré
quents, elle n'existe pas, soit par absence congénitale du trou d(
Monro (d'Astros), soit par oblitération de l'aqueduc de Sylvius pa:
des produits inflammatoires (West). Ce fait explique l'insuccès de la
ponction lombaire dans des cas semblables.

La *substance cérébrale* est anémiée ; tantôt d'un aspect brillant e1
nacré, elle laisse sourdre à la coupe des gouttelettes de sérosité
(œdème cérébral) ; tantôt homogène, dense et d'un aspect lardacé,
elle présente une teinte uniforme et ne peut être séparée en substance
blanche et substance grise.

Anton (1) a montré par l'examen microscopique de la substance
cérébrale, que l'atrophie porte principalement sur la substance blanche
des hémisphères et le corps calleux, dont les fibres diminuent de calibre et de nombre; c'est une réduction d'ordre purement trophique.

Dans l'hydrocéphalie congénitale, l'état du cerveau est variable ;
ainsi il est des cas où l'encéphale ne présente aucune altération; il
en est d'autres, plus rares, où l'hydrocéphalie s'accompagne d'une
hypertrophie de quelques parties du cerveau ; dans d'autres cas enfin
il y a arrêt de développement ou destruction de l'encéphale à des
degrés divers (microgyrie, atrophie scléreuse). Tantôt l'*anencépha-
lie hydrocéphalique* atteint exclusivement la voûte des ventricules et
les circonvolutions supérieures qui sont plus ou moins atrophiées,
tantôt elle porte à la fois sur la voûte et sur la base du cerveau
(Cruveilhier).

Le *cervelet* peut présenter aussi des arrêts de développement. Rarement, il fait complètement défaut; il est atrophié ou asymétrique.
Chiari a signalé une malformation du cervelet caractérisée par l'allongement des amygdales et de la partie médiane du lobe inférieur,
sous la forme d'apophyses coniformes qui s'engagent dans le trou
occipital et peuvent déterminer parfois un spina-bifida cervical.

Il existe quelquefois un arrêt de développement de la tente du cerveau, dans d'autres cas une absence complète de la tente du cervelet.
On a signalé, dans certaines hydrocéphalies congénitales précoces,
une obliquité très grande de la gouttière basilaire et une dilatation
du trou occipital dont le diamètre sagittal peut atteindre 4 centimètres (Chiari). Cette hydrocéphalie *tératologique*, qui date en général de la vie embryonnaire, peut coïncider avec d'autres malformations ou d'autres signes de dégénérescence : le spina-bifida, le

_______

(1) G. Anton, *Med. Jahrb.*, t. III, 1888, p. 125.

bec de lièvre, le pied bot, l'ectopie du testicule, l'imperforation de l'anus, etc.

Dans d'autres cas, l'hydrocéphalie relève de processus *pathologiques* qui remontent à la vie fœtale. Ce sont tantôt des kystes osseux ou celluleux, reliquats d'hémorragies, ou des épaississements de l'épendyme qui est parfois épaissi et granuleux ou est recouvert de végétations plus ou moins saillantes ; ces dernières ont été signalées par Sandoz dans des hydrocéphalies congénitales d'origine syphilitique.

Dans l'hydrocéphalie acquise, l'œdème du cerveau et de la pie-mère est habituel ; la déformation des ventricules et de leurs parois est beaucoup moindre que dans la forme congénitale. On trouve souvent des lésions d'*épendymite* chronique ; l'épendyme est épaissi, chagriné à la surface et comme constellé de petites granulations demi-transparentes, qui, au microscope, sont constituées par une prolifération chronique du tissu conjonctif. Dans un cas de Vrolik (1), une fausse membrane tapissait les deux ventricules et avait oblitéré le trou de Monro.

Parfois, les *plexus choroïdes*, qui sont probablement le point d'origine de l'exsudation interventriculaire, sont seuls atteints ; ainsi dans une observation de Claisse et Lévy (2), ils étaient volumineux et avaient l'apparence d'une chenille rugueuse, revêtue de petites granulations composées microscopiquement du tissu normal du plexus, mais très hypertrophié. On trouve souvent des tubercules dans la partie antérieure du cervelet, surtout aux environs du bourrelet du corps calleux, de la glande pituitaire et du vermis superior.

L'atrophie et la *dégénérescence des faisceaux pyramidaux* jusque dans la moelle épinière ont été constatées dans un certain nombre de cas d'hydrocéphalie (Anton, Tuscek et Cramer [3], Haushalter et Thiry [4]), mais non dans tous.

Les *os du crâne* sont presque toujours refoulés excentriquement par le liquide hydrencéphalique ; les sutures sont élargies, et dans l'hydrocéphalie acquise les os de la voûte peuvent se séparer après un commencement de soudure, sous l'influence de la pression centrifuge ; ceux de la base peuvent être aussi distendus et séparés, mais à un degré beaucoup moindre. L'agrandissement du crâne porte surtout sur le diamètre transversal, d'où une *brachycéphalie* d'autant plus prononcée que la maladie est survenue sur un individu plus jeune. Chez certains hydrocéphales présentant une synostose précoce de la suture sagittale, l'ampliation du crâne se fait surtout par les parties postérieures ; il en résulte une déformation appelée *scaphocéphalie*

(1) Vrolik, Traité de l'hydrocéphalie interne. Amsterdam, 1840.
(2) Claisse et Lévy, *Soc. anat.*, séance du 19 mars 1897.
(3) Tuscek et Cramer, *Arch. für Psych.*, t. XX, 1888, p. 354.
(4) Haushalter et Thiry, *Revue de méd.*, août 1897.

par Bourneville (1), dans laquelle le front est bombé en avant, le crâne est aplati transversalement dans la région pariétale et très développé en arrière au niveau du segment occipital ; l'épanchement ventriculaire est en général alors peu abondant et occupe surtout les cornes occipitales. Cette forme d'hydrocéphalie s'accompagne volontiers d'autres signes de dégénérescence, tels que les malformations du cervelet, la microgyrie, les anomalies dans la disposition des scissures, surtout de la scissure de Sylvius. Les os sont souvent amincis, transparents et cèdent sous le doigt, comme s'ils avaient été dépouillés de leurs parties salines (Breschet) ; plus rarement ils sont plus épais qu'à l'état normal. Cet épaississement s'observe surtout dans l'hydrocéphalie congénitale ; il provient d'une suture prématurée des os du crâne qui sont alors plus petits qu'à l'état normal (*microcéphalie*), ou bien il est le résultat d'une ossification tardive et de la formation d'ostéophytes périostaux à la face interne de quelques-uns des os de la voûte cranienne ; dans cette variété, l'ossification n'est presque jamais terminée avant la cinquième année et se fait par l'intermédiaire de points d'ossification complémentaires qui se développent dans l'intervalle élargi des sutures. Ces os wormiens se voient principalement sur la suture lambdoïde et vers l'angle supérieur de l'occipital, ainsi qu'entre l'angle antéro-inférieur du pariétal et l'extrémité supérieure de la grande aile du sphénoïde (Breschet).

SYMPTOMES. — La plupart des hydrocéphales congénitaux meurent dans le sein maternel, à la naissance ou quelques jours après. Il faut distinguer parmi eux les *hydrocéphales à petite tête* (*microcéphales*) dont les fontanelles sont fermées et les sutures ossifiées à la naissance ; leur tête est constamment pointue vers le sommet et déprimée sur les parties latérales, leur front est aplati et leur crâne est couvert de cheveux épais. Ces pauvres êtres meurent au bout de peu d'heures ou de jours au milieu de convulsions, ou bien, quand ils survivent, ils présentent tous les caractères de l'idiotie ; leur visage est stupide, sans expression, leurs yeux sont souvent insensibles à la lumière et dans un état de rotation continuelle ; leur voracité est très grande ; ils ont une voix faible et enrouée ; tout mouvement volontaire leur est étranger, ils paraissent n'avoir qu'une vie purement végétative. Ils dépassent rarement la première année (Breschet). Les *hydrocéphales à grosse tête*, qui sont de beaucoup les plus nombreux, peuvent survivre dans quelques cas exceptionnels, quand il n'y a pas d'arrêt de développement du cerveau et que la quantité de liquide intra-cranien est modérée à la naissance ; leur histoire ne diffère pas alors de celle des enfants dont l'hydrocéphalie est acquise.

(1) Bourneville, Recherches cliniques, etc. *Compte rendu du service de Bicêtre,* pour l'année 1890.

Nous étudierons successivement les modes de début, les signes physiques, les signes rationnels et la marche de l'hydrocéphalie.

**Modes de début.** — Dans l'hydrocéphalie congénitale, l'augmentation du volume de la tête peut exister déjà au moment de la naissance, mais le plus souvent ce n'est qu'au bout d'un certain temps qu'elle devient apparente. Cette période de *latence* peut s'étendre à plusieurs semaines ou même quelques mois.

Dans l'hydrocéphalie acquise, il n'est pas rare de voir cette ampliation précédée par une période aiguë, plus ou moins longue, caractérisée par de la fièvre et des convulsions (hydrocéphalie aiguë), ou bien par une encéphalopathie chronique (tumeur cérébrale).

Ranke (1) a décrit, comme symptôme avant-coureur de l'augmentation de la tête dans l'hydrocéphalie chronique, l'apparition d'une contracture musculaire précoce aussi marquée aux extrémités supérieures qu'aux extrémités inférieures et qui peut s'étendre au tronc.

**Signes physiques.** — Le *développement exagéré du volume de la tête*, seul signe certain de l'hydrocéphalie, ne se fait que lentement et progressivement. Il peut acquérir des dimensions colossales dans certains cas d'hydrocéphalie congénitale ; Rilliet et Barthez ont vu un enfant de quatorze mois, dont le crâne avait 58 centimètres de circonférence ; Steiner a même trouvé 83 centimètres de circonférence chez un enfant de neuf mois. Chez d'autres hydrocéphales, au contraire, le développement de la tête est peu apparent, et le diagnostic de la maladie très difficile.

Le crâne s'élargit le plus souvent symétriquement et dans tous les sens ; dès que l'hydrocéphalie atteint un certain degré et que les sutures s'écartent, l'augmentation du diamètre transversal est très marquée et donne à la tête un aspect caractéristique. Le front s'élève, s'étend, s'avance sur les yeux, en sorte que ceux-ci sont portés en bas et recouverts par la paupière inférieure jusqu'au niveau du centre de la pupille (Boyer). La tête a la forme d'une pyramide à base supérieure, sous laquelle la face pâle et osseuse apparaît en raccourci.

Plus rarement, le développement céphalique est *asymétrique* ; une bosse frontale est plus proéminente que l'autre, l'occiput est aplati, ou bien encore il y a prédominance d'une des bosses pariétales. Cette asymétrie peut être le résultat d'irrégularités dans l'ossification du crâne, de la réunion prématurée de certaines sutures, de la complication du rachitisme ou d'une pression prolongée sur un des côtés de la tête (Steiner). Nous avons décrit plus haut la scaphocéphalie, dans laquelle l'ampliation du crâne se fait suivant le diamètre antéro-postérieur.

Le cuir chevelu est couvert de quelques rares cheveux ; les veines

(1) V. Ranke, *Jahrb. für Kinderheilk.*, 1895, t. XXXIX, p. 374.

sous-cutanées des tempes et du front sont en général très apparentes. Le toucher permet de reconnaître le peu de résistance des os de la voûte du crâne et l'intervalle membraneux qui les sépare ; il est très rare de constater une véritable fluctuation.

Tous ces signes sont plus marqués dans l'hydrocéphalie congénitale que dans l'hydrocéphalie acquise. Quand cette dernière se développe chez des enfants dont les fontanelles sont déjà ossifiées, la tête ne subit pas en général d'ampliation notable ; Rilliet et Barthez ont constaté néanmoins, chez un enfant de neuf ans, qui avait présenté à l'âge de huit ans les premiers symptômes de l'hydrocéphalie, un accroissement énorme de la tête malgré l'ossification des fontanelles.

**Signes fonctionnels.** — Certains troubles fonctionnels sont sous la dépendance directe du volume de la tête. Lorsque celui-ci est considérable, l'enfant a de la peine à la soutenir et préfère rester couché ; Gœlis avait déjà signalé l'immobilité des enfants hydrocéphales qui se tiennent habituellement dans le décubitus dorsal, la tête enfoncée dans les oreillers. Quand les petits malades peuvent marcher, on les voit parfois porter les mains à leur tête, comme pour la soutenir ; leur démarche est mal assurée, leurs mouvements sont lents et peu énergiques.

D'autres symptômes dépendent du degré de compression du cerveau et de l'anémie cérébrale. Ils varient beaucoup suivant les cas. Les hydrocéphales frappent en général par la gravité et l'impassibilité de leurs traits. Leur *intelligence* peut rester intacte parfois jusque dans les derniers temps (Rilliet et Barthez) ; elle est habituellement retardée, diminuée ou même elle fait complètement défaut ; on peut rencontrer chez eux tous les degrés de la déchéance psychique depuis la simplicité d'esprit jusqu'à l'idiotie complète. La *vue* est surtout atteinte ; elle est tantôt diminuée, tantôt complètement abolie. Quelques enfants présentent un strabisme qui est presque toujours convergent ; d'autres ne se font remarquer que par un peu de fixité du regard ou de la myopie (Gerhardt).

On observe des troubles divers de la motilité. Un symptôme qui apparaît souvent de bonne heure est une *faiblesse générale* du système musculaire ; les enfants ne peuvent se tenir ni assis ni debout ; ils apprennent très tard à marcher (Steiner). La *paralysie des membres*, quand elle existe, est toujours partielle et rarement complète.

La *contracture* n'est pas rare chez les jeunes enfants ; elle commence par les doigts, puis gagne rapidement les avant-bras et les membres inférieurs, qui sont tantôt fléchis, tantôt étendus (Rilliet et Barthez).

Plusieurs hydrocéphales sont atteints de paraplégie spasmodique ou de la forme généralisée de la diplégie cérébrale (Voir *Tabes spasmodique*). Une petite fille hydrocéphale, observée à l'âge de dix ans par Haushalter et Thiry, présentait une hémiplégie spasmodique droite, dont le début remontait à une hydrocéphalie aiguë survenue à l'âge de trois mois, dans le cours d'une gastro-entérite. L'enfant était idiote et gâteuse.

Quelquefois le malade est pris de crises de *convulsions*; ces crises peuvent être séparées par plusieurs années d'intervalle; quand elles se répètent et se rapprochent, elles annoncent en général une fin prochaine.

Du côté de la sensibilité, on observe tantôt de l'*anesthésie*, qui est toujours partielle et limitée à un membre ou à un côté du corps, tantôt des *douleurs* telles qu'une céphalalgie qui se manifeste par accès intermittents; ce symptôme paraît lié quelquefois au travail d'ossification du crâne (Rilliet et Barthez).

La *nutrition* et les *fonctions digestives* contrastent en général par leur intégrité avec les fonctions du système nerveux. A part les enfants qui succombent dans les premiers jours de la vie ou ceux qui sont atteints de quelque complication, les hydrocéphales sont le plus souvent gras et bien nourris. L'appétit est plutôt exagéré; la constipation est habituelle, elle est parfois opiniâtre. Néanmoins, vers la fin de la vie, malgré une voracité extraordinaire, les malades maigrissent et ont parfois des selles involontaires.

**Marche. Pronostic.** — Le début de l'hydrocéphalie acquise passe le plus souvent inaperçu; il est quelquefois marqué par un peu de fièvre, de l'irritabilité sensorielle, des vomissements et de la constipation.

La marche de la maladie est essentiellement chronique, mais elle est interrompue par des épisodes aigus, caractérisés par des signes d'irritation cérébrale, tels que l'agitation, le délire, les vomissements, les convulsions épileptiformes qui peuvent disparaître et revenir à intervalles irréguliers sans cause appréciable. D'autres fois une méningite aiguë se déclare et emporte l'enfant en quelques jours, ou bien la mort survient à la suite d'une maladie intercurrente, telle qu'une pneumonie, une entérite ou une fièvre éruptive.

La guérison de l'hydrocéphalie est extrêmement rare; Rilliet et Barthez révoquent en doute sa possibilité. Il est exceptionnel que les enfants dépassent l'âge de cinq ou six ans. La maladie ne rétrograde presque jamais; elle peut, dans quelques cas, devenir stationnaire. Chez les rares hydrocéphales qui ont atteint l'âge adulte, elle était probablement congénitale ou était due à une hémorragie dans la cavité de l'arachnoïde. On a cité néanmoins quelques cas de guérison de l'hydrocéphalie à la suite d'une évacuation spontanée ou artificielle du liquide par les fosses nasales ou les fontanelles.

DIAGNOSTIC. — Le diagnostic de l'hydrocéphalie se fait :

1° Par les *mensurations de la circonférence* du crâne qui permettent de suivre, de mois en mois, l'ampliation anormale de celle-ci. La circonférence normale, à la naissance, est habituellement de 35 à

37 centimètres et augmente en moyenne dans la première année de 10 à 12 centimètres ;

2° Par la forme spéciale de l'ampliation qui se fait suivant tous les diamètres et donne à la tête l'aspect d'un cône renversé, la face paraissant très petite par rapport au crâne ;

3° Par la dépression de la voûte de l'orbite qui enfonce le globe de l'œil sous la paupière supérieure ; ce symptôme ne manque que dans l'hydrocéphalie externe ou dans l'hydrocéphalie interne tardive.

Quand l'ampliation de la tête fait défaut ou est peu marquée, le diagnostic de l'hydrocéphalie est presque impossible ; les symptômes observés, qui relèvent de l'anémie cérébrale par compression, se retrouvent dans un grand nombre d'autres maladies.

Le *rachitisme du crâne* sera difficilement confondu avec l'hydrocéphalie, parce qu'il s'accompagne presque toujours d'autres déformations rachitiques caractéristiques, et parce que l'ampliation des os de la voûte cranienne se fait d'une façon irrégulière, ce qui est exceptionnel dans l'hydrocéphalie ; jamais, dans le rachitisme, on n'observe une augmentation du diamètre bipariétal du crâne, jamais les yeux ne sont déprimés de haut en bas et jamais la cornée n'est recouverte par la paupière inférieure. Rilliet avait cru trouver dans l'auscultation des fontanelles un signe certain pour distinguer les deux maladies ; il paraît démontré que le *souffle céphalique* peut manquer dans le rachitisme et peut exister quelquefois dans l'hydrocéphalie (Roger) (1). Les signes propres à ces deux affections permettront de poser le diagnostic même dans les cas où elles se combinent et coexistent.

Nous avons vu prendre pour une hydrocéphalie un cas d'*hypertrophie générale* du cerveau, compliquée de rachitisme avancé des os du crâne (voir p. 432). Cette erreur, presque inévitable, sera toujours exceptionnelle à cause de la rareté de l'hypertrophie du cerveau.

Quant au diagnostic de la *cause* et du *siège* de l'hydrocéphalie, on en sera réduit à des probabilités, en l'absence de commémoratifs certains. Il faut se rappeler seulement que l'hydrocéphalie interne est beaucoup plus fréquente que l'hydrocéphalie externe, et que l'hydrocéphalie acquise est due, le plus souvent, à la présence d'une tumeur cérébrale.


TRAITEMENT. — Parmi les nombreux moyens médicaux recommandés contre l'hydrocéphalie, le seul qui mérite quelque confiance est l'emploi des frictions avec l'*onguent napolitain*, quand elles sont pratiquées pendant la première période de l'affection. Fede (2) a ob-

----

(1) Roger, Recherches cliniques sur les maladies de l'enfance, t. II, Paris, 1883, p. 282.

(2) Fede, *Arch. ital. di Paediatria*, janvier 1891.

servé, dans 55 cas, une amélioration considérable après deux ou trois
semaines de traitement mercuriel, et Massini en a également obtenu
de bons résultats. Ce traitement alternera avec l'emploi de l'iodure
(0,20 à 0,30 d'iodure de sodium par jour) dans les cas où l'on pourra
soupçonner que l'hydrocéphalie est d'origine syphilitique.

Le *traitement chirurgical* de l'hydrocéphalie est très aléatoire et ne
paraît indiqué que dans un nombre de cas restreint, malgré les progrès incontestables que lui a fait faire la méthode antiseptique. Nui-
jens(1), en 1894, réunit trente-sept observations d'opérations diverses
tentées contre l'hydrocéphalie, la ponction, le drainage, l'injection
iodée, toutes terminées par la mort.

La *ponction ventriculaire* était déjà connue des anciens. Dans le
siècle dernier, elle fut pratiquée en Angleterre par Dean Swift et
dans la première moitié de notre siècle par un certain nombre
de médecins. West (2), dans son mémoire de 1842, avait pu rassembler 50 observations de malades traités par les ponctions capillaires avec 16 succès; sur ce nombre, il n'en compte guère que 4
comme succès définitifs et conclut qu'on fait souvent trop bon marché
du péril immédiat qui se rattache à cette opération. Les accidents
opératoires (convulsions, collapsus avec cyanose) se sont souvent
terminés par la mort; les enfants qui résistent aux premières ponctions finissent en général par succomber. Nous avons vu à Paris, à
l'hôpital Beaujon, un cas où les ponctions furent pratiquées dans les
meilleures conditions possibles, avec le trocart capillaire et l'aspirateur de Dieulafoy. On fit, suivant le précepte des auteurs, des ponctions successives en ne retirant chaque fois qu'une petite quantité
de liquide. L'enfant, qui n'avait pas deux ans et avait été très bien
portant jusque-là, fut emporté par des accidents cérébraux inflammatoires, quelques semaines après le début du traitement.

Nous ne comprenons l'indication de la ponction que dans l'hydrocéphalie acquise, et surtout dans cette forme spéciale à la première
enfance qui succède à une hydrocéphalie aiguë, toxi-infectieuse,
puisqu'en pareil cas on peut espérer, si la ponction réussit, une *res-
titutio ad integrum*. Nous citerons, à l'appui de cette indication, deux
observations intéressantes de Schilling (3). Dans le premier cas,
l'auteur se décida à intervenir déjà quatre jours après le début de
l'affection aiguë, parce que l'enfant, âgé de trois mois, devenait somnolent, refusait toute nourriture et avait une fontanelle fortement tendue.
Quoiqu'il n'eût retiré, par la ponction, que 200 ou 300 grammes
de liquide, l'amélioration fut immédiate et le malade finit par guérir
définitivement. Dans le second cas, la ponction fut faite trois mois
après le début d'une hydrocéphalie aiguë, survenue dans le cours

(1) Nuijens, in *Centralblatt für Chir.*, 1894, n° 42.
(2) West, *London med. Gaz.*, 1842.
(3) Schilling, *Münch. med. Woch.*, 1896, p. 8.

d'une attaque d'influenza ; elle fut pratiquée une première fois dans le ventricule gauche ; on dut l'interrompre, après avoir retiré 300 grammes, parce que l'enfant fut pris de convulsions violentes et était tombé dans un état de collapsus inquiétant. Huit jours après, la ponction du ventricule droit donna 270 grammes. La guérison fut complète et rapide ; trois ans après, l'enfant jouissait d'une intelligence remarquable et d'une santé parfaite.

La ponction doit être pratiquée· aseptiquement, avec un trocart capillaire, au niveau de la fontanelle, à 3 ou 4 centimètres en dehors de la ligne médiane pour éviter le sinus longitudinal.

La *trépano-ponction*, suivie du *drainage*, comporte des dangers d'infection encore plus sérieux (Pott) (1). Elle a donné quelques succès entre les mains de Keen (2), de Mayo Robson (3) et de Broca (4).

La *ponction lombaire* est l'opération la moins grave, mais elle est souvent inefficace.

# CHAPITRE X

## TUMEURS DE L'ENCÉPHALE

ÉTIOLOGIE. — Les *tubercules de l'encéphale* forment la majorité des tumeurs trouvées dans la masse encéphalique chez les enfants (5). Exceptionnels avant trois ans (Rilliet et Barthez), ils atteignent leur maximum de fréquence entre trois et cinq ans et deviennent rares après sept ans. L'un de nous, M. d'Espine, a eu cependant l'occasion d'observer des convulsions chez un enfant de onze mois, qui se renouvelèrent à treize mois et furent mortelles. Il trouva à l'autopsie quelques tubercules disséminés dans la substance grise des circonvolutions; deux d'entre eux siégeaient au niveau de la zone motrice. Les tubercules cérébraux se développent plus souvent chez les garçons que chez les filles, et presque toujours chez des enfants prédisposés par l'hérédité ou exposés à la contagion tuberculeuse.

Les autres tumeurs cérébrales : *gliomes, sarcomes, carcinomes, cysticerques, échinocoques*, etc., sont plus rares.

Le *traumatisme* joue un rôle important dans l'étiologie des gliomes. Ces tumeurs se développent avec une extrême lenteur. Fürstner et

(1) Pott, *Jahrb. für Kinderheilk.*, 1890, t. XXXI, p. 34.
(2) Keen, *Lancet*, 19 sept. 1890.
(3) Mayo Robson, *Brit. med. Journ.*, 6 déc. 1890.
(4) Broca, *Revue de chir.*, 1891, p. 41.
(5) Dans une statistique établie par Starr (*Med. News*, 12 janvier 1889), sur 300 cas de tumeurs cérébrales observées chez des sujets au-dessous de dix-neuf ans, on trouve 152 tumeurs tuberculeuses, 86 tumeurs malignes, 30 kystes, 2 gommes et 30 tumeurs sans indication précise.

Stühlinger (1) ont démontré pour trois cas de gliomes, qu'ils ont constatés chez les adultes, que l'origine de ces tumeurs devait remonter
à la première enfance et se rattachait probablement à une ancienne
leptoméningite. Kirmisson et de Salis ont soutenu également le rôle
du traumatisme cranien dans la genèse des tubercules cérébraux.
Nous avons indiqué à l'article *Tuberculose* le rôle des causes irritantes sur les localications tuberculeuses, mais il faut tenir compte
des coïncidences, et les observations qui ont été publiées par ces auteurs prêtent le flanc à cette objection.

ANATOMIE PATHOLOGIQUE. — 1. **Tubercules.** — Les tubercules siègent à peu près aussi souvent dans le cervelet que dans le
cerveau et parfois simultanément dans ces deux organes; on les a
trouvés plus rarement dans le bulbe ou le mésocéphale; ils coïncidaient alors généralement avec des tubercules des hémisphères (Rilliet
et Barthez). L'un de nous, M. D'Espine, a observé néanmoins un
cas de tubercule de la protubérance, sans tubercules dans le cerveau.
La substance grise des circonvolutions et la substance blanche avoisinante sont leur siège de prédilection, mais on peut en rencontrer
également dans le centre ovale, les corps striés, les couches optiques, etc. Dans un cas observé par Hutinel (2), les tubercules étaient
disséminés dans le corps strié, dans le cervelet, dans le centre ovale,
et étaient accompagnés de deux tubercules dans la moelle épinière.

Le plus souvent, on trouve, au milieu de la substance cérébrale
et faisant corps avec elle, une, deux ou trois tumeurs régulières, arrondies, de la grosseur d'une noisette; plus rarement ce sont
des masses volumineuses, irrégulières, atteignant la grosseur d'un
œuf de poule ou même du poing, et provenant de la fusion de plusieurs tubercules isolés. On a vu de ces masses énormes remplir
presque complètement un des hémisphères. Ces tumeurs sont dures
et compactes; elles offrent à la coupe un centre jaune, caséeux,
sec ou ramolli, et une couche périphérique grise, demi-transparente,
qui se continue directement avec le tissu cérébral. Parfois elles présentent une teinte verdâtre et une disposition en couches concentriques (Rilliet et Barthez).

Ces tumeurs sont-elles constituées par une agglomération de vraies
granulations ou par une encéphalite tuberculeuse? Il n'est pas toujours facile de le dire. D'après Cornil et Ranvier, la partie du cerveau
qui entoure le tubercule présente tous les degrés d'une prolifération
active de la névroglie et en particulier de grosses cellules à plusieurs
noyaux; les vaisseaux qui pénètrent dans la masse du tubercule
sont tous oblitérés par de la fibrine et par la prolifération de leur gaine
lymphatique. Le tubercule lui-même est formé, comme dans tous les

(1) Fürstner et Stühlinger, *Arch. für Psych.*, 1886, t. XVII, p. 1.
(2) Hutinel, *Bull. de la Soc. anat.*, 1874, p. 618.

autres organes, de petits éléments unis par de la matière granuleuse et présente au centre la dégénérescence caséeuse. Dans quelques cas rares, les tubercules du cerveau deviennent crétacés ; Rilliet et Barthez n'ont rencontré que deux fois cette transformation calcaire. En dehors de la zone tuberculeuse, le tissu nerveux est tantôt parfaitement normal, tantôt ramolli par l'œdème cérébral ou injecté et parsemé de petits foyers d'hémorragie capillaire.

Les tubercules cérébraux coïncident souvent avec des *tubercules méningés* et parfois avec la *méningite tuberculeuse.*

L'*hydrocéphalie interne* est une complication très fréquente de ces tumeurs, surtout quand celles-ci occupent le voisinage du vermis superior et gênent la circulation en retour par la compression des veines de Galien.

Les tubercules encéphaliques sont presque toujours accompagnés de tubercules dans d'autres organes ; ceux-ci siègent alors, le plus souvent, dans les ganglions bronchiques, dans les ganglions mésentériques ou dans les poumons.

2. **Tumeurs parasitaires.** — Les *kystes à échinocoques* de l'encéphale ont été observés quelquefois dans la seconde enfance ; un tiers à peu près des cas rapportés par Davaine (1) appartient à cet âge. Ils siègent tantôt dans la dure-mère, tantôt dans le cerveau ; on les trouve alors presque toujours dans les ventricules latéraux, où ils peuvent acquérir des dimensions considérables. Ces kystes présentent parfois plusieurs poches et peuvent coïncider avec des hydatides du foie. Ils ont une marche lentement progressive, qui peut amener par compression une atrophie des parties encéphaliques avoisinantes. Dans un cas observé par Roger, la tumeur était partie de la selle turcique qu'elle avait déprimée, s'était étendue au quatrième ventricule et avait pénétré de là dans les deux ventricules latéraux, où elle avait atteint un grand développement et atrophié le lobe rontal. Dans les cas de Reeb (2) et de Moulinié, le kyste avait fait saillie sous la voûte cranienne, qu'il avait perforée par compression.

Le *cysticercus cellulosæ,* qui est le scolex du tænia solium, peut s'enkyster dans l'encéphale. On le trouve sous la forme de petites vésicules solitaires, tantôt à la surface du cerveau dans la substance grise, tantôt dans les ganglions centraux ou le cervelet, tantôt dans les ventricules. Damaschino (3) en a observé un dans le quatrième ventricule chez une petite fille de six ans, et G. Merckel (4) en a trouvé un à l'entrée du troisième ventricule. Gerhardt a pu rassembler douze cas de cysticerques encéphaliques trouvés chez les enfants ;

(1) Davaine, Traité des entozoaires, 1877, p. 696.
(2) Reeb, *Centralblatt für die med. Wiss.*, 1872, p. 9.
(3) Damaschino, *Union méd.*, 1865, t. I, p. 476.
(4) G. Merckel, *Deut. Arch. für klin. Med.*, 1867, t. III, p. 297.

dans aucun on n'avait signalé la présence du tænia dans l'intestin. Les kystes auxquels donnent naissance les cysticerques ne sont jamais aussi volumineux que les kystes à échinocoques. Le cysticerque peut rester vivant dans l'encéphale pendant trois à six années. Il exerce sur la substance qui l'entoure une action irritative qui se traduit par une adhérence des méninges à la surface du cerveau et par de l'hydrocéphalie inflammatoire dans les ventricules.

3. **Cancer.** — Le *carcinome* encéphalique a été observé surtout comme extension d'un fongus de la dure-mère (Ecklund et Björkmann) (1) ou comme métastase d'un carcinome situé ailleurs (Nobiling) (2).

Le *sarcome*, qui est la forme la plus habituelle du cancer dans l'enfance, ne se développe en général dans la masse encéphalique, que secondairement à un sarcome de l'œil. Nous avons pu cependant recueillir 46 observations de tumeurs malignes primitives de l'encéphale relatives à des enfants (voir *Tumeurs malignes*, p. 320); c'étaient le plus souvent des glio-sarcomes, mais d'autres formes de tumeurs ont été aussi observées. Rothmund (3) a trouvé dans le cerveau d'une jeune fille de treize ans, qui souffrait depuis longtemps de céphalalgie et de crises de vomissements, un sarcome primitif à éléments fusiformes, de la grosseur d'un œuf de poule ; cette tumeur siégeait dans la partie postérieure des hémisphères cérébraux, au-dessus des ventricules latéraux. Breton (4) rapporte un cas de glio-sarcome de la dure-mère, observé chez un enfant de cinq ans, qui, parti de la tente du cervelet, perfora la base du crâne et envoya un prolongement dans le pharynx ; celui-ci détermina des accès de suffocation qui nécessitèrent la trachéotomie.

4. **Gliome.** — Les gliomes vrais ont une marche beaucoup plus lente que les sarcomes. Ils siègent, tantôt dans la substance grise des hémisphères (Gliky [5], Fürstner et Stühlinger), tantôt dans la couche optique (Rendu) (6), tantôt dans le cervelet (Broadbent) (7). Dans un cas de Ross (8), il existait, outre un gliome du vermis superior, une dégénérescence gliomateuse étendue de la moelle épinière. Ces tumeurs peuvent se transformer à la longue en tissu scléreux, présentant parfois une lacune à l'intérieur.

5. **Gommes.** — Les gommes du cerveau sont beaucoup plus rares chez l'enfant que les lésions diffuses produites par les méningites et l'endartérite syphilitique.

<hr>

(1) Ecklund et Björkmann, *Journ. f. Kinderkr.*, 1863, t. XLI, p. 118.
(2) Nobiling, *Ibid.*, 1871, t. LVII, p. 71.
(3) Rothmund, *Klin. Monatschr. für Augenheilk.*, t. XI, sept. 1873.
(4) Breton, *Revue mens. des mal. de l'enfance*, 1892, p. 434.
(5) Gliky, *Deutsch. Arch. für klin. Med.*, 1875, t. XVI, p. 463.
(6) Rendu, *Bull. de la Soc. méd. des hôp.*, 1878, p. 237.
(7) Broadbent, *Clin. Soc. Trans.*, 1872. t. V, p. 66.
(8) Ross, *Brit. med. Journ.*, 8 déc. 1877.

SYMPTOMES et MARCHE. — Souvent les tumeurs cérébrales ne se révèlent pendant la vie par aucun symptôme appréciable; c'est ce qui se passe habituellement pour les tumeurs qui siègent dans la substance blanche des hémisphères, pour celles surtout dont le volume ne dépasse pas la grosseur d'un poids (Ladame [1], Fleischmann [2]) et pour certaines tumeurs médianes des pédoncules ou du pont de Varole, qui écartent les cordons nerveux sans les léser ou les comprimer. La lenteur du développement du néoplasme, l'absence de congestion, d'inflammation ou de ramollissement du tissu cérébral ambiant jouent un rôle encore plus important dans cette absence de symptômes que la nature ou le volume de la tumeur.

D'autres fois, les tumeurs encéphaliques, latentes pendant tout le temps de leur développement, se révèlent peu de temps avant la mort par des convulsions, du coma ou une attaque apoplectique; ou bien encore un seul symptôme éveille l'attention pendant le cours de la maladie et fait soupçonner par sa persistance l'existence de la tumeur. Souvent c'est une céphalalgie opiniâtre et fixe ou revenant irrégulièrement sous forme de migraine. D'autres fois, c'est un spasme musculaire limité; ainsi chez un garçon de deux ans et demi, qui présenta à l'autopsie deux tubercules des hémisphères, on n'observa pendant plusieurs mois d'autre anomalie qu'un léger strabisme convergent (Bares).

Habituellement néanmoins, les tumeurs cérébrales s'annoncent chez les enfants, comme chez les adultes, par deux sortes de symptômes, les uns communs à toutes les tumeurs de l'encéphale, les autres variables suivant le siège de la tumeur. Nous avons surtout en vue, dans la description qui va suivre, les symptômes observés dans le cas de tubercules cérébraux.

1. **Symptômes communs.** — La *céphalalgie* apparaît de bonne heure. Tantôt elle est générale, tantôt elle se localise dans un des côtés de la tête et siège alors ordinairement du même côté que la tumeur; dans les tumeurs du cervelet, elle occupe souvent l'occiput. Chez les petits enfants, la céphalalgie est difficile à constater; elle ne se révèle que par le froncement des sourcils, la mauvaise humeur, l'agitation et les cris.

Les enfants présentent un *changement de caractère*; ils deviennent silencieux, irascibles et grognons. Leur teint perd sa fraîcheur, leur peau devient rugueuse, et leur visage se couvre parfois de taches de rousseur.

A ces symptômes banaux des premiers temps viennent se joindre bientôt des accidents nerveux d'une plus grave portée; les plus fréquents sont les *convulsions*. Tantôt véritables attaques épileptiformes avec coma et stades bien reconnaissables, symptôme très

(1) Ladame, *Thèse de Würzburg*, 1865.
(2) Fleischmann, *Oesterr. Jahrb. für Päd.*, 1872, t. II, p. 105.

fréquent des tumeurs cérébrales, quel que soit leur siège, tantôt convulsions partielles limitées à l'œil, aux muscles de la face, au membre supérieur, et comme telles, symptôme précieux de localisation dans la zone motrice corticale; elles peuvent se renouveler souvent, sans cause appréciable, et être suivies de paralysies passagères dans les muscles affectés.

Entre les attaques, il est rare que l'enfant jouisse d'une santé parfaite; il *vomit* facilement, perd l'appétit, se plaint de la tête et est constipé. Sa démarche est parfois mal assurée dans les jours qui suivent l'attaque; il est pris de *vertiges* persistants et de trouble dans les idées. D'autres fois, surtout chez les malades qui sont atteints de tumeurs siégeant dans l'écorce cérébrale, à la région antérieure et supérieure des hémisphères, on observe dans le membre supérieur ou inférieur des *tremblements*, des spasmes et même de l'hémichorée.

Parfois on voit survenir de véritables *paralysies* à forme hémiplégique, qui viennent affirmer l'existence d'une lésion cérébrale. Tantôt c'est une hémiplégie totale avec perte du sentiment et du mouvement, tantôt et plus souvent une hémiplégie limitée à la face ou au membre supérieur; ou bien ce sont des phénomènes de paralysie ou de contracture isolés, tels que strabisme, ptosis de la paupière supérieure, dilatation d'une pupille, amaurose.

Les *contractures* sont beaucoup plus rares; elles sont le plus souvent le résultat d'une dégénérescence secondaire de la moelle et ne se développent qu'au bout d'un temps plus ou moins long dans les membres paralysés.

Un des signes objectifs les plus importants de l'existence d'une tumeur cérébrale, quel que soit son siège, est fourni par l'*examen ophtalmoscopique*; c'est la papille de stase (ou papille étranglée), caractérisée par l'existence de veines tortueuses et dilatées, par la saillie de la papille dont les limites sont effacées, par la perte de transparence de celle-ci et par sa teinte grisâtre qui se confond peu à peu avec celle des parties péri-papillaires de la rétine, souvent enfin par de petites hémorragies autour de la papille. Ces altérations entraînent habituellement l'amblyopie. Elles s'observent principalement dans les tumeurs de la base et les tumeurs du cervelet, mais peuvent être produites aussi par des tumeurs de tout siège, qui rétrécissent par leur croissance la capacité intra-cranienne.

L'*hydrocéphalie*, comme nous l'avons dit, peut être une complication des tumeurs qui siègent au niveau de la fente cérébrale de Bichat.

2. **Symptômes spéciaux.** — On peut soupçonner une tumeur du *bulbe*, quand, aux signes généraux des tumeurs encéphaliques, se joignent des troubles de la déglutition et de la respiration.

Les tumeurs du *mésocéphale* s'accompagnent plus facilement que d'autres, d'hémiplégie faciale complète avec lagophtalmie. L'un de nous en a présenté un cas avec autopsie à la Société de Biologie (1). Dans un autre cas, nous avons observé une paralysie de la sixième paire d'un côté et une hémiplégie complète du côté opposé (*paralysie alterne* de Gubler).

Les tumeurs des *pédoncules cérébraux* sont caractérisées par le syndrome de Weber, c'est-à-dire par la paralysie de la troisième paire du même côté que la lésion, et par l'hémiplégie des membres et de la face du côté opposé (cas de Fleischmann).

Les *tumeurs du cervelet* s'accompagnent plus souvent que d'autres d'hydrocéphalie ; on voit alors la fontanelle proéminer et la tête s'élargir dans tous ses diamètres. La céphalalgie occipitale et l'incertitude dans la marche paraissent être aussi plus fréquentes dans les tumeurs de cet organe que dans celles des autres parties de l'encéphale. On a signalé également la fréquence et la persistance des *vomissements* dans les tumeurs du cervelet. La compression exercée par celles-ci sur le bulbe et la protubérance peut amener une parésie des membres.

Dans une observation de Schweinitz (2) se rapportant à des tubercules des deux hémisphères cérébelleux, les symptômes que présenta l'enfant résument assez bien ceux que l'on rencontre le plus fréquemment dans les tumeurs du cervelet : faiblesse progressive des membres inférieurs, névrite optique, vomissements et convulsions. Ce sont plutôt des symptômes de voisinage que des symptômes propres à la lésion cérébelleuse. Dans un cas cité par Vulpian, où le tubercule avait envahi le vermis et une partie de l'hémisphère cérébelleux droit, l'enfant avait une tendance à la rotation à gauche autour de son axe longitudinal. Comme l'a montré Nothnagel, l'ataxie cérébelleuse paraît être en rapport avec des lésions du vermis superior.

Les *tumeurs corticales du cerveau*, qui siègent au niveau de la zone motrice (région rolandique), ne peuvent être diagnostiquées que lorsqu'elles déterminent des attaques d'épilepsie jacksonienne, des monospasmes ou des monoplégies, ou encore de l'aphasie motrice (circonvolution de Broca).

3. **Marche.** — La marche des tumeurs encéphaliques et des tubercules en particulier varie suivant les cas, mais la terminaison est presque toujours fatale au bout d'un temps qui peut s'étendre de quelques mois à un ou trois ans. Les gliomes seuls ont une durée parfois beaucoup plus longue. Quelquefois l'enfant succombe à la suite de convulsions répétées ou d'une attaque apoplectiforme ; d'autres fois le tableau de la maladie se confond avec celui de l'hydrocéphalie interne. Plus rarement apparaissent les symptômes de la méningite tuberculeuse. Enfin l'enfant peut succomber dans le marasme par les progrès de la tuberculisation dans d'autres organes.

(1) A. D'Espine, *Comptes rendus de la Soc. de biol.*, 10 avril 1869.
2) Schweinitz, *Philad. med. Times*, 1887, t. XVII, p. 508.

DIAGNOSTIC. — Le diagnostic des tumeurs cérébrales est impossible dans les cas où la tumeur reste latente pendant toute sa durée, ou bien ne se révèle que par des accidents terminaux; qu'on ne pourra pas distinguer de ceux d'une hémorragie cérébrale ou méningée, ou d'une éclampsie essentielle.

Dans quelques cas où la tumeur détermine des troubles visuels, le diagnostic peut être posé avec une grande certitude par l'examen ophtalmoscopique, comme nous l'avons dit plus haut.

Habituellement les tumeurs et particulièrement les tubercules cérébraux se révèlent par un ensemble de symptômes caractéristiques. « Lorsqu'un enfant scrofuleux a souffert pendant quelque temps de céphalalgie intense, lorsque le mal de tête est suivi de mouvements convulsifs, de quelque affection paralytique, d'amaurose, de contraction musculaire, de vomissements considérables... lorsque ces symptômes se succèdent les uns aux autres, à des intervalles de plusieurs semaines ou de plusieurs mois, nous avons beaucoup de raisons de croire que l'enfant a des tubercules du cerveau. » (Green) (1).

Il est important toutefois de ne pas confondre ces symptômes cérébraux avec de simples *migraines* ou avec la céphalalgie opiniâtre que présentent quelquefois les jeunes filles chlorotiques ou les jeunes garçons fatigués par des travaux intellectuels. Cette dernière peut s'accompagner de photophobie, ainsi que d'une inaptitude complète aux travaux intellectuels (Rilliet et Barthez), mais elle n'est jamais aussi intense que dans les tumeurs cérébrales, et elle coïncide souvent avec des points névralgiques dans d'autres parties du corps, tels que l'épigastre, le dos, les espacee intercostaux; enfin elle cède à un repos intellectuel complet, aux voyages, à l'hydrothérapie, aux bains de mer, etc.

L'*hystérie*, la grande névrose simulatrice (Charcot), peut en imposer aussi dans quelques cas de céphalalgie intense avec spasmes localisés ou paralysie unilatérale pour une tumeur cérébrale. L'absence de troubles oculaires liés à la stase papillaire et de signes de foyer d'une part, la présence des stigmates de l'hystérie de l'autre, permettront d'établir le diagnostic.

Les attaques de l'*épilepsie essentielle* se distingueront facilement des convulsions épileptiformes symptomatiques des tumeurs cérébrales, par le retour complet de la santé après les attaques.

L'*éclampsie* s'observe surtout dans la première enfance, où les tumeurs sont rares, ou bien survient à la suite d'une scarlatine ou de quelque autre affection compliquée d'albuminurie qui suffit à la faire reconnaître. Dans l'éclampsie urémique, la langue est presque toujours chargée et on observe de l'anorexie. Il n'en est pas de même dans les attaques épileptiques qui sont symptomatiques d'une tumeur

_________

(1) Green, *Gaz. méd.*, 14 janvier 1843.

cérébrale, même quand elles s'accompagnent de vomissements.

Quand on fait le diagnostic de tumeur cérébrale, il est important, même chez l'enfant, de ne pas exclure la possibilité d'un *syphilome*, dont on a cité quelques exemples à la suite de la syphilis héréditaire, et d'instituer, comme pierre de touche, le traitement spécifique.

Les *abcès du cerveau* se distingueront des tumeurs cérébrales par leurs commémoratifs (traumatismes, suppurations craniennes, etc.), par leur marche spéciale (période initiale bruyante, suivie d'une période de latence) qui ne présente pas toujours l'aggravation lente et progressive observée dans le cas des tumeurs.

TRAITEMENT. — Le traitement médical ne pourra être que symptomatique en dehors des cas de tumeurs syphilitiques. Il sera dirigé principalement contre la céphalalgie (antipyrine, vessie de glace sur la tête, vésicatoires volants), contre les vomissements (glace à l'intérieur, potion de Rivière) et contre les convulsions (bromure de potassium, chloral).

Il est toujours indiqué d'essayer un traitement spécifique prolongé, soit l'iodure de potassium, soit les frictions mercurielles, avant de se décider à intervenir chirurgicalement.

En cas d'insuccès, Bergmann, Keen, Broca, Chipault, etc., conseillent de tenter une opération, quoique le nombre des tumeurs opérables soit à peine 2 à 4 ou 5 pour 100 (Halewhite [1], Seydel [2]). Et encore faut-il rappeler ici que chez l'enfant la localisation des tumeurs cérébrales se prête moins que chez l'adulte aux tentatives d'ablation. Sur trois cents cas de tumeurs cérébrales, recueillis par Allen Starr (3) chez les enfants, 19 pour 100 seulement se prêtaient par leur siège superficiel à la convexité, à l'opération, tandis que chez l'adulte, la proportion des tumeurs opérables s'éleva à 59 pour 100.

Les succès dans les ablations de tumeurs cérébrales sont d'ailleurs si restreints, que la question de l'intervention devrait être tranchée le plus souvent par la négative, si la *trépanation* par elle-même n'avait pas donné des améliorations sensibles, quel que fût le siège de la tumeur. Cette influence palliative se traduit par la diminution de la céphalalgie et des autres signes de compression cérébrale ; elle s'explique par l'écoulement considérable de liquide céphalo-rachidien qui suit nécessairement toute incision des méninges.

(1) Halewhite, *Guy's Hosp. Rep.*, 1896, t. XL.
(2) Seydel, *Verh. der deutsche Ges. für Chir.*, Berlin, 1892.
(3) Allen Starr, *Brain Surgery*. London, 1894.

# CHAPITRE XI

## HÉMIPLÉGIE CÉRÉBRALE INFANTILE

Les paralysies de l'enfance, qui formaient jadis un vrai chaos sous le nom de *paralysies essentielles*, peuvent être divisées aujourd'hui d'une façon rationnelle, d'après le siège de la lésion, en cérébrales, spinales et périphériques. Ces dernières, dans lesquelles rentrent les paralysies *obstétricales*, sont habituellement d'origine traumatique.

HISTORIQUE. — Le nom d'*hémiplégie spasmodique infantile* a été donné par Heine en 1860 à un syndrome clinique qui se rencontre un peu moins souvent dans l'enfance que la paralysie spinale infantile, et qui, malgré la diversité des causes qui peuvent le produire, est très uniforme dans sa symptomatologie.

L'hémiplégie infantile a été entrevue par les anciens auteurs, Cazauvielh, Lallemand, Cruveilhier, Turner, mais c'est à Charcot et à ses élèves, Cotard, Bourneville, Regnard, Raymond, Oulmont, qu'on doit les contributions cliniques les plus importantes sur cette maladie.

Le premier travail d'ensemble sur cette question a été l'article que lui a consacré l'un de nous, M. D'Espine, dans la troisième édition de ce Manuel (mars 1884), et la thèse inaugurale de Gaudard, un de ses élèves (1).

Quelques mois après, Strümpell (2) décrivait la même maladie sous un nouveau nom, *poliencéphalite aiguë*, qui n'a pas fait fortune, parce qu'il reposait sur une donnée hypothétique, celle d'une lésion inflammatoire de la zone motrice du cerveau, analogue à celle trouvée dans les cornes antérieures de la moelle chez les sujets atteints de paralysie infantile.

D'Espine et Gaudard ont démontré, au contraire, par 15 observations personnelles et 80 observations empruntées aux auteurs, dont plus de la moitié avec autopsie, que l'hémiplégie spasmodique de l'enfance est le résultat de maladies primitives diverses, qui ont pour lien commun d'avoir leur siège dans la zone motrice ou sur le trajet du faisceau pyramidal. Ils ont insisté particulièrement sur le rôle étiologique important des maladies infectieuses.

Depuis lors, de nombreux travaux ont été publiés sur cette maladie. Citons en particulier le travail de Wallenberg (3), qui est basé sur

(1) Gaudard, *Thèse de Genève*, 1884.
(2) Strümpell, *Jahrb. für Kinderheilk.*, 1884, XXII, p. 173.
(3) Wallenberg, *Ibid.*, 1886, XXIV, p. 384.

une statistique de 160 cas, dont 48 avec autopsie, le remarquable article consacré par P. Marie (1) à l'hémiplégie spasmodique et l'ouvrage d'ensemble de Freud sur la paralysie cérébrale infantile (2).

DESCRIPTION CLINIQUE. — Les *phénomènes du début* sont très variables. Tantôt l'hémiplégie apparaît soudainement, avec ou sans perte de connaissance, tantôt, et c'est le cas habituel, elle est le terme, le résultat d'une encéphalopathie plus ou moins grave qui se caractérise par des convulsions épileptiformes et qui s'accompagne parfois d'une fièvre modérée. Les convulsions sont ou bien générales, ou bien partielles. Dans ce dernier cas, le côté qui sera atteint par la paralysie est le siège de secousses rythmiques, surtout dans la face et dans les membres supérieurs, parfois aussi dans la jambe. Cette forme de convulsions, décrite depuis longtemps par Bravais sous le nom d'*épilepsie hémiplégique*, et qui a reçu de Charcot le non d'*épilepsie jacksonienne*, est un symptôme de localisation cérébrale presque pathognomonique; elle indique une lésion *corticale*, cantonnée aux environs de la scissure de Rolando, dans les circonvolutions centrales. C'est en effet un trait particulier à l'histoire de l'hémiplégie infantile, que la prédominance des lésions corticales du cerveau sur les lésions centrales siégeant dans les ganglions opto-striés (3). Ce fait explique aussi pourquoi l'*aphasie* a été observée fréquemment chez les enfants à la suite de l'attaque, quand l'hémiplégie siège à droite, et pourquoi l'hémiplégie atteint surtout la motilité, la sensibilité étant le plus souvent conservée.

Quand on observe un enfant atteint d'hémiplégie infantile dans les premières semaines qui suivent l'attaque, on constate une paralysie *flaccide* avec intégrité de la contractilité électrique faradique et galvanique, paralysie qui atteint son maximum dans le membre supérieur. L'*hémiplégie faciale* n'est pas indiquée dans toutes les observations, mais elle fait rarement défaut; elle est bornée au facial inférieur, comme dans les paralysies de la face d'origine cérébrale, et n'est pas en général très accentuée. Elle s'efface souvent peu de temps après le début. Au membre inférieur, nous avons constaté dans presque toutes nos observations une *exagération notable du réflexe rotulien*.

La *marche* de l'hémiplégie infantile varie suivant la gravité et le siège de la lésion.

Parfois l'hémiplégie disparaît au bout de quelque temps sans laisser de traces, mais c'est l'exception. Nous en avons observé un

(1) Marie, *Dict. encycl. des sc. méd.*, t. XIII, 4ᵉ série, 1886, p. 200.
(2) Freud in Nothnagel, *Spec. Pathol. u. Therap.*, Bd. IX, Vienne, 1897.
(3) Dans la relation de 48 autopsies données par Wallenberg, trois fois seulement on trouve mentionnée une lésion primitive centrale, quatre fois les lésions paraissent avoir été à la fois corticales et centrales, et une fois elles siégeaient dans l'isthme et le bulbe.

exemple chez un enfant d'un an environ atteint d'hémiplégie à la suite
d'une méningo-encéphalite caractérisée par de la fièvre, des vomissements et des convulsions qui durèrent deux ou trois semaines.
L'hémiplégie disparut spontanément au bout de quelques mois;
depuis lors l'enfant s'est développé normalement, sans que rien
puisse faire soupçonner la gravité des accidents de la première
enfance. Cartaz (1) a publié une observation d'hémiplégie traumatique, dans laquelle la guérision a été plus rapide encore. Un
jeune enfant glisse sur le parquet et tombe sur l'occiput; à la suite
de cette chute, et sans qu'il y eût perte de connaissance, on observa
de l'aphasie et une hémiplégie droite complète et flaccide, sans
anesthésie. Deux jours après, les mouvements commencèrent à
revenir dans la jambe, et au bout de cinq jours toute trace de
l'accident avait disparu. On ne peut expliquer un pareil fait que par
la production d'apoplexies capillaires, semblables à celles que Duret
a obtenues mécaniquement dans ses expériences sur la commotion
cérébrale.

Habituellement, l'hémiplégie infantile persiste; elle se présente
alors dans les cas anciens sous deux formes différentes, suivant
l'influence de la lésion cérébrale sur le développement du squelette.

Dans la *forme ordinaire*, qui est la moins grave, il n'y a pas d'arrêt
dans le développement des os. L'atrophie musculaire est peu marquée
et s'explique suffisamment par l'inactivité du membre. La contractilité électrique est normale, le mouvement revient partiellement,
plus au membre inférieur qu'au membre supérieur; les muscles les
plus frappés sont toujours les mêmes : au membre supérieur, ce
sont ceux qui sont innervés par le nerf radial, c'est-à-dire les triceps,
les muscles extenseurs de la main et des doigts, les muscles supina-
teurs; au membre inférieur, les muscles innervés par le sciatique
poplité externe, c'est-à-dire le jambier antérieur, les extenseurs des
orteils et les péroniers. Il résulte de cette inégale répartition de la
paralysie d'une part et de la contracture des antagonistes de l'autre,
des *attitudes* qui ne varient dans les différents cas d'hémiplégie
infantile que par l'intensité de la *contracture*.

En général, les déformations du membre supérieur sont beaucoup
plus marquées que celles du membre inférieur, fait important qui
permet souvent de reconnaître à première vue l'origine cérébrale de
la paralysie. La main et les doigts sont fléchis, l'avant-bras est en
pronation et en flexion sur le bras. Quand l'hémiplégie tend à disparaître ou bien est fruste d'emblée, les mouvements qui reviennent les
derniers et qui habituellement restent imparfaits sont l'abduction du
pouce et en général les mouvements d'opposition du pouce et de
l'index, ainsi que la supination complète de la main. Il en résulte

_______________

(1) Cartaz, *Union médicale*, 1883, p. 664.

une certaine maladresse dans l'usage habituel de la main, qui révèle l'hémiplégie longtemps après l'accident primitif.

Au membre inférieur, l'attitude habituelle est le pied équin varus ; quand la paralysie est légère ou bien a suivi une marche rétrograde, l'enfant finit par bien marcher, mais il reste presque toujours une déviation de la pointe du pied en dedans et un redressement du gros orteil vers le dos du pied. Ce dernier phénomène tient à l'action de l'extenseur propre non paralysé, dont le tendon est raccourci par la chute de la voûte plantaire, due à la paralysie du long péronier.

La *forme atrophique* de la paralysie cérébrale est spéciale au jeune âge. On a bien signalé chez les hémiplégiques adultes des altérations du tissu osseux dans certaines formes de dégénérescence descendante de la moelle (Debove), ainsi que quelques cas rares d'atrophie musculaire par altération des cornes antérieures (Brissaud), mais ces faits sont exceptionnels et ne peuvent se comparer à l'*arrêt de croissance*, connu dans le peuple sous le nom de *décroît*, qui est le résultat de certaines hémiplégies infantiles. C'est le membre supérieur encore ici qui est le plus atteint ou le seul frappé par l'atrophie. Celle-ci atteint l'os dans toutes ses dimensions et se manifeste en particulier par un raccourcissement du membre qui peut atteindre, surtout dans les cas anciens, plusieurs centimètres ; souvent alors on peut voir du côté paralysé une *main* bien conformée, presque normale, et qui ne diffère de la main du côté sain que par des dimensions plus petites.

La *contracture* est en général plus marquée, plus difficile à vaincre que dans la forme ordinaire, et il est rationnel d'admettre qu'en pareil cas elle tient à une sclérose descendante du faisceau pyramidal de la moelle. De là le nom d'*hémiplégie spasmodique* sous lequel Heine a déjà bien décrit cette forme. Les masses musculaires, quoique très réduites parfois, ne disparaissent jamais complètement comme dans les formes analogues de la paralysie spinale ; la contractilité faradique, quoique abaissée, n'est jamais entièrement perdue.

On rencontre souvent dans les cas d'hémiplégie remontant à la première enfance un *aplatissement du crâne* du côté de l'hémisphère atrophié (asymétrie cranienne) (1). Dans un cas d'hémiplégie gauche qui datait du premier âge, nous avons observé une *hémiatrophie* osseuse de la face et du frontal. D'ailleurs, plusieurs cas de la curieuse névrose décrite sous le nom d'*atrophie unilatérale de la face*, nous paraissent rentrer dans la même catégorie de faits.

Les *mouvements anormaux* dans le côté paralysé (hémiathétose, hémichorée) sont fréquents et appartiennent à la caractéristique de

_______

(1) Fisher et Peterson (*New York med. Journ.*, 16 février 1889) ont trouvé dans vingt cas d'hémiplégie cérébrale infantile le volume total du crâne réduit du côté opposé à l'hémiplégie.

l'hémiplégie infantile. Marie établit à ce sujet deux types d'hémiplégiques, les uns avec contracture et déformations prononcées des
membres, sans mouvements anormaux, qui correspondent à notre
forme atrophique, les autres sans atrophie des membres, avec
réflexes tendineux presque normaux, qui présentent une motilité
anormale se traduisant par une suite presque ininterrompue de
mouvements. L'*hémiathétose*, si bien décrite par Oulmont, consiste
en mouvements lents et exagérés, surtout des doigts et des pieds,
cessant habituellement pendant le sommeil, et qu'on peut attribuer
avec Brissaud (1) à l'irritation du faisceau pyramidal non dégé-
néré par la présence du foyer sur son trajet. L'*hémichorée* consiste dans des mouvements à courbes beaucoup plus étendues, qui
s'étendent à tout le membre (presque toujours le membre supérieur).
Elle constituerait, d'après Brissaud, un degré plus avancé du même
phénomène irritatif, indiquant des lésions plus importantes ou plus
profondes. L'existence de petits foyers dans les ganglions centraux
joue probablement un rôle important dans la genèse de l'hémichorée.

Il faut faire néanmoins une restriction importante à la division
admise par Marie. Toute une série de cas légers d'hémiplégie sans
atrophie ne présentent ni hémichorée ni hémiathétose. Nous en sui-
vons un certain nombre depuis plusieurs années, sans avoir vu se développer de mouvements pathologiques.

Les *fonctions intellectuelles* peuvent être absolument normales
chez les enfants hémiplégiques ; c'était le cas, 11 fois sur 12, dans nos
cas personnels ; on peut aussi observer des idiots sans paralysie,
mais il n'en est pas moins vrai que l'atrophie cérébrale partielle est
souvent la conséquence de la lésion primitive qui a déterminé l'hémiplégie, et que l'idiotie, avec tous ses intermédiaires, tels que l'imbé-
cillité, l'intelligence arriérée, accompagne fréquemment l'hémiplégie
infantile, surtout dans sa forme grave, l'atrophie osseuse.

Le côté sur lequel siège l'hémiplégie ne semble pas exercer une influence manifeste sur le degré de la déchéance intellectuelle (Cotard,
Gaudard). Mais, lorsque l'hémiplégie est double, l'idiotie est beaucoup
plus fréquente et plus marquée (voir *Tabes spasmodique*). Les troubles
intellectuels, dans l'hémiplégie infantile, restent en général stationnaires. Bourneville a obtenu cependant quelques succès à Bicêtre dans
l'éducation de cette classe d'arriérés et d'idiots. Mais dans plusieurs cas
la déchéance intellectuelle a continué et a abouti à l'idiotie complète
(Bernhardt, Marie).

L'*aphasie* est observée souvent pendant les premiers moments qui
suivent l'accident primitif, mais il est très rare qu'elle persiste définitivement, l'enfant pouvant encore apprendre à parler avec l'hémisphère non lésé (Cotard). Wallenberg a noté 45 aphasiques sur 94 en-

_______________

(1) Brissaud, *Gaz. hebd.*, 1880, p. 785 et 801.

fants atteints d'hémiplégie droite et 17 aphasiques sur 66 enfants atteints d'hémiplégie gauche. Dans le cas où l'accident est survenu chez des enfants qui ne parlaient pas encore, le langage ne se développe que tardivement et parfois incomplètement. Nous observons, depuis plusieurs années, une enfant très intelligente, mais aphasique, qui, jusqu'à l'âge de neuf ans, ne pouvait s'exprimer que par quelques monosyllables. Depuis lors, l'école et la société d'autres enfants ont développé son vocabulaire. La seule affection nerveuse à laquelle on puisse attribuer l'aphasie dans ce cas, est une encéphalopathie convulsive survenue dans les premières semaines de la vie.

L'*hémianopsie* a été signalée, pour la première fois, par Freud (1) dans le cours de l'hémiplégie infantile ; c'est un symptôme rare. Sachs ne l'a observée que huit fois, Freud et Rie trois fois chez de jeunes enfants où ce symptôme coexistait avec de l'aphasie et une hémiplégie spasmodique. Dans un cas observé par Lammers (2), l'hémianopsie coïncidait également avec l'hémiplégie et l'aphasie ; ces symptômes étaient apparus dans le cours d'une néphrite scarlatineuse et disparurent avant la guérison de la lésion rénale ; il est probable qu'ils avaient été provoqués par un œdème localisé du cerveau. Kœnig (3) a observé également un cas d'hémianopsie passagère dans le cours de l'hémiplégie infantile.

L'*épilepsie* se développe fréquemment dans le cours de l'hémiplégie infantile et contribue aussi pour sa part à abaisser le niveau intellectuel des petits malades. Kœnig (4) l'a notée chez 25 pour 100 des enfants hémiplégiques qu'il a observés. Les crises épileptiformes du début s'apaisent en général après l'accident, et ne reparaissent que plus tard, aux moments physiologiques qui rendent le cerveau particulièrement impressionnable, tels que la première et la seconde dentition ou aux approches de la puberté.

Bourneville et Regnard, qui ont fait une étude spéciale de l'épilepsie partielle symptomatique d'une lésion cérébrale de l'enfance, lui reconnaissent les caractères suivants : l'aura existe presque toujours et a une durée suffisante pour permettre aux malades de ne pas se blesser pendant l'attaque. Il n'y a pas de cri initial. Les mouvements convulsifs toniques et cloniques sont, ou bien limités au côté paralysé, ou bien plus violents et plus prolongés dans ce côté que dans le côté sain. Le stertor est très court et manque parfois. Les attaques ne sont pas suivies de délire épileptique ; la connaissance revient vite. Le petit mal dans l'intervalle des attaques est rare.

Néanmoins toutes ces différences ne tardent pas à disparaître à mesure que l'épilepsie vieillit, et à la longue elles peuvent s'effacer

(1) Freud, *Wien. med. Woch.*, 1889.
(2) V. Lammers, *Thèse de Berlin*, 1890, p. 11.
(3) Kœnig, *Zeitschr. für klin. Med.*, 1895, et *Neurol. Centralbl.*, n° 5.
(4) Kœnig, *D. Zeitschr. f. Nervenheilk.*, 1897, t. XI, p. 230.

entièrement. Les enfants succombent même parfois au bout de quelques années en *état de mal* épileptique.

D'après Wuillamier, les accès d'épilepsie diminuent de fréquence vers l'âge de trente ans et finissent même par disparaître complètement vers quarante ou cinquante ans.

L'épilepsie chez les hémiplégiques infantiles entraîne rarement la démence progressive.

ANATOMIE PATHOLOGIQUE. — Nous distinguerons chez les enfants hémiplégiques, en dehors des tumeurs cérébrales déjà décrites, deux sortes de lésions, les unes primitives, les autres secondaires.

**Lésions primitives.** — De la lésion primitive, il peut ne rester aucune trace ou bien la *cicatrice* trouvée à l'autopsie ne permet pas d'affirmer la nature de l'accident primordial. Dans la plupart des cas, on peut néanmoins reconnaître après la mort l'une des lésions pathogéniques suivantes :

1° D'*anciens foyers* d'hémorragie ou de ramollissement qui se présentent sous la forme de plaques jaunes, de foyers ocreux, d'infiltration cellulaire cicatricielle, de kystes séreux, etc. Dans 12 autopsies faites peu de temps après le début de l'hémiplégie, on a trouvé 7 fois un ramollissement dû à une embolie, et dans 5 cas une hémorragie cérébrale (Wallenberg) ; huit enfants seulement avaient moins de neuf ans. Dans une autopsie faite par E. Revilliod (1) sur un enfant de trois ans et demi, six semaines après le début des accidents, l'artère sylvienne droite était obstruée ; le ramollissement comprenait le lobe frontal et les trois quarts inférieurs du lobe pariétal. Chez les nouveau-nés la thrombose des veines du sinus longitudinal inférieur joue un rôle pathogénique important (Hutinel, Gowers), en déterminant une hémorragie méningée au niveau des circonvolutions centrales. Cette lésion s'observe plus souvent dans la diplégie cérébrale que dans l'hémiplégie.

2° La *porencéphalie* (Kundrat), qui reconnaît souvent, comme nous l'avons vu, une origine analogue (hémorragie ou ramollissement).

3° La *sclérose atrophique lobaire* (Cotard, Richardière).

4° La *sclérose avec hypertrophie du cerveau*, qui est le plus souvent superficielle et se caractérise par des îlots de sclérose disséminés aux environs de la scissure de Rolando (Duval, D'Espine).

5° Des *méningo-encéphalites*, caractérisées au début par la congestion méningée et cérébrale, par le ramollissement de la substance grise et par l'adhérence de celle-ci à la pie-mère, comme nous avons pu le constater au niveau de la zone motrice corticale chez une enfant qui mourut quelques heures après une crise d'épilepsie hémiplégique. Dans les cas anciens, l'existence de la méningo-encéphalite se recon-

(1) E. Revilliod, *Thèse de Paris*, 1886, p. 193.

naît à la présence d'une sclérose atrophique, d'une symphyse méningo-cérébrale, de cicatrices froncées avec ou sans perte de substance, à la surface de l'hémisphère, ou bien, comme l'a observé Bourneville, d'altérations rappelant celles de la paralysie générale ; dans ce cas l'ablation des méninges entraîne toute la couche de substance grise et met à nu la substance blanche atrophiée et indurée des circonvolutions cérébrales.

6° Des *lésions syphilitiques* (endartérite, thrombose, lésions diffuses méningo-encéphaliques).

**Lésions secondaires.** — Charcot a démontré que la sclérose descendante du faisceau pyramidal s'observe quand la lésion primitive siège au niveau de la capsule interne ou quand elle s'étend à une grande partie de la zone motrice corticale en détruisant la substance blanche sous-jacente. L'anatomie pathologique des hémiplégies infantiles fournit les exemples les plus complets et les plus frappants de cette loi. Il n'est pas rare de constater une hémiatrophie de tout l'hémisphère, mais surtout du lobe antérieur et du lobe moyen, et de pouvoir suivre à l'œil nu, à travers le centre ovale et la capsule, les fibres jaunes dégénérées du faisceau pyramidal, de constater plus bas une asymétrie évidente du pédoncule cérébral et de la pyramide du même côté, ainsi qu'une sclérose descendante dans le côté opposé de la moelle. Nous en avons publié plus haut un cas typique (voir *Hypertrophie et sclérose du cerveau*, p. 433). Turner a trouvé dans plusieurs de ces cas une hémiatrophie cérébelleuse croisée. L'hémisphère cérébelleux et le pédoncule cérébelleux moyen correspondant sont atrophiés du côté opposé à l'hémisphère cérébral malade.

En dehors de ces faits, on possède un certain nombre d'observations appartenant à la seconde enfance et qui présentent les lésions vulgaires de l'hémiplégie chez l'adulte. Ainsi, le ramollissement cérébral embolique récent a été constaté plusieurs fois à l'autopsie dans le cours d'une endocardite et, dans un cas d'Henoch, à la suite d'une thrombose des veines pulmonaires. Church (1) a rassemblé 4 cas d'anévrisme des artères cérébrales et, en particulier, de la sylvienne, qui par leur rupture auraient donné lieu à une hémorragie considérable. Ces cas étaient relatifs à des enfants de treize à quinze ans.

ÉTIOLOGIE. — L'étiologie de l'hémiplégie infantile est encore très obscure. Nous ne pouvons relever ici que les circonstances principales dans lesquelles elle peut se produire.

L'hémiplégie *congénitale* est rare ; elle n'a été dûment constatée que dans quelques cas ; le plus souvent elle n'a été que soupçonnée d'après les renseignements souvent incertains donnés par les parents (2).

(1) Church, *St-Bartholomew's Hosp. Rep.*, t. V, p. 202.
(2) Voir pour les observations d'hémiplégie congénitale : Dugès, *Éphémér. méd. de Montpellier*, mars 1826. — Cazauvieilh, *Arch. gén. de méd.*, t. XIV, 1827. —

Deslandes (1) cite le cas d'une femme qui reçut un coup sur le ventre au terme de sa grossesse. L'enfant fut pris de mouvements extraordinaires qui firent penser à des convulsions internes, et la mère accoucha, quelques jours après, d'un enfant mort dont l'hémisphère droit était broyé et réduit à l'état de pulpe sanguinolente. Cette observation prouve que le traumatisme peut être une des causes de l'hémiplégie congénitale, car il est évident que, si les lésions avaient été compatibles avec la vie, l'enfant aurait été hémiplégique.

Dans une observation bien connue de Gibb (2), on constata l'hémiplégie fœtale; une femme, ayant reçu un coup sur le ventre pendant sa grossesse, accoucha trois mois après d'un enfant mort qui avait les articulations du côté gauche si raidies dans la flexion qu'on ne put les étendre sans rompre les tendons; on trouva à l'autopsie dans l'hémisphère droit un caillot ancien et une ecchymose sur la partie correspondante du pariétal.

Les *accouchements laborieux* et les applications de forceps, qui causent souvent des lésions nerveuses périphériques, ne déterminent qu'exceptionnellement des lésions cérébrales suivies d'hémiplégie; Wharton Sinkler en cite cependant deux cas.

La *première enfance*, surtout la période de la première dentition, est l'époque où se produit le plus souvent l'hémiplégie infantile, mais la prédominance de la paralysie cérébrale à cet âge est moins absolue que pour la paralysie spinale. Ainsi, nous avons trouvé à peu près autant d'observations d'hémiplégie infantile qui se sont produites après qu'avant trois ans. L'hémiplégie de la première enfance est en général spontanée, c'est-à-dire que les causes en sont obscures; elle est habituellement accompagnée de fièvre et de symptômes méningitiques.

Nous avons observé deux fois l'hémiplégie infantile dans le cours de la *syphilis héréditaire*. Dans l'un des cas, il s'agissait d'une fillette de seize mois, qui présenta depuis l'âge de trois mois des symptômes spécifiques et qui, à la suite de deux attaques consécutives, devint aphasique et hémiplégique droite; son état s'est amélioré depuis, mais la parole n'est revenue qu'incomplètement. Dans le second cas, l'hémiplégie s'est développée dans la seconde année après des accidents multiples de syphilis héréditaire. L'enfant a été très mal soigné; à l'âge de dix ans, il avait conservé de sa paralysie une atrophie de la main et de la face à gauche. Depuis lors, on a publié plusieurs observations d'hémiplégie chez des hérédo-syphilitiques. Abercrombie (3) en a cité 4 cas dont un avec autopsie (symphyse méningée, artérite de la sylvienne).

Breschet, *Ibid.*, XXV et XXVI, 1831. — Waldenburg, *Berl. klin. Woch.*, t. X, 1873, p. 1. — Klebs, *Oesterr. Jahrb. für Päd.*, 1876, t. I, p. 1.
(1) Voir : Lallemand, Lettres sur l'encéphale, III, p. 222.
(2) Gibb, *Gaz. des hôp.*, 1859, p. 79.
(3) Abercrombie, *Brit. med. Journ.*, 1887, t. I, p. 1323.

L'hémiplégie qui se produit dans la *seconde enfance* est en général accidentelle, due à un traumatisme (10 observations) ou consécutive à une maladie infectieuse. Parmi ces dernières, nous citerons en premier lieu la *scarlatine* (7 observations), dont les complications néphritiques ne sont peut-être pas étrangères à l'accident cérébral. Lammers (1) cite une observation personnelle et 10 observations empruntées à d'autres auteurs, d'hémiplégie survenue à la suite de la scarlatine; dans 8 cas, il y avait complication de néphrite. On a observé aussi l'hémiplégie à la suite de la *rougeole*, de la *variole*, etc.

Nous avons insisté déjà (v. p. 191) sur l'hémiplégie consécutive à la *diphtérie*, et avons montré qu'elle est produite habituellement par une embolie cérébrale favorisée par la thrombose cardiaque, plus rarement par une hémorragie.

Dans d'autres cas, il semble que l'hémiplégie soit survenue sous l'influence d'une cause mécanique qui aurait déterminé une rupture vasculaire et un œdème cérébral; ainsi deux fois elle s'est produite après un violent accès de *coqueluche*, dans deux autres cas, après des convulsions épileptiques qui avaient été plus prolongées et plus violentes que les précédentes.

Parmi les causes possibles de l'hémiplégie infantile après l'âge de trois ans, mentionnons encore les *tumeurs cérébrales* et en particulier les *tubercules solitaires*, dont l'hémiplégie, survenant brusquement, peut être le premier symptôme. Il est rare néanmoins que d'autres symptômes cérébraux ne précèdent pas l'attaque apoplectiforme ou ne se développent pas après elle, et ne permettent pas de faire le diagnostic entre la tumeur cérébrale et l'hémiplégie simple; tels sont une paralysie directe ou alterne d'un nerf cranien, une névrite optique, des vertiges, des vomissements, une céphalalgie persistante, etc.

DIAGNOSTIC. — L'hémiplégie infantile sera toujours facile à distinguer des *paralysies obstétricales* périphériques. Une des formes les plus fréquentes de ces dernières est l'*hémiplégie faciale* produite par la compression du tronc du facial à la sortie de l'aqueduc de Fallope par une des branches du forceps. Sa présence indépendante de tout autre symptôme cérébral, sa disparition spontanée, rapide, ou bien, quand elle persiste, la perte de la contractilité faradique et la contractilité galvanique exagérée au pôle positif (réaction de dégénération d'Erb), enfin son extension au facial supérieur permettront d'affirmer son origine périphérique. Il en sera de même de la *paralysie atrophique du sous-épineux et du deltoïde*, qui succède parfois à des tractions sur le creux axillaire à l'aide des doigts ou d'un crochet.

La *paralysie spinale* infantile affecte plus souvent les extrémités

(1) Lammers, *Thèse de Berlin*, 1890.

inférieures que les extrémités supérieures, tandis que ces dernières
sont toujours plus déformées que les pieds dans l'hémiplégie cérébrale. La paralysie spinale s'acccompagne ordinairement d'une atrophie musculaire considérable et d'une perte plus ou moins complète
de la contractilité électrique, ainsi que du réflexe rotulien, enfin elle
ne se présente qu'exceptionnellement sous la forme hémiplégique et
ne s'accompagne que très rarement d'hémiplégie faciale.

TRAITEMENT. — Le traitement électrique et l'orthopédie sont les
seuls agents à opposer à l'hémiplégie infantile. On ne peut guère
modifier l'état du cerveau quand l'hémiplégie est ancienne, et il est
le plus souvent inutile de traiter la forme atrophique de cette affection.
Mais nous avons obtenu une amélioration notable dans les mouvements et l'usage du membre, dans tous les cas qui ne s'accompagnaient pas d'atrophie ou de contracture trop intenses. C'est le courant
faradique ou plutôt le courant *farado-galvanique* (de Watteville),
localisé aux nerfs et aux muscles paralysés, qui nous a donné les
meilleurs résultats et qui, dans les cas légers, a amené une guérison
complète. Nous croyons que le courant galvanique est de fort peu
d'utilité dans les affections hémiplégiques anciennes.

Le traitement *orthopédique* peut améliorer et guérir parfois les
déformations du pied provenant d'une hémiplégie infantile. Comme
les muscles ne sont pas dégénérés et sont susceptibles de se développer, il suffit de maintenir le pied dans une bonne position et de
faire faire aux muscles affaiblis ou paralysés une gymnastique passive, pour obtenir un bon résultat. Le *sabot de Venel* nous a rendu,
sous ce rapport, d'excellents services.

La *trépanation* a été pratiquée parfois avec succès, dans des cas
d'hémiplégie infantile à symptômes de localisation cérébrale bien nette,
pour guérir l'épilepsie, comme le prouve l'observation d'Angell (1).
Un petit idiot de six ans, atteint d'hémiplégie droite avec atrophie et
d'attaques épileptiques qui avaient commencé dans le bras droit, fut
trépané du côté gauche au niveau du centre du bras, où l'opération
fit constater la présence d'un kyste fluctuant; celui-ci ne fut pas
enlevé, mais mis à nu par l'agrandissement de l'ouverture du
trépan. Le résultat de cette opération fut remarquable ; les
attaques d'épilepsie diminuèrent en nombre et en intensité ; l'état
psychique s'améliora et l'enfant commença à pouvoir se servir de sa
main droite.

(1) Angell, *Journ. of nerv. and ment. diseases*, 1894, t. XIX, p. 657.

# CHAPITRE XII

## TABES SPASMODIQUE INFANTILE

Erb (1) et Charcot (2) ont décrit à peu près en même temps, l'un sous le nom de *paralysie spinale spastique*, l'autre sous celui de *tabes dorsal spasmodique*, une affection médullaire chronique caractérisée par de la paralysie des jambes avec contracture et augmentation des réflexes, sans atrophie musculaire, sans troubles de la sensibilité et des fonctions des sphincters.

Le substratum anatomique probable de cette affection était pour Erb et Charcot une sclérose systématisée des cordons latéraux. Les autopsies de tabes dorsal spasmodique qui ont été faites depuis lors n'ont pas confirmé cette manière de voir (Raymond) (3) et ont démontré qu'il s'agit d'un syndrome clinique produit par des affections variées, plutôt que d'une maladie définie. Le lien commun entre ces affections diverses paraît être une excitation anomale des cellules motrices de la moelle, irritation qui peut être d'ordre purement dynamique (hystérique) ou être transmise à la corne antérieure par les faisceaux pyramidaux irrités sur un point quelconque de leur parcours.

Les conditions spéciales dans lesquelles se produit le tabes spasmodique infantile, doivent séparer son histoire de celle du tabes spasmodique de l'adulte. C'est une affection en général non héréditaire, consécutive à une naissance prématurée ou due à des lésions qui se produisent au moment de l'accouchement ou dans la première enfance et qui gênent le développement normal des faisceaux pyramidaux.

Elle a été décrite pour la première fois sous le nom de *rigidité spasmodique congénitale des membres* par Little (4), qui en distingue déjà une forme spinale et une forme cérébro-spinale. Cette division, adoptée plus tard par Heine, puis par Naef (5), a figuré également dans notre quatrième édition. Feer (6), dans un travail basé sur l'étude de 179 cas de rigidité musculaire congénitale, dont 20 lui sont per-

---

(1) Erb, *Virch. Arch.*, 1877, LXX.

(2) Charcot, Leçons sur les localisations dans les maladies du cerveau et de la moelle. Paris, 1878-1880, p. 365.

(3) Raymond, Art. TABES SPASMODIQUE du *Dict. encycl. des Sc. méd.*, 1885.

(4) Little, Deformities of the human frame, London, 1852, et *Trans. of the obst. Soc. of London*, 1862, III, p. 293. Le nom de *maladie de Little*, proposé par Rupprecht (*Volkmann's klin. Vortr.*, n° 198, 1881) pour caractériser le tabes spasmodique infantile, nous paraît justifié par l'historique.

(5) Naef, *Thèse de Zurich*, 1885.

(6) Feer, *Thèse de Bâle*, 1890.

sonnels, arrive à la conviction que cette division ne peut plus être
soutenue, ni au point de vue pathogénique, ni au point de vue symptomatique. D'autres auteurs, tels que Osler (1), Freud (2), Rosenthal (3), Sachs (4), vont même plus loin et confondent dans une seule
description toutes les paralysies cérébrales de l'enfance, dont ils distinguent trois formes, la forme hémiplégique, la forme diplégique
qui correspond à la forme dite cérébro-spinale du tabes, et la forme
paraplégique correspondant à la forme spinale pure.

Si l'on se place au point de vue symptomatique et didactique, on
ne peut se ranger à cette manière de voir; aussi avons-nous conservé
la division entre l'*hémiplégie cérébrale infantile* décrite dans l'article
précédent, caractérisée avant tout par une paralysie à début brusque,
pouvant, comme celle de l'adulte, se compliquer plus tard de contracture et frappant habituellement aussi bien la face que les membres, et le *tabes spasmodique* caractérisé principalement par la rigidité
spasmodique qui en est parfois la seule manifestation et accessoirement seulement par la parésie plutôt que par une paralysie véritable.

Cette dénomination purement clinique de tabes spasmodique, qui
met bien en relief l'élément « contracture » qui est essentiel dans la
maladie de Little, est bien préférable à celle de *diplégie cérébrale* (5),
qui est en vogue aujourd'hui et à laquelle nous faisons les objections
suivantes, qui nous paraissent importantes. D'abord, ce terme qui
fait penser à une hémiplégie double, s'applique à tort à une maladie
nerveuse dans laquelle la paralysie manque ou joue un rôle secondaire et dans laquelle les extrémités inférieures sont toujours plus
atteintes que les extrémités supérieures, contrairement à ce qu'on
observe dans l'hémiplégie. Ensuite, comme nous allons l'exposer, il
n'est point prouvé que *tous* les cas de tabes spasmodique soient dus
à une lésion cérébrale.


FRÉQUENCE. — Il ressort de plusieurs statistiques que l'hémiplégie spasmodique est notablement plus fréquente que le tabes spasmodique. Ainsi Osler (6), en faisant le relevé de tous les cas traités à
l'asile d'Elwyn, a trouvé 120 cas d'hémiplégie infantile ordinaire,
19 cas d'hémiplégie double et seulement 11 cas de paralysie spinale
spastique. Sachs, sur 225 paralysies cérébrales infantiles, constate
156 hémiplégies (soit 69 p. 100), 39 diplégies cérébrales et 30 para-
plégies.

(1) Osler, The cerebral palsies of children. Philadelphia, 1889.
(2) Freud, Die infantile cerebrale Lähmung. Wien, 1897.
(3) Rosenthal, Les diplégies cérébrales de l'enfance. Paris, 1891.
(4) Sachs, Die Hirnlæhmungen der Kinder, *Samml. klin. Vortr.*, n^os 46 et 47,
Leipzig, 1892.
(5) C'est sous ce nom que cette maladie a été étudiée au Congrès de pédiatrie
de Marseille (octobre 1898). Voir le rapport d'Oddo sur les diplégies cérébrales.
(6) Osler, *Med. News*, 1888, n^os 2 à 6.

Naef compte une moyenne de un cas de tabes spasmodique sur mille enfants hospitalisés. Cette fréquence est beaucoup plus considérable dans les asiles d'idiots, où Feer a constaté à peu près un dixième d'enfants atteints de rigidité musculaire et d'exagération des réflexes tendineux. Nous avons eu nous-mêmes l'occasion d'observer dix cas de tabes spasmodique dont trois appartenaient à la forme simple, non compliquée d'idiotie.

**ANATOMIE et PHYSIOLOGIE PATHOLOGIQUES. — Lésions cérébrales.** — Les autopsies de sujets qui avaient été atteints de la maladie de Little, ont révélé le plus souvent des lésions du cerveau, en général corticales, *étendues aux deux hémisphères*. On retrouve ici la plupart des lésions déjà mentionnées à propos de l'hémiplégie, la porencéphalie, les scléroses cérébrales, la méningo-encéphalite chronique, dans quelques cas l'hydrocéphalie interne.

Deux autopsies sont particulièrement intéressantes au point de vue de la pathogénie de la maladie de Little, parce que les lésions constatées paraissent avoir été provoquées au moment d'un accouchement laborieux par une *hémorragie méningée*. Dans le cas de Sarah Mac-Nutt (1), dans lequel la rigidité était plus marquée aux extrémités inférieures qu'aux extrémités supérieures, la région des circonvolutions centrales des deux côtés formait une gouttière au fond de laquelle on trouva les circonvolutions atrophiées; les lobes paracentraux présentaient l'atrophie la plus considérable. Dans le cas de Railton (2), se rapportant à une rigidité spasmodique des quatre membres, les lésions étaient analogues, mais on constata en outre un épaississement et des adhérences de la pie-mère. Tandis que dans le premier cas il y avait dégénérescence secondaire des deux faisceaux pyramidaux, ceux-ci étaient parfaitement normaux dans le second.

L'hémorragie méningée causée par un accouchement laborieux est presque toujours produite par la rupture des veines qui se rendent au sinus longitudinal supérieur ; ce sont elles qui sont le plus exposées au tiraillement par le chevauchement des pariétaux. L'hémorragie se produira au niveau des lobes paracentraux, qui seront plus atteints que les autres parties de la zone motrice. Ce fait expliquerait pour Gowers la prédominance de la rigidité dans les membres inférieurs. D'après Kundrat (3), les hémorragies méningées seraient encore plus fréquentes dans les accouchements précipités que dans les cas de dystocie.

**Lésions médullaires.** — Dejerine (4) a constaté à l'autopsie d'un

(1) Sarah Mac-Nutt, *Améric. Journ. of med. Sc.*, janvier 1885.
(2) Railton, *Brit. med. Journ.*, 27 février 1892.
(3) Kundrat, *Wien. klin. Woch.*, 1890, n° 46.
(4) Dejerine, *Soc. de biol.*, séance du 13 mars 1897.

homme de quarante-cinq ans atteint depuis l'enfance d'un tabes spasmodique des quatre membres, l'intégrité complète du cerveau et une lésion d'origine probablement intra-utérine qui siégeait dans la substance grise de la moelle et empiétait sur les cordons latéraux, à la hauteur de la première et de la seconde paires cervicales. Cette lésion était accompagnée d'une sclérose descendante des faisceaux pyramidaux, plus accusée à gauche qu'à droite. Si ce fait est isolé jusqu'à présent, cela tient probablement au petit nombre d'autopsies se rapportant à des cas de maladie de Little non compliquée.

Schultze (1) a démontré que la dystocie peut être la cause d'hémorragies dans la moelle allongée ou dans la moelle spinale exclusivement (trois autopsies) et admet que les foyers hémorragiques peuvent être le point de départ, soit d'un tabes spasmodique, soit d'une syringomyélie. Ganghofner (2) a trouvé à l'autopsie d'un sujet atteint de maladie de Little une hydromyélie qui s'étendait de la région cervicale à la région sacrée et n'était accompagnée d'aucune autre lésion de la moelle.

En l'absence d'autopsies, on a invoqué, pour expliquer l'origine de la maladie de Little chez les enfants nés avant terme, l'*agénésie des faisceaux pyramidaux*, qui a été le point de départ des théories ingénieuses de Brissaud et de Van Gehuchten mais, comme Raymond (3) l'a fait remarquer, la maladie de Little, qui s'observe rarement, devrait être habituelle chez tous les enfants nés avant terme, si elle dépendait de l'état imparfait des fibres pyramidales. D'ailleurs l'intégrité du faisceau pyramidal a été constatée dans une série d'autopsies consécutives à la maladie de Little (2 cas de Ganghofner, 1 cas de Biswanger [4], 1 cas de Railton, 4 cas de Philippe et Cestan [5]); le tabes spasmodique infantile ne dépend donc pas d'une sclérose des cordons latéraux et il faut admettre pour l'expliquer qu'une lésion des centres corticaux ou de la moelle a augmenté l'hyperexcitabilité des cellules des cornes antérieures. Cette lésion datait de la vie intra-utérine dans un certain nombre d'observations; dans le plus grand nombre elle datait de la naissance; enfin, dans quelques cas réalisant d'une façon incontestable le type clinique du tabes spasmodique, la lésion s'était produite dans la première enfance (observations de porencéphalie, de sclérose cérébrale, de méningo-encéphalite). Henoch (6) cite un cas de rigidité spasmodique généralisée qui s'était développé chez un enfant de six mois à la suite d'une rougeole; le petit malade succomba à la diphtérie six ans après et son

(1) Schultze, *Deutsche Zeitschr. für Nervenheilk.*, 1896, VIII, p. 1.
(2) Ganghofner, *Verh. der Gesellsch. für Kinderheilk. in Wien*. Wiesbad. 1895, p. 106.
(3) Raymond, *Sem. méd.*, 1897, p. 123.
(4) Biswanger, *Virch. Arch.*, 1885, Bd. CII, p. 13.
(5) Philippe et Cestan, *Soc. de biol.*, séance du 19 déc. 1897.
(6) Henoch, *Vorles. über Kinderkrankh.*, 4e éd., 1889, p. 278.

autopsie révéla les traces d'une méningo-encéphalite diffuse avec atrophie des circonvolutions frontales.

ÉTIOLOGIE. — **Influence maternelle.** — Les lésions congénitales qui remontent à la vie intra-utérine ont une étiologie obscure. Les traumatismes éprouvés par la mère pendant la grossesse ne paraissent jouer qu'un rôle restreint dans la production de ces lésions. Sachs cite néanmoins le cas d'un enfant atteint de maladie de Little, dont la mère avait reçu un coup de pied de cheval dans le ventre deux mois avant le terme de sa grossesse. Peut-être faut-il admettre dans certains cas l'étiologie syphilitique.

**Naissance avant terme.** — Le plus grand nombre des cas de maladie de Little se rapportent à des enfants nés prématurément (82 p. 100 d'après Feer, 90 p. 100 d'après Naef), en général entre la vingt-huitième et la trente-deuxième semaine de la grossesse. Ce serait, d'après Marie, Brissaud, Van Gehuchten, la cause prédisposante par excellence.

**Naissance asphyxique et dystocie.** — La naissance asphyxique s'observe aussi bien chez des enfants nés à terme que chez des enfants nés avant terme. Elle prédispose par elle-même aux hémorragies des centres nerveux. Il faut y joindre la dystocie qui en est une des causes habituelles. Le traumatisme obstétrical était déjà pour Little le facteur le plus important de la maladie qui porte son nom. Gowers (1) a pu constater à l'autopsie 36 cas d'hémorragie méningée survenue à la suite d'accouchements laborieux; dans 7 cas la tête était sortie la dernière; dans d'autres cas, il y avait présentation de la face. D'après Freud et Rosenthal, on observerait plus souvent la rigidité généralisée après la dystocie, et la rigidité limitée aux membres inférieurs chez les enfants nés prématurément. Cette distinction est loin d'être absolue, car la naissance avant terme est mentionnée dans 17 pour 100 des cas compliqués de troubles cérébraux.

**Hérédo-syphilis.** — Le rôle étiologique de la syphilis dans la maladie de Little, qui serait prépondérant d'après certains auteurs, est d'après nous beaucoup plus restreint que pour l'hémiplégie infantile et se rapporte en général à des cas de tabes compliqué. Nous citerons comme exemples deux observations de Fournier et Gilles de la Tourette (2), relatives à des affections cérébro-spinales spécifiques améliorées par le traitement antisyphilitique, mais dont les symptômes cliniques différaient de ceux de la maladie de Little par le rôle important joué par la paralysie à côté de la rigidité. Une observation d'Angel

(1) Gowers, Maladies du système nerveux. Trad. allemande. Bonn, 1892, t. II, p. 406.

(2) Fournier et Gilles de la Tourette, *Nouv. Icon. de la Salpêtrière*, 1892, t. VIII, p. 23.

Money (1) se rapporte à un enfant hérédo-syphilitique, atteint vers l'âge de deux ans d'une rigidité spasmodique des quatre membres avec opisthotonos, survenant par crises et accompagnée d'idiotie. A l'autopsie, faite à l'âge de trois ans et demi, on constata une sclérose diffuse du cerveau avec atrophie et avec épaississement des parois des vaisseaux. On peut également attribuer à l'hérédo-syphilis un cas observé par Demme (2) de tabes spasmodique congénital chez un enfant qui eut des attaques convulsives jusqu'à la fin de la première année, coïncidant avec les signes d'une hydrocéphalie modérée. Sous l'influence d'un traitement par l'iodure de potassium, il se produisit une amélioration considérable. Vers la fin de la seconde année, la marche était presque normale et à l'âge de sept ans l'enfant, qui suivait l'école, n'avait conservé de son affection nerveuse qu'une légère rigidité des jambes qui se manifestait dans la course et le saut.

Le type décrit par Erb chez l'adulte de la paraplégie spastique syphilitique se distingue de la vraie maladie de Little par des troubles de la sensibilité et des sphincters, ainsi que par l'existence fréquente de la trépidation épileptoïde (myélite transverse). Friedmann (3) en a publié deux observations chez des enfants hérédo-syphilitiques, dont la première est particulièrement intéressante. L'enfant eut, à l'âge de onze mois, une première atteinte de paraplégie spastique qui guérit spontanément au bout d'un an ; à l'âge de sept ans, une seconde atteinte avec paralysie vésicale qui disparut également au bout d'un an ; enfin une troisième atteinte à l'âge de dix ans, qui guérit rapidement sous l'influence de frictions mercurielles et de l'administration de l'iodure de potassium.

La naissance avant terme, qui joue un rôle si important dans l'étiologie de la maladie de Little, peut être d'ailleurs souvent due à la syphilis héréditaire. Gasne (4) a constaté chez sept fœtus syphilitiques des lésions étendues de la moelle, prédominant dans les méninges et dans la substance grise.

**Forme familiale du tabes spasmodique.** — Parmi les nombreuses formes des maladies nerveuses familiales, il en est une qui peut revêtir la symptomatologie de la maladie de Little, mais qu'il ne faut pas confondre avec elle. Elle s'en distingue par son début à un âge variable, mais toujours le même pour les membres d'une même famille, par sa marche *progressive* et par son anatomie pathologique. (Voir *Maladies nerveuses familiales*.)

SYMPTOMES. MARCHE. — **Tabes spasmodique simple.** — La rigidité des membres inférieurs, qui caractérise le tabes spasmodique,

(1) Angel Money, *Lancet*, 2 fév. 1889.
(2) Demme, *19ter Bericht des Jennerschen Kinderspitals*. Berne, 1882, p. 47.
(3) Friedmann, *Deutsche Zeitschr. für Nervenheilk.*, 1893, t. III, p. 182.
(4) Gasne, *Thèse de Paris*, 1897.

a été observée chez quelques enfants par Little, immédiatement après la naissance. Le plus souvent, c'est dans le cours de la première année que l'on s'aperçoit de quelque chose d'anormal dans les membres de l'enfant ; on remarque, en le baignant par exemple, que ses genoux sont serrés l'un contre l'autre et fléchis, qu'il faut une certaine force pour les séparer et les étendre. Mais c'est surtout plus tard que se manifeste la maladie, à un moment où l'enfant devrait pouvoir se tenir sur ses jambes et marcher facilement. Non seulement il est arriéré pour la marche, mais, quand on veut l'aider en le soutenant sous les bras, on constate que ses deux hanches sont fléchies, souvent d'une façon inégale, ce qui entraîne une inclinaison plus ou moins forte du bassin sur la cuisse et une difficulté ou une impossibilité pour l'enfant de se tenir assis ; les genoux sont également légèrement fléchis, mais surtout en adduction, et les pieds en extension forcée, en équin-varus, de telle sorte que l'enfant, aidé par la personne qui le soutient, marche en croisant ses jambes et ne touche le sol qu'avec la pointe de ses pieds. Pour maintenir son équilibre, il penche le tronc instinctivement en arrière.

Ce n'est que vers cinq ou six ans que les enfants commencent à pouvoir faire quelques pas seuls ou appuyés sur des cannes. A ce moment apparaît dans toute sa netteté la marche *spastique* décrite par Erb : le sautillement sur la pointe des pieds est moins fréquent dans la forme infantile que le dandinement. A chaque pas, le pied retombe sur le sol assez lourdement ou glisse bruyamment, puis l'enfant se penche en arrière pour compenser la flexion du bassin sur la cuisse et pour soulever le membre inférieur à l'aide des muscles postérieurs qui unissent celui-ci au tronc. Cette démarche suffit, en général, pour faire le diagnostic de la maladie et en constitue souvent le seul symptôme.

Les *réflexes tendineux* sont toujours exagérés ; le phénomène du genou a été plus souvent observé que celui du pied.

Les extrémités supérieures sont tantôt indemnes, tantôt plus ou moins rigides, mais toujours à un degré moins marqué que les extrémités inférieures.

La conservation de la sensibilité et de la contractilité électrique, l'intégrité des sphincters, l'absence de symptômes du côté de l'intelligence ou des nerfs craniens, constituent les symptômes négatifs du tabes spasmodique simple. Les muscles ne sont jamais atrophiés comme dans la paralysie infantile ordinaire ; leur élongation permanente dans une attitude vicieuse peut seulement à la longue les émacier, mais ils conservent toujours leurs réactions électriques.

La santé générale reste bonne, les enfants sont plutôt impotents que malades. On peut dire d'une façon générale que leur état s'améliore, mais ils n'arrivent à marcher que fort tard et pendant longtemps d'une façon défectueuse ; cependant plusieurs d'entre eux arrivent, à l'âge adulte, à pouvoir le faire convenablement ou même à danser (Rupprecht) sans trop de peine.

En résumé, la maladie de Little n'a jamais une marche progressive; elle est stationnaire ou nettement régressive.

**Tabes spasmodique compliqué.** — Cette forme se distingue de la forme spinale simple par la fréquence des *convulsions* au début de la maladie; souvent ces convulsions se produisent de suite après un accouchement laborieux et paraissent déterminées par l'apoplexie des nouveau-nés, mais elles ne se renouvellent pas plus tard. L'épilepsie, qui est une complication fréquente de l'hémiplégie infantile, est exceptionnelle dans le tabes spasmodique, ce qui s'explique par la destruction bilatérale de la zone motrice corticale.

Les *extrémités supérieures* sont ici presque toujours rigides ou contracturées, dès le début, en même temps que les extrémités inférieures. Les bras sont en général en adduction et les coudes en demi-flexion; la supination des avant-bras est difficile. Les doigts sont souvent en extension forcée ou animés de mouvements athétoïdes; la préhension entre le pouce et l'index se fait mal.

La rigidité peut s'étendre même aux muscles du *tronc* et de la *nuque*. Nous avons observé dans deux cas la rétraction de la nuque et la tendance à l'opisthotonos avec rigidité des quatre membres dès qu'on cherchait à soulever l'enfant ou à le mettre sur son séant. Dans un troisième cas, se rapportant à une petite fille de quatre ans, ces symptômes, qui existaient dans la première année, ont disparu et ont fait place au contraire à une faiblesse très marquée des muscles du tronc. L'enfant a maintenant de la peine à tenir sa tête et présente dans la position assise une lordose paralytique; elle marche, quand on la place sur ses pieds et qu'on la soutient, avec l'allure spastique caractéristique. Si on l'assied, la contracture cesse presque complètement dans le pied et on constate nettement une parésie des muscles antéro-externes des deux jambes, surtout marquée dans la jambe gauche. Nous tenons à citer cette observation pour prouver que la *paralysie*, dont l'existence dans le tabes spasmodique a été niée par Feer, peut se montrer dans cette affection, mais qu'elle y est peu intense et souvent masquée par la contracture.

Le *strabisme*, qui peut s'observer aussi dans la forme simple, est très fréquent dans la forme compliquée; il est habituellement convergent et est, comme les autres phénomènes déjà décrits, de nature spasmodique.

Mentionnons encore l'extension du spasme aux muscles de la déglutition sous la forme de *spasmes pharyngés* se traduisant par la dysphagie ou des ronflements pharyngés à l'inspiration. Rupprecht a rencontré plusieurs fois une *raideur spasmodique des muscles de la face* qui se manifeste par l'impassibilité des traits. D'autres auteurs ont été frappés de l'aspect étrange que prend le visage d'enfants même intelligents sous l'influence d'une émotion qu'ils traduisent par une mimique non appropriée. Enfin on peut rapporter à la même origine spasmodique le *retard dans la parole* et la difficulté dans l'articulation des sons qu'on a décrite sous le nom de *bégaiement explosif* et qui a été surtout observé dans la forme familiale du tabes.

Les *fonctions intellectuelles* sont toujours plus ou moins atteintes, et c'est l'existence de l'*idiotie* à ses divers degrés qui distingue principalement la forme compliquée de la forme simple du tabes; il y a d'ailleurs des transitions insensibles entre l'idiotie proprement dite et la simple faiblesse intellectuelle ou la bizarrerie de caractère qu'on peut observer aussi dans la forme simple.

La marche de la maladie dans la forme compliquée est habituellement stationnaire; les membres inférieurs restent toujours plus impotents que les bras, et il est rare que les enfants arrivent à marcher convenablement. La forme progressive doit être complètement séparée de la maladie de Little, elle est propre au tabes familial

DIAGNOSTIC. — Le diagnostic du tabes spasmodique doit être fait soit avec des maladies cérébrales, soit avec quelques affections médullaires qui, bien que se développant le plus souvent à l'âge adulte, ont été observées quelquefois dans le jeune âge.

**L'athétose double** (1), que Freud considère comme une des formes de la diplégie cérébrale infantile, est en effet souvent une complication du tabes spasmodique, mais peut avoir aussi une existence autonome. Comme le tabes spasmodique, elle est congénitale ou débute dans les deux premières années de la vie, plus rarement dans l'adolescence, exceptionnellement à l'âge adulte. Elle est caractérisée par la production de petits mouvements involontaires, irréguliers, illogiques, d'une amplitude très limitée, en général très lents, siégeant aux doigts et à la face, plus rarement aux orteils. A la face, ce sont des grimaces qui s'observent le plus souvent à la partie inférieure du visage où elles peuvent à la longue se marquer par des rides. La langue peut être également animée de mouvements involontaires qui s'accentuent quand elle est tirée hors de la bouche. La plupart des athétosiques sont des arriérés ou des idiots; cependant, parfois les troubles intellectuels font défaut ou sont très peu marqués. Ils ne sont pas progressifs, comme dans la chorée d'Huntingdon.

On ignore la localisation de la lésion qui provoque l'athétose double, quoique la plupart des autopsies aient révélé des altérations cérébrales, tantôt dans l'écorce, tantôt dans les corps opto-striés. Une observation d'Anton (2) néanmoins mérite d'être rapportée, à titre de

---

(1) Voir sur cette affection : Audry, *Thèse de Paris*, 1892. — Michailowski, *Thèse de Paris*, 1892.

(2) Anton, *Jahrb. für Psychiatrie*, Bd XIV, 1895, Heft. I.

pierre d'attente. Un petit garçon, atteint à neuf mois d'athétose double
à la suite d'une scarlatine, meurt à l'âge de neuf ans ; on trouve à
l'autopsie, comme lésion unique, de petits foyers cicatriciels dans
le putamen (corps strié) de chaque côté, correspondant probablement
à d'anciens foyers de ramollissement.

L'affection cérébro-spinale qui peut être confondue le plus facilement avec le tabes spasmodique est la **sclérose en plaques disséminées**. Cette maladie est, somme toute, exceptionnelle dans l'enfance (1). On en connaît aujourd'hui une trentaine d'observations
dont une seule suivie d'autopsie (Schüle) (2). Elle n'est jamais
congénitale. Elle débute le plus souvent chez les enfants avant l'âge
de sept ans et, dans plus de la moitié des cas, de deux à cinq ans ;
le début le plus précoce a été cinq mois (Pollak), le plus tardif quatorze ans (Marie). Cette affection s'est développée souvent à la suite
de maladies infectieuses, telles que la rougeole, la scarlatine, la variole (Moncorvo) (3), la coqueluche, exceptionnellement à la suite
d'un traumatisme cranien (Hœdemaker [4], Dickinson [5]). Moncorvo
en a observé trois cas chez de jeunes enfants atteints de syphilis héréditaire. La maladie présente chez l'enfant les mêmes symptômes que
chez l'adulte. Le tremblement caractéristique des mouvements volontaires s'est montré dans presque tous les cas et le plus souvent dès
le début. La paralysie ou la parésie des membres, combinée souvent
avec des contractures (marche spastique), l'exagération des réflexes
tendineux pouvant déterminer parfois des secousses dans tout le
membre, des troubles psychiques, consistant le plus souvent dans
un changement de caractère, qui devient apathique et parfois s'accompagne de faiblesse intellectüelle ou d'idiotie, surtout le nystagmus et la parole monotone, scandée, tels sont les symptômes observés
le plus souvent dans le jeune âge. Les attaques apoplectiformes
(Pollak) et l'atrophie de la papille des nerfs optiques (Westphal) (6)
ont été observées aussi dans quelques cas et démontrent ainsi l'identité du tableau de la maladie avec celui tracé de main de maître par
Charcot pour la sclérose en plaques de l'adulte. Le seul point peut-
être particulier à l'enfance, est la possibilité d'une amélioration ou
même de la guérison. L'amélioration a été observée par Moncorvo
dans deux cas après l'emploi du traitement antisyphilitique. La guérison presque complète a été constatée dans un cas par Barthez et

<hr>

(1) Voir : Marie, De la sclérose en plaques chez les enfants, *Revue de méd.*, 1883,
p. 636. — Unger, Ueber multiple inselförmige Sklerose im Kindesalter, Leipzig u.
Wien, 1887. — Nolda, *Arch. für Psychiatrie*, XXIII, Heft. 2, 1890. — Chabád, *St-
Petersb. med. Woch.*, 1898, p. 29.

(2) Schüle, *D. Arch. für klin. Med.*, 1871, Bd VIII, p. 223.

(3) Moncorvo, Contribution à l'étude de la sclérose multiloculaire chez les
enfants. Paris, 1884.

(4) Hœdemaker, *D. Arch. für klin. Med.*, 1879, Bd XXIII, p. 443.

(5) Dickinson, *Med. Times and Gaz.*, 1878, vol. I, p. 112.

(6) Westphal, *Charité Annalen*, 1888, XIII, p. 459.

Sanné (1), quatre ans après le début des accidents, et dans un autre cas par Charcot après six ans de maladie. La confusion avec le tabes spasmodique ne pourra avoir lieu que dans les cas dont le début précède le développement de la marche, et dans les cas de sclérose fruste à forme spinale ; le diagnostic ne sera alors possible qu'à l'apparition des symptômes pathognomoniques, tels que le tremblement, la parole scandée, le nystagmus, l'atrophie papillaire. Il faut se rappeler aussi que la marche des deux maladies est très différente ; la sclérose en plaques est une affection progressive et qui aboutit, quoique très lentement et au bout de plusieurs années, à une terminaison fatale, ou bien exceptionnellement rétrograde et guérit, tandis que le tabes spasmodique est une infirmité qui reste stationnaire.

PRONOSTIC et TRAITEMENT. — Le pronostic de la maladie de Little s'est certainement amélioré depuis quelques années. Les observations de Fournier et de Gilles de la Tourette ont prouvé l'utilité du traitement spécifique dans des cas d'hérédo-syphilis, même plusieurs années après la naissance. Ce traitement doit être continué longtemps avec des interruptions temporaires ; on prescrit d'abord une vingtaine de frictions mercurielles (1 à 2 grammes par jour d'onguent gris,, puis on administre l'iodure de potassium à la dose de 1 à 2 grammes pendant un certain temps.

La *ténotomie*, qui employée seule n'avait donné que des résultats douteux, en donne d'excellents aujourd'hui quand elle est suivie d'un traitement orthopédique bien dirigé ; telle est la pratique de Vincent (2) à Lyon, de Lorenz (3) à Vienne et de Hoffa (4) à Wurzbourg.

Pour vaincre la contracture, il faut commencer par pétrir les muscles deux fois par semaine, puis faire exécuter des mouvements passifs à toutes les jointures des membres atteints de raideur spasmodique. Pour vaincre la rétraction des tendons et des muscles contracturés, on débutera par un tapotement énergique des extrémités tendineuses ; si celui-ci est insuffisant pour amener un relâchement notable, on recourra à la ténotomie des muscles contracturés (tendon d'Achille et muscles adducteurs de la cuisse). Après une immobilisation de courte durée dans un appareil plâtré, on commence les exercices de gymnastique active et passive. Cette dernière peut être faite à la main ou à l'aide des appareils mécaniques de Zander. Vincent recommande, pour faciliter les premiers exercices de marche, un appareil orthopédique, composé de deux tuteurs de jambe articulés avec vis d'enraidissement à volonté, fixés sur une ceinture pelvienne qui supporte en même temps deux béquillons latéraux remontant sous

(1) Barthez et Sanné, Traité clinique, etc., 1884, t. I, p. 364.
(2) Vincent, in *Bull. méd.*, 1897, p. 360.
(3) Lorenz, in *Sem. méd.*, 1897, p. 88.
(4) Hoffa, in *Bull. méd.*, 1898, p. 970.

les aisselles et réunis par un corset en tissu élastique. Pour lutter contre l'adduction, l'appareil est muni, au niveau de l'articulation de la hanche, de deux vis abductrices; pendant la nuit, on empêche l'adduction par un compas d'écartement. En outre, l'appareil est muni d'un anneau fixé au dos du pied et relié par des bandelettes à l'articulation du genou, de façon à maintenir le pied dans la flexion et à lutter contre la tendance à l'équinisme.

A ce traitement orthopédique, Vincent joint le traitement médical bromuré et ioduré auquel il attribue une influence heureuse sur l'état général.

CHAPITRE XIII

# PARALYSIE SPINALE INFANTILE.

POLIOMYÉLITE AIGUË ANTÉRIEURE.

La paralysie spinale infantile a été longtemps regardée comme une *paralysie essentielle* ; on sait aujourd'hui qu'elle est produite par une myélite aiguë des cornes antérieures de la moelle (*poliomyélite anté-rieure aiguë*). Underwood a entrevu le premier cette maladie, qu'il a décrite sous le nom de *débilité des extrémités inférieures*, mais elle n'est bien connue que depuis les travaux classiques de Heine (1840), de Kennedy (1841), de West (1845) et de Rilliet (1851). La lésion spinale que Heine avait soupçonnée, d'après les seules données de la clinique, a été localisée pour la première fois par J.-L. Prevost (1), en 1866, dans les cornes antérieures de la moelle.

ÉTIOLOGIE. — **Age.** — La paralysie spinale a son maximum de fréquence *entre neuf mois et deux ans* ; c'est l'âge du développement du mouvement volontaire, c'est celui où l'activité physiologique des cornes antérieures augmente considérablement. Cette prédisposition d'âge distingue essentiellement la poliomyélite aiguë antérieure de la paralysie cérébrale, qui, dans sa forme hémiplégique, est aussi fréquente dans la seconde que dans la première enfance et qui, dans sa forme à tabes spasmodique, est presque toujours congénitale. La poliomyélite aiguë antérieure peut, il est vrai, se développer aussi chez l'adolescent ou chez l'adulte, comme l'avait déjà montré Duchenne, mais très exceptionnellement en comparaison de sa fré-quence dans le jeune âge.

**Sexe.** — Elle est également fréquente dans les deux sexes.

**Saisons.** — Wharton Sinkler a démontré que la saison chaude

---

(1) J.-L. Prevost, *C. R. de la Soc. de biol.*, 1866, p. 215.

prédispose à la paralysie aiguë spinale. Sur 57 cas réunis par lui, 47 ont débuté de mai à septembre.

**Maladies aiguës.** — La maladie est habituellement primitive ; mais, dans un certain nombre de cas aussi, elle survient, comme d'autres formes de paralysie chez les enfants, dans la convalescence des maladies aiguës infectieuses, telles que les fièvres éruptives, surtout la rougeole, et la malaria.

**Hérédité.** — Contrairement à ce qu'on observe pour d'autres affections nerveuses de l'enfance, l'hérédité ne paraît jouer aucun rôle dans l'étiologie de la paralysie spinale infantile.

**Épidémie.** — La cause déterminante de la maladie est encore inconnue ; cependant certains faits permettraient peut-être de l'attribuer à un agent *infectieux*. C'est ainsi que Cordier (1) a observé à Sainte-Foy-l'Argentière une épidémie de paralysie atrophique de l'enfance qui, dans l'espace de deux mois (juin et juillet 1885), se manifesta par 13 cas dans une agglomération de 1500 habitants. Les malades étaient âgés de un à trois mois. Ils furent pris brusquement des accidents de la paralysie au milieu d'une santé florissante, après une période d'incubation qui varia de huit à trente-six heures. Quatre enfants en bas âge succombèrent vers la fin du troisième jour. Dans ces cas graves, dont la nature aurait été méconnue s'ils eussent été observés isolément en dehors du foyer épidémique, les lésions n'étaient pas limitées à la moelle ; elles avaient envahi les noyaux moteurs du bulbe. L'origine infectieuse de la maladie est rendue plus probable encore par la description de l'épidémie observée par Medin (2) à Stockholm, de mai à novembre 1887, et qui frappa 44 enfants, dont 3 succombèrent en quelques jours, après avoir présenté des symptômes infectieux. Ces faits sont d'autant plus remarquables que la paralysie infantile ne s'était montrée que par quelques cas isolés depuis quinze ans à Stockholm. Comme dans l'épidémie observée par Cordier, les symptômes généraux du début furent très marqués, fièvre, somnolence, allant parfois jusqu'au coma, et dans 17 cas les altérations s'étendaient jusqu'aux noyaux moteurs des nerfs craniens. A côté des cas de paralysie infantile à forme bien caractérisée, Medin observa des formes larvées ne reproduisant qu'incomplètement les symptômes de la maladie. W. Pasteur (3) a signalé un fait analogue chez sept enfants d'une même famille qui furent tous pris, dans l'espace d'une dizaine de jours, de fièvre et de céphalalgie. Chez l'un d'eux ces accidents furent suivis des symptômes typiques d'une poliomyélite antérieure aiguë, tandis que chez un second on observa des phénomènes d'hémiplégie et chez un troisième une paralysie avec

---

(1) Cordier, *Lyon méd.*, 1er et 8 janvier 1888.
(2) Medin, *C. R. du Congrès internat. de méd. de Berlin*, 1890, Bd. II, Abtheil. VI, p. 37.
(3) W. Pasteur, *Trans. of the Clin. Soc.*, séance du 26 mars 1897, vol. XXX.

rigidité du membre inférieur gauche. Chez les quatre autres, la maladie se borna aux phénomènes du début accompagnés, chez deux d'entre eux, d'un trouble passager de l'équilibre nerveux caractérisé principalement par des tremblements et dans un des cas par du strabisme. Béclère (1) a rapporté également le cas d'une petite fille qui fut prise de fièvre et d'une paralysie faciale persistante, huit jours après que sa sœur avait présenté les premiers symptômes d'une paralysie infantile évidente.

ANATOMIE PATHOLOGIQUE. — Nous étudierons successivement les lésions *primitives* qui siègent dans le centre spinal, et les lésions *consécutives* qui frappent les muscles et les os des membres malades.

La *lésion de la moelle* n'est pas en général appréciable à l'œil nu, aussi a-t-elle échappé longtemps aux recherches des investigateurs. Dans quelques cas, cependant, on peut déjà la soupçonner en constatant l'atrophie de certaines parties de l'axe médullaire, mais sa véritable nature ne peut être reconnue qu'au microscope.

Dans deux autopsies qui ont été faites, l'une deux mois, l'autre six mois après le début de la maladie, Roger et Damaschino (2) ont trouvé, dans la substance grise des cornes antérieures de la moelle, de petits *foyers de ramollissement*, qui présentaient les traces évidentes d'une origine phlegmasique ; ainsi on constatait un développement anormal des capillaires avec prolifération des noyaux de la névroglie et de la tunique adventice des vaisseaux, ainsi qu'une accumulation de corps granuleux (leucocytes en voie de régression) dans l'épaisseur de la substance grise et dans la gaine lymphatique des capillaires. Dans une troisième autopsie, Damaschino et Archambault (3) ont pu étudier les lésions médullaires quatre semaines après le début de la paralysie. Le fait le plus intéressant qu'ils ont constaté, c'est la présence de foyers de myélite absolument limités aux cornes antérieures et disposés dans des coupes longitudinales sous la forme de chapelet. Dans ces foyers, on voyait encore très nettement l'hypérémie vasculaire du début côte à côte avec l'altération nerveuse des cellules et des tubes à myéline de la corne antérieure. Les racines correspondant aux foyers de myélite contenaient déjà un grand nombre de fibres dégénérées.

Medin a trouvé à l'autopsie de deux enfants morts le cinquième et le sixième jour de la maladie, des altérations générales plaidant en faveur de l'origine infectieuse de celle-ci, telles que : petites ecchymoses sous la plèvre ou l'endocarde, altérations parenchymateuses de la fibre cardiaque, de la rate, du foie, des reins, des ganglions

(1) Béclère, *Soc. méd. des hôp.*, 25 mars 1897.
(2) Roger et Damaschino, *Gaz. méd. de Paris*, 1874, nᵒˢ 41 et suiv.
(3) Damaschino et Archambault, *Rev. mens. des mal. de l'enf.*, 1883, p. 63.

mésentériques et des follicules clos de l'intestin. L'altération inflammatoire du système nerveux, quoique localisée principalement dans les cornes antérieures, frappait par sa diffusion. L'hypérémie s'étendait à tout le canal rachidien, atteignait dans un cas le bulbe, dans l'autre le cerveau tout entier ; les cornes postérieures de la moelle participaient dans un des cas à l'hypérémie. Rissler (1), qui a fait une étude approfondie de la lésion médullaire dans ces deux cas, la désigne pour les cornes antérieures sous le nom d'inflammation parenchymateuse aiguë avec dégénérescence des cellules ganglionnaires et dégénérescence secondaire des racines antérieures. Les mêmes lésions inflammatoires dégénératives furent constatées dans les noyaux de l'hypoglosse, du nerf vague, du facial et de la sixième paire.

Dans tous les cas, il est facile de constater sur des coupes durcies l'atrophie d'un certain nombre de cellules ganglionnaires des cornes antérieures et de leurs prolongements, ainsi qu'une atrophie des tubes nerveux qui les traversent pour aller constituer les racines motrices des nerfs spinaux. La lésion de la substance grise est tantôt bilatérale, mais plus marquée d'un côté que de l'autre, tantôt unilatérale ; elle se rencontre surtout dans le renflement *lombaire*, parfois aussi dans le renflement *cervical*.

Dans les cas anciens, l'atrophie des cornes antérieures est très marquée et se reconnaît déjà à l'œil nu sur les coupes colorées au carmin ; on trouve aussi presque toujours une atrophie des cordons blancs antéro-latéraux, plus encore de la partie latérale que de la partie antérieure, atrophie consécutive qui peut s'accompagner de sclérose et qui est d'autant plus avancée et étendue que la lésion primitive est plus ancienne. On constate en même temps une atrophie des *racines antérieures* des nerfs du côté malade ; les nerfs périphériques qui se rendent au membre paralysé sont diminués de volume.

Les *altérations des muscles* sont celles qui ont le plus frappé les observateurs. Certains groupes musculaires, particulièrement ceux des membres, sont atrophiés à des degrés divers ; quelques muscles sont diminués de volume, mais ont conservé leur aspect normal ; d'autres sont pâles et décolorés. Dans les cas anciens quelques-uns sont dépourvus de fibres charnues et réduits à l'état de membrane aponévrotique ; d'autres, qui ont conservé en partie leur forme et leur volume, ne renferment plus que de la graisse.

La majeure partie des faisceaux primitifs subit au début une atrophie simple, sans dégénérescence graisseuse ; à côté des fibres atrophiées, on peut en trouver d'autres hypertrophiées (Déjerine, Joffroy et Achard [2]). Quelques observateurs ont constaté en outre des

(1) Rissler, *Nord. med. Arch.*, XX, n° 22, 1889.
(2) Joffroy et Achard, *Arch. de méd. exp.*, 1889, I, p. 57.

lésions irritatives, telles qu'une prolifération du myolemme (Roger
et Damaschino). On rencontre habituellement dans le muscle malade
une surcharge graisseuse parfois considérable ; les interstices des
faisceaux primitifs sont remplies de vésicules adipeuses, tandis que
les faisceaux eux-mêmes sont diminués de volume ou même réduits
à leur myolemme ; cette accumulation de graisse est insignifiante
dans certains cas d'atrophie avancée et très anciens (Volkmann et
Steudener). Il paraît donc probable que l'atrophie des faisceaux avec
ou sans prolifération conjonctive est le fait essentiel dans la paralysie spinale infantile et que l'accumulation de la graisse dans les
muscles n'est qu'un phénomène secondaire.

Les *os* participent habituellement à l'atrophie ; ils sont alors diminués de volume ; le tissu osseux est raréfié et la moelle est chargée
de cellules adipeuses. L'arrêt de développement ou l'atrophie porte
sur toutes les parties de l'os et en particulier sur les canalicules de
Havers, qui ont un diamètre moindre qu'à l'état normal (Joffroy et
Achard). L'atrophie du système osseux n'est pas dans un rapport nécessaire avec le degré de l'atrophie musculaire.

En résumé, la lésion *primitive* de la paralysie infantile consiste
dans une myélite suraiguë, limitée aux cornes antérieures de la moelle.
Cette inflammation débuterait, d'après Charcot, par les cellules ganglionnaires, d'après Roger et Damaschino par les vaisseaux et la
névroglie. Toutes les autres lésions de la maladie peuvent être considérées comme des troubles trophiques *secondaires* résultant de la
destruction des cellules ganglionnaires. L'expérimentation physiologique le démontre : Prevost a réussi, dans un cas, à produire une
paralysie atrophique des membres chez un jeune rat dont il avait
piqué la moelle (1).


DESCRIPTION. — **Début.** — Un enfant est pris dans la nuit, sans
cause appréciable, et au milieu d'une santé parfaite, de fièvre, d'agitation, et l'on s'aperçoit, au matin, qu'il est privé de l'usage d'un ou de
plusieurs de ses membres ; tel est le début le plus habituel de la paralysie infantile. Plus rarement la maladie survient silencieusement
sans réaction générale ; on s'aperçoit un jour, par hasard, qu'un ou
plusieurs membres sont réduits à un état d'inertie absolue, sans
qu'on puisse fixer l'époque exacte à laquelle remonte l'accident.
Dans quelques cas exceptionnels, le début de la maladie est annoncé
par des *convulsions*.

La *fièvre initiale*, sur laquelle Roger a le premier attiré l'attention,
a été constatée par Laborde (2) dans 40 cas sur 50 : elle ne dure pas
plus de vingt-quatre ou de quarante-huit heures en général, aussi
échappe-t-elle souvent à l'attention des parents. Dans l'épidémie ob-

(1) J.-L. Prevost, *C. R. de la Soc. de biol.*, 15 avril 1872.
(2) Laborde, De la paralysie dite essentielle de l'enfance. Paris, 1864.

servée par Cordier, la fièvre a été violente chez le plus grand nombre des petits malades ; elle a paru être en rapport avec les lésions médullaires ; chez un des enfants qui présenta une paralysie atrophique étendue, elle a été très marquée et a persisté quinze jours. La fièvre peut s'accompagner parfois de *contractures* légères et fugaces, ou encore de *douleurs* dans les membres paralysés (West, Kennedy). L'articulation du genou et celle du coude sont quelquefois douloureuses (J. Simon).

**Période paralytique.** — La paralysie qui subsiste après la disparition de la fièvre présente des caractères qui lui sont propres : elle n'abolit que la motilité et laisse la sensibilité intacte ; elle ne frappe jamais ni l'intestin, ni la vessie, enfin elle atteint d'emblée son maximum d'intensité et d'extension. La forme *paraplégique* est la plus fréquente ; dans trente cas, où Laborde a pu noter exactement la forme de la paralysie, la paraplégie existait vingt et une fois. D'abord complète et égale des deux côtés, elle ne tarde pas à perdre de son intensité et à se localiser dans un seul membre. Au début, dans les cas très intenses, la paralysie peut s'étendre aussi aux membres supérieurs, tantôt à un seul bras, tantôt à tous deux ; dans 25 cas sur 44, West a trouvé que les jambes et les bras étaient atteints à la fois. La *forme hémiplégique* (paralysie du bras et de la jambe homonymes) est rare, et il est probable que parmi les observations citées se sont glissés des cas de paralysie d'origine cérébrale. Laborde cite deux cas de *paralysie croisée* (un bras d'un côté avec une jambe du côté opposé). Enfin, exceptionnellement, la paralysie peut se *généraliser* d'emblée et s'étendre dès son apparition non seulement aux quatres membres, mais encore au tronc et au cou. « Dans ces conditions, dit Laborde, si l'on essaie de mettre le petit malade sur ses jambes, celles-ci s'affaissent et ne peuvent le supporter ; il tombe si l'on n'y prend garde, et la chute est d'autant plus facile que les membres supérieurs, également paralysés, ne peuvent la prévenir ou l'atténuer. Non seulement la situation et la marche sont impossibles, mais le petit malade ne peut même pas se tenir sur son séant ; ses reins fléchissent et cèdent sous le poids du tronc, tandis que la tête vacillante tombe, soit en avant, soit en arrière, sur l'une ou l'autre épaule. »

Les membres paralysés prennent rapidement une teinte bleuâtre, ils sont plus froids que les membres épargnés, mais ils conservent néanmoins toute leur sensibilité.

L'*électricité*, comme Duchenne l'a montré le premier, permet de constater de bonne heure l'étendue de la lésion centrale, d'après le nombre des muscles dont la contractilité électrique a souffert. Dans les muscles voués à l'atrophie, la contractilité faradique se perd de très bonne heure soit dans le nerf, soit dans le muscle ; la contractilité *galvanique* du muscle est un peu exagérée au début, puis dimi-

nue d'intensité avec les progrès de l'atrophie; de plus, on observe
dans les muscles malades la réaction de dégénérescence ou *réaction
d'Erb*, qui est caractérisée principalement par la paresse et la longue durée de la contraction musculaire provoquée par le courant galvanique et, en second lieu, par l'inversion de l'action polaire.

La réaction de dégénérescence (R D) présente deux degrés différents, importants à reconnaître pour établir le pronostic de la resti-
tution musculaire par le traitement électrique. Dans la *forme grave*,
le nerf est inexcitable par le galvanisme et le faradisme; le muscle
ne répond plus qu'à l'excitation galvanique; la contraction est lente
et paresseuse; elle est plus forte par la fermeture du pôle positif que
par la fermeture du pôle négatif ou tout au moins lui est égale. C'est
la dernière contraction qui persiste. Elle finit aussi par disparaître
au bout d'un temps qui varie de six mois à un an. Dans la *forme
moyenne*, beaucoup moins grave, le nerf est encore excitable par les
deux courants, le muscle également, mais avec les caractères de
la réaction de dégénérescence.

Les *mouvements réflexes* ne sont pas toujours abolis dès le début
dans les membres paralysés; Laborde, qui a eu quatre fois seulement
l'occasion d'étudier l'action réflexe à une époque rapprochée de la
période d'invasion, a constaté deux fois une abolition complète, une
fois une diminution et une fois l'intégrité absolue des mouvements
réflexes. Le *réflexe du genou* est en général diminué ou peut disparaître
entièrement quand le foyer médullaire est dans la région lombaire.

Au bout d'un temps qui varie entre trois et quinze jours, survient
une rémission; la paralysie *se retire progressivement pour se localiser*
dans un seul membre (une jambe ou un bras) ou même seulement
dans quelques muscles d'un des membres et les frapper dès lors
d'impotence définitive. Elle se retire en général des parties supérieures aux parties inférieures, mais suit aussi dans quelques cas une
marche inverse.

Les cas où la paralysie disparaît sans laisser de traces sont exceptionnels; on peut cependant interpréter par une guérison complète
de la maladie quelques-unes des observations que Kennedy relate
sous le nom de paralysies temporaires. Il faut admettre alors qu'il y
a eu une poussée congestive dans la moelle, sans destruction des
cellules motrices. C'est seulement ainsi qu'on peut expliquer une
observation de Laborde, relative à un enfant qui fut pris à trois mois
d'intervalle de deux attaques de paralysie accompagnées de fièvre et
suivies d'une guérison complète; ce ne fut qu'après une troisième
attaque que la paralysie s'établit définitivement et persista avec
prédominance dans l'un des membres.

L'un de nous, M. D'Espine (1), a observé, comme forme intermé-

____
(1) D'Espine, *Congrès internat. de méd. de Copenhague*, 1884.

diaire entre la forme passagère de Kennedy et la forme atrophique, un cas dans lequel la paralysie était stationnaire depuis le début de la maladie, qui remontait à deux ou trois mois. Les réactions électriques étaient restées à peu près normales pour le muscle, comme pour le nerf, sauf un peu de paresse dans les contractions de certains muscles; l'atrophie musculaire n'était pas encore développée. L'impotence fonctionnelle disparut complètement après trois mois d'électrisation localisée. La guérison s'est maintenue depuis lors. Ces formes intermédiaires rappellent les formes abortives des maladies infectieuses.

**Période atrophique.** — Tandis que le plus grand nombre des muscles tout d'abord paralysés recouvrent leur contractilité volontaire et électrique, d'autres sont frappés d'inertie définitive et s'*atrophient*.

Il est très rare de voir tous les muscles d'un membre également atteints; Duchenne rapporte cependant le cas d'un enfant chez lequel, non seulement tous les muscles de la jambe, mais encore ceux des deux cuisses, à l'exception du tenseur du fascia lata, étaient complètement atrophiés et graisseux. Habituellement, la destruction se concentre sur certains groupes musculaires.

A la jambe, les muscles qui sont le plus souvent atrophiés sont les péroniers latéraux, l'extenseur commun et le jambier antérieur; parfois la paralysie se localise plus particulièrement dans les gastrocnémiens. A la cuisse, l'atrophie atteint surtout le triceps crural généralement d'un seul côté, mais ce muscle est très rarement atrophié dans toute sa masse.

Au membre supérieur, l'atrophie porte surtout sur le deltoïde dans son tiers antérieur; Duchenne cite le cas d'une paralysie et d'une atrophie simultanées du deltoïde et du triceps brachial. Le grand pectoral est toujours épargné. Les muscles de l'avant-bras perdent aussi quelquefois leur contractilité, mais ne disparaissent presque jamais entièrement. Contrairement à ce qui arrive dans d'autres affections, la paralysie des interosseux est excessivement rare dans la paralysie infantile.

Suivant Laborde, l'atrophie des muscles qui restent frappés de paralysie commence à s'accentuer dans le courant du deuxième mois; d'après Heine, elle ne devient véritablement marquée qu'après un ou deux ans.

A la longue, les muscles atrophiés finissent par être inexcitables par l'*électricité*, même par le pôle positif du courant galvanique; c'est la preuve de leur déchéance définitive.

Dans tous les cas intenses, l'atrophie ne se borne pas aux muscles, mais s'étend aussi aux os, aux téguments et aux vaisseaux du membre affecté qui se raccourcit, devient grêle et s'arrête dans son développement. Chez un enfant de neuf ans observé par Laborde, le

membre inférieur gauche frappé de paralysie présentait un raccourcissement de 3 centimètres ; aussi la marche était fort difficile,
amenait une prompte fatigue et s'accompagnait d'une forte claudi-
dication. Dans quelques cas, le raccourcissement peut atteindre
5 à 6 centimètres.

**Déformations.** — L'atrophie osseuse et musculaire entraîne à sa
suite des attitudes vicieuses et des déformations permanentes des
membres qui varient suivant le siège et le degré de la paralysie,
suivant l'âge auquel l'enfant a été paralysé et suivant le traitement
employé. Nous ne pouvons que mentionner ici les déformations les
plus importantes, et nous renvoyons pour leur étude approfondie
aux traités d'orthopédie.

Au *membre inférieur*, on peut observer le développement de toutes
les variétés du pied bot. La plus fréquente est le pied *équin-varus*,
attitude normale du pied entraîné par son propre poids ; aussi est-ce
la déformation qu'on observe habituellement chez les enfants paralysés qui ne marchent pas encore. Le pied *valgus* s'observe chez les
malades plus âgés qui marchent déjà au moment de l'invasion de la
paralysie ; en effet, lorsque l'enfant marche, il pose toute la plante
du pied par terre et fait porter le poids du corps sur la partie interne
des deux pieds ; grâce à la faiblesse musculaire, la voûte plantaire
finit alors par s'effondrer (*pied plat*) et le bord externe par se relever
(*valgus*), quels que soient d'ailleurs les muscles paralysés (Volkmann).
Duchenne a attiré l'attention sur une variété rare de talus qui a
toujours une origine paralytique, c'est le *talus pied creux*, dans
lequel le talon est abaissé comme dans le talus ordinaire, et en
outre l'avant-pied se creuse par exagération de la concavité plantaire ; cette déformation serait due, suivant Duchenne, tantôt à la
rétraction des fléchisseurs des orteils, tantôt à celle du long péronier.

Le *genou* est en général un peu relâché ; il s'incurve quelquefois en
avant pendant la marche. L'enfant, pour pouvoir marcher, transforme son membre impotent en une tige rigide et fait tomber son
centre de gravité au-devant de la jointure ; dans ce but, il fait basculer
en avant son bassin et creuse par compensation la colonne vertébrale lombaire. La *lordose*, qui est très fréquente chez les enfants
paralytiques, est presque toujours une courbure de compensation et
n'est qu'exceptionnellement le résultat d'une atrophie de la masse
sacro-lombaire.

Au *membre supérieur*, les déformations les plus fréquentes sont
les suivantes : Le bras pend inerte le long du corps ; il contraste par
sa maigreur et son raccourcissement avec le bras du côté opposé du
corps ; les doigts sont fléchis dans la paume de la main, mais peuvent exécuter encore quelques petits mouvements ; la main est fléchie
sur l'avant-bras en demi-pronation ; le coude est étendu, mais non
rigide. La déformation la plus constante et parfois la seule que pré-

sente le membre supérieur, est *l'aplatissement de l'épaule* ; la tête de l'humérus est facile à sentir en avant sous la peau, grâce à l'atrophie du deltoïde ; elle est abaissée et séparée de l'acromion par un creux qui peut parfois admettre le doigt ; on remarque en outre dans certains cas une contracture légère du grand dorsal et du grand pectoral.

PRONOSTIC. — Le plus souvent favorable quant à la conservation de la vie, le pronostic de la paralysie infantile est très fâcheux quant à la guérison de l'atrophie musculaire. La santé générale se conserve malgré les lésions locales et, à part les cas foudroyants du début, quand les enfants succombent, c'est toujours à une maladie intercurrente.

L'atrophie musculaire est incurable, mais tous les muscles paralysés ne sont pas voués nécessairement à l'atrophie, et il paraît à peu près certain qu'un traitement électrique appliqué de bonne heure peut arracher quelques muscles à la déchéance finale. Duchenne regardait comme un présage certain d'atrophie, la perte de la contractilité faradique qu'on observe dès le début de la maladie dans certains muscles, mais ce signe est loin d'être absolu, et l'on a vu parfois revenir le mouvement volontaire dans des muscles qui avaient perdu momentanément la faculté de se contracter sous l'influence du courant électrique.

Ajoutons qu'on a vu exceptionnellement un ancien foyer de paralysie infantile devenir à l'âge adulte le point de départ d'une nouvelle amyotrophie à forme aiguë ou plus souvent chronique.

DIAGNOSTIC. — A une époque rapprochée du début de la maladie, le diagnostic présente rarement des difficultés sérieuses, surtout si l'on peut obtenir des renseignements précis.

L'invasion soudaine de la paralysie après l'âge de six mois chez un enfant sain et bien conformé exclut tout d'abord l'idée d'une *paralysie congénitale*.

La paralysie spinale se distingue de toutes les *paralysies d'origine encéphalique* par l'absence habituelle de symptôme cérébral persistant, tel que le strabisme, l'hémiplégie faciale, l'embarras de la parole, un trouble des facultés intellectuelles, le développement anormal de la tête ou l'anesthésie ; l'absence de ces symptômes permettra de faire le diagnostic, même dans le cas où la paralysie spinale aurait été précédée de convulsions. L'intégrité de la contractilité farado-galvanique distinguera toujours les paralysies cérébrales de la paralysie spinale.

La *paralysie douloureuse des jeunes enfants*, décrite par Chassaignac (1), ne pourra être confondue avec la paralysie spinale. Elle s'ob-

---

(1) Chassaignac, *Arch. gén. de méd.*, 1856, t. I, p. 653. — Voir aussi : Brunon, *Presse méd.*, 29 juin 1895.

serve chez les enfants de deux à cinq ans, tenus par la main, dont le bras
relevé brusquement au moment d'une chute est soumis à une violente traction de bas en haut. Il en résulte une paralysie flaccide du
membre supérieur avec douleur spontanée ou provoquée par le
moindre essai de mobilisation du membre. Cette torpeur douloureuse
disparaît d'elle-même après une durée de un à sept jours. Elle paraît
due tantôt à une entorse juxta-épiphysaire (Ollier) ou à une subluxation de la tête du radius, tantôt à un simple tiraillement du plexus
brachial.

La *paralysie diphtérique* se distinguera toujours de la paralysie
spinale par les commémoratifs, par sa marche toute spéciale et par
la paralysie du voile du palais, qui l'accompagne presque toujours.

A une époque éloignée du début, l'impossibilité d'avoir des renseignements précis sur l'invasion et la marche de la paralysie peuvent
rendre parfois le diagnostic difficile. L'absence de troubles de la sensibilité, la localisation de la paralysie dans certains muscles et l'atrophie consécutive du membre permettront en général d'éliminer la
paralysie de *cause périphérique*.

TRAITEMENT. — C'est seulement au début de la maladie qu'on
a quelques chances de l'enrayer. Plus tard, quand les cellules ganglionnaires sont atrophiées ou détruites, on ne pourra plus qu'atténuer
les conséquences de ces lésions en relevant la vitalité des muscles
frappés ou en remédiant de son mieux aux déformations paralytiques
des membres.

On opposera dans les premiers jours un traitement rationnel aux
lésions médullaires. On n'hésitera pas, pendant l'orage inflammatoire,
à placer une ou deux sangsues à l'anus, des ventouses sèches ou
même scarifiées le long de la colonne vertébrale, ou bien, comme le
recommande Bouchut, à appliquer de petites pointes de feu tous les
deux jours près du foyer médullaire présumé. Si l'âge et la constitution de l'enfant le permettent, on administrera en même temps
quelque dérivatif sur le tube digestif, tel que le calomel et la scammonée. Althaus préconise les injections d'*ergotine* faites deux fois
par jour aux extrémités inférieures; la dose par injection serait pour
un enfant de un à cinq ans de 0,015 à 0,02 d'ergotine. Il faut s'arrêter
ou diminuer la dose, dès que l'on a produit un myosis des pupilles.
Althaus cherche à obtenir ainsi une ischémie de la moelle et à
arrêter la congestion apoplectiforme.

Dès que la période aiguë sera passée, on soumettra la moelle à
des *courants continus* descendants très faibles (de 10 à 20 éléments),
en plaçant le pôle positif sur la colonne vertébrale et le pôle négatif
sur les membres paralysés ; les séances ne doivent pas dépasser au
commencement vingt minutes. Plusieurs auteurs, tels que Hitzig et
Jürgensen, ont signalé les bons effets de ce traitement; d'autres, au

contraire, n'en ont rien obtenu ; il est probable que ces derniers ont
agi à une époque trop éloignée du début de la maladie, quand l'atrophie des cellules nerveuses était déjà consommée. Bouchut donne le
conseil de faire passer le courant galvanique pendant plusieurs heures
consécutives ; ce mode de traitement lui aurait donné d'excellents
résultats dans quelques cas récents. Erb recommande un traitement
galvanique de six mois à un an pour les cas récents ; il place d'abord
une grande électrode sur le foyer médullaire et l'autre sur la partie
antérieure du tronc, et applique des courants modérés de une à deux
minutes chacun, d'abord avec le pôle positif sur la moelle, puis avec
le pôle négatif. La séance est terminée par l'application d'un courant
continu de la moelle aux muscles paralysés, en plaçant à la périphérie
le pôle actif, c'est-à-dire celui qui, à chaque interruption, peut encore
déterminer une contraction musculaire ; c'est en général le pôle
positif.

Le *sulfate de strychnine* est un adjuvant utile du traitement électrique et pourra être employé conjointement dès le second ou le
troisième mois de la paralysie ; il sera administré à la dose d'un milligramme par jour en potion ; on pourra, en surveillant attentivement les effets du médicament, augmenter progressivement cette
dose d'après les effets observés. Dans certains cas, la strychnine
a paru plus efficace en injections sous-cutanées ; celles-ci seront
données à la dose d'un demi-milligramme, qu'on élèvera graduellement à un milligramme et demi ; ces injections seront répétées
deux ou trois fois par semaine.

Les *bains sulfureux* et les *bains de mer* peuvent être aussi utiles à
la période de réparation musculaire.

Plus tard, quand la paralysie s'est localisée, il faut se hâter de
venir en aide aux muscles encore excitables par une *gymnastique*
convenable ; à ce titre, la gymnastique passive d'après la méthode
de Ling, les frictions stimulantes et surtout des séances de
*faradisation* pourront rendre de grands services.

*On fera marcher les enfants le plus tôt possible*, on proscrira les
béquilles ; on suppléera à la faiblesse musculaire par des *attelles*
rigides, et on corrigera la déviation du pied par une *bottine orthopédique*. Il est aussi très important de lutter pendant la nuit contre
l'équinisme et le creusement de la plante du pied au moyen d'une
*attelle plantaire* fixée par une bande roulée, qui relève le pied sur la
jambe. Si l'atrophie du triceps crural est très marquée, il sera
indiqué de remplacer l'action indispensable de ce muscle par un
appareil prothétique (ressort ou bande de caoutchouc).

Il sera toujours possible de faire marcher convenablement les
jeunes paralytiques, à la condition d'employer des appareils orthopédiques qui puissent être supportés par le malade et qui combattent
efficacement la déformation ; ces appareils demandent une surveil-

lance minutieuse si l'on veut que la déformation atrophique diminue par la marche au lieu d'augmenter.

La *ténotomie*, qui rend de grands services dans les cas de pied bot congénital, est beaucoup moins souvent indiquée dans ceux de pied bot paralytique ; elle ne sera applicable que quand la jambe aura conservé assez de muscles pour que ceux-ci puissent être encore de quelque utilité. C'est dans ces cas qu'on a plusieurs fois pratiqué la *transplantation musculo-tendineuse*, qui consiste à suturer les tendons des muscles atrophiés avec les muscles ayant conservé un nombre suffisant de fibres saines ; cette opération a donné quelques résultats heureux.

L'opération de l'*arthrodèse*, proposée par Albert, qui permet, en avivant les surfaces articulaires, de fixer le pied par ankylose dans une position qui lui permette de rendre encore quelques services, sera indiquée dans les cas où le pied est ballant ou lorsque les appareils orthopédiques sont inapplicables (1).


## CHAPITRE XIV

### MALADIES NERVEUSES FAMILIALES.


Les maladies *familiales* du système nerveux jouent un rôle important dans la pathologie infantile.

On peut les considérer comme des défauts primitifs du germe, qui ne deviennent apparents en général que dans la vie extra-utérine, à une époque plus ou moins éloignée de la naissance, et qui se traduisent par des lésions d'un centre ou d'un système de fibres à fonctions déterminées, ou bien seulement par le fonctionnement anormal de ceux-ci. Les affections familiales, comme l'a dit Raymond (2), sont de vraies manifestations tératologiques, créées par les malformations des divers systèmes qui constituent l'axe cérébro-spinal ; elles rentrent dans le grand groupe des dégénérescences héréditaires.

Dans certains cas, il y a hérédité similaire directe, se reproduisant dans une série de générations successives ; c'est ainsi que, à propos de l'hérédo-ataxie cérébelleuse, de la dystrophie musculaire, de la maladie de Thomsen, on cite des cas où cinq générations au moins d'une même famille ont été atteintes successivement de la même maladie dans un ou plusieurs de leurs membres.

Dans d'autres cas, l'hérédité peut sauter une ou plusieurs généra-

(1) Voir : Métaxas, Traitement du pied bot paralytique. *Rapport au Congrès de gyn., d'obst. et de pædiatrie.* Marseille, 1898.

(2) Raymond, Leçons sur les mal. du syst. nerveux, 1re série, 1896, p. 54

tions ; c'est alors en général par les femmes que le germe de la maladie se transmet.

Parfois il n'y a pas transmission héréditaire directe, mais apparition de l'affection nerveuse chez plusieurs enfants de la même famille. La maladie familiale est alors née de toutes pièces sous l'influence de la consanguinité, de l'alcoolisme, etc., ou de causes inconnues chez les ascendants.

Enfin, plusieurs auteurs admettent qu'il faut faire rentrer dans le même cadre les cas isolés, sporadiques, qui se rapprochent des précédents par leurs symptômes et leur marche progressive, conception plausible, qui serait absolument démontrée le jour où ces cas sporadiques, apparaissant pour la première fois dans une famille, s'y perpétueraient par hérédité.

Les maladies nerveuses familiales présentent certains caractères généraux dans leurs manifestations :

1° Elles débutent le plus souvent dans l'enfance (type infantile), ou dans l'adolescence (type juvénile). Exceptionnellement, on les a vues survenir seulement dans l'âge adulte.

2° Elles débutent habituellement au même âge pour les enfants de la même génération.

3° Leur marche est fatalement progressive, quelquefois rapide, habituellement très lente ou souvent interrompue par des périodes d'arrêt parfois fort longues.

4° Tout en se cantonnant en général dans un même système anatomique ou physiologique, tel que les muscles, les cornes antérieures de la moelle, les noyaux bulbo-protubérantiels pour le système moteur, les faisceaux cérébelleux, le cervelet, les colonnes de Clarke pour le système d'équilibration, etc., les maladies familiales présentent des types moins définis et plus variés que ceux observés dans les affections nerveuses non familiales (Charcot). On observe souvent des cas de transition entre elles.

Nous ne pouvons donner ici qu'un aperçu général sur ces affections, en insistant sur les plus fréquentes.

## Amyotrophies.

L'anatomie pathologique a permis d'établir deux grands groupes de maladies familiales du système musculaire.

Le premier, représenté par les myopathies progressives et par la paralysie pseudo-hypertrophique (Duchenne), qui ont été réunies avec raison par Erb sous le nom de *dystrophie musculaire progressive*, est caractérisé par l'absence de lésions apparentes des nerfs et de la moelle.

Le second groupe est formé par l'amyotrophie progressive infantile et l'amyotrophie progressive névritique et spinale, maladies caractérisées par des lésions des nerfs et de la moelle.

Nous mentionnerons en même temps quelques affections analogues à forme bulbaire ou ophtalmoplégique.

### DYSTROPHIE MUSCULAIRE PROGRESSIVE.

Erb, qui a décrit le premier, sous le nom de *forme juvénile*, le type scapulo-huméral de l'amyotrophie progressive, a démontré depuis lors, dans un grand travail d'ensemble qui est fondé sur 98 observations, les rapports étroits qui unissent les différents types hypertrophiques et atrophiques des myopathies progressives.

Les cas de transition qui existent entre toutes ces formes, la présence de types différents de dystrophie musculaire dans la même famille, l'absence de lésions importantes du système nerveux central, des lésions musculaires identiques, ne variant dans les différents types que par la prédominance de certaines d'entre elles, sont les preuves, à notre avis irréfutables, données par Erb (1) pour faire de ces affections un groupe pathologique unique.

**Type Erb** (*Type scapulo-huméral*). — Cette forme familiale, décrite par Erb (2) en 1883, apparaît dans la seconde enfance ou l'adolescence, habituellement avant vingt ans, aussi souvent de dix à quinze ans que de quinze à vingt ans. Les deux cas connus dont le début paraît remonter à la première enfance sont ceux de Souza (3). Il est fréquent d'en rencontrer plusieurs dans la même famille [par exemple quatre frères observés par Zimmerlin (4)], mais il y a aussi des cas isolés.

Ce sont les muscles de la ceinture de l'épaule, le grand pectoral (sauf sa portion claviculaire), le petit pectoral, le trapèze (excepté le faisceau inférieur), le long dorsal, le rhomboïde, le grand dentelé, etc., qui s'atrophient partiellement ou en totalité. Il en résulte des déformations caractéristiques déjà bien décrites par Duchenne. Puis l'atrophie s'étend au deltoïde, aux muscles fléchisseurs du bras, et n'atteint que plus tard le triceps ; à l'avant-bras, elle envahit le long supinateur, épargnant presque toujours les autres muscles, ainsi que ceux de la main. Au bout de quelques années, on voit l'atrophie s'attaquer aux extenseurs du tronc, aux muscles des parois abdominales, à ceux de la cuisse et parfois à quelques-uns de ceux de la jambe.

Il n'est pas rare de voir certains muscles, et en général toujours les mêmes, présenter, avant le stade de l'atrophie, de l'hypertrophie vraie ou fausse ; ce sont les muscles deltoïde, sous-épineux, triceps

(1) Erb, *Deutsche Zeitschr. für Nervenheilk.*, 1891, t. I, p. 13 et 173.
(2) Erb, *Neurol. Centralbl.*, 1er octobre 1883.
(3) Veiga de Souza, *Thèse de Kiel*, 1888.
(4) Zimmerlin, *Zeitschr. für klin. Med.*, 1883, t. VII.

brachial, couturier, tenseur du fascia lata et gastrocnémiens.

La marche de la maladie est lentement progressive, et comme elle ne s'accompagne jamais de paralysie bulbaire, les malades peuvent atteindre un âge avancé et ne succombent qu'à une affection intercurrente.

L'absence de contractions fibrillaires et de réaction électrique de dégénérescence est la règle et permet de distinguer cette forme de dystrophie myopathique des amyotrophies spinales et névritiques.

**Type Landouzy-Dejerine** (*Type facio-scapulo-huméral*). — Duchenne (1) a décrit en 1872, sous le nom d'atrophie musculaire progressive de l'enfance, une forme spéciale héréditaire d'atrophie musculaire progressive débutant par les muscles de la face et donnant à la physionomie un aspect particulier. Landouzy compléta, en 1874, le tableau de l'atrophie faciale en signalant l'occlusion incomplète des paupières due à l'atrophie des orbiculaires. Landouzy et Déjerine (2) établirent en 1885 et 1886, par deux mémoires importants, la réalité du type décrit par Duchenne, tracèrent son histoire clinique sous le nom de *type facio-scapulo-huméral* et démontrèrent par deux autopsies l'intégrité du névraxe.

La myopathie atrophique progressive est une affection qui appartient en général à la seconde enfance par son début; exceptionnellement elle peut aussi se développer plus tard, chez l'adolescent ou chez l'adulte. Pour la forme infantile, comme l'a montré Duchenne, le début par la face est caractéristique. Les muscles innervés par le facial, ceux qui servent à la mimique sont les seuls frappés d'atrophie; les muscles masticateurs, ceux de la langue, du pharynx et de l'œil sont toujours épargnés.

L'atrophie des *muscles des lèvres*, en amenant un relâchement des tissus, détermine au repos une épaisseur plus grande, soit de la lèvre supérieure (lèvre de tapir), soit de la lèvre inférieure qui est abaissée. Quand le malade rit, sa fente buccale s'élargit singulièrement, il rit en travers; de chaque côté de la commissure se dessine une dépression verticale (coup de hache). Il ne peut siffler qu'incomplètement. La prononciation des labiales est gênée.

Les *muscles orbiculaires des paupières* ne ferment celles-ci qu'imparfaitement, parfois l'une plus que l'autre, soit pendant le sommeil, soit pendant l'état de veille. A l'état de repos, l'œil est largement ouvert.

La physionomie est atone, immobile, à la fois chagrine et rieuse, le masque facial est lisse; parfois un côté est plus atrophié que l'autre, mais il n'y a pas de paralysie véritable.

L'atrophie de la face s'établit d'une façon lente, insensible; elle peut passer même inaperçue et n'être reconnue qu'après coup.

(1) Duchenne, Traité d'électrisation localisée, 3ᵉ édit. Paris, 1872, p. 51
(2) Landouzy et Dejerine, *Revue de méd.*, 1885 et 1886.

Au bout d'un certain nombre d'années, en général aux environs de la puberté, l'atrophie s'étend au membre supérieur en commençant par les muscles de la ceinture scapulaire (trapèze, rhomboïde, pectoraux), puis prend symétriquement les deux bras, qui s'atrophient en même temps. Les avant-bras contrastent par leur volume presque normal avec les racines amincies du membre; le long supinateur et les radiaux seuls finissent par s'atrophier. Les muscles de la main sont le plus souvent respectés, contrairement à ce qui se passe dans le type classique Aran-Duchenne.

Plus tard, l'atrophie peut se généraliser aux membres inférieurs, en suivant la même marche. Ce sont les muscles de la racine des membres qui sont frappés les premiers et qui sont le plus atrophiés. Ils le sont en général moins que les muscles du membre supérieur. Les muscles des parois abdominales et de la masse sacro-lombaire participent parfois à l'atrophie. A la jambe, il y a prédominance de l'atrophie dans les muscles antéro-externes; il en résulte alors un certain degré d'équinisme et dans certains cas le malade marche sur les orteils.

Les muscles profonds du cou, le diaphragme et les muscles intercostaux sont toujours épargnés.

Les fonctions végétatives, déglutition et respiration, restent intactes, et les malades ne succombent jamais à une paralysie bulbaire, comme dans la forme classique de l'atrophie musculaire progressive.

On a indiqué, comme autres signes différentiels avec cette dernière, la rareté des contractions fibrillaires, la conservation habituelle des réactions électriques, dont l'intensité est proportionnelle au nombre des fibres musculaires conservées, la rétraction tendineuse de certains muscles, du biceps brachial en particulier qui, pour Landouzy et Dejerine, est caractéristique de la forme myopathique, mais qui fait néanmoins souvent défaut (Erb). La réaction de dégénérescence, dans les cas exceptionnels où elle a été observée, peut s'expliquer par la lésion des nerfs musculaires.

Les *lésions anatomiques* se réduisent à celles du tissu musculaire, qui consistent en une myosite irritative simple, sans sclérose interstitielle, avec lipomatose dans les cas anciens, mais sans augmentation du volume du muscle. Parfois on trouve des fibres musculaires hypertrophiées à côté de celles qui sont atrophiées. Pour Hitzig (1), le stade d'hypertrophie vraie des fibres musculaires est le premier stade, l'atrophie le second.

Au point de vue du *diagnostic*, il importe de savoir que l'atrophie musculaire peut être masquée par la couche graisseuse du tissu cellulaire, et qu'elle ne pourra être reconnue alors que par les symptômes fonctionnels.

_________

(1) Hitzig, *Berl. klin. Woch.*, 1888, nᵒˢ 25, 34 et 35.

Les malades atteints d'atrophie myopathique progressive peuvent atteindre un âge très avancé, contrairement à ceux dont l'atrophie est myélopathique.

Ladame recommande comme traitement le massage et l'électrisation localisée avec le courant farado-galvanique.

**Paralysie pseudo-hypertrophique.** — Cette affection singulière, à peu près spéciale à l'enfance, a été pour la première fois entrevue en 1858 par Duchenne (de Boulogne) (1), puis décrite par lui en 1861 sous le nom de *paralysie hypertrophique congénitale* (2). Coste et Gioja (3) à Naples en 1838 et Meryon (4) à Londres en 1852 l'avaient déjà observée, mais sans la reconnaître. Depuis lors, un grand nombre de cas en ont été publiés. Maladie essentiellement familiale, la paralysie pseudo-hypertrophique est une dystrophie du système musculaire sans lésions du système nerveux central.

ÉTIOLOGIE. — Le début de la maladie remonte dans le plus grand nombre des cas à la première enfance et parfois même à la naissance ; on ne la voit se développer qu'exceptionnellement après l'âge de dix ans. Ainsi, sur 80 cas dans lesquels le début a pu être fixé, l'affection a commencé 45 fois de un à cinq ans, 22 fois de six à dix ans, 8 fois de onze à seize ans et 6 fois plus tard (Eulenburg). Les garçons y sont beaucoup plus sujets que les filles, dans la proportion de 9 à 2, suivant Eulenburg. Friedreich avait déjà remarqué que le début est beaucoup plus tardif chez les filles que chez les garçons.

La *prédisposition de famille* joue un rôle prépondérant dans l'étiologie de la paralysie pseudo-hypertrophique. Ainsi il est habituel de voir plusieurs enfants d'une même famille atteints de cette affection, et, dans ce cas, ce sont en général les garçons. Edw. Meryon rapporte l'histoire d'une famille dans laquelle les quatre fils furent pris de la maladie, tandis que les quatre filles restèrent indemnes. Barsikow (5) a pu en compter 24 cas dans deux familles. Quoiqu'il n'y ait pas d'exemple de transmission héréditaire directe de la paralysie pseudo-hypertrophique, par la bonne raison que les malades meurent avant d'être nubiles ou ne sont plus en état de procréer, Heller (6) a démontré qu'une mère bien portante peut transmettre le germe de la maladie à ses enfants, comme c'est le cas pour la myopathie amyotrophique progressive, qui a beaucoup de points de ressemblance avec la paralysie pseudo-hypertrophique.

Dans deux ou trois cas, la paralysie pseudo-hypertrophique s'est développée après une attaque de convulsions, d'autres fois après la rougeole, mais le plus souvent elle débute sans cause appréciable.

(1) Duchenne, *Arch. gén. de méd.*, 1858, t. I, p. 1 et 179.
(2) Duchenne, Électrisation localisée, 2e éd. Paris, 1861, p. 364.
(3) Coste et Gioja, *Ann. clin. dell' osped. d. incur. di Napoli*, 1838.
(4) Meryon, *Med. chir. Trans.*, vol. LIII, 1852, p. 73.
(5) Barsikow, *Thèse de Halle*, 1872.
(6) Heller, *Arch. für klin. Med.*, 1865, t. I, p. 616.

ANATOMIE PATHOLOGIQUE. — Les *centres nerveux* ont été examinés dans trois autopsies, avec un soin minutieux, par les micrographes les plus compétents, et ont présenté dans ces trois cas une intégrité parfaite. La première autopsie de paralysie pseudo-hypertrophique a été publiée en Allemagne par Cohnheim et Eulenburg (1). Dans la seconde, faite dans le service de Bergeron, la moelle a été examinée après durcissement par Charcot et Pierret (2). Dans une troisième autopsie, faite par Cornil (3), la moelle, les racines et les ganglions spinaux ne présentaient, comme dans les précédentes, rien de pathologique. Il en était de même dans les autopsies rapportées par Westphal, Middleton, Handford et Erb. Dans d'autres autopsies, on a trouvé quelques lésions de la moelle très probablement secondaires [Ross (4), Pekelharing (5)]. Il faut donc considérer la paralysie pseudo-hypertrophique comme une paralysie myogénique.

Les *muscles* ont pu être examinés au microscope pendant la vie sur de petits fragments enlevés à l'aide de l'emporte-pièce de Duchenne ou du harpon de Middeldorf. On a constaté que l'altération principale de la maladie consiste en une hyperplasie du tissu conjonctif interstitiel des muscles ; cette lésion se traduit sous le microscope soit par une accumulation de cellules fusiformes et de noyaux (Charcot), soit par la formation d'un tissu fibrillaire ondulé auquel il faut rapporter en grande partie l'augmentation de volume et la dureté des muscles malades. En outre, le tissu adipeux intermusculaire prend un grand développement et donne parfois au muscle l'aspect d'un vaste lipome. La dégénérescence graisseuse de la fibre musculaire est au contraire très rare. Les faisceaux primitifs conservent longtemps leur striation transversale, qui devient seulement plus fine et moins marquée, mais ils diminuent de diamètre et peuvent même, suivant quelques auteurs, se réduire au myolemme. On peut trouver parfois des fibres atrophiées sans participation du tissu cellulaire. Cohnheim a constaté la présence de fibres musculaires hypertrophiées ou trifurquées qui étaient disséminées au milieu des fibres atrophiées. On a signalé aussi une prolifération abondante des noyaux du myolemme (Friedreich, Charcot).

SYMPTÔMES. — *Début.* — Le premier symptôme qui attire l'attention est un affaiblissement des membres inférieurs. Si l'enfant marche déjà, il se fatigue vite, tombe facilement, enfin refuse de marcher et se fait porter ; s'il est atteint de la maladie en bas âge, il n'apprend à marcher que fort tard et avec beaucoup de peine.

*Période d'hypertrophie.* — Au bout de quelques mois, plus rare-

(1) Cohnheim et Eulenburg, *Verhandl. der Berl. med. Gesellsch.*, 1863, f. I, p. 101.
(2) Charcot et Pierret, *Arch. de phys. norm. et path.*, mars 1872.
(3) Cornil, *Union méd.*, 12 oct. 1880.
(4) Ross, *Diseases of the nervous System*. London, 1881, t. II, p. 204.
(5) Pekelharing, *Virch. Arch.*, 1882, t. LXXXIX, p. 228.

ment dès le début, les *mollets* deviennent proéminents ; ils forment bientôt deux fortes saillies dures et résistantes au toucher, qui font comme hernie sous la peau amincie ; leur volume peut devenir véritablement monstrueux. De là, l'hypertrophie s'étend en général symétriquement de bas en haut et frappe de préférence les *fessiers*, le *triceps crural*, la *masse sacro-lombaire*, le *grand dentelé*, le *deltoïde*, les *muscles de l'omoplate*, le *biceps* et le *triceps brachial*, etc.

Le début de l'hypertrophie peut avoir lieu exceptionnellement par d'autres muscles que les jumeaux. Ainsi Mahot cite l'hypertrophie des fesses comme le premier symptôme chez un enfant atteint de parésie des jambes depuis quelques mois. Bourdel et Cadet de Gassicourt ont observé l'hypertrophie du triceps crural à une période où les jumeaux avaient encore leur volume normal.

L'hypertrophie peut aussi atteindre d'autres muscles ; dans un cas observé par Weir Mitchell, la *langue* et tous les muscles *faciaux*, mais surtout les muscles *temporaux*, offraient un volume exagéré ; le muscle cardiaque lui-même présentait une impulsion plus forte qu'à l'ordinaire. Il faut considérer comme très exceptionnel le cas observé par Bergeron, dans lequel l'hypermégalie s'était généralisée à presque tous les muscles du corps et faisait du petit malade la caricature de l'Hercule Farnèse. Par contre, dans certains cas, l'hypertrophie peut rester localisée dans un seul groupe musculaire, qui est alors presque toujours celui des mollets.

Un certain nombre de muscles sont presque invariablement respectés par l'hypertrophie : ce sont, au membre inférieur, les muscles antéro-externes de la jambe ; au tronc, les grands pectoraux, les rhomboïdes, les muscles du cou.

Les déformations musculaires s'accompagnent de troubles caractéristiques dans la démarche de l'enfant. Celui-ci se dandine en marchant et incline instinctivement le tronc du côté où il pose le pied ; ce *dandinement* caractéristique tient, comme l'a montré Duchenne, à la faiblesse du moyen et du petit fessier. L'enfant est obligé, pour se tenir debout, d'écarter fortement les jambes et de cambrer les reins, de façon que son centre de gravité tombe en arrière du sacrum (*lordose paralytique*) ; quand on le redresse, il est incapable de reprendre son équilibre et tombe en avant ; quand il est assis ou couché, l'*ensellure lombaire* disparaît ; elle tient, comme l'a montré Duchenne, à la faiblesse des muscles extenseurs du tronc.

Bergeron et Bourdel (1) ont remarqué que l'enfant ne peut marcher ou marche difficilement lorsqu'on le tient par le bras ou par la main, tandis que, livré à lui-même, il se tire mieux d'affaire, en ce sens qu'il exécute plus facilement les mouvements nécessaires au maintien de l'équilibre.

_________

(1) Bourdel, *Revue mens. des mal. de l'enf.*, 1885, p. 54.

La *consistance* des muscles hypertrophiés est variable. Tandis que les mollets sont habituellement durs et tendus, même au repos complet, d'autres muscles, tels que les fessiers, les droits antérieurs de la cuisse, présentent, même pendant leur contraction, une consistance mollasse, pâteuse, tenant à la prédominance de la graisse sur le tissu conjonctif scléreux.

Quelques observateurs ont signalé, au niveau des muscles malades, une coloration rouge marbrée de la peau et des phénomènes de refroidissement ou d'élévation de température dans les membres inférieurs, qu'ils attribuent à une paralysie des vaso-moteurs ; on s'est fondé sur ce fait pour considérer la paralysie pseudo-hypertrophique comme une névrose vaso-motrice.

*Période d'état.* — C'est en général vers l'âge de quatre à six ans que l'hypertrophie musculaire atteint son maximum aux membres inférieurs.

La maladie, après avoir progressé lentement pendant douze à seize mois, s'arrête et reste stationnaire pendant quelques années. Les parents, trompés par ces formes athlétiques et par le bon état de la santé générale, se font les plus grandes illusions à l'égard de leur enfant et ne doutent pas de sa guérison prochaine. A ce moment, l'aspect du malade est très remarquable ; le haut du corps, maigre et sec, contraste avec sa moitié inférieure dont toutes les saillies musculaires sont exagérées.

La répartition de l'hypertrophie et de l'atrophie peut varier et dépend seulement de la présence ou de l'absence de la formation graisseuse à l'intérieur du muscle sclérosé. L'hypertrophie ne dépasse pas la gaine aponévrotique du muscle et ne s'étend pas aux tendons. Parfois, une partie du muscle est atrophiée, tandis que l'autre est hypertrophiée. Parmi les muscles qui s'atrophient d'emblée, on observe les muscles du thorax, surtout le *grand dorsal* et la portion *sterno-costale du grand pectoral*, dont l'atrophie serait très caractéristique pour la maladie de Duchenne d'après Gowers, puis ceux de l'omoplate, de l'abdomen, de la colonne vertébrale, jamais ceux du mollet, qui ne s'atrophient que secondairement après avoir été hypertrophiés (Hamon).

Il est enfin des muscles dont le volume est normal et dont la force de contraction a notablement diminué. L'*exploration électrique* est utile en pareil cas ; la contraction se produit plus facilement en plaçant le pôle excitateur sur le nerf que sur le muscle, dont la graisse et le tissu conjonctif augmentent la résistance ; la diminution de la contraction électrique (faradique et galvanique) est proportionnelle à la diminution du nombre des fibres musculaires. La *sensibilité* cutanée est intacte ; parfois, le sentiment de fatigue musculaire, quand le malade est surmené, se transforme en une douleur véritable.

Les *déformations* et les *attitudes* dues à la lésion musculaire s'accentuent à cette période. La marche est à la longue rendue très difficile par le développement d'un *équinisme bilatéral* qui, d'après Duchenne, est un des symptômes constants de la paralysie pseudo-hypertrophique. « Cet accident n'apparaît pas dans les premiers temps de la maladie, dit Duchenne ; il est d'abord peu prononcé ; puis il augmente, en général progressivement et arrive lentement à un tel degré que le talon repose difficilement sur le sol pendant la station. Il prend alors la forme de l'*équin-varus*. Le pied se creuse par le fait de l'augmentation de la voûte plantaire, et les premières phalanges sont placées dans une extension exagérée sur les têtes des métatarsiens, tandis que les deux dernières sont infléchies, ce qui donne aux orteils la forme d'une *griffe*. » Cette déformation est due à la rétraction du triceps crural.

A ce moment, les enfants ont beaucoup de peine à se relever lorsqu'ils sont tombés et n'y parviennent qu'avec effort, en prenant un point d'appui sur les genoux. Le manège auquel se livre l'enfant pour passer de la position couchée à la position debout est presque pathognomonique pour la paralysie pseudo-hypertrophique et provient de la localisation spéciale de l'affaiblissement musculaire dans les extenseurs du tronc et de la jambe.

*Période d'atrophie.* — Vers l'âge de douze ou treize ans en général, l'affaiblissement musculaire augmente ; les membres inférieurs fléchissent et refusent le service ; aussi la plupart des malades passent-ils désormais leur vie assis ou couchés. Les muscles des membres supérieurs et du tronc perdent aussi de leur force et s'atrophient. L'élévation du bras devient difficile, puis impossible ; les autres mouvements du membre supérieur s'affaiblissent peu à peu et finissent par se perdre aussi. Dans les premiers temps, l'enfant peut encore s'asseoir dans son lit et présente alors une *cyphose dorsale* due à la paralysie des muscles sacro-lombaires et abdominaux. Plus tard, quand la paralysie gagne les psoas, il ne peut plus même se relever et ne parvient à s'asseoir qu'avec le concours exclusif de ses bras ou avec celui d'un aide.

C'est surtout dans cette dernière période que le varus équin bilatéral et la griffe des pieds s'accentuent, pour persister désormais. Le malade est à peu près réduit à l'immobilité dans des positions forcées, dues à la rétraction du tissu morbide ou à l'ankylose, et qui se résument dans la flexion exagérée des articulations des membres et du tronc. La sensibilité, au contraire, est partout intégralement conservée. La contractilité électrique et les réflexes tendineux, qui, dans les premières périodes de la maladie, sont à peu près normaux, diminuent à la période ultime proportionnellement à la fonte des fibres musculaires. On peut citer à titre exceptionnel l'observation de W. Ord, dans laquelle tous les muscles étaient sensibles au courant faradique, ceux des mollets hypertrophiés plus que les autres, bien que la maladie datât de deux ans.

Pendant longtemps, les fonctions végétatives s'exécutent normalement ; il n'y a pas de fièvre, l'état général est assez satisfaisant. A la longue, les enfants finissent par tomber dans un grand épuisement et offrent alors peu de résistance aux maladies intercurrentes, qui les enlèvent rapidement, ou bien ils succombent à une paralysie des muscles respiratoires. Sur vingt-deux décès, dont la cause est indiquée, trois sont dus à des maladies de l'appareil respiratoire (Seidel). Dans un cas dans lequel la mort survint par asphyxie à une époque relativement peu avancée de la maladie, Handford (1) trouva à l'autopsie une destruction complète des fibres musculaires du diaphragme, transformées en tissu fibreux. Les malades meurent en général avant quinze ans ; il est très rare qu'ils dépassent la vingtième année.

## AMYOTROPHIE SPINALE PROGRESSIVE DE LA PREMIÈRE ENFANCE
### (*Type Werdnig-Hoffmann*).

La polyomyélite chronique, que Charcot considérait comme la lésion habituelle de l'atrophie musculaire progressive de l'adulte, a été constatée sous la forme d'une atrophie presque complète des cellules des cornes antérieures avec atrophie dégénérative des racines antérieures dans une forme familiale d'atrophie musculaire spéciale à la première enfance, et bien décrite, soit par Werdnig (2) (2 cas dans une famille), soit par Hoffmann (3) (20 cas dans trois familles), qui y rattache également un cas publié par Thomson et Bruce (4).

Cette maladie débute vers l'âge de dix mois, chez un enfant sain jusque-là, par une faiblesse avec atrophie des muscles du bassin et de la cuisse. L'atrophie s'étend symétriquement d'une façon lente et progressive aux muscles du tronc, de la racine des membres supérieurs et du cou et finit par envahir les membres tout entiers, en suivant une marche *centrifuge*. Le petit malade est transformé après un temps plus ou moins court en un vrai squelette inerte avec la tête penchée sur le corps, parce qu'elle n'est plus soutenue. La perte des réflexes tendineux, des contractions fibrillaires très accentuées, la diminution de l'excitabilité électrique des muscles et souvent la réaction de dégénérescence avec conservation des fonctions des sphincters, de la sensibilité et de l'intelligence, complètent le tableau

(1) Handford, *Brit. med. Journ.*, 9 mars 1889.
(2) Werdnig, *Arch. für Psych.*, 1891, t. XXII, p. 437, et 1894, t. XXVI, p. 706.
(3) Hoffmann, *Deutsche Zeitschr. für Nervenheilk.*, 1893, t. III, p. 427, et 1897, t. X, p. 202.
(4) Thomson et Bruce, *Edinb. Hosp. Rep.*, 1893, t. I.

de cette atrophie musculaire généralisée, qui se termine souvent par une paralysie bulbaire. Dans tous les cas l'issue de la maladie a été fatale après une durée de neuf mois à six ans.

### SCLÉROSE LATÉRALE AMYOTROPHIQUE.

Nous rapprochons de l'amyotrophie spinale progressive un certain nombre de cas de sclérose latérale amyotrophique, observés chez l'enfant par Seeligmüller (1) qui a vu la maladie débuter à l'âge de neuf mois successivement chez quatre frères et sœurs, par Strümpell (2) qui l'a observée chez deux frères âgés de dix et douze ans, et par H. Brown (3), qui l'a rencontrée chez un garçon de quatorze ans qui en était atteint depuis trois ans et présentait déjà tous les signes de la paralysie bulbaire.

La paralysie spasmodique des quatre membres avec augmentation considérable des réflexes tendineux chez les quatre enfants observés par Seeligmüller, s'accompagna bientôt d'une atrophie musculaire progressive et chez les trois aînés d'une paralysie labio-glosso-pharyngée; celle-ci existait depuis quatre ans chez l'aîné, âgé de dix ans.

On ne connaît pas encore d'autopsie relative à cette maladie familiale encore peu étudiée.

### AMYOTROPHIE PROGRESSIVE NÉVRITIQUE ET SPINALE
### (*Type Charcot-Marie*).

En 1886, Charcot et Marie (4) ont fait connaître une forme d'amyotrophie familiale infantile commençant par les pieds et les jambes et atteignant plus tard les mains, pour suivre ensuite, contrairement à la forme infantile de Werdnig-Hoffmann, une marche centripète vers la racine du membre. C'est cette même forme que Tooth (5) décrivait presque en même temps sous le nom de *type péronier*. Les publications subséquentes de Brossard (6), d'Hoffmann (7), de Vizioli (8), de Sachs (9), etc., ont démontré la fréquence relative de cette variété d'amyotrophie.

La maladie est essentiellement familiale et héréditaire. Herringham (10) en a décrit vingt cas, appartenant à cinq générations d'une

---

(1) Seeligmüller, *Deutsche med. Woch.*, 1876, p. 185 et 197.
(2) Strümpell, cité par Féré, *in* La famille névropathique, 2º édit. Paris, 1898, p. 93.
(3) H. Brown, in *Gaz. hebd.*, 1895, p. 70.
(4) Charcot et Marie, *Revue de méd.*, 1886, p. 96.
(5) Tooth, *Brain*, 1887, p. 252.
(6) Brossard, *Thèse de Paris*, 1886.
(7) Hoffmann, *Arch. für Psych.*, 1889, t. XX, p. 660, et *Deutsche Zeitschr. für Nervenh.*, 1891, t. I, p. 95.
(8) Vizioli, *Acad. med. chir. di Napoli*, sept. et oct. 1889.
(9) Sachs, *Brain*, janvier 1890.
(10) Herringham, *Brain*, 1888, p. 230.

même famille. La mère et les quatorze frères et sœurs d'un malade observé par Dubreuilh (1) étaient atrophiques. Hänel (2) cite vingt-cinq cas, appartenant à quatre générations successives.

La maladie consiste dans une paralysie atrophique qui débute symétriquement dans les muscles péroniers ou dans tout le groupe antéro-externe des muscles de la jambe. Cette atrophie, qui est habituellement la première en date, progresse très lentement, de sorte que pendant longtemps les cuisses conservent leur forme normale ; il en résulte l'aspect spécial qu'on décrit sous le nom d'*atrophie en jarretière*. Les pieds sont tombants, mais la marche est longtemps conservée ; elle s'accompagne de *steppage*, comme dans les paralysies arsenicales, et la prédominance de l'atrophie des péroniers entraîne presque toujours une déformation des pieds en varus ou varus équin.

Les mains ne sont généralement atteintes que beaucoup plus tard, parfois seulement au bout de plusieurs années ; Hoffmann a vu cependant dans quelques cas l'atrophie commencer par elles. Celle-ci se montre d'abord aux éminences thénar et hypothénar ; quand elle atteint les interosseux, on observe la *main en griffe*, comme dans le type Aran-Duchenne. De là elle peut s'étendre à l'avant-bras et au bras, mais elle respecte l'épaule, le tronc et la face.

La perte des réflexes, les contractions fibrillaires, l'existence de la réaction électrique de dégénérescence avaient déjà permis à Charcot et Marie d'admettre pour la forme qu'ils décrivaient une origine médullaire.

Dans quelques observations, les troubles de la sensibilité étaient très accentués ; des douleurs fulgurantes rappelant l'ataxie locomotrice, parfois la perte de la sensibilité à la douleur et à la température, démontraient la participation des régions médullaires postérieures à la maladie.

Celle-ci débute habituellement dans l'enfance, vers l'âge de quatre ans ; plus rarement dans l'adolescence, exceptionnellement à l'âge adulte. Sa marche est lente et progressive ; les malades peuvent atteindre un âge avancé et ne sont jamais atteints de paralysie bulbaire ; la mort est toujours due à une maladie intercurrente.

Les autopsies déjà anciennes de Virchow (3), de Friedreich (4) et celles plus récentes de Dubreuilh, de Marie et Marinesco (5) ont démontré que les lésions siègent à la fois dans les nerfs périphériques sous la forme d'une névrite parenchymateuse et interstitielle, et dans la moelle où elles sont caractérisées par une atrophie des cellules

(1) Dubreuilh, *Revue de méd.*, 1890, p. 441.
(2) Hänel, *Thèse d'Iéna*, 1890.
(3) Virchow, *Virch. Arch.*, 1855, t. VIII, p. 537.
(4) Friedreich, *Ueber progressiven Müskelschwund*, Berlin, 1873.
(5) Marinesco, *Arch. de méd. expér.*, 1894, p. 921.

des cornes antérieures et par des altérations des cornes postérieures, des cordons de Goll et de Burdach ainsi que des racines postérieures, qui rappellent celles du tabes dans leur distribution. D'après Marinesco, les lésions névritiques seraient secondaires et les lésions médullaires primitives.

Peut-être faut-il rattacher à la même forme les deux cas décrits chez l'enfant par Dejerine et Sottas (1) sous le nom de *névrite interstitielle hypertrophique progressive*, qui présentaient, outre les symptômes décrits ci-dessus et appartenant au type Charcot-Marie, des troubles tabétiques très accentués (signes de Romberg et d'Argyll Robertson, myosis) et une hypertrophie considérable des troncs nerveux des membres. L'autopsie d'un des malades révéla la présence d'une névrite hypertrophique des quatre membres qui s'accompagnait d'une atrophie des racines postérieures, ainsi que d'une sclérose des cordons de Goll et de Burdach.

Les mêmes lésions ont été constatées dans une seconde autopsie faite par Gombault et Mallet (2). Dejerine (3) a publié en 1896 un nouveau cas de la même maladie.

On peut considérer ces cas comme des exemples de transition, si fréquents dans les maladies familiales, entre les amyotrophies et les ataxies héréditaires.

### PARALYSIE BULBAIRE INFANTILE.

Berger (4) a décrit une paralysie bulbaire congénitale probablement due à une lésion nucléaire, qu'il a observée chez des sujets de trois à neuf ans, présentant de la dysphagie depuis leur naissance et éprouvant de la difficulté dans l'articulation des sons. Hitzig (5) rapporte un cas de la même affection, observé chez une petite fille de six ans, qui guérit rapidement par la galvanisation. Hoppe-Seyler (6) en cite également un exemple.

La forme progressive secondaire de la paralysie bulbaire (labio-glosso-pharyngée de Duchenne) a été observée, comme nous l'avons déjà dit, chez l'enfant dans le cours de l'atrophie musculaire progressive spinale et dans la sclérose latérale amyotrophique. La forme primitive est très rare dans le jeune âge. Londe (7) en a décrit une forme familiale observée chez deux frères et caractérisée par la participation dès le début du facial supérieur, ce qui se reconnaissait à l'existence de l'épiphora, de l'inocclusion des paupières et de l'immobilité des traits dans la partie supérieure du visage. Londe

(1) Dejerine et Sottas, *Mém. de la Soc. de biol.*, 1893, p. 63.
(2) Gombault et Mallet, *Arch. de méd. expér.*, 1889, p. 385.
(3) Dejerine, *Revue de méd.*, 1896, p. 881.
(4) Berger, *Breslauer ärztl. Zeitschr.*, 1884, p. 47.
(5) Hitzig, *Soc. méd. de Berlin*, 24 juin 1874, in *Berl. klin. Woch.*, 1874.
(6) Hoppe-Seyler, *Deutsche Zeitschr. für Nervenheilk.*, t. II, 1892, p. 191.
(7) Londe, *Revue de méd.*, 1893, p. 1020, et 1894, p. 212.

constata aussi des contractions fibrillaires dans les muscles de la langue et au menton, ainsi que des troubles laryngés précoces.

Une observation de Fazio (1) appartient également au type familial de la paralysie bulbaire. Il s'agit d'un garçon de quatre ans et demi qui présentait, outre la parésie bulbaire, une parésie bilatérale du facial supérieur, la réaction électrique de dégénérescence dans les lèvres atrophiées et une parésie des cordes vocales. Sa mère était atteinte depuis quatre ans d'une paralysie labio-glosso-pharyngée à forme progressive.

Peut-être faut-il faire rentrer aussi dans la même forme un cas isolé d'Hoffmann (2), relatif à un garçon de onze ans chez lequel les symptômes de la paralysie bulbaire étaient accompagnés d'une atrophie des muscles sterno-cléido-mastoïdiens, de secousses fibrillaires et choréiformes dans les muscles du membre supérieur, ainsi que d'une atrophie légère de l'épaule, sans exagération des réflexes tendineux. L'enfant succomba à la paralysie au bout d'un an.

Wiener (3) a trouvé, à l'autopsie d'un garçon mort de paralysie bulbaire progressive, une atrophie des noyaux de la dixième, de la onzième et de la douzième paires, plus marquée du côté droit.

L'un de nous (4) a publié une observation de paralysie bulbaire, survenue dans le cours d'une hypertrophie du cerveau et démontrée par l'autopsie (voir p. 434).

Le diagnostic de la paralysie bulbaire vraie chez l'enfant devra être fait avec la *paralysie bulbaire asthénique* sans lésions (syndrome d'Erb), dont on a publié quatre cas chez les enfants (5), et avec la *paralysie pseudo-bulbaire* d'origine cérébrale, qui peut, chez l'enfant, s'observer dans la diplégie cérébrale (deux cas d'Oppenheim) (6), ou même se produire à l'état isolé (Brauer) (7). Pour celle-ci, l'état stationnaire de la maladie, après un début brusque (attaque), l'absence d'atrophie musculaire et de contractions fibrillaires, et l'intégrité des réactions électriques permettront le plus souvent de reconnaître l'origine cérébrale de la maladie.

### PARALYSIES OCULAIRES.

**L'ophtalmoplégie** est parfois une maladie familiale congénitale ; elle est alors double et externe. Gourfein (8) en a observé un exemple

---

(1) Fazio, *Riforma med.*, 1892, p. 327.
(2) Hoffmann, *Deutsche Zeitschr. für Nervenh.*, 1891, t. I, p. 169.
(3) Wiener, *New York med. Journ.*, 14 juillet 1894.
(4) D'Espine, *Revue méd. de la Suisse rom.*, 1881, p. 489.
(5) Remak, *Arch. für Psych.*, 1892, t. XXIII, p. 919 (fille de douze ans). — Jolly, *Berl. klin. Woch.*, 1895, p. 1 (garçon de quinze ans, mort, autopsie négative. Garçon de treize ans, forme légère). — J.-B. Charcot et Marinesco, *C. R. de la Soc. de biol.*, séance du 1er mars 1895 (garçon de treize ans).
(6) Oppenheim, *Neurol. Centralbl.*, 1895, n° 3.
(7) Brauer, *Deutsche Zeitschr. für Nervenh.*, 1897, t. IX, p. 416.
(8) Gourfein, *Revue méd. de la Suisse rom*, 1896, p. 673.

très remarquable chez cinq frères dont le père et la grand'mère maternelle avaient été atteints également d'ophtalmoplégie congénitale ; chez un malade, le ptosis était très considérable ; il y avait un certain degré d'amblyopie et du nystagmus rotatoire. Hirschberg (1), Rampoldi (2), Lawford (3) ont publié des cas analogues.

Le ptosis familial de Dutil (4), le ptosis congénital héréditaire de Daguilhon (5) et les paralysies oculaires familiales, précoces ou congénitales de Mœbius (6) doivent être rapportés tantôt à une lésion nucléaire, comme Siemerling (7) l'a constaté dans un cas de ptosis congénital, tantôt à une aplasie musculaire congénitale (Kunn) (8), qui peut exister aussi dans certains muscles de la face et de la langue. Heuck (9) a trouvé chez un garçon atteint de paralysie oculaire partielle congénitale que tous les nerfs orbitaires étaient sains ; les muscles de l'orbite étaient par contre incomplètement développés ou faisaient absolument défaut.

Les ophtalmoplégies congénitales ou familiales peuvent d'ailleurs s'accompagner d'une aplasie ou d'une absence complète d'autres muscles du corps, ce qui les fait rentrer alors nettement dans les malformations. Ainsi A. Schmidt (10) a observé chez un garçon de six ans une paralysie congénitale double de la sixième paire (strabisme convergent paralytique) accompagnée d'une immobilité de tous les muscles de la face, comme dans un cas de Schapringer (11) ; le peaucier lui-même et les muscles du menton étaient immobiles ; on constatait en outre l'absence congénitale des muscles pectoraux gauches, sauf la partie claviculaire du grand pectoral.

Leber (12) a décrit le premier, en 1871, une **atrophie héréditaire du nerf optique**, caractérisée par une décoloration de la pupille, par un scotome central, par l'héméralopie et par une amblyopie relative, susceptible d'amélioration, qui survient brusquement vers l'âge de quinze ans, jamais après trente ans, chez plusieurs membres d'une même famille, principalement chez les sujets du sexe masculin. De Keersmaecker (13) donne à cette affection le nom d'atrophie axiale, parce qu'elle se borne au faisceau maculo-papillaire. Raymond (14) en a rapporté dernièrement cinq cas appartenant à deux familles différentes.


(1) Hirschberg, *Neurol. Centralbl.*, 1885, p. 294.
(2) Rampoldi, *Ann. di Ottalm.*, 1887, t. XVI, p. 51.
(3) Lawford, *Ophtalm. Soc. of the United Kingd.*, 8 déc. 1887.
(4) Dutil, *Progrès méd.*, 12 nov. 1892.
(5) Duguilhon, *Bull. de la clin. nat. des Quinze-Vingts*, 1887, p. 117.
(6) Mœbius, *Münch. med. Woch.*, 1892, p. 17, 41 et 55.
(7) Siemerling, *Arch. für Psych.*, 1892, t. XXIII, p. 764.
(8) Kunn, *Beitr. zur Augenheilk.*, 1895, n° 19.
(9) Heuck, *Klin. Monatsbl. für Augenheilk.*, 1879, t. XVII, p. 253.
(10) A. Schmidt, *Deutsche Zeitschr. für Nervenheilk.*, 1897, t. X, p. 400.
(11) Schapringer, *New York med. Wochenschr.*, déc. 1889.
(12) Leber, *Arch. für Ophtalm.*, 1871, t. XVII, p. 249.
(13) De Keersmaecker, *Recueil d'ophtalm.*, 1883, p. 193.
(14) Raymond, Clinique des mal. du syst. nerv., t. III, 1898, p. 399.

**L'idiotie familiale amaurotique** a été décrite pour la première fois par Warren Tay (1) en 1881, puis par Sachs (2) en 1887. On en connaît aujourd'hui une trentaine de cas. Elle débute presque toujours dans la première année et se termine fatalement avant la fin de la seconde année; la seule exception connue se rapporte à un enfant qui était âgé de six ans au moment de l'observation. La maladie atteint toujours plusieurs enfants de la même famille.

A la naissance et pendant les premières semaines de la vie, l'enfant paraît parfaitement bien portant; c'est seulement vers l'âge de deux à quatre mois, ou même de huit mois, que l'on remarque de l'apathie, de la faiblesse musculaire et des troubles de la vue. A la fin de la première année, le petit malade est devenu complètement aveugle; l'apathie se transforme peu à peu en idiotie complète; la faiblesse musculaire s'accentue et devient une paralysie qui s'étend à tous les muscles des membres, paralysie tantôt flaccide, tantôt spastique. L'examen ophtalmoscopique révèle d'abord une lésion symétrique de la *macula*, qui rappelle celle de l'embolie de l'artère centrale de la rétine et qui constitue la lésion pathognomonique de la maladie, puis une atrophie papillaire complète. Les enfants succombent dans le marasme.

Les autopsies de Sachs et de Kingdon (3) ont donné comme résultats concordants une agénésie des cellules pyramidales de l'écorce cérébrale, qui sont peu nombreuses et dont beaucoup sont dégénérées. On trouve en outre une dégénérescence des cordons latéraux de la moelle.

## Ataxies héréditaires.

Le groupe des ataxies héréditaires est représenté par la maladie de Friedreich et par l'hérédo-ataxie cérébelleuse de Marie.

### MALADIE DE FRIEDREICH.

La maladie de Friedreich est le type des maladies familiales. Elle débute en général dans la seconde enfance ou vers la puberté, dans les deux tiers des cas avant l'âge de quatorze ans et rarement après seize ans. Ce n'est qu'exceptionnellement qu'on l'a vue commencer dans les premiers mois de la vie. Elle se distingue du tabes ordinaire, avec lequel elle a en commun l'incoordination motrice, par l'absence habituelle de troubles de la sensibilité et par le mélange de symptômes cérébelleux et protubérantiels, tels que l'ataxie cérébelleuse, l'embarras de la parole, le nystagmus; elle est, comme le dit

_______

(1) Warren Tay, *Trans. of the Ophtalm. Soc. of the United Kingd.*, 1881, t. I.
(2) Sachs, *New York med. Journ.*, 30 mai 1896. — Sachs, in *Eulenburg's Encyclop. Jahrb.*, 1898, p. 239.
(3) Kingdon, *Med. chir. Transact.*, 1897, t. LXXX, p. 87.

Raymond (1), au centre d'un trépied dont les trois angles seraient occupés par le tabes dorsalis, la sclérose en plaques et l'ataxie cérébelleuse.

A l'autopsie, la moelle est grêle et présente surtout une atrophie de sa circonférence postérieure. La dégénérescence s'étend aux cordons de Goll dans toute leur étendue, aux cordons de Burdach, surtout dans leur partie interne, aux colonnes de Clarke, dont le fin réseau nerveux est atrophié ainsi que la plupart des cellules, aux faisceaux cérébelleux directs et aux faisceaux de Gowers. Les altérations, qui atteignent leur maximum au niveau du renflement lombaire, vont en diminuant de bas en haut et se perdent en général dans le bulbe. Les racines postérieures sont atrophiées, mais beaucoup moins que dans le tabes, ce qui établirait, d'après Letulle et Vaquez, une différence très nette entre l'ataxie héréditaire et l'ataxie vulgaire.

La maladie commence toujours par les membres inférieurs.

Les *désordres de la marche* sont caractérisés par une incoordination motrice qui, comme dans le tabes, se révèle d'abord dans les mouvements compliqués, tels que la course, l'ascension d'un escalier ou en faisant un demi-tour. Les mouvements des jambes dans la marche sont moins désordonnés que dans le tabes. En même temps, il y a ataxie cérébelleuse, c'est-à-dire marche titubante et festonnante. Le signe de Romberg (augmentation de l'ataxie par l'occlusion des yeux) est moins constant que dans l'ataxie vulgaire. Par contre, l'ataxie statique existe toujours; les membres soulevés et fixés dans l'extension, le malade étant couché, présentent des oscillations en tous sens qui empêchent de les maintenir dans cette position.

La perte des réflexes tendineux du genou est constante.

Au bout d'un certain nombre d'années et parfois seulement à une époque avancée, l'incoordination s'étend symétriquement aux mains et rend impossible l'exécution des mouvements délicats. La main, pour saisir les objets, plane d'abord, puis exécute un mouvement de préhension brusque et maladroit.

A ces symptômes tabétiques viennent se joindre habituellement dès le début des déformations osseuses caractéristiques pour la maladie de Friedreich ; ce sont la *scoliose* dorsale à convexité dirigée à droite, et le *pied bot* varus équin avec hyperextension des orteils ; le gros orteil surtout est parfois relevé à angle droit sur le dos du pied.

L'*embarras de la parole* ne manque presque jamais ; c'est une manifestation précoce ; le malade a la voix monotone et scandée de la sclérose en plaques.

Le *nystagmus* est l'unique symptôme observé du côté des yeux dans l'ataxie héréditaire. Il est bilatéral et transversal ; il ne se mani-

(1) Raymond, Leçons cliniques, t. III, 1898, p. 360.

feste en général que lorsque le regard se déplace; c'est un symptôme tardif et inconstant.

Le myosis et le signe d'Argyll Robertson n'existent pas dans l'ataxie héréditaire.

On observe parfois des *douleurs* fulgurantes et une *perte de la sensibilité profonde* (muscles et articulations), tandis que la sensibilité tactile est conservée, au moins pendant les premières périodes.

Il n'est pas rare de voir se développer, dans la dernière période, de la rétention d'urine.

Quelques-uns des symptômes de la maladie de Friedreich font parfois défaut et l'on observe des *formes frustes* de cette affection. C'est ainsi que Raymond signale le cas d'un garçon de quinze ans chez lequel le nystagmus et le pied bot manquaient, mais où l'ataxie héréditaire était cependant reconnaissable aux troubles de l'équilibre, de la motilité, etc.

La marche de la maladie est lentement progressive ; elle présente quelquefois des temps d'arrêt. La mort est presque toujours le résultat d'une autre affection ; un malade que nous avons observé a néanmoins succombé à une attaque de paralysie respiratoire qui paraissait de nature bulbaire.

<h3 style="text-align:center">HÉRÉDO-ATAXIE CÉRÉBELLEUSE.</h3>

L'hérédo-ataxie cérébelleuse, décrite en 1893 par Marie (1) et dont on connaît actuellement une vingtaine d'observations (2), n'est pas à proprement parler une maladie infantile, puisque presque toujours elle n'a apparu qu'après vingt ans. C'est tout à fait exceptionnellement qu'on l'a vue survenir à dix ans et même plus tôt. Le caractère familial en est très accentué ; Sänger-Brown a trouvé vingt et une personnes atteintes dans cinq générations successives de la même famille, mais il ne donne de renseignements précis que sur six à huit d'entre elles; la maladie peut sauter une ou plusieurs générations et paraît se transmettre plus souvent par la mère que par le père.

Voici comment Marie résume les symptômes de l'hérédo-ataxie cérébelleuse : « Le début se fait ordinairement par l'apparition lente et progressive d'une incertitude plus ou moins marquée des jambes pendant la station et pendant la marche. Parfois cependant on a noté, comme premiers phénomènes, des douleurs fulgurantes ou non, dans les jambes et dans les lombes. Puis, en un espace de temps variable, qui est ordinairement de un à trois ans, l'incertitude des

_____

(1) Marie, *Sem. méd.*, 1893, p. 444.
(2) Londe, *Thèse de Paris*, 1895. On trouve dans ce travail la liste des cas connus. Ce sont ceux de Fraser (2 obs.), Nonne (3 obs.), Sänger-Brown (6 obs.), Klippel et Durante (3 obs.), Brissaud et Londe (1 obs.), Londe (2 obs.).

mouvements atteint aussi les mains. A peu près à la même époque, surviennent des troubles de la parole et de la vision. Un autre phénomène à signaler est celui qui consiste dans la conservation et assez souvent dans l'exagération des réflexes rotuliens; quelquefois il existe d'autres phénomènes spasmodiques. Parfois on note une certaine faiblesse mentale. Quant aux troubles de la déglutition, des sphincters génito-urinaires, s'ils se montrent dans certains cas, c'est d'une façon exceptionnelle. La maladie est essentiellement progressive, mais peut présenter des rémissions. Elle n'amène pas la mort; celle-ci survient à l'occasion d'une maladie intercurrente, dans un âge souvent assez avancé; cette maladie intercurrente terminale frappe surtout le poumon. »

Le caractère cérébelleux de l'ataxie est bien mis en lumière par l'examen des malades au lit, qui révèle l'absence de toute incoordination tabétique.

La démarche est titubante, ébrieuse; les malades accusent une sensation de fatigue continuelle.

On observe habituellement de l'embarras de la parole, qui, lente d'une façon générale, se précipite par moments en faisant pour ainsi dire explosion; l'émission des mots est saccadée et non scandée, comme dans la sclérose en plaques. Elle est généralement sourde, gutturale et monotone.

On a constaté en outre du tremblement de la tête s'exagérant pendant l'émotion et dans la station, parfois du tremblement de la langue (Klippel et Durante), des secousses choréiformes dans les membres supérieurs, ainsi que des troubles de la mimique consistant en une exagération des contractions des muscles de la face, surtout manifeste pendant l'émission de la parole. Les troubles visuels ont manqué dans un certain nombre de cas; ils existent dans les formes typiques et consistent dans une atrophie papillaire bilatérale, souvent légère, parfois complète, avec réactions pupillaires paresseuses ou abolies à la lumière, mais conservées pour l'accommodation (signe d'Argyll Robertson).

Chez la plupart des malades, on a noté des secousses nystagmiformes des yeux, comparables aux secousses choréiformes des membres, et parfois des paralysies ou parésies oculaires (paralysie du droit externe et ptosis).

Les autopsies ont montré que le cerveau et la moelle étaient sains et que la lésion caractéristique de la maladie de Marie est une atrophie du cervelet, qui dans un cas de Fraser était réduit de moitié; cette atrophie porte principalement sur la substance grise.

## Tabes spasmodique familial (1).

Strümpell (2) a décrit en 1880, sous le nom de *paraplégie spasmo-dique familiale*, une maladie qui se rapproche béaucoup par la plupart de ses symptômes du tabes spasmodique, et par d'autres de la sclérose en plaques ; il en a publié en 1887 un cas à l'autopsie duquel il a constaté une sclérose combinée primitive des faisceaux pyramidaux, du faisceau cérébelleux direct et des cordons de Goll. Freud (3) a décrit un cas de diplégie familiale et héréditaire, qu'il sépare avec raison de la paralysie cérébrale infantile. Lorrain (4) a réuni 29 observations de la même affection, dont deux personnelles.

La maladie est plutôt familiale qu'héréditaire. Elle débute le plus souvent entre huit et quinze ans, au même âge en général pour les enfants d'une même génération. Newmark (5) rapporte les cas d'un frère, d'une sœur et d'un cousin germain qui furent atteints d'une paraplégie spastique dans le cours de la seconde année ; chez d'autres membres de la même famille en apparence sains, il observa une exa-gération des réflexes tendineux. Dans une autre famille avec huit enfants, trois frères étaient atteints de la même affection.

La maladie peut évoluer sous les traits du tabes spasmodique limité aux membres inférieurs ; on constate au début de la faiblesse musculaire amenant des chutes fréquentes, plus tard la marche spastique, le pied varus équin, l'exagération du réflexe rotulien, la trépidation épileptoïde ; d'autres fois les manifestations de la sclérose en plaques accompagnent celles du tabes, et on observe le tremble-ment intentionnel des membres supérieurs, la parole monotone et scandée, le nystagmus et plus rarement l'amblyopie.

L'absence de troubles de la sensibilité et de l'intelligence est la règle ; cependant cette dernière était atteinte dans les cas de diplégie cérébrale rapportés par Freud.

On a observé des formes de transition à l'idiotie amaurotique (Freud, Sachs), à l'hérédo-ataxie cérébelleuse et à la maladie de Friedreich [Higier (6), Drechsfeld (7), Haushalter (8)].

### Névroses.

Le nombre des maladies héréditaires ou familiales serait considé-rable, si l'on y comprenait, ce qui serait logique, l'épilepsie, l'idiotie,

(1) Nous préférons ce nom plus général à celui de *paraplégie spasmodique*, puisqu'il permet d'englober les diplégies cérébrales familiales.
(2) Strümpell, *Arch. für Psych.*, 1880, t. X, p. 711.
(3) Freud, *loc. cit.*, 1897, p. 254.
(4) P. Lorrain, *Thèse de Paris*, 1898.
(5) Newmarck, *Amer. Journ. of med. sc.*, 1893, p. 432.
(6) Higier, *Deutsche Zeitschr. für Nervenheilk.*, 1897, t. IX, p. 1.
(7) Drechsfeld, *Med. Times and Gaz.*, 9 juin 1878.
(8) Haushalter, *Revue de méd.*, 1895, p. 434.

la folie, maladies dans lesquelles l'hérédité directe ou indirecte joue un rôle considérable et où son influence se fait souvent sentir dès l'enfance. Toutes les manifestations de la dégénérescence nerveuse sont essentiellement héréditaires, mais ce serait trop étendre la signification du mot : maladies familiales.

Nous nous bornerons à en citer quelques-unes qui rentrent jusqu'à nouvel ordre dans les troubles fonctionnels dynamiques.

La **chorée héréditaire** d'Huntington est une maladie essentiellement familiale, mais qui ne se manifeste guère qu'à l'âge adulte ou dans la vieillesse.

Le **paramyoclonus multiplex** de Friedreich et les diverses myoclonies (maladie des tics, géniospasme, chorée saltatoire, chorée électrique), sont souvent familiales ou se développent sur un terrain héréditaire. Unverricht (1) a publié deux observations de paramyoclonus multiplex familial ; dans la première, quatre sœurs et un frère, dans la seconde trois frères étaient atteints de cette affection.

On a cité plusieurs cas de **goitre exophtalmique** familial ou héréditaire chez les enfants. Jaccoud a vu huit enfants de la même génération atteints de cette maladie, ainsi que cinq enfants de l'un des membres de la génération précédente.

Le **tremblement héréditaire** a été observé par Dana (2) dans cinq générations successives où il atteignit 95 personnes de la même famille. Eulenburg (3) raconte le fait d'un médecin atteint de tremblement congénital, qui l'avait transmis sous une forme intensive à sa fille, âgée alors de six ans, et qui l'avait hérité lui-même de son grand-père maternel.


### MALADIE DE THOMSEN.

Nous décrirons avec un peu plus de détails une névrose essentiellement familiale, la myotonie congénitale ou maladie de Thomsen.

Thomsen (4) a décrit le premier cette maladie, dont il était atteint, ainsi que plus de vingt membres de sa famille. Erb (5) en rapporte vingt-sept observations dans sa monographie de 1886. Depuis lors, Süsskand (6) en a recueilli douze autres.

Cette affection peut atteindre pour la première fois plusieurs enfants d'une même génération ou bien est transmise par hérédité directe d'une génération à l'autre, ou parfois en sautant une génération.

(1) Unverricht, *Die Myoclonie*, Leipzig, 1891, et *Deutsche Zeitschr. für Nervenheilk.*, 1895, t. VII, p. 32.

(2) Dana, *Amer. Journ. of med. Sc.*, oct. 1887.

(3) Eulenburg, art. TREMOR, in *Ziemssen's Handwörterbuch. der Spec. Path. u. Ther.*

(4) Thomsen, *Arch. für Psych.*, 1876, t. VI, p. 702.

(5) Erb, *Die Thomsen'sche Krankheit.*, Leipzig, 1886.

(6) Süsskand, *Zeitschr. für klin. Med.*, 1894, t. XXV, p. 91.

Son apparition dans le premier âge démontre, même pour les cas sporadiques, une prédisposition congénitale.

Les garçons sont pris trois fois plus souvent que les filles.

La myotonie, symptôme caractéristique de la maladie de Thomsen, consiste dans un spasme musculaire qui se produit au début des mouvements volontaires et transforme la contraction en une contracture tétanoïde, qui diminue et cesse bientôt si l'exercice musculaire continue. Le phénomène peut se produire pour tous les muscles volontaires, mais il est surtout marqué aux extrémités; ainsi, on s'en aperçoit, à son détriment, en donnant la main à un malade atteint de cette affection; le shake-hands traditionnel se transforme en une poignée de la main de marbre du « Commandeur ». Au moment de manger, l'enfant reste parfois quelques secondes la bouche ouverte; la première goutte d'eau avalée provoque un sentiment de constriction dans le pharynx. Parfois, quand le malade ferme les yeux, il a de la peine à les rouvrir. Au moment où il étend la jambe vigoureusement, il ne peut plus la fléchir pendant un instant; de là une certaine raideur au début de la marche, qui disparaît après quelques pas. C'est au moment du début de l'action musculaire ou du changement brusque de direction des mouvements que le spasme est le plus accentué. Toute émotion ou impression brusque l'augmente également; ainsi Thomsen raconte que lorsqu'il était à l'école et qu'il entendait sonner la cloche de rentrée des classes pendant la récréation, il était cloué sur place par une raideur musculaire généralisée et tombait par terre.

L'examen révèle chez ces malades une hypertrophie générale de tous les muscles, dont la forme athlétique pourrait induire en erreur et faire croire parfois à une paralysie pseudo-hypertrophique. Les muscles ont à la palpation une consistance plus grande qu'à l'état normal. Leur irritabilité mécanique et électrique est augmentée; Erb a montré que le courant faradique ainsi que le courant galvanique déterminent des contractions musculaires, lentes, paresseuses, qui peuvent persister de cinq à trente secondes après la cessation du courant.

La marche de la maladie de Thomsen est toujours la même; cette affection débute dès l'âge le plus tendre et atteint son apogée à la puberté; à partir de ce moment, elle reste stationnaire indéfiniment.


# CHAPITRE XV

## ÉCLAMPSIE.


On désigne sous le nom d'*éclampsie* une névropathie essentielle aiguë et passagère, caractérisée par des accès de convulsions partielles ou générales qui s'étendent toujours aux deux côtés du corps et s'accompagnent d'une perte de connaissance plus ou moins complète.

Quelques auteurs (J.-P. Franck, Hasse, etc.) ont décrit l'éclampsie sous le nom d'*épilepsie aiguë*. Cette dénomination a sa raison d'être dans l'identité clinique de l'attaque éclamptique et de l'attaque épileptique, ainsi que dans la physiologie pathologique de l'accès convulsif, qui paraît être la même dans les deux cas ; elle mériterait donc d'être conservée, si elle n'était pas formée de deux termes qui s'excluent réciproquement ; l'épilepsie est une maladie *sui generis* essentiellement chronique, redoutable par son incurabilité habituelle et qui n'apparaît presque jamais avant l'âge de cinq ou six ans ; l'éclampsie au contraire est un accident éphémère presque spécial aux premières années de la vie et qui éclate sous l'influence des causes les plus diverses. .

Tous les auteurs qui se sont occupés de pathologie infantile emploient le mot d'éclampsie comme synonyme des *convulsions essentielles de l'enfance*, par opposition aux *convulsions symptomatiques* d'une lésion des centres nerveux. Ces dernières ont été décrites plus haut à propos des maladies dont elles ne sont qu'un des symptômes. Reste une variété importante de convulsions, qui a été rattachée par les uns à l'éclampsie, par les autres aux convulsions symptomatiques ; ce sont les convulsions dites *urémiques*, qui surviennent dans le cours d'une néphrite albumineuse. Nous croyons que dans l'état actuel de la science il n'est pas possible de les séparer de l'éclampsie, telle que nous l'avons définie ; d'une part, en effet, elles en représentent le type clinique le plus complet ; d'autre part, les lésions nerveuses centrales, auxquelles on les a rapportées, ne sont pas constantes et ne sont peut-être que secondaires.

Les convulsions ont été divisées en *externes* et en *internes* suivant qu'elles frappent les muscles de la vie de relation ou les muscles de la vie organique ; cette division n'est point fondamentale ; nous ne la suivrons que pour la commodité de la description. Ce chapitre sera consacré aux convulsions externes ; les convulsions internes seront décrites sous le nom de *spasme de la glotte* (voir le chapitre suivant).

ÉTIOLOGIE. — Causes prédisposantes. — Le *jeune âge* est de toutes les causes prédisposantes de l'éclampsie la plus générale et la plus manifeste ; les convulsions sont très fréquentes dans les deux premières années ; elles deviennent rares après cinq ans et exceptionnelles après sept ans. On a cherché l'explication de cette singulière disposition, soit dans la texture plus délicate et la cohérence moindre de la pulpe cérébrale chez les jeunes sujets, soit dans l'accroissement rapide du cerveau dans les quatre premières années de la vie.

Le rôle de l'*hérédité* dans l'éclampsie paraît peu considérable, si l'on en défalque tous les cas qui se sont compliqués d'épilepsie dans

la seconde enfance ; on ne peut nier cependant la fréquence de
l'éclampsie chez les enfants de certaines familles. Bouchut cite
l'exemple curieux d'une famille de dix personnes qui toutes avaient
eu des convulsions en bas âge ; l'une d'elles se maria et eut dix enfants
qui, à l'exception d'un seul, eurent aussi des attaques d'éclampsie.
Rilliet et Barthez rapportent le cas d'une mère hystérique au plus
haut degré, dont les deux filles furent atteintes à peu près au même
âge d'une violente attaque de convulsions.

Quoique l'éclampsie survienne souvent chez des enfants vigoureux
et en pleine santé, on doit reconnaître l'action prédisposante de
toutes les causes *débilitantes* (diarrhée profuse, hémorragies abondantes, cachexie palustre, syphilis, atrophie infantile) qui, en appau-
vrissant le sang et en altérant la nutrition générale des tissus,
augmentent le pouvoir excito-moteur de l'axe cérébro-médullaire. Gee
regarde le *rachitisme* comme une des causes prédisposantes les plus
puissantes ; sur soixante-cinq enfants atteints de convulsions essentielles qu'il a observés, cinquante-six étaient rachitiques. Henoch
est du même avis (Voir *Spasme de la glotte*, p. 539).

L'influence du sexe féminin, d'un tempérament nerveux et irritable,
ou des saisons, sur le développement de l'éclampsie a été admise
par plusieurs auteurs, mais paraît très problématique.

**Causes déterminantes.** — Un grand nombre des causes auxquelles
les anciens auteurs attribuaient une action sur l'apparition des
convulsions sont purement hypothétiques (1). Nous ne rapporterons
ici que celles dont l'influence paraît établie par l'observation et nous
diviserons au point de vue étiologique les convulsions en convulsions
*idiopathiques*, convulsions *réflexes*, convulsions *de la fièvre*, convulsions *de l'asphyxie* et convulsions *urémiques*. Rappelons néanmoins
que souvent dans la pratique plusieurs causes d'ordre différent se
trouvent réunies chez le même enfant et qu'il n'est pas toujours
facile, dans ces cas complexes, de discerner la cause efficiente
principale.

Dans les *convulsions idiopathiques*, la cause occasionnelle est
subordonnée à la prédisposition. Les impressions les plus légères,
une peur, un accès de colère ou bien le moindre écart de régime
suffisent pour provoquer une attaque ; parfois même les convulsions
éclatent sans aucune cause occasionnelle appréciable. Baumes avait
créé le mot de *convulsionnabilité* pour désigner l'excitabilité anormale du centre excito-moteur chez certains enfants.

Les *convulsions réflexes* se développent à la suite d'impressions
agissant sur les extrémités périphériques des nerfs. Leur point de
départ peut varier à l'infini ; ainsi on a cité des cas de convulsions
survenues après des piqûres d'épingle, des plaies ou des brûlures de

(1) L'énumération de ces causes remplit 300 pages du *Traité des convulsions
dans l'enfance* de Baumes, 2ᵉ édit. Paris, 1805.

la peau ; on a vu des attaques d'éclampsie provoquées chez les enfants par la présence de calculs dans les reins, par une rétention d'urine, par des corps étrangers du conduit auditif externe, par l'étranglement du testicule dans l'anneau, par un polype du rectum, par un phimosis, par un vésicatoire (J. Simon), et même par des poux du corps (Oberson) (1), etc. ; ce sont néanmoins des cas exceptionnels.

Le point de départ habituel des convulsions réflexes est dans les nerfs sensitifs de la muqueuse digestive, de la bouche à l'anus. Ainsi, il suffit de l'irritation de la muqueuse intestinale par la présence de *vers* pour déterminer chez certains enfants des attaques d'éclampsie qui disparaissent dès que les vers ont été expulsés ; des faits incontestables établissent la réalité de cette connexion, mais on a beaucoup exagéré leur importance. Le plus souvent il faut chercher la cause de ces convulsions dans une *auto-intoxication* gastro-intestinale due à une dyspepsie aiguë ou chronique ; aussi les enfants qui sont élevés au biberon, et ceux que l'on sèvre prématurément sont-ils tout particulièrement exposés à l'éclampsie.

L'anémie et la cachexie, qui sont le résultat d'une mauvaise alimentation (athrepsie, atrophie infantile), viennent augmenter la prédisposition convulsive. Mais on peut voir aussi éclater des convulsions chez des enfants vigoureux et bien nourris au début d'une diarrhée aiguë (Nothnagel). Quelques faits semblent même prouver que le lait de la nourrice, après une violente émotion morale ou une copieuse libation, peut engendrer des convulsions chez le nourrisson. Un exemple favorable à l'existence de cette dernière cause a été encore observé récemment par Meunier (2).

Les *convulsions de la fièvre* s'observent au début des maladies fébriles, et en particulier de celles qui s'annoncent par une élévation rapide et considérable de la température ; elles sont fréquentes au début de la pneumonie franche ou des fièvres éruptives et pendant le stade de frisson de la fièvre intermittente. Cette forme d'éclampsie, qui paraît due à la production rapide d'une haute température, ne doit pas être confondue avec les convulsions qui éclatent parfois dans le cours des maladies fébriles, telles que la fièvre typhoïde ou les fièvres éruptives, et qui sont presque toujours symptomatiques d'une congestion cérébrale, d'une méningite ou d'une hydrocéphalie aiguë.

Les *convulsions de l'asphyxie* surviennent dans le cours des maladies des organes respiratoires ; elles peuvent apparaître aussi comme phénomène ultime dans la plupart des maladies de la première enfance ; elles succèdent quelquefois aux violentes quintes de coqueluche.

(1) Oberson, *Rev. méd. de la Suisse rom.*, 1898, p. 331.
(2) H. Meunier, *Journ. de méd. et chir. prat.*, 1898, p. 293.

L'un de nous, M. D'Espine, a incriminé dans deux cas d'éclampsie l'action toxique de la *vapeur de charbon*. Après que le tirage d'un poêle eut été amélioré, les convulsions cessèrent et ne se sont pas reproduites depuis.

Les convulsions dites *urémiques* sont toujours liées à l'albuminurie brightique. Elles surviennent chez les enfants surtout à la suite de la scarlatine; elles sont parfois la première manifestation de la néphrite albumineuse et accompagnent l'apparition de l'œdème, mais le plus souvent elles éclatent entre la deuxième et la quatrième semaine à partir du début de l'anasarque (Rilliet). On les a aussi signalées exceptionnellement chez les nouveau-nés (Cahen, Parrot) en dehors de la scarlatine.

DESCRIPTION. — L'attaque d'éclampsie éclate parfois brusquement; d'autres fois, elle est annoncée par quelques phénomènes précurseurs; d'après Rilliet et Barthez, l'invasion brusque, sans prodromes, serait la plus fréquente.

**Prodromes**. — Les prodromes sont tantôt *éloignés*, tantôt *immédiats*. Parmi les premiers, qui peuvent précéder de plusieurs jours l'apparition des convulsions, on a signalé l'insomnie, l'irascibilité et l'assoupissement; parmi les seconds, les plus fréquents sont : une agitation excessive, un pouls dur et vibrant, un visage effaré et des tressaillements pendant le sommeil qui réveillent l'enfant en sursaut. Certains mouvements involontaires, rangés par quelques auteurs au nombre des prodromes, font en réalité déjà partie de l'attaque : tels sont le rire sardonique dû à la contraction spasmodique des commissures labiales, et les mouvements de rotation du globe de l'œil autour de son axe.

**Attaque**. — Nous ne pouvons mieux faire que de reproduire le tableau d'une attaque d'éclampsie infantile, tel que l'ont tracé Rilliet et Barthez :

« Lorsque l'enfant est pris de convulsions, le regard, qui était naturel, devient fixe; l'œil exprime la terreur, puis rapidement le globe oculaire est agité de mouvements saccadés qui le dirigent en haut sous la paupière supérieure; il redevient ensuite momentanément fixe pour être bientôt entraîné par des mouvements désordonnés, tantôt à gauche, tantôt à droite; le strabisme est alors des plus prononcés. Les pupilles sont tantôt dilatées, tantôt contractées, et lorsque l'iris est entièrement voilé par la paupière supérieure, on n'aperçoit plus que le blanc de l'œil, et le facies revêt un aspect caractéristique et effrayant. En même temps les *muscles du visage* entrent en contraction, la face est grimaçante, les commissures tirées en dehors par des mouvements saccadés, produisent à chaque secousse un bruit particulier, résultat du passage de l'air dans l'espace que laisse quelquefois le coin de la bouche, souvent des mucosités mousseuses ou légèrement sanguinolentes couvrent les lèvres d'une écume blanche ou rosée. La *lèvre supérieure*, tiraillée en haut, donne quelquefois à la bouche l'aspect de certains rongeurs; la *mâchoire inférieure* est agitée du même mouvement; d'autres fois, il y a du trismus, interrompu de temps à autre par des grincements de dents. La *tête* est d'habitude fortement portée en arrière; plus rarement, elle se meut latéralement, ou en rotation. — Les *doigts* sont fléchis sur la paume de la main avec raideur, les avant-bras ramenés sur les bras sont incessamment agités par des mouvements saccadés de demi-flexion et demi-extension; d'autres fois, l'articulation du poignet passe d'un instant à l'autre de la pronation à la supination; on voit aussi les *membres supérieurs* tortillés en divers sens d'une manière bizarre et inattendue. — On observe les mêmes symptômes aux *extrémités inférieures*, mais ils sont en général moins prononcés. — Les muscles du *tronc* participent rarement aux contractions cloniques, mais d'ordinaire le torse est raide. Lorsque les mouvements d'un des côtés du corps prédominent en intensité sur ceux du côté opposé, l'enfant est porté vers le bord de son lit, de façon à ce que l'on est ordinairement obligé de l'y retenir pour éviter une chute. La contraction spasmodique du *diaphragme* et des muscles du *larynx* produit quelquefois un bruit tout spécial lorsque l'air s'engouffre dans la poitrine à chaque inspiration. — Si les convulsions sont très violentes, les *urines* et les *matières fécales* sont rendues involontairement, mais ce symptôme est peu fréquent. La déglutition est bien rarement impossible; nous l'avons vue se faire chez des enfants atteints d'une crise d'une violence extrême. — L'*intelligence* est presque toujours abolie, et la *sensibilité* nulle; les autres sens sont souvent impressionnables; ainsi souvent on a vu des enfants témoigner du déplaisir lorsqu'on leur faisait sentir de l'ammoniaque ou d'autres odeurs fortes. — Lorsque la convulsion se prolonge, la face est violette, vultueuse, couverte de sueur, la chaleur de la tête brûlante, tandis que les extrémités sont froides; la peau est moite, le pouls très accéléré et très petit, difficile à compter, souvent effacé par les contractions musculaires et les soubresauts de tendons; la respiration est très accélérée, bruyante et stertoreuse seulement dans les cas d'une haute gravité. »

En résumé, une attaque d'éclampsie est composée d'une série de contractions toniques et cloniques revenant par accès et accompagnées de perte de connaissance.

Les *mouvements cloniques* peuvent commencer, comme dans l'aura épileptique, par un membre ou être limités au début à un seul côté du corps, mais ils ne tardent pas habituellement à se généraliser et suivent alors une marche presque invariable dans leur propagation. Les muscles de la face sont agités les premiers; ce sont principalement les muscles moteurs de l'œil et les muscles des commissures labiales ; souvent même, dans les convulsions peu intenses, ces muscles sont le siège exclusif des contractions involontaires. De la face, les secousses s'étendent aux membres supérieurs ; dans les convulsions d'intensité moyenne, elles se bornent aux doigts, qui sont fortement fléchis dans la paume de la main, ou à l'avant-bras, qui est agité de mouvements alternatifs de flexion et d'extension ; dans les formes plus violentes, l'épaule est soulevée par des contractions rythmiques. Les convulsions ne s'étendent aux extrémités inférieures et au tronc que dans les grandes attaques. Quand les convulsions diminuent et disparaissent, elles suivent une marche rétrograde, de telle sorte que les muscles envahis les premiers sont abandonnés les derniers par le spasme.

La *grande contraction tonique*, qui forme le premier stade de l'attaque dans l'épilepsie, manque souvent dans l'éclampsie ou bien se produit dans le cours de l'attaque en alternant avec les mouvements cloniques. Ce mélange de *tonisme* et de *clonisme*, comme disait Baumes, s'observe surtout dans les convulsions des nouveaunés. Dans les cas où la contracture persiste après l'attaque (mâchoire, nuque ou doigts), il s'agit presque toujours d'une convulsion symptomatique.

Il n'y a pas d'éclampsie vraie sans *perte de connaissance*, mais ce phénomène est parfois incomplet et très court ; son existence n'est pas toujours facile à constater chez les très jeunes enfants. La sensibilité au toucher et la vue paraissent plus complètement abolies que l'ouïe. Tantôt l'enfant revient à lui de suite après l'attaque, ne conservant qu'un peu de fatigue et d'assoupissement, tantôt il reste plongé dans le coma, ce qui est toujours un signe fâcheux.

Les fonctions végétatives ne sont sérieusement entravées que lorsque l'éclampsie est précédée ou compliquée par des convulsions internes (Voir *Spasme de la glotte*). L'état du pouls et de la température varie suivant la cause première des convulsions.

**Marche. Terminaisons.** — La durée et la marche de l'attaque d'éclampsie varient considérablement suivant les circonstances dans lesquelles celle-ci se produit. Tantôt les convulsions cessent au bout de quelques minutes, tantôt il s'écoule des heures entières avant qu'elles disparaissent, soit tout à coup, soit par degrés ; on les voit parfois se prolonger pendant plusieurs jours de suite avec de très courts intervalles de calme (Guersant et Blache). Les convulsions de l'asphyxie sont le plus souvent partielles, incomplètes et alternent avec le coma (*convulsions terminales*). Les convulsions urémiques se font remarquer par leur violence, par la répétition subintrante des accès (état de mal) et par le coma profond qui succède aux convulsions ou alterne avec elles.

L'attaque d'éclampsie est souvent suivie d'un rétablissement complet ; habituellement le retour à la santé se fait lentement.

On observe souvent, à la suite des convulsions violentes et prolongées, des ecchymoses, surtout à la face et aux paupières, ainsi que des douleurs aiguës dans les membres convulsés. Les ruptures de tendons, les fractures ou les luxations, citées par quelques auteurs comme conséquences d'une attaque d'éclampsie, sont exceptionnelles.

On a aussi rangé parmi les suites possibles des convulsions des troubles intellectuels, l'idiotie, des paralysies et des contractures dans les membres qui ont été le siège des mouvements convulsifs, mais il est difficile de savoir s'il s'agit bien dans ces cas d'une éclampsie essentielle et si les accidents consécutifs ne sont pas liés à une lésion cérébrale ou médullaire.

Les convulsions essentielles sont quelquefois *mortelles* ; la mort peut succéder à une seule attaque très violente ou à une série de crises multipliées et très rapprochées les unes des autres (Guersant et Blache) ; elle est alors presque toujours due à l'asphyxie et survient soit par suffocation au milieu de l'attaque, soit par une asphyxie lente plusieurs heures après les dernières contractions convulsives. Il est probable que, dans ce dernier cas, les centres nerveux ont été trop longtemps imprégnés d'un sang chargé d'acide carbonique pour que leurs fonctions se réveillent, même après le rétablissement de la circulation (Foville). Il ne faut cependant pas admettre trop facilement la mort après une attaque d'éclampsie : on a vu des enfants qu'on croyait morts à la suite de violentes convulsions revenir à la vie comme par miracle (Brachet).

DIAGNOSTIC. — Les convulsions sont toujours un symptôme si caractéristique et si frappant qu'elles peuvent être reconnues par le médecin à première vue ou même après coup, d'après les renseignements fournis par ceux qui entouraient l'enfant au moment de la crise, mais il est beaucoup plus difficile d'établir leur signification. On peut hésiter entre l'éclampsie véritable, l'épilepsie ou les convulsions symptomatiques d'une lésion des centres nerveux ; et, pour éclairer le diagnostic, on devra rechercher la cause prochaine de l'attaque en se guidant avant tout sur les commémoratifs, mais en tenant également compte de l'âge, de l'état de la température et des urines, du caractère des convulsions et de la santé de l'enfant dans l'intervalle des crises.

1. L'*âge* a une importance capitale. L'éclampsie est le plus souvent une maladie de la première enfance ; elle éclate alors très facilement, sous l'influence de la moindre cause occasionnelle : c'est donc à elle qu'il faut penser tout d'abord chez les enfants au-dessous de deux ans. Au delà de cet âge, l'éclampsie est rare et ne survient que sous l'influence de causes parfaitement déterminées, telles qu'une indigestion, l'invasion d'une fièvre éruptive, d'une pneumonie au mili-

albuminurie brightique. A cet âge, quand les convulsions se répètent sous forme d'accès irrégulièrement intermittents pendant des mois ou même des années, on peut exclure l'éclampsie; il s'agit alors presque toujours de l'*épilepsie* essentielle ou symptomatique d'une lésion cérébrale.

2. L'état de la *température* du corps de l'enfant est un guide précieux, soit pour le diagnostic, soit pour le traitement à instituer. Nous ne parlons ici que des convulsions initiales, qui éclatent au milieu d'une bonne santé ; nous avons déjà dit que celles qui surviennent pendant le cours des maladies fébriles sont presque toujours symptomatiques d'une lésion des centres nerveux, telles qu'une congestion ou une inflammation intracranienne, et ne rentrent pas dans l'éclampsie. Quand donc des convulsions primitives s'accompagnent d'une élévation considérable de la température et que le thermomètre marque 40° et au delà, elles annoncent en général l'invasion d'une pneumonie franche, d'une fièvre éruptive, plus rarement d'un accès de fièvre intermittente, d'une amygdalite aiguë, d'un érysipèle ou d'un phlegmon. La marche subséquente et les symptômes concomitants indiqueront bientôt à laquelle de ces maladies on a affaire.

Une seule maladie cérébrale pourrait être confondue avec les convulsions symptomatiques de la fièvre. C'est la *méningite aiguë franche*; elle s'annonce en effet également dès le début, chez les jeunes enfants, par une température très élevée et des convulsions ; mais alors la violence de celles-ci, leur répétition coup sur coup, leur prédominance fréquente d'un seul côté, la concomitance de symptômes cérébraux, tels que les vomissements, la constipation ou l'inégalité des pupilles, et quelquefois la paralysie consécutive des membres convulsés permettront d'établir le diagnostic de la maladie.

L'éclampsie des petits enfants peut être accompagnée de fièvre, mais l'élévation de la température n'est jamais très considérable.

La température est plutôt abaissée dans les convulsions de l'urémie ou dans celles qui succèdent brusquement à une indigestion dans la seconde enfance.

3. Les *urines* devront être examinées au point de vue de la présence de l'albumine dans tous les cas de convulsions ; c'est le seul moyen de se mettre à l'abri de toute chance d'erreur et de reconnaître les convulsions urémiques.

4. Le *caractère des convulsions* fournira souvent à lui seul des éléments importants au diagnostic. A part le cas où elle est due à l'urémie, l'éclampsie infantile revêt rarement tous les caractères de la grande attaque d'*épilepsie*. Si les convulsions sont précédées d'une *aura* bien caractérisée, si l'attaque a débuté par un cri et une pâleur subite, si l'on peut distinguer nettement une période de contraction tonique, un stade de convulsions cloniques et un stade de coma avec ronflement, enfin, si l'enfant a de l'écume à la bouche et se mord la

langue, il y a tout lieu de croire à une attaque de mal comitial.

Les convulsions qui restent limitées à un seul côté du corps ou à un seul membre, sont presque toujours symptomatiques d'une lésion cérébrale. La présence pendant l'attaque de contracture ou de paralysie des membres, l'hémiplégie faciale, le ptosis de la paupière supérieure, l'inégalité des pupilles doivent aussi faire exclure l'éclampsie et admettre une lésion des centres nerveux.

5. L'état de la santé *dans l'intervalle des attaques* doit être également pris en considération.

Dans l'épilepsie, le retour apparent à la santé est complet et immédiat après l'accès, mais dans l'intervalle des grandes attaques apparaissent souvent des troubles nerveux passagers, connus sous le nom de *petit mal,* qui portent plus encore que la grande attaque le cachet de la redoutable névrose ; tels sont les vertiges subits, les absences, des troubles intellectuels, l'incontinence nocturne d'urine, certains tics, tels que le tic de Salaam, particuliers aux enfants épileptiques.

Les convulsions symptomatiques d'une lésion cérébrale ou médullaire peuvent éclater parfois au milieu d'une bonne santé et simuler l'éclampsie ; dans la moitié des cas de convulsions symptomatiques recueillis par Rilliet et Barthez, l'attaque de convulsions a marqué le début de l'affection encéphalique. Rappelons également ici que, dans certains cas, la paralysie spinale de l'enfance commence par une attaque d'éclampsie. Mais, dans tous ces cas, une fois les convulsions disparues, il persiste quelque trouble nerveux, tel qu'une paralysie, une contracture, du strabisme, de la mydriase, du coma, qui ne peut laisser aucun doute sur l'existence d'une lésion des centres, et qu'on ne peut confondre avec les troubles passagers qui accompagnent ou suivent quelquefois une attaque d'éclampsie.

PRONOSTIC. — Le pronostic de l'éclampsie dépend soit des caractères de l'attaque, soit des circonstances étiologiques dans lesquelles celle-ci se produit.

1. *Caractères de l'attaque.* — Des convulsions coup sur coup, la présence du stertor et la cyanose, la complication de convulsions internes, un pouls très petit et incomptable, doivent faire craindre une terminaison fatale à courte échéance, quelle que soit d'ailleurs la cause des convulsions.

2. *Circonstances étiologiques.* — La plupart des auteurs considèrent l'éclampsie comme moins grave dans la première enfance que dans la seconde, toutes choses égales d'ailleurs, mais le pronostic dépend avant tout de la cause prochaine de l'attaque. Nous passerons en revue à ce point de vue les diverses catégories de convulsions essentielles que nous avons admises.

Les *convulsions idiopathiques* ne sont graves que par la prédisposition convulsive qu'elles dénotent ; quand un enfant a eu dans les premières années de fréquentes attaques d'éclampsie qui ont éclaté sans cause apparente, le médecin devra être réservé dans son pronostic et craindre l'apparition de l'épilepsie dans la seconde enfance; cette crainte sera surtout justifiée s'il existe des antécédents héréditaires.

Les *convulsions réflexes* sont celles dont le pronostic est le moins sérieux, pourvu que la cause qui les a provoquées ne dure pas trop longtemps et que la nutrition générale n'ait pas trop souffert; en effet, celles qui surviennent chez des enfants cachectiques ou épuisés par une diarrhée profuse sont presque toujours l'indice d'une mort prochaine.

Les *convulsions initiales des fièvres* (fièvres éruptives, grippe, pneumonie), qui sont chez l'enfant ce qu'est le délire chez l'adulte, ne sont pas graves par elles-mêmes. Sydenham leur attribuait même une signification favorable au début de la variole. Les convulsions du début de la scarlatine sont cependant d'un pronostic fâcheux, lorsqu'elles sont accompagnées d'une grande prostration et de coma ; elles sont alors l'expression de la forme maligne, qui ne pardonne guère.

Le pronostic des convulsions qui éclatent *dans le cours des fièvres*, est des plus fâcheux. Elles annoncent dans la plupart des cas une issue fatale.

Les *convulsions de l'asphyxie* sont presque absolument fatales; telles sont les convulsions terminales de la coqueluche, de la broncho-pneumonie, celles qui surviennent dans le cours du croup, etc.

Les *convulsions urémiques* se terminent plus souvent par la guérison que par la mort (Voir *Scarlatine*, p. 74). Quand l'enfant a survécu aux premières vingt-quatre ou trente-six heures, on peut le regarder le plus souvent comme sauvé.

TRAITEMENT. — Deux indications principales se posent devant une attaque d'éclampsie : l'une qui consiste à combattre les convulsions elles-mêmes, l'autre qui cherche à supprimer la cause de l'éclampsie et à prévenir ainsi le retour de nouvelles crises.

**Indication symptomatique.** — Pendant l'attaque, il faut débarrasser le cou et la taille des vêtements qui les serrent et placer l'enfant dans un grand lit, afin qu'il ne puisse pas se blesser; il faut en même temps renouveler l'air de la chambre, faire préparer un bain tiède et y plonger l'enfant en lui arrosant la tête d'eau froide. Quand le petit malade sera revenu à lui, on lui fera prendre par cuillerées une potion au bromure de potassium, et, s'il est constipé, on lui ordonnera un purgatif léger ou un lavement composé de 50 grammes d'eau tiède simple ou salée, ou de trois à quatre cuillerées d'huile de table. Cette simple médication suffira dans bien des cas à calmer l'orage convulsif; on devra d'ailleurs toujours commencer par elle.

Dans les cas plus rebelles, où les convulsions ont une grande violence et se répètent coup sur coup, le médecin est malheureusement souvent désarmé. Nous passerons en revue les diverses médications proposées :

1. La *compression des carotides*, préconisée par Trousseau, nous inspire peu de confiance, l'anémie cérébrale jouant un rôle important dans la prédisposition à l'éclampsie. Fevez (1), qui a publié trois cas de guérison par ce moyen, donne les conseils suivants sur la manière de l'appliquer. On reconnaîtra que la compression est efficace lorsqu'on sentira un battement artériel assez fort sous le doigt du côté du cœur. Pour éviter l'enfoncement de la peau sous la pression digitale et la compression du larynx qui en résulte, il faut, avant d'appliquer le doigt compresseur, pincer la peau du cou et la porter en dedans du larynx. Pour éviter la compression de la veine jugulaire, qui augmenterait l'hypérémie encéphalique, il faut n'employer qu'une surface limitée pour la compression : un seul doigt suffit en général; si l'on veut employer plusieurs doigts pour avoir plus de force, il faut les placer parallèlement l'un à côté de l'autre le long du trajet de l'artère.

2. Le *chloroforme* a été beaucoup recommandé par West, qui l'a employé en inhalations sur une large échelle ; il n'en a jamais vu d'inconvénients, quand le remède était administré par le médecin lui-même *secundum artem*. On parvient ainsi parfois à éloigner les crises et à diminuer leur violence, mais l'action du chloroforme est passagère; si la cause des convulsions subsiste, celles-ci reparaissent de plus belle, dès qu'on cesse la chloroformisation. L'emploi de ce médicament nous paraît devoir être réservé pour l'éclampsie grave qui menace immédiatement la vie dans tous les cas où la saignée est contre-indiquée. L'*éther*, dont l'application est moins dangereuse que celle du chloroforme, pourra être substitué à celui-ci dans un grand nombre de cas.

3. Le *chloral* est, de tous les médicaments qui répondent à l'indication symptomatique, celui qui mérite le plus de confiance. Il est préférable au chloroforme, parce qu'il est plus facile à doser et que son action est moins passagère. Il diminue habituellement l'intensité et la durée des convulsions, mais ne paraît pas empêcher toujours leur répétition. Il est contre-indiqué dans tous les cas de cyanose, quelle qu'en soit la cause, et ne doit être employé qu'avec les plus grandes précautions chez les enfants très anémiques et affaiblis (Steiner). La méthode des doses fractionnées doit être préférée à celle des doses massives, parce qu'elle permet plus aisément de surveiller l'effet du médicament et de le proportionner au but qu'on se propose d'atteindre. La dose variera suivant l'âge; Steiner indique la gradation suivante :

| | | |
|---|---|---|
| Nouveau-nés | de 3 à 5 | centigrammes. |
| Nourrissons | de 5 à 15 | — |
| Enfants de 2 à 6 ans | de 20 à 30 | — |
| Enfants de 10 à 12 ans | de 40 à 75 | — |

(1) Fevez, *Gaz. des hôp.*, 1866, p. 155.

Ces doses seront d'abord répétées à intervalles rapprochés, tous les quarts d'heure ou toutes les demi-heures, jusqu'à ce qu'on ait obtenu un sommeil paisible sans convulsions; on les reprendra plus tard, chaque fois que les crises éclamptiques recommenceront. On en suspendra l'administration si l'on constate que l'haleine exhale l'odeur du chloroforme.

Henoch a employé également le chloral en lavement, à la dose de 0,30 à 0,50 dans 50 grammes d'eau.

4. La *saignée*, dont on a trop abusé dans le traitement des convulsions, ne doit être employée que dans deux cas bien définis : contre les convulsions urémiques qui éclatent dans l'anasarque scarlatineuse et contre les convulsions symptomatiques d'une inflammation aiguë du cerveau ou de la moelle. Dans le premier cas, la déplétion sanguine devant être rapide, on préférera la saignée générale aux sangsues; les indications les plus positives pour une saignée du bras seront un coma profond succédant aux convulsions, une respiration stertoreuse, une teinte cyanosée du visage, un pouls dur et vibrant. Contre les convulsions d'origine cérébrale, on emploiera les sangsues qu'on appliquera aux apophyses mastoïdes.

5. L'*hydrothérapie* est le meilleur agent contre les convulsions fébriles accompagnées d'une élévation considérable de la température. On sait que Trousseau employait volontiers l'eau froide contre les accidents nerveux initiaux de la scarlatine. Les affusions froides, les compresses froides ou la vessie de glace sur la tête, un *bain tiède* prolongé ou des lavages froids fréquemment renouvelés pourront être employés séparément ou combinés suivant les cas.

6. Les *antispasmodiques*, depuis l'oxyde de zinc et la jusquiame jusqu'au musc et à la valériane, qui formaient jadis la base du traitement de l'éclampsie, méritent peu de confiance dans les cas graves. Grisolle fait une exception pour le *musc*, qu'il considère comme un médicament excellent en pareil cas, mais il conseille d'en élever la dose au delà de celles qui sont communément conseillées; il faut en donner de 40 centigrammes à 1 gramme dans les vingt-quatre heures.

Les *bromures* seront prescrits dans l'intervalle des accès pour en empêcher le retour. West associe le bromure de potassium au chloral pendant l'attaque. Barthez et Sanné préfèrent le bromure de sodium au bromure de potassium, si les voies digestives sont en mauvais état, parce qu'il est mieux toléré; ils préconisent le bromure d'ammonium quand l'éclampsie s'accompagne d'un état congestif du cerveau. Ils donnent ces bromures dans l'intervalle des accès à la dose de 1 à 4 grammes par jour et continuent la médication à la même dose pendant un ou deux jours pour prévenir le retour de l'attaque.

**Indication causale.** — Le traitement de la cause des convulsions est souvent plus important que celui de l'accès. Ainsi, dans le cas où l'éclampsie est produite par une indigestion, un *vomitif* suffira le plus souvent pour guérir à la fois la cause et l'effet; la saignée aurait alors un résultat fâcheux. On aura toujours soin de remonter à la cause prédisposante de la maladie ; ainsi il ne suffira pas que la présence de vers ait été constatée dans l'intestin ou que l'enfant perce une dent, pour se borner à donner un anthelmintique ou à scarifier la gencive enflammée. Dans beaucoup de cas, ces causes ne sont que secondaires, et l'éclampsie provient d'une mauvaise nourrice, d'une alimentation artificielle indigeste, d'une entérite aiguë ou d'une néphrite albumineuse.

Les *purgatifs* sont indiqués dans les cas d'éclampsie provoqués par la dyspepsie chez les petits enfants; nous avons vu disparaître chez un nourrisson de trois mois, immédiatement après l'administration de l'huile de ricin, des crises d'éclampsie qui se répétaient depuis trente-six heures. C'est à de pareils cas qu'on peut appliquer le vieil adage : *Naturam morborum curationes ostendunt.*

L'auto-intoxication, qui est une des causes les plus fréquentes de l'éclampsie infantile, sera combattue efficacement par le lavage du sang obtenu au moyen d'injections hypodermiques de *sérum artificiel* (solution de chlorure de sodium à 1 pour 1000).

Il faut tenir compte aussi, dans le traitement à instituer, des causes constitutionnelles prédisposantes, telles que le rachitisme et l'anémie ; on a cité plusieurs cas de guérison de l'éclampsie par le *carbonate de fer* et l'*huile de foie de morue.* West recommande dans le même but le *changement d'air.*

# CHAPITRE XVI

## SPASME DE LA GLOTTE

Les différents noms qui ont été successivement donnés au spasme de la glotte montrent combien les opinions ont varié sur sa nature. Signalée déjà au commencement de ce siècle par Hamilton, par Clarke, par Cheyne, cette affection fut décrite en 1829 par Kopp comme une maladie nouvelle, sous le nom d'*asthme thymique*; quelques auteurs allemands, qui crurent, comme lui, avoir trouvé dans l'hypertrophie du thymus la lésion pathogénique de la maladie, lui donnèrent le nom d'*asthme de Kopp.* A la même époque les médecins anglais, guidés plutôt par le bon sens clinique que par des recherches anatomiques exactes, persistaient à croire à la nature purement nerveuse de l'affection, mais plusieurs d'entre eux (Joy, Ley, Evanson et Maunsell) eurent le tort de confondre sous le nom de *laryngismus stridulus* le faux croup avec le spasme de la glotte. En France,

Valleix et Trousseau soutinrent l'opinion que le spasme de la glotte n'est qu'une *convulsion partielle*. Hérard, en 1847, dans une thèse restée classique, soutint que les diverses lésions regardées comme la cause de l'accès de suffocation, telles que l'hypertrophie du thymus et des ganglions bronchiques, étaient purement fortuites; il analysa avec plus de soin que ses prédécesseurs la physiologie pathologique de la convulsion interne et reconnut qu'elle peut envahir non seulement le larynx, mais aussi le diaphragme. Le nom de *phrénoglottisme*, proposé par Bouchut, exprime mieux que celui de *spasme de la glotte* ce double siège. Rilliet et Barthez qui, dans leur première édition, ont publié une des premières observations françaises du spasme de la glotte, lui ont consacré dans leur seconde édition un article très complet sous le nom de *convulsion interne*.

ÉTIOLOGIE. — **Causes prédisposantes.** — L'étiologie du spasme de la glotte a beaucoup de points communs avec celle de l'éclampsie, mais elle est plus restreinte et présente quelques particularités remarquables. Ainsi, le spasme de la glotte ne s'observe guère après un an et atteint surtout des enfants de quatre à dix mois; il est beaucoup plus fréquent chez les garçons que chez les filles; il sévit presque exclusivement dans la classe pauvre et chez les enfants chétifs, mal nourris, cachectiques ou rachitiques. Beaucoup d'auteurs insistent sur l'influence prépondérante du *rachitisme*; ainsi sur 50 enfants atteints de spasme glottique, observés par Gee, 48 étaient rachitiques; sur 61 observés par Henoch, 45 présentaient des signes plus ou moins accusés de rachitisme, mais, comme nous le dirons plus loin (Voir *Tétanie*), la coïncidence du rachitisme avec les convulsions externes ou internes nous paraît due moins à une relation de cause à effet qu'à ce que le rachitisme est généralement dû à des troubles digestifs qui sont également une cause fréquente de convulsions.

**Causes occasionnelles.** — Parmi les causes occasionnelles spéciales au spasme de la glotte, il faut mentionner l'action du *froid* extérieur, qui s'exerce sur les extrémités nerveuses de la muqueuse laryngienne, soit directement, soit par l'intermédiaire d'un catarrhe laryngo-trachéal. Ainsi la maladie paraît beaucoup plus fréquente au nord qu'au midi; elle apparaît plus souvent en hiver et surtout au mois de mars qu'en toute autre saison. On a vu le spasme de la glotte succéder à une quinte prolongée de *coqueluche*; dans ce cas, l'asphyxie vient s'ajouter à l'irritation catarrhale de la muqueuse et favoriser ainsi l'explosion de la convulsion (voir p. 246). Enfin la fatigue exagérée des muscles du larynx, produite par des *cris* violents et prolongés, est encore une cause occasionnelle dont il faut tenir compte (Henoch).

Une fois la maladie déclarée, les attaques peuvent se reproduire sous l'influence des causes les plus variées, telles que l'examen médical du fond de la gorge, les mouvements de déglutition, lorsqu'ils se font avec précipitation, ou même le passage du sommeil à l'état de veille.

PHYSIOLOGIE PATHOLOGIQUE. — Hérard a démontré par des recherches anatomiques précises, qu'il n'existe aucune relation entre le volume du thymus et l'apparition du spasme de la glotte. Cette affection doit être rangée parmi les convulsions, comme cela ressort déjà de la coïncidence habituelle des convulsions externes avec le spasme de la glotte ; sur 61 cas observés par Henoch, 46 se sont compliqués d'éclampsie.

Depuis lors, bien que West (1) admette encore l'existence d'un asthme thymique vrai, dont il n'a observé qu'un cas, mais qu'il distingue du reste du spasme glottique, et que quelques observations aient été publiées, dans lesquelles la mort par asphyxie a été attribuée à l'hypertrophie du thymus (2), le spasme glottique des nouveau-nés n'a pas cessé d'être considéré comme une affection de nature nerveuse.

L'irritabilité anormale du *centre respiratoire* dans la moelle allongée, à laquelle est due la convulsion phréno-glottique, ne se développe pas aussi facilement que celle des centres moteurs corticaux. Il faut pour la produire une cause générale de dénutrition, qui, en agissant pendant un temps plus ou moins long, finisse par altérer la crase du sang et la vitalité des cellules ganglionnaires de la moelle allongée ; il faut aussi, pour que le centre respiratoire puisse être ainsi le siège d'un arc excito-moteur anormal, que les sujets n'aient pas dépassé les premiers mois de l'existence. Ce fait, qui ressort brutalement de la statistique, n'est qu'un cas particulier d'une loi physiologique générale, qui peut s'exprimer ainsi : A mesure que le cerveau se développe et s'individualise, à mesure aussi les centres nerveux qui président aux fonctions végétatives s'individualisent et échappent dans une certaine mesure aux actions réflexes pathologiques. Le centre respiratoire est de tous celui qui devient le plus indépendant.

DESCRIPTION. — **Début.** — Le début est le plus souvent brusque, sans prodromes ; l'accès survient, d'après West, plus souvent la nuit que le jour. Reid a signalé, comme phénomène précurseur, un *râle muqueux laryngé* ; Rilliet et Barthez ne l'ont jamais observé.

**Accès.** — Le spasme de la glotte est un accès de suffocation instantanée, survenant brusquement au milieu du calme le plus profond. La respiration se suspend, la face se colore et s'injecte ; la physionomie de l'enfant exprime alors l'anxiété la plus vive ; sa bouche est largement ouverte, comme pour aspirer l'air qui lui manque ; sa tête

(1) Voir en particulier : Marfan, *Bull. méd.*, 1894, p. 495.
(2) West, *Diseases of infancy*, 6e édit., London, 1874, p. 453.

se renverse en arrière, ses yeux sont fixes ; en même temps sa face devient bleue ; il présente en un mot tous les signes d'une asphyxie commençante (Hérard). Cette suspension de la respiration peut durer de dix à vingt secondes ; la fin de l'accès est annoncée par une *série d'inspirations sonores*, brèves, se répétant plusieurs fois sans expiration intermédiaire, pareilles à un hoquet grêle, et dont la dernière, plus longue et moins sifflante, devient insonore ; puis la respiration reprend son rythme normal. L'inspiration sonore est pathognomonique pour le spasme de la glotte ; il suffit de l'avoir entendue une fois pour ne plus l'oublier et la reconnaître même à distance. L'*expiration* est très variable. Dans certains cas, elle revient à la fin de l'accès, d'abord courte et difficile, puis reprend peu à peu ses caractères normaux. Dans d'autres cas, la série des convulsions expiratrices est suivie d'une série de convulsions inspiratrices, courtes, sonores et saccadées. Dans quelques cas exceptionnels enfin, chaque inspiration sifflante est suivie d'une expiration bruyante et forcée, ou bien plus rarement encore les secousses expiratrices constituent le phénomène initial.

Hérard distingue trois formes cliniques principales de l'accès phréno-glottique : 1) le *spasme du diaphragme*, qui se traduit uniquement par l'apnée ; 2) le *spasme du larynx*, caractérisé par une ou plusieurs inspirations convulsives ; 3) une *forme mixte*, caractérisée par le spasme simultané de la glotte et du diaphragme.

**Symptômes concomitants.** — La plupart des fonctions éprouvent pendant l'accès un trouble passager. Le pouls s'accélère, devient petit, souvent à peine sensible ; les battements de cœur sont tumultueux, irréguliers ; la poitrine reste immobile, mais chaque inspiration lui communique un léger ébranlement, et si l'on pratique l'auscultation, on n'entend plus l'expansion vésiculaire ; les veines du cou et du visage se gonflent, la peau se couvre d'une sueur froide ; des évacuations involontaires ont lieu (Hérard).

On n'observe des *convulsions épileptiformes* généralisées qu'à la fin de l'accès et seulement dans les spasmes intenses et prolongés. L'asphyxie rapide produite par la suspension de la respiration est la cause principale de cette complication. La *contracture des extrémités* (tétanie) est au contraire un des symptômes concomitants habituels de l'accès ; elle le précède quelquefois de plusieurs jours ou de quelques heures ; ce symptôme nerveux apparaît en général pendant la période d'état de la maladie et paraît dépendre des mêmes causes générales que le spasme de la glotte. La contracture se borne ordinairement à la flexion de la main et à l'extension des pieds ; dans quelques cas rares, elle envahit les bras, les jambes ou le tronc (Voir *Tétanie*).

- **Marche. Terminaisons.** — La maladie peut se borner à un seul accès ou à une série d'accès se succédant pendant quelques heures et constituant une seule attaque ; c'est l'exception. Habituellement elle se compose d'une série d'accès revenant à intervalles irréguliers pendant quelques jours ou quelques semaines. On peut distinguer alors :

1) Une *période d'augment*, pendant laquelle les accès sont rares, courts, séparés par des intervalles de santé parfaite; cette période dure en général quelques jours ; vers la fin les accès se rapprochent et augmentent d'intensité, la santé générale commence à souffrir.

2) Une *période d'état*, pendant laquelle la maladie acquiert son maximum d'intensité; l'enfant est alors emporté quelquefois pendant un accès violent de suffocation, ou succombe au marasme et à l'épuisement nerveux après des crises répétées.

3) Une *période de déclin*, quand l'enfant survit, dans laquelle les accès perdent en durée et en violence et s'éloignent. La maladie se termine alors par la guérison au bout d'une semaine à un ou deux mois environ ; parfois cependant, au moment où on croyait la guérison complète, le spasme reparaît sous l'influence d'un catarrhe laryngé, d'une diarrhée ou sans cause appréciable.

DIAGNOSTIC. — Le diagnostic du spasme de la glotte est très facile quand on a assisté à un des accès ou quand, avec des renseignements assez circonstanciés, on peut constater soi-même la parfaite santé de l'enfant dans l'intervalle des crises.

La *laryngite striduleuse*, par son caractère intermittent et spasmodique, a quelques rapports avec le phréno-glottisme, mais elle s'en distingue suffisamment par la présence de l'enrouement et d'une toux aboyante, tandis que l'inspiration est insonore ; elle s'accompagne souvent de coryza et d'un léger mouvement fébrile ; enfin elle n'apparaît presque jamais chez des enfants âgés de moins d'un an, tandis que le spasme de la glotte est rare après cet âge.

PRONOSTIC. — La mortalité du spasme de la glotte est en général très élevée; Reid l'évalue à 40 pour 100. Henoch est beaucoup plus optimiste; la plupart des enfants qu'il a observés ont guéri ; les quatre cas de mort qu'il a vus sont survenus au milieu d'une violente attaque d'éclampsie.

Rilliet et Barthez indiquent comme *circonstances favorables* au pronostic, la brièveté des accès et leur éloignement, la présence d'une expiration à la suite de chaque inspiration, l'absence de teinte asphyxique, le sexe féminin, de bons antécédents hygiéniques et constitutionnels. Ces auteurs regardent comme *annonçant un danger imminent* les circonstances suivantes : 1° la longueur et l'intensité des accès, qui s'accompagnent alors de cyanose de la face et de suffocation violente ou d'une pâleur très grande et d'une petitesse excessive du pouls ; 2° la répétition des accès à de très courts intervalles, c'est-à-dire toutes les demi-heures, tous les trois quarts d'heure, survenant après des accès éloignés et peu graves ; 3° l'amaigrissement et la perte des forces.

TRAITEMENT. — Au moment de l'accès, il y a peu de chose à faire. On aérera largement la chambre et on débarrassera l'enfant de tous les vêtements qui pourraient le gêner. Dans les accès prolongés et intenses qui mettent en quelques instants la vie dans un danger imminent, on fera respirer à l'enfant quelques gouttes de chloroforme au moment de la première inspiration convulsive ; si l'enfant ne respire plus et est en état de mort apparente, il ne faut pas désespérer trop tôt de le ramener à la vie et employer tous les moyens conseillés en pareils cas, tels que la flagellation, les aspersions froides sur le visage et la poitrine, le chatouillement de la pituitaire par l'introduction dans les fosses nasales d'une barbe de plume, l'électricité, les sels ammoniacaux, la *respiration artificielle* par la méthode de Sylvester ou à l'aide du tube laryngé de Depaul. Le *tubage du larynx* a donné des succès à Bokai. Henoch a sauvé un enfant en lui ouvrant la bouche de force et en tirant en avant la langue qui gênait l'entrée de l'air dans le larynx. Les tractions rythmées de la langue (Laborde) seront également indiquées, et on fera bien d'enseigner aux parents la manière de les pratiquer, ainsi que les autres moyens indiqués ci-dessus qui sont à leur portée, pour le cas où l'enfant serait pris subitement d'un accès de suffocation, car en pareil cas la promptitude des secours est indispensable.

Contre le *retour des accès*, la médication tonique fait merveille ; le fer, l'huile de foie de morue, une bonne hygiène alimentaire (nourrice, lait d'ânesse, etc.) seront les antispasmodiques par excellence. Les bains tièdes sont souvent les calmants les plus efficaces du système nerveux chez les petits enfants ; on pourra y ajouter avec avantage 30 à 50 grammes de racine de valériane. Les nervins proprement dits, tels que l'asa-fœtida, l'oxyde de zinc, même les bromures et le chloral, paraissent sans action contre le retour des accès. Le musc en poudre, à la dose de 1 centigramme répétée toutes les heures ou toutes les deux heures, paraît avoir dans quelques cas diminué la fréquence et l'intensité des spasmes (Girard) (1). Henoch l'emploie sous forme de teinture (10 gouttes toutes les heures ou toutes les deux heures), sans y avoir grande confiance. Quand les accès, par leur fréquence et leur répétition à courte échéance, rendent le danger imminent, il n'hésite pas à donner la *morphine*, en surveillant son action pour ne pas avoir d'intoxication. Voici la formule qu'il préconise : chlorhydrate ou acétate de morphine, 0,01 ; eau distillée, 35 ; sirop de guimauve, 15 ; une cuillerée à café 2 à 4 fois par jour.

(1) Girard, *Revue méd. de la Suisse romande*, 1885, p. 155.

# CHAPITRE XVII

## TÉTANIE

La tétanie est une névrose à symptomatologie bien définie, à étiologie variable, qui est caractérisée essentiellement par des attaques intermittentes de contracture frappant symétriquement les extrémités et pouvant s'étendre de là exceptionnellement à quelques muscles du tronc ou de la face. Elle se distingue de l'éclampsie, avec laquelle elle a des affinités naturelles, par la conservation de la connaissance et l'absence de clonisme.

Cette névrose, décrite par Dance chez l'adulte sous le nom de *tétanos intermittent*, a été étudiée pour la première fois chez l'enfant par Tonnellé (1), puis par Constant (2), sous le nom de *contracture essentielle des extrémités*. On la désigne aujourd'hui sous le nom de *tétanie*, expression proposée par Corvisart en 1852 et adoptée par Trousseau dans ses Cliniques.

ÉTIOLOGIE. — **Causes prédisposantes**. — Age. — La tétanie, qui est somme toute une maladie rare, se rencontre le plus souvent de dix-sept à trente ans (Trousseau), mais elle peut survenir aussi dans l'enfance, à des périodes très différentes. On l'a observée chez des nourrissons de deux à quinze mois (Koppe, Baginsky, Escherich), puis dans la seconde enfance, de trois à six ans principalement, enfin aux environs de la puberté chez les jeunes filles de douze à quinze ans. Barthez et Sanné, sur 87 cas de tétanie observés chez des enfants, en comptent près de la moitié dans les deux premières années, un cinquième de trois à six ans, et un quart environ de douze à quinze ans.

Distribution géographique. — La tétanie des nourrissons a été surtout signalée par les médecins autrichiens; elle a été rarement observée en Allemagne, en France, en Suisse et en Italie. Celle de la seconde enfance, bien qu'assez rare, a été observée partout.

Hérédité. — L'influence héréditaire a été plusieurs fois constatée dans les antécédents des petits tétaniques; Rilliet et Barthez ainsi que Loos (3) ont observé l'hérédité collatérale, la maladie sévissant chez plusieurs enfants d'une même famille, mais on a aussi rencontré plusieurs fois l'hérédité directe. C'est ainsi que Sarbo (4) a constaté la tétanie chez une mère et son enfant âgé de trois ans. Si

(1) Tonnellé, *Gaz. méd. de Paris*, 1832, p. 1.
(2) Constant, *Ibid.*, 1832, p. 80.
(3) Loos, *Die Tetanie in Kindesalter*, Leipzig, 1892.
(4) Sarbo, *D. Zeit. für. Nervenheilk.*, vol. VIII, 1896, p. 241.

quelques-uns de ces faits peuvent s'expliquer par l'influence de l'imitation ou de l'épidémicité, il n'en est pas de même de l'hérédité névropathique générale, qui joue un rôle manifeste comme cause prédisposante de la tétanie.

MALADIES ANTÉRIEURES. — La tétanie n'est presque jamais chez les enfants une affection primitive. Elle est habituellement consécutive à une détérioration de l'organisme, telle que l'atrophie infantile par diarrhée chronique, ou amenée par des maladies aiguës comme la broncho-pneumonie, la coqueluche, la grippe, le choléra, et surtout la rougeole et la fièvre typhoïde. La tétanie peut être aussi, dans la seconde enfance, l'expression de l'hystérie (diathèse de contracture de Charcot), mais il s'agit probablement alors d'une pseudo-tétanie distincte de la tétanie vraie.

**Causes déterminantes.** — Ces causes ne sont pas toujours faciles à reconnaître ; on a cité l'onanisme (Constant), le travail de la dentition (Tonnellé, Henoch), les vers intestinaux (Riegel), l'approche des règles, les émotions violentes, la contagion nerveuse pour la forme hystérique (J. Simon), l'extirpation d'un goitre (Chvostek, Weiss). Deux causes paraissent prépondérantes : l'irritation du tube digestif chez les jeunes enfants principalement, l'action du froid humide chez les enfants plus âgés.

L'étiologie *gastro-intestinale* paraît la plus fréquente, qu'elle agisse seulement par action réflexe, comme dans les cas où la maladie est provoquée par les vers intestinaux, l'invagination intestinale (Barthez et Sanné), les lavages de l'estomac, ou qu'elle soit due à une auto-intoxication par viciation chimique de la digestion, comme dans la dilatation de l'estomac, l'indigestion, la dyspepsie et l'entérite. Trousseau avait déjà remarqué que la diarrhée, lorsqu'elle est profuse et rebelle, paraît être un des facteurs les plus importants de la tétanie.

L'action du *froid* paraît également bien constatée. Lasègue (1) en cite un exemple très probant : Un enfant de dix à douze ans, peu vêtu, sort en sueur d'un bal et descend dans la rue où la température était très froide ; il est pris tout à coup d'une contracture douloureuse des pieds et des mains ; l'accès dure quatre ou cinq heures et est accompagné d'une réaction fébrile assez vive ; le lendemain, la contracture avait disparu. La fréquence relative de la tétanie pendant les mois froids et humides a été signalée par quelques auteurs ; de là le nom de tétanos rhumatismal donné à cette affection.

Le *génie épidémique* a été invoqué parfois pour expliquer l'explosion simultanée d'un certain nombre de cas de tétanie. Dans l'épidémie de Gentilly (2), la contagion nerveuse et peut-être la simulation paraissent avoir été les facteurs importants ; l'épidémie fut

(1) Lasègue, *Bull. de la Soc. méd. des hôp. de Paris*, 1855, p. 413.
(2) Voir : J. Simon et Regnard, *Prog. méd.*, 1876, nᵒˢ 49 et 50.

D'ESPINE et PICOT. — Mal. de l'enfance. 35

arrêtée par la fermeture de l'école. On a signalé cependant dans ces dernières années de véritables épidémies de tétanie survenant au printemps et dans lesquelles la maladie se rapprochait des affections infectieuses par sa marche aiguë et cyclique et parce qu'elle s'accompagnait de fièvre. Escherich (1) a observé à Gratz une de ces épidémies qui frappa de mars à mai trente enfants âgés de huit mois à deux ans, habitant la plupart le même quartier bas et malsain.

Schlesinger (2) distingue deux formes entièrement distinctes de la maladie : l'une, la *tétanie* vraie, infectieuse, souvent épidémique, à marche rapide et cyclique, qui guérit toujours; l'autre, la *pseudo-tétanie*, à marche irrégulière, parfois chronique, due à une auto-intoxication pouvant partir de l'estomac (dilatation) ou de l'intestin (diarrhée, helminthes), ou résulter de l'extirpation d'un goitre (intoxication par la mucine normalement détruite par le corps thyroïde). On peut également rapporter à cette forme les tétanies observées à la suite de l'empoisonnement par le chloroforme et l'ergotine.

PATHOGÉNIE. — La pathogénie de la tétanie a été l'objet de nombreuses discussions.

Rilliet et Barthez et Trousseau considéraient cette affection comme étant d'origine rhumatismale, parce qu'elle survient souvent à la suite d'un refroidissement et qu'elle s'accompagne parfois de tuméfaction au voisinage des jointures. Cette opinion est généralement abandonnée, car le gonflement siège rarement au niveau même des articulations, mais plutôt au-dessus ou au-dessous, et l'étiologie *a frigore*, qui n'est d'ailleurs point constante pour la tétanie, ne suffit pas pour établir l'origine rhumatismale d'une maladie.

Beaucoup d'auteurs voient dans la tétanie une affection purement nerveuse, et les lésions constatées dans quelques cas dans les cornes antérieures de la moelle par Weiss et plus récemment par Bonome et Cervesato (3) permettent de lui attribuer une origine spinale, mais ces lésions ne paraissent appartenir qu'aux cas graves et de longue durée et seraient le résultat de l'action prolongée de l'agent tétanigène sur le centre médullaire; dans les cas légers et de courte durée, celui-ci ne présente probablement qu'une congestion passagère (Oddo) (4).

Quant à voir dans la tétanie, avec Raymond et son élève Zaldivar (5), une manifestation de l'hystérie, cette théorie ne peut guère s'appliquer qu'aux cas de pseudo-tétanie observés dans la seconde enfance chez des sujets présentant d'autres signes de la

(1) Escherich, *C. R. du Congrès internat. de Berlin* en 1890, t. II, 6e partie, p. 65.
(2) Schlesinger, *Allg. Wien. med. Zeit.*, 1890.
(3) Bonome et Cervesato, *La Pediatria*, t. III, 1895, nos 5 et 6.
(4) Oddo, *Revue de méd.*, 1896, p. 751.
(5) Zaldivar, *Thèse de Paris*, 1888.

névrose hystérique, mais elle ne peut expliquer les cas de tétanie survenant dans les premières années sous l'influence d'un refroidissement ou de troubles digestifs.

Le rachitisme, particulièrement le rachitisme cranien (*craniotabes*), a été considéré par Elsaesser et depuis par un grand nombre de médecins allemands, en particulier par Kassowitz, comme la cause de la tétanie et du spasme glottique, qui ne seraient que deux formes de la même affection ; mais si le rachitisme, la tétanie et le spasme glottique coïncident souvent, cette coïncidence n'est point constante. Ces maladies sont fréquemment le résultat de désordres dans la nutrition, elles peuvent par conséquent coexister chez les mêmes sujets sans dépendre les unes des autres. « Si, comme le disait l'un de nous (1) au Congrès de Rome, l'hyperexcitabilité nerveuse est fréquente chez les petits rachitiques, cette hyperexcitabilité n'est pas synonyme de tétanie, qui est une maladie bien caractérisée, rare en somme dans la première enfance. » La plupart des enfants atteints de rachitisme lui échappent ; c'est ainsi que sur 1 600 rachitiques observés par Comby (2), 30 ou 40 au plus ont présenté des accidents nerveux (convulsions, tétanie, laryngospasme, etc.); Oddo, qui a traité, en deux ans, 226 rachitiques au dispensaire des enfants malades de Marseille, n'y a constaté que 4 cas de tétanie et 8 cas de laryngospasme, et cela chez des sujets qui ne présentaient pas tous les stigmates du rachitisme.

La fréquence de la tétanie chez les enfants mal nourris, le fait que cette affection peut succéder aux maladies infectieuses, à la thyroïdectomie, l'existence de cas épidémiques, rendent plus probable l'opinion soutenue par Bouchard que la tétanie est le résultat d'une auto-intoxication, mais la nature du poison qui détermine celle-ci nous échappe encore.

Quant aux rapports qu'affecte la tétanie avec le spasme laryngé et les convulsions éclamptiques, nous croyons avec Escherich (3) à la coïncidence fréquente de ces affections qui peuvent résulter d'une étiologie commune, mais nous ne pouvons admettre, avec cet auteur, que le laryngospasme sans contractions toniques des membres ne soit qu'une forme larvée de la tétanie. Le fait que le signe de Trousseau puisse être constaté chez un enfant sujet au spasme glottique, est l'indice d'une grande hyperexcitabilité de la moelle chez le petit malade, mais ne suffit pas à établir l'existence de la tétanie quand les autres signes caractéristiques de cette affection font défaut.

DESCRIPTION. — Le plus souvent l'apparition de la contracture est précédée par quelques phénomènes prodromiques, tels que des

(1) D'Espine, *C. R. du Congrès des sc. méd.*, Rome, 1894.
(2) Comby, *Méd. infantile*, 1894, p. 187.
(3) Escherich, art. TÉTANIE du *Traité des mal. de l'enf.*, t. IV, 1897, p. 750.

fourmillements, de l'engourdissement dans les membres, ou bien par un léger mouvement fébrile et un embarras gastrique ; ces symptômes sont souvent masqués chez les enfants par ceux de la maladie primitive. Dans quelques cas rares, la contracture survient sous forme d'une attaque brusque au milieu d'une bonne santé. Barrier (1) en a observé un exemple chez un enfant de onze ans ; ce jeune garçon fut pris tout à coup, sans cause connue, d'un étourdissement qui le fit tomber à terre ; s'étant relevé, il eut une peine extrême à marcher à cause d'une flexion forcée des pieds sur les jambes ; le lendemain, à la suite d'un nouveau vertige, il dut s'aliter. La contracture céda en trois jours à un traitement antispasmodique.

Dans la grande majorité des cas, la contracture débute par les extrémités supérieures auxquelles elle reste rarement bornée ; elle s'étend bientôt aux extrémités inférieures en frappant également les deux côtés et en suivant toujours, à la jambe comme au bras, une marche centripète (Rilliet et Barthez). Les doigts sont fléchis, les phalanges étendues et parfois écartées, le pouce est replié dans la paume de la main ; le poignet est fléchi à angle aigu et l'avant-bras est en pronation légère. La main présente alors souvent la forme d'un cône ; Trousseau a comparé son attitude à celle de la main de l'accoucheur, au moment où elle pénètre dans le vagin pour faire la version. Les muscles fléchisseurs forment une saillie rigide ; le coude et l'épaule conservent en général la liberté de leurs mouvements.

Aux extrémités inférieures, ce sont le plus souvent les muscles extenseurs du pied qui sont le siège de la contracture ; on remarque alors une flexion forcée des orteils, une augmentation de la concavité plantaire et l'extension du pied avec saillie et rigidité du tendon d'Achille. Barrier cite un cas exceptionnel dans lequel le pied était fléchi sur la jambe, de telle sorte que l'enfant étant debout, ne pouvait appuyer que le talon sur le sol et faisait de vains efforts pour étendre le pied. Le genou et la hanche gardent en général la liberté de leurs mouvements ; la contracture s'étend très rarement aux muscles de la cuisse. Dans une observation de Constant, la rigidité s'étendait à tous les muscles du membre inférieur en prédominant dans les adducteurs ; l'enfant tenait les jambes croisées. Rilliet et Barthez ont observé plusieurs cas où la contracture était limitée aux muscles de la hanche d'un seul côté et produisait une rétraction de la cuisse sur le bassin, qui simulait une coxalgie.

Les muscles contracturés sont très saillants dans les cas intenses ; ils peuvent même acquérir exceptionnellement la rigidité du marbre (Tonnellé, Constant). La contractilité électrique, soit faradique, soit galvanique, paraît notablement accrue dans les muscles atteints (Erb). Ceux-ci sont parfois le siège de contractions fibrillaires.

(1) Barrier, Traité pratique des maladies de l'enfance, 3e édition, 1861, t. II, p. 250.

La tétanie entraîne naturellement une grande gêne dans les mouvements et s'accompagne parfois de *douleurs* très vives exaspérées par les tentatives de redressement du membre, douleurs qui chez les très jeunes enfants se traduisent par de la tristesse, de l'agitation et des cris aigus qui reviennent par intervalles. La contracture est accompagnée d'engourdissement dans les extrémités, mais il n'y a jamais d'anesthésie véritable. Enfin on a signalé quelquefois une tuméfaction œdémateuse des extrémités contracturées, accompagnée dans quelques cas de rougeur au pourtour des articulations (De la Berge, Grisolle). Dans un cas observé par Oddo, il existait un gonflement profond et allongé à la partie inférieure de l'avant-bras, provenant de la tuméfaction des gaines des extenseurs, ainsi qu'un gonflement considérable accompagné de rougeur et de chaleur à la face dorsale de la main.

On a signalé quelquefois une anasarque généralisée ; Oddo a vu ce symptôme coïncider avec une rétention d'urine par spasme vésical ; il n'y avait pas d'albuminurie. Le même auteur a observé parfois, au moment des crises, l'apparition subite d'une rougeur intense à la face et sur les membres ; dans quelques cas, les mains étaient cyanosées ; la tétanie aurait même parfois déterminé chez des enfants cachectiques la gangrène des extrémités. Mentionnons enfin l'apparition d'exanthèmes divers, scarlatiniformes, morbilliformes et polymorphes.

La fièvre manque très souvent dans les cas légers, et quand elle existe, elle peut être mise habituellement sur le compte de l'affection que complique la tétanie. Dans quelques cas cependant on a constaté l'existence d'une fièvre, continue dans les formes graves à crises subintrantes, intermittente dans les cas légers où elle coïncidait avec l'apparition des crises de contracture.

Les urines sont parfois altérées ; l'albuminurie a été plus rarement constatée dans la tétanie des enfants que dans celle des adultes. Oddo a trouvé dans un cas de la phosphaturie ; Loos, sur 72 cas, a trouvé 14 fois l'acétonurie, et 6 fois l'acéturie. L'indicanurie est fréquente.

La mémoire reste nette, et l'intelligence est complète.

La contracture est très rarement permanente dans le jeune âge ; elle présente des intermittences dont la durée est variable et dont le retour n'affecte aucun type régulier. La durée de l'intermittence peut s'étendre de quelques heures à plusieurs jours. Il peut n'y avoir qu'un seul accès, mais le plus souvent les accès se répètent et forment par leur groupement de véritables attaques. Le retour de la contracture peut être causé par une émotion morale.

D'après Trousseau, il serait toujours possible, tant que la maladie n'est pas complètement guérie, de faire reparaître la contracture dans les muscles qu'elle a quittés par la compression de l'artère ou du nerf principal du membre malade. Ce *signe de Trousseau* paraît assez constant dans la tétanie, chez l'enfant comme chez l'adulte.

Weiss a signalé un autre moyen de démasquer la tétanie latente, qui consiste à percuter légèrement les branches du facial, particulièrement à l'angle externe de l'orbite, à l'endroit où apparaissent les rides connues sous le nom de patte d'oie. La percussion faite soit avec le doigt, soit avec un marteau, est suivie d'une contraction brusque comme l'éclair de l'orbiculaire palpébral correspondant. Le *signe de Weiss* a été constaté dans la tétanie des jeunes enfants par Cheadle, Dusch et Baginsky. Chvostek a signalé un phénomène analogue résultant de la percussion du facial un peu en dehors de la commissure labiale, ce qui provoque une contraction rapide et plus ou moins étendue des muscles de la face du même côté. Ce signe n'est du reste pas spécial à la tétanie et a été constaté par Loos, quoique beaucoup plus rarement, dans d'autres affections (chorée, hystérie, etc.).

La *durée* totale de la maladie peut varier, suivant Delpech, de cinq jours à plus de deux mois; dans la forme bénigne, qui est la plus habituelle chez les enfants, la contracture cesse spontanément au bout d'une à deux semaines. On observe parfois des récidives; ainsi, chez un enfant qui avait eu une première attaque de contracture à l'âge d'un an, Constant observa à l'âge de quatre ans trois nouvelles attaques dans l'espace de trois mois.

Certaines circonstances peuvent hâter la guérison; ainsi, quand la contracture est liée à l'établissement de la menstruation, il suffit que les règles se montrent pour que la maladie disparaisse (Tonnellé, obs. IX et X); dans une observation de Constant, une rougeole intercurrente détermina la guérison immédiate de la tétanie.

On observe dans quelques cas rares, à côté de la forme *bénigne* de la contracture qui reste localisée aux extrémités, une forme *tétanique* grave et généralisée, dans laquelle la maladie s'étend aux muscles du tronc ou de la face. On observe alors de l'opisthotonos, du trismus et parfois même du strabisme (Rilliet et Barthez). Cette forme est très exceptionnelle dans le jeune âge. Rilliet en cite cependant un exemple remarquable observé chez un enfant de seize mois qu'il vit en consultation avec Marc D'Espine. Cet enfant fut pris tout à coup, dans la convalescence d'une grippe, de contracture des extrémités inférieures; en outre, tous les quarts d'heure, il était saisi d'un accès d'opisthotonos et de trismus, et poussait à ce moment des cris aigus, indices d'une vive souffrance. Pendant dix heures, les accès conservèrent toute leur violence, en même temps que la contracture gagna les mains. A partir de la dixième heure, les accès s'éloignèrent; au bout de vingt-quatre heures, ils étaient très rares. Quarante-huit heures après le début, l'enfant paraissait guéri; cependant le troisième jour il eut encore un ou deux accès légers; depuis lors la maladie disparut pour ne plus revenir. Kjellberg (1) a observé un fait analogue chez un enfant de quatre ans.

On a signalé aussi la contracture de la langue gênant la succion et la déglutition.

Enfin, dans certains cas encore plus rares, la contracture peut être bornée à quelques muscles du tronc ou de la nuque ; nous avons eu l'occasion de voir chez un enfant de quelques mois une contracture limitée à la nuque ; elle était caractérisée par un renversement de la tête en arrière, sans trismus et sans convulsions ; la maladie, survenue sans cause appréciable, s'accompagna d'un léger mouvement fébrile et céda au bout de quelques jours à des bains et aux antispasmodiques ; l'enfant, chez lequel nous avions soupçonné au début une maladie grave des centres nerveux, guérit parfaitement.

COMPLICATIONS. — Mentionnons d'abord les *convulsions* parmi les complications de la tétanie chez les petits enfants. Rilliet et Barthez ont observé, dans sept cas sur vingt-trois, des convulsions générales ou partielles ; elles étaient survenues trois ou quatre jours après l'apparition de la contracture, ou bien elles avaient été terminales.

Hérard a signalé la fréquence de la contracture des extrémités dans le cours du *spasme de la glotte*; la tétanie précède quelquefois le spasme, mais le plus souvent elle apparaît et elle cesse avec lui. La coïncidence fréquente de ces deux manifestations nerveuses chez les enfants du premier âge a été confirmée par les recherches récentes d'Escherich et de Loos. (2) (Voir p. 547).

La contracture des extrémités peut être dans quelques cas suivie d'une *paralysie* ou alterner avec elle. Cette paralysie succède quelquefois à une attaque de convulsions ; elle est toujours passagère lorsque la contracture est essentielle.

DIAGNOSTIC. — La forme tétanique de la contracture essentielle pourra dans certains cas en imposer pour un *tétanos* véritable, dont il est quelquefois même difficile de la séparer. L'absence de traumatisme, l'apyrexie, le début de la maladie par les extrémités, l'absence fréquente du trismus, l'intermittence complète des symptômes sont les signes distinctifs de la tétanie.

L'intégrité parfaite des fonctions cérébrales sépare la tétanie des contractures symptomatiques de la *méningite* ou des *tumeurs cérébrales*.

L'*hémorragie méningée* est, de toutes les maladies de l'encéphale, celle qui s'accompagne le plus souvent de contractures des extrémités ; elle se distinguera de la contracture essentielle par l'exis-

(1) Kjellberg, *Arch. für Kinderheilk.*, 1883, t. III p. 438.
(2) Loos, *loc. cit.*

tence d'une fièvre plus vive et surtout par son début purement cérébral caractérisé par des convulsions, du coma ou du strabisme.

Enfin, il ne faut pas oublier que les *contractures intermittentes*
peuvent être l'expression, chez l'enfant, de la *malaria*. J. Simon (1)
cite un cas de torticolis musculaire douloureux chez une fillette de
six ans, qui revenait deux fois par jour, à des heures régulières.
Cette affection, considérée comme de nature rhumatismale, fut traitée
pendant six semaines sans succès par les émollients et les calmants;
elle céda à l'administration de 40 cent. de sulfate de quinine et disparut au bout de huit jours de traitement.

PRONOSTIC. — La tétanie offre peu de gravité quand elle reste
bornée aux extrémités ; même la forme tétanique se termine habituellement par la guérison. Dans les cas mortels, l'issue fatale est
toujours amenée par l'affection primitive ou par une complication;
les convulsions externes et surtout le spasme de la glotte aggravent
beaucoup le pronostic.

TRAITEMENT. — Les émissions sanguines locales et générales,
qui réussissent quelquefois chez l'adulte, doivent être proscrites dans
le traitement de la tétanie chez l'enfant; l'application de sangsues
ne pourrait être indiquée qu'à l'approche de la puberté chez les
jeunes filles pour hâter l'apparition des règles. Chez les jeunes enfants,
il faut au contraire combattre l'anémie et la diarrhée qui sont les
deux causes prédisposantes les plus puissantes de la contracture.
Une alimentation appropriée à l'état des voies digestives, chez les
nouveau-nés le lait stérilisé ou mieux celui d'une bonne nourrice,
l'administration des toniques (fer, sirop de quinquina) seront plus
efficaces que tous les antispasmodiques pour combattre l'irritabilité
médullaire. Si l'on soupçonne que la maladie est causée par la présence de vers intestinaux, on prescrira un anthelminthique; si elle
paraît due à une dentition laborieuse, on cherchera à favoriser la
sortie des dents; si elle semble dépendre d'une altération du corps
thyroïde, la médication thyroïdienne (Voir p. 355) sera indiquée. Enfin,
on conseillera les plus grandes précautions contre le refroidissement.

Dans les cas simples, le traitement de la contracture se bornera
aux *bains tièdes* qui constituent le remède de choix, même dans les cas
graves avec accès prolongés, et à des frictions sur les extrémités
contracturées avec le baume opodeldoch, le baume tranquille ou un
liniment chloroformé. Monteuuis (2) a vu un cas de tétanie chez une
petite fille de dix ans guérir rapidement à la suite de l'administration
journalière d'un gramme d'*antipyrine*, dissoute dans de l'eau additionnée de curaçao.

(1) J. Simon, *Revue mens. des mal. de l'enf.*, 1883, t. I, p. 85.
(2) Monteuuis, *Journ. des sc. méd. de Lille*, 9 août 1889.

Dans le cas où la maladie revêt la forme tétanique, on prescrira simultanément aux bains les injections sous-cutanées de *chlorhydrate de morphine* (2 à 8 milligr.) et les *inhalations de chloroforme ou d'éther* ; toutefois, cette médication ne sera employée qu'avec une extrême réserve dans la première enfance.

On pourra employer également le *bromure de potassium* à haute dose (1), donné par la bouche ou le rectum dans les cas où la déglutition est difficile ou impossible, et le *chloral*, que Baginsky et Weiss prescrivent chez les nourrissons à la dose d'un gramme, dans les vingt-quatre heures, administrée en quatre lavements.

CHAPITRE XVIII

## CHORÉE

On entend par chorée vulgaire ou chorée de Sydenham, du nom de celui qui l'a décrite le premier en 1705 (2), une névrose propre à la seconde enfance et rare chez l'adulte. Elle doit être entièrement séparée des chorées symptomatiques, qui peuvent se montrer à tout âge dans les cas des affections cérébrales (Voir *Hémiplégie* et *Tabes spasmodique*), de la chorée héréditaire d'Huntington (Voir *Maladies familiales*, p. 524) et des fausses chorées qui dépendent la plupart de l'hystérie. Cette distinction importante avait déjà été nettement établie en 1810 par Bouteille (3), qui avait entrevu aussi les rapports qui existent entre la chorée et le rhumatisme.

ÉTIOLOGIE. — La chorée est une maladie qui s'observe beaucoup plus fréquemment dans le jeune âge qu'à toute autre époque de la vie; elle atteint le plus souvent les enfants *de six à quinze ans*. Au-dessous de cet âge elle devient moins commune; sur 556 enfants choréiques, West n'en a trouvé que 43 au-dessous de six ans et 10 seulement au-dessous de quatre ans ; on a cependant rapporté quelques cas de chorée survenus dans le courant de la première année; ces faits sont discutables, de même que les prétendues chorées congénitales.

La maladie est notablement plus fréquente chez les *filles* que chez les garçons ; le tiers seulement des cas de chorée rapportés par Sée est relatif à des sujets du sexe masculin. Dans la statistique de West, on trouve 177 garçons pour 376 filles.

La *prédisposition de famille* joue un rôle considérable dans l'étio-

(1) Southey a pu administrer, pendant plus d'une semaine, des doses vraiment fabuleuses de ce sel à un garçon de dix ans atteint de tétanos idiopathique, sans déterminer d'accidents (4 grammes toutes les deux ou trois heures!); il attribue à cette médication la guérison rapide qu'il a observée (*Lancet*, 1877, I, p. 649).

(2) Sydenham, *Opera omnia, Ed. tertia* ; Londres, 1705, p. 495.

(3) Bouteille, Traité de la chorée ou danse de Saint-Guy, Paris, 1810.

logie de la chorée sous la forme de l'hérédité nerveuse ou arthritique. L'hérédité nerveuse est rarement similaire, quoiqu'on ait cité des exemples de malades dont les parents avaient eu la chorée dans leur enfance; par contre, l'hérédité nerveuse indirecte est la règle. L'hystérie surtout et diverses psychoses, l'alcoolisme, telles sont les affections le plus souvent notées chez les ascendants. G. Sée a montré que le rhumatisme existe également souvent chez les parents des choréiques; il a été trouvé dans près de la moitié des cas par Garrod.

La chorée est plus commune dans les pays du Nord que dans les climats chauds; Gerhardt la considère comme plus fréquente au printemps et en hiver que dans le reste de l'année.

La chorée affecte de préférence les enfants d'un caractère bizarre et capricieux ou ceux qui ont un tempérament nerveux et une constitution délicate, de là sa prédominance chez les filles.

La chorée n'est pas épidémique; les épidémies célèbres mentionnées par les anciens auteurs se rapportent à la grande danse de Saint-Guy (*chorea major*), affection hystérique entièrement distincte de la chorée proprement dite (*chorea minor*) qui nous occupe ici. La chorée vulgaire n'est pas non plus contagieuse, et les cas développés sous l'influence de l'imitation dans les agglomérations d'enfants doivent être rapportés également à l'hystérie.

Parmi les causes occasionnelles de la maladie, il faut mentionner les *impressions morales*, particulièrement la peur, dont l'action a été peut-être exagérée, mais qui paraît néanmoins évidente dans un assez grand nombre de cas. Elle est mentionnée dans 115 cas de danse de Saint-Guy sur 383 cas recueillis par divers auteurs.

Toutes les causes de débilitation favorisent le développement de la chorée; ainsi elle est souvent occasionnée par la *chlorose* spontanée ou survient sous l'influence de l'*anémie* consécutive aux maladies aiguës.

Nous avons déjà mentionné (p. 269) l'apparition de la chorée chez les enfants à la suite ou dans le cours du *rhumatisme*; la coïncidence de ces deux affections est assez fréquente pour que la chorée ait été regardée par quelques auteurs, particulièrement par Botrel (1), comme étant toujours une manifestation de la diathèse rhumatismale. Cette opinion, exprimée d'une façon aussi absolue, nous paraît exagérée, car bien souvent la chorée s'observe en dehors de tout phénomène morbide du côté des articulations ou du cœur, mais il n'en est pas moins vrai qu'elle est commune chez les enfants rhumatisants et qu'elle se développe assez souvent quelque temps après une attaque de rhumatisme articulaire, ou même pendant le cours de cette attaque. Des faits très nombreux rapportés principalement par les médecins anglais, et en France par Botrel, Sée (2);

(1) Botrel, *Th. de Paris*, 1850.
(2) G. Sée, *Mém. de l'Acad. de méd.*, 1850, XV, p. 373.

Trousseau et Roger (1), l'établissent d'une façon incontestable. D'après les chiffres recueillis par Roger et par West, la chorée est d'origine rhumatismale dans le tiers des cas, et Goodall (2) sur 251 choréiques en compte 71 qui avaient présenté antérieurement une attaque de rhumatisme incontestable.

Quelques auteurs, frappés de la coïncidence fréquente entre la chorée et les maladies du cœur, même en dehors de toute fluxion articulaire, considèrent les *lésions cardiaques* comme le point de départ de la chorée et expliquent ainsi la relation de cette maladie avec le rhumatisme. Pour les uns (Bright, E. Cyon), la chorée serait le résultat d'une action réflexe et aurait pour origine l'irritation des nerfs du cœur malade. Pour d'autres (Hughlings Jackson, Tuckwell, etc.), les accidents de la chorée seraient produits par de petites embolies cérébrales qui auraient leur point de départ dans l'endocarde ; cette dernière théorie se fonde sur la fréquence des végétations endocardiques chez les choréiques et sur les lésions encéphaliques concomitantes constatées dans quelques autopsies, ainsi que sur le développement de paralysies et plus particulièrement d'hémiplégies dans le cours de la chorée. Ces arguments sont loin d'être concluants, car dans la plupart des autopsies on n'a trouvé dans les centres nerveux ni embolies, ni foyers de ramollissement, et il est peu vraisemblable qu'une affection dont l'invasion est en général graduelle et qui guérit habituellement sans laisser de traces, puisse avoir pour origine un ramollissement embolique. D'ailleurs la chorée, ayant été observée plusieurs fois dans le cours du rhumatisme, sans que le cœur fût malade (3) (Roger, Henoch), les théories cardiaques, même celle de l'action réflexe, sont évidemment insuffisantes ; nous croyons plutôt à l'action directe du rhumatisme sur les centres nerveux, action qui se manifeste chez les enfants sous forme de chorée à cause de la prédisposition du jeune âge pour cette affection. La chorée et les affections du cœur ne se rencontrent si souvent chez le même sujet que parce qu'elles peuvent être toutes deux l'expression du rhumatisme, même en l'absence de manifestations articulaires.

La chorée succède souvent aux *maladies infectieuses* (4), et bien que le rôle de celles-ci dans son étiologie comme dans celle d'autres affections nerveuses de l'enfance ne soit pas encore nettement établi,

---

(1) Roger, *Arch. gén. de méd.*, déc. 1866 et numéros suivants.

(2) Goodall, *Guy's Hosp. Rep.*, 1890, XXXII, p. 35.

(3) Prior (*Berl. klin. Woch.*, 1886, p. 2), sur 92 cas de chorée observés à la clinique de Bonn, en compte 85 absolument exempts de lésions organiques du cœur ou de rhumatisme, et Osler (*Amer. Journ. of med. Sc.*, 1887, II, p. 371), sur 110 sujets ayant eu la chorée, en trouve 43 qui, deux ans après, présentaient un cœur normal.

(4) Voir en particulier : Triboulet, *Thèse de Paris*, 1893. — Marfan, *Sem. méd.*, 1897, p. 397.

il est probable que c'est à çe titre que le rhumatisme agit comme une des causes les plus fréquentes de la chorée.

La chorée est fréquente dans le cours ou au déclin de la *scarlatine*; elle a été observée après la coqueluche, la pneumonie, la fièvre typhoïde, la fièvre intermittente, etc. C'est ainsi que Capellari (1) a observé chez un enfant de onze ans une chorée intense et généralisée, qui suivit immédiatement une attaque d'influenza.

ANATOMIE PATHOLOGIQUE. — On ne connaît encore aucune lésion constante à laquelle il soit possible de rapporter les phénomènes de la chorée; celle qui a été observée le plus fréquemment est une congestion des centres nerveux. Dickinson, qui a pratiqué sept autopsies de chorée, a presque toujours rencontré une injection des vaisseaux encéphaliques et médullaires.

Les altérations les plus diverses ont été cependant constatées dans certains cas : hypertrophie de l'apophyse odontoïde, épanchements séreux dans les méninges, inflammation des tubercules quadrijumeaux, kystes, tubercules et concrétions crétacées dans le cerveau et le cervelet, ramollissement des hémisphères, embolies du cervelet (Klebs), des corps striés et des couches optiques, ramollissement et sclérose de la moelle, inflammation des artères cérébrales et de la substance nerveuse, altération des nerfs périphériques (Elischer); toutes ces lésions ont été rencontrées chez des malades qui avaient présenté pendant la vie des accidents choréiques ou choréiformes, mais aucune ne peut être rapportée directement à la chorée, puisqu'aucune n'est constante. Il en est de même des végétations endocardiques auxquelles Senhouse Kirkes, Ogle, etc., ont attribué une si grande importance; elles ont manqué dans un grand nombre d'autopsies.

On a constaté parfois dans plusieurs organes, à l'autopsie d'enfants choréiques, la présence de microbes soit spéciaux, soit vulgaires, provenant probablement d'infections secondaires. Leroux et Marie Davy ont obtenu un résultat négatif par l'ensemencement du sang de neuf choréiques, et chez un dixième, atteint en même temps de furoncles et d'abcès dermiques, ils ont constaté la présence du staphylocoque (2).

En résumé, la nature, le siège anatomique et la pathogénie de la chorée ne sont pas encore élucidés.

DESCRIPTION. — **Début.** — La chorée s'annonce quelquefois par un changement dans le caractère et la santé générale; l'enfant devient bizarre et irritable, ou bien il est abattu; son sommeil est agité, son appétit est capricieux, ses digestions se font mal, souvent il est constipé (West). Dans quelques cas, il ressent des douleurs

(1. Capellari, *Riforma medica*, t. XII, 1896, p. 129.
(2) Leroux, art. Chorée du *Traité des mal. de l'enf.*, t. IV, 1898, p. 804.

vagues dans les membres ou le long de la colonne vertébrale ; ces douleurs se manifestent surtout lorsqu'on presse sur les apophyses épineuses. Ces phénomènes précurseurs manquent dans un grand nombre de cas, et la maladie débute d'emblée par les troubles de la motilité.

Les mouvements choréiques sont quelquefois très légers et à peine perceptibles dans les premiers jours, ils ne se caractérisent que peu à peu ; d'autres fois ils revêtent rapidement toute leur intensité. Le plus souvent c'est dans le côté gauche et les membres supérieurs qu'on les observe en premier lieu, mais habituellement ils ne tardent pas à se généraliser.

**Période d'état.** — La *face* devient grimaçante, les paupières s'élèvent et s'abaissent, les yeux tournent en tous sens, la tête est très mobile, quelquefois l'enfant tire la langue, puis la rentre rapidement ; la parole est souvent embarrassée et, bien que l'intelligence soit conservée, le petit malade bégaye ou ne peut articuler que des monosyllabes ; quelquefois le visage présente une expression stupide ou s'anime d'un rire niais ; dans quelques cas on observe une toux convulsive qui simule les aboiements d'un chien.

Les *membres* sont agités de mouvements involontaires ; les mouvements volontaires sont entravés par des contractions saccadées et arythmiques, qui rendent très difficile leur accomplissement. L'enfant ne porte qu'avec beaucoup de difficulté un verre à sa bouche, quelquefois même il n'y peut réussir. Son écriture est très irrégulière à cause de l'incoordination des mouvements des doigts ; la main se porte en tous sens sur le corps. La marche est quelquefois très difficile, l'enfant a de la peine à la diriger, sa jambe traîne, son allure est vacillante, sautillante, et il lui est presque impossible de rester immobile lorsqu'il est debout, de là le nom de *danse de Saint-Guy* donné à la maladie par les anciens auteurs.

L'intensité du désordre de la motilité varie beaucoup suivant les cas ; dans quelques chorées très légères, on n'observe que des grimaces et quelques mouvements saccadés des membres supérieurs. D'autres fois, au contraire, l'agitation générale est extrême ; les mouvements désordonnés se suivent sans interruption, et l'enfant s'écorche par le frottement répété de son corps sur le lit. Chose remarquable, cette mobilité perpétuelle peut se prolonger assez longtemps sans causer une sensation notable de fatigue ; *elle s'interrompt en général pendant le sommeil.*

La contractilité électro-musculaire a paru exagérée dans les cas de chorée examinée à ce point de vue par quelques observateurs (Rosenthal, Benedikt).

La chorée atteint presque toujours les deux côtés du corps, mais l'agitation est souvent plus marquée d'un côté que de l'autre ; elle prédomine en général dans le côté gauche ; exceptionnellement la maladie est limitée à un seul côté (*hémichorée*). Augier (1) a vu chez une petite fille de cinq ans une hémichorée bien caractérisée occuper successivement les deux côtés du corps.

Ce ne sont habituellement que les muscles de la vie de relation qui sont affectés; dans quelques cas cependant on observe des mouvements spasmodiques de la glotte (Romberg) ou quelques désordres dans les mouvements du cœur (*chorée du cœur*) caractérisés par l'arythmie, la tachycardie et quelquefois par un bruit de souffle. Ce dernier phénomène de nature cardio-pulmonaire se distingue du souffle anémique qui s'étend à la base du cœur et dans les vaisseaux du cou, et du souffle organique qui serait l'indice d'une endocardite concomitante, parce que ce dernier est presque toujours mitral, peu variable et ne disparaît pas avec les autres manifestations de la chorée.

La maladie se complique dans quelques cas de *phénomènes paralytiques*; ce sont le plus souvent des paralysies incomplètes et passagères qui affectent les membres le plus fortement atteints par la chorée. Il s'agit alors non de l'affaiblissement musculaire plus ou moins marqué qui accompagne toujours la chorée, mais de vraies paralysies portant soit sur le bras et la jambe d'un côté (forme hémiplégique), soit sur un des bras (forme monoplégique), soit sur les membres inférieurs (forme paraplégique). Cette dernière forme est souvent liée à la chorée rhumatismale ; nous en avons rapporté plus haut un exemple (p. 218), et Bouchaud (2) en a observé un cas relatif à une petite fille de trois ans et demi.

La paralysie précède parfois les mouvements choréiques; on observe alors la chorée *molle* (3) ou chorée *paralytique* de Gowers, dans laquelle les membres sont flasques et inertes sans aucune tendance à la contracture et les réflexes tendineux sont abolis ; l'enfant peut être réduit à l'immobilité; dans la plupart des cas, un examen attentif du malade permet de découvrir de légers mouvements choréiques qui, au premier abord, avaient passé inaperçus (Ollive). D'autres fois la paralysie survient dans le cours de la chorée, ou bien elle termine la maladie; c'est peut-être le cas le plus fréquent. Cette paralysie, qui peut avoir parfois une durée assez longue, surtout quand elle survient vers la fin de la maladie, finit par guérir. Exceptionnellement elle peut constituer à elle seule toute la maladie. Son diagnostic sera alors difficile; il se fondera sur le bas âge des malades, le 40 pour 100 des cas de chorée molle ayant été observés chez des enfants de deux à cinq ans (Filatow) (4), sur l'absence d'atro-

<br>

(1) Augier, *Journ. des Sc. méd. de Lille*, 4 janv. 1889.
(2) Bouchaud, *Rev. mens. des mal. de l'enf.*, déc. 1888 et janv. 1889.
(3) Voir : Bowers, Wilks, *Brit. med. Journ.*, 23 avril 1881. — Ollive, *Th. de Paris*, 1883. — Cadet de Gassicourt, *Rev. mens. des mal. de l'enf.*, 1889, p. 433
(4) Filatow, *Arch. f. Kinderheilk.*, t. XVIII, 1895, p. 432.

phie musculaire, sur l'intégrité de la sensibilité et de la contractilité électrique et parfois sur l'existence de mouvements choréiques rudimentaires dans les doigts. Il est très important de ne pas confondre la paralysie choréique avec les mouvements choréiformes qui accompagnent parfois l'hémiplégie infantile vraie (Voir p. 473).

D'autres fois on observe des *troubles de la sensibilité*; l'hyperesthésie est plus commune que l'anesthésie. Dans quelques cas on a signalé une véritable *aphasie* (West). Meigs et Pepper mentionnent un cas où une rétention d'urine alternait avec les manifestations externes de la chorée.

Les *facultés intellectuelles* peuvent conserver leur intégrité, mais le plus souvent elles sont momentanément affaiblies; l'enfant a de la peine à fixer son attention, il est distrait, paresseux, sa mémoire est diminuée, sa sensibilité morale s'altère; il devient capricieux, irritable, jaloux, ou bien tombe dans la tristesse. L'intelligence se rétablit en général avec la guérison de la maladie; quelquefois cependant les enfants conservent après la chorée un état mental bizarre. Marcé(1) a signalé chez les choréiques l'existence d'*hallucinations* de la vue et plus rarement de l'ouïe qui se manifestent particulièrement au moment où l'enfant va s'endormir et peuvent lui causer une vive terreur. Cet accident annonce quelquefois l'invasion du *délire maniaque*. Cette complication, heureusement rare, mais très redoutée, de la chorée, peut survenir dès le début de la maladie, mais beaucoup plus souvent elle ne se manifeste qu'au bout de dix à quinze jours. C'est tantôt un délire incohérent, tantôt une manie véritable qui se rapporte aux mêmes objets que les hallucinations. Ce délire s'accompagne souvent d'une fièvre intense, et amène rapidement une terminaison fatale au milieu d'accidents ataxiques.

Il est rare que les fonctions de nutrition soient troublées dans le cours de la chorée ; l'appétit est conservé et les digestions se font régulièrement.

**Durée. Terminaison.** — La durée de la maladie est en général *de six semaines à deux mois et demi*; elle est rarement plus courte, mais peut être beaucoup plus longue.

La chorée est très sujette aux *récidives*; son intensité s'affaiblit en général à chaque nouvelle apparition. Ces récidives s'observent presque dans la moitié des cas; elles se montrent après quelques semaines ou quelques mois, rarement après quelques années. Nous avons observé le plus souvent ces récidives au commencement de la saison froide, alors que la maladie avait disparu pendant l'été. Ces retours cycliques s'observent parfois plusieurs fois de suite. Les chorées paralytiques récidivent volontiers sous la même forme.

Le passage à l'*état chronique* est rare. Parfois la maladie, en

(1) Marcé, *Mém. de l'Acad. de méd.*, avril 1859. — Voir aussi : Breton, État mental dans la chorée, *Th. de Paris*, 1893.

s'atténuant, peut devenir partielle et persister longtemps sous la forme de tics limités qui finissent toujours par guérir, ce qui les distingue des tics convulsifs vrais qui ne disparaissent presque jamais (Leroux).

La terminaison de la chorée est très rarement fatale. Dans quelques cas cependant, au lieu de s'atténuer, l'agitation choréique devien extrême, les mouvements désordonnés sont incessants, les nuits se passent sans sommeil, la peau s'écorche, l'enfant ne cesse de crier, quelquefois il est pris de délire, et il finit par tomber dans un état de prostration complète qui se termine par la mort généralement au bout de deux ou trois semaines. Dans les cas suraigus, celle-ci peut survenir dès les premiers jours. D'autres fois l'enfant succombe à quelque complication; c'est ainsi qu'à la suite ou dans le cours de la chorée rhumatismale, l'enfant peut mourir d'une affection cardiaque. On a enfin cité des cas de mort subite dans le cours de la chorée de moyenne intensité sans lésion appréciable à l'autopsie (Leudet) (1).

Les fièvres éruptives ont en général une influence favorable sur la chorée; si elles surviennent dans la période de décroissance de la maladie, elles peuvent la juger.

Chorées anomales. — Les auteurs ont décrit à tort sous le nom de chorée quelques affections nerveuses bizarres, telles que les *chorées festinans*, *saltatoire*, *vibratoire*, *rotatoire*, *malléatoire*, etc., qui sont caractérisées par une tendance irrésistible du malade à courir en avant, à sauter, à tourner ou à faire osciller son corps. Ces affections sont plutôt des formes larvées de l'hystérie. L'une de ces formes, la *chorée électrique*, qui se manifeste par des contractions spasmodiques et rythmiques de certains muscles du corps, analogues à celles que produisent les décharges électriques, a été observée quelquefois chez les enfants (Henoch, Bergeron [2], Cadet de Gassicourt, Bouchut [3], Tordeus [4]); elle s'accompagne souvent d'autres accidents nerveux et rentre alors dans la classe des chorées symptomatiques.

DIAGNOSTIC. — La chorée est une maladie facile à reconnaître; elle se distingue sans peine des *maladies convulsives* de l'enfance par la continuité des mouvements qui la caractérisent et par la nature spéciale de ceux-ci : ce sont des contractions irrégulières, désordonnées, qui n'ont aucun rapport avec les convulsions cloniques ou toniques; elles ne s'accompagnent presque jamais de perte de connaissance. On devra se tenir en garde contre la *chorée simulée*.

(1) Leudet, *Arch. gén. et méd.*, 1853, II, p. 285.
(2) Voir Berland, *Th. de Paris*, 1880.
(3) Bouchut, *Clin. de l'hôp. des Enf.-Malades*. Paris, 1884, p. 395.
(4) Tordeus, *Journ. de méd., de chir. et de pharm. de Bruxelles*, mars 1883.

On distinguera les *mouvements choréiformes* symptomatiques de lésions des centres nerveux de la chorée essentielle par leur localisation dans quelques muscles seulement ou dans un seul côté du corps, par leur longue durée, par l'existence concomitante de paralysies, de contractures, de troubles de l'intelligence, etc.

La persistance des mouvements pendant le repos, leur absence de but, la participation des muscles de la face et de la langue à l'incoordination de la motilité, l'absence de nystagmus, les commémoratifs, la marche de la maladie permettront de distinguer la chorée de la *sclérose en plaques* (Marie) (1); cette dernière affection est du reste très rare dans l'enfance.

Le *paramyoclonus multiplex* de Friedreich, qui s'observe parfois chez les enfants (voir p. 524), ne peut être confondu avec la chorée vulgaire, mais sera parfois difficile à distinguer de la chorée électrique (2).

PRONOSTIC. — La chorée essentielle guérit le plus souvent; cependant sa tendance aux récidives et sa longue durée peuvent en faire dans quelques cas une affection très pénible; en outre, elle peut exercer une influence fâcheuse sur l'intelligence, retarder ses progrès ou même la compromettre d'une façon persistante. Enfin, dans quelques cas, les accidents choréiques revêtent une intensité telle qu'ils amènent une terminaison fatale; sur 158 cas de chorée cités par Sée, 9 ont été mortels. Les symptômes les plus fâcheux pour le pronostic sont une agitation extrême et persistante et surtout le délire. La mort ne s'observe presque jamais chez les garçons (Sturges) (3) et avant l'âge de sept ans (Raymond) (4).

TRAITEMENT. — La chorée est une affection très rebelle à la thérapeutique, comme le témoigne le nombre considérable de médications proposées contre elle, sans qu'aucune ait donné des résultats assez satisfaisants pour être généralement adoptée. Quelques-unes cependant méritent d'être employées, au moins dans certains cas. Les indications varient suivant le degré d'intensité de la maladie.

Dans les chorées faibles qui ne sont caractérisées que par quelques grimaces, des clignements d'yeux, etc., telles qu'on les observe chez de jeunes garçons fatigués par un travail trop assidu, le repos et le séjour à la campagne constitueront le meilleur traitement. En général, toutes les fois que la chorée survient sous l'influence de la débilitation constitutionnelle, l'emploi des *toniques* est la première

---

(1) Marie, *Rev. de méd.*, juillet 1883, p. 549.
(2) Voir, Bezy, Art. MALADIE DE BERGERON du *Traité des mal. de l'enf.*: t. IV, 1898, p. 839.
(3) Sturges, *Lancet*, 15 juillet 1880.
(4) Raymond, Art. DANSE DE SAINT-GUY du *Dict. encycl. des sc. méd.*, 1880.

D'ESPINE et PICOT. — Mal. de l'enfance. 36

indication. On prescrira le fer, le quinquina, l'hydrothérapie, dans quelques cas l'huile de foie de morue et les bains sulfureux. La *gymnastique* sera un adjuvant utile de cette médication, soit pour fortifier l'enfant, soit pour l'obliger à coordonner ses mouvements ; dans ce but, les exercices gymnastiques seront faits au son du tambour ou d'un instrument de musique.

La *médication arsenicale* est la seule qui ait conservé sa place de premier rang dans le traitement de la chorée, sans qu'on puisse lui attribuer un autre rôle que celui d'un reconstituant, modifiant d'une façon rapide et favorable le terrain propice à la chorée. Et, encore ici, on a été trop loin en préconisant une médication intensive avec l'espoir de couper l'attaque ; de véritables empoisonnements chroniques par l'arsenic (paralysies, entérites, mélanodermie) ont été obtenus ainsi, sans grand profit pour le malade. L'arsenic doit être donné à doses lentement progressives, en solution après le repas et non à jeun ; le traitement doit être interrompu au bout de deux à trois semaines, quitte à être repris avec huit à dix jours d'arrêt ; chez un enfant de six à dix ans, on ne dépassera pas volontiers la dose journalière de dix à douze gouttes de liqueur de Fowler (soit 5 à 6 milligrammes d'acide arsénieux).

Lorsque l'enfant est pris d'une agitation extrême et perd le sommeil, il faudra recourir aux narcotiques, à la *belladone* et surtout à *l'opium* ; on sera souvent obligé de donner ce dernier à des doses assez élevées pour procurer un peu de repos et de sommeil au malade. Le *chloral* a été employé dans le même but avec succès ; il doit être manié cependant avec précaution ; à la dose de 3 grammes, il peut être dangereux pour un enfant. C'est aussi dans ces cas d'agitation extrême qu'on doit essayer les *inhalations d'éther et de chloroforme* pour produire un calme au moins momentané. En même temps, on surveillera avec grand soin l'enfant pour l'empêcher de se blesser, et on capitonnera son lit.

Legroux (1) et Wollner (2) ont préconisé l'emploi de *l'antipyrine* dans la chorée et en ont obtenu de bons résultats dans des cas rebelles aux autres modes de traitement. Legroux prescrit l'antipyrine par prises de 0,50 et estime que la dose journalière, pour être efficace, doit atteindre 3 grammes ; l'action curative ne se fait sentir qu'au bout de cinq ou six jours. Leroux (3) a constaté également que l'antipyrine diminue l'intensité de la chorée et en abrège la durée, pourvu qu'elle soit prescrite à la dose minimum de 3 grammes par jour ; l'effet thérapeutique n'a été obtenu dans plusieurs cas qu'aux doses de 4 à 6 grammes. Leroux insiste sur l'absence de

(1) Legroux, *Bull. de l'Acad. de méd.*, 27 déc. 1887, et *Rev. mens. des mal. de l'enf.*, 1888, p. 97.

(2) Wollner, *Münch. med. Wochenschr.*, 1er fév. 1887.

(3) Leroux, *Rev. mens. des mal. de l'enf.*, 1891, p. 251 et 344.

toxicité de l'antipyrine chez l'enfant ; ce médicament serait bien
toléré même lorsqu'il provoque des éruptions cutanées. Sans nier ses
avantages dans le traitement de la chorée, confirmés par d'autres
auteurs, nous redouterions de le prescrire à des doses aussi élevées.

Le *tartre stibié* (Gillette), les *pulvérisations d'éther* le long de la
colonne vertébrale (Lubelski), les *ventouses sèches* appliquées dans
la même région (J. Simon), les *courants continus* (Benedikt), les
*courants induits* (Bougarel), le *bromure de potassium*, le *sulfate
d'aniline*, la *ciguë* (Harley), la teinture de *fève de Calabar* à la dose
de 1 à 4 grammes par jour, l'*ésérine* (1) à la dose de 2 à 5 milligr.
trois ou quatre fois par jour (Bouchut), ou 1/2 à 2 milligr. en injections sous-cutanées (Riess), l'*hyoscyamine* à la dose de 2 milligr.
(Oulmont), la *propylamine* à la dose de 1 gramme par jour (Pürkhauer),
et qui paraît avoir donné des succès à Weiss (2) à des doses plus
élevées (3 à 7 grammes), le *sulfate de zinc* (West), le *sulfate de
strychnine* (Trousseau, Hammond), ont été également recommandés.
Toutes ces médications compteraient des succès, mais il faut se
souvenir, pour les apprécier à leur juste valeur, que la durée
habituelle de la chorée est de six à dix semaines et que tout remède
qui n'amène pas une guérison plus rapide ou ne diminue pas l'intensité des contractions est d'une efficacité douteuse.

Dans la chorée électrique, la faradisation (Cadet de Gassicourt) et
le tartre stibié (Bergeron) ont donné de bons résultats.


## CHAPITRE XIX

### ÉPILEPSIE.


L'épilepsie est une maladie chronique, caractérisée par des attaques
incomplètes (*petit mal*) ou complètes (*grand mal*) d'ischémie cérébrale vaso-motrice, dues à l'irritabilité anormale du centre bulbaire
vaso-moteur et des zones motrices corticales. Cette irritabilité est
tantôt héréditaire et idiopathique, tantôt acquise à la suite de lésions
cérébrales (traumatisme cranien, hémiplégie spasmodique), d'irritations périphériques réflexes (épilepsie réflexe), d'une infection ou
d'une intoxication (épilepsie syphilitique, saturnine).

L'épilepsie ne se distingue de l'éclampsie que par sa chronicité ;
on comprend ainsi que l'éclampsie puisse être souvent chez l'enfant la
première manifestation de la redoutable névrose.

(1) Lodderstadt (*Berl. klin. Woch.*, 1888, n° 17) a observé des accidents graves
d'intoxication chez une petite fille de neuf ans atteinte de chorée, à la suite d'une
injection d'un demi-milligramme de sulfate d'ésérine.

(2) Weiss, *Allg. Wien. med. Zeit.*, 1894, p. 467.

ÉTIOLOGIE. — **Hérédité**. — L'hérédité, prise dans son sens le plus large, joue un rôle prépondérant dans l'épilepsie de l'enfance ; en effet, non seulement l'épilepsie, mais l'alcoolisme, l'hystérie, etc., même la migraine (Nothnagel) chez les parents, peuvent se traduire par l'épilepsie chez leurs descendants. L'ébriété au moment de la conception a été incriminée comme une cause de cette maladie chez les enfants.

L'épilepsie héréditaire se développe presque toujours avant la puberté (Echeverria), et est souvent précédée par l'éclampsie dans la première enfance ; habituellement les deux maladies sont séparées par un intervalle de santé parfaite qui s'étend jusqu'à l'âge de six ou sept ans, parfois même jusqu'aux approches de la puberté. Dans quelques cas, au contraire, les attaques d'éclampsie du premier âge passent à l'état chronique et la maladie revêt insensiblement tous les caractères de l'épilepsie.

**Causes déterminantes.** — L'épilepsie idiopathique peut se montrer sur un terrain préparé par l'hérédité sans causes déterminantes apparentes, mais elle peut survenir aussi sous l'influence de causes occasionnelles qui ne suffiraient pas par elles-mêmes à la créer de toutes pièces.

La *peur* est parmi ces dernières une de celles qui sont le plus souvent signalées dans l'étiologie de l'épilepsie infantile.

Le *traumatisme* cranien (commotion cérébrale, fracture du crâne avec enfoncement de fragments, etc.) peut être au début la cause unique d'attaques épileptiques, comme le prouvent les guérisons obtenues à la suite de la trépanation ; mais si l'opération intervient trop tard, il arrive souvent que la névrose persiste.

Les *maladies cérébrales* à foyer, surtout celles qui sont unilatérales et qui amènent la formation de noyaux de sclérose corticale, déterminent d'abord des attaques d'épilepsie jacksonienne qui finit souvent par se transformer en épilepsie vraie.

La *syphilis* peut également provoquer l'épilepsie, et, si le traitement n'intervient pas à temps, celle-ci pourra devenir incurable.

Il en est de même de l'*épilepsie réflexe* où, au début, l'irritation périphérique joue un rôle plus important que la prédisposition individuelle, et qui peut guérir quand la cause qui l'a provoquée a cessé d'agir. Nous connaissons un cas de guérison de l'épilepsie chez un collégien chez lequel la maladie disparut après plus d'un an de durée à la suite de l'expulsion d'un tænia. Parmi les causes de l'épilepsie réflexe il faut citer aussi l'irritation des organes génito-urinaires (calculs vésicaux, phimosis, vulvo-vaginite) et les cicatrices douloureuses ; mais il est rare que la guérison de ces affections soit suivie d'une cessation définitive des crises.

SYMPTOMES. — L'épilepsie dans l'enfance se révèle rarement d'emblée sous la forme de la grande attaque (*haut mal*), mais se cache pendant longtemps sous des formes plus légères en apparence (*petit mal*), mais au fond plus caractéristiques que les attaques convulsives. Ce sont le plus souvent des *vertiges*, des *absences* avec pâleur subite de la face, qui durent à peine quelques secondes; quelquefois l'enfant tombe et se heurte contre les objets qui se trouvent sur son passage; on attribue longtemps ces accidents à la maladresse, jusqu'à ce qu'un jour éclate une attaque en règle qui en démontre la véritable signification (West).

Les formes que revêt le petit mal chez les enfants peuvent être variées, mais présentent une uniformité remarquable chez le même malade. Tantôt les attaques n'ont lieu que la nuit et ne se révèlent que par une émission involontaire d'urine ; tantôt c'est pendant le jour qu'apparaissent les symptômes furtifs et passagers de la névrose; l'enfant présente alors une certaine bizarrerie d'allures ou bien de temps à autre une fixité subite du regard avec un marmotte-ment de paroles indistinctes, qui cesse dès qu'on l'interpelle un peu vivement.

Dans certains cas, le petit mal se traduit par des *mouvements con-vulsifs limités*. Ainsi Steiner a observé, comme premier symptôme de la maladie chez certains enfants, une secousse convulsive de quelques doigts survenant sans cause appréciable et durant de une à deux minutes. Dans un cas observé par Henoch, l'épilepsie avait débuté par un tic convulsif de la paupière gauche. D'autres fois, c'est un balancement oscillatoire de la tête d'arrière en avant qui a été décrit comme une maladie spéciale sous le nom de *tic de Salaam* ou d'*eclampsia nutans*. « Les enfants inclinent la tête et plient légère-ment le corps en avant, mouvement qui s'exécute avec une grande rapidité, quelquefois vingt, cinquante, cent fois de suite, puis cesse et peut se reproduire une ou plusieurs fois dans les vingt-quatre heures. Pendant l'attaque, l'enfant paraît hébété, mais l'intelligence reparaît complètement après chaque attaque... Cette maladie a une grande tendance à passer à l'état d'épilepsie confirmée et elle dure rarement plus de quelques semaines sans qu'au mouvement d'incli-naison s'ajoute quelque autre mouvement convulsif. » (West) (1).

Parmi les formes larvées de l'épilepsie observées plus spécialement dans l'enfance et la jeunesse, nous devons mentionner aussi l'*épi-lepsie procursive* [Bourneville (2), Ladame (3)]. Immédiatement après une crise de vertige ou une attaque convulsive, l'enfant, au lieu de s'endormir ou de rester hébété, se relève brusquement et court devant lui, évitant les obstacles et paraissant au premier abord agir avec discernement, mais si on l'arrête et lui demande où il va, il ne le sait pas et est tout étonné de se trouver à l'endroit où on l'a ren-

(1) West, *Leçons sur les maladies des enfants*. Trad. franç., p. 249.
(2) Bourneville et Bricon, *Arch. de neurol*, vol. XIV à XVI, 1887 et 1888.
(3) Ladame, *Rev. méd. de la Suisse rom.*, 1889, p. 4.

contré. C'est là une forme fruste de l'automatisme ambulatoire épileptique observé chez l'adulte (Vivier) (1).

Aux symptômes du petit mal viennent se joindre tôt ou tard de *grandes attaques d'épilepsie*, d'abord rares et éloignées, puis plus rapprochées. Ces attaques ne présentent rien de particulier à l'enfance ; elles sont souvent précédées d'une *aura* dans un des membres ou bien seulement de vertiges ou de vomissements ; dans un cas observé par Henoch, chaque accès était précédé d'une rougeur qui apparaissait brusquement au visage et s'étendait à une grande partie du corps. L'attaque est caractérisée par une perte de connaissance subite avec pâleur de la face et contraction tonique de tous les muscles, suivie de grandes convulsions cloniques, d'écume à la bouche et de cyanose ; elle se termine par un stade de ronflement, au sortir duquel l'enfant reprend le plus souvent sa vie habituelle, sans se douter de ce qui s'est passé.

Quand les accès se rapprochent et deviennent subintrants, la température s'élève et peut atteindre et même dépasser 41°. Le pronostic est alors grave et il n'est pas très rare de voir les enfants succomber dans l'état de mal.

La santé générale reste bonne quand les attaques ne se répètent pas trop fréquemment. Les fonctions intellectuelles demeurent intactes chez beaucoup d'enfants, tandis que chez d'autres elles finissent par s'obscurcir ou se troubler. C'est ainsi que la folie morale complique souvent l'épilepsie procursive et que la manie (2), la mélancolie et surtout l'idiotie peuvent être le résultat d'attaques répétées. On admet généralement que le tiers des idiots sont épileptiques (Féré). West fait observer que plus l'épilepsie est précoce, plus il est à craindre que l'intelligence soit entravée dans son développement.

DIAGNOSTIC. — Le diagnostic rétrospectif d'une grande crise épileptique peut se faire souvent par la constatation de la morsure de la langue, par les traces d'une contusion dont le malade ignore la cause, par des infiltrations hémorragiques de la face ou par la présence d'ecchymoses sous-conjonctivales.

Le *vertige épileptique* pourra être confondu avec une syncope, un simple vertige auriculaire ou stomacal ou un vertige hystérique. La perte de connaissance complète et instantanée, la pâleur de la face avec l'égarement du regard coïncidant avec un pouls fort et vibrant, sont caractéristiques du vertige épileptique.

Le diagnostic avec l'*hystérie* offre parfois de grandes difficultés ; nous l'indiquerons au chapitre suivant.

(1) Vivier, *Thèse de Paris*, 1892, p. 40.
(2) Voir en particulier : Aubry, Fureur maniaque chez un épileptique de onze ans (*Lyon méd.*, 26 févr. 1888).

Les stigmates de dégénérescence, en particulier l'asymétrie cranienne, fréquents chez les épileptiques, n'ont pas néanmoins la valeur que Lasègue leur assignait ; ils peuvent manquer dans l'épilepsie vraie et exister au contraire dans d'autres affections nerveuses.

PRONOSTIC. — L'épilepsie confirmée est une maladie presque incurable, quoiqu'elle soit compatible avec une grande longévité. On a cité cependant des cas de guérison spontanée après une violente commotion, après une maladie aiguë ou après la puberté, mais il s'agit toujours de faits exceptionnels.

Le *petit mal* est d'un pronostic aussi sérieux que la grande attaque. L'hérédité est une circonstance singulièrement aggravante, qui doit laisser fort peu d'espoir pour l'avenir; on doit donc être réservé dans le pronostic de l'éclampsie chez les enfants prédisposés par leurs antécédents aux maladies nerveuses. Nothnagel estime qu'on ne peut considérer ces enfants comme à l'abri de l'épilepsie que lorsqu'ils ont atteint sans accident la puberté ou l'âge de vingt ans.

L'épilepsie est rarement par elle-même une cause de mort, sauf dans les cas où les enfants succombent en état de mal ou à un accident survenu pendant l'attaque (chute, asphyxie par le bol alimentaire, par les couvertures ou l'oreiller, etc.).

TRAITEMENT. — Parmi les nombreux médicaments préconisés contre l'épilepsie idiopathique, le seul qui ait donné des résultats satisfaisants et qui mérite d'être conservé, est le *bromure de potassium*. Donné à la dose rapidement croissante de 1 gramme à 4 ou 5 grammes par jour, il éloigne les attaques, diminue leur violence et a même contribué dans quelques cas à la guérison définitive. Il doit être continué longtemps, à la dose suffisante pour supprimer les accès ; cette dose ne doit être réduite que très progressivement, même après la suppression complète des attaques. On combattra les accidents du bromisme par les antiseptiques intestinaux, par de faibles doses de liqueur de Fowler et par des bains au savon répétés plusieurs fois par semaine afin d'assurer l'asepsie de la peau.

Tous les auteurs sont d'accord sur l'importance du *régime* contre le retour des attaques; on doit éviter avec soin de donner aux enfants une nourriture trop substantielle, trop animalisée surtout; les boissons alcooliques seront absolument proscrites; la constipation doit être combattue avec soin. La vie au grand air et l'hydrothérapie sont des adjuvants utiles du traitement.

Pendant l'état de mal, on prescrira le régime lacté exclusif, et le lait sera administré avec une sonde; on préviendra par cette alimentation forcée l'épuisement des forces.

West donne de judicieux conseils sur l'*hygiène morale* à laquelle il faut soumettre les enfants épileptiques. Leur vie doit être calme, réglée, exempte de toute émotion violente, mais elle ne doit être ni oisive ni solitaire ; il faut à ces enfants des occupations qui les intéressent et qui captivent leur attention sans fatiguer leur cerveau. Il recommande la *musique* comme l'un des moyens les plus puissants pour les calmer, pour développer leur intelligence et leurs facultés affectives. Redoutant avec raison la vie en commun des enfants épileptiques avec d'autres enfants bien portants, à cause de la contagion possible des maladies nerveuses par l'imitation, il voudrait qu'on créât pour eux des institutions spéciales. C'est une expérience qui a été déjà faite depuis de longues années en France, en particulier dans les asiles de La Force (Dordogne) fondés par John Bost.

Nous ne parlerons pas ici des opérations récemment proposées comme traitement de l'épilepsie. Disons seulement que la *trépanation* s'imposera quand la maladie succède à un traumatisme, surtout quand elle a présenté au début les caractères de l'épilepsie jacksonienne.


## CHAPITRE XX

### HYSTÉRIE.


La fréquence de l'hystérie chez les enfants a été déjà signalée au xviiᵉ siècle par Charles Lepois (de Montpellier) (1617) et par Sydenham (1684), mais son histoire n'a été bien connue que depuis l'importante monographie de Briquet (1). C'est à Charcot et à ses élèves Richer, Pitres, Gilles de la Tourette, Souques, etc., qu'appartient le mérite d'avoir débrouillé le chaos des manifestations cliniques de l'hystérie en général, et d'avoir démontré le rôle important qu'elle joue dans la pathologie infantile.

ÉTIOLOGIE. — **Causes prédisposantes.** — Age. — L'hystérie peut débuter dès l'âge de cinq ans (2) ; Briquet en cite trois exemples, et elle devient plus fréquente à mesure qu'on se rapproche de l'adolescence. En additionnant les statistiques de Landouzy, de Georget, de Beau et de Briquet, on trouve 71 cas d'hystérie entre cinq et dix ans et 157 entre dix et quinze ans. D'autres observateurs ont également cité depuis lors un grand nombre de cas d'hystérie chez les enfants ; cependant le début de la maladie est encore plus fréquent après quinze ans. Pour Briquet, les enfants hystériques ne repré-

---

(1) Briquet, Traité clinique et thérapeutique de l'hystérie, Paris, 1859.

(2) Quelques auteurs (Chaumier, Ollivier) admettent que l'hystérie peut se manifester dès la première enfance, mais nous croyons que la plupart des faits qu'ils citent relèvent de la prédisposition des petits enfants aux accidents nerveux sans qu'il soit nécessaire d'invoquer pour cela l'existence de l'hystérie.

sentent que le quart ou le cinquième du nombre total des hystériques.

Sexe. — L'hystérie s'observe surtout chez les petites filles, mais elle n'épargne pas non plus les garçons. Si Klein (1), sur 58 cas d'hystérie chez l'homme, n'en a pas trouvé un seul avant treize ans, Richer, Bourneville, Charcot, Laufenhauer (2) en ont observé plusieurs avant cet âge, et Batault a pu réunir 54 cas d'hystérie chez les garçons, dont 10 avant dix ans (dont l'un aurait même débuté à deux ans et neuf mois) et 44 entre dix et quinze ans. Il semble même que la proportion des cas masculins par rapport aux cas féminins est plus forte dans le jeune âge qu'à l'âge adulte.

Habitation. — C'est une erreur de croire que l'hystérie soit l'apanage exclusif des classes cultivées et des habitants des villes. L. Bruns (3) insiste sur la fréquence beaucoup plus grande des formes graves de l'hystérie chez les enfants de la campagne que chez ceux des villes et, en particulier, chez ceux qui habitent des villages isolés et situés en dehors des grandes voies de communication.

Menstruation et puberté. — L'apparition de la menstruation et de la puberté n'est point une condition nécessaire au développement de l'hystérie ; la preuve en est dans le grand nombre de cas de cette affection signalés avant l'âge où ces phénomènes se montrent habituellement et qui n'appartenaient certainement pas tous à des enfants présentant une puberté ou une menstruation précoce. Dans trois des vingt-trois cas d'hystérie infantile cités par Greffier (4), l'absence des règles est d'ailleurs positivement spécifiée. L'existence de l'hystérie avant la puberté est une preuve de plus contre l'opinion qui a si longtemps régné d'une relation entre cette affection et le développement des fonctions génitales.

Hérédité. — L'hérédité nerveuse est la cause la plus importante de l'hystérie dans le jeune âge. Chez un grand nombre d'enfants atteints de cette affection, on trouve des hystériques parmi leurs ascendants ou leurs collatéraux, et dans les cas où l'hystérie faisait défaut, les parents avaient plusieurs fois présenté des symptômes d'aliénation mentale, d'épilepsie, d'alcoolisme, etc. Comme le dit Dejerine (5), l'hystérie peut être considérée comme la plus héréditaire des névroses, et cette hérédité semble plus fortement accentuée quand l'hystérie éclate dès l'enfance ou chez un sujet du sexe masculin.

Influences morales. — Une éducation mal dirigée, développant d'une manière exagérée la sensibilité nerveuse, la trop grande indulgence des parents ou au contraire une sévérité outrée, de mauvais

(1) Klein, De l'hystérie chez l'homme. *Thèse de Paris*, 1880.
(2) Laufenhauer, *Centralbl. für Nervenheilk.* 1886, n° 6.
(3) L. Bruns, *Die Hysterie im Kindesalter*, Halle, 1897, p. 27.
(4) Greffier, *Arch. gén. de méd.*, oct. 1882.
(5) Dejerine, De l'hérédité nerveuse. *Thèse d'agrég*, Paris, 1886.

traitements, des frayeurs répétées peuvent favoriser le développement de l'hystérie, mais ces causes n'agissent guère que sur des
sujets déjà prédisposés héréditairement à la maladie. Les enfants
élevés par une mère hystérique ont grande chance de le devenir, car
à l'influence héréditaire vient s'ajouter celle d'une mauvaise éducation et de la contagion nerveuse.

ÉTAT DE SANTÉ ANTÉRIEUR. — L'anémie est souvent liée à l'hystérie
et peut prédisposer à cette affection ; celle-ci débute parfois aussi
dans la convalescence des maladies infectieuses, et c'est généralement chez les enfants doués d'une faible constitution qu'elle se
montre de préférence (Henoch).

**Causes déterminantes.** — Ces causes n'agissent que sur les sujets
prédisposés, et leur action est souvent hypothétique. Briquet, recher-
chant la cause déterminante de la maladie chez 79 enfants hystériques, l'attribue 18 fois aux mauvais traitements, 8 fois à une
frayeur, 3 fois à l'ennui dans une pension, 3 fois aux contrarié-
tés, etc. ; dans 40 cas, on n'en trouvait aucune.

La *contagion nerveuse* peut être aussi invoquée comme cause déterminante : la vue d'une attaque d'hystérie peut provoquer des accidents analogues chez un enfant prédisposé ; aussi, dans toutes les
relations d'*épidémies* d'hystérie trouve-t-on rapportés des cas
concernant de jeunes sujets. Citons en particulier la curieuse épidémie de tremblement hystérique observée par Leuch (1) dans une
école de Zurich où elle fut introduite par une petite fille venue
d'une école de Berne où une épidémie analogue avait existé auparavant ; les voisines de cette enfant furent les premières victimes de
la contagion qui atteignit successivement 26 élèves sur 133.

Citons enfin le *traumatisme* qui, chez l'enfant comme chez l'adulte,
peut être la cause déterminante de manifestations locales de la maladie ; Massé (2) et Shaffer (3) en rapportent chacun un exemple
relatif à des garçons de douze et quinze ans.

SYMPTOMES. — L'hystérie infantile peut présenter tous les symptômes qu'on observe dans l'hystérie de l'adulte. Néanmoins, on doit
relever, dans le tableau si varié de ses manifestations, quelques particularités intéressantes, qu'il importe de signaler avant d'énu-
mérer les formes cliniques les plus fréquentes.

La *grande hystérie* est exceptionnelle dans l'enfance ; elle présente
alors les mêmes caractères que chez l'adulte ou peut, surtout dans la
forme épidémique, prendre l'aspect bizarre et désordonné qu'on a décrit

---

(1) Leuch, *Corresp, Bl. für Schweizer Aerzte*, 1896, p. 465. — Voir le récit
d'une épidémie analogue dans : Aemmer, *Thèse de Bâle*, 1893.
(2) Massé, *Contr. à l'étude de l'hystérie chez l'homme.* Montpellier, 1883.
(3) Shaffer, *Arch. of Med.*, déc. 1879.

sous le nom de grande chorée (*chorea major*, *chorea germanorum*).

L'hystérie infantile est volontiers monosymptomatique et fruste ; un grand nombre des maladies organiques de l'enfance ont leur Sosie hystérique, important à connaître au point de vue du diagnostic.

Les manifestations *somatiques* de l'hystérie jouent un rôle important chez les enfants et peuvent se montrer indépendamment de tout phénomène psychique.

Les *stigmates* ou symptômes révélateurs de la maladie paraissent manquer plus souvent chez l'enfant que chez l'adulte. Ainsi les anesthésies limitées, les zones hystérogènes sont certainement plus rares. Quant aux stigmates visuels (rétrécissement du champ visuel, dyschromatopsie, polyopie monoculaire), leur rareté ne paraît due qu'à la difficulté de leur constatation chez les enfants ; plusieurs auteurs les mentionnent expressément.

**Troubles de la motilité.** — Les *convulsions* débutent, comme chez l'adulte, par une aura, suivie d'une crise qui revêt plus souvent chez l'enfant la forme de la petite hystérie que celle de l'hystéro-épilepsie. Dans cette dernière, la phase des attitudes passionnelles est celle qui manque le plus souvent ou qui est la moins développée chez l'enfant. Les grands mouvements sont aussi en général moins vifs que chez l'adulte (Peugniez) (1).

Les *paralysies* hystériques sont tantôt flaccides, tantôt accompagnées de contracture ; elles affectent le plus souvent chez l'enfant la forme paraplégique, beaucoup plus rarement la forme hémiplégique ou monoplégique. La paralysie *faciale* hystérique est exceptionnelle, quoiqu'on en ait cité quelques exemples (Astruc) (2). Möbius admet que les paralysies oculaires ne sont jamais hystériques. Il ne faut pas confondre avec le ptosis le *blépharospasme* hystérique, qui n'est pas rare chez l'enfant.

L'*astasie-abasie*, caractérisée par la conservation de tous les mouvements quand le malade est assis ou couché et par l'impossibilité de marcher ou de se tenir debout, est beaucoup plus fréquente dans l'hystérie infantile que dans celle de l'adulte. Charcot cite le cas d'un enfant atteint d'astasie-abasie, qui avait conservé la faculté de nager.

Les *mouvements choréiques* rythmiques (chorée électrique, para-myoclonus), observés chez l'enfant, sont presque toujours de nature hystérique, mais il en est de même aussi quelquefois pour certaines chorées arythmiques. Bruns admet qu'après une première attaque de chorée vraie, il est fréquent d'observer des récidives de nature hystérique chez les enfants à prédisposition héréditaire. Nous avons déjà indiqué plus haut que la chorée épidémique observée dans des écoles ou des pensionnats de jeunes filles est presque toujours de nature hystérique.

(1) Peugniez, *Thèse de Paris*, 1885.
(2) Astruc, *Thèse de Paris*, 1898.

Le *tremblement* hystérique a été observé par Perret (1) chez une petite fille de onze ans et par Leuch dans l'épidémie citée plus haut.

Les *contractures* sans paralysie se présentent chez l'enfant souvent sous la forme de tétanie (contracture des extrémités), de torticolis, de blépharospasme ou d'hémispasme facio-lingual. Ces contractures sont difficiles à vaincre et en général douloureuses.

**Troubles de la sensibilité.** — Les *hyperesthésies* sont plus fréquentes que les *anesthésies* chez l'enfant. L'hémianesthésie totale hystérique ne s'observe, en particulier, jamais chez l'enfant.

Les *arthralgies* avec ou sans contracture concomitante peuvent être chez l'enfant la seule manifestation de la névrose. Signalons comme une des plus fréquentes la *coxalgie hystérique*, qui simule parfois à s'y méprendre la coxite tuberculeuse.

**Troubles viscéraux.** — L'*anorexie hystérique* a été plusieurs fois observée chez des jeunes filles de dix à quinze ans ; elle peut, quand elle revêt une forme grave, amener un amaigrissement considérable et a même été la cause de la mort dans un cas rapporté par Bruns.

Le *mutisme hystérique* n'est pas très rare chez l'enfant ; il est presque toujours lié à l'aphonie, ce qui le distingue de l'aphasie. Parfois, l'enfant, qui ne parle pas, peut encore chanter. Les troubles de la parole s'accompagnent souvent d'une anesthésie pharyngo-laryngée.

Le *bégaiement hystérique* se distingue du bégaiement vulgaire, en ce que la difficulté de l'émission des mots n'existe qu'au début des phrases et disparaît jusqu'à l'arrêt suivant pour recommencer avec la nouvelle phrase.

On peut observer également la *toux hystérique*, la *tachypnée*, ainsi que des spasmes divers, pouvant s'accompagner de cris et d'aboiements.

**Troubles psychiques.** — Les troubles psychiques peuvent se borner à un changement dans le caractère ; l'enfant présente une sensibilité exagérée, prend très vivement la moindre contrariété ; son humeur s'altère et devient capricieuse ; ses sentiments varient constamment, passant sans raison de la tristesse à la gaieté. Un des traits les plus habituels est le besoin d'attirer sur lui l'attention et de tromper ; il joue perpétuellement la comédie et ment sans motif apparent, ou bien pour exciter la commisération, en exagérant ses chagrins ou ses souffrances, si même il ne les invente pas. S'il s'agit d'un petit garçon, ses goûts et son caractère se rapprochent parfois de ceux des petites filles.

Charcot (2) considère comme un des symptômes fréquents de l'hystérie infantile, des troubles psychiques associés à des accès de violence ; il cite le cas d'un petit garçon de sept à huit ans qui était pris brusquement d'une douleur dans les genoux ; cette douleur

(1) Perret, *Lyon médical*, 7 déc. 1890.
(2) Charcot, *Gaz. hebdom.*, 4 janv. 1889.

s'étendait bientôt à la cuisse, à l'aine, au ventre, avec hyperesthésie
cutanée des mêmes régions, sans perte de connaissance : puis survenait une période d'agitation qui semblait se calmer par une course
folle autour d'une table. Ces accès se reproduisaient à la moindre
contrariété et se manifestaient généralement chaque soir, ce qui
exclut l'idée d'épilepsie.

Parmi les autres troubles psychiques observés plus rarement chez
l'enfant, nous citerons les attaques de catalepsie, de somnambulisme,
de dédoublement de la personnalité (Azam) (1), les terreurs nocturnes,
les hallucinations, les troubles de mémoire et la folie hystérique.

DIAGNOSTIC. — Le diagnostic de l'hystérie chez l'enfant n'est
pas toujours facile, surtout dans les formes frustes, monosymptoma-
tiques.

L'étude des antécédents du malade, la recherche des stigmates
propres à l'hystérie, l'allure changeante et capricieuse des diverses
manifestations, l'influence de la suggestion et des causes morales
sur la maladie permettront habituellement de faire le diagnostic. Il
est important de se rappeler, dans tous les cas de maladies du système
nerveux, que l'hystérie peut les simuler presque toutes (2).

Nous ne signalerons ici que la *pseudo-méningite* hystérique, sur
laquelle Sollier (3) et Ollivier (4) ont attiré l'attention. Dans un cas
rapporté par F. Steiner (5) et relatif à un enfant de cinq ans et demi,
il existait du ptosis, du strabisme, de la paralysie faciale, de la céphalalgie et un ralentissement du pouls, le diagnostic de méningite
tuberculeuse paraissait s'imposer il fut écarté par l'absence d'autres
signes de cette maladie et la constatation des stigmates de l'hystérie.
En cas de doute, le *signe de Kernig* permettra parfois d'affirmer la
présence d'une méningite franche ou tuberculeuse ; ce signe consiste
dans l'impossibilité d'étendre complètement le genou du malade dans
la position assise, tandis que dans le décubitus dorsal l'extension de
la jambe sur la cuisse pourra se faire jusqu'à l'horizontale.

Le diagnostic entre l'hystérie et l'*épilepsie* n'est pas toujours facile
dans le jeune âge. La sensation de boule n'est pas un signe absolument certain de l'hystérie, car elle a été quelquefois observée dans
l'aura de l'épilepsie. Ce qui caractérise le mieux l'hystérie, c'est la
rareté de la perte complète de connaissance ainsi que l'absence de
morsure de la langue et d'évacuations involontaires pendant les
attaques, la terminaison de celles-ci par un accès de pleurs ou de
rires, la constatation des stigmates dans leurs intervalles, la variabi-

(1) Voir : Legrand du Saulle, Les hystériques, Paris. 1883.
(2) Voir : Bardol, *Nouv. iconogr. de la Salpêtrière*, 1892 et 1893, t. V et VI.
(3) Sollier, *France méd.*, 1891, p. 2.
(4) Ollivier, *Assoc. fr. pour l'avanc. des sc.*, Marseille, 1891.
(5) Steiner, *Jahrb. für Kinderheilk.*, 1897, t. XLIV, p. 11.

lité des symptômes opposée à leur immuabilité chez le même individu dans l'épilepsie, enfin l'inutilité de la médication bromurée.

Il faut se rappeler enfin que certains enfants simulent volontiers l'hystérie, mais un examen attentif prolongé suffira en général pour les démasquer (1).

PRONOSTIC et TRAITEMENT. — Le pronostic de l'hystérie paraît être moins grave chez l'enfant que chez l'adulte, à la condition que cette affection soit combattue de bonne heure. Abandonnée à elle-même, elle risque de se perpétuer, de s'aggraver et d'empoisonner l'adolescence et l'âge adulte. Si la maladie est héréditaire, les chances de guérison sont moindres que si elle est survenue spontanément.

Nous n'énumérerons point ici les nombreuses médications préconisées soit contre la maladie en général, soit contre ses diverses manifestations; on les trouvera décrites dans les nombreux traités relatifs à l'hystérie et elles ne présentent rien de spécial à l'enfance. Disons seulement que les pratiques hypnotiques ne doivent être prescrites qu'avec beaucoup de réserve, surtout dans le jeune âge, car, loin d'apaiser la sensibilité nerveuse, elles ne feront souvent que l'exalter. La suggestion à l'état de veille sera dans bien des cas aussi efficace sans présenter les mêmes dangers (2).

C'est par les *moyens éducatifs*, agissant sur le caractère de l'enfant, que l'hystérie, qui est surtout une affection mentale, devra être combattue en premier lieu; on devra lutter dès les premiers symptômes de la maladie et même chercher à prévenir celle-ci chez les sujets prédisposés. On fortifiera le corps de l'enfant par une bonne hygiène ; on s'efforcera de développer sa raison et son intelligence, et on s'opposera à tout ce qui peut exalter prématurément sa sensibilité nerveuse. C'est dire que les exercices du corps, l'*hydrothérapie*, etc., devront être recommandés, que les lectures romanesques devront être proscrites et surtout qu'on évitera avant tout de « gâter » l'enfant ou de céder à ses caprices. Si la maladie n'a pu être prévenue, l'*isolement* est un des moyens les plus généralement recommandés pour en combattre le développement.


# CHAPITRE XXI

## TERREURS NOCTURNES.

Certains enfants sont pris quelquefois, pendant leur sommeil, de terreurs subites qui les réveillent en sursaut et causent une vive

(1) Voir : Dufestel. Des maladies simulées chez les enfants. *Thèse de Paris*, 1888.
(2) Voir : Bezy, Congrès des aliénistes, etc. (*Sem. méd.*, 1897, p. 297).

frayeur à leur entourage ; cet accident, décrit déjà par Hesse, en 1845, a été spécialement étudié dans ces dernières années par West, Sydney Ringer, Steiner, Debacker (1), Ollivier (2) et Braun (3).

ÉTIOLOGIE. — Les terreurs nocturnes s'observent le plus souvent pendant les premières années de la seconde enfance ; West en a cependant vu un cas chez un enfant de onze mois. Elles atteignent de préférence les sujets doués d'une grande impressionnabilité nerveuse et surtout ceux qui sont sous l'influence d'une prédisposition héréditaire (Ollivier) ou sont nés de parents alcooliques. Hesse les considère comme une des formes de la manie transitoire, mais l'extrême rareté des maladies mentales dans le jeune âge et l'absence complète d'autres désordres intellectuels chez les enfants sujets aux terreurs nocturnes contredisent cette opinion. Pour West et Bouchut, l'origine des terreurs réside habituellement dans les troubles de la digestion ; la constipation y prédisposerait particulièrement. Sidney Ringer et Debacker attribuent aussi une certaine importance étiologique au travail de la dentition et aux vers intestinaux. Pour Steiner, au contraire, ces causes n'ont pas l'importance qu'on leur a attribuée ; les terreurs nocturnes ne sont parfois accompagnées d'aucun dérangement dans les fonctions de la digestion et s'expliquent suffisamment par l'effet d'une surexcitation cérébrale chez des enfants d'un tempérament nerveux et d'une constitution délicate. Des récits effrayants sont souvent la cause occasionnelle de l'accident. La débilité amenée par le surmenage ou consécutive à une maladie aiguë, les troubles qui se manifestent au moment de l'établissement de la menstruation et de la puberté, la chloro-anémie, l'hystérie, l'épilepsie (J. Simon), la neurasthénie (Braun), le prurigo et l'onanisme paraissent être aussi l'origine d'hallucinations et de terreurs nocturnes vers la fin de la seconde enfance (Debacker).

DESCRIPTION. — Les terreurs nocturnes se manifestent en général au commencement de la nuit. Une à trois heures après s'être endormi, l'enfant se réveille en sursaut, pousse un cri d'angoisse et appelle ses parents. On le trouve assis sur son lit, le front couvert de sueur, pleurant, criant, se tordant les mains ; ses traits sont empreints de la terreur la plus vive ; il est étranger à tout ce qui se passe autour de lui, ne reconnaît personne et paraît dominé par une hallucination qui le terrifie : c'est un chien, un chat, un homme noir, un fantôme qu'il voit sur son lit. On ne peut réussir à le rassurer ; ses pleurs, ses sanglots continuent pendant un quart d'heure à vingt minutes, puis il se calme peu à peu et finit par reconnaître les gens

(1) Debacker, *Thèse de Paris*, 1881.
(2) Ollivier, *Rev. mens. des mal. de l'enf.*, 1889, p. 351.
(3) Braun, *Jahrb. für Kinderheilk.*, t. XLIII, 1896, p. 407.

qui l'entourent, mais il supplie qu'on ne le quitte pas et qu'on n'emporte pas la lumière, enfin il se rendort et repose tranquillement jusqu'au matin. Il est rare que les terreurs se répètent plusieurs fois dans la même nuit. La fin de l'accès est souvent marquée par une émission abondante d'urine. Le jour suivant, l'enfant est gai et dispos et ne garde aucun souvenir de ce qui s'est passé.

Quelquefois les mêmes accidents se reproduisent la nuit suivante mais le plus souvent ils n'apparaissent qu'à des intervalles plus ou moins éloignés. Les terreurs nocturnes ne se manifestent pas toujours avec la même intensité; parfois elles ne durent que quelques minutes : l'enfant se réveille subitement dans un état de grande anxiété, pousse quelques cris inintelligibles, puis se rendort presque aussitôt; d'autres fois, au contraire, l'agitation se prolonge pendant près d'une heure.

La disposition aux terreurs persiste quelquefois pendant plusieurs années et ne disparaît qu'avec les progrès de l'âge.

PRONOSTIC. — Les terreurs nocturnes sont en général sans gravité et ne laissent après elles aucune suite fâcheuse; West considère cependant leur grande fréquence comme pouvant annoncer une affection grave du cerveau; elles seraient parfois un symptôme prodromique de l'épilepsie (J. Simon), de l'hystérie ou de la folie (Debacker).

TRAITEMENT. — C'est surtout par les moyens hygiéniques qu'on doit traiter les enfants sujets aux terreurs nocturnes; on cherchera à régulariser leurs digestions et à prévenir la constipation; on interdira les repas tardifs; on évitera aussi tout ce qui pourrait agiter l'esprit des enfants, surtout au moment où ils vont se mettre au lit ; les histoires de revenants et tous les récits effrayants seront rigoureusement proscrits. Il sera bon d'accoutumer dès le berceau les enfants à s'endormir sans lumière. Si les accidents se répètent avec une grande fréquence, on prescrira pour le soir une potion au bromure de potassium additionnée d'une faible dose de chloral, qui procurera un sommeil paisible (West) ; Ollivier recommande les bains tièdes dans le même but. Nous nous sommes bien trouvé des bains de tilleul.

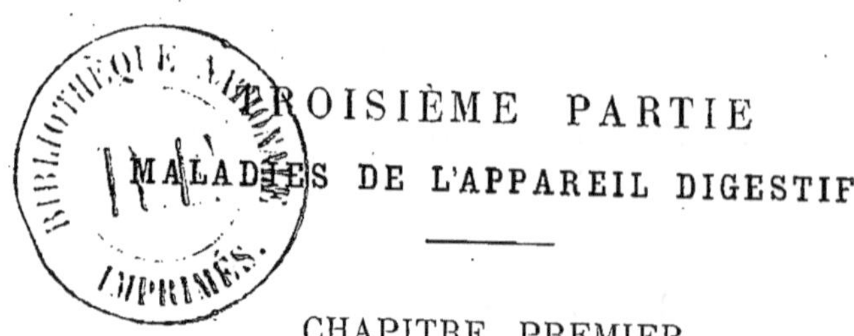

# TROISIÈME PARTIE

## MALADIES DE L'APPAREIL DIGESTIF

CHAPITRE PREMIER

## STOMATITES AIGUËS

Les inflammations aiguës de la muqueuse buccale sont souvent chez l'enfant l'expression locale d'une maladie générale, telle que la rougeole, la scarlatine, la varicelle, etc. Nous ne nous occuperons dans cet article que des stomatites aiguës primitives.

ÉTIOLOGIE. — L'inflammation de la muqueuse buccale est produite quelquefois chez l'enfant par l'introduction dans la bouche de substances irritantes ou de liquides trop chauds ; Epstein considère les prétendus nettoyages de la bouche pratiqués sur les nouveau-nés par les gardes et les nourrices comme étant également une cause fréquente de la phlegmasie de cet organe. Celle-ci survient souvent aussi sous l'influence du travail de la dentition. Les préparations mercurielles déterminent rarement une stomatite chez les jeunes sujets ; nous avons observé cependant cet accident chez un enfant de deux ans et demi auquel on avait administré la dose énorme de 40 centigrammes de calomel comme purgatif.

DESCRIPTION. — La stomatite simple siège tantôt sur toute l'étendue de la muqueuse buccale, tantôt seulement sur les gencives (*gingivite*), ou plus rarement sur la langue (*glossite*).

La muqueuse enflammée est sèche, luisante et présente des plaques disséminées ou un pointillé général d'un rouge vif (*stomatite érythémateuse*) ; elle est parfois légèrement tuméfiée. Le dos de la langue est chargé d'un enduit blanc jaunâtre épais ; sur sa pointe et ses bords, les papilles sont rouges et saillantes. On observe parfois à la face interne des joues et des lèvres de petites ulcérations superficielles dues à la chute de l'épithélium ; ces érosions, qui sont extrêmement douloureuses, se cicatrisent d'elles-mêmes au bout de peu de jours. Dans la stomatite qui survient sous l'influence du travail de la dentition, les gencives saignent facilement et se couvrent souvent de taches blanches dues à l'hypersécrétion épithéliale (*stomatite pultacée*) ; quelquefois, surtout dans le cours de la seconde dentition, il se forme de petits abcès sous la muqueuse gingivale.

Au début de la maladie, l'enfant éprouve une sensation de chaleur cuisante dans la bouche, quelquefois une vive douleur qui gêne la mastication. A la sécheresse succède bientôt une salivation plus ou moins abondante : l'haleine est fétide, les ganglions sous-maxillaires sont tuméfiés. Chez les nouveau-nés, l'allaitement peut être entravé par la douleur que produit la succion, l'enfant pousse des cris au moment de l'introduction du sein ou du biberon dans la bouche ou même refuse ceux-ci complètement.

Le mouvement fébrile est en général très modéré, excepté pendant le travail de la dentition, où la stomatite s'accompagne parfois d'une fièvre vive.

Cette stomatite est en général de courte durée. Tous les symptômes disparaissent rapidement dès que la cause qui les a fait naître a cessé d'agir.

Comby (1) a décrit sous le nom de *stomatite impétigineuse* et Sevestre et Gastou (2) sous le nom de *stomatite diphtéroïde à staphylocoques* une inflammation de la bouche qui complique parfois la rougeole ou la coqueluche, mais qui peut survenir aussi spontanément, particulièrement chez des enfants débilités ou sujets à l'impétigo et au coryza chronique, ou chez des nourrissons allaités par une nourrice atteinte d'un abcès du sein (3).

Cette affection se montre d'abord et parfois exclusivement à la face interne des lèvres, ou bien s'étend à d'autres points de la muqueuse buccale. Elle est caractérisée par la formation sur les lèvres, qui sont généralement tuméfiées, de plaques blanchâtres, d'apparence diphtérique, qui forment corps avec la muqueuse ; l'éruption se fait pour ainsi dire en un seul temps et disparaît en général au bout de sept à huit jours, laissant à sa place des croûtes noirâtres. Cette affection est sans gravité. Elle ne présente pas la localisation aux gencives et la chronicité qui caractérisent la stomatite ulcéromembraneuse et n'atteint ni les amygdales ni le pharynx. Sevestre et Gastou n'ont constaté dans les plaques de la stomatite diphtéroïde que la présence du staphylocoque doré, mais d'autres auteurs [Beco (4), Balzer et Griffon (5)] y ont trouvé aussi plusieurs fois le streptocoque pyogène, et Mongour (6), dans trois cas sur huit présentant les caractères de la stomatite diphtéroïde, a trouvé le bacille de Löffler, de sorte que cette affection peut être considérée comme d'origine polymicrobienne et que l'examen bactériologique peut seul éclairer sur sa véritable nature.

(1) Comby, *Revue mens. des mal. de l'enf.*, 1888, p. 440.
(2) Sevestre et Gastou, *Soc. méd. des hôp.*, 26 juin 1891. — Voir aussi : Poulain. *Thèse de Paris*, 1892.
(3) Voir : Damourette, *Thèse de Paris*, 1893. — Bezy et Iversenc, *Revue mens. des mal. de l'enf.*, 1895, p. 283.
(4) Beco, *Arch. de méd. expér.*, 1896, t. VIII, p. 433.
(5) Balzer et Griffon, *Revue mens. des mal. de l'enf.*, 1898, p. 23.
(6) Mongour, *Gaz. hebd. de méd. et de chir. de Bordeaux*, 1897, p. 556.

TRAITEMENT. — Le meilleur moyen de prévenir l'inflammation de la muqueuse buccale chez les nouveau-nés est de n'y pas toucher (Epstein).

Le traitement de la maladie une fois déclarée est des plus simples : quelques lavages de la bouche avec un collutoire émollient, de l'eau miellée ou gommée, suffisent dans la plupart des cas. On pourra rendre ces liquides légèrement antiseptiques en les additionnant de borax ou de benzoate de soude.

Contre la stomatite diphtéroïde, Sevestre recommande les lavages à l'eau boriquée, les badigeonnages avec le naphtol camphré ou une solution de chloral et les insufflations de poudre d'iodoforme. Si la stomatite est survenue sous l'influence d'un embarras gastrique ou de quelque autre trouble de la santé, c'est avant tout contre l'état général que devra être dirigée la médication. Dans les cas où on trouverait le bacille de Löffler, on isolera l'enfant, et on pratiquera des injections de sérum antidiphtérique.


# CHAPITRE II

## STOMATITE ULCÉRO-MEMBRANEUSE

La stomatite ulcéro-membraneuse a été confondue soit avec la diphtérie, soit avec la gangrène de la bouche. Rilliet et Barthez, ainsi que Bergeron qui a étudié la maladie chez l'adulte, l'ont nettement séparée de ces affections et lui ont donné le nom sous lequel nous la décrivons.

ÉTIOLOGIE. — La stomatite ulcéro-membraneuse est surtout fréquente chez les enfants de cinq à dix ans (Taupin) ; elle atteint plus souvent les garçons que les filles. Elle survient de préférence chez les sujets placés dans de mauvaises conditions hygiéniques, chez ceux qui sont pâles, chétifs, scrofuleux, rachitiques ou convalescents de maladies aiguës ; on l'observe souvent à la suite de l'entéro-côlite, de la pneumonie, des fièvres éruptives ou de la fièvre typhoïde.

La stomatite ulcéro-membraneuse est *endémique* dans les asiles et hôpitaux d'enfants ; sa contagiosité n'est pas établie d'une façon certaine, bien que Bergeron soit disposé à l'admettre, et les tentatives faites pour l'inoculer n'ont pas donné de résultats probants, mais elle peut survenir *épidémiquement* chez des enfants qui y sont prédisposés par une mauvaise hygiène.

Dans quelques cas, l'apparition de la stomatite ulcéro-membraneuse peut être occasionnée par une cause mécanique, telle que la carie d'une dent, la nécrose ou la fracture des maxillaires.

ANATOMIE PATHOLOGIQUE. — La stomatite ulcéro-membraneuse est caractérisée anatomiquement par des ulcérations de la muqueuse buccale recouvertes d'une matière grisâtre pultacée ; cette dernière a été considérée tantôt comme une fausse membrane (Guersant et Blache), tantôt comme le produit d'une gangrène superficielle de la muqueuse (Taupin, Bergeron). Les recherches micrographiques ont fait reconnaître qu'elle est le résultat d'une inflammation de la muqueuse accompagnée d'une mortification très limitée des tissus ; on y a reconnu en effet la présence d'hématies, de globules de pus, de cellules épithéliales et de fibres réunies en faisceaux provenant de la muqueuse elle-même, ainsi que l'absence à peu près complète de fibrine (Robin). Frühwald (1) a constaté chez onze enfants atteints de stomatite ulcéreuse la présence dans les ulcérations d'un bacille qui lui a paru différent de tous les parasites de la bouche déjà décrits, et dont la nature pathogène lui a paru démontrée par l'inoculation de cultures de ce bacille faites sur les animaux.

DESCRIPTION. — La stomatite ulcéro-membraneuse s'annonce par une légère douleur au niveau des gencives ; la muqueuse gingivale se tuméfie, prend une teinte violacée et saigne facilement. La mastication est un peu douloureuse, la salive devient plus abondante, la bouche exhale une odeur fétide ; l'enfant ressent un malaise général plus ou moins marqué qui persiste pendant toute la durée de la maladie.

Bientôt la gencive se ramollit, devient fongueuse, saignante et se recouvre d'un enduit gris, jaunâtre, pultacé ; son bord supérieur s'érode, et les dents en partie déchaussées paraissent allongées. Quelquefois la maladie reste limitée aux gencives, mais habituellement elle se propage à la partie correspondante des lèvres et de la face interne des joues ; elle y apparaît sous la forme de petites plaques jaunâtres, qui ne tardent pas à se réunir en une bande continue, saillante et inégale, constituée par un enduit pultacé très adhérent. Quand la lésion est plus avancée ou quand par le grattage, on parvient à enlever la plaque pultacée pseudo-membraneuse, on trouve la muqueuse sous-jacente d'une coloration lie de vin et creusée d'une ulcération irrégulière, déchiquetée, à fond grisâtre, à bords livides et sanguinolents, mais jamais indurés. L'ulcération est quelquefois très profonde et comprend une grande épaisseur de la gencive ou du tissu sous-muqueux de la joue. Il en existe en général plusieurs ; leur nombre et leur étendue varient suivant l'intensité de la maladie. Les ulcérations des lèvres ont une forme arrondie, tandis que celles qui sont situées dans le repli gingivo-labial sont allongées ; souvent plusieurs ulcérations se réunissent pour former une solution

_______________

(1) Frühwald, *Jahrb. für Kinderheilk.*, 1889, t. XXIV, p. 200.

de continuité irrégulière ; c'est le cas habituel à la face interne des joues. La maladie envahit souvent la langue, et nous l'avons vue débuter parfois par cet organe sous forme d'érosions superficielles peu étendues, dont le fond était recouvert d'un enduit blanc jaunâtre. Les ulcérations restent quelquefois limitées au bord de la langue qui correspond à la gencive malade ; elles n'envahissent qu'exceptionnellement le voile du palais et les amygdales. Le plus souvent, la stomatite reste limitée à un seul côté de la bouche.

Quelquefois les joues, lorsque leur face interne est ulcérée, sont le siège d'un *gonflement œdémateux* assez étendu, mais qui n'est jamais induré comme dans le noma. Dans quelques cas, les progrès de l'ulcération déterminent la *chute des dents* ou même une nécrose partielle de l'os maxillaire. Il est très rare que la maladie se transforme en une véritable gangrène de la bouche.

Les autres symptômes de la stomatite ulcéro-membraneuse varient suivant l'étendue des ulcérations. Le plus saillant de tous est la *fétidité de l'haleine*, qui est bien distincte de l'odeur gangreneuse du noma. Habituellement, l'enfant laisse écouler de sa bouche une *salive abondante*, limpide ou sanguinolente. Quand les ulcérations sont très étendues, elles s'accompagnent d'une *douleur* assez marquée pour gêner la mastication. Le petit malade laisse sa bouche constamment ouverte afin d'éviter le frottement des parties excoriées. Les ganglions sous-maxillaires sont plus ou moins tuméfiés.

Les symptômes généraux sont rarement très marqués ; on observe parfois un peu de fièvre au début ; plus tard la maladie peut se compliquer d'un état saburral des voies digestives et d'une diarrhée remarquable par sa fétidité ; ces phénomènes dépendent évidemment d'une auto-intoxication par la déglutition des produits sécrétés à la surface des ulcères.

Lorsque la stomatite ulcéro-membraneuse est abandonnée à elle-même, elle passe facilement à l'état chronique et se prolonge pendant plusieurs mois sans présenter de tendance à la guérison spontanée. Sous l'influence d'un traitement convenable, au contraire, elle cède en général rapidement ; on voit alors les ulcères se déterger, leur coloration devenir plus vive, leur fond se couvrir de granulations, et la cicatrisation se faire en peu de temps ; elle peut cependant quelquefois être retardée par des rechutes.

DIAGNOSTIC. — La stomatite ulcéro-membraneuse est une maladie facile à reconnaître. Elle se distingue des *aphtes* et du *muguet* par la présence d'ulcérations recouvertes d'une couche pultacée très adhérente et par la fétidité toute spéciale de l'haleine. La lenteur de sa marche, l'absence d'une escarre noirâtre et d'un gonflement induré des lèvres ou des joues empêcheront de la confondre avec la *gangrène de la bouche*. On la distinguera facilement aussi de la *diphtérie buccale* ; cette dernière maladie s'accompagne presque toujours d'une angine pseudo-membraneuse et ne présente pas d'ulcérations de la muqueuse buccale ; les fausses membranes sont moins adhérentes que l'exsudation pultacée de la stomatite ulcéro-membraneuse.

PRONOSTIC. — La stomatite ulcéro-membraneuse n'est pas une affection grave par elle-même, mais c'est une maladie souvent très désagréable qui, en se prolongeant, peut amener la chute des dents et une nécrose partielle du maxillaire par dénudation. Elle guérit très facilement, lorsqu'elle est bien traitée, mais elle est très sujette à récidiver.

TRAITEMENT. — Le médicament spécifique de la stomatite ulcéro-membraneuse est le *chlorate de potasse*, qu'on prescrira à l'intérieur à la dose de 50 centigrammes à 2 grammes par jour dans un julep. Après deux ou trois jours de ce traitement, les ulcérations commencent à se déterger, et au bout de huit à dix jours la guérison est complète. Dans le cas où la maladie résisterait à cette médication, on ordonnera des lavages de la bouche au borax, à l'acide borique (1/100), à l'acide salicylique (3/1000) ou au benzoate de soude (1/40). On a également recommandé de toucher les ulcérations avec un pinceau humecté d'une solution de *permanganate de potasse*.

A ces moyens locaux, on joindra un régime tonique, et on placera l'enfant dans les meilleures conditions possibles de nourriture et de logement.


# CHAPITRE III

## APHTES

Plusieurs maladies de la bouche ont été confondues sous la dénomination d'*aphtes* ; de là une grande confusion dans les descriptions des anciens auteurs. Nous entendons sous le nom d'aphtes une éruption vésiculeuse de la muqueuse buccale qui, pour quelques auteurs, paraît être, constituée par une inflammation des follicules de cette muqueuse, de là le nom de *stomatite folliculaire* sous lequel elle est quelquefois désignée.

ÉTIOLOGIE. — Les aphtes peuvent survenir à tout âge, mais ils se montrent surtout pendant les trois premières années de la vie ; sur 587 cas d'aphtes traités à la clinique de Monti (1), 464 appar-

(1) Monti, *Henoch's Festchrift*. Berlin, 1890, p. 465.

tenaient aux trois premières années, dont 250 à la seconde année. On les observe dans le cours des troubles gastro-intestinaux, mais souvent ils apparaissent sans cause appréciable dans le cours d'une bonne santé. Pour Magitot, les aphtes sont une affection d'origine purement locale ; ils reconnaissent pour cause la présence ou l'introduction dans la bouche de corps irritants, de là leur localisation chez les petits enfants sur la crête gingivale où les manœuvres de succion pendant l'allaitement portent principalement leur action et où se manifeste également l'irritation provenant de l'éruption des premières dents.

La contagiosité des aphtes n'est pas généralement admise ; cependant Chaumier (1) a observé quatre cas dans lesquels la contagion lui a paru évidente, et Fraenkel (2), étudiant les aphtes au point de vue bactériologique, y a trouvé des *Micrococcus* qui, par la culture, rappelaient le *Staphylococcus pyogenes citreus* (Passet) et le *Staphylococcus flavus* (Rosenbach) ; ce fait établirait, selon lui, la nature contagieuse de la maladie, qui appartiendrait à la classe des inflammations pseudo-diphtériques.

Les aphtes dits de Bednar paraissent être provoqués par l'usage de laver avec un linge la bouche des nourrissons après les repas (Epstein) (3). C'est ce que confirme l'expérience de Baum (4) qui, ayant soumis régulièrement 40 nourrissons à cette toilette, vit se développer les aphtes de Bednar chez 32 d'entre eux, tandis que, chez 50 autres enfants dont la bouche ne fut pas nettoyée, un seul eut des aphtes. Garrigues (5) a obtenu un résultat analogue en répétant cette expérience.

Les aphtes récidivent fréquemment.

DESCRIPTION. — L'éruption aphteuse est caractérisée par la formation dans l'intérieur de la bouche de petites vésicules indurées, d'un gris jaunâtre, présentant des dimensions qui varient entre celles d'une tête d'épingle et celles d'une lentille. Ces vésicules sont entourées d'une aréole rouge ; si on vient à les déchirer avec une aiguille, on les trouve formées d'un exsudat jaunâtre recouvert d'une mince couche épithéliale ; cet exsudat présente une consistance butyreuse ; il est constitué histologiquement par une accumulation de globules graisseux.

Abandonnée à elle-même, la vésicule aphteuse crève au bout de trois ou quatre jours ; quelquefois alors l'exsudat est immédiatement éliminé, et la muqueuse se répare ; mais plus souvent il se forme

(1) Chaumier, *Gaz. méd. de Paris*, 21 août 1886.
(2) Fraenkel, *Virch. Arch.*, Bd CXIII, 1888, p. 484.
(3) Epstein, *Arch. für Kinderheilk.*, t. V, 1884, p. 292.
(4) Baum, *Berl. klin. Woch.*, 1892, n° 34.
(5) Garrigues, *Med. News*, 1er oct. 1892.

autour du dépôt graisseux une petite ulcération ou une simple érosion qui croît en étendue et peut atteindre jusqu'à 1 centimètre de diamètre ; elle se cicatrise cependant toujours sans laisser de traces.

Les aphtes peuvent siéger sur tous les points de la muqueuse buccale ; on les observe sur les lèvres, la langue, les gencives et le voile du palais ; leur existence dans l'œsophage et la partie inférieure du tube digestif est très douteuse. L'éruption est toujours discrète ; le nombre des vésicules dépasse rarement dix à vingt.

Bednar a décrit une variété d'aphtes spéciale aux nouveau-nés (*aphtes de Bednar*), qui a été appelée plus récemment par Bohn millet du palais ; ces aphtes sont constitués par deux grandes taches jaunes, aplaties, légèrement saillantes, situées de chaque côté du raphé du palais : elles sont revêtues d'une légère couche d'épithélium, qui peut se rompre ; elles se transforment alors en ulcérations qui tantôt restent superficielles, tantôt deviennent assez profondes pour mettre à nu les os du palais ; d'autres fois, au contraire, le contenu de ces aphtes se résorbe sans avoir suppuré. De petites tumeurs analogues se rencontrent quelquefois au niveau de l'angle postéro-inférieur du palais, un peu en avant du repli muqueux qui s'étend à l'os maxillaire (Moldenhauer). Ces aphtes paraissent avoir pour siège les petits *kystes épidermoïdes* (1) qu'on trouve si souvent chez les nouveau-nés à la voûte palatine et au voile du palais le long du raphé médian ou quelquefois sur le rebord alvéolaire supérieur.

L'éruption aphteuse peut s'accompagner, surtout chez les petits enfants, d'un léger mouvement fébrile et d'un peu de salivation. Les ulcérations sont quelquefois le siège d'une douleur assez vive pendant les mouvements de mastication ou de succion et peuvent entraver l'allaitement. Chez les nouveau-nés, la maladie se complique parfois de muguet.

Lorsque les aphtes s'ulcèrent ou que plusieurs poussées aphteuses se succèdent, la maladie peut se prolonger pendant quelques semaines ; sa terminaison est toujours favorable.


DIAGNOSTIC. — Le diagnostic des aphtes est facile ; l'apparition dans la bouche de petites vésicules isolées, suivies d'ulcérations, est caractéristique. On les distinguera des vésicules et des ulcérations d'*herpès* qui peuvent se développer dans la bouche, soit par leurs dimensions plus grandes, soit parce qu'elles n'affectent pas la disposition en groupe, soit parce qu'elles ne s'accompagnent pas d'herpès labial ou guttural.

La *stomatite diphtéroïde* ne pourra être prise pour la stomatite

_______________

(1) Guy et Thierry (*Arch. de physiol.*, 1869, p. 368), qui ont fait une étude spéciale des kystes épidermoïdes des nouveau-nés, les ont rencontrés chez 84 enfants sur 100 ; quelquefois ils n'ont observé qu'un seul kyste, rarement plus de trois ou quatre. Ces kystes ne se retrouvent plus à partir du huitième mois.

aphteuse, parce qu'elle coïncide habituellement avec l'impétigo facial et parce qu'elle n'atteint en général que la partie antérieure de la cavité buccale ; elle a cependant été aussi signalée exceptionnellement sur les gencives et la langue.

On ne peut confondre l'exsudat jaunâtre des aphtes avec la production pultacée de la *stomatite ulcéro-membraneuse* ; en effet, dans cette dernière maladie, l'ulcération se montre d'emblée et débute presque toujours par la sertissure des dents. La confusion ne serait possible que dans les cas où la stomatite ulcéro-membraneuse débuterait par les bords de la langue ; la marche de la maladie éclairera bientôt le diagnostic.

On distinguera les aphtes de la *stomatite aphteuse* déterminée quelquefois chez les enfants par l'usage du lait de vaches atteintes de fièvre aphteuse (1). Dans cette affection, on observe une éruption de vésicules blanches sur la muqueuse buccale qui rappelle celle des aphtes, mais cette éruption est précédée et accompagnée d'une réaction fébrile assez vive avec vomissements et diarrhée ; en outre, l'éruption buccale est plus abondante que dans les aphtes et peut. s'accompagner de la présence de vésicules sur d'autres parties du corps.

PRONOSTIC. — Les aphtes sont toujours une affection très bénigne ; la maladie, beaucoup plus sérieuse, décrite sous le nom d'*aphtes confluents* et qui s'observe surtout en Hollande, est très probablement une variété de diphtérie ou de gangrène buccale et ne doit point être confondue avec la maladie dont nous parlons ici.

TRAITEMENT. — Le plus souvent, aucune médication n'est nécessaire ; les aphtes sont une simple indisposition, qui guérit spontanément ; si elle s'accompagne des signes d'un embarras gastrique, on prescrira un purgatif ou un vomitif ; en même temps, on fera laver la bouche de l'enfant avec une solution légère de *borax* ou un collutoire émollient. On a recommandé, lorsque les ulcérations tardaient à se cicatriser, de les toucher avec le nitrate d'argent ; ce moyen risque d'irriter l'ulcère. Worms recommande, pour hâter la guérison, de dissoudre l'exsudat graisseux par l'application de quelques gouttes d'éther.

---

(1) Voir : Hildebrandt, *Magazin für Thierheilk.*, t. VI, 1840, p. 145. — David, *Arch. gén. de méd.*, 1887, t. XX, p. 317. — Ollivier, *Rev. mens. des mal. de l'enf.*, 1892, p. 11. — Bussenius et Siegel, *Zeitschr. für klin. Med.*, t. XXXII, 1897, p. 147.

# CHAPITRE IV

## PERLÈCHE

Lemaistre (1) a décrit le premier, en 1886, sous le nom de *perlèche* une affection des commissures labiales qu'il a observée dans le Limousin, où elle est connue également sous le nom de *bridou*. Cette maladie, qui est très fréquente, avait été jusqu'alors oubliée dans les traités de pathologie à cause de son extrême bénignité.

ÉTIOLOGIE. — La perlèche est surtout commune chez les enfants qui fréquentent les écoles ; c'est particulièrement chez eux que Lemaistre l'a observée ; Comby (2) et Raymond (3) l'ont très souvent rencontrée chez les élèves des écoles primaires de Paris. Elle paraît être très contagieuse et se propager sous forme d'épidémies locales, grâce à l'habitude qu'ont les enfants de boire au même vase ou au goulot d'une même fontaine ou de s'essuyer la bouche au même linge. Elle peut être également transmise par des baisers (Négrié) (4).

Lemaistre la considère comme engendrée par un microbe qu'il a trouvé sur les parties malades, ainsi que dans les eaux et les récipients suspects ; ce microbe donne par la culture des sphéro-bactéries et des streptocoques parfois en chaînettes et enchevêtrés, d'où le nom de *Streptococcus plicatilis* par lequel Lemaistre le désigne ; cet auteur ne l'a pas inoculé. Raymond a constamment rencontré dans les cas de perlèche le *Staphylococcus cereus albus*, mais estime que cette affection peut être due également à d'autres microbes et n'a rien de spécifique.

DESCRIPTION. — La perlèche siège habituellement sur les deux commissures labiales, dont l'épithélium paraît macéré et est d'une teinte blanchâtre, comme s'il avait été cautérisé au nitrate d'argent ; il se détache facilement. On observe parfois, au pli des commissures, des fissures plus ou moins profondes pouvant provoquer de la douleur et une légère hémorragie quand l'enfant ouvre largement la bouche. L'altération se propage peu sur la muqueuse buccale, mais s'étend à quelque distance sur la peau voisine, en sorte qu'elle peut être reconnue sans qu'il soit nécessaire de faire ouvrir la bouche.

(1) J. Lemaistre, De la perlèche, du *Streptococcus plicatilis*. (*Journ. de la Soc. méd. de la Haute-Vienne*, 1886, p. 55, et Limoges, 1886.
(2) Comby, *Traité des maladies de l'enfance*. Paris, 1892, p. 379.
(3) Raymond, *Soc. de dermat. et de syph.*, 18 mai 1893, dans *Ann. de dermat.*, 1893, p. 578.
(4) Négrić, *Congrès de pédiatrie de Bordeaux*, 1895

La perlèche est à peine douloureuse, ne gêne ni la mastication, ni la phonation, mais détermine une sensation de cuisson qui porte l'enfant à se *pourlécher* constamment les commissures.

La maladie, abandonnée à elle-même, dure rarement plus de quinze jours à un mois ; cependant on l'a vue dans quelques cas persister beaucoup plus longtemps, peut-être par suite d'inoculations successives ; elle récidive facilement.

DIAGNOSTIC. — La perlèche ne peut guère être confondue qu'avec l'*herpès labial*, dont elle diffère par l'absence des vésicules et par son siège limité aux commissures, et avec les *plaques muqueuses*, dont on la distinguera par son siège habituellement bilatéral, par la moindre profondeur des fissures qu'elle peut déterminer, par son caractère épidémique et par l'absence d'autres symptômes de syphilis.

TRAITEMENT. — Des soins de propreté concernant les vases, etc., où boivent les enfants, constituent le traitement prophylactique de la perlèche. Les petits malades s'abstiendront d'embrasser leurs camarades.

La maladie elle-même cédera à de simples lavages, et on activera sa guérison par des attouchements avec la teinture d'iode (Comby), le sulfate de cuivre ou l'acide lactique.


# CHAPITRE V

## MUGUET

Le muguet a été longtemps regardé comme une maladie analogue aux aphtes, puis comme une stomatite pseudo-membraneuse ; les recherches de Berg (1840), de Gruby (1842) et de Robin (1853) ont établi que le muguet est une affection d'origine parasitaire due au développement d'un champignon.

ÉTIOLOGIE. — Le muguet est une maladie fréquente dans la première enfance ; son apparition à cet âge n'a pas toujours la signification fâcheuse qu'elle a chez l'adulte, où elle ne survient que comme phénomène ultime chez des sujets épuisés par une longue maladie.

C'est généralement dans les premiers jours de la vie que se développe le muguet ; ainsi, sur 403 nouveau-nés atteints de cette maladie, 394 avaient environ huit jours (Seux).

Le muguet atteint particulièrement les enfants mal nourris ; on l'observe chez les nouveau-nés dont la nourrice a un lait de mauvaise qualité et chez ceux qui sont soumis trop tôt à l'allaitement artificiel, mais il peut se montrer parfois chez de petits enfants dont l'état général est excellent. L'usage de substances féculentes, de boissons édulcorées avec la mélasse ou la cassonade, paraît prédisposer à la maladie. Le muguet peut compliquer la plupart des affections de la première enfance et particulièrement l'entéro-côlite. Il est surtout fréquent dans les mois les plus chauds de l'année. Il sévit *épidémiquement* dans les hôpitaux, dans les asiles d'enfants trouvés et en général partout où les enfants sont placés dans de mauvaises conditions hygiéniques.

Le muguet est une affection *contagieuse* ; Berg, Natalis Guillot et Epstein ont transplanté le champignon qui le constitue d'un individu à un autre, mais l'expérience ne réussit pas toujours ; le muguet ne peut en effet se développer par contagion que chez les sujets prédisposés. Dans les agglomérations d'enfants, la maladie se propage probablement par les germes répandus dans l'air, mais elle se communique aussi par contagion directe ; ainsi plusieurs observateurs ont constaté la transmission du muguet au mamelon de la nourrice, qui peut à son tour transférer par cette voie la maladie à un nouveau nourrisson ; les cuillers et les biberons peuvent être aussi les agents de la diffusion du parasite.

ANATOMIE PATHOLOGIQUE. — Lorsqu'on examine au microscope les concrétions blanchâtres recueillies sur la muqueuse buccale d'un enfant atteint de muguet, on y reconnaît, au milieu d'un grand nombre de cellules épithéliales pavimenteuses desquamées, un champignon formé de filaments tubuleux larges de 2 à 6 μ et longs de 500 à 600 μ, cloisonnés d'espace en espace, souvent étranglés au niveau des cloisons et ramifiés plusieurs fois ; ces filaments sont formés de cellules allongées, articulées bout à bout, renfermant quelques granulations moléculaires souvent agitées de mouvements browniens, et quelquefois d'autres cellules plus petites. Au milieu du lacis formé par ces filaments se trouvent des cellules arrondies, larges de 6 à 10 μ, renfermant un protoplasma homogène et transparent, et parfois une granulation très mobile et une vacuole. Pour Robin, les cellules allongées étaient le mycélium d'un champignon parasite qu'il a décrit sous le nom d'*oïdium albicans* et en représentaient la forme adulte, tandis que les cellules arrondies en étaient les spores. Cette théorie a été combattue, en particulier, par Audry et par Linossier et Roux (1). Pour ces auteurs, les cellules allongées (forme filamenteuse) et les cellules arrondies (forme spore) sont des formes adultes du même parasite qui se développent plus ou moins, l'une ou

(1) Linossier et Roux, *Arch. de méd. expér.*, janvier et mars 1890. — *Bull. de la Soc. chim.*, décembre 1891.

l'autre, suivant les milieux de cultures ou les influences qui président à leur prolifération. Linossier et Roux classent ce parasite parmi les moisissures, dans les hyphomycètes et le rapprochent du genre *mucor*, tandis que Doyen et Roussel (1) le font rentrer dans les levures.

On croyait, depuis les recherches de Gubler, que le champignon du muguet se développait de préférence dans les milieux acides, mais Audry (2) a démontré qu'il donnait aussi de belles cultures dans les milieux alcalins; on observe cependant habituellement que le mucus buccal des enfants atteints de muguet présente une réaction acide.

Le muguet se développe d'abord dans l'interstice des cellules de l'épithélium buccal qu'il traverse en tous sens. Quand les filaments du mycélium sont dans leur plein développement, ils s'entre-croisent avec les cellules épithéliales et les cellules à forme de spore pour former un lacis très serré d'une consistance caséeuse qui est plus ou moins adhérent à la muqueuse, lorsqu'il est jeune, et s'en détache plus facilement lorsqu'il est ancien.

On a cru longtemps que le muguet n'attaquait guère que l'épithélium et qu'il ne pénétrait que rarement plus profondément. On sait maintenant qu'il peut atteindre le chorion de la muqueuse (Reubold). Les recherches d'Heller (3), sur vingt-cinq individus ayant succombé après avoir été atteints de cette affection, ont montré que dans les 12 pour 100 seulement des cas le parasite était resté localisé à l'épithélium, dans les 51 pour 100 il avait envahi le tissu conjonctif et parfois les glandes et les couches musculaires, particulièrement au pharynx, au larynx, à l'œsophage et à la langue, et dans 12 pour 100 il avait pénétré dans les vaisseaux.

La bouche est le siège le plus habituel du muguet; on ne connaît aucun fait dans lequel le champignon existait sur un point quelconque du tube digestif sans siéger en même temps sur la muqueuse buccale (Archambault). Le parasite se rencontre assez souvent aussi dans le pharynx; Seux a remarqué qu'il s'arrête alors exactement sur la limite qui sépare l'arrière-gorge des fosses nasales, là où cesse l'épithélium pavimenteux du tube digestif. Le muguet s'étend assez fréquemment à l'œsophage, mais il s'arrête en général au voisinage du cardia. Valentin (4) a signalé sa propagation à l'oreille moyenne chez une petite fille atteinte d'otorrhée.

La présence du muguet sur la muqueuse stomacale et sur toutes les muqueuses non pourvues d'un épithélium pavimenteux a donné lieu à de nombreuses discussions et a été longtemps mise en doute.

---

(1) Doyen et Roussel, *Atlas de microbiologie*. Paris, 1897, p. 244.
(2) Audry, *Revue de méd.*, 1887, p. 586.
(3) A. Heller, *Deutsche Arch. für klin. Med.*, 1895, t. LV, p. 123.
(4) Valentin, *Arch. für Ohrenheilk.*, 1888, t. XXVI, p. 81.

Parrot (1) a établi que le muguet peut exister sur la muqueuse de l'estomac, mais sous un aspect particulier qui l'a fait longtemps méconnaître. Il se présente alors sous la forme de petites éminences quelquefois visibles seulement à la loupe et ne dépassant jamais la grosseur d'un grain de millet. Ces éminences sont acuminées ou déprimées en godet ; elles sont isolées ou confluentes et forment alors des plaques saillantes d'une étendue variable, d'un jaune-cire ou d'une coloration analogue à celle du reste de la muqueuse ; jamais elles ne présentent la teinte blanche du muguet buccal. Ces plaques siègent de préférence sur les courbures de l'estomac, surtout au voisinage du cardia ; elles sont très adhérentes à la muqueuse, dont elles ne peuvent être séparées par un simple raclage. Le microscope y fait constater l'existence des mêmes éléments que ceux du muguet buccal. Les filaments pénètrent profondément dans le tissu muqueux jusqu'au niveau de la couche musculaire ; dans quelques cas, le parasite amène une destruction partielle de la muqueuse et devient l'origine de véritables *ulcères gastriques*. Valleix et Seux ont signalé le muguet dans l'intestin grêle et le gros intestin. Parrot a rencontré une fois dans le gros intestin des lésions analogues à celles qu'il a décrites dans l'estomac. Cet auteur estime que le muguet ne se développe dans la partie sous-diaphragmatique du tube digestif que dans les cas très graves, l'estomac et l'intestin étant alors incapables de réagir contre le parasite et de l'expulser.

Le muguet a été rarement rencontré sur les parties de la muqueuse respiratoire recouvertes d'un épithélium à cils vibratiles ; cependant Schmidt (2) l'a trouvé dans cinq autopsies d'enfants dans le larynx, la trachée et les bronches. On l'a rencontré sur l'épiglotte et les cordes vocales inférieures, d'où il peut se propager à la glotte et aux ventricules de Morgagni ; Parrot l'a trouvé une fois dans l'intérieur d'un alvéole pulmonaire chez un nouveau-né de treize jours, et Birch Hirschfeld dans un foyer pneumonique chez un enfant de quatre ans. Heller a fait des observations analogues.

La pénétration du champignon du muguet dans les vaisseaux sanguins (E. Wagner) et dans les lymphatiques (Buhl) explique comment le parasite a pu être transporté dans divers organes et y former des dépôts emboliques. Zenker, Ribbert, Guidi (3) ont constaté sa présence dans le cerveau ; ce dernier auteur l'a trouvé également, chez un enfant de trois mois, dans un ganglion bronchique suppuré avec perforation de l'artère pulmonaire, et dans le pus d'une parotidite. Brindeau (4) a observé un fait analogue chez un nouveau-né chez lequel la présence du muguet dans la parotide

<hr>

(1) Parrot, *Arch. de physiol.*, 1869, nᵒˢ 4 et 5.
(2) Schmidt, *Ziegler's Beitr. zur path. Anat.*, t. VIII, p. 173.
(3) Guidi, *Mughetto, micrologia e metastasi*. Florence, 1896.
(4) Brindeau, *Soc. obstétr. et gynéc. de Paris*, 16 avril 1896.

avait provoqué une infection staphylococcique. Charrin (1), qui a
trouvé le champignon du muguet dans un abcès sous-maxillaire, a
établi par ses recherches expérimentales que ce parasite pouvait
être un agent de suppuration et de septicémie.

Les autres lésions constatées chez les enfants morts dans le cours
du muguet appartiennent aux maladies que compliquait le parasite ;
ce sont le plus souvent celles de l'entéro-côlite, de la broncho-pneumonie ou de la méningite.

DESCRIPTION. — **Début.** — Le muguet s'annonce par de la
sécheresse de la muqueuse buccale, qui devient rouge et douloureuse ; les papilles linguales sont tuméfiées ; ces symptômes correspondent à une production abondante de cellules épidermiques. Le
cryptogame apparaît du premier au troisième jour sous la forme d'un
semis de points blancs, semblable à un dépôt de givre ; ces taches
sont disséminées sur la langue, les gencives, les lèvres et la face
interne des joues ; suivant l'intensité de la maladie, elles restent
isolées ou s'étendent rapidement ; dans les cas intenses, le muguet
recouvre bientôt tout l'intérieur de la bouche et se propage au pharynx. Les concrétions du muguet présentent une consistance analogue à celle d'un fromage mou et une coloration d'un blanc éclatant
qui, sous l'action de l'air, passe au jaune ou au brun. Les dépôts
caséeux s'enlèvent avec facilité, surtout sur la langue, mais se
reproduisent rapidement.

On peut distinguer dans la marche et les symptômes concomitants
du muguet une forme légère et une forme grave.

**Forme légère.** — Lorsque la maladie est peu intense et que le dépôt
cryptogamique est limité, les autres symptômes locaux sont souvent
peu accusés ; cependant la bouche est sèche, l'introduction du doigt
et de tout corps étranger y est douloureuse ; aussi l'enfant refuse-
t-il le sein ou ne tarde-t-il pas à le quitter, s'il l'a pris ; il mâchonne
continuellement et tire la langue comme pour expulser le corps
étranger qui le gêne. La bouche n'exhale jamais une odeur fétide,
comme dans les stomatites.

Le muguet s'accompagne habituellement de diarrhée ; les selles,
d'abord jaunes, deviennent verdâtres et acides, le pourtour de l'anus
rougit ; on observe quelquefois des coliques et une fièvre légère, mais
ces symptômes ne sont point constants. Le catarrhe intestinal n'est
pas une complication nécessaire du muguet, comme le pensait
Valleix ; en effet, dans 115 cas mentionnés par Berg, les selles conservèrent 29 fois leur coloration normale pendant toute la durée de
la maladie. Trousseau et Delpech ont également observé dans 14 cas
de muguet sur 50 l'absence complète d'accidents gastro-intestinaux.

(1) Charrin, *Acad. des sciences*, 4 juin 1895.

Dans les cas légers, le muguet a une courte durée. La muqueuse buccale se dépouille rapidement du dépôt cryptogamique, la guérison peut être complète dès le quatrième jour ; elle survient en général du huitième au quinzième jour.

**Forme grave.** — Le muguet ne revêt guère la forme grave que dans les hôpitaux, les asiles d'enfants trouvés ou chez les nouveau-nés déjà affaiblis par une alimentation vicieuse ou une maladie anté-rieure.

L'exsudat parasitaire est très abondant, il forme quelquefois une couche épaisse qui rend la déglutition difficile ; dans quelques cas, même, on observe une destruction partielle de la muqueuse buccale ; Valleix a signalé, chez les enfants atteints de muguet, des ulcéra-tions peu profondes qui siègent en général à la voûte palatine et précèdent quelquefois l'apparition du parasite ; ce ne sont peut-être que des altérations concomitantes de la maladie. Parrot a décrit sous le nom de *plaques ptérygoïdiennes* des lésions analogues de la voûte palatine qui existent souvent en même temps que le muguet sans en être une dépendance, mais qui, comme lui, se développent chez les enfants athrepsiés. (Voir : *Aphtes de Bednar*, p. 584.) C'est surtout dans la forme grave que le parasite se propage à l'œsophage, et c'est probablement la seule dans laquelle il atteigne l'estomac.

Les troubles gastro-intestinaux revêtent une grande intensité ; l'enfant est pris d'une diarrhée abondante accompagnée de fièvre et de vomissements ; on observe alors un érythème étendu aux fesses, aux parties génitales et à la face interne des cuisses. D'après Valleix, cet érythème précéderait même l'apparition du muguet ; Trousseau et Delpech le considèrent au contraire comme consécutif à la diarrhée et l'attribuent à l'irritation produite sur la peau par les selles. Souvent aussi, on observe des ulcérations à la face interne des malléoles et des éruptions cutanées ; ces accidents sont dus à la même cause que l'érythème des fesses, ainsi qu'à l'état cachectique de l'enfant. Le petit malade ne tarde pas en effet à s'affaiblir sous l'influence des troubles digestifs et peut succomber rapidement, quelquefois déjà le cinquième jour après l'apparition du muguet. D'autres fois, la vie se prolonge pendant quelques semaines ; l'enfant peut alors guérir, mais la maladie récidive facilement sous l'influence des mêmes causes.

DIAGNOSTIC. — Le muguet est toujours facile à reconnaître ; la présence de petites concrétions blanches, molles et peu adhérentes à la face interne de la bouche est pathognomonique et ne permet pas de le confondre avec les *stomatites.*

Les fausses membranes de la *diphtérie buccale* se distinguent des concrétions du muguet parce qu'elles sont d'un blanc moins éclatant, qu'elles sont plus résistantes, qu'elles ne se dissolvent pas lorsqu'on les agite dans l'eau, et surtout parce qu'elles ne présentent pas au microscope la structure caractéristique du muguet.

Les *kystes épidermoïdes* du palais (Voir *Aphtes*, p. 584) se distinguent du muguet par leur siège très limité, leur petit nombre, leur adhérence et l'absence de toute rougeur de la muqueuse buccale (Archambault).

Il suffit d'un peu d'attention pour ne pas confondre avec les concrétions du muguet de petits grumeaux de lait restés dans la bouche; ces dépôts ne font que flotter à la surface de la muqueuse, et celle-ci est entièrement saine.

PRONOSTIC. — Le muguet n'est jamais grave par lui-même, lorsqu'il est simple et survient chez un enfant placé dans de bonnes conditions hygiéniques; mais, lorsqu'il se complique d'une diarrhée abondante ou sévit chez des enfants mal nourris ou entassés dans une salle d'hôpital, il annonce le plus souvent une terminaison fatale. Sur 140 malades atteints du muguet à l'hospice des Enfants trouvés de Paris, Baron en a perdu 109. Au contraire, à la Charité de Marseille, où le muguet était rarement compliqué d'entérite et où les enfants étaient confiés à des nourrices, Seux n'a eu que 34 décès sur 632 cas.

Lorsque le muguet survient dans le cours d'une affection aiguë ou chronique de la seconde enfance, telle que la fièvre typhoïde ou la tuberculose, il est presque toujours d'un fâcheux pronostic.

TRAITEMENT. — Le traitement prophylactique du muguet consiste avant tout dans les soins hygiéniques; on doit autant que possible donner aux enfants une bonne nourrice. Dans les cas où l'on sera forcé de recourir à l'alimentation artificielle, celle-ci consistera uniquement en lait; les substances amylacées, la cassonade, etc., seront proscrites. Niemeyer recommande dans tous les cas de nettoyer avec soin la bouche de l'enfant chaque fois qu'il aura teté, de peur que le lait resté sur les lèvres ne subisse au contact de l'air la fermentation lactique qui favorise le développement du parasite; il conseille dans le même but de ne pas laisser le nourrisson s'endormir au sein. Dans les hôpitaux et asiles où les nourrices sont souvent communes à plusieurs enfants, on veillera avec le plus grand soin à la propreté des mamelons et des biberons.

Le muguet une fois développé, c'est encore par des soins hygiéniques qu'on combattra les progrès du mal; si l'enfant est allaité artificiellement, on lui donnera une nourrice; si la nourrice est mauvaise, on la changera.

Le traitement local consistera en lotions émollientes ou boratées : on badigeonnera plusieurs fois par jour la cavité buccale avec un mélange de *borax* et de miel rosat, parties égales, ou, mieux encore, pour éviter l'introduction dans la bouche de matières sucrées fermentescibles, avec une solution 5,0 de borax dans 30,0 de glycérine. Gubler recommande l'usage de l'*eau de Vichy* en collutoire ou à l'intérieur; l'*eau de chaux* remplira le même but. Archambault conseille d'enlever le dépôt parasitaire avec un petit tampon de linge imbibé d'une solution alcaline. Tordeus préconise le *benzoate de soude* en solution à la dose de 3 à 5,0 pour 30,0 d'eau ; il nettoie toute la muqueuse buccale avec le doigt enveloppé d'un linge imbibé de cette solution, et il fait promener toutes les deux heures dans la bouche un pinceau imbibé du même liquide. Cette médication lui a toujours donné de bons résultats, ce qu'il attribue à l'alcalinité du benzoate de soude combinée à son action parasiticide (1). Si la maladie est rebelle à ce traitement et si l'enfant n'a pas encore de dents, on touchera l'intérieur de la bouche avec un pinceau imbibé d'une solution faible de *nitrate d'argent*.

Les accidents concomitants du muguet, tels que la diarrhée, les vomissements, l'érythème des fesses, seront combattus par les moyens appropriés.


# CHAPITRE VI

## GANGRÈNE DE LA BOUCHE

La gangrène de la bouche n'a été bien étudiée qu'au commencement du xviiᵉ siècle par Battus, médecin hollandais; elle a reçu de van der Voorde le nom de *cancer aqueux* (*waterkanker*) sous lequel elle a été décrite par Richter. Elle a été désignée également sous les noms d'*ulcus noma*, de *stomacace* et de *stomatite gangreneuse*. Fréquente autrefois, elle est devenue actuellement rare, grâce aux progrès de l'hygiène hospitalière.

ÉTIOLOGIE. — La gangrène de la bouche s'observe presque toujours dans la seconde enfance ; elle est surtout fréquente entre trois et sept ans, elle est rare après douze ans et avant deux ans. Billard en a rencontré cependant quelques exemples chez les nouveau-nés. Le noma paraît être surtout commun dans les pays à climat froid et humide; on l'observe particulièrement au printemps et en automne.

(1) Si le champignon du muguet se développe aussi bien dans les milieux alcalins que dans les milieux acides, comme l'ont établi Audry ainsi que Linossier et Roux, ces derniers auteurs ne contestent point les avantages établis par la clinique de la médication alcaline : la salive et le lait sont pour eux presque sans valeur nutritive pour le muguet, mais si la lactose du lait se décompose en glucose et galactose, le développement du parasite est au contraire favorisé, et c'est cette décomposition que préviennent les alcalins.

Sa contagiosité n'est pas encore établie. Il peut récidiver.

La gangrène de la bouche atteint de préférence les enfants chétifs et débiles, ceux qui sont affaiblis par la misère, les privations, un logement insalubre ou un séjour prolongé dans un hôpital ; elle ne survient jamais spontanément, mais est toujours *consécutive* à une autre maladie : on l'a observée à la suite de la pneumonie, de la dysenterie, de la coqueluche, de la fièvre typhoïde, de la fièvre intermittente, de la variole, de la scarlatine, mais surtout de la *rougeole* : sur 98 cas de gangrène buccale recueillis par Tourdes, West, Rilliet et Barthez, 47 étaient consécutifs à la rougeole.

La gangrène de la bouche a été quelquefois provoquée par un traitement mercuriel ; elle peut succéder exceptionnellement à la stomatite ulcéro-membraneuse.

ANATOMIE PATHOLOGIQUE. — La plupart des altérations produites par la gangrène buccale étant faciles à constater pendant la vie, elles seront décrites avec les symptômes de la maladie. A l'autopsie des enfants qui ont succombé, on trouve les tissus sous-jacents à la muqueuse malade plus ou moins altérés. Les muscles et le tissu cellulaire sont tantôt infiltrés de sérosité, tantôt transformés en putrilage gangreneux. Les os maxillaires sont quelquefois nécrosés dans une certaine étendue. Les petits vaisseaux sont oblitérés par une thrombose secondaire, mais les grosses artères restent perméables au milieu des tissus sphacélés, comme le prouvent les recherches de Rilliet et Barthez et les injections pratiquées par Quinquaud et Rendu (1). Quant aux nerfs, leur névrilemme est infiltré comme les tissus ambiants, mais les fibres nerveuses ne sont pas altérées. Les ganglions lymphatiques ont été trouvés tuméfiés dans quelques cas.

Presque toujours les viscères sont le siège de quelque lésion appartenant aux complications de la maladie. La plus fréquente est la pneumonie ; quelquefois aussi l'intestin est enflammé ou ramolli. Enfin, on trouve parfois d'autres parties du corps atteintes de gangrène ; d'après les recherches de Tourdes, les organes atteints de gangrène en même temps que la bouche sont, par ordre de fréquence, les poumons, les organes génitaux, le pharynx, les extrémités des membres, l'œsophage et l'estomac.

Schimmelbusch, Babes et Zambilovici, Guizetti ont décrit divers microbes trouvés sur les plaques de noma ou dans leur zone d'accroissement et dont l'inoculation produisait la gangrène chez les animaux, mais la spécificité de ces microorganismes n'est cependant pas encore démontrée.

DESCRIPTION. — La gangrène de la bouche s'annonce par une petite *ulcération* qui siège en général à la face interne de la joue ou

_______

(1) Voir : Sostrat, *Thèse de Paris*, 1872.

sur la lèvre inférieure, beaucoup plus rarement sur la lèvre supérieure ; cette ulcération est indolente et peut passer d'abord inaperçue ; son fond est constitué par une couche grisâtre de derme mortifié qui ne tarde pas à se transformer en un putrilage gangreneux. Bientôt la mortification gagne en surface et s'étend à la muqueuse voisine. On observe en même temps du côté de la peau une *tuméfaction œdémateuse* qui siège au niveau de l'ulcération buccale; quelquefois cette tuméfaction est le premier symptôme de la maladie et précède la modification de la muqueuse. Au bout d'un ou deux jours, on sent au milieu des tissus œdématiés un *engorgement dur et profond* ; la peau devient à ce niveau tendue et luisante et se couvre quelquefois de marbrures violacées, au milieu desquelles on aperçoit une *tache noirâtre* ou violet foncé constituée par la peau mortifiée. C'est en général du troisième au sixième jour que l'*escarre* est visible; quelquefois son apparition est retardée jusqu'au neuvième jour. Elle se montre d'abord sous la forme d'une tache lenticulaire surmontée parfois d'une phlyctène, puis elle s'accroît rapidement. Elle est précédée dans son extension d'une zone de quelques millimètres de largeur, grisâtre, saignant facilement à sa partie interne, rouge et œdémateuse à sa partie externe (Bouley et Caillault).

La bouche est le siège d'une salivation abondante; il s'en écoule un liquide d'abord limpide, puis mêlé de sang et de matières putrilagineuses ; des lambeaux gangrenés et à demi détachés pendent à l'intérieur de la bouche, et l'enfant les arrache avec ses doigts presque sans douleur ; l'haleine est horriblement fétide. Cette fétidité existe quelquefois dès le premier jour de la maladie.

Si la gangrène continue son cours, l'escarre s'étend sur la peau du visage; elle dépasse quelquefois les dimensions d'une pièce de cinq francs; on l'a vue dans quelques cas envahir le nez, les paupières, le menton, la peau du cou, mais elle se limite en général à un seul côté de la face. Elle progresse également dans l'intérieur de la bouche, détruit quelquefois une partie de la langue et des gencives; les dents sont ébranlées et tombent ; parfois les maxillaires sont dénudés, s'exfolient partiellement ou même sont frappés de nécrose. Le plus souvent, la mort survient avant que la mortification ait atteint ce degré. Si la vie de l'enfant se prolonge, il se fait un travail d'élimination autour de l'escarre ; les tissus mortifiés se détachent en laissant une large perte de substance qui permet de voir l'intérieur de la cavité buccale.

Dans les cas les plus graves, les bords de la perte de substance continuent à se mortifier, et la gangrène étend ses ravages ; d'autres fois, il se fait un travail de cicatrisation franche qui peut amener une occlusion plus ou moins complète de la plaie, souvent au prix d'une difformité hideuse du visage. Le travail de réparation produit parfois des adhérences vicieuses qui entravent d'une manière permanente les mouvements de la mâchoire; dans quelques cas, un trajet fistuleux persiste au niveau des points où l'os s'est exfolié.

La gangrène de la bouche survenant presque toujours chez des sujets déjà épuisés par une affection antérieure, l'état général est habituellement fâcheux dès le début, mais le petit malade présente peu de réaction générale pendant l'évolution de la maladie. Le visage est pâle et empreint de tristesse, les paupières sont souvent infiltrées ; néanmoins, l'appétit persiste, et les forces se conservent quelquefois au point que l'enfant peut jouer ou s'asseoir dans son lit pour prendre ses repas; la douleur est presque nulle, le pouls présente rarement une grande accélération ; cependant l'enfant succombe habituellement au bout de huit à quinze jours sous l'influence d'un épuisement général, hâté souvent par une diarrhée colliquative qui paraît causée par l'absorption des matières putrides développées dans la bouche.

La mort survient dans la plupart des cas avant que la perforation de la bouche ait eu le temps de se faire. Quelquefois la terminaison fatale est amenée par une *complication*, le plus souvent par une broncho-pneumonie, une entérite ou par la gangrène d'un autre organe. Il est rare que l'enfant succombe à une hémorragie, ce qui s'explique par l'oblitération des petits vaisseaux qui accompagnent la formation de l'escarre; Hueter a vu cependant une fille de quinze ans emportée par une hémorragie consécutive à la rupture d'une artère de la face. Dans les cas favorables, l'enfant reste défiguré après la guérison ; quelquefois, cependant, on a vu l'escarre se limiter à la muqueuse et s'éliminer avant d'avoir atteint la surface cutanée.


DIAGNOSTIC. — La gangrène de la bouche présente des symptômes trop caractéristiques pour pouvoir être prise pour une autre maladie; son apparition chez des sujets déjà débilités par une maladie antérieure, surtout par la rougeole, ainsi que l'extension de l'escarre de dedans en dehors, rendront toute confusion impossible avec la *pustule maligne*. Le diagnostic avec la *stomatite ulcéro-membraneuse* a été indiqué à propos de cette maladie (Voir p. 581).


PRONOSTIC. — La gangrène de la bouche est toujours une affection très grave; elle se termine par la mort dans les trois quarts des cas environ ; elle est surtout redoutable lorsqu'elle sévit dans un hôpital et qu'elle atteint des enfants très jeunes ou déjà débilités. Sur 23 cas observés à l'hôpital Elisabeth par Woronichin (1), 20 eurent une issue fatale ; néanmoins, Möller (2) sur 7 cas n'a eu que 2 morts. Lorsqu'elle se complique d'une broncho-pneumonie) le pronostic peut être considéré comme presque absolument fatal.

(1) Woronichin, *Jahrb. für Kinderheilk.*, XXVI, 1887, p. 161.
(2) Möller, *Arch. für Kinderheilk.*, XXI, 1896, p. 300.

TRAITEMENT. — Une bonne alimentation et des soins hygiéniques bien entendus sont les meilleurs moyens prophylactiques contre
la gangrène de la bouche ; on devra en général s'abstenir d'employer
le calomel ou les autres mercuriaux chez les enfants atteints de rougeole, de crainte de favoriser chez eux l'apparition du noma.

La maladie une fois déclarée, les ressources de la thérapeutique
sont très limitées. On a cherché à arrêter la propagation de la gangrène par la *cautérisation*, mais le plus souvent sans succès ; néanmoins, ce moyen, ayant réussi dans quelques cas, ne doit pas être
négligé. On emploiera le *thermocautère* chauffé au rouge brun, et on
aura soin de détruire toutes les parties malades jusqu'aux tissus sains ;
puis on s'assurera, après l'élimination des escarres, que les bords de
la cicatrice ne sont pas de nouveau envahis par la gangrène, autrement il faudrait renouveler la cautérisation ; il va sans dire que plus
on agira de bonne heure, plus on aura de chances de guérison.

On combattra en même temps l'extrême fétidité de l'haleine et la
putridité des liquides de la bouche par des irrigations désinfectantes
fréquemment répétées et on pansera la plaie avec de la gaze iodoformée.
On soutiendra les forces de l'enfant par une médication tonique énergique et une alimentation fortifiante (1).

Si la gangrène de la bouche laisse après elle des cicatrices difformes
du nez ou une ankylose de la mâchoire, on pourra quelquefois
y remédier par des opérations autoplastiques ou par la résection
du maxillaire inférieur (opération d'Esmarch).


## CHAPITRE VII

### DESQUAMATION ÉPITHÉLIALE DE LA LANGUE

Cette affection, déjà signalée pour la première fois par Rayer,
puis par Moeller, Betz, Santlus Bergeron et Gubler, est surtout connue
depuis le travail de Bridou (1872) et a reçu les noms assez divers de
*pityriasis lingual* (Rayer et Betz), *excoriation linguale* (Moeller), *intertrigo de la langue* (Santlus), *état lichénoïde de la langue* (Gubler),
*état tigré de la langue* (Bridou), *plaques fugitives et bénignes de la
langue* (Caspary), *syphilis desquamative de la langue* (Parrot), *desqua-

---

(1) Freymuth et Petruschky (*Deutsche med. Woch.*, 1898, p. 600) ont constaté la
présence du bacille de Löffler sur une plaque de noma buccal bien caractérisé
chez un enfant de neuf ans dans la convalescence d'une fièvre typhoïde, sans qu'il
y eût d'autres symptômes de diphtérie. Les progrès de la gangrène, qui avait
pris une grande extension, furent arrêtés sous l'influence d'injections répétées de
sérum de Behring dont il fut administré 9500 unités en quatorze jours. L'enfant
guérit. Les mêmes auteurs (*Ibid.*, p. 202) avaient obtenu auparavant un succès
analogue dans un cas de vulvite gangreneuse avec bacilles de Löffler virulents.

*mation épithéliale de la langue* (Gautier), *exfoliation en plaques circulaires* (Unna) et *glossite exfoliatrice marginée* (Fournier et Lemonnier) (1). Nous adopterons le terme de desquamation épithéliale de la langue, qui, sans rien préjuger sur la nature encore inconnue de la maladie, en définit exactement le seul symptôme observé.

ÉTIOLOGIE. — La desquamation linguale peut se rencontrer à tout âge, mais elle a été surtout observée chez les enfants; sur 65 cas dans lesquels l'époque approximative du début de cette affection a été notée, Gautier en compte 46 relatifs à des sujets âgés de moins de huit ans, dont 22 étaient encore dans la première année et 8 dans la seconde. Sur 44 cas de la forme marginée de la maladie observés par Guinon (2) à l'hospice des Enfants-Assistés de Paris, chez des sujets de un à six ans, 34 appartiennent aux trois premières années de la vie. Il en est de même de 22 cas sur 28 observés par Comby (3). Il est vrai que la maladie a été surtout recherchée dans les hôpitaux d'enfants, mais tous les auteurs qui se sont occupés de la desquamation linguale sont d'accord pour admettre sa plus grande fréquence dans le jeune âge, et nous pouvons ajouter, d'après les chiffres indiqués ci-dessus, que la maladie se montre très souvent dès la première enfance; nous croyons même que, dans quelques-uns des cas où elle n'a été observée que plus tard, elle remontait aux premières années de la vie, mais n'avait pas été remarquée plus tôt à cause de sa bénignité.

Quant au sexe, les faits signalés jusqu'ici indiquent une plus grande fréquence de la maladie chez les petites filles.

L'*hérédité* paraît jouer un rôle prédisposant; Gubler et Bridou ont tous deux observé la maladie chez plusieurs membres d'une même famille.

Quant aux *causes pathologiques*, la desquamation linguale a été surtout observée chez les enfants débilités par la scrofule, la tuberculose, etc., ou par une affection antérieure, particulièrement des voies digestives (embarras gastrique, entérite aiguë ou chronique). Unna l'a vue coïncider avec le travail de la dentition chez un de ses enfants; dans quelques cas, elle a paru liée à la présence des vers dans l'intestin. On l'a rarement rencontrée en même temps qu'une maladie de la peau.

La *syphilis héréditaire* a été indiquée par Parrot comme jouant un rôle capital dans l'étiologie de la desquamation linguale; cet auteur a proposé même pour cette affection le nom de « syphilis desquamative de la langue »; il a trouvé des antécédents syphilitiques chez presque

---

(1) Voir les indications bibliographiques sur ce sujet dans les travaux de Gautier *Rev. méd. de la Suisse rom.*, octobre et novembre 1881, et de Lemonnier, *Thèse de Paris*, 1883.

(2) Guinon, *Revue mens. des mal. de l'enf.*, 1887, p. 385.

(3) Comby, *Revue mens. des mal. de l'enf.*, 1888, p. 390.

tous les sujets qu'il en a trouvés atteints à l'hospice des Enfants-Assistés, mais les faits observés par d'autres auteurs n'ont point confirmé cette opinion. Il n'y avait d'antécédents syphilitiques chez aucun des malades de Vanlair, de Gautier et de Comby ; Unna, ainsi que Fournier, Vidal et Spillmann, cités par Lemonnier, ont également noté l'absence de syphilis dans plusieurs cas de desquamation linguale ; 18 des 44 enfants observés par Guinon étaient certainement exempts de toute tare spécifique, et 13 seulement étaient manifestement syphilitiques ; en outre, le traitement antisyphilitique a paru être sans action sur la maladie. On peut donc conclure que la syphilis prédispose à la desquamation linguale au même titre que d'autres affections débilitantes, mais qu'elle ne peut en être considérée comme la cause véritable.

Quant à la cause déterminante de la desquamation linguale et à sa nature intime, nous sommes encore réduits aux hypothèses. Unna regarde la maladie comme le résultat d'une trophonévrose analogue à celle qu'il a vue déterminer une exfoliation en plaques circulaires sur la paume de la main ; pour Parrot, Fournier et Lemonnier, il s'agit d'une glossite, et pour Mibelli (1) d'un simple trouble dans le développement de l'épithélium lingual, qui présente une prolifération exagérée. Jusqu'ici, les recherches des micrographes n'ont permis de constater la présence d'aucun parasite spécial à cette affection.

DESCRIPTION. — La desquamation linguale présente dans son apparence et son évolution plusieurs variétés nettement définies par Gautier. Nous décrirons d'abord celle qui a été rencontrée le plus souvent dans les premières années de la vie, et qui a été surtout étudiée dans les hôpitaux d'enfants par Parrot, par Bridou et par Guinon ; Gautier la désigne sous le nom de *desquamation à contours festonnés*, et Guinon sous celui de glossite *exfoliatrice marginée*.

Le plus souvent, son début échappe à l'observation, car il ne se révèle par aucun symptôme fonctionnel, et c'est par hasard, en examinant la langue de l'enfant, qu'on la trouve atteinte de desquamation. On constate sur la surface de la muqueuse la présence d'une ou de plusieurs taches de forme circulaire ou ovalaire, ou figurant de simples arcs de cercle. Ces taches sont de dimensions très variables ; elles présentent à leur centre une surface rouge constituée par les papilles linguales dépouillées de leur épithélium et à leur périphérie un liséré festonné, parfois légèrement surélevé, à contours sinueux et large de quelques millimètres. Ce liséré est généralement blanc ; parfois il est grisâtre, bleuâtre (Unna) ou jaunâtre (Caspary). Il est constitué par l'épithélium lingual ; le microscope y a démontré la présence de cellules embryonnaires ; on y trouve aussi des spores

_____________
(1) Mibelli, *Giorn. ital. del mal. ven.*, 1888, n° 4.

analogues à celles qu'on a constatées dans la bouche des individus sains, telles que celles du *Leptothrix buccalis*.

Si l'on suit pendant quelques jours la marche de ces taches, on les voit se modifier assez rapidement. Elles s'étendent à la surface de la langue ; quelquefois leurs bords se confondent, ce qui produit les dessins les plus variés ; chaque tache se promène, pour ainsi dire, de la pointe à la base de la langue et disparaît peu à peu après huit ou dix jours, tandis que de nouvelles taches se sont formées sur la muqueuse ; on voit alors chacune de celles-ci débuter par l'apparition d'une petite plaque blanchâtre qui, dès le lendemain, est transformée en un anneau rouge, desquamé à sa partie centrale et présentant à sa partie périphérique un liséré festonné ; cette tache suit la même marche que les précédentes. La guérison paraît se faire par le ralentissement de la migration du liséré, dont la hauteur diminue jusqu'au nivellement complet ; la plaque s'efface alors, puis disparaît par reproduction épithéliale.

La desquamation, dans cette variété, siège le plus souvent sur la face supérieure de la langue, mais on l'a aussi observée sur la face inférieure.

Dans une seconde variété, que Gautier désigne sous le nom de *desquamation à découpures nettes ou géographiques*, et qui a été aussi observée chez les enfants, mais moins souvent que la précédente, la langue présente sur la face supérieure, sur ses bords ou sur sa pointe, des dessins à contours sinueux nettement découpés et constitués, comme dans la forme précédente, par une portion de la muqueuse desquamée entourée d'un bord épithélial saillant et blanchâtre ; ces contours ont été souvent comparés aux dessins qui figurent les côtes dans les cartes géographiques. Ce qui distingue surtout cette forme de la précédente, c'est son évolution. Le travail de desquamation ne suit guère une marche progressivement envahissante, ne va pas des bords au centre, mais se fait sur place. Dans l'espace de trois à quatre semaines à partir du jour où la ligne de démarcation de la surface dénudée a paru le plus tranchée, on observe un nivellement lent et progressif du rebord épithélial, qui s'aplatit, tandis que la portion dépouillée reprend sa coloration normale et se met à niveau avec ses bords ; le sillon qui sépare les deux parties de la langue devient de moins en moins apparent, mais ne change pas de place. Le plus souvent, le même phénomène se reproduit régulièrement au bout de quelques semaines, et on ne peut jamais examiner la langue du malade sans y trouver des découpures épithéliales à un degré plus ou moins avancé de leur évolution.

Il existe une troisième variété de desquamation linguale décrite par Gubler et Vanlair sous le nom de *lichénoïde lingual*. On trouve dans cette forme, comme dans la première, des plaques à bords festonnés et à marche serpigineuse, mais le début de la maladie est marqué par une prolifération épithéliale exagérée et générale de la muqueuse linguale ; une couche uniforme, pseudo-membraneuse, précède l'exfoliation, qui se fait par petits filaments ou par lambeaux. Cette forme n'a guère été rencontrée que chez l'adulte ; cependant on peut y rapporter un cas de Santlus relatif à un enfant de deux ans, chez lequel la maladie paraissait avoir débuté deux semaines après la naissance.

Quelle que soit la forme que présente la desquamation linguale, cette affection est toujours des plus bénignes, et mérite à peine le nom de maladie ; jamais elle ne s'accompagne de réaction générale, ni de tuméfaction ganglionnaire, ni de fétidité de l'haleine ; elle ne provoque aucune douleur locale. Les modifications que présente la surface de la langue constituent son unique symptôme.

La desquamation linguale affecte toujours chez les enfants une marche chronique ; les alternatives de desquamation et de réparation de l'épithélium se reproduisent successivement pendant un temps très long ; on a pu les suivre chez quelques sujets pendant plusieurs années. Il est difficile de fixer l'époque de la guérison définitive ; cependant, comme le fait remarquer Gautier, le fait que la maladie est plus fréquente chez l'enfant que chez l'adulte indique qu'elle peut cesser complètement avec les progrès de l'âge. Guinon a vu plusieurs fois la desquamation marginée disparaître à la suite d'une affection fébrile intercurrente.

DIAGNOSTIC. — L'absence absolue de douleur, d'ulcération, de sécrétion morbide à la surface de la langue, la marche chronique de l'affection, suffisent pour faire distinguer la desquamation de la langue des autres affections de la bouche, telles que les *aphtes*, le *muguet*, la *stomatite ulcéro-membraneuse*.

Les *plaques muqueuses* de la langue s'accompagnent généralement d'autres manifestations syphilitiques dans la bouche et sur la peau ; en outre, elles ont une apparence uniforme, d'un blanc mat, et ne présentent pas, comme la desquamation linguale, deux surfaces, l'une rouge, l'autre blanchâtre, séparées par une ligne de démarcation bien tranchée.

PRONOSTIC et TRAITEMENT. — La desquamation linguale est une affection absolument bénigne et qui n'occasionne aucun inconvénient pour les enfants qui en sont atteints ; aussi ne nécessite-t-elle aucun traitement. D'ailleurs, la plupart des médications tentées contre elle ont échoué ; Unna dit cependant s'être bien trouvé de l'emploi de l'alun et des préparations sulfureuses. La thérapeutique devra être uniquement dirigée contre la débilité générale ou les troubles digestifs, qui sont souvent la cause de la desquamation linguale.

# CHAPITRE VIII

## PHARYNGITE ET AMYGDALITE AIGUËS

ÉTIOLOGIE. — L'inflammation aiguë des organes de la déglutition peut s'observer à toutes les périodes de l'enfance ; elle est plus
fréquente après cinq ans qu'avant cet âge ; elle est exceptionnelle
chez les enfants à la mamelle. Elle peut être primitive ou secondaire.

L'*angine primitive* est le plus souvent causée par un refroidissement. Certaines formes d'angine simple paraissent se produire aussi
sous une influence épidémique ou même par contagion. Il n'est pas
rare de voir plusieurs cas d'amygdalite se succéder dans une même
maison sans qu'aucun revête la forme diphtérique ; nous en avons
constaté plusieurs exemples. Il s'agit parfois alors de l'amygdalite
infectieuse décrite par Bouchard et Kannenberg. On devra être
toujours sévère dans l'appréciation de ces faits et ne les admettre que
quand l'examen bactériologique des produits de la gorge aura permis
d'exclure une diphtérie ayant débuté sans exsudation. On devra
aussi songer à la possibilité d'une scarlatine fruste, mais il est bien rare
d'observer en même temps plusieurs cas de scarlatine sans éruption,
et la constatation d'un cas bien caractérisé de cette affection fera
faire le diagnostic.

La plupart des microbes susceptibles de devenir pathogènes ont été
trouvés dans la gorge de sujets parfaitement sains ; il faut une cause
occasionnelle pour qu'ils deviennent assez virulents ou que l'enfant
devienne assez peu résistant pour qu'ils puissent déterminer une
angine. Ceux qui ont été rencontrés le plus souvent dans les cas
d'angine non diphtérique appartiennent à la classe des streptocoques.
Parmi ces derniers, on trouve tantôt le streptocoque long (*streptococcus pyogenes*), qui se rencontre particulièrement dans les cas où
l'on observe une fièvre vive, de la tuméfaction ganglionnaire et des
symptômes nerveux, tantôt un streptocoque court, se présentant
habituellement sous la forme de diplocoques isolés ou en chaînettes
et facile à distinguer dans les cultures sur pomme de terre où il
forme des colonies d'un blanc mat faisant une saillie notable. Signalé
par D'Espine et de Marignac (1) dans un cas d'angine diphtéroïde,
ce streptocoque a été retrouvé dans un grand nombre de cas d'angine
simple par F. Marot (2) ; il est moins pathogène que le streptocoque
long. Il a été constaté aussi, comme ce dernier, dans la salive d'individus sains.

Le staphylocoque pyogène a été aussi rencontré souvent, par-

(1) D'Espine et Marignac, *Arch. de méd. expér.*, 1892, p. 480, souche IV.
(2) F. Marot, *Thèse de Paris*, 1893.

ticulièrement dans les cas d'angine phlegmoneuse (Sallard) (1). Le coli bacille, le pneumocoque, etc., ont été également signalés ; sur 20 cas d'angine pseudo-membraneuse simple, sans diphtérie ni scarlatine, Janson Carl (2) en compte 10 à streptocoques, 9 à staphylocoques et 1 à pneumocoques. L'un de nous (3) a observé chez un petit garçon de trois ans et demi un cas d'angine érythémateuse où il a trouvé le pneumocoque presque pur. A. et V. Vedel (4) ont vu un enfant de deux ans succomber à une angine pseudo-membraneuse, d'apparence diphtérique, compliquée de broncho-pneumonie ; l'injection de sérum antidiphtérique n'avait amené aucune amélioration, et l'examen des produits membraneux de la gorge prélevés douze heures avant la mort fit constater l'existence d'une angine purement pneumococcique.

L'*angine secondaire* s'observe dans le cours des fièvres éruptives, particulièrement dans la scarlatine, plus rarement dans la grippe, l'érysipèle de la face, le rhumatisme et la fièvre typhoïde. Elle a été signalée aussi quelquefois dans le cours de la pneumonie.

DESCRIPTION. — La phlegmasie du pharynx et des amygdales peut rester limitée à la muqueuse ou bien s'étendre au tissu cellulaire sous-muqueux des amygdales ; de là deux variétés de la maladie : l'*angine catarrhale* et l'*amygdalite phlegmoneuse*.

Angine catarrhale. — Elle s'annonce quelquefois par des prodromes tels que du malaise, un léger mouvement fébrile, ou bien elle se manifeste d'emblée par une douleur dans le fond de la gorge. Cette douleur est surtout accusée pendant la déglutition ou lorsqu'on exerce une pression derrière l'angle de la mâchoire ; chez les très jeunes enfants incapables de manifester autrement leurs sensations, elle se révèle par une grimace au moment où ils avalent.

L'examen du fond de la gorge fait constater dans cette région une rougeur diffuse qui s'étend à la luette, au voile du palais et aux amygdales ; ces organes sont en même temps plus ou moins tuméfiés. Les deux amygdales sont en général enflammées simultanément et forment deux tumeurs saillantes dans le fond de la gorge ; elles sont d'abord d'un rouge luisant, puis se recouvrent souvent de points blancs ou de concrétions d'un blanc jaunâtre de nature variable. Nous distinguerons à ce point de vue trois formes d'angine : herpétique, pultacée et diphtéroïde.

L'*angine herpétique* est caractérisée par une éruption de taches blanc jaunâtre disséminées, circonscrites ; elles sont d'un jaune-chamois dès le second jour et irrégulières à leur pourtour qui est sou-

(1) Sallard, *Thèse de Paris*, 1892, p. 121.
(2) Janson Carl, *Centralbl. für Bakter.*, XV, 1893, p. 143.
(3) D'Espine, *Revue méd. de la Suisse rom.*, 1898, p. 79.
(4) A. et V. Vedel, *Nouv. Montpellier méd.*, 1898, p. 621 et 670.

vent en zigzags. On admet que ces taches succèdent à la rupture
d'une vésicule; sans vouloir nier le début vésiculeux, nous ne l'avons
observé qu'une fois chez les enfants. Ces taches confluent rarement;
elles se détergent peu à peu et se terminent par des exulcérations
légères de la muqueuse qui se comblent et guérissent, sans cicatrice
apparente, en trois ou quatre jours. Cette forme d'angine s'accompagne volontiers au début d'une fièvre vive à ascension thermique
brusque, rappelant celle de la pneumonie. Nous avons trouvé habituellement dans les dépôts le streptocoque et exceptionnellement le
pneumocoque de Fraenkel. La chute brusque de la température
rappelle le cycle pneumonique. Cette forme d'angine, dont les
symptômes généraux du début peuvent paraître sérieux, est toujours
bénigne. Parfois elle peut coïncider avec l'herpès labial ou avec une
éruption herpétique cutanée.

L'*angine pultacée* ou *lacunaire* est tantôt primitive, tantôt secondaire (scarlatine). Elle est caractérisée par des amas d'un blanc très
pur au début, disséminés sur les lacunes des amygdales enflammées.

Ce dépôt n'est pas adhérent; il est formé presque exclusivement
par des dépôts parasitaires, des débris de cellules épithéliales et de
la graisse. Il devient crémeux au bout d'un ou deux jours et même
demi-liquide, puriforme. Il forme alors des amas entourant en demi-
lune la base des lacunes amygdaliennes. Il suffit de badigeonner
l'amygdale pour l'enlever et la distinguer d'une fausse membrane.
Le produit pultacé n'est donc qu'un épiphénomène de l'inflammation
catarrhale des amygdales et de leurs cryptes.

L'*angine diphtéroïde* (couenneuse commune des auteurs français)
est ou bien primitive ou bien consécutive à la forme pultacée. Elle
est caractérisée par la présence de plaques en forme de membranes,
tantôt uniques, tantôt multiples, mais ne tapissant pas habituellement
d'une façon uniforme toute l'amygdale, adhérentes, mais pourtant
assez faciles à détacher de la muqueuse congestionnée sous-jacente,
habituellement limitées aux lacunes de l'amygdale, pouvant exceptionnellement s'étendre à la luette ou aux piliers (Henoch, D'Espine).
Ces fausses membranes ne peuvent être au début distinguées de
l'exsudat diphtérique. L'examen bactériologique et la marche du
processus éclaireront le diagnostic. Au bout d'un ou deux jours au
plus, le dépôt pseudo-membraneux, loin de s'épaissir, se liquéfiera,
deviendra puriforme et cédera rapidement à l'action du benzoate de
soude ou du chlorate de potasse.

Dans ces diverses formes d'angine, lorsque la tuméfaction gutturale est prononcée, la déglutition devient extrêmement douloureuse
et difficile; le timbre de la voix est nasonné, la respiration est
ronflante et sonore, l'haleine est fétide, mais jamais autant que dans
les stomatites; les enfants d'un certain âge crachent quelquefois une

salive spumeuse mêlée de mucus épaissi. Les ganglions cervicaux sont souvent engorgés.

Les symptômes généraux sont très variables. Dans l'angine légère, qui est de beaucoup la plus fréquente, la fièvre est rarement très vive ; on observe un peu de malaise, de l'anorexie, des symptômes d'embarras gastrique ; la langue est rouge sur ses bords et recouverte sur sa face dorsale d'un enduit crémeux épais. Dans les cas plus intenses, l'enfant est pris d'agitation, quelquefois même de convul-sions ou de délire. Chez quelques malades, on observe une fièvre assez vive, sans que la douleur de la gorge soit très accusée ; aussi, toutes les fois qu'un enfant présente un mouvement fébrile, ne doit-on jamais négliger l'examen de l'arrière-bouche, lors même qu'aucun symptôme apparent n'attire l'attention de ce côté.

Les symptômes de l'angine catarrhale commencent en général à s'amender à partir du troisième ou du quatrième jour, et la guérison est complète du septième au dixième jour. Quelquefois les amygdales restent encore tuméfiées pendant un certain temps, et chez les sujets prédisposés cette tuméfaction peut passer à l'état chronique. L'angine catarrhale récidive facilement.

Dans quelques cas exceptionnels, l'angine à forme diphtéroïde présente une forme maligne rappelant la forme pseudo-diphtérique de l'angine scarlatineuse (Voir p. 66). Le dépôt pseudo-membraneux du fond de la gorge prend une teinte grisâtre et un aspect sanieux, la fièvre est vive et s'accompagne souvent d'albuminurie, l'inflammation s'étend aux fosses nasales, qui présentent du jetage, le cou devient œdémateux, et on observe une adénite cervicale qui peut aller jusqu'à la suppuration. Cette forme prend parfois une extrême gravité et peut se terminer fatalement, particulièrement chez les enfants très jeunes. Epstein (1) a vu des nourrissons cachectiques succomber sans fièvre ou en état d'hypothermie à une angine pseudo-membraneuse, qui s'étendait parfois à tout le pharynx, à l'épiglotte, et même à l'œsophage, sans envahir le larynx. Il attribue ces accidents à une septicémie intestinale. Cette forme grave de l'angine est presque toujours le symptôme d'une infection générale grave due probablement au streptocoque.

**Amygdalite phlegmoneuse.** — Cette forme de la maladie succède à la précédente, ou bien l'angine est phlegmoneuse dès le début. Nous en distinguerons, avec Lasègue (2), deux variétés : l'une *intra-amygdalienne*, l'autre *péri-amygdalienne*.

L'angine phlegmoneuse intra-amygdalienne s'accompagne d'une réaction fébrile modérée et d'un gonflement limité à l'amygdale ; elle se termine par l'évacuation du pus au bout de quatre à six jours.

(1) Epstein, *Verhandl. der Gesellsch. Deutsche Naturforscher u. Aerzt.*, 66e Ver-saml. Wien, 1894.

(2) Lasègue, *Traité des angines.* Paris, 1868.

L'angine phlegmoneuse péri-amygdalienne, dans laquelle le pus se collecte derrière le pilier antérieur, s'annonce par une douleur très vive à la gorge ; la déglutition est horriblement pénible, la pression derrière l'angle de la mâchoire est intolérable, l'ouverture de la bouche est presque impossible, et les masséters semblent spasmodiquement contractés ; parfois la respiration est très difficile, l'anxiété est grande, et on observe de véritables attaques de suffocation. Souvent la maladie s'accompagne de bourdonnements d'oreilles ou même d'une surdité passagère due à la propagation de la phlegmasie à la trompe d'Eustache. L'examen de l'arrière-gorge, qui est très pénible et doit être pratiqué rapidement, fait constater une tuméfaction et une rougeur intense des amygdales, une coloration sombre et violacée du voile du palais, ainsi qu'un gonflement œdémateux de la luette et des piliers.

La fièvre est très vive et peut s'accompagner de délire ou de convulsions. Des frissons répétés annoncent la suppuration des amygdales ; les symptômes locaux diminuent alors d'intensité, et on trouve le pus disséminé en plusieurs petits abcès superficiels ou bien réuni en une seule poche ; dans ce dernier cas, le toucher fait constater la présence d'une tumeur fluctuante dans l'une ou l'autre des amygdales ; il est rare que ces deux organes soient pris en même temps. Abandonné à lui-même, l'abcès s'ouvre le plus souvent spontanément dans la bouche, quelquefois dès le quatrième ou le cinquième jour, habituellement dans le cours de la seconde semaine ; l'enfant crache alors un flot de pus. Si l'ouverture de l'abcès a lieu pendant le sommeil, elle peut passer inaperçue, le liquide étant avalé. L'abcès, une fois vidé, se ferme rapidement, et l'enfant se rétablit en peu de temps. Dans quelques cas très exceptionnels, le contenu de l'abcès, au lieu de se vider par le pharynx, fuse dans le tissu cellulaire du cou et détermine un phlegmon diffus. Dans un cas observé par Henoch (1) et relatif à un enfant de dix-huit mois, un abcès développé sous l'amygdale gauche se vida par le conduit auditif externe du même côté ; l'enfant guérit.

Parfois aussi la maladie peut se compliquer d'*œdème des replis ary-épiglottiques* avec menace de suffocation pouvant nécessiter la trachéotomie (Dupré) (2).


COMPLICATIONS. — Les angines primitives présentent rarement des complications dans le jeune âge ; nous n'en avons personnellement jamais constaté de sérieuses.

Signalons cependant l'*otite* qui peut succéder à l'inflammation pharyngée, ainsi que la propagation de l'inflammation aux fosses nasales, au larynx, à la trachée et aux bronches ; ces accidents sont

<hr>

(1) Henoch, *Jahrb. für Kinderheilk.*, XVII, 1881, p. 126.
(2) Dupré, art. Angines aigues du *Traité des mal. de l'enf.*, II, 1897, p. 307.

surtout fréquents à la suite de l'angine grippale et sont rares après l'angine primitive ; elles s'observent parfois dans la forme maligne de l'angine diphtéroïde.

C'est dans cette dernière forme qu'on observe parfois, comme nous l'avons dit, des *adéno-phlegmons suppurés* pouvant amener des fusées purulentes et des hémorragies graves. On a vu quelquefois aussi l'*abcès rétro-pharyngien* succéder à une angine aiguë.

L'*albuminurie* a été signalée par Kannenberg, Bouchard et Landouzy dans les angines infectieuses, et a été constatée souvent depuis, à des degrés très variables, dans le cours d'angines aiguës même bénignes ; elle est due habituellement à une néphrite infectieuse.

Des arthropathies, des complications pulmonaires, péritonéales, méningitiques, divers érythèmes ont été observés aussi dans le cours des angines ; l'orchite, l'ovarite (Joal), ont été aussi rencontrées dans quelques cas ; l'apparition de ces complications est l'indication d'un état infectieux que nous croyons être souvent d'origine grippale.

Mentionnons enfin la *paralysie angineuse* non diphtérique, accident exceptionnel, signalé par Gubler, et dont l'existence a été confirmée par Bourges (1), qui constata une paralysie des muscles oculaires, du voile du palais et des membres inférieurs, chez un enfant atteint d'angine membraneuse, chez lequel il fut impossible de constater l'existence du bacille de Löffler.

DIAGNOSTIC. — Le diagnostic de l'angine aiguë est en général facile ; il suffit, pour l'établir, d'explorer avec soin le fond de la gorge. On s'assurera qu'il n'existe pas en même temps d'éruption scarlatineuse. Le diagnostic différentiel avec l'*angine diphtérique* a été indiqué plus haut (Voir p. 198) ; rappelons seulement que l'examen bactériologique (Voir p. 196) s'imposera dans un grand nombre de cas.

PRONOSTIC. — Le pronostic de l'angine catarrhale est habituellement bénin, celui de l'amygdalite phlegmoneuse l'est aussi le plus souvent ; néanmoins, cette dernière affection peut se terminer exceptionnellement par la mort ; Rilliet et Barthez rapportent le cas d'une jeune fille de treize ans qui périt suffoquée le second jour de la maladie. Les symptômes qui doivent faire craindre une issue fatale sont une fièvre très intense, une dyspnée extrême, une grande altération des traits, le délire ou les convulsions.

TRAITEMENT. — **Prophylaxie.** — Il sera toujours prudent d'isoler un enfant atteint d'une angine aiguë, car on ne peut jamais affirmer que cette affection n'est pas contagieuse, et cet isolement

_________

(1) Bourges, *Arch. de méd. expér.*, janvier 1895.

sera de rigueur dans tous les cas d'angine suspecte jusqu'à ce que l'examen bactériologique ait établi qu'il ne s'agit pas d'une angine à bacille de Löffler.

**Thérapeutique.** — Dans le cas d'*angine catarrhale*, on prescrira des précautions contre le froid, une cravate de laine autour du cou et un gargarisme chaud et émollient au sirop de mûres additionné d'alun ou d'acide salicylique; si la réaction est vive, on fera placer des compresses trempées dans l'eau froide sur la région cervicale, et on fera des irrigations chaudes, faiblement antiseptiques, dans la gorge. En cas d'embarras gastrique, on ordonnera un vomitif.

Les moyens simples réussiront aussi le plus souvent dans le cas d'*angine phlegmoneuse*, il est rare qu'on soit obligé de recourir à une médication énergique; des gargarismes chauds atténueront souvent la douleur. Si les phénomènes phlegmasiques sont très intenses, on fera faire des frictions avec l'onguent napolitain belladoné, suivies de l'application d'un cataplasme, derrière l'angle de la mâchoire. On a proposé, dans le cas où la tuméfaction tonsillaire gênerait la respiration, des scarifications au bistouri sur les amygdales et la luette. L'abcès, une fois formé, s'ouvre souvent spontanément; quelquefois il crève sous l'action d'un vomitif; s'il tarde à s'ouvrir, on le ponctionnera avec un bistouri étroit entouré de diachylon jusqu'au voisinage de sa pointe.


# CHAPITRE IX

## HYPERTROPHIE DES AMYGDALES

**ÉTIOLOGIE.** — L'hypertrophie des amygdales est une affection assez commune dans la seconde enfance; Chapellé (1), examinant la gorge de 2 000 enfants des écoles de New-York, l'a constatée 270 fois; elle est rare dans les premières années de la vie. Robert en a cependant observé des cas dès l'âge de six mois. C'est quelquefois une affection héréditaire; elle peut se rencontrer chez les enfants d'une bonne constitution, mais atteint de préférence les scrofuleux, qui sont particulièrement prédisposés aux affections du système lymphatique.

L'hypertrophie des amygdales survient le plus souvent sans cause occasionnelle appréciable; quelquefois elle succède à des amygdalites répétées.

ANATOMIE PATHOLOGIQUE. — Les amygdales hypertrophiées diffèrent dans leur consistance suivant que l'hypertrophie a porté sur

_______

(1) Chapelle, *Americ. Journ. of med. Sc.*, févr. 1889.

D'Espine et Picot. — Mal. de l'enfance.

39

le tissu conjonctif interstitiel ou sur les éléments muqueux de l'organe ; de là une variété *dure* et une variété *molle*. Dans la première, qui est relativement rare chez les enfants, l'amygdale est résistante, sa coupe est nette, formée surtout par les fibres conjonctives au milieu desquelles les follicules clos se montrent sous la forme de points jaunes. Dans la variété molle, beaucoup plus commune dans le jeune âge, le tissu est peu consistant, les cryptes sont aplatis ; à l'examen histologique, on constate un développement anormal en nombre et en volume des follicules qui rétrécissent les lacunes de la muqueuse ; les cellules lymphatiques renfermées dans les mailles du tissu réticulé sont hypertrophiées et contiennent un protoplasma granulé ; la muqueuse est normale. Souvent ce sont surtout les lacunes qui sont développées et remplies de concrétions d'un blanc jaunâtre d'apparence caséeuse et répandant, quand on les enlève, une odeur infecte. Ces concrétions sont constituées par des cellules épithéliales desquamées et des produits graisseux, ainsi que par une végétation abondante de *leptothrix buccalis*. On y rencontre parfois des dépôts calcaires formant de véritables calculs durs et résistants.

On a constaté souvent sur les amygdales la présence de nombreux microbes : staphylocoque, streptocoque, pneumocoque, etc. Dieulafoy (1) y a même trouvé parfois le bacille de la tuberculose ; il a réussi à inoculer cette dernière affection au cobaye au moyen de fragments d'amygdales hypertrophiées, provenant de sujets en apparence non tuberculeux. La présence de ces microbes est le plus souvent inoffensive, mais elle prouve que les amygdales constituent une porte d'entrée facile aux infections, qui doit être attentivement surveillée.

DESCRIPTION. — Lorsqu'on examine le fond de la gorge d'un enfant atteint d'hypertrophie tonsillaire, on trouve l'isthme du gosier obstrué par les deux amygdales qui atteignent parfois le volume d'une noix ; ces organes sont jaunâtres ou d'un rose pâle ; ils présentent quelquefois une teinte violacée livide. La muqueuse, étalée par l'hypertrophie des tissus, est lisse, ses papilles ayant presque entièrement disparu ; la cavité des dépressions est réduite à de simples fentes. Quand les cryptes sont élargis, on y aperçoit des taches jaunâtres et saillantes et parfois des calculs et des débris d'aliments.

Les symptômes *fonctionnels* sont : une gêne plus ou moins grande de la déglutition, le nasonnement de la voix, quelquefois un affaiblissement de l'ouïe, qui peut aller jusqu'à la surdité, et une gêne constante de la respiration qui donne à l'enfant un facies tout particulier ; son visage exprime l'anxiété, et sa bouche est toujours largement ouverte, ce qui lui donne souvent l'air stupide. Quelques ma-

(1) Dieulafoy, *Bull. de l'Acad. de méd. de Paris*, 30 avril 1891.

lades se plaignent d'un sentiment de nausée, d'autres éprouvent des accès de toux revenant périodiquement (Ruault) (1). Dans quelques cas exceptionnels, on observe une dyspnée assez intense pour menacer la vie; West rapporte l'observation d'un jeune garçon atteint d'hypertrophie tonsillaire, qui souffrait d'une gêne persistante de la respiration et était pris en outre de temps à autre d'accès de suffocation qui dans un cas furent assez graves pour nécessiter la trachéotomie.

On a attribué à l'obstacle mécanique que les amygdales hypertrophiées apportent à la respiration, des modifications persistantes dans la conformation de la poitrine. Dupuytren avait déjà signalé chez des enfants atteints de tuméfaction tonsillaire chronique une déformation du thorax, caractérisée par le rétrécissement de sa paroi antérieure et l'aplatissement des côtes; cette transformation peut s'observer chez des enfants tout à fait exempts de rachitisme (Vidal).

Pour Lambron, une dépression transversale de la poitrine au niveau de la réunion de ses deux tiers supérieurs avec le tiers inférieur serait caractéristique de l'hypertrophie amygdalienne. Une observation de Shaw rapportée par West semble prouver l'action du tirage habituel qui accompagne cette maladie sur la conformation du thorax : un garçon atteint d'hypertrophie tonsillaire présentait à son entrée à l'hôpital une « poitrine de pigeon », mais, après l'excision des amygdales, la saillie du sternum diminua peu à peu, et la poitrine reprit sa forme naturelle. D'après Robert, il faudrait rapporter aussi à la tuméfaction chronique des amygdales l'étroitesse des narines et de l'arcade dentaire, ainsi que la forme en ogive de la voûte palatine, qui coïncident souvent avec elle, mais il faut se rappeler que cette disposition est souvent congénitale ou peut tenir, ainsi que les déformations de la poitrine, à la présence de végétations adénoïdes dans le pharynx nasal (Voir le chapitre suivant), qui accompagnent souvent l'hypertrophie des amygdales.

L'hypertrophie des amygdales a une marche essentiellement chronique, qui peut être interrompue par des poussées inflammatoires aiguës ou subaiguës, survenant sous l'influence de causes minimes, telles qu'un refroidissement ou l'introduction d'un corps étranger dans les orifices des cryptes. Ces poussées inflammatoires récidivent fréquemment et contribuent à augmenter la tuméfaction tonsillaire. L'hypertrophie des amygdales guérit rarement spontanément. Exceptionnellement, cependant, on l'a vu disparaître à la suite d'une angine diphtérique (Simonena) (2) ou scarlatineuse (Corminas) (3).

(1) Ruault, *Arch. de laryngol.*, 15 avril 1888.
(2) Simonena, *Rivista di Ciencias med. de Barcelona*, 25 février 1888.
(3) Corminas, *Ibid.*, 10 mai 1888.

PRONOSTIC. — L'hypertrophie des amygdales est en général une affection peu sérieuse ; il est très exceptionnel qu'elle mette la vie en danger, mais, lorsqu'elle atteint un certain degré, elle n'est pas indifférente par la gêne qu'elle apporte à la déglutition, à la respiration et au développement de l'enfant ; elle peut en outre être une cause de surdité ; aussi, pour peu qu'elle soit considérable, réclame-t-elle un traitement actif.

TRAITEMENT. — Divers topiques ont été proposés contre l'hypertrophie des amygdales ; on a recommandé les applications d'alun, la cautérisation au nitrate d'argent, les gargarismes avec le jus de citron ou avec une eau sulfureuse naturelle, etc., mais ces moyens échouent le plus souvent et il est nécessaire de recourir à l'ablation des organes malades.

On préférera toujours pour cette opération l'*amygdalotome* au bistouri boutonné, qui est d'un emploi très difficile chez les enfants. L'excision des amygdales est en général une opération sans gravité ; quelquefois cependant elle est suivie d'une hémorragie qui peut devenir sérieuse si elle n'est pas arrêtée à temps. On combattra cet accident en touchant la plaie avec un tampon de charpie imbibé de perchlorure de fer ou d'une solution d'antipyrine au cinquième (1) ou avec un petit fragment de glace ; une forte inspiration faite la bouche ouverte suffit quelquefois pour suspendre l'hémorragie. Si ces moyens échouent, on pratiquera la compression de la carotide, ou bien, ce qui vaut mieux, on comprimera directement l'amygdale au moyen d'une longue pince dont l'un des mors, garni d'amadou, sera appliqué sur la plaie, tandis que l'autre sera placé à l'extérieur au point correspondant ; les anneaux de la pince liés entre eux maintiendront la compression (Hatin). La ligature de la carotide primitive sera une dernière ressource.

La *cautérisation ignée* a été aussi appliquée avec avantage à la destruction des amygdales hypertrophiées (Krishaber, de Saint-Germain) (2) ; elle est surtout indiquée quand les amygdales élargies et peu saillantes sont difficiles à saisir dans l'anneau de l'amygdalotome. La pointe fine d'un thermocautère, portée au rouge sombre, est enfoncée à trois ou quatre reprises dans chaque amygdale ; les escarres une fois tombées, si l'amygdale n'est pas détruite, on recommence de nouvelles cautérisations au bout de quelques jours ; cinq à six séances suffisent pour détruire les amygdales les plus volumineuses. Un badigeonnage de ces organes à la cocaïne atténuera beaucoup la douleur de l'opération.

Dans les cas où la maladie est surtout constituée par l'hypertrophie des lacunes remplies de concrétions, on ouvrira les lacunes, on les

(1) Voir de Saint-Germain, *Revue mens. des mal. de l'enf.*, 1889, p. 361.
(2) De Saint-Germain, *Revue mens. des mal. de l'enf.*, 1881, p. 520.

videra et on pratiquera la *discission* au moyen d'un crochet mousse ou au besoin, si le tissu est résistant, au moyen d'un crochet pointu (Gampert) (1).

Ces opérations débarrassent rapidement l'enfant de l'obstacle qui le gênait, mais ne le mettent pas toujours à l'abri d'une récidive ; c'est par les moyens généraux, tels que l'huile de foie de morue et les eaux sulfureuses, que l'on cherchera à prévenir la réapparition de la maladie.

CHAPITRE X

# TUMEURS ADÉNOÏDES DU PHARYNX NASAL

L'inflammation chronique du tissu adénoïde de la partie postérieure et inférieure du pharynx n'est pas rare dans le jeune âge, surtout chez les enfants scrofuleux ou lymphatiques. Elle se manifeste par un sentiment de sécheresse au fond de la gorge, par une dysphagie généralement peu marquée et par une toux sèche et quinteuse qui peut être suivie de vomissements, comme Comby en a observé un exemple chez une petite fille ; l'inspection du fond de la gorge fait constater sur la partie postérieure du pharynx la présence de granulations recouvertes de mucosités adhérentes ou mobiles. Cette *pharyngite chronique* ou *angine glanduleuse*, commune à l'âge adulte, ne présente dans ses symptômes et ses indications thérapeutiques (2) rien qui soit particulier à l'enfance, et nous ne nous y arrêterons pas. Il n'en est pas de même de l'hypertrophie du tissu lymphoïde de la partie supérieure du pharynx, affection surtout fréquente dans le jeune âge et à laquelle ce chapitre est consacré.

Cette dernière maladie n'est connue que depuis peu d'années. Signalée par Czermak en 1860, puis par Voltolini et par Lœwenberg en 1865, elle a été décrite pour la première fois comme entité morbide en 1868 par W. Meyer (de Copenhague) (3), dont les recherches ont été confirmées depuis par celles de nombreux observateurs ; elle est

(1) Gampert, *Thèse de Paris*, 1891.

(2) Le meilleur traitement local de l'angine glanduleuse consiste à nettoyer le pharynx de ses mucosités à l'aide de gargarismes ou d'irrigations d'eau alcaline ou d'eau salée et à faire un badigeonnage sur la paroi postérieure du pharynx avec la glycérine iodo-iodurée. Gerber recommande la formule suivante :

| | |
|---|---|
| Iode.......................................... | 0,10 à 0,25 |
| Iodure de potassium........................... | 2,50 |
| Glycérine ..................................... | 25,0 |
| Essence de menthe............................. | 2 à 3 gouttes. |

Si l'affection est rebelle, on ordonnera une cure d'eau sulfureuse.

(3) W. Meyer, *Hospitaltidende*, 4 et 11 nov. 1868, et *Arch. für Ohrenheilk.*, 1873, p. 241, et 1874, p. 129 et 141.

surtout connue en France depuis les travaux de Lœwenberg (1) et
de Chatellier (2).

ÉTIOLOGIE. — Les tumeurs adénoïdes du pharynx nasal se
développent souvent sans qu'on puisse en déterminer l'origine ; elles
peuvent se montrer chez des enfants absolument sains ; la scrofule,
le lymphatisme, les suites de la rougeole, de la coqueluche, de la
diphtérie, de la scarlatine et de la grippe, affections qui s'accompagnent
de l'irritation de la muqueuse rhino-pharyngienne, l'hérédité, qui
sont les causes le plus souvent mentionnées par les auteurs, ne
peuvent expliquer tous les cas.

C'est vers l'âge de sept à huit ans que la maladie est observée le
plus habituellement, mais elle l'a été souvent plus tôt ; Chaumier (3)
rapporte que sur 232 cas il en a observé 26 dans la première année,
et Lubet-Barbon en a publié trois observations relatives à des enfants
de un à six mois. Cuvillier (4), sur 495 cas, en compte 97 dans les
cinq premières années et il en a observé 64 dans la première année.
Elle est assez commune jusqu'à quatorze ans, mais elle disparaît
fréquemment avec l'adolescence, ce qui peut être dû soit à ce que
l'amygdale pharyngienne s'atrophie à cet âge, soit à ce que, grâce à
l'élargissement de la cavité naso-pharyngienne, la tumeur ne produit
plus de symptômes d'obstruction.

Elle paraît être également fréquente dans les deux sexes.


ANATOMIE PATHOLOGIQUE. — Les tumeurs adénoïdes du
pharynx nasal sont constituées anatomiquement par l'hypertrophie
des follicules lymphoïdes qui, dans le jeune âge, tapissent sous forme
d'arcs concentriques la paroi supérieure du pharynx et sa partie
postérieure au voisinage de la trompe d'Eustache, où ils forment à
l'état normal l'agglomération connue sous le nom de *glande de
Luschka* ou d'*amygdale pharyngienne*. Cette hypertrophie, de même
nature au point de vue histologique que celle des tonsilles, amène la
formation d'excroissances mûriformes, d'une couleur rosée plus pâle
que celle de la muqueuse normale, qui, descendant comme des
stalactites de la voûte du pharynx, ou proéminant comme des bourgeons des faces latérales de cet organe, viennent former une masse
volumineuse en arrière de l'orifice postérieur des fosses nasales
qu'elles obstruent, remplissent les cavités de Rosenmuller et com-

<hr>

(1) Lœwenberg, Les tumeurs adénoïdes du pharynx nasal. Paris, 1879.
(2) Chatellier, *Thèse de Paris*, 1886. — Voir aussi : Lubet-Barbon, *Revue mens.
des mal. de l'enf.*, 1891, p. 499, et *Gaz. des hôp.*, 15 juin 1889 ; — Gougenheim,
*Ibid.*, 26 janv. 1892. — Raugé, *Sem. méd.*, 3 juin 1893.
(3) Chaumier, Mémoire présenté à l'Acad. de méd., cité dans le rapport d'Ollivier, *Revue mens. des mal. de l'enf.*, 1891, p. 174.
(4) Cuvillier, *in* Traité des mal. de l'enf., 1897, t. II, p. 417, et Congrès de Moscou
(*Revue des mal. de l'enf.*, 1897, p. 519).

priment les trompes d'Eustache, déterminant ainsi les divers accidents qui caractérisent la maladie.

On a constaté à la surface des végétations de nombreuses espèces microbiennes, streptocoques, staphylocoques, etc. Dieulafoy a signalé la présence dans leur intérieur du bacille de Koch, comme il l'a fait pour l'amygdale pharyngée.

Les tonsilles et les follicules de la partie inférieure du pharynx sont souvent hypertrophiés en même temps que l'amygdale pharyngienne. Cuvillier a trouvé 367 fois l'hypertrophie simple de l'amygdale palatine, 451 fois celle de l'amygdale pharyngée, et 550 fois l'association des deux hypertrophies.

DESCRIPTION. — Les enfants atteints de végétations adénoïdes du pharynx nasal se reconnaissent à leur facies caractéristique; ne pouvant respirer par le nez, ils ont la bouche habituellement entr'ouverte, leur mâchoire inférieure pend en découvrant plus ou moins la langue, tandis que la lèvre supérieure trop courte laisse voir les incisives supérieures; leurs narines sont dilatées, leur respiration est bruyante et s'accélère dès qu'ils font un mouvement un peu étendu ou se livrent à quelque effort; ils sont dans un état d'essoufflement, de tirage continu accompagné parfois d'une toux incessante; ils ronflent en dormant, et leur sommeil est troublé par la dyspnée; ils se réveillent parfois brusquement en proie à un accès de suffocation analogue à ceux de la laryngite striduleuse. Le nez est le siège d'un écoulement incessant, quoique peu abondant, qui irrite les narines et s'accumule à leur orifice sous forme de croûtes desséchées.

L'articulation des sons présente des troubles notables; les nasales ne peuvent être prononcées, l'*m* et l'*n* sont remplacées par le *b* et le *d* (*baba* pour *maman*); ces défauts de langage persistent parfois après l'ablation des tumeurs, et il faut une éducation nouvelle pour corriger cette prononciation défectueuse (Cartaz) (1).

La déglutition et surtout l'action de teter sont souvent entravées, ce qui compromet l'alimentation; le pharynx est desséché.

L'ouïe est habituellement compromise, et c'est souvent la *surdité*, qui est parfois le seul symptôme observé, qui amène les parents à consulter le médecin et fait découvrir la maladie. Cette surdité, qui chez les jeunes enfants peut passer longtemps inaperçue, contribue à retarder le développement du langage. Sous l'influence de l'obstruction des trompes, les accidents du côté de l'oreille peuvent devenir plus graves encore, et on observe alors une otite moyenne avec suppuration et perforation du tympan.

A ces symptômes, dont l'ensemble donne à l'enfant un aspect hébété, parfois même l'apparence d'un véritable idiot, peuvent se

_______________

(1) Cartaz, *Arch. de laryngol.*, 15 décembre 1887.

joindre un étiolement général dû à la difficulté de l'hématose, une pâleur extrême du visage, la céphalalgie, l'inaptitude au travail, l'incontinence d'urine (Kœrner) (1), etc.

Mentionnons enfin les *déformations du maxillaire supérieur et de la cage thoracique* déjà signalées à propos de l'hypertrophie des amygdales (Voir p. 611) et qui peuvent être dues également aux troubles respiratoires amenés par l'obstruction des fosses nasales.

L'origine de ces accidents peut rester longtemps méconnue si on n'en soupçonne pas la véritable cause; aussi ne devra-t-on jamais négliger l'examen du rhino-pharynx chez les enfants atteints de troubles chroniques de la respiration ou de l'ouïe.

DIAGNOSTIC. — Le diagnostic des tumeurs adénoïdes du pharynx peut se faire rarement par la rhinoscopie antérieure, la pituitaire hypertrophiée et déviée gênant l'examen et même l'introduction des instruments; la rhinoscopie postérieure rend plus de services, mais est presque toujours impraticable chez les jeunes sujets ; si le miroir peut être introduit, on constate un abaissement apparent de la voûte du pharynx, qui paraît bosselée, et l'impossibilité d'apercevoir l'orifice postérieur des fosses nasales, masqué par les végétations.

On devra se contenter le plus souvent de l'introduction du doigt dans le fond de la bouche qui fera constater l'existence, au-dessus du voile du palais, d'une masse molle, parfois friable et saignante, qui donne tantôt la sensation d'un paquet de vers de terre enroulés, tantôt celle de tumeurs plus fermes qu'on peut isoler exactement par le toucher. Cette exploration suffira le plus souvent au diagnostic. Elle doit se pratiquer en général avec l'index, mais chez les très jeunes enfants on doit employer le petit doigt. On aura soin d'aseptiser le doigt explorateur; Lermoyer a vu une mastoïdite succéder à un toucher naso-pharyngien où l'on avait négligé cette précaution.

Les *polypes naso-pharyngiens*, très rares dans l'enfance, se distingueront facilement au toucher par leur consistance plus dure, leur surface lisse et par leur développement souvent beaucoup plus considérable que celui des végétations.

PRONOSTIC. — Sans menacer directement la vie, les tumeurs adénoïdes du pharynx, par les troubles qu'elles déterminent du côté des fonctions respiratoires et de l'ouïe, sont toujours une affection sérieuse qui peut amener un retard considérable dans le développement physique et même intellectuel de l'enfant; aussi, bien que les accidents qu'elles provoquent aient généralement la tendance à s'atténuer, et même à disparaître, avec les progrès de l'âge, convient-il de

(1) Kœrner, *Centralbl. für klin. Med.*, 1892, n° 23.

leur opposer un traitement énergique aussitôt que leur présence a été reconnue. La rapide augmentation de la taille souvent observée après l'ablation des végétations prouve combien cette affection peut compromettre la croissance (1).

TRAITEMENT. — Le seul traitement efficace est le traitement chirurgical dans le détail duquel nous n'avons pas à entrer ; l'écrasement et la cautérisation au galvanocautère ont été successivement proposés, mais c'est l'ablation avec une curette tranchante, montée sur un manche recourbé ou avec des pinces auxquelles les spécialistes ont donné des formes variées, qui a donné le plus de succès. Cette opération nécessite généralement plusieurs séances ; pour enlever toutes les tumeurs en une seule fois, on est obligé presque toujours d'anesthésier l'enfant. On aura toujours soin de désinfecter préalablement au moyen d'injections antiseptiques les végétations, à cause des nombreux microbes pathogènes qui peuvent s'y rencontrer.


## CHAPITRE XI

### GANGRÈNE DU PHARYNX

Bretonneau a le premier nettement séparé la gangrène du pharynx de l'angine diphtérique et a démontré son extrême rareté.

ÉTIOLOGIE. — Trousseau (2) a décrit une forme primitive de la gangrène du pharynx chez les adultes et Richardière (3) en a recueilli quatre cas dont deux observés par lui relatifs à l'enfance ; à cet âge, la maladie est habituellement *secondaire*, elle résulte d'un état de dépression générale de l'économie et survient dans les mêmes conditions que la gangrène de la bouche, qu'elle accompagne quelquefois ; il est rare qu'elle succède à une angine inflammatoire primitive ; elle survient surtout dans le cours de la *scarlatine* (Voir p. 67) et de la *rougeole* ; on l'a observée aussi à la suite ou dans le cours de la fièvre typhoïde, de la coqueluche, de la dysenterie et de la tuberculose ; elle peut compliquer l'angine diphtérique, surtout lorsque celle-ci est secondaire. Elle sévit quelquefois *épidémiquement* (Becquerel) (4), et succède alors presque toujours à la diphtérie (Voir p. 180).

Elle est plus fréquente chez les enfants au-dessous de six ans que

(1) Voir : Castex et Malherbe, *Bull. méd.*, 1894, p. 205 et 219. — M^lle Magnus, *Thèse de Paris*, 1895.
(2) Trousseau, Clin. méd., 3^e éd., t. I, p. 349.
(3) Richardière, *Bull. méd.*, 1898, p. 457.
(4) Becquerel, *Gaz. méd. de Paris*, 1843, p. 687.

chez les individus plus âgés ; elle atteint de préférence les sujets d'une constitution chétive.

ANATOMIE PATHOLOGIQUE. — Rilliet et Barthez décrivent deux formes de la gangrène du pharynx, l'une circonscrite, l'autre diffuse.

Quand elle est *circonscrite*, la gangrène se présente sous la forme de plaques rondes ou ovales déprimées, dont les dimensions varient entre celles d'une lentille et celles d'une pièce d'un franc ; ces plaques sont grises, noirâtres ou tout à fait noires ; elles exhalent une odeur gangreneuse, leurs bords sont taillés à pic ; elles sont formées par une escarre de la muqueuse qui s'étend au tissu sous-muqueux et laisse quelquefois à nu le tissu musculaire. Cette forme de la gangrène atteint généralement la partie la plus inférieure du pharynx ; quelquefois on la rencontre à la face antérieure de l'organe dans l'angle rentrant du cartilage thyroïde ; elle peut envahir aussi l'épiglotte et le larynx. Dans quelques cas, elle siège sur une des amygdales, qu'elle transforme en un putrilage noirâtre et fétide. Les parties non sphacélées de la muqueuse pharyngée conservent leur aspect normal. Lorsque l'escarre tombe, elle laisse une perte de substance de la muqueuse, dont le fond est constitué par une ulcération parfois recouverte d'une fausse membrane grisâtre.

Dans la forme diffuse, qui est la plus fréquente, la gangrène envahit de larges surfaces ; son extension n'a rien de régulier, les limites de l'escarre sont peu marquées ; les amygdales, le voile du palais, les piliers, quelquefois l'épiglotte et une partie du larynx sont sphacélés. La mortification des tissus s'étend à une profondeur variable ; elle peut aller jusqu'aux gros vaisseaux du cou et déterminer une hémorragie mortelle, comme Becquerel en a rapporté un exemple.

La gangrène du pharynx peut coïncider avec celle de la bouche, des poumons et de la vulve ; elle s'accompagne quelquefois d'œdème glottique et peut se compliquer, mais plus rarement que la gangrène de la bouche, d'une pneumonie.

SYMPTOMES. — Si la maladie frappe les amygdales, le voile du palais ou la partie postérieure de l'arrière-bouche, on trouve à l'examen de la bouche ces parties recouvertes d'une escarre gris noirâtre, mais, si la gangrène n'existe que par plaques disséminées à la partie inférieure du pharynx, elle échappe à l'exploration directe et ne se révèle que par l'odeur gangreneuse de l'haleine. Le plus souvent, on n'observe ni douleur ni dysphagie : celle-ci existait cependant dans les deux cas de gangrène primitive observés par Richardière ; les ganglions sous-maxillaires sont parfois tuméfiés. Aux symptômes généraux de la maladie que complique la gangrène se joint une adynamie profonde ; la mort survient très rapidement, le plus souvent du second au sixième jour ; la guérison est exceptionnelle, surtout dans la forme secondaire.

DIAGNOSTIC. — La gangrène du pharynx reste souvent latente ; on devra penser à cette maladie lorsqu'un enfant présente, dans le cours ou à la suite d'une fièvre éruptive, d'une angine diphtérique ou d'une fièvre typhoïde, une odeur gangreneuse de l'haleine sans qu'on observe de *gangrène de la bouche*. Les phénomènes d'auscultation et l'absence de crachats fétides et sanguinolents la feront distinguer de la *gangrène pulmonaire*.

Lorsque les escarres sont visibles, la maladie est quelquefois difficile à distinguer au premier abord de l'*angine diphtérique*, qui peut s'accompagner d'une odeur presque aussi fétide de l'haleine, mais on se rappellera que dans l'angine la maladie débute par une plaque blanchâtre qui ne revêt pas d'emblée l'apparence gangreneuse, que les ganglions sous-maxillaires sont presque toujours engorgés, enfin que, lorsqu'on enlève les fausses membranes, on ne constate sous elles aucune ulcération, à moins que les deux maladies ne coexistent, ce dont on s'assurera par l'examen bactériologique.

PRONOSTIC. — La gangrène du pharynx est une affection des plus graves ; néanmoins elle n'est pas absolument incurable ; on a trouvé dans quelques autopsies, à côté des escarres, des cicatrices d'ulcérations gangreneuses, et Kormann (1) a observé un cas de guérison chez une fille de quatorze ans ; les deux cas de Richardière ont également guéri. La forme diffuse secondaire est presque toujours rapidement mortelle.

TRAITEMENT. — Lorsque les parties sphacélées sont accessibles à la vue, on essayera de combattre la maladie par la cautérisation, comme dans les cas de noma ; autrement, on se bornera à prescrire des injections dans la gorge ou des gargarismes antiseptiques et on soutiendra les forces de l'enfant par un traitement tonique. Si l'examen bactériologique a fait constater la présence du bacille de Löffler, on pratiquera des injections de sérum antidiphtérique.


## CHAPITRE XII

## ABCÈS RÉTRO-PHARYNGIENS

Les abcès rétro-pharyngiens reconnaissent deux origines très différentes. Les uns sont des abcès par congestion *symptomatiques* d'une carie des vertèbres cervicales, leur étude est du ressort de la chirurgie ; les autres sont des abcès *idiopathiques* développés à la suite d'une

---

(1) Kormann, *Jahrb. für Kinderheilk.*, 1881, t. XVI, p. 172.

phlegmasie du tissu cellulaire de la région rétro-pharyngienne ; ce sont les seuls dont il sera question ici.

ÉTIOLOGIE. — Les abcès rétro-pharyngiens peuvent se rencontrer à toutes les périodes de la vie, mais ils sont surtout fréquents dans l'enfance et particulièrement dans la première année. Gautier (1), qui a réuni 89 cas d'abcès rétro-pharyngiens, cite 26 cas relatifs à des enfants au-dessous d'un an, 9 relatifs à des sujets qui étaient dans leur seconde année, et 11 relatifs à des enfants entre deux et quinze ans. Sur 16 cas rapportés par Schmitz, 9 appartiennent à des sujets de six à sept mois.

Les abcès rétro-pharyngiens surviennent quelquefois sous l'influence d'une maladie générale, telle que la tuberculose, et surtout la scrofule (Bokai) (2) ; ils ont été aussi observés à la suite ou dans le cours de la variole, de la rougeole, de la scarlatine, de la coqueluche, de l'angine diphtérique, de l'influenza (Fischer) (3), de l'érysipèle de la face. Bokai, qui a traité en vingt-sept ans, à l'hôpital de Pesth, 267 cas d'abcès rétro-pharyngiens, dont 179 étaient idiopathiques, attribue une certaine importance, comme causes de la maladie, aux affections de la bouche, de la gorge, des fosses nasales, ainsi qu'à l'eczéma du visage, de la nuque ou de la partie postérieure du cuir chevelu.

Le froid peut être quelquefois la cause déterminante de la maladie ; d'autres fois, c'est un traumatisme provoqué par la présence d'un corps étranger (fragments d'os, pièces de monnaies, etc.) dans le pharynx ou l'œsophage, ou bien, d'après Giraldès, l'ingestion de boissons trop chaudes.

Quelquefois, les abcès rétro-pharyngiens sont la suite d'une inflammation suppurée d'un ganglion ou de quelque autre organe avoisinant le pharynx, et de l'extension de celle-ci vers l'arrière-gorge. L'allaitement par une nourrice atteinte d'abcès du sein a été aussi incriminé.

Enfin, dans la plupart des cas, on ne peut assigner aucune cause apparente à la maladie.

ANATOMIE PATHOLOGIQUE. — Les abcès rétro-pharyngiens siègent en général dans le tissu cellulaire compris entre les muscles constricteurs du pharynx et l'aponévrose prévertébrale, ou même plus profondément encore, derrière cette aponévrose. D'après Gautier et Schmitz, ils prendraient parfois naissance dans les ganglions lymphatiques situés le long de la paroi postérieure du pharynx, ganglions qu'on trouve chez tous les enfants âgés de moins de trois ans. Bokai considère l'adénite rétro-pharyngienne comme le point de départ constant des abcès idiopathiques ; il l'a constaté dans 63 cas sur 267 cas

<hr>

(1) V. Gautier, Des abcès rétro-pharyngiens idiopathiques. Genève, 1869.
(2) Bokai, *Jahrb. für Kinderheilk.*, 1876, p. 109, et 1881, p. 95.
(3) Fischer, *Wien. méd. Presse*, 1892, n⁰ 30, p. 124.

d'abcès rétro-pharyngiens. Kormann (1) a trouvé, par l'inspection directe faite avec le doigt, les ganglions rétro-pharyngiens tuméfiés dans le cours du muguet, de la stomatite simple et ulcéreuse, de l'ozène et de la pharyngite chronique, des inflammations de l'oreille moyenne, de la scarlatine, de la rougeole et de l'angine diphtérique, mais il n'a vu qu'une seule fois cette adénite se terminer par un abcès.

Les dimensions des abcès rétro-pharyngiens varient entre celles d'une noisette et celles d'un œuf de poule. Ces abcès s'étendent souvent derrière la partie supérieure de l'œsophage, quelquefois même plus bas (*abcès rétro-œsophagiens*); ils se prolongent dans quelques cas jusqu'à la dernière vertèbre cervicale et dans le thorax, d'autres fois ils remontent derrière la partie supérieure du pharynx jusqu'à l'apophyse basilaire. Ils sont situés le plus souvent sur la ligne médiane, mais quelquefois proéminent un peu latéralement. Il est rare qu'il existe plus d'un foyer purulent. Le pus est en général phlegmoneux et bien lié, parfois sanieux ou sanguinolent.

L'abcès s'ouvre rarement spontanément dans le pharynx ou l'œsophage; le plus souvent l'enfant succombe avant que la collection purulente se soit évacuée au dehors; quelquefois le pus fuse vers les parties déclives à travers le tissu cellulaire du cou, pénètre dans le médiastin ou dans la cavité pleurale et peut déterminer une pleurésie purulente ou une pneumonie. D'autres fois, il se porte en avant en contournant le larynx et apparaît sous la peau au-devant de l'os hyoïde. Dans certains cas, la phlegmasie, surtout lorsqu'elle a été causée par l'introduction d'un corps étranger, revêt la forme d'un phlegmon diffus ou gangreneux, décolle les vaisseaux et les nerfs et produit des ravages étendus dans la région cervicale.

Les organes voisins du pharynx sont souvent enflammés ; ainsi l'on a vu dans quelques cas l'abcès rétro-pharyngien se compliquer d'un œdème de la glotte.


DESCRIPTION. — **Début.** — La phlegmasie rétro-pharyngienne débute comme une angine inflammatoire simple : la *rigidité du cou* est seulement plus prononcée que dans l'angine catarrhale. Chez les très jeunes enfants, le début de la maladie peut passer inaperçu et l'attention n'est attirée du côté du pharynx que lorsque le pus est déjà collecté. Lorsque l'abcès survient à la suite de la diphtérie ou de la scarlatine, ses prodromes sont souvent masqués par l'affection primitive.

Quelquefois on observe un temps d'arrêt dans la maladie entre les symptômes du début et l'apparition de l'abcès, mais ce fait est rare chez les enfants.

_________

(1) Kormann, *Central. Zeit. der Kinderheilk.*, 1877-78, p. 67.

**Signes fonctionnels.** — La *dysphagie* est un des premiers signes qui révèlent l'existence d'une collection purulente dans le fond de la gorge ; elle est due soit à la douleur que provoquent les mouvements de la déglutition, soit à l'obstacle qu'oppose la tumeur au passage des aliments. Dans quelques cas, l'enfant ne peut rien avaler ; si c'est un nourrisson, on le voit saisir le sein avec avidité, puis bientôt se renverser en arrière, tousser et rejeter le lait par le nez et la bouche (Gautier). Lorsque la maladie a une marche lente, la dysphagie, en entravant l'alimentation, peut devenir une des causes de la terminaison fatale.

La *dyspnée* est un des symptômes les plus constants de l'abcès ; elle ne fait défaut que lorsque la collection purulente est limitée à la partie supérieure du pharynx ; l'enfant respire alors facilement tant que la bouche est ouverte, mais la respiration par le nez est impossible. A part ce cas exceptionnel, la dyspnée est généralement caractérisée par une respiration laborieuse, qui peut aller jusqu'à l'orthopnée et qui s'accompagne parfois d'un sifflement à l'inspiration ; une pression exercée sur le cou l'augmente ; le passage des aliments ou l'exploration du médecin suffisent parfois pour provoquer de violents accès de suffocation.

Quelquefois les enfants ne toussent pas, d'autres fois ils sont pris d'une *toux* sèche et sifflante ou bien forte et râlante, avec expectoration du pus ; dans quelques cas, la toux présente un timbre croupal, métallique. Elle s'accompagne de vomissements.

La *voix* est généralement altérée ; elle est rauque, nasonnée, le son est affaibli et voilé ; l'aphonie peut devenir complète avec les progrès de la maladie. La bouche est remplie de mucosités spumeuses.

Les mouvements de la tête sont souvent très douloureux, de là une *rigidité du cou* extrême ; ce symptôme s'accompagne en général d'une projection de la tête en arrière ou de côté. Les mouvements de la mâchoire sont rarement entravés comme dans l'angine phlegmoneuse.

Le cou est quelquefois tuméfié, et le cartilage thyroïde, poussé en avant par la collection purulente, est douloureux à la pression. Les ganglions sous-maxillaires et cervicaux sont souvent engorgés et suppurent quelquefois.

Dans trois cas, Bokai a observé une paralysie faciale.

**Signes physiques.** — L'ensemble des symptômes fonctionnels peut faire soupçonner l'existence d'un abcès rétro-pharyngien, mais ne suffit pas à le faire reconnaître ; il faut pour cela explorer directement le pharynx par la *vue* et surtout par le *toucher*.

En général, par la simple inspection on aperçoit l'abcès qui fait saillie entre les piliers du voile du palais, sous la forme d'une tumeur plus ou moins bombée qui obstrue l'isthme du gosier, mais quelquefois la collection est située trop haut ou trop bas pour être aperçue facilement ; sa présence peut être masquée par des mucosités ou même par des fausses membranes, si elle est survenue dans le cours d'une angine diphtérique ; l'exploration est d'ailleurs très difficile à cause de la douleur qu'elle provoque et ne peut être prolongée longtemps.

Le toucher, au contraire, peut être fait très rapidement et donne toujours des renseignements certains sur l'existence d'un abcès. On le pratique en portant le doigt d'abord directement en arrière sur la colonne vertébrale, puis en haut vers les fosses nasales et en bas vers l'œsophage ; ce rapide examen fait constater une tumeur plus ou moins dure et saillante, parfois fluctuante et toujours très sensible à la pression. En plaçant le doigt de l'autre main sur la partie correspondante de la région cervicale externe, on perçoit quelquefois de la fluctuation (Bokai) ; on peut la sentir aussi avec un seul doigt en déprimant doucement la tumeur jusqu'à ce qu'on perçoive un plan résistant ; on retire alors très légèrement le doigt, et le pus refoulé, remplissant de nouveau la poche, vient presser le doigt qui se retire (de Saint-Germain) (1).

**Symptômes généraux.** — Lorsque la maladie est très aiguë, les symptômes généraux présentent souvent une grande intensité ; le visage exprime une vive anxiété ; il est tantôt pâle et livide, tantôt rouge et injecté, parfois bouffi et cyanosé ; le pouls devient filiforme, la prostration est extrême : quelquefois, l'enfant est pris de vomissements, de syncopes et d'accidents nerveux, tels que céphalalgie, agitation, délire et convulsions partielles ou générales (Gautier). Dans les cas chroniques, la maladie est apyrétique et ne se manifeste que par des symptômes locaux.

**Marche. Terminaisons.** — Tantôt la maladie évolue rapidement, tantôt au contraire elle affecte une marche chronique. Dans ce dernier cas, la collection purulente ne se développe qu'avec une extrême lenteur ; elle met des semaines ou même des mois à s'accroître. West rapporte le cas d'un enfant de huit ans chez lequel un abcès situé derrière le pharynx ne se manifesta longtemps que par de la dysphagie et de la dyspnée et ne fut reconnu qu'au bout de six semaines par l'exploration du doigt. Dans un cas relatif à un enfant de seize mois rapporté par Dariste (2), la maladie eut une durée de cinq mois ; l'autopsie prouva que l'abcès ne provenait pas de la carie des vertèbres du cou. Les abcès d'origine traumatique ont une durée plus courte que ceux qui se développent spontanément.

Les abcès rétro-pharyngiens ne se terminent jamais favorablement si le pus n'est pas évacué au dehors, et la guérison succède très rarement à une ouverture spontanée de l'abcès. Celle-ci peut même amener une mort subite si le pus s'écoule dans la trachée (Bokai),

<hr>

(1) De Saint-Germain, cité par Mercier, *Revue mens. des mal. de l'enf.*, 1883, p. 108.
(2) Dariste, *Bull. de la Soc. anat.*, 1836.

ou si l'abcès amène la perforation de la carotide, comme Bokai et
Szekeres en ont observé un cas chez un petit garçon de quatre ans,
et Carmichael chez un enfant de cinq semaines. Dans presque toutes
les observations rapportées par les auteurs, l'enfant ne s'est rétabli
que lorsque la collection a été ouverte artificiellement ; cette évacuation est généralement suivie d'un soulagement immédiat et d'une
guérison rapide. Parfois on observe encore pendant quelques jours
un léger sifflement à l'inspiration et une altération de la voix résultant de la tuméfaction des cordes vocales.

Lorsque l'abcès n'est pas ouvert en temps utile, la maladie se
termine habituellement par la mort ; quelquefois le petit malade
succombe dans un accès de suffocation. Dans un cas rapporté par
Allé (1), un enfant de six ans, qui souffrait depuis quelques semaines
d'un abcès rétro-pharyngien, fut emporté subitement au moment où
il avalait un morceau de pain. Plus souvent l'enfant s'éteint graduellement et meurt d'asphyxie ou d'inanition. Enfin, dans les cas
de phlegmon rétro-pharyngien à forme diffuse, gangreneuse ou
compliqué de fusées purulentes dans le médiastin ou la plèvre, la
mort peut être amenée par la septicémie ou l'inflammation thoracique.

DIAGNOSTIC. — Le diagnostic des abcès rétro-pharyngiens est
de la plus haute importance dans la pratique ; on peut dire que de
lui dépend le salut du malade. Il est extrêmement facile, si le médecin, soupçonnant déjà la véritable nature de la maladie, porte son
doigt dans le fond de la gorge, mais, si cette exploration est négligée, l'abcès risque fort d'être méconnu, et il l'a été souvent. Des
abcès rétro-pharyngiens ont été pris pour une angine simple, pour
le croup, pour une laryngite chronique, pour l'œdème de la glotte ;
dans quelques cas, l'erreur a été plus grande encore : le praticien,
trompé par l'intensité des symptômes généraux, a cru à une affection aiguë des méninges ou des poumons.

Les signes fonctionnels qui doivent faire présumer l'existence
d'un abcès rétro-pharyngien sont principalement : la *douleur* occasionnée par les mouvements de la tête sur le cou, la *tuméfaction*
générale de la région cervicale, la *projection en avant du cartilage
thyroïde* et surtout la *dysphagie*, qui est plus prononcée que dans
aucune autre affection angineuse. La présence de fausses membranes
dans le fond de la gorge ne doit pas faire exclure d'emblée l'idée
d'un abcès rétro-pharyngien, car on a vu la diphtérie coïncider avec
cette affection ; de là le précepte d'explorer toujours le fond de la
gorge avec le doigt dans le cas d'*angine couenneuse* ou de *croup*.
Lorsque l'*œdème glottique* complique les abcès rétro-pharyngiens,

(1) Allé, *OEsterr. med. Wochenschr.*, 1841, n° 6.

il peut donner aussi lieu à une erreur de diagnostic ; au moment
où le médecin introduit son doigt derrière la langue, il sent en
premier lieu les replis ary-épiglottiques tuméfiés, et, s'il ne pousse
pas plus loin son exploration, il peut croire que ce gonflement
constitue toute la maladie.

Les *abcès par congestion* dus à la carie des vertèbres cervicales se
distinguent des abcès idiopathiques situés derrière le pharynx par
l'existence concomitante d'une déformation de la nuque et d'une
gêne persistante des mouvements de la tête sur le cou ; ils ne sont
jamais précédés par une angine inflammatoire.

PRONOSTIC. — Il est grave : sur 95 cas rassemblés par Gautier,
la maladie s'est terminée 41 fois par la mort ; mais, dans cette affection plus peut-être que dans aucune autre, un diagnostic fait à
temps suivi d'une thérapeutique rationnelle peut changer la terminaison. La statistique de Gautier est très frappante sous ce rapport.
Dans tous les cas, au nombre de 25, où l'abcès a été méconnu, l'issue
a été fatale, tandis que dans 66 cas où la maladie avait été reconnue,
il n'y a eu que 16 décès, et sur ce nombre la mort survint 8 fois sans
qu'aucune tentative d'incision eût été faite et 3 fois après une incision tardive ou incomplète ; 4 fois la maladie avait revêtu la forme
diffuse et gangreneuse.

Pour Bokai, la maladie est d'autant plus grave que l'enfant est
plus jeune, à cause des faibles dimensions du pharynx chez les
petits enfants.

TRAITEMENT. — Tous les moyens médicaux employés contre
les phlegmons et les abcès rétro-pharyngiens, tels que la saignée
générale ou locale, les vomitifs, les purgatifs, les gargarismes, sont
incapables d'amener à eux seuls la guérison ; ils peuvent tout au plus
atténuer momentanément quelques symptômes. Gautier recommande
cependant l'emploi au début de la maladie de *gargarismes froids* et
de petits *morceaux de glace* avalés à courts intervalles, mais ce
moyen est d'une application difficile chez les petits enfants.

Il y a indication urgente à *inciser* la tumeur aussitôt qu'on en a
reconnu l'existence ; il est inutile d'attendre qu'elle soit devenue
fluctuante ; plus l'opération sera pratiquée de bonne heure, plus
elle aura de chances de succès. De Saint-Germain recommande
cependant, pour éviter de blesser les vaisseaux du cou, d'attendre
pour inciser, à moins d'urgence extrême, que l'abcès se soit dirigé
vers le raphé médian.

L'incision est faite habituellement du côté du pharynx de la façon
suivante : la tête de l'enfant est maintenue solidement par un aide ;
le chirurgien introduit d'abord l'indicateur de la main gauche,
enveloppé de diachylon, jusqu'au point culminant de l'abcès ; cette

manœuvre doit être faite aussi rapidement que possible, car elle est extrêmement pénible et exaspère momentanément la dyspnée. Dès que le chirurgien s'est assuré du point où il doit faire son incision, il saisit le bistouri de la main droite et le pousse le long du bord droit de l'indicateur gauche jusqu'à la tumeur, dans laquelle il le plonge perpendiculairement d'avant en arrière ; les parois de l'abcès étant souvent épaisses, il enfonce l'instrument à une certaine profondeur en ayant soin de ne pas s'écarter de plus de 3 ou 4 millimètres de la ligne médiane, afin d'éviter toute chance d'hémorragie. La ponction une fois faite, il agrandit légèrement l'incision en bas ou en haut suivant le siège de la tumeur. Le bistouri sera entouré d'un fil ou d'un morceau de diachylon jusque près de sa pointe. Dans quelques cas, on se servira d'un bistouri boutonné ou recourbé. Si l'introduction du doigt dans la bouche est impossible, on emploiera le *pharyngotome* de J.-L. Petit.

Abelin préfère l'emploi du trocart à celui du bistouri dans la crainte que le pus, au moment où il s'échappe, ne se porte vers la trachée et ne suffoque le malade ; l'expérience prouve que cet accident est peu à redouter (1) ; on aura cependant soin d'incliner en bas la tête de l'enfant pour faciliter l'écoulement du pus dès que l'abcès sera ouvert. On ne se servira jamais du chloroforme pendant l'opération ; dans un cas rapporté par Giraldès, cet agent faillit déterminer la mort par asphyxie.

Il sera parfois nécessaire de recourir au bout de quelque temps à une seconde ponction ou d'élargir la première incision, si celle-ci était insuffisante. Quand l'abcès s'est vidé spontanément, on fera bien d'agrandir artificiellement son ouverture, pour peu que les accidents qu'il provoquait n'aient pas entièrement disparu. Si la suppuration est entretenue par la présence d'un corps étranger, on cherchera à enlever celui-ci.

Le traitement consécutif à l'opération est des plus simples. Dans la plupart de ces cas, les mouvements naturels de la déglutition suffiront à déterger le foyer purulent, qui se cicatrisera rapidement; on recommandera cependant au malade de se gargariser de temps en temps avec de l'eau tiède boriquée, et chez les nouveau-nés on fera des injections détersives. Il est très rare que des morceaux d'aliments s'introduisent dans les parties déclives de l'abcès.

---

(1) Bokai rapporte cependant deux exemples d'enfants qui tombèrent asphyxiés au moment de l'ouverture artificielle de l'abcès, et chez lesquels la vie ne put être ramenée qu'au moyen de la faradisation des nerfs du diaphragme, et Témoin (*Rev. mens. des mal. de l'enf.*, 1887, p. 172) a vu deux cas où l'incision fut également suivie de phénomènes d'asphyxie. On évite cet accident par l'incision externe. Ajoutons que Variot (*Journ. de clin. et de thérap. inf.*, 1895, p. 541 et 1008) a vu dans la même année deux enfants mourir subitement à la suite de l'ouverture d'un abcès rétro-pharyngien, sans que le pus fût entré dans les voies aériennes et sans que rien pût faire prévoir cet accident.

L'*incision externe* a été employée plusieurs fois dans ces dernières années pour l'ouverture des abcès rétro-pharyngiens; elle a l'inconvénient de laisser une cicatrice externe et de produire un traumatisme plus considérable que l'incision interne, mais elle permet l'emploi du pansement antiseptique, et l'évacuation du pus directement à l'extérieur. Burkhardt (1), de Saint-Germain (2), Pollard (3), Phocas (4), l'ont pratiquée avec succès. L'incision a été faite tantôt sur le bord antérieur, tantôt sur le bord postérieur du sterno-mastoïdien ; l'opération, commencée avec le bistouri, peut être terminée avec la sonde cannelée, qui pénétrera dans le foyer, dont l'évacuation sera facilitée par l'introduction d'une pince dilatatrice et par le drainage. L'incision externe nous paraît devoir être un procédé d'exception réservé aux cas d'adéno-phlegmons avec suppuration se portant vers l'extérieur. Dans ces cas, l'amygdale et le pilier antérieur sont souvent refoulés vers la ligne médiane, et une incision interne pourrait à la rigueur léser la carotide repoussée également vers la ligne médiane. Pour les autres abcès rétro-pharyngiens idiopathiques, l'incision interne nous paraît devoir rester la méthode de choix.

La *trachéotomie* a été proposée comme un moyen de traitement des abcès rétro-pharyngiens ; cette opération est le plus souvent inutile, puisque l'incision de la tumeur supprime beaucoup mieux et plus facilement l'obstacle à la respiration. Bokai (5) cite cependant un cas de lymphadénite rétro-pharyngienne qui s'était développée chez un enfant de huit mois dans le cours d'une otite moyenne suppurée, sans suppurer elle-même et qui nécessita la trachéotomie ; cette opération sauva la vie de l'enfant.

L'*intubation* sera indiquée dans les cas où l'abcès déterminerait des accès subits d'apnée ou de syncope (Thoyer-Rozat) (6).


# CHAPITRE XIII

## DYSPEPSIE DE LA PREMIÈRE ENFANCE

On entend sous le nom de dyspepsie tous les troubles fonctionnels de la digestion qui ne sont liés à aucune altération organique appréciable. La dyspepsie s'observe chez les enfants tantôt sous une forme aiguë, l'*indigestion*, tantôt sous une forme chronique, la *dyspepsie habituelle*.

(1) Burkhardt, *Centralbl. für Chir.*, 1888, p. 5.
(2) De Saint-Germain, *Revue mens. des mal. de l'enf.*, 1888, p. 365.
(3) Pollard, *Lancet*, 13 février 1892.
(4) Phocas, *Sem. méd.*, 24 décembre 1892.
(5) Bokai, *Pester med. chir. Presse*, 1890, n° 43.
6) Thoyer-Rozat, *Thèse de Paris*, 1896.

ÉTIOLOGIE. — La dyspepsie étant le point de départ de la grande majorité des maladies du premier âge, il est important de mettre en relief les facteurs primordiaux de cette chaîne pathologique qui aboutit si souvent à l'athrepsie, au rachitisme ou au choléra infantile. Ces facteurs sont au nombre de trois principaux : 1° la *faiblesse digestive congénitale* provenant soit de la santé débile des parents, des privations ou des maladies auxquelles la mère a été exposée pendant la grossesse, soit d'une naissance prématurée ou de maladies congénitales, telles que la syphilis ou la cachexie paludéenne ; 2° la *suralimentation*, dont l'action funeste est surtout à craindre dans les premiers mois de la vie ; 3° l'*allaitement artificiel* ou le *sevrage prématuré*, qui sont responsables dans les trois quarts des cas de la mortalité infantile dans la première année.

Étudions maintenant de plus près les causes de la dyspepsie infantile ; les unes sont mécaniques, les autres chimiques.

Parmi les **causes mécaniques**, la plus importante est la suralimentation, qui est d'autant plus dangereuse qu'elle agit sur des enfants plus jeunes, en produisant une dilatation de l'estomac. L'insuffisance motrice, qui en est la conséquence, entraîne une stagnation des aliments, qui est le point de départ des fermentations anormales et la cause peut-être la plus fréquente des dyspepsies, ainsi que des entérites infantiles. Nous avons déjà insisté ailleurs sur la petite capacité de l'estomac dans les premiers mois, ainsi que sur la faiblesse de la couche musculaire (Voir p. 13 et 29) ; il faut se rappeler que la capacité de l'estomac chez le nouveau-né est à peine de 30 à 45 centimètres cubes, qu'elle est de 75 à 80 centimètres cubes à un mois, de 150 seulement à la fin du quatrième mois et de 200 à huit mois.

Parmi les **causes chimiques** de la dyspepsie du premier âge, on peut surtout citer la différence de composition entre le lait de vache et le lait de femme et l'impossibilité pour le nouveau-né de digérer les farineux.

On sait que dans le lait de vache, la caséine est deux fois plus abondante que dans le lait de femme. Il faut ajouter que ces deux caséines diffèrent par leur mode de coagulation dans l'estomac ; tandis que le lait de femme se caille en flocons mous et ténus faciles à attaquer pour le suc gastrique, le lait de vache se prend en caillots volumineux et denses. Elles diffèrent aussi dans leur composition chimique moléculaire (Wroblesky). En outre, la proportion d'albumine dissoute qui peut être résorbée directement n'est que de 10,3 pour 100 dans le lait de vache, tandis que le lait de femme en contient 38,5 pour 100. Enfin, le lait de femme renferme normalement un ferment diastasique ayant un pouvoir saccharifiant considérable, qui se retrouve dans les selles des nourrissons au sein et qui n'existe pas dans le lait de vache (Moro) (1). Voilà pourquoi la dyspepsie est si fréquente chez les enfants élevés au biberon.

La seconde cause chimique réside dans l'alimentation prématurée avec les farineux et l'incapacité de l'appareil digestif dans le jeune âge à transformer l'amidon en dextrine soluble et en sucre. Il résulte, en effet, des travaux de Zweifel (2) que le suc pancréatique ne commence à posséder un pouvoir saccharifiant notable qu'à la fin du troisième mois ; les glandes salivaires sont également peu développées chez les nouveau-nés, et quoique la salive contienne de la ptyaline (Hammarsten), elle ne joue qu'un rôle insignifiant dans la digestion, tant que l'enfant ne mastique pas. Ce n'est qu'à partir du onzième mois que la salive peut transformer la fécule avec la même énergie que chez l'adulte et ce n'est qu'à ce moment que les farineux doivent commencer à entrer dans une certaine proportion dans l'alimentation des enfants en bas âge.

Les enfants nourris au sein sont moins exposés aux troubles digestifs que ceux qui sont élevés au biberon et on n'observe guère chez eux que des indigestions passagères. Il n'est pas toujours facile d'en élucider les causes ; les plus fréquentes sont un écart de régime, surtout l'abus des alcooliques (3) ou une violente émotion morale chez la nourrice, la menstruation ou une nouvelle grossesse pendant l'allaitement, un lait trop récent ou trop ancien, une maladie générale de la nourrice ou un abcès du sein, des tetées trop répétées à des heures irrégulières, une dentition laborieuse ou l'invasion d'une maladie aiguë chez l'enfant, etc.

Par contre, la dyspepsie habituelle est exceptionnelle chez les nourrissons élevés au sein. Elle ne doit pas être confondue avec l'inanition provenant d'un lait de femme insuffisant ou appauvri.

**DESCRIPTION. — Indigestion.** — Les nouveau-nés et les enfants à la mamelle rejettent souvent après un repas copieux une partie du lait qu'ils ont bu ; cet accident est provoqué par l'ingestion d'une trop grande quantité de lait, par les secousses de la toux ou par le hoquet ; la direction presque verticale de l'estomac dans le premier âge y prédispose. Cette *régurgitation* n'a aucune signification fâcheuse et ne provoque pas de réaction générale.

Dans l'indigestion proprement dite, au contraire, la face pâlit, les traits se contractent, l'enfant devient agité ; il est pris souvent de légères convulsions, telles que de la raideur des doigts ou de quelques mouvements de rotation du globe de l'œil ; d'autres fois, il est assoupi et prostré. L'indigestion peut se terminer rapidement par des vomis-

(1) Moro, *Jahrb. für Kinderheilk.*, 1898, t. XLVII, p. 342.
(2) Zweifel, Untersuchungen über den Verdauungsapparat der Neugeborenen. Berlin, 1874.
(3) Voir : H. Meunier, *Journ. de méd. et de chir. prat.*, 1898, p. 293.

sements abondants d'un lait caillé et acide, ou bien elle se prolonge ; le ventre devient alors dur, tendu, douloureux à la pression ; l'enfant est pris de coliques violentes et rend des selles liquides très fétides, jaunes ou vertes, remplies de grumeaux blancs de lait non digéré.

**Dyspepsie habituelle.** — Quand les causes de l'indigestion subsistent, les vomissements et la diarrhée, au lieu de cesser rapidement, se renouvellent pendant des jours ou des mois, ou alternent avec le tympanisme et une constipation opiniâtre.

Les symptômes de la dyspepsie peuvent être principalement gastriques ou intestinaux, mais habituellement les deux ordres de symptômes coexistent ou se succèdent au bout d'un certain temps chez le même malade.

Les *vomissements* sont la meilleure preuve de la stagnation alimentaire, quand ils se produisent plus tard qu'une heure et demie après le repas. Ils sont formés de lait caillé, à odeur acide et rance, auquel est mélangé du mucus dans les cas chroniques ; la bile n'apparaît guère dans les vomissements que pendant les épisodes aigus. L'acidité habituellement très prononcée des matières vomies ou extraites par la sonde est due à des acides organiques (acide lactique, butyrique, etc.) ; ces matières contiennent peu d'acide chlorhydrique libre, comme le prouve l'absence de la réaction de Günsbourg.

Les *selles dyspeptiques* présentent diverses variétés importantes à connaître dans la pratique.

La constipation est fréquente chez les enfants suralimentés et elle précède habituellement le rachitisme. Les selles sont rares, dures, formées de matières blanchâtres ou argileuses, et présentent souvent une odeur légèrement fétide. Cette forme insidieuse, qui passe volontiers inaperçue, peut se transformer parfois en entérite grave avec diarrhée profuse. Elle s'accompagne habituellement de flatulence et de coliques, et s'observe chez des enfants gros et bien nourris, mais ayant les chairs flasques, le teint blanc mat et une certaine irritabilité nerveuse se traduisant par des cris et de l'insomnie, révélant une auto-intoxication digestive légère.

La diarrhée varie d'aspect suivant la nourriture de l'enfant. Chez les enfants nourris au sein, on observe parfois des selles dont le nombre ne dépasse guère quatre à six dans les vingt-quatre heures, et qui présentent une coloration verdâtre avec quelques grumeaux blancs. Elles ne sont pas irritantes et ne rougissent pas la peau des cuisses ou du pourtour de l'anus. Si l'enfant continue à augmenter de poids dans la proportion normale, il n'y a pas lieu de s'en inquiéter et de changer l'alimentation, surtout si c'est la mère qui nourrit. Chez les enfants nourris au lait de vache, la dyspepsie se traduit souvent par des selles plus liquides et moins jaunes qu'à l'état normal, qui prennent rapidement à l'air une coloration verdâtre, par oxydation des matières colorantes de la bile, et qui contiennent des grumeaux blancs de caséine non digérée. Knöpfelmacher a montré que ces résidus sont formés d'une combinaison phosphorée de la caséine et manquent complètement dans les selles des enfants bien portants nourris au sein.

Les selles sont habituellement très acides et irritent la peau des fesses; cette acidité résulte des fermentations qui se produisent dans l'intestin aux dépens des substances hydrocarbonées. Les selles sont plus rarement alcalines; elles sont alors très fétides; leur altération est due à la fermentation des substances albuminoïdes. Le danger de l'auto-intoxication est beaucoup plus grand dans ce dernier cas que dans le premier (Voir *gastro-entérite de la première enfance*).

Chez les enfants nourris principalement de farineux, l'aspect des selles dyspeptiques est très particulier; elles sont d'un brun foncé, très acides, en général poisseuses, et l'examen microscopique y démontre la présence d'une quantité considérable de grains d'amidon non digérés.

Les effets prochains ou éloignés de la dyspepsie sont nombreux. Parmi ces derniers, on peut ranger le *rachitisme* et l'*athrepsie*; parmi les premiers, la dilatation de l'estomac, la gastro-entérite aiguë ou chronique, le muguet, des éruptions cutanées diverses, des troubles nerveux, dont l'éclampsie est l'expression habituelle. Nous n'insisterons ici que sur ceux que nous ne décrivons pas ailleurs.

La **dilatation de l'estomac** s'observe fréquemment chez les enfants atteints de dyspepsie. Il faut distinguer avec soin la forme congénitale de la forme acquise.

La FORME CONGÉNITALE est due à une hypertrophie du pylore qui produit un rétrécissement spasmodique de cet organe. On en connaît actuellement 17 cas avec autopsie et un certain nombre d'autres qui rentrent probablement dans la même catégorie par leur début dès les premiers jours de la vie (1). La pathogénie de cette curieuse

(1) Voici la liste des principaux cas publiés jusqu'à ce jour : Williamson, *Lond. and Edinb. monthly Journ.*, janvier 1841. — Dawosky, *Arch. gén. de méd.*, 1843, II, p. 93. — Landerer, *Thèse de Tübingue*, 1879. — Demme, *Jahresb. des Jennerschen Kinderspitals*, 1881, p. 72. — Lesshaft, *Ob. russk Wratsch*, 1882, p. 153. — R. Maier, *Virch. Arch.*, 1885, t. CII, p. 414. — Hirschsprung, *Jahrb. für Kinderheilk.*, 1888, t. XXVIII, p. 32. — Peden, *Glasgow med. Journ.*, 1889, p. 416. — Pitt, *Trans. path. Soc.*, 1892, vol. XLIII, p. 63. — Tilger, *Virch. Arch.*, 1893, t. CXXXII, p. 290. — Henschel, *Arch. für Kinderheilk.*, 1891, t. XIII, p. 32 (cinq cas). — Thomson, *Edinb. Hosp. Rep.*, 1896, vol. IV, p. 116. — Gran, *Jahrb. für Kinderheilk.*, 1896, t. XLIII, p. 18. — Finkelstein, *Ibid.*, p. 105. — Schwyzer, *New York med. Journ.*, 21 novembre 1896. — De Bruynkops, *Ned. Tijd. v. Geneesk.*, 1896, n° 25. — Arregger, *Thèse de Zürich*, 1896. — W. S. Fenwick, The Disorders of Digestion in Infancy and Childhood, London, 1897, p. 315. — Ashby, *Arch. of Paed.*, juill. 1897. — Rolleston et Hayne, *Brit. med. Journ.*, 1898, I, p. 1070. — Cautley, *Ibid.*, II, p. 1490. — Meltzer, *Med. Rec. N.-Y.*, 1898, p. 253. — Durante, *Paediatria*, 1898, p. 169 (résumé). — Stern, *Deutsch. med. Woch.*, 1898, p. 1204. — Still, *Path. Soc. of London*, séance du 17 févr. 1899.

affection n'est pas encore complètement élucidée (1); ce qui est certain, c'est qu'il s'agit d'une maladie congénitale, Henschel en a observé 3 cas dans une même famille.

Les enfants qui en sont atteints naissent en général à terme et présentent à ce moment un aspect normal. Ce n'est qu'au bout de quelques jours, ou plus souvent de quelques semaines, qu'ils commencent à souffrir dans leur nutrition, les vomissements deviennent habituels. En général, à ce moment le lait est rejeté avec violence par l'estomac peu d'instants après avoir été ingéré, pur d'abord, puis mélangé à du mucus, mais jamais à de la bile. L'abdomen est rétracté et non tympanique ; la constipation est opiniâtre. Parfois, on peut sentir par la palpation de l'épigastre une tumeur dure, facile à déplacer, formée par le pylore hypertrophié (Finkelstein). Les urines diminuent ; le corps s'amaigrit, sous l'influence de l'inanition progressive, et les enfants finissent par succomber au bout de deux ou trois mois en moyenne, mais quelquefois déjà à la fin de la troisième semaine ; parfois la vie se prolonge jusqu'au sixième mois et au delà.

Certaines grandes dilatations observées dans la seconde enfance ou dans l'âge adulte sont peut-être des formes atténuées du rétrécissement pylorique congénital. Nous n'oserions néanmoins l'affirmer, car l'induration pylorique peut être aussi acquise chez l'enfant, comme le prouve l'observation suivante de Rosenheim (2). Un garçon de sept ans présentait depuis l'âge de cinq ans des vomissements nocturnes à la suite d'une rougeole grave ; on constata l'existence d'une dilatation considérable de l'estomac avec hyperchlorhydrie. La laparotomie démontra la présence d'un rétrécissement du pylore, qui était hypertrophié ; la pyloroplastie n'ayant produit qu'une amélioration passagère, on pratiqua une gastro-entérostomie qui amena la guérison définitive.

La FORME ACQUISE de la dilatation de l'estomac est la forme habituelle chez l'enfant ; la forme atonique ou *petite dilatation* est tellement fréquente qu'elle est un des symptômes ordinaires de la dyspepsie de la première enfance.

Elle se produit dès le premier mois chez les enfants suralimentés et élevés au biberon principalement, ou bien s'établit seulement au

---

(1) Pfaundler (*Wien. klin. Woch.*, 1897, X, p. 961) a constaté qu'à l'autopsie d'enfants morts en pleine digestion, on trouve l'orifice pylorique rétréci et formant une saillie dure du côté du duodénum, rappelant par sa configuration le col de l'utérus. Il attribue cette apparence à ce que l'estomac a été immobilisé par la mort dans une des phases de son fonctionnement moteur. Il en conclut que l'hypertrophie du pylore constatée à l'autopsie des petits enfants n'est pas un phénomène pathologique, et accepte pour les cas de gastropathie congénitale l'opinion de Thompson d'après laquelle il s'agirait dans ce cas plutôt d'un spasme fonctionnel que d'un rétrécissement organique. Cette opinion n'est pas admissible, l'hypertrophie du pylore ayant été maintes fois constatée pendant la vie sous la forme d'une tumeur palpable.

(2) Rosenheim, *Soc. de médecine de Berlin*, séance du 15 mars 1899.

moment du sevrage par l'effet d'une alimentation défectueuse ou trop copieuse. Comby (1), qui l'a bien décrite, a montré qu'elle précède habituellement l'apparition du rachitisme. Le diagnostic de la dilatation atonique dans les premiers mois n'est pas toujours facile ; la production d'un clapotement stomacal, au niveau de l'ombilic, chez un enfant à jeun, en est pour Comby un des meilleurs signes. Nous ne sommes pas de son avis. Dans les deux premiers mois, le foie recouvre une grande partie de la paroi antérieure de l'estomac, et le clapotement perçu à l'ombilic à cet âge a presque toujours pour siège le côlon transverse dilaté. Le moyen le plus sûr pour reconnaître la dilatation de l'estomac est la percussion de l'épigastre après avoir fait ingurgiter à l'enfant quelques cuillerées de la potion de Rivière (2).

Si la dilatation est produite par des repas trop copieux de lait stérilisé, elle peut être silencieuse et ne pas s'accompagner de vomissements ou de diarrhée. Les principaux signes en seront alors le rachitisme et l'eczéma intertrigo ou le strophulus, avec selles dures et décolorées.

Cette dilatation peut disparaître peu à peu, à mesure que l'enfant grandit, sous l'influence d'une bonne hygiène alimentaire. Dans d'autres cas, elle persiste au delà de la première enfance.

Les *grandes dilatations* sont rares chez l'enfant. Nous en citerons quelques exemples. Baginsky a trouvé, à l'autopsie d'un enfant de deux ans mort d'entérite chronique, un estomac énorme qui descendait jusqu'à l'ombilic et dont la paroi était tellement amincie qu'elle se rompit pendant l'autopsie. Machon (3) rapporte un cas de dilatation de l'estomac constaté à l'autopsie d'un petit garçon de trois ans et demi, mal nourri dans son enfance et qui succomba à une tuberculose pulmonaire compliquée d'ulcérations tuberculeuses du pylore et du duodénum. Demme (4) a observé, chez un garçon de six ans et demi, une dilatation de l'estomac, dont la grosse tubérosité remplissait l'hypocondre gauche et dépassait en bas l'ombilic de 4 centimètres ; l'enfant souffrait de dyspepsie avec constipation depuis l'âge de deux ou trois mois, époque à laquelle on le nourrissait déjà de bouillies de farines. Le siphonage de l'estomac par la sonde se fit très facilement et amena une diminution aussi bien de la dilatation que des troubles dyspeptiques.

La relation entre la dyspepsie et certaines dermatoses est incontes-

(1) Comby, *Arch. gén. de méd.*, 1884, t. XIV, p. 148 et 317.
(2) Moncorvo, qui a un des premiers prouvé l'existence de la dilatation de l'estomac chez les petits enfants (Rio-de-Janeiro, 1880), recommande la formule suivante : 30 grammes d'une solution d'acide tartrique à 10 pour 100, suivis de 30 grammes d'une solution de bicarbonate de soude à 10 pour 100. Dans le premier mois, nous pensons que 20 grammes de chaque suffisent.
(3) Machon, *Revue méd. de la Suisse rom.*, 1887, p. 438.
(4) Demme, Dix-neuvième compte rendu de l'hôpital Jenner. Berne, 1882, p. 69.

table dans la première enfance. Cela est si vrai que l'on voit parfois disparaître chez un nourrisson un eczéma généralisé datant de plusieurs mois en changeant la nourrice. Les éruptions les plus habituelles sont l'eczéma simplex ou impétigineux, le strophulus et l'intertrigo ; elles s'observent souvent chez des petits enfants sujets à la flatulence et à la constipation, qui ont été nourris avec des farineux. L'*érythème des fesses* est parfois un des premiers signes de la dyspepsie intestinale ; il est déterminé par l'action corrosive des matières fécales, due probablement à la présence d'acides dans les selles. Chez les enfants chétifs ou atrophiés par des diarrhées chroniques, l'érythème se complique volontiers d'ulcérations plus ou moins profondes des fesses, des genoux, des malléoles et des talons.

Signalons enfin les **complications respiratoires** de la dyspepsie, telles que l'*asthme* et la *bronchite chronique*, qui sont produites par l'irritation gastro-intestinale et disparaissent avec elle. Henoch a observé chez un enfant de neuf mois, que l'on venait de sevrer, une attaque de dyspnée violente qui dura une semaine environ. Il a décrit ces phénomènes sous le nom d'*asthme dyspeptique*. Nous avons eu souvent l'occasion de constater chez les jeunes enfants dyspeptiques des troubles respiratoires mélangés à des signes d'irritation des bronches, tels que toux, râles ronflants et sibilants ; ces accidents augmentaient ou diminuaient en même temps que les accidents dyspeptiques dont ils étaient solidaires ; ils ne s'accompagnaient jamais de fièvre : autrement ils auraient pu souvent faire croire au début d'une affection thoracique grave. Les enfants chétifs ou nés avant terme y paraissent particulièrement enclins. La dilatation de l'estomac peut être une des causes des troubles respiratoires dans la dyspepsie, par la gêne qu'elle apporte dans les mouvements du thorax. Mentionnons aussi la *cyanose* survenant sans accidents pulmonaires, ni cardiaques, comme phénomène réflexe produit par la présence dans les voies digestives d'aliments mal digérés ; Tordeus (1) en a observé deux exemples chez des enfants de quelques semaines ; les accidents cédèrent à un simple changement de régime.

TRAITEMENT. — La meilleure **prophylaxie** de la dyspepsie consiste en une alimentation appropriée à l'âge et aux capacités digestives de l'enfant ; nous avons tracé ailleurs les règles qui doivent présider à l'alimentation des nouveau-nés (Voir p. 23).

L'hygiène alimentaire joue un rôle prépondérant dans le traitement de la dyspepsie. Si celle-ci s'établit au moment du sevrage, on remettra l'enfant au sein, ou, si cela est impossible, on le nourrira avec du lait d'ânesse ou de chèvre, donné cru, par petites quantités, immédiatement après la traite. Pour les enfants nourris au biberon,

_________

(1) Tordeus, *La Clinique*, 21 février 1889.

la *règle générale* consiste à revenir à l'alimentation des premiers mois en donnant des repas moins copieux, plus fréquents, et en augmentant le coupage du lait, jusqu'à ce que les selles aient repris leur aspect homogène et leur couleur jaune, quitte à revenir ensuite progressivement au lait pur et aux doses permises à l'âge de l'enfant. L'application systématique de ce principe nous a suffi pour guérir la majorité des enfants dyspeptiques que nous avons traités.

Néanmoins, dans les cas rebelles et surtout dans les dilatations stomacales avec fermentation butyrique, on ne réussit qu'en commençant la cure par un purgatif léger, en donnant par exemple une cuillerée à café ou à dessert, suivant l'âge, du mélange suivant :

Sirop de manne........................................... )
Sirop de gomme. ........................................... } āā 10 gr.
Huile de ricin........................................... )

On supprime le lait pendant vingt-quatre à trente-six heures et on e remplace par de l'eau albumineuse (un blanc d'œuf mélangé à un demi-litre d'eau bouillie). Dans les dyspepsies fétides à selles alcalines, il est même indiqué de supprimer complètement pendant quelques jours les albuminoïdes et de nourrir les enfants avec des hydrates de carbone. Le meilleur paraît être la maltose, dont on peut faire boire à l'enfant une solution à 5 pour 100.

Les farineux étant la cause la plus habituelle de la dyspepsie du premier âge, on les proscrira sévèrement dans les six premiers mois. Nous n'excluons pas de cette proscription les nombreuses préparations industrielles connues sous le nom de *farines lactées*, dont l'usage prématuré entraîne le plus souvent le rachitisme et parfois même l'éclampsie.

Lorsque le *sevrage* est suivi de dyspepsie, il faut revenir au régime lacté et remettre l'enfant au sein, si cela est encore possible. En cas d'indigestion par dentition laborieuse, on prescrira la diète pendant un ou deux jours. Si la dyspepsie est due simplement à la réclusion en chambre et se développe chez un enfant dont l'alimentation est irréprochable, un séjour à la campagne ou même une promenade quotidienne suffiront souvent pour dissiper les accidents.

Le **traitement pharmaceutique** de la dyspepsie variera suivant les cas.

Contre l'indigestion, on prescrira parties égales *d'eau de chaux* et *d'eau de cannelle*, à la dose d'une cuillerée à café toutes les dix minutes (Meigs et Pepper); on fera sur le ventre des fomentations chaudes avec une infusion de camomille; on réchauffera les jambes en les entourant de ouate et de taffetas gommé.

Il suffira parfois de donner une cuiller à café *d'eau de Vichy* (source de la Grande-Grille ou source Lardy quand l'enfant est anémique) avant le repas pour rétablir les digestions languissantes.

L'*eau de chaux* a été prescrite de tout temps dans les dyspepsies infantiles; on la donnera à la dose d'une cuiller à soupe pour 250 grammes de lait. D'autres fois, on se trouvera bien de recourir aux eupeptiques vrais, à l'*acide chlorhydrique* et à la *pepsine*. Ces médicaments pourront être prescrits isolément ou réunis dans une seule potion, comme par exemple dans la formule suivante :

| | |
|---|---:|
| Pepsine soluble | 1,0 |
| Acide chlorhydrique officinal | 0,20 |
| Glycérine anglaise | 10,0 |
| Eau distillée | 60,0 |
| Sirop de limon | 30,0 |

Une cuiller à café un quart d'heure après les repas principaux (enfant de six mois à un an).

Le *lavage de l'estomac* a été préconisé et employé avec succès dans la première enfance par Epstein, Demme, Henoch, etc. Epstein (1) se sert dans ce but d'une sonde urétrale Nélaton du n° 8, 9 ou 10, à laquelle on adapte un tube et un entonnoir pour siphoner l'estomac. L'œil de la sonde doit être un peu élargi, et la sonde elle-même raccourcie. On calcule à peu près la distance qui sépare les lèvres du cardia en prenant sur l'enfant la distance de l'appendice xyphoïde au milieu du front. Cette distance mesurait 18 centimètres chez un enfant nouveau-né de 50 centimètres de longueur. Epstein a pratiqué environ 400 lavages d'estomac chez des nouveau-nés de quelques jours à deux mois, sans avoir rencontré de difficulté opératoire, sans avoir jamais eu d'accident et avec le plus grand succès contre certaines dyspepsies graves de nature infectieuse. Ces lavages sont particulièrement indiqués dans les cas de dilatation stomacale, d'indigestion grave et de gastrite aiguë. Ils peuvent être faits avec l'eau bouillie pure ou additionnée de chlorure de sodium (5 pour 1 000). Ehring recommande de terminer le lavage par l'introduction d'une solution antiseptique de benzoate de soude à 3 pour 100 dont on laisse le tiers ou le quart dans l'estomac en retirant la sonde (2).

Nous estimons cependant qu'on a beaucoup abusé du lavage de l'estomac chez l'enfant comme chez l'adulte. Cette pratique nous paraît devoir être réservée dans le jeune âge aux cas d'intoxication gastrique aiguë. Pour les cas moins graves, nous considérons la vieille méthode du *vomitif* comme aussi efficace, pourvu qu'elle soit suivie d'une diète hydrique absolue de vingt-quatre heures, pendant lesquelles l'enfant ne boira que de l'infusion de camomille ou de l'eau de Vichy.

(1) Epstein, *Arch. für Kinderheilk.*, 1883, IV, p. 325.

(2) Les lavages de l'estomac, dans la première année, ont été employés sur une grande échelle en Allemagne dans les cliniques et policliniques d'enfants. Voir à ce sujet : E. Lorey, *Jahrb. für Kinderheilk.*, XXVI, 1887, p. 44. — Epstein, *Ibid.*, t. XXVII, 1888 p. 113. — Ehring, *Ibid.*, p. 258.

La *gastro-entérostomie* a été pratiquée deux fois avec succès chez les enfants pour des rétrécissements fibreux du pylore acquis avec dilatation de l'estomac. Elle a été tentée sans succès par Stern, chez un enfant de cinq semaines qui vomissait tous les aliments depuis sa naissance, souffrait d'une constipation opiniâtre et était tombé dans le marasme. L'autopsie montra que le pylore formait une tumeur dure considérable due à l'hypertrophie simple des fibres musculaires.

## CHAPITRE XIV

## DYSPEPSIE DE LA SECONDE ENFANCE

Les indigestions accidentelles sont fréquentes surtout chez les enfants de deux à cinq ans, et sont causées par des écarts de régime. La dyspepsie habituelle est parfois héréditaire et s'observe chez plusieurs enfants d'une même famille.

DESCRIPTION. — Les troubles de la digestion dans la seconde enfance se rapprochent beaucoup plus de ceux de l'adulte que ceux de la première enfance. Ils sont souvent méconnus, parce que l'attention est attirée sur les accidents nerveux ou l'anémie qu'ils engendrent et qu'on attribue souvent à d'autres causes. Legendre (1) insiste avec raison sur la fréquence des troubles dyspeptiques chez les collégiens.

On peut distinguer cliniquement deux formes principales de dyspepsie dans la seconde enfance : 1° la forme torpide *atonique*, liée le plus souvent à une dilatation de l'estomac; 2° la forme *gastralgique*, due habituellement à des crises d'hyperchlorhydrie et qui peut aboutir exceptionnellement à l'ulcère rond de l'estomac.

**Forme atonique (dilatation de l'estomac).** — La dilatation de l'estomac dans la seconde enfance date presque toujours de la première enfance (Comby) (2). Les enfants qui en sont atteints, élevés au biberon, ont été suralimentés et ont présenté souvent des accidents aigus d'intoxication gastro-intestinale. Le rachitisme a existé presque toujours à un degré quelconque dans les premières années et laisse souvent sur le squelette du thorax ou des membres inférieurs des traces indélébiles de son existence.

Plus rarement, la dilatation de l'estomac se produit à la suite d'une fièvre typhoïde dans le cours de la seconde enfance.

Chez les filles de dix à quinze ans, le port prématuré du corset est une cause fréquente de gastroptose, qui se complique souvent d'ectasie gastrique et est la cause la plus importante de la chlorose précoce.

(1) Legendre, *Rapport au Congrès de pédiatrie de Marseille*, 1898.
(2) Comby, Traité pratique des maladies de l'enfance, 1897, II, p. 502.

Les signes physiques de la dilatation sont les mêmes que chez l'adulte. Il est facile de se rendre compte, par la percussion et la recherche du clapotage gastrique, que la limite inférieure de l'estomac est considérablement abaissée, surtout si l'on a eu soin de faire l'examen de l'organe à l'état de vacuité après avoir fait absorber à l'enfant des poudres effervescentes. Il est facile alors de constater si la petite courbure est abaissée également, s'il y a gastroptose en même temps que dilatation.

Le tympanisme abdominal, qui est fréquent dans cette forme de dyspepsie, est favorisé parfois par un véritable allongement de l'intestin (Marfan).

Les symptômes fonctionnels *digestifs* peuvent ne se traduire pendant longtemps que par une faim et une soif anormales, qui font des enfants des polyphagiques et des polydipsiques. Si l'examen des urines ne démontre aucune trace de sucre, c'est à la dilatation de l'estomac qu'il faut penser en pareil cas. D'ailleurs, au bout d'un certain temps, surtout après des excès alimentaires ou le confinement scolaire, les enfants accusent un gonflement de l'estomac après les repas, accompagné souvent de renvois nidoreux, de congestion céphalique avec torpeur intellectuelle et présentent une constipation opiniâtre interrompue de temps en temps par des débâcles diarrhéiques fétides ou glaireuses (Voir *Entérite muco-membraneuse*).

Parmi les troubles secondaires observés chez eux le plus fréquemment, nous mentionnerons surtout la céphalalgie, l'inaptitude au travail, les terreurs nocturnes, la lassitude musculaire et l'essoufflement facile après l'exercice. Parmi les dermatoses, c'est l'urticaire chronique que nous avons observée le plus souvent chez les enfants dilatés. Enfin, quoique plusieurs d'entre eux, en suivant une bonne hygiène physique, puissent conserver de l'embonpoint et un teint frais, coloré, la plupart sont maigres et anémiques et en imposent parfois pour des tuberculeux; la peau est sèche et rugueuse; la circulation périphérique est souvent défectueuse, ils se plaignent presque toujours d'avoir les mains et les pieds froids. La paume des mains et la plante des pieds sont moites et exhalent parfois une odeur fade, désagréable.

**Forme gastralgique.** — La forme gastralgique se présente chez les collégiens souvent sous la forme de *crises gastriques*. Les enfants éprouvent après les repas, et surtout le soir après le dernier repas, des douleurs violentes à l'épigastre qui revêtent le caractère de crampes ou de brûlures; elles sont atténuées souvent par l'ingestion de boissons et peuvent aboutir parfois à des vomissements acides, copieux, qui soulagent le malade. La céphalalgie, qui est habituelle pendant la crise, cède en général en même temps qu'elle.

Ces crises, qui sont liées presque toujours à une hyperchlorhydrie manifeste du suc gastrique, sont provoquées en général par des émotions morales, des excès de travail ou d'exercice physique, l'onanisme, etc. Elles paraissent prédisposer à l'appendicite, qui a été constatée plusieurs fois chez des enfants qui avaient souffert auparavant de crises gastriques (Legendre).

L'*ulcère rond*, qui est une complication fréquente de l'hyperchlorhydrie chez les jeunes gens et chez l'adulte, est très rare chez l'enfant ; nous n'avons pu en recueillir que 16 observations authentiques dans la littérature, dont 3 se rapportent à des nouveau-nés, 7 à des enfants de deux mois à cinq ans et 6 à des enfants plus âgés (1). Brinton, sur 226 autopsies d'ulcère rond, n'en a trouvé que 2 chez des enfants au-dessous de dix ans. La symptomatologie de l'ulcère est souvent peu marquée chez l'enfant, chez lequel cette affection peut rester latente jusqu'au moment de la perforation. La maladie n'a revêtu le caractère d'une gastropathie avec crises douloureuses et vomissements que dans trois cas (Obs. de Gunz, de Reimer et d'Eröss).

Krassnobajew (2) a observé trois cas de grandes dilatations stomacales chez des jeunes filles, qu'il attribue à un rétrécissement du pylore consécutif à la cicatrisation d'un ulcère rond ; la preuve anatomique en a été donnée dans un des cas par l'autopsie. Il s'agissait d'une enfant de douze ans qui souffrait de vomissements depuis quatre ans, et qui mourut cachectique après quinze mois de séjour à l'hôpital. Une autre enfant de sept ans, qui présentait les mêmes symptômes, fut opérée avec succès par la gastro-entérostomie. Cette opération, dont nous avons déjà cité un succès chez l'enfant (p. 632), paraît indiquée dans toutes les grandes dilatations, qui mettent en danger la vie.

La *gastralgie* vraie se distingue des crises gastriques par le fait qu'elle peut se produire aussi bien à jeun qu'en dehors des repas. Elle se montre chez l'enfant, tantôt comme forme larvée de la malaria et présente alors la forme intermittente, tantôt d'une façon variable et capricieuse chez les enfants hystériques. Henoch l'a observée chez des filles chlorotiques de neuf à douze ans.

TRAITEMENT.— Forme atonique.—L'hygiène constitue la partie la plus importante du traitement de la dyspepsie atonique. La vie en

---

(1) Voici la liste de ces cas : Billard, Traité des mal. des enfants nouveau-nés, 1828, obs. 29, p. 298. — Busch, *Hufeland's Journ.*, 1836, p. 123. — Rilliet et Barthez (obs. Rufz et obs. Donné), 2ᵉ édit., 1861, t. I, p. 798. — Von Gunz, *Jahrb. für Kinderheilk.*, A. F. 1862, t. V, p. 161. — Binz, *Berl. klin. Woch.*, 1865, t. II, p. 148. — Rehn, *Jahrb. für Kinderheilk.*, N. F. 1874, t. VII, p. 19. — Reimer, *Ibid*, 1876, t. X, p. 289. — Eröss, *Ibid.*, 1883, t. XIX, p. 331. — Malinowski, *Gaz. lekarska*, 1883, t. III, p. 861. — Barlow, *Trans. Path. Soc. of London*, 1885, t. XXXVI. — Colgan, *Med. News*, Philadelphie, 1892, t. LXI, p. 408. — Cade, *Rev. mens. des mal. de l'enf.*, 1898, p. 57.

(2) Krassnobajew, *Dietskaja medic.*, 1898, nº 3.

plein air, les exercices modérés, les lavages froids de tout le corps le matin, à l'éponge ou au drap mouillé, suivis de frictions sèches au gant de crin, rempliront la première indication. Il faut que les enfants se couchent de bonne heure et puissent dormir neuf à dix heures consécutives. Quant à l'hygiène alimentaire, dans les cas d'atonie de l'estomac avec constipation, elle consistera dans un régime mixte avec prédominance de la nourriture végétale sur la nourriture animale. Les aliments doivent être bien mastiqués, ce que l'on n'obtient que rarement des enfants, aussi ordonnons-nous de donner les légumes en purée et la viande hachée. Nous supprimons la mie de pain ou conseillons le pain grillé ; nous préférons comme farineux le riz bien cuit aux pommes de terre ; nous permettons des fruits cuits en marmelade, ou, comme fruits crus, les raisins ou les oranges. Il faut rationner les boissons à un grand verre par repas (200 gr.), Nous proscrivons le vin et ordonnons soit de l'eau pure, soit du lait quand l'enfant est faible et amaigri.

Comme *thérapeutique*, on cherchera avant tout à combattre la constipation, soit par une cure de massage abdominal, soit aussi par les poudres de *rhubarbe* (0,10) prises le matin à jeun, ou par dix à quinze gouttes d'extrait fluide de cascara sagrada. On évitera autant que possible les lavements et les suppositoires.

Quand l'atonie de l'estomac est accompagnée d'anorexie, les amers sont indiqués et en particulier la *noix vomique* (six à dix gouttes de la teinture du Codex par jour).

Si la digestion stomacale est lente et pénible, on pourra donner avant chaque repas important 0,30 à 0,60 de poudre de bicarbonate de soude dans de l'eau d'Alet, et faire prendre après le repas un, deux ou trois verres à bordeaux de la limonade chlorhydrique suivante à un quart d'heure d'intervalle.

| | |
|---|---|
| Écorce de condurango | 20 gr. |
| Macéré pendant deux jours dans eau | 200 — |
| Acide chlorhydrique officinal | 0$^{gr}$,50 |
| Sirop de gingembre | 50 gr. |

FORME GASTRALGIQUE. — Le meilleur médicament de la douleur pendant la digestion est le *bicarbonate de soude* à la dose de 0,50, que l'on peut répéter une ou deux fois si la crampe se reproduit. On a vanté aussi l'eau chloroformée (une cuillerée à soupe dans eau 100 gr). Si les vomissements sont teintés de sang ou s'il y a mélæna, le sous-nitrate de bismuth sera administré à forte dose en suspension dans un julep gommeux (1 à 2 gr. par jour).

Le régime lacté exclusif suffira parfois à lui seul pour faire cesser les crises gastralgiques.

# CHAPITRE XV

## GASTRO-ENTÉRITES DU PREMIER AGE

ÉTIOLOGIE. — La vulnérabilité extrême du tube digestif dans les deux premières années et surtout dans les premiers mois de la vie est la cause prédisposante principale des diarrhées infantiles.

Les enfants dyspeptiques et rachitiques sont particulièrement exposés à la gastro-entérite, tantôt sous sa forme chronique, tantôt sous sa forme aiguë. La gastro-entérite aiguë peut être aussi primitive et atteindre brusquement, comme le ferait un empoisonnement, des enfants robustes et bien portants.

La *dentition*, qui était considérée jadis comme la cause la plus importante de l'entérite du premier âge, ne joue qu'un rôle étiologique secondaire, quoique réel. Trousseau avait déjà établi le fait que, chez certains enfants, chaque éruption dentaire était accompagnée de diarrhée. Billard expliquait cette susceptibilité de la muqueuse gastro-intestinale en admettant que le développement des dents coïncide avec une évolution des glandes et des follicules de toute la muqueuse gastro-intestinale. Nous avons été souvent obligés, pendant la période de dentition, de diminuer la quantité de lait donnée à chaque repas et d'augmenter le coupage de ce liquide pour éviter des troubles digestifs ; nous ne considérons cependant la dentition que comme une cause prédisposante de la gastro-entérite dont les causes déterminantes doivent être cherchées ailleurs.

**Mode d'alimentation.** — Les diarrhées infantiles peuvent s'observer chez les enfants nourris exclusivement au sein, mais elles se présentent alors presque toujours sous la forme d'indigestions passagères ou d'entérites à forme catarrhale légère (Voir p. 639).

Les formes graves, aiguës et chroniques de la gastro-entérite sont dues à l'*alimentation artificielle*. La statistique nous fournit à ce point de vue des renseignements précieux. Elle démontre que la mortalité de la première année représente à elle seule environ le quart de la mortalité totale (1) et que près de la moitié, parfois même plus de la moitié des enfants morts dans la première année (dont les deux tiers dans les quatre premiers mois) succombent à des affections du tube digestif. Cette proportion serait plus forte encore si on ajoutait les décès déterminés par les accidents nerveux et respiratoires qui compliquent si souvent les diarrhées infantiles.

(1) En Suisse, la mortalité de la première année a été, de 1876 à 1885, de 179 pour 1 000 enfants nés vivants, ce qui représente 243 décès dans la première année pour 1 000 décès de tout âge. (Crevoisier, Étude sur la mortalité enfantine. Berne, 1889.)

Presque nulle chez les enfants nourris au sein, la mortalité par entérite augmente chez ceux qui sont soumis à un allaitement mixte et elle atteint son maximum chez ceux qui sont nourris artificiellement. L'allaitement au sein est la règle dans les pays comme la Suède et la Norvège, l'Irlande, où la mortalité infantile est à son minimum ; il est l'exception dans ceux, comme la Bavière et le Würtemberg, où elle atteint ses plus hauts chiffres. On a cité souvent aussi le fait qu'à Paris la mortalité de la première année, qui est habituellement de 33 pour 100, était tombée pendant le siège de 1870 à 17 pour 100, parce que la privation du lait de vache obligeait beaucoup de mères à nourrir elles-mêmes leur enfant. En Suisse, cette mortalité n'est que de 17 pour 100 dans les cantons agricoles, tandis qu'elle est de 20 pour 100 dans les cantons industriels, où le travail des femmes dans les fabriques rend l'allaitement maternel difficile (Crevoisier).

L'allaitement artificiel peut provoquer la gastro-entérite par l'intermédiaire de la dyspepsie résultant d'une alimentation peu appropriée aux forces digestives de l'enfant (farineux, lait trop riche en caséine) ; il peut aussi déterminer une intoxication par les produits des fermentations que subit le lait avant son ingestion ou pendant son passage dans le tube digestif, sous l'action des nombreux microbes qu'il renferme.

Les substances nocives résultant de ces fermentations peuvent exister déjà dans le lait, surtout en été ou pendant les jours orageux, lorsque ce liquide est bouilli longtemps après la traite, et résister à une stérilisation tardive, mais c'est surtout dans les biberons que se produisent les altérations ; les téterelles à long bout de caoutchouc, difficiles à nettoyer, sont particulièrement dangereuses. H. Fauvel (1) a étudié à ce point de vue les biberons de quelques crèches de Paris et a constaté dans ces appareils, même quand ils avaient été lavés, une végétation cryptogamique à longs filaments et la présence d'un grand nombre de bactéries ; le lait était acide, à demi coagulé et d'une odeur nauséabonde ; ses globules étaient déformés.

C'est un fait acquis aujourd'hui que l'usage du lait stérilisé et la stérilisation des biberons ont diminué dans une proportion considérable les entérites infantiles et surtout leurs formes graves.

**Influence saisonnière.** — La mortalité infantile par entérite subit pendant les mois chauds de l'année (juillet et août) un accroissement considérable, comme cela a été démontré pour Berlin par Baginsky (2) de 1879 à 1883, pour Paris par Ollivier (3) en 1887, et comme c'est le cas également à Londres, à New-York, à Philadelphie, etc. Cette mortalité est vingt fois plus forte à Berlin au mois de juillet qu'au mois de janvier.

(1) H. Fauvel, *Bull. de l'Acad. de méd. de Paris*, 17 mai 1881.
(2) Baginsky, Die Verdauungskrankheiten. Tübingen, 1884, p. 13.
(3) Ollivier, Études d'hygiène publique. Paris, 1888, p. 179.

Le nombre des décès suit pas à pas et à quelques jours d'intervalle l'élévation thermique. C'est la chaleur élevée, sèche et continue, qui paraît être la plus meurtrière ; à Londres, par exemple, chaque jour de pluie est suivi d'une légère diminution dans la mortalité des enfants. L'influence délétère de la chaleur agirait, suivant les uns, directement sur l'organisme infantile ; pour d'autres, et nous sommes du nombre, elle produit ses ravages en accélérant et multipliant les fermentations nocives du lait ; elle épargne la plupart des enfants allaités exclusivement au sein.

**Influence miasmatique.** — Rilliet admettait déjà cette influence pour les épidémies estivales de choléra infantile.

Virchow à Berlin et la Commission d'hygiène (1) à Boston ont incriminé particulièrement la viciation de l'air par les émanations des fosses d'aisance sous l'influence de la chaleur. On s'explique ainsi la plus grande fréquence du choléra infantile dans les quartiers populeux et malsains des grandes villes, dans les habitations insalubres, telles que les caves de Berlin, où vivent entassées des familles de prolétaires (Baginsky, Schwaber, Boëch), ou les quartiers de New-York qui sont bâtis sur d'anciens marais et sont le principal foyer de toutes les épidémies.

**Infection hospitalière. — Contagion.** — Epstein (2) a attiré le premier l'attention sur les épidémies hospitalières de choléra infantile à propos de celles qu'il a observées à l'asile des Enfants-Trouvés de Prague ; ces épidémies se montraient principalement au printemps (mars et avril), chez des nouveau-nés nourris au sein ; elles coïncidaient avec l'encombrement des salles et avec une plus grande fréquence des autres maladies infectieuses.

Fischl (3), dont les recherches ont été faites dans le même hôpital, a montré qu'il s'agissait en pareil cas d'une septicémie générale caractérisée par la présence dans les viscères de streptocoques ou de staphylocoques, provenant soit d'une infection puerpérale, soit plus souvent d'une infection par l'air ; la porte d'entrée de ces microbes peut être aussi bien le poumon ou la peau que l'intestin. Ces infections n'ont été observées par Fischl que dans le milieu hospitalier. Leur véhicule le plus habituel paraît être l'air et la poussière des chambres des malades, où on a constaté souvent la présence de microbes pyogènes ; les mains des infirmières peuvent introduire facilement ceux-ci dans les biberons. Ces infections sont devenues plus rares depuis une dizaine d'années, grâce à l'amélioration des mesures hygiéniques et à l'extinction presque complète de la fièvre puerpérale.

(1) The sanitary condition of Boston. *The report of a medical commission.* Boston, 1875, p. 153.

(2) Epstein, *Festschrift an Henoch.* Berlin, 1890, p. 330.

(3) Fischl, *Jahrb. für Kinderheilk.*, 1893, t. XXXVII, p. 288, et art. INFECTIONS SEPTIQUES DU NOUVEAU-NÉ, dans le *Traité des mal. de l'enf.*, 1897, t. I, p. 454.

L'influence du milieu hospitalier sur le choléra infantile ressort également d'une observation de Hofsten (1). Le choléra infantile disparut de l'hospice des Enfants-Assistés de Stockholm à la suite de la reconstruction de cet établissement, mais au bout de quelques mois il reparut dans le nouveau bâtiment avec les caractères qu'il avait dans l'ancien, quand l'air eut été suffisamment contaminé.

Finkelstein (2) a observé à la clinique d'Heubner, à la Charité de Berlin, une série d'épidémies de gastro-entérite, amenées par des cas du dehors et qui se propagèrent par contagion. Ces entérites, qui se montraient tantôt sous la forme d'une colite infectieuse, tantôt sous celle du choléra infantile, furent très meurtrières, puisque la mortalité atteignit 69 pour 100 pour les enfants au-dessous de trois mois et 31 pour 100 pour les plus âgés. Quoique cette mortalité pût être due en partie à l'allaitement artificiel et à l'état misérable des enfants envoyés à l'hôpital, Heubner n'hésite pas à l'attribuer à une influence nosocomiale ; il s'agissait probablement d'une infection streptococcique.

PATHOGÉNIE. — L'intoxication joue un rôle plus important que l'infection dans les entérites infantiles.

Intoxication. — Les formes aiguës et subaiguës de l'entérite dépendent surtout des modifications chimiques du lait dues à des fermentations anomales qui se font dans le tube digestif. Les fermentations acides, en décomposant les hydrates de carbone, amènent la formation non seulement d'acide lactique, mais encore d'acide butyrique et d'autres acides gras, souvent aussi d'acide acétique (Baginsky) (3). Cette acidité anomale produirait, d'après Czerny (4), une intoxication du sang, qui expliquerait les accidents généraux observés en pareil cas ; cette théorie de l'intoxication acide paraît infirmée par les recherches de Bendix (5). La décomposition des albuminoïdes qui se produit sous l'influence de divers microbes, tels que le colibacille, le protée et les bactéries protéolytiques peptonisantes de Flügge, donne lieu à la formation de corps azotés se rapprochant des ptomaïnes et dont la résorption peut déterminer des troubles circulatoires ou nerveux. Les toxines produites par les saprophytes de l'intestin jouent également un rôle dans l'intoxication digestive, quoiqu'il soit impossible aujourd'hui de définir celui-ci.

Infection. — Le rôle des microbes pathogènes dans les gastroentérites infantiles n'est pas encore clairement élucidé. On n'a pu établir, malgré de nombreuses recherches, l'existence de microbes spéci-

(1) V. Hofsten, *Centralbl. für Kinderheilk.*, 1887, n° 21.
(2) Finkelstein, *Zeitschr. für Hygiene*, 1898, t. XXVIII, p. 125.
(3) Baginsky, *Zeitschr. für Physiol. Chemie*, Bd XII.
(4) Czerny et Keller, *Jahrb. für Kinderheilk.*, 1897, t. XLV, p. 274.
(5) Bendix, *Ibid.*, 1898, t. XLVIII, p. 165.

fiques de ces affections. Ni le bacille de la diarrhée verte (Lesage) (1),
ni le *Tyrothrix* auquel Lesage (2) attribuait un rôle pathogène dans
le choléra infantile, ni le bacille A de Booker (3) se rapprochant du
genre *Proteus*, ne peuvent prétendre à ce rôle. Quant au *colibacille*,
découvert par Escherich (4) en 1885 dans les selles normales des
nouveau-nés, cet auteur ne lui attribue qu'un rôle minime dans la
pathogénie des diarrhées. Nous avions attaché, comme d'autres, de
l'importance à la prédominance, à la mobilité et à la virulence
exaltée de ce microbe dans les entérites infantiles, mais l'on sait
aujourd'hui que ces propriétés ne sont pas constantes et peuvent se
trouver aussi chez des individus normaux. L'agglutination du colibacille retiré des selles diarrhéiques par le sérum du malade serait
une preuve plus sérieuse de l'action pathogène de ce microbe; Widal
et d'autres observateurs après lui ont démontré que la réaction
agglutinative fait défaut dans le plus grand nombre des cas. Escherich (5) n'a réussi à mettre hors de doute l'action pathogène du
colibacille que chez trois enfants atteints de colite dysentériforme,
grâce à la réaction de Widal qui fut positive. Le colibacille a été
trouvé par Sevestre et ses élèves, ainsi que par Czerny et Moser, dans
le sang et les poumons, avant la mort ou à l'autopsie d'enfants ayant
succombé à une entérite, mais cette constatation ne suffit pas pour
prouver l'infection colibacillaire; Wurtz a démontré d'ailleurs la fréquence de la pénétration du colibacille dans le sang après la mort.

Le *streptocoque* peut déterminer exceptionnellement chez le nourrisson une entérite qui est suivie parfois d'une infection générale,
démontrée par la présence du microbe dans les selles, dans les
lymphatiques de l'intestin, dans le sang et dans l'urine (Escherich) (6).
Signalé déjà dans l'entérite des adultes par Tavel, il a passé longtemps inaperçu, parce qu'il ne peut être facilement extrait par la
culture des matières fécales. Eberle (7) avait déjà remarqué qu'on
ne peut arriver à cultiver que 5 à 10 pour 100 des bactéries fécales
qu'on retrouve sur les lamelles. Pour faire le diagnostic de l'entérite
à streptocoques, il suffit de colorer les lamelles par la méthode de
Weigert, puis par la fuchsine; les espèces pathogènes se détachent
en violet sur le fond rouge (Schmidt) (8). L'entérite à streptocoques
a été observée sous la forme d'épidémies, dont l'apparition est indépendante de la saison; elle est contagieuse et se présente tantôt sous

(1) Lesage, *Revue de méd.*, déc. 1887 et janv. 1888.
(2) Id., *Thèse de Paris*, 1889, p. 23.
(3) Booker, *Comptes rendus du IXᵉ Congrès méd. internat.*, 1887, III, et *Kea-
ling's Encyclop.*, 1891, III, p. 170.
(4) Escherich, *Fortschritte de Medicin*, 1885, p. 548.
(5) Id , *Deutsche med. Woch.*, 1898, nº 41.
(6) Id., Communication au Congrès méd. intern. de Moscou en 1897 (in *Wien.
klin. Woch.*, 1897, nº 42).
(7) Eberle, *Centralbl. für Bakter.*, 1896, t. XIX.
(8) Schmidt, *Wien. klin. Woch.*, 1892, p. 643.

la forme d'un catarrhe intestinal simple, tantôt sous celle d'une cholérine ou d'une colite dysentériforme.

Le *bacille pyocyanique* paraît jouer aussi un rôle dans l'étiologie de certaines entérites infantiles; il s'agit d'une variété rare, habituellement fort grave, s'accompagnant volontiers de fièvre avec état typhoïde et se compliquant parfois de diathèse hémorragique. Les selles sont d'un vert-pistache et contiennent en abondance le bacille fluorescent. L'infection pyocyanique, qui peut d'ailleurs avoir, chez le nourrisson, d'autres portes d'entrée que l'intestin, paraît être contagieuse. Cadet de Gassicourt et Lesage l'ont constatée chez deux frères; Escherich en a observé dans la salle des nourrissons de sa clinique une petite épidémie, qui n'a cessé qu'après une désinfection minutieuse des locaux (1).

ANATOMIE PATHOLOGIQUE. — **Entérite aiguë simple.** — Les autopsies d'entérites primitives sont rares et ne donnent pas des résultats uniformes; tous les auteurs qui ont publié des recherches à ce sujet (Bouchut, Rilliet et Barthez, Lambl, etc.) affirment le désaccord qui existe souvent entre les symptômes observés et les lésions constatées, soit que les mêmes phénomènes cliniques se produisent sous l'influence de lésions très diverses, soit que dans quelques cas la maladie n'ait laissé aucune trace après la mort. Néanmoins, dans l'entérite aiguë grave, les lésions sont la règle; elles ne sont pas en général réparties également sur toute la longueur du tube intestinal, mais ont pour siège de prédilection le *gros intestin* et parfois aussi la partie inférieure de l'intestin grêle.

On constate habituellement une *vascularisation* anomale de la muqueuse de l'intestin, qui tantôt est généralisée, tantôt se présente sous la forme d'arborisations ou d'aréoles rouges localisées au voisinage des follicules solitaires et des plaques de Peyer. La muqueuse elle-même est plus ou moins boursouflée et ramollie. Les cellules de la couche épithéliale sont gonflées; plusieurs subissent la dégénérescence muqueuse, mais le revêtement épithélial de l'intestin reste en place et est facilement colorable dans les coupes (Heubner) (2). Les follicules participent parfois à l'inflammation; ils sont tuméfiés et font saillie à la surface de la muqueuse.

**Entérite cholériforme.** — Les autopsies des enfants morts du choléra infantile ont donné des résultats contradictoires. On peut distinguer trois catégories de faits. Le plus souvent la muqueuse

---

(1) Voir : Neumann, *Arch. für Kinderheilk.*, 1891, Bd XII, p. 54 et 59, et Bd XIII, p. 211. — Kossel, *Zeitschr. für Hyg.*, 1894, t. XVI, p. 368. — Lesage et Thiercelin, *Revue mens. des mal. de l'enf.*, 1894, p. 582. — Cadet de Gassicourt et Lesage, *in* Ardoin, *Thèse de Paris*, 1897, p. 78. — Nobécourt, *Bull. méd.*, 1898, p. 809. — Manicatide, *Jahrb. für Kinderheilk.*, 1897, t. XLV, p. 73. — Escherich, *Centralbl. für Bakter.*, 1899, t. XXV, p. 117.

(2) Heubner, *Zeitschr. für klin. Med.*, 1896, t. XXIX, p. 1.

digestive est pâle, anémiée et ne présente aucune lésion appréciable, sauf une saillie anomale des follicules et des plaques de Peyer. Quelquefois la muqueuse du gros intestin est rouge et injectée, les plaques de Peyer présentent tous les signes d'une vive inflammation. Enfin, dans quelques cas rares, on constate un ramollissement gélatiniforme de la muqueuse stomacale ou de la muqueuse intestinale. Cette gastromalacie n'a pas dans la pathogénie du choléra infantile le rôle qu'on lui attribuait ; c'est une lésion qui peut exister en dehors de tout ramollissement cadavérique, mais qui paraît secondaire ; c'est la trace persistante de l'énorme transsudation séreuse dont la muqueuse gastro-intestinale a été le siège pendant la vie.

Les ganglions mésentériques et la rate ne présentent pas habituellement de lésions appréciables. Cependant, surtout dans les formes pyrétiques sérieuses, Lesage (1) a trouvé la rate hypertrophiée et ramollie.

Au microscope, la lésion la plus remarquable est une altération parenchymateuse de l'épithélium de tout l'intestin grêle, qui s'étend parfois aussi au gros intestin. Les cellules forment une couche trouble, sans noyau visible, dont le protoplasma se colore mal par l'éosine et qui se desquame par places. Cette nécrose superficielle de l'intestin contraste souvent avec l'état normal de l'épithélium de l'estomac (Heubner). Elle rappelle les altérations produites dans des empoisonnements aigus. Baginsky (2) insiste sur l'infiltration considérable des tissus de la muqueuse et de la sous-muqueuse par des cellules lymphoïdes, ainsi que sur la présence de bacilles fins dans les follicules et les fentes lymphatiques de la muqueuse.

**Colite infectieuse.** — Dans la colite aiguë décrite en Allemagne sous le nom d'*entérite folliculaire*, les lésions sont localisées dans la partie inférieure de l'intestin grêle et dans le gros intestin. Le tissu sous-muqueux est épaissi et ramolli ; il est le siège d'une infiltration leucocytaire. Les follicules solitaires et agminés font saillie à la surface de la muqueuse et sont hypérémiés au début ; plus tard, ils présentent une série de petites ulcérations de la dimension d'une tête d'épingle, recouvertes d'un mucus sanguinolent, qu'il faut chasser par un filet d'eau pour apercevoir la perte de substance. Les ganglions mésentériques sont augmentés de volume et de couleur rosée. Les reins sont parfois injectés et présentent, surtout dans la substance corticale, les lésions de la néphrite aiguë épithéliale.

**Entérite chronique.** — Marfan (3) a insisté sur l'allongement de l'intestin dans l'entérite chronique ; cet allongement existe surtout chez les enfants à ventre gros, mou et flasque ; il est un peu plus accusé sur l'intestin grêle que sur le gros intestin.

(1) Lesage, *Traité des mal. de l'enf.*, 1897, t. II, p. 562.
(2) Baginsky, Die Verdauungskrankheiten der Kindes. Tübingen, 1884, p. 92.
(3) Marfan, *Revue mens. des mal. de l'enf.*, 1895, p. 57.

Les lésions de la muqueuse ont été trouvées presque exclusivement dans le gros intestin et s'étendent aussi quelquefois à la dernière partie de l'intestin grêle.

Le boursouflement, le ramollissement et l'hypérémie de la muqueuse intestinale ne se rencontrent que dans les cas récents. Dans les cas anciens, la muqueuse est anémiée, tantôt épaissie, tantôt amincie, et offre des altérations plus ou moins profondes des glandes de Lieberkühn ou des follicules solitaires. Ces glandes se présentent d'abord sous la forme de petites saillies grisâtres du volume d'une tête d'épingle disséminées à la surface de la muqueuse ; elles sont aplaties et percées à leur centre d'un orifice plus ou moins dilaté, dont on peut faire suinter un mucus opaque. A un degré plus avancé, la muqueuse est parsemée d'érosions superficielles arrondies, comme dans la colite ulcéreuse aiguë ; plus tard, ces érosions sont remplacées par de véritables *ulcères* arrondis ou sinueux, à bords décollés et à fond grisâtre, quelquefois pultacé (Legendre).

Lambl et Weber ont constaté chez quelques malades une *dégénérescence amyloïde* pigmentée des villosités intestinales. Cette dégénérescence se développe de préférence dans la partie inférieure du tube digestif, dans l'iléon et le gros intestin. Elle commence par les artérioles de la muqueuse et s'étend de là à l'épithélium qui se desquame en laissant la muqueuse à nu ; les villosités intestinales disparaissent peu à peu, et la muqueuse prend un aspect uni et luisant. L'altération amyloïde de l'intestin coïncide habituellement avec celle du foie, de la rate et parfois des reins ; on l'observe principalement comme complication des diarrhées chroniques, dans le cours de l'entérite folliculaire, qu'elle rend alors incurable, ou bien dans le cours de cachexies générales, comme celle qui accompagne les suppurations osseuses prolongées.

Dans quelques cas exceptionnels d'entérite chronique, Legendre, ainsi que Rilliet et Barthez, n'ont trouvé aucune lésion sur la muqueuse de l'intestin.

Les *ganglions mésentériques* sont ordinairement sains, excepté dans l'entérite folliculaire, où ils sont habituellement hypertrophiés.

Le *foie* subit presque toujours la dégénérescence graisseuse. Legendre a insisté avec raison sur la relation qui existe entre le foie gras et les diarrhées chroniques, indépendamment de toute tuberculose. Thiemich (1) insiste sur la fréquence des altérations parenchymateuses du foie, constatées à l'autopsie des nourrissons morts d'entérites aiguë ou chronique ; sur 32 autopsies, il a trouvé 9 fois une dégénérescence graisseuse peu marquée des cellules hépatiques ; 20 fois cette dégénérescence était assez accentuée, principalement à

(1) Thiemich, *Ziegler's Beitr. z. path. Anat.*, 1896, Bd XX, p. 179.

la périphérie des lobules, et 3 fois elle s'étendait à tout le parenchyme hépatique.

**Lésions des complications.** — Les gastro-entérites, en affaiblissant
la résistance de l'organisme, favorisent les infections secondaires,
auxquelles sont dues la plupart des complications observées.

Poumons. — Les *broncho-pneumonies* d'origine intestinale ont été
bien étudiées par Sevestre (1) et ses élèves. Elles se présentent le plus
souvent sous la forme de noyaux disséminés, plus rarement sous la
forme pseudo-lobaire chez les nouveau-nés débiles ou nés avant
terme ; chez ces derniers, la broncho-pneumonie est habituellement
hémorragique, on trouve de véritables infarctus du poumon à côté
de lésions inflammatoires (Bertin (2)).

Le microbe retiré le plus souvent par la ponction du poumon sur
le vivant par Gastou et Renard (3), a été le pneumocoque, plus
rarement le staphylocoque et le colibacille.

Reins. — La *néphrite parenchymateuse* est fréquente dans le cours
des entérites infantiles, surtout dans la forme chronique atrophique
[Kjellberg (4), Felsenthal et Bernhard]. Parrot (5) avait déjà signalé
la stéatose de l'épithélium des tubes contournés et de petites
apoplexies interstitielles avec des hémorragies des capsules surrénales,
consécutives à la thrombose des veines rénales.

Simmonds (6), frappé de la coïncidence fréquente, à l'autopsie des
enfants athrepsiques, du catarrhe purulent de la caisse du tympan
avec la néphrite parenchymateuse (59 fois sur 60), établit entre ces
deux lésions une connexion étiologique, fondée sur le fait que les
microbes pathogènes coexistant dans le pus de l'oreille moyenne ont
été également retrouvés dans le rein.

Encéphale. — La *phlébite des sinus* et l'*hydrocéphalie* aiguë et
chronique, ont été observées dans le cours de gastro-entérites,
comme Marfan et d'Astros l'ont montré (Voir p. 450). Thiercelin (7),
dans trois cas de thrombose des sinus survenus dans le cours d'une
affection intestinale, a trouvé le streptocoque, deux fois seul, une
fois associé au colibacille.

DESCRIPTION. — Les diarrhées infantiles présentent des types
cliniques différents, importants à connaître au point de vue du pronostic et du traitement, mais qui, par leur étiologie commune et les
transformations fréquentes des diverses formes les unes dans les
autres, gagnent à être rapprochés dans leur étude. Nous décrirons

(1) Sevestre, *Soc. méd. des hôp.*, séance du 14 janvier 1887.
(2) Bertin, *Thèse de Paris*, 1899.
(3) Gastou et Renard, *Revue mens. des mal. de l'enf.*, 1892, p. 201.
(4) Kjellberg, *Journ. für Kinderkrankh.*, 1870.
(5) Parrot, L'athrepsie, 1877, p. 349.
(6) Simmonds, *Deutsche Arch. für klin. Med.*, 1895, t. LVI, p. 385.
(7) Thiercelin, *Thèse de Paris*, 1894, p. 90.

successivement la gastro-entérite simple aiguë ou catarrhale, l'entérite cholériforme, l'entérite folliculaire ou colite infectieuse et l'entérite chronique.

## Gastro-entérite simple aiguë.

**Début.** — L'entérite aiguë débute parfois brusquement dans le cours d'une bonne santé par des vomissements, de la fièvre et des coliques ; ordinairement elle est précédée pendant quelques jours ou quelques semaines de troubles dyspeptiques, tels que des vomissements, de la flatulence, des alternatives de constipation et de diarrhée, de la lientérie, etc. L'entérite une fois déclarée affecte tantôt une forme légère, tantôt une forme grave.

La forme légère est presque toujours primitive. Elle s'annonce souvent par des *symptômes fébriles* plus ou moins accentués, tels que la rougeur du visage, la fréquence du pouls, la chaleur de la peau, la soif et l'anorexie, mais ce sont les *symptômes abdominaux* qui attirent le plus l'attention. L'enfant souffre du ventre, comme le prouvent ses cris incessants, son agitation et la rétraction de ses jambes, qui sont pelotonnées sur le ventre ; la pression sur l'abdomen, principalement au niveau de l'ombilic ou dans une des fosses iliaques, est douloureuse et provoque des cris violents. Les selles sont fréquentes, abondantes, liquides, habituellement encore jaunes au début, mais mélangées du mucus, de fragments de caséine non digérés et parfois de stries de sang ; leur coloration passe facilement au vert.

Les symptômes *gastriques* font rarement défaut ; ils se traduisent par l'enduit jaunâtre de la langue, par l'anorexie et parfois par des vomissements. On observe presque toujours une odeur de l'haleine qui rappelle le chloroforme ou la pomme reinette. Elle est due à l'acétone, qui apparaît habituellement alors dans l'urine et qu'on peut y déceler soit sous la forme d'acétone par la réaction de Lieben ou de Legal, soit sous la forme d'acide oxybutyrique-$\beta$ qui dévie le polarimètre à gauche. Vergely (1) a trouvé plus de 10 grammes d'acétone et plus de 6 grammes d'acide oxybutyrique par litre dans l'urine d'une petite fille atteinte d'embarras gastrique. Les phénomènes d'auto-intoxication que l'on peut attribuer à l'acétonémie dans les gastro-entérites infantiles sont en général peu accentués, tant que les reins sont sains. Vergely leur attribue les symptômes nerveux qui les accompagnent souvent.

Les *symptômes nerveux* ne manquent presque jamais dans le cours des gastro-entérites aiguës, quoique souvent ils soient rudimentaires. L'insomnie, l'agitation, le changement de caractère se traduisant

---

(1) Vergely, *Revue mens. des mal. de l'enf.*, 1898, p. 1.

par une irritabilité exagérée, représentent la forme légère de l'intoxication ; les convulsions et les symptômes pseudo-méningitiques, appartiennent à la forme grave.

Les symptômes de la gastro-entérite peuvent se prolonger pendant dix ou quinze jours, puis, sous l'influence d'une bonne hygiène ou d'un traitement convenable, la fièvre tombe, l'appétit renaît, les selles diminuent de fréquence et reprennent peu à peu leur aspect normal. Néanmoins, les enfants restent encore quelque temps faibles et languissants ; l'entérite même la plus légère s'accompagne toujours d'une perte de poids assez considérable.

La **forme grave**, quand elle est primitive, ne s'observe guère que pendant les chaleurs de l'été ; elle est souvent secondaire et atteint de préférence les enfants débiles ou mal nourris. Elle débute en général comme la forme légère, mais s'en distingue bientôt par plusieurs caractères : la *fièvre* se montre presque toujours, et la température peut atteindre 39° à 40° ; les urines sont rares, les selles deviennent plus fréquentes ; elles peuvent atteindre le chiffre de quinze à vingt dans les vingt-quatre heures ; elles changent de nature et deviennent tantôt brunes et fétides, tantôt verdâtres et acides, tantôt enfin décolorées et exhalant une odeur fade ; dans ce dernier cas, l'entérite prend souvent la forme du choléra infantile.

Les matières sont âcres et irritantes ; aussi, malgré tous les soins de propreté, on voit se développer un *érythème* sur les fesses et les membres inférieurs. La peau s'excorie facilement, et il se produit alors des ulcérations superficielles aux talons, aux malléoles et aux fesses.

Les conséquences de l'entérite grave sur la nutrition sont beaucoup plus sérieuses que celles de l'entérite légère. En quelques jours, les enfants peuvent être réduits au dernier degré de la faiblesse ; les chairs deviennent flasques, les yeux s'excavent et s'entourent d'un cercle bleuâtre. Enfin la maladie peut se compliquer d'accidents cérébraux. Rilliet décrit deux formes d'entérite cérébrale. Dans la première, la *forme convulsive*, on observe des attaques d'éclampsie, tantôt dès le début de la maladie, tantôt seulement dans le cours des accidents gastro-intestinaux. Dans la forme *méningée*, il y a une tendance à la constipation au début, avec impressionnabilité très grande au bruit et à la lumière ; l'agitation alterne avec de l'assoupissement ; le pouls et la respiration sont parfois irréguliers ; bientôt cependant le ventre se ballonne, la diarrhée s'établit, et les symptômes nerveux se dissipent rapidement, tandis que l'affection intestinale suit son cours ordinaire.

**Terminaisons.** — *L'entérite primitive* se termine habituellement par la guérison, même dans la forme grave, à moins que les conditions hygiéniques ne soient déplorables ou que l'on soit au milieu des chaleurs de l'été ; souvent alors elle se transforme en choléra infantile. Dans quelques cas, elle passe à l'état chronique.

L'*entérite secondaire* présente à tout âge une certaine gravité.

## Entérite cholériforme.

Le choléra infantile survient quelquefois, comme nous l'avons déjà indiqué, dans le cours d'une bonne santé, mais il est précédé le plus souvent de troubles dyspeptiques ou d'une entérite aiguë simple. Sa marche est parfois foudroyante dès le début. Le premier symptôme qui annonce l'invasion des accidents cholériformes est en général un changement dans le nombre et la nature des selles ; celles-ci se répètent coup sur coup, elles se *décolorent* et prennent le caractère séreux. Bientôt apparaissent des *vomissements*, d'abord alimentaires, puis séreux. La quantité de liquide que peut perdre un enfant en quelques heures est très considérable ; il en résulte une *soif inextinguible*, plus marquée que dans toute autre maladie de l'enfance (Rilliet et Barthez). L'urine est supprimée ou considérablement diminuée ; elle est louche et opalescente, sédimenteuse ; sa réaction est très acide. Elle contient de l'urée et de l'acide urique en excès, ainsi que de l'*albumine*, qui ne manque presque jamais, et qui, dans les cas graves, existe parfois en quantité considérable (Parrot). Les parois du ventre deviennent flasques ; elles se laissent pincer comme un chiffon (Romberg). C'est à la face surtout qu'apparaissent les changements les plus frappants ; le visage prend l'aspect sénile, les yeux s'excavent et s'entourent d'un cercle bleuâtre, le nez s'effile, le teint se plombe ; ce changement de la physionomie s'accentue d'heure en heure, à mesure que la maladie fait des progrès. L'amaigrissement devient également sensible sur les autres parties du corps.

Si la maladie n'est pas arrêtée dans sa marche fatale, *la chaleur périphérique s'abaisse rapidement* : le nez, la langue, les pieds et les mains sont froids ; parfois les extrémités prennent une teinte lie de vin ; cette cyanose peut s'étendre à tout le corps et simuler alors la cyanose d'origine cardiaque (Parrot). La peau et le tissu cellulaire sous-cutané deviennent durs et de consistance cireuse, surtout aux cuisses et aux mollets (Trousseau). Parrot et Widerhofer ont vu parfois cette induration se généraliser à la surface du tronc et de la face. Ce symptôme est du reste rare ; il tient à l'énorme déperdition séreuse que subit l'enfant ; c'est un *sclérème symptomatique* bien distinct du sclérème idiopathique des nouveau-nés qui sera décrit plus loin.

L'enfant tombe bientôt dans un état de collapsus profond ; la fontanelle s'affaisse, et les os du crâne chevauchent les uns sur les autres ; c'est à cette période qu'apparaissent les symptômes cérébraux, qui sont dus à l'anémie du cerveau par déperdition et parfois aussi à une thrombose des sinus. Les symptômes d'*irritation* alternent avec ceux de *dépression*; parmi les premiers, il faut mentionner une agitation extrême qui s'accompagne d'un cri plaintif continu, des convulsions le plus souvent partielles, telles que le strabisme divergent (Parrot), quelques grimaces des muscles de la face et un peu de raideur des extrémités ; parmi les seconds, le coma, un sommeil léthargique qui, succédant à l'agitation, pourrait faire croire à un amendement des symptômes, mais qui est au contraire un signe absolument fatal. Parrot dit que ce sommeil s'accompagne parfois de convulsions dont le premier ou le seul indice est la dilatation des pupilles habituellement rétrécies pendant le coma athrepsique. Le pouls devient misérable, et l'enfant s'éteint après deux ou trois jours de maladie ou est emporté subitement dans une attaque de convulsions.

Quand l'issue est favorable, une réaction salutaire s'établit ; l'urine recommence à couler ; le pouls se relève graduellement ; les selles diminuent de fréquence et surtout reprennent peu à peu une coloration verte ou jaune ; elles restent encore très liquides pendant quelques jours. Le premier signe d'amélioration est la cessation des vomissements, quand celle-ci coïncide avec le relèvement du pouls et l'élévation de la température périphérique, car on observe souvent la cessation des vomissements dans le collapsus qui précède la mort. L'amaigrissement, d'après les observations de Rilliet et Barthez, continue et atteint son maximum pendant la convalescence. La soif est un des derniers symptômes qui disparaissent. Le stade de réaction peut être interrompu par des complications graves, soit du côté des organes respiratoires (bronchite avec atélectasie, bronchopneumonie), soit du côté du tégument externe (furoncles et abcès dermiques, pemphigus cachectique, érysipèle, gangrène de la peau et du tissu cellulaire), maladies qui s'observent surtout dans les hospices d'Enfants-Trouvés, et qui emportent souvent le petit malade quand il a résisté à l'affection primitive.

Baginsky a observé quelquefois le passage au *choléra typhoïde* dû à une intoxication urémique. L'urine redevient rare, albumineuse. L'agitation cesse et est remplacée par un état soporeux. Les yeux à moitié ouverts se recouvrent d'une sécrétion purulente; la cornée se trouble et s'infiltre, parfois elle peut se perforer, ce qui entraîne une fonte purulente de l'œil ; nous en avons observé un exemple. La fièvre se déclare (39° et au delà). Il survient parfois de l'œdème. L'enfant peut succomber dans le coma ou une attaque d'éclampsie. La guérison est exceptionnelle.

La *durée* de l'entérite cholériforme est difficile à préciser. Dans les cas mortels, elle est de deux à quatre jours environ ; la terminaison fatale est d'autant plus prompte que l'enfant est plus jeune. Dans les cas heureux, la durée de la maladie est plus longue ; il s'écoule presque toujours sept ou huit jours entre son début et le rétablissement complet de l'enfant.

L'entérite cholériforme est une maladie redoutable ; c'est la plus meurtrière pour l'enfance dans les grandes villes. Rilliet et Barthez ont perdu les trois quarts de leurs malades ; cette proportion varie probablement suivant les circonstances et le moment où le médecin peut intervenir. Nous pouvons affirmer qu'habituellement la mortalité ne dépasse pas la moitié des cas.

Le pronostic est d'autant plus grave que les conditions hygiéniques sont plus mauvaises et que l'enfant est plus jeune. Dans le cours de la maladie, certains signes, tels qu'un refroidissement graduel qui dure plus de vingt-quatre heures, un arrêt subit des vomissements sans réaction générale, annoncent presque toujours une terminaison fatale. Nous n'avons jamais vu guérir des enfants atteints de symptômes cérébraux. On ne doit pas néanmoins perdre trop tôt tout espoir, car on a vu de véritables résurrections chez des enfants qui semblaient arrivés à leur dernière heure.

## Colite infectieuse aiguë.

Il existe une forme rare, mais bien caractérisée, d'entérite de la première enfance, qu'on pourrait appeler *dysentériforme*, parce qu'elle s'annonce d'emblée par les signes caractéristiques de l'inflammation du côlon ; cette dénomination est préférable à celle d'*entérite folliculaire* employée en Allemagne. L'entérite à streptocoques revêt souvent cette forme (Escherich). Elle est tantôt primitive, tantôt secondaire à un catarrhe dyspeptique ou à une entérite cholériforme. Elle est plus fréquente dans la seconde et la troisième année que dans la première et paraît indépendante de l'influence saisonnière.

La colite infectieuse est une maladie aiguë, s'accompagnant au début d'une fièvre vive ; il n'est pas rare de voir la température atteindre 40°. L'enfant est abattu ; il a des coliques et de fréquentes envies d'aller à la selle. Les évacuations sont nombreuses et renferment du mucus strié de sang mélangé aux matières fécales, qui sont en général très fétides. Parfois, au bout de peu de jours, la fièvre tombe, les selles reprennent leur teinte jaune habituelle et l'enfant entre en convalescence. Dans d'autres cas, la marche est subaiguë ou chronique ; l'amaigrissement et la faiblesse sont considérables. La mort peut survenir par une attaque de choléra infantile (Baginsky) ou par une broncho-pneumonie.

Le diagnostic avec la dysenterie n'est pas toujours facile. L'âge tendre des enfants et l'absence d'épidémie dysentérique feront admettre une colite infectieuse et devront faire soupçonner une infection streptococcique.

## Entérite chronique.

**Symptômes.** — Quand l'entérite est chronique d'emblée, la *diarrhée* est pendant longtemps le seul symptôme par lequel elle se révèle. Pendant toute cette période, les enfants conservent leur embonpoint, leurs forces et leur gaieté, mais au bout d'un certain temps le tableau change : l'appétit se perd, l'enfant vomit souvent, son ventre devient gros, mou, flasque et douloureux par places. Le foie est augmenté de volume et dépasse d'un ou de plusieurs travers de doigt les fausses côtes. La diarrhée devient plus fréquente, plus liquide qu'au début ; les selles perdent leur aspect homogène ; tantôt elles sont vertes et acides et ressemblent à des épinards hachés, tantôt elles sont brunes, fétides, et renferment des grumeaux jaunes, blancs ou verts, tantôt enfin elles sont muco-purulentes et contiennent des stries de sang. La présence du pus et du sang est pathognomonique pour l'entérite folliculaire chronique ; l'*absence d'odeur fécale* des selles, qui est remplacée souvent par une odeur nauséabonde de fétidité ou de pourriture, serait aussi, d'après Widerhofer, un des signes caractéristiques de cette affection.

En même temps, l'enfant maigrit et devient peu à peu *cachectique*. La peau prend un aspect terreux et est très sèche. Les membres et le thorax sont considérablement amaigris. L'abdomen est tantôt très distendu, tantôt au contraire affaissé.

Chez les jeunes enfants, cette *atrophie infantile* peut atteindre un degré effrayant sans être nécessairement fatale. On voit apparaître alors le *facies simien*, dû aux saillies du squelette qui ne sont plus recouvertes que par un tégument ridé. Le *muguet*, les *plaques ptérygoïdiennes* du palais (Voir p. 592), l'*érythème des fesses et du pourtour de l'anus* sont des symptômes habituels de l'atrophie infantile due à l'entérite chronique.

Bouchaud a distingué diverses périodes dans l'atrophie de l'enfance. Dans une première période *latente*, la maladie n'est annoncée que par la perte de poids, qui est d'un dixième du poids normal. Dans la seconde période, l'enfant perd un sixième de son poids, l'*amaigrissement* domine ; dans la troisième période, dite *période d'excitation*, l'enfant perd un quart, et dans la quatrième période, ou période *léthargique*, qui termine la scène, il a perdu un tiers de son poids initial ; ces proportions ne sont évidemment que relatives.

Arrivée à la période atrophique, la maladie se termine en général fatalement, bien que sa marche soit quelquefois interrompue par des rémissions passagères. On voit apparaître un peu de bouffissure à la face ou de l'œdème autour des malléoles, sans albuminurie concomitante. Les enfants s'affaiblissent tous les jours davantage ; ils réagissent mal contre les agents extérieurs et se refroidissent facilement.

Ils présentent dans les derniers temps un état cérébral singulier, décrit par Marshall Hall sous le nom de *maladie hydrencéphaloïde* et qui simule souvent la méningite tuberculeuse (Voir p. 423); il consiste en un assoupissement interrompu de temps en temps par des cris aigus et de légers mouvements convulsifs et paraît dû à l'anémie du cerveau. Le coma est précédé par une période d'excitation, de véritable délire qui, suivant Bouchaud, est le résultat de l'*inanition avancée*; l'enfant pousse un cri continu d'abord strident, bruyant, puis plaintif et monotone et presque aphone. Les petits malades finissent par s'éteindre sans agonie dans le dernier degré du marasme, ou bien sont enlevés par quelque complication, telle qu'une pneumonie cachectique ou une thrombose des sinus.

**Complications.** — Les complications sont fréquentes dans le cours de l'entérite chronique.

Les unes sont représentées par des retours de la gastro-entérite à l'état aigu ; ces entérites aiguës secondaires sont habituellement graves, surtout pendant les chaleurs de l'été, époque où elles surviennent le plus souvent.

Les autres sont dues en général à des infections secondaires, produites surtout par les microbes pyogènes (le streptocoque ou le staphylocoque), qui trouvent un terrain favorable de culture dans les tissus dont la vitalité est abaissée par l'athrepsie.

COMPLICATIONS PULMONAIRES. — La broncho-pneumonie ne se traduit le plus souvent dans les trois premiers mois que par la toux et la dyspnée; la fièvre manque le plus souvent chez les athrepsiques (Parrot). Chez les enfants plus âgés, la fièvre, qui existe toujours, présente des oscillations irrégulières, parfois entrecoupées de rémissions. Le pronostic est grave.

COMPLICATIONS RÉNALES. — L'albuminurie a été souvent observée chez les petits enfants atteints d'entérite chronique. On constate en pareil cas dans le dépôt de l'urine des cylindres hyalins et des cellules épithéliales. L'hématurie est rare; elle n'a été guère observée que dans la thrombose des veines rénales.

CYSTITE. — Elle paraît être une complication assez commune de la gastro-entérite des petits enfants (Escherich et Trumpp) (1). Elle est plus fréquente chez les filles que chez les garçons. Souvent latente, elle demande à être cherchée et l'on trouve alors que l'urine très acide est trouble et laisse déposer au fond du vase du muco-pus. L'examen bactériologique révèle toujours en pareil cas la présence du colibacille, qui a pu pénétrer dans la vessie par l'urètre souillé par les matières fécales, ou provient d'une infection hématogène. Reymond (2) a indiqué un autre mode d'infection à travers les parois du rectum et de la vessie accolées. Dans quelques cas, la cystite

<hr>

(1) Trumpp, *Münch. med. Wochenschr.*, 1896, p. 1008.
(2) Reymond, *Ann. des mal. des org. génito-urinaires*, 1893, p. 253.

se révèle par ses symptômes habituels, les douleurs, le ténesme vésical, les mictions fréquentes et pénibles. Elle est peu grave, mais a une grande tendance à la chronicité et récidive facilement.

COMPLICATIONS OTIQUES. — Le catarrhe purulent de la caisse du tympan existe à l'état latent chez un grand nombre d'enfants du premier âge atteints d'entérite chronique; il ne donne lieu qu'exceptionnellement à des douleurs violentes et à une otorrhée par perforation du tympan. Il peut être l'origine d'une septicémie mortelle dont le point de départ n'est reconnu qu'à l'autopsie et qui se révèle pendant la vie par des suppurations multiples ou seulement par une fièvre intense avec facies typhoïde. L'examen du sang a permis parfois de poser le diagnostic en révélant la présence de streptocoques (Friedjung) (1).

COMPLICATIONS CUTANÉES. — Nous avons déjà mentionné les *érythèmes* sur les fesses et les membres inférieurs. L'*ecthyma térébrant infantile* est une complication plus rare, qui a son siège de prédilection sur les jambes ; c'est une infection à streptocoques, qui se produit surtout chez les enfants atrophiques.

Les *abcès multiples des nourrissons*, que nous décrirons plus loin, accompagnent souvent la gastro-entérite chronique.

COMPLICATIONS NERVEUSES. — La *tétanie* (Voir p. 544) et surtout l'*éclampsie*, sont des complications fréquentes des diarrhéesdes nourrissons. Les phénomènes d'excitation cérébrale et le coma qui terminent si fréquemment la série des accidents de l'entérite chronique ne sont souvent que des manifestations de l'auto-intoxication gastro-intestinale ; ils peuvent être exceptionnellement produits par des lésions de l'encéphale, telles que l'hydrocéphalie aiguë ou la thrombose des sinus.

TRAITEMENT. — Une hygiène sévère dans l'alimentation des petits enfants et le séjour à la campagne sont les meilleurs moyens prophylactiques contre l'entérite pendant les chaleurs de l'été. La médication à employer contre les accidents eux-mêmes présente des indications diverses suivant les cas.

### Gastro-entérite aiguë simple.

Le **régime** à instituer varie suivant la nature de l'allaitement. L'enfant est-il au sein, on proscrira tous les adjuvants du lait maternel, qui étaient donnés pendant l'état de santé ; les tetées seront espacées, mais on ne suspendra pas tout à fait l'allaitement, comme le conseille Billard pour la période aiguë. L'enfant est-il élevé au biberon, on essayera, s'il en est temps encore, de le mettre au sein.

(1) Friedjung, *Arch. für Kinderheilk.*, 1899, t. XXII, p. 44.

Si cela n'est pas possible, on remplacera le lait de femme par le *lait stérilisé* (Voir p. 28). Dans les entérites graves, on supprimera même entièrement le lait, qu'on remplacera pendant quelques jours par l'eau d'orge, l'eau albumineuse, le bouillon de poulet ou même par la *diète hydrique* pure.

Les purgatifs sont indiqués au début de l'entérite, dans tous les cas où la diarrhée s'accompagne de gaz fétides et de grumeaux alimentaires non digérés.

René Blache (1) a préconisé l'emploi de l'*huile de ricin* à doses faibles et répétées pendant quatre ou cinq jours jusqu'à ce que les selles aient diminué et changé de caractère ; il associe l'huile au sirop de gomme par parties égales et prescrit chaque matin une cuillerée à café de ce mélange ; la dose quotidienne d'huile de ricin ne doit pas dépasser 1 gramme avant six mois et 3 grammes avant un an. A partir de l'âge de six mois, nous employons la formule déjà indiquée (p. 635).

On a vanté de tout temps le *calomel* dans le traitement de l'entérite, soit comme purgatif à la dose de 10 à 15 centigrammes, soit comme altérant à dose fractionnée (1 à 2 centigrammes par jour, divisés en cinq paquets). West donne le mercure en nature associé à la craie préparée ; c'est l'*hydrargyrum cum creta* de la pharmacopée britannique. Notre expérience n'est pas favorable à l'emploi des *mercuriaux* et en particulier du calomel dans l'entérite aiguë, et en cela nous sommes d'accord avec deux auteurs d'une autorité considérable en pareille matière, Meigs et Pepper.

Les opiacés sont indiqués au bout de quelques jours, quand les selles deviennent fréquentes et très liquides, ou quand les évacuations s'accompagnent de coliques violentes. Il ne faut pas être trop craintif dans l'emploi de l'opium, mais en le donnant il faut surveiller attentivement son action, et dans ce but l'administrer en potion, de façon à fractionner suffisamment la dose, qui ne doit pas dépasser par jour une goutte de *laudanum* (Voir p. 52) ou douze gouttes d'*élixir parégorique* du Codex (2) pour un enfant dans le cours de la première année. Cette dernière préparation, comme le fait remarquer avec justesse J. Simon (3), est plus maniable et plus agréable au goût que le laudanum ; elle doit lui être préférée, surtout quand il y a tendance au collapsus. En effet, le collapsus qui survient dans les diarrhées graves n'est pas une contre-indication de l'opium ; il sera toujours facile à distinguer du *narcotisme* par la pâleur violacée du visage, par le refroidissement du nez et des extrémités, par l'absence de rougeur et de turgescence de la face, etc.

---

(1) R. Blache, *Journal de thérapeutique*, 1877.
(2) Un gramme d'élixir parégorique = un demi-centigramme d'extrait d'opium.
(3) J. Simon, Conférences thérapeutiques et cliniques sur les maladies des enfants, 2ᵉ édit., 1882, p. 28.

Le **sous-nitrate de bismuth** sera prescrit à la dose de 1 à 2 grammes par jour en suspension dans un julep gommeux, dans les cas de diarrhée abondante et rebelle.

Le **froid** à l'extérieur et à l'intérieur peut rendre des services dans des circonstances spéciales ; ainsi, contre les vomissements répétés, Henoch recommande les boissons froides et même les pilules de glace. Nous employons de préférence contre les vomissements la *potion de Rivière*. Si l'entérite s'accompagne d'une réaction fébrile vive et d'accidents cérébraux, des compresses froides sur le ventre d'après la méthode de Priessnitz et un bain tiède amèneront rapidement une sédation.

L'**acide chlorhydrique** est un médicament très vanté par Henoch dans le traitement de l'entérite. Il paraît avoir réussi particulièrement contre les symptômes gastriques, tels que l'anorexie, la langue saburrale, les vomissements qui compliquent souvent l'entérite estivale. On le prescrit sous la forme de *limonade chlorhydrique* au 2/1000, à la dose de une à trois cuillers à café données de suite après chaque repas.

L'**acide lactique** a été préconisé par Hayem (1) dans les cas de diarrhée verte des nouveau-nés ; ce médicament est prescrit à la dose de 1 gramme dans une potion de 100,0 qui sera administrée par cuillerées à café toutes les demi-heures entre les tetées. L'acide lactique agirait d'après Hayem comme antiseptique du bacille de la diarrhée verte. Quoi qu'il en soit, nous nous en sommes bien trouvés dans d'autres formes de diarrhée infantile.

D'autres **antiseptiques**, tels que le salicylate de bismuth, le thymol, la naphtaline, le salol, le benzonaphtol, etc., ont été administrés dans l'espoir un peu théorique de faire disparaître les fermentations anomales du tube digestif. Le *salicylate de bismuth* mérite seul d'être retenu dans la pratique ; il se donne aux mêmes doses que le sous-nitrate. Le thymol est irritant et est pris difficilement par les enfants. La naphtaline ne serait pas sans danger par son action sur les reins et sur l'œil, où elle favoriserait la formation de la cataracte (Panas, Magnus). Le *salol*, recommandé d'abord par les médecins américains, ne paraît pas non plus avoir donné dans la diarrhée infantile les succès qu'on en espérait. Il est prescrit dans un julep gommeux à la dose de 15 à 20 centigrammes par jour pour la première année, de 25 à 50 pour la seconde. Moncorvo (2) n'a jamais observé de phénomènes toxiques déterminés par ce médicament ; il se loue de son action désodorisante sur les selles et s'en est bien trouvé dans les cas de diarrhée d'origine malarienne. Nous préférerions comme désodorisant interne, au salol dont l'innocuité ne nous paraît pas très démontrée, le *benzonaphtol*, bien qu'il ne faille pas

(1) Hayem, *Soc. méd. des hôp. de Paris*, 13 janvier 1888.
(2) Moncorvo, *Rev. mens. des mal. de l'enf.*, 1890, p. 452.

s'exagérer l'action curative de ce médicament dans les entérites infantiles. Il se prescrit à la dose journalière de 20 à 50 centigrammes pour les enfants au-dessous de six mois, et de 60 à 80 centigrammes jusqu'à un an, associé à une quantité égale de sucre. Cette dose est partagée en cinq prises (1).

Les **irrigations intestinales** ont été préconisées dans l'entérite aiguë par Baginsky (2) et Monti (3). Elles sont pratiquées à l'aide d'une sonde Nélaton n° 14 mise en relation par un ajutage et un tube de caoutchouc long de 1 à 2 mètres et muni d'un large entonnoir. L'irrigation est faite avec 300 à 500 grammes d'eau bouillie additionnée de 0,5 pour 100 de chlorure de sodium. La sonde pénètre facilement et assez haut, une fois que le rectum est plein d'eau. Lesage et Dauriac (4) recommandent même d'aller chez le nouveau-né jusqu'aux environs d'un litre pour assurer l'antisepsie intestinale. Il faut mettre l'enfant sur le côté droit en soulevant la hanche gauche et s'assurer par la percussion du cæcum que le liquide est arrivé dans cet organe ; on cesse l'irrigation dès qu'il commence à être plein. Pour éviter toute distension brusque, il faut n'élever l'entonnoir que très graduellement au-dessus du niveau de l'anus. La température de l'eau d'irrigation doit être de 30 à 35°. En cas d'acidité très marquée des selles, on peut ajouter à l'eau de lavage du bicarbonate de soude (5 pour 100), en cas de fétidité du benzoate de soude (3 à 5 pour 100) ou de l'acide borique (1 pour 100). Ces grands lavages, faits une ou deux fois par jour par le médecin lui-même, sont d'une grande utilité quand l'entérite aiguë siège particulièrement dans le gros intestin. Ils suppriment parfois de suite et pour un temps assez long les coliques et les évacuations fétides. Ils sont sans danger et d'une exécution facile. Leur emploi devrait précéder l'emploi de médications plus compliquées.


### Entérite cholériforme.

Tous les auteurs sont d'accord pour recommander pendant les deux ou trois jours de danger une *diète absolue*, c'est-à-dire la suppression de toute alimentation, excepté le lait d'une nourrice ou un peu de bouillon de poulet pris à de rares intervalles. Les boissons, loin d'être supprimées, devront être données d'une façon continue, mais par petites quantités à la fois, de façon à éviter les vomissements et à lutter contre la déshydratation des tissus. Nous donnons volontiers de l'eau qui a été bouillie, mélangée à une petite quantité

(1) Voir : Brück, *Pester med. chir. Presse*, 1892, n° 46.
(2) Baginsky, *Jahrb. für Kinderheilk.*, Bd IX, p. 395.
(3) Monti, *Arch. für Kinderheilk.*, 1883, Bd III, p. 161.
(4) Lesage et Dauriac, *Gaz. des hôp.*, 1893, p. 1125. — Consulter aussi Angerant, *Thèse de Paris*, 1894.

de rhum ou d'alcool de mélisse ; la tisane au champagne glacé, le café noir étendu d'eau glacée et le thé froid sont également indiqués en pareil cas. Epstein recommande l'*eau albumineuse* filtrée (un blanc d'œuf battu dans 500 grammes d'eau bouillie et refroidie), à donner à la dose de 50 grammes toutes les deux heures. D'après notre expérience, la **diète hydrique** a du bon à la condition qu'on ne la continue pas trop longtemps et surtout qu'on n'hésite pas à remettre au sein un enfant sevré, si cela est possible, ou à le soutenir en lui donnant de temps en temps quelques cuillerées à café de lait de femme.

Contre les accidents cholériformes proprement dits, il faut un traitement prompt et énergique. Deux indications fondamentales se présentent : 1° arrêter, si possible, le flux gastro-intestinal; 2° combattre le collapsus.

Parmi les nombreux médicaments préconisés contre la diarrhée cholériforme, l'*opium* et l'*ipécacuanha* paraissent être ceux qui méritent le plus de confiance pendant la période de danger.

Mentionnons aussi le nitrate d'argent recommandé par Rilliet et Barthez qui le prescrivent à la dose de 1 à 3 centigrammes dans une potion de 60 grammes d'eau distillée et l'administrent par cuillerées à café toutes les heures pendant la durée des accidents.

L'**opium**, malgré les craintes exagérées de quelques praticiens, est une grande ressource dans une maladie aussi grave que le choléra infantile, au moins dans la seconde période, quand les autres médicaments ont échoué ; c'est notre médicament de réserve. On peut l'associer à l'acide chlorhydrique ou à l'acide lactique, suivant la formule suivante :

| | |
|---|---|
| Élixir parégorique (Codex)..................... | X à XV gouttes. |
| Sucre de lait................................. | $\Big\{$ āā 5,00 |
| Alcool de mélisse............................. | |
| Acide lactique............................... | 1,0 à 2,0 |
| Infusion de thé.............................. | 100,0 |

Par cuillerées à café toutes les demi-heures jusqu'à effet (à surveiller) pour un enfant de six à quatorze mois.

Les **lavements d'ipécacuanha** ont été recommandés contre le choléra infantile (Chouppe) (1). Nous les avons employés nous-mêmes et en avons obtenu parfois d'excellents résultats. Ces lavements sont composés comme suit : racine d'ipéca concassée : 5 grammes bouillis dans 100 grammes d'eau jusqu'à réduction à 50 grammes ; puis seconde décoction dans 100 grammes d'eau avec les racines retirées de la première eau. Les deux liquides sont mélangés et divisés en deux lavements de 50 grammes qu'on administre le même jour à huit heures d'intervalle.

Dernièrement, on a espéré combattre efficacement le choléra

____

(1) Chouppe, *Progrès médical*, 1873, p. 160.

infantile en le traitant comme une maladie zymotique, par les antiseptiques ; la plupart des médicaments antiputrides ont été essayés
contre cette affection ; tels sont : la *créosote* (2 gouttes dans une
potion de 80 grammes d'eau de cannelle et 10 grammes de sirop de
rhum), l'*acide phénique* (3 à 10 centigrammes par jour en potion), le
*benzoate de soude* (5 grammes en potion), le *benzoate de magnésie*
(1,0 à 2,0 dans eau 100,0), le *benzonaphtol*, le *salol* associé à l'oléosaccharure de cannelle à la dose de 5 centigrammes toutes les
heures (1), la *résorcine* que nous avons employée souvent, suivant
le conseil de Soltmann, à la dose de 10 à 40 centigrammes par jour
dans une potion tonique ; ce dernier médicament est bien toléré par
les enfants et rend des services dans les dyspepsies flatulentes, mais
est sans action sur le choléra infantile. C'est, croyons-nous, peine
perdue d'employer les antiseptiques une fois que les symptômes
graves ont éclaté ; on risque d'augmenter ainsi l'irritation du tube
digestif et on perd un temps précieux.

Nous trouvons du moins plus logique le mode de faire d'Epstein (2),
qui, partant de l'idée que les accidents commencent par le haut du
tube digestif, fait un *siphonage* complet de l'estomac au début de la
maladie ; il attribue quelques succès à cette méthode de traitement.
Il ne faut pas oublier néanmoins que le lavage de l'estomac n'est
indiqué qu'au début et devient dangereux par son action déprimante
dès que l'algidité commence.

Quant au *calomel* et au *sous-nitrate de bismuth*, souvent préconisés
contre le choléra infantile, nous les proscrivons comme inutiles ;
l'emploi du calomel n'est peut-être même pas sans danger.

Pour remplir la seconde indication, celle de combattre le collapsus
et de relever les forces du petit malade, on a préconisé de nombreux
médicaments. L'*alcool* à haute dose nous paraît le plus utile. Nous
attribuons au *cognac* donné à la dose de 30 à 60 grammes par jour
dans du thé ou de l'eau bouillie plusieurs cas de guérison du choléra
infantile ; malheureusement, comme dans le choléra asiatique, la
muqueuse digestive absorbe mal pendant la période algide de
l'entérite cholériforme, aussi devra-t-on employer de préférence les
révulsifs cutanés et les médicaments injectés sous la peau.

Les bains chauds simples, parfois sinapisés, nous ont rendu,
comme à d'autres, des services signalés ; nous les préférons à l'enveloppement sinapisé, préconisé par Trousseau ; nous donnons des
bains de moutarde chauds, de quelques minutes seulement, jusqu'à
ce que la peau rougisse ; l'enfant doit être massé pendant tout le
temps du bain, puis douché rapidement à l'eau froide ; on l'essuie
dans une flanelle chaude, et on enveloppe ses membres infé-

---

(1) Droixhe a employé avec succès le salol à cette dose dans quatre cas de choléra
infantile (*Journal d'accouchement*, 1890, p. 49).

(1) Epstein, *Prag. med. Woch.*, 1881, n° 33.

rieurs et son ventre dans de l'ouate et du taffetas gommé. On peut augmenter l'action révulsive de cet enveloppement par une friction préalable avec le liniment térébenthiné ou le liniment de Rosen. En Angleterre, on emploie souvent des enveloppements excitants faits avec du *vin aromatique chaud*; on entoure d'abord l'enfant d'une compresse trempée dans ce liquide et bien exprimée, puis on le roule dans une couverture de laine. Schoppe (1) préconise l'enveloppement du corps répété toutes les deux ou trois heures dans un drap humide chaud ou même froid, si l'état du système nerveux exige une puissante révulsion.

Quand la température s'abaisse et que l'algidité s'accompagne de collapsus, Soltmann et Wiederhofer conseillent les *injections sous-cutanées d'éther* (une injection d'une seringue de Pravaz, répétée de 1 à 4 fois dans les vingt-quatre heures). Soltmann dit avoir sauvé ainsi plusieurs fois des enfants à l'agonie.

**L'entéroclyse**, qui a été conseillée par Cantani pour combattre le choléra asiatique à la période algide, mérite d'être essayée dans le choléra infantile. On fera pénétrer plusieurs fois par jour, au moyen d'un tube de caoutchouc et d'un entonnoir, dans l'intestin, de 200 à 300 grammes d'eau bouillie à la température de 40° et contenant en solution de 1 à 2 grammes de tannin. Ces irrigations auraient pour principal effet de restituer à l'organisme l'eau dont il a été privé par l'abondance des selles liquides (Rheiner).

**Les injections sous-cutanées d'eau salée**, préconisées par Weis (2), ont parfois aussi amené de véritables résurrections dans la période algide du choléra infantile ; elles sont sans inconvénient et doivent être essayées quand les boissons ne sont plus tolérées. Elles sont pratiquées avec une solution stérilisée chaude de chlorure de sodium à 7 pour 1000. L'eau est injectée sous la peau de la cuisse avec un trocart réuni par un tube de caoutchouc à une seringue de Roux de 20 centimètres cubes, le tout soigneusement stérilisé. Demiéville (3) a ramené ainsi à la vie un enfant de quatre mois et demi qui était dans un état de collapsus grave et auquel il fit une injection d'environ 120 grammes de liquide sous la peau des deux cuisses. L'un de nous (4) a obtenu un succès analogue. Actuellement, l'hypodermoclyse est entrée dans le traitement habituel des accidents de collapsus dans le choléra infantile.

(1) Schoppe, *Centralbl. für klin. Med.*, 1887, n° 20.
(2) Weis, *Wien. med. Presse*, 1888, n⁰ˢ 44 et 46.
(3) Demiéville, *Revue méd. de la Suisse rom.*, 1892, p. 54.
(4) Picot, *Ibid.*, 1896, p. 39.

### Entérite chronique.

Le traitement de l'entérite chronique est avant tout hygiénique ; nous avons insisté ailleurs sur le régime qui convient aux enfants pendant l'allaitement.

Le traitement pharmaceutique variera avec la durée de la maladie et les diverses indications qui se présenteront. Comme Rilliet et Barthez l'ont fort bien dit, il faut avoir dans le cours de cette affection un arsenal assez varié de moyens à sa disposition et, une fois les indications nettement posées, savoir changer le remède sans modifier la médication.

Au début, les *évacuants* (manne, magnésie calcinée, huile de ricin) sont indiqués pour débarrasser l'intestin des gaz fétides qui le distendent et des grumeaux d'aliments non digérés qui l'irritent.

Le gros intestin étant le principal siège des lésions, de grands *lavements* d'eau froide rendront les plus grands services. Les irrigations intestinales à grande eau ont été recommandées par Baginsky dans l'entérite folliculaire, quand les selles contiennent du pus ou du sang. Nous préférons à l'eau froide l'emploi des lavements *émollients mucilagineux* ou des lavements *d'ipécacuanha* (Voir p. 661) dans la période subaiguë douloureuse, et les lavements *astringents* dans la période chronique ulcéreuse. Widerhofer conseille le *tannin* (15 centigrammes par lavement) et réserve le *nitrate d'argent* (5 centigrammes), ainsi que la liqueur de *perchlorure de fer* (3 à 6 gouttes par lavement), pour les cas d'entérite ulcéreuse avec selles purulentes ou sanguinolentes

Quand la diarrhée se prolonge, le médecin a à sa disposition quatre classes de médicaments, qu'il doit adapter à chaque cas particulier, les *absorbants*, les *astringents*, les *narcotiques* et les *toniques excitants*.

1. Parmi les absorbants les plus employés sont le *sous-nitrate de bismuth* (30 à 50 centigrammes trois à quatre fois par jour) et la *craie préparée* (1 à 2 grammes par jour), qui doivent être pris au moment des repas ; ils agissent probablement, comme le pensait Monneret, en formant une couche protectrice sur la muqueuse enflammée.

2. Parmi les astringents, nous signalerons le *sirop de ratanhia* (30 à 60 grammes par jour), *l'extrait de bois de campêche*, *le colombo* (1) qui paraît surtout indiqué dans le cas d'anorexie.

(1) Gœlis recommande la formule suivante pour un enfant de deux ans :

| | |
|---|---|
| Racine de colombo............................. | 2 grammes. |
| Racine de salep............................... | 60 centigrammes. |
| Eau de fontaine.............................. | 90 grammes. |
| Sirop de camomille........................... | 15 — |

Une cuillerée à dessert toutes les deux heures.

Zinnis (Traitement de la diarrhée chronique, Athènes, 1885) associe le colombo au bismuth (bismuth, 3,0 dans 75,0 d'une infusion de 0,50 à 1,0 de colombo).

Escherich (1) vante l'action remarquable d'un composé albumineux du tannin, le *tannigène*, dans les entérites infantiles subaiguës et chroniques. Sans être aussi enthousiastes que lui, nous reconnaissons que ce médicament a souvent une action favorable et qu'il est bien supporté par les organes digestifs. On l'administre sous la forme de poudre à la dose de 25 centigrammes pour les enfants du premier âge et à la dose de 50 centigrammes dans la seconde enfance, dose qu'on peut répéter quatre à six fois par jour, en mélangeant la poudre au lait ou au potage de l'enfant.

3. Il faut être sobre des narcotiques dans l'entérite chronique ; on réservera l'emploi du *laudanum* pour les cas de coliques douloureuses ou de vomissements rebelles.

4. Les toniques et les stimulants formeront la base du traitement à la période cachectique. Le vin de quinquina, le rhum, l'élixir de Garus, le sirop magistral, la teinture de Bestucheff, les frictions stimulantes et les bains sulfureux ou salés seront les meilleurs adjuvants du traitement antidiarrhéique. Un séjour à la campagne, au bord de la mer ou *à la montagne*, suffit parfois dans la belle saison pour stimuler l'appétit, favoriser l'assimilation et diminuer la diarrhée.

# CHAPITRE XVI

## DYSENTERIE

La dysenterie n'étant pas une affection très commune dans l'enfance et différent peu à cet âge de ce qu'elle est chez l'adulte, nous n'en donnerons qu'une description succincte.

ÉTIOLOGIE. — La dysenterie chez les enfants est plus fréquente avant cinq ans qu'après cet âge ; c'est surtout chez les enfants de deux ans que Meigs et Pepper l'ont observée (7 fois sur 39 cas). D'après les mêmes observateurs, la maladie atteint plus souvent les garçons que les filles. Elle sévit surtout en automne après les étés chauds ; *elle est plus commune à la campagne que dans les villes.* Une mauvaise nourriture, un lait acide, des fruits mal mûrs paraissent y prédisposer. La dysenterie est quelquefois une affection *secondaire* ; elle survient surtout alors après la rougeole et la variole ou dans le cours des affections palustres.

La dysenterie s'observe souvent sporadiquement chez les enfants (Jacobi), mais elle sévit surtout *épidémiquement*, particulièrement

(1) Escherich, *Therapeut. Wochenschr.*, 1896, n° 10.

dans les pays chauds. La *contagion* joue un rôle évident dans sa propagation. Constant en a observé plusieurs exemples dans une épidémie de dysenterie secondaire à l'hôpital des Enfants de Paris ; Rilliet et Barthez en rapportent aussi des cas. La transmission de la maladie paraît se faire directement par le contact des malades, ou indirectement par leurs déjections ou les linges qu'ils ont salis ; une canule à lavement mal nettoyée peut être l'agent de la contagion. D'autres fois, la dysenterie paraît se propager par l'air ou par l'eau infectée.

La dysenterie est probablement une affection microbienne, mais son microbe spécifique n'est pas encore exactement déterminé.

ANATOMIE PATHOLOGIQUE. — On rencontre à l'autopsie des enfants qui ont succombé à la dysenterie les mêmes lésions que chez l'adulte ; la muqueuse du gros intestin est rouge, épaisse, ramollie et présente des ulcérations parfois recouvertes de fausses membranes ; le tissu sous-muqueux est quelquefois parsemé d'ecchymoses, la cavité intestinale renferme un mucus sanguinolent, souvent aussi du pus, des débris pseudo-membraneux et des lambeaux sphacélés de la muqueuse. Dans quelques cas rares, on a trouvé l'intestin perforé. Les ganglions mésentériques sont engorgés. Nous ne connaissons aucun fait dans lequel on ait rencontré une thrombose des veines mésaraïques et une hépatite suppurée chez des enfants morts dans nos climats à la suite de la dysenterie.

DESCRIPTION. — Les symptômes de la dysenterie se rapprochent beaucoup de ceux de l'entérite aiguë ; ils en diffèrent cependant par une plus grande acuité et par la présence constante du sang dans les selles. La maladie débute par des épreintes, des coliques et des selles fréquentes ; ces selles renferment les premiers jours des matières fécales ; bientôt elles ne sont plus formées que par un mucus glaireux et sanguinolent et deviennent très peu abondantes ; leur coloration est quelquefois d'un rouge foncé ; habituellement elles sont rosées, ce qui les a fait comparer à de la lavure de chair ; elles sont souvent mélangées de pus et de fausses membranes. Les enfants se plaignent de ténesme et d'une vive douleur à l'anus lorsqu'ils vont à la garde-robe ; chez les plus jeunes, la défécation s'accompagne de cris et d'agitation. Le nombre des selles varie avec l'intensité de la maladie ; dans les cas légers, il ne dépasse pas quatre à huit par jour, mais dans les cas graves il peut atteindre trente et quarante dans les vingt-quatre heures ; l'enfant éprouve alors un ténesme horriblement douloureux qui persiste dans l'intervalle des défécations. Dans quelques cas, l'anus perd sa contractilité ; Rilliet a observé, chez un enfant de quatorze ans qui succomba dans la journée à la dysenterie, une paralysie du sphincter caractérisée par une dilatation permanente de l'orifice anal. Le ventre est habituellement tympanisé et douloureux, surtout au voisinage de l'ombilic.

Dans les cas légers, la fièvre est modérée ou fait complètement défaut ; les symptômes s'amendent au bout de peu de jours, les selles reprennent leur aspect normal, et la durée totale de la maladie ne dépasse pas une semaine. Dans les cas plus intenses, la fièvre est vive, la peau est chaude et, si la maladie se prolonge, l'enfant maigrit rapidement ; bientôt épuisé par la fréquence et l'abondance des évacuations, il tombe dans le collapsus ; ses extrémités se refroidissent, son corps exhale une odeur cadavérique, et il succombe rapidement. Dans les cas où le malade guérit, la convalescence est longue, et on peut observer, comme suite de la maladie, le rétrécissement de l'intestin ou l'entérite chronique. Quelques auteurs ont signalé des paralysies des membres à la suite de dysenterie ; c'est ainsi que Perret (1) a observé une paralysie radiculaire supérieure du plexus brachial qui survint dans le décours d'une dysenterie grave chez une enfant de treize ans et qui guérit au bout de dix jours.

DIAGNOSTIC. — Le diagnostic de la dysenterie est le plus souvent facile ; l'aspect si spécial des selles et le ténesme sont pathognomoniques.

Les *polypes du rectum*, qui ne sont pas rares chez les enfants, s'accompagnent quelquefois de ténesme et de selles sanglantes, mais les hémorragies ne se montrent en général qu'à intervalles irréguliers, et l'absence de symptômes généraux empêchera de confondre cette affection avec la dysenterie.

Le diagnostic avec l'*invagination* sera indiqué à propos de cette maladie. Nous avons parlé plus haut (p. 654) du diagnostic avec la *colite infectieuse* (Voir aussi *Entérite muco-membraneuse*).

PRONOSTIC. — La dysenterie sporadique est généralement une affection bénigne ; quelquefois cependant elle peut avoir une issue fatale chez les enfants (Rilliet et Barthez). La dysenterie épidémique est fréquemment mortelle. Constant, ainsi que Rilliet et Barthez, ont vu succomber presque tous les enfants atteints de dysenterie secondaire qu'ils ont traités. Les symptômes les plus fâcheux pour le pronostic sont l'extrême fréquence et l'odeur cadavérique des selles, la petitesse du pouls et le refroidissement des extrémités.

TRAITEMENT. — C'est par des précautions hygiéniques, des soins extrêmes de propreté et en éloignant les enfants des endroits infectés, qu'on les mettra à l'abri de la dysenterie en temps d'épidémie.

Dans les cas légers, le traitement de la dysenterie consistera dans

(1) Perret, *Lyon médical*, 1er déc. 1889, p. 491.

l'usage de boissons adoucissantes et de petits lavements amidonnés, additionnés de quelques gouttes de *laudanum* (2 à 3 gouttes chez un enfant de deux ans). Henoch recommande des irrigations de l'intestin avec l'eau tiède ou une solution d'acide salicylique au millième. On fera bien de prescrire au début un purgatif léger pour nettoyer l'intestin des matières qu'il renferme.

Dans les cas plus graves, c'est toujours par la *médication purgative* qu'on commencera le traitement; on ordonnera à l'enfant l'huile de ricin, le sulfate de soude, le sulfate de magnésie, ou mieux encore le calomel, qu'on prescrira à la dose de 10 à 15 centigrammes, administrée en une fois ou fractionnée en plusieurs prises qui seront données toutes les heures. Sous l'influence de ces moyens, les selles se modifient rapidement et deviennent franchement diarrhéiques; le calomel leur donne une couleur verdâtre.

Si la dysenterie s'accompagne d'embarras gastrique, on fera bien d'administrer un vomitif; on prescrira toujours dans ce cas l'*ipécacuanha* et jamais le tartre stibié. L'emploi de l'ipécacuanha a aussi été recommandé comme méthode générale dans le traitement de la dysenterie; on l'administrera alors aux enfants par prises de 10 à 20 centigrammes répétées plusieurs fois dans la journée, ou bien en potion à la dose de 1 à 2 grammes, infusé dans 200 grammes d'eau (*méthode brésilienne*). Delioux a proposé pour le traitement de la dysenterie des pilules dans lesquelles l'ipéca est associé au calomel et à l'opium.

L'*opium* rend également de grands services, surtout dans les cas où la maladie s'accompagne d'un ténesme très intense; on l'emploie de préférence sous la forme de *poudre de Dower* ou de *laudanum* administré en lavement. Un bain tiède est souvent un bon moyen d'atténuer les douleurs qui accompagnent la défécation. Contre le ténesme, on recommande aussi les irrigations intestinales avec de l'eau bouillie tiède additionnée de chlorure de sodium à 7 pour 1000; elles nettoient la muqueuse et diminuent les épreintes ainsi que le nombre des selles.

Dans un cas, qui était à la période aiguë, relatif à un enfant de quatre ans dont l'état paraissait désespéré, Sorbets (1) a obtenu une amélioration rapide par l'emploi de lavements renfermant : nitrate d'argent, 5 centigrammes, eau 500 grammes, pour quatre lavements administrés dans la journée.

Les antiseptiques sont aussi indiqués. Bouchard prescrit un mélange de 7,50 de salicylate de bismuth, 15,0 de naphtol β divisé en dix cachets dont il fait prendre de trois à douze par jour suivant l'âge de l'enfant.

Lorsque la maladie traîne en longueur, on prescrira les astringents

_______________

(1) Sorbets, *Gazette des hôpitaux*, 1886, p. 437.

et les toniques à l'intérieur ; le sirop de ratanhia, la décoction de bois de campêche, le colombo, le tannin, seront particulièrement indiqués ; si la dysenterie passe à l'état chronique, on ordonnera des lavements destinés à agir sur la muqueuse ulcérée du gros intestin et composés de *nitrate d'argent* à la dose de 10 à 20 centigrammes pour 100 grammes d'eau.

Dans les cas où la dysenterie prend une forme adynamique, on cherchera à ranimer les forces de l'enfant par l'alcool et le quinquina à hautes doses.

La diète ne doit jamais être absolue dans le cours de la dysenterie ; on nourrira le petit malade avec des bouillons ou du lait et on lui donnera comme boisson l'eau albumineuse ou la décoction blanche de Sydenham.


## CHAPITRE XVII

### ENTÉRITE MUCO-MEMBRANEUSE

L'entérite muco-membraneuse ou glaireuse, qui est surtout une maladie d'adulte et s'observe principalement chez les femmes comme complication de la constipation et de la neurasthénie avec entéroptose, a été observée assez fréquemment dans le cours de la seconde enfance pour mériter ici une mention. Elle a été bien décrite chez l'enfant par Comby (1), ainsi que par Guinon (2) dont nous résumerons ici les travaux.

ÉTIOLOGIE. — Ce n'est guère qu'après la fin de la troisième année que l'entérite glaireuse a été observée. Bottentuit (3), qui en a traité à Plombières 460 cas de tout âge, en compte 60 chez des enfants de quatre à quinze ans.

La maladie est presque toujours liée à l'hérédité neuro-arthritique ; parfois le père est goutteux, eczémateux, la mère est hystérique ou neurasthénique, les enfants eux-mêmes sont des névropathes en herbe. On a vu plusieurs enfants de la même famille atteints d'entérite glaireuse.

La seconde cause prédisposante importante est la constipation, qui peut déjà dater de la première enfance et qui est due à l'atonie intestinale.

Chez un garçon de huit ans, dont la mère avait souffert de co-

(1) Comby, *Traité des mal. de l'enf.*, t. II, 1897, p. 531.
(2) Guinon, *Revue des mal. de l'enf.*, 1898, p. 114 et 243.
(3) Bottentuit, *Brit. med. Journ.*, 15 avril 1892.

liques néphrétiques, Comby a constaté, en même temps que l'entérite muco-membraneuse, des hémorroïdes et de la gravelle.

DESCRIPTION. — La maladie, essentiellement chronique, est constituée par des crises entéralgiques qui se terminent par l'expulsion de glaires sanguinolentes ou de débris membraneux et par une période intercalaire d'une durée très variable de santé relative.

Les enfants sujets à ces crises sont en général pâles, la peau présente un teint bistré, surtout à la face et au cou, néanmoins les lèvres sont d'un beau rouge. Ils sont maigres, parfois même si émaciés que l'on pourrait les prendre pour des tuberculeux. Ils sont en général dyspeptiques.

Le ventre, tantôt ballonné, tantôt rétracté, présente parfois une sensibilité exagérée au niveau de l'S iliaque ou du côlon transverse, sensibilité qui s'exaspère à l'approche des crises aiguës. On observe néanmoins des formes indolentes.

Au moment de la crise, surviennent des douleurs parfois violentes au niveau de l'ombilic. L'enfant, qui est habituellement constipé, éprouve alors des besoins fréquents de défécation et rend des selles fétides, brunâtres, mousseuses, dans lesquelles on trouve des stries blanchâtres formées par du mucus. Parfois, il n'expulse que des glaires ou des fragments de membrane, simulant des débris de tænia; les longs tubes rubanés ou cylindriques, observés chez les adultes, sont plus rares. Parfois il rend du sang mêlé aux glaires ou même pur. Dieulafoy et Comby ont constaté aussi dans les matières la présence du sable intestinal. Les urines contiennent de l'indican.

Dans l'intervalle des crises qui affaiblissent beaucoup les petits malades, on peut constater, outre les troubles dyspeptiques habituels, des éruptions prurigineuses, parfois très tenaces, et des troubles nerveux.

Dans quelques cas, la crise se complique d'hyperthermie et d'un état typhoïde inquiétant, qui peut s'accompagner d'érythèmes pseudo-exanthématiques; ces symptômes graves disparaissent, une fois la crise terminée.

On a remarqué que les enfants atteints de colite glaireuse subissent un arrêt dans la croissance. « Tel enfant de trois ans, dit Guinon, paraît en avoir deux ; un enfant de onze ans est moins développé et d'apparence plus infantile que son frère qui en a huit. »

PRONOSTIC. — La maladie est très persistante, et quand elle n'est pas bien traitée dès le début, elle peut se prolonger indéfiniment et se continuer à l'âge adulte.

Reclus a insisté sur la fréquence de l'appendicite chez les sujets atteints d'entérite membraneuse. Cette relation est admise pour l'enfant par J. Simon, par Comby, par Guinon, etc.

TRAITEMENT. — Le vrai moyen de prévenir les crises est de combattre la [constipation (Voir *Constipation*) par des procédés qui n'irritent pas le tube digestif, et de lutter par une hygiène appropriée contre l'état névropathique de l'enfant.

Au moment des crises diarrhéiques, entéralgiques, le repos au lit, les applications de compresses chaudes sur le ventre, répétées matin et soir, les irrigations intestinales chaudes, le régime lacté constituent la base du traitement.

Comby fait prendre deux fois par jour avant les repas, dans une cuillerée de lait, un paquet contenant :

| | |
|---|---|
| Bicarbonate de soude................................. ...... } | ãã 0,25 |
| Magnésie............................................... } | |
| Pepsine..... ,....................................... ; | 0,10 |
| Noix vomique.......................................... | 0,02 à 0,05 |

Ce traitement est continué pendant dix jours, puis suspendu pendant huit jours, et repris, si cela est nécessaire.

Parmi les cures minérales recommandées, celle de Plombières nous paraît particulièrement indiquée.


# CHAPITRE XVIII

## APPENDICITE

On a désigné pendant longtemps sous les noms de *typhlite* et de *pérityphlite* une affection inflammatoire assez fréquente dans la seconde enfance et siégeant dans la fosse iliaque droite ; elle était attribuée à la phlegmasie du cæcum ou du tissu cellulaire voisin de cet organe. De nombreux travaux entrepris dans ces dernières années, fondés soit sur le résultat des autopsies, soit sur les constatations faites dans le cours des opérations, ont établi que, comme l'avait déjà enseigné Mêlier en 1827, cette maladie est presque toujours due à l'inflammation et à la perforation de l'appendice vermiforme. De là le nom d'*appendicite* sous lequel elle est décrite actuellement.

La typhlite et la pérityphlite vraies peuvent exister cependant chez l'enfant ; c'est ainsi que Mariage (1), faisant l'autopsie d'un garçon de dix ans, traité pour une typhlite stercorale et ayant succombé à une diphtérie intercurrente, trouva la muqueuse du cæcum rouge et épaissie sans ulcérations ; les parois de cet organe ne présentaient aucune perforation, mais étaient adhérentes à l'intestin grêle et, au

(1) Cité par Gaillard, *Traité de méd. et de thérap.*, t. IV. Paris, 1897, p. 601.

milieu des adhérences, se trouvaient de petits abcès ; l'appendice était libre et tout à fait sain. Henoch a constaté une large perforation du cæcum chez un enfant ayant succombé à une pérityphlite, et on a rapporté d'autres faits analogues, mais on sait actuellement que ces perforations résultent parfois de l'ouverture dans le cæcum d'un abcès péricæcal consécutif à une appendicite. Quoi qu'il en soit, c'est cette dernière affection qui a été constatée dans la très grande majorité des cas.

ÉTIOLOGIE. — Causes prédisposantes. — AGE. — L'appendicite est assez commune dans le jeune âge. Elle peut se montrer dès la première année ; Fenger en cite un cas relatif à un enfant de sept semaines ; Tordeus, Betz, Matterstock (1) l'ont observée à six et sept mois, mais elle ne devient fréquente que dans la seconde enfance ; en réunissant les cas recueillis dans les deux hôpitaux d'enfants de Paris par Mlle Gordon (2) et par Brun (3), on en trouve 8 de un à cinq ans, 53 de cinq à dix ans et 63 de dix à quinze ans.

SEXE. — L'appendicite est plus fréquente dans le sexe masculin que dans le sexe féminin. Dans les cas relatifs aux enfants rapportés par Matterstock, on compte 51 garçons et 21 filles ; dans ceux de Mlle Gordon et de Brun, 40 filles et 84 garçons.

HÉRÉDITÉ. — Elle paraît jouer un rôle parmi les causes de l'appendicite. Roux (de Lausanne), depuis que son attention a été attirée sur ce facteur étiologique, en a constaté souvent l'influence ; peut-être faut-il l'attribuer à une disposition ou à une conformation spéciale de l'appendice prédisposant à la maladie et pouvant se transmettre des parents aux enfants. Dieulafoy explique l'*appendicite familiale* par une prédisposition héréditaire à la lithiase appendiculaire.

AUTRES CAUSES. — La constipation habituelle, la dyspepsie avec crises gastriques, l'entérite muco-membraneuse, une mauvaise hygiène alimentaire, sont souvent mentionnées dans les antécédents des malades atteints d'appendicite.

Il en est de même des maladies infectieuses, particulièrement de la grippe. Faisans (4) a remarqué que les épidémies d'influenza s'accompagnent d'une recrudescence des cas d'appendicite. La fièvre typhoïde, les oreillons, la rougeole, la pneumonie ont quelquefois aussi précédé la maladie.

Certaines formes chroniques de l'appendicite sont d'origine *tuberculeuse* ou *actinomycosique* ; elles seraient fréquentes chez les enfants, d'après Karewski (de Berlin) (5). Nous les croyons assez rares

(1) Matterstock, *Gerhardt's Handb. der Kinderk.*, IV, 2e partie, 1880, p. 893.
(2) Mlle Gordon, *Thèse de Paris*, 1890.
(3) Brun, art. APPENDICITE du *Traité des mal. de l'enf.*, III, 1897, p. 106.
(4) Faisans, *Soc. méd. des hôp. de Paris*, 24 mars 1899.
(5) Karewski, *Soc. de méd. int. de Berlin* 1er février 1897.

chez eux, au moins en France et en Suisse. Mentionnons cependant
le cas d'une petite fille de trois ans chez laquelle l'appendice réséqué
par Roux (de Lausanne), deux mois après une appendicite aiguë, contenait des bacilles de Koch en masse; le pus de l'abcès, examiné
deux mois auparavant, ne renfermait alors que des pneumocoques (1).
L'appendicite actinomycosique a été observée dès l'âge de huit ans,
mais elle l'a été surtout chez les adultes (Hinglais) (2).

L'appendicite récidive souvent; aussi l'existence d'une appendicite
antérieure est-elle une des causes prédisposantes le plus souvent
mentionnées.

**Causes déterminantes, pathogénie.** — La présence d'un grand
nombre de microbes pathogènes a été constatée dans le pus des abcès
appendiculaires; le plus fréquent est le *colibacille* trouvé tantôt seul,
tantôt associé au *streptocoque* et plus rarement à d'autres espèces
microbiennes. La structure de l'appendice, si riche en tissu réticulé que Bland Sutton l'a appelé l'amygdale abdominale, explique
l'extrême susceptibilité de cet organe aux infections, et c'est à la
longue persistance des microbes dans ses parois après une première
attaque qu'il faut attribuer la récidive si fréquente de la maladie
[Roux (de Lausanne)].

Pour quelques auteurs, en particulier pour Talamon, ce serait
l'oblitération de l'appendice par un calcul ou par un rétrécissement,
qui, faisant de cet organe un vase clos, exalterait la virulence des
microbes qui y sont habituellement contenus et provoquerait l'explosion de la maladie, mais on a rencontré trop souvent dans les opérations l'absence d'occlusion pour faire de celle-ci la cause générale de
l'appendicite.

La présence de corps étrangers et surtout de *concrétions intestinales* a été souvent considérée comme la cause de l'inflammation et
de la perforation de l'appendice. Le rôle des corps étrangers est peu
important, car ceux-ci ont été rarement rencontrés dans l'appendice;
c'est ainsi que Brun n'en a pas trouvé un seul dans 45 cas, et Matterstock 3 seulement dans 49 cas d'appendicite chez les enfants,
tandis que ce dernier auteur y trouvait 24 fois des concrétions fécales.
Celles-ci sont en effet beaucoup plus communes et paraissent
l'être en particulier à la fin de la seconde enfance et dans l'adolescence. Roux (de Lausanne) (3), sur 62 cas où il a rencontré des concrétions en opérant des appendices, en compte 7 entre six et dix ans
et 27 entre onze et vingt ans. Jacob rapporte que sur 38 enfants opérés
entre deux et huit ans, 22 n'avaient pas de concrétions, tandis que
sur 26 qui avaient dépassé cet âge il n'a trouvé que 7 fois l'appendice
vide; pour lui, les concrétions s'observent surtout entre dix et quinze

(1) Voir : Mlle von Mayer, *Revue méd. de la Suisse rom.*, 1897, p. 223.
(2) Hinglais, *Thèse de Lyon*, 1897.
(3) Voir : Rochaz, *Revue méd. de la Suisse rom.*, 1894, p. 655.

ans. On peut donc considérer les concrétions fécales comme une des causes déterminantes de l'appendicite, mais leur absence dans un grand nombre de cas prouve qu'elles n'en sont pas la cause unique.

Parmi les causes occasionnelles fréquemment observées, on a signalé une indigestion succédant à un repas trop copieux, un exercice violent (gymnastique, danse), une chute ou un coup reçu sur l'abdomen, l'apparition des règles, etc.

ANATOMIE PATHOLOGIQUE. — Nous serons brefs sur les lésions de l'appendicite qui ne présentent rien de particulier dans l'enfance, sauf peut-être une plus grande fréquence de la propagation de l'inflammation à toute la séreuse péritonéale.

L'appendice, examiné au début de la maladie, lors d'une opération hâtive, est tuméfié, rigide, d'une teinte violacée. Sa muqueuse est épaissie, ecchymosée, on y rencontre souvent des ulcérations, la couche musculaire est ramollie et parfois infiltrée de pus.

Plus tard, ses parois présentent des foyers gangreneux, dont les escarres en s'éliminant produisent des perforations. Celles-ci sont très fréquentes. Matterstock et Mlle Gordon les ont rencontrées dans les trois quarts des cas, tantôt uniques, plus rarement multiples ; leur existence paraît être indépendante des concrétions intestinales, car elles ne siègent pas toujours à leur niveau.

A une période plus avancée, on trouve l'appendice déformé par des cicatrices, des étranglements, des amputations partielles ou complètes.

Il est rare que cet organe soit seul atteint ; presque toujours, même lorsqu'il n'y a pas eu de perforation, le péritoine participe à l'inflammation. Celle-ci est le plus souvent localisée. Brun et Mlle Gordon ont observé, dans 64 cas sur 124 appendicites de l'enfance, une péritonite enkystée. Des fausses membranes adhérant au cæcum, à l'iléon, etc., forment une barrière qui isole la périappendicite du reste de la cavité péritonéale. Entre ces fausses membranes, on trouve une sérosité louche, roussâtre, et souvent du pus. Celui-ci forme généralement une collection plus ou moins volumineuse qui siège tantôt en avant du cæcum, tantôt en arrière de cet organe, plongeant parfois profondément dans le bassin ; cette collection peut se prolonger jusque dans le côté gauche de la cavité abdominale et venir s'ouvrir dans les points les plus divers, comme nous l'indiquerons plus loin.

D'autres fois, on trouve une péritonite généralisée, survenue immédiatement après la perforation ou à la suite de la rupture dans le péritoine de l'abcès périappendiculaire. La séreuse est remplie de sérosité, de pus et de fausses membranes adhérant aux anses intestinales météorisées. Parfois le pus est collecté en foyers multiples (Nélaton) ; c'est ce que Sonnenburg a appelé la péritonite progressive. Dans certains cas, où l'inflammation affecte une *forme septique*, on ne trouve à l'autopsie dans le péritoine qu'un liquide louche, semblable à du bouillon sale, sans fausses membranes, ni tympanisme intestinal.

DESCRIPTION. — La maladie peut être annoncée par des phénomènes *prodromiques*. Quelquefois l'enfant a ressenti, quelque temps avant son explosion, des douleurs peu intenses au niveau de l'appendice, à la suite d'un repas copieux ou d'une marche prolongée; il présente de la constipation, de l'anorexie, les signes d'un embarras gastrique. Le plus souvent, les premières phases de la maladie passent inaperçues et l'appendicite se révèle *brusquement*, souvent pendant le travail de la digestion, par une douleur vive, parfois ressentie au début dans la plus grande partie de l'abdomen, mais qui ne tarde pas à se localiser au côté droit, le plus souvent au milieu de l'espace qui sépare l'ombilic de l'épine iliaque antérieure et supérieure (point de Mac Burney). Cette douleur s'accompagne habituellement de fièvre et de vomissements.

Une fois déclarée, la maladie suit une marche variable suivant qu'elle paraît se limiter à l'appendice, ou qu'elle s'accompagne d'une périappendicite ou d'une péritonite diffuse.

**Appendicite simple.** — Cette forme correspond à celle que Talamon a appelée *colique appendiculaire*, l'attribuant à la pénétration brusque d'un calcul dans l'appendice. La douleur en est le symptôme principal ; elle peut s'accompagner cependant de nausées et de vomissements et d'un mouvement fébrile qui dépasse rarement 38°,5 et peut même manquer complètement. On sent parfois au niveau de l'appendice une rénitence profonde ou un peu de tuméfaction, mais souvent le ballonnement du ventre rend cette constatation impossible. Au bout d'un à deux jours, la douleur diminue ou disparaît et la guérison peut survenir ; d'autres fois, au contraire, la rémission n'est que passagère ; la fièvre reparaît avec la douleur et on observe les symptômes de la périappendicite.

**Périappendicite.** — Elle survient d'emblée ou succède à la forme précédente. La fièvre est plus marquée que dans celle-ci ; le pouls est fréquent ; la température peut atteindre 40° ; parfois cependant elle s'abaisse un peu au-dessous de 38°, mais *sans que la rapidité du pouls diminue* (Jalaguier) ; les vomissements sont fréquents. La douleur, généralement très vive, s'exaspère par la moindre pression et par les mouvements de la cuisse sur le tronc; quelquefois elle s'irradie dans le membre inférieur droit. Les symptômes peuvent simuler au début ceux d'une péritonite généralisée (*péritonisme*) avec douleur dans tout l'abdomen, facies grippé et tendance au collapsus, mais ils vont en s'atténuant et se localisent à la fosse iliaque droite. On sent bientôt, à la palpation profonde, une tuméfaction limitée,

habituellement ovoïde ou allongée, parallèle au ligament de Poupart
(Roux) (1).

Cette tuméfaction, parfois difficile à percevoir à cause de la contraction des muscles abdominaux provoquée par la douleur, est
presque toujours due à la formation d'un abcès. Si l'on opère à ce
moment, il est rare qu'on ne trouve pas du pus. Cependant, même
alors, la maladie peut se terminer par résolution ou par résorption
de l'épanchement, mais habituellement, si l'on n'intervient pas, la
collection vient à faire saillie sous la paroi abdominale ou plus souvent fuse dans les parties profondes du bassin. On peut alors constater
sa présence par le toucher rectal; parfois même on la sent par la
palpation dans le côté gauche de l'abdomen.

La terminaison la plus fréquente de ces collections purulentes
périappendiculaires, après un temps qui peut varier de quelques
jours à quelques semaines, est leur ouverture dans l'intestin, parfois
dans le cæcum, plus souvent dans le rectum. Le malade rend un flot
de pus par l'anus. Parfois l'abcès s'ouvre dans le vagin ou la vessie;
Brun (2) a vu chez un enfant le pus d'une collection périappendiculaire fuser dans la cavité de Retzius en même temps que dans la
cavité péritonéale où il détermina une péritonite mortelle.

D'autres fois, c'est du côté de la paroi abdominale que se porte
l'abcès et il peut s'ouvrir spontanément au dehors à la région iliaque.
Dans un cas observé par Labadie-Lagrave et Ayrolles (3) et relatif à
un garçon de six ans et demi, il vint faire saillie à l'épigastre où il
fut ouvert; l'enfant guérit. Dans un cas traité par l'un de nous, le
pus fusa dans la région du rein et fut évacué par une ponction faite à
la région lombaire; l'enfant guérit également. Mandach (4) a observé
une terminaison analogue chez une jeune fille de quatorze ans.

On a vu aussi le pus traverser le diaphragme, pénétrer dans la plèvre
et déterminer une pleurésie. D'autres fois, après avoir affecté une
forme insidieuse, sans avoir révélé sa présence par des symptômes très
marqués, la suppuration vient ulcérer les gros vaisseaux, ou bien
envahit le foie, et détermine une pyléphlébite, accident toujours
fatal qui s'annonce par des frissons auxquels succèdent les symptômes
de la pyémie; parfois aussi il se forme un abcès hépatique (Voir
*Abcès du foie*).

Enfin le pus, au lieu de s'évacuer à l'extérieur ou dans l'intestin,
détermine la formation d'une série de foyers purulents successifs
dans le péritoine, et le malade peut guérir si ces collections sont
reconnues et incisées à temps.

---

(1) Roux (de Lausanne), *Revue méd. de la Suisse rom.*, avril et mai 1890, sept. à
nov. 1891, et janv. 1892.
(2) Brun, *Presse médicale*, 1896, p. 346.
(3) Labadie-Lagrave et Ayrolles, *Revue mens. des mal. de l'enf.*, 1883, p. 443.
(4) Mandach, *Correspondenzblatt für Schweizer Aerzte*, 1891, p. 329.

Dans les cas où la maladie a une issue favorable, la résolution peut être complète après l'évacuation spontanée ou chirurgicale de l'abcès, mais le malade reste souvent sous le coup d'une récidive, qui a été observée dans un peu plus du quart des cas chez les enfants.

**Péritonite appendiculaire généralisée.** — Il est relativement fréquent chez les enfants de voir la péritonite généralisée succéder d'emblée à l'inflammation et à la perforation de l'appendice. Elle présente alors les caractères habituels de la péritonite par perforation, facies grippé, ballonnement du ventre, vomissements alimentaires, puis bilieux et même fécaloïdes, constipation absolue pouvant faire croire à l'occlusion intestinale, douleur généralisée à tout l'abdomen, mais plus prononcée à droite, surtout au niveau du point de Mac Burney qui est particulièrement sensible à la palpation. La température est généralement élevée ; souvent cependant elle n'atteint pas 39 degrés.

Si la péritonite généralisée est consécutive à la périappendicite, elle se manifeste par la recrudescence et l'extension des phénomènes douloureux.

Quel que soit son mode de début, elle se termine presque toujours fatalement, si elle est abandonnée à elle-même, après une durée qui dépasse rarement une semaine.

On observe parfois une *forme septique diffuse* de la péritonite appendiculaire qui se développe généralement d'une façon insidieuse. Tantôt elle s'annonce par des vomissements et de la diarrhée suivis d'une grande prostration, accidents qui peuvent faire croire au début d'une fièvre typhoïde ; tantôt elle succède à une appendicite dont les symptômes habituels ont été suivis d'une rémission trompeuse, due à l'envahissement de la septicémie. Le ventre n'est pas ballonné, les douleurs sont peu vives, la température s'abaisse rapidement malgré un pouls fréquent et filiforme, les extrémités se refroidissent et la mort survient au bout d'un à quatre jours dans le collapsus, parfois sans que le petit malade ait rien perdu de sa lucidité d'esprit et sans que le peu d'intensité des symptômes locaux ait permis de prévoir une terminaison aussi prompte.

DIAGNOSTIC. — Le diagnostic de l'appendicite est le plus souvent facile chez les enfants ; l'ovarite, l'entéralgie, les coliques hépatique et néphrétique, les accidents hystériques avec lesquels cette affection peut être confondue au début, sont rares dans le jeune âge.

La marche de la maladie, la constatation d'un point douloureux suivi d'une tuméfaction profonde permettent en général d'exclure rapidement une simple *indigestion*, un *embarras gastrique* et une *fièvre typhoïde*.

Ce n'est guère que dans les cas où la maladie n'aura pas son siège habituel, grâce aux *anomalies de situation* que peut présenter l'appendice, que le diagnostic pourra rester douteux; c'est ainsi que la douleur pourra être ressentie au-dessus ou au-dessous du point de Mac Burney ou même dans le côté gauche de l'abdomen. Le médecin devra avoir toujours présente à l'esprit la possibilité de ces anomalies.

Si, à la suite d'une appendicite rétrocæcale, la collection purulente vient faire saillie à la région lombaire, on pourra croire à un *abcès périnéphrétique*. Le siège qu'a présenté la maladie au début, la marche de celle-ci, l'absence de troubles urinaires permettront souvent d'éviter l'erreur.

La péritonite généralisée suite d'appendicite ne diffère guère des autres formes de cette affection que par son mode de début. Nous indiquerons plus loin comment on la distingue de l'*invagination* et de l'*occlusion intestinale* (Voir *Péritonite aiguë*).

Nous avons insisté plus haut sur l'obscurité des signes que présente souvent la péritonite septique diffuse appendiculaire.

PRONOSTIC. — Il est particulièrement sérieux chez les enfants, car les auteurs (1) sont d'accord pour signaler une plus grande fréquence chez les jeunes sujets de l'appendicite accompagnée de péritonite diffuse qui est presque toujours mortelle. Matterstock compte, sur 70 cas de pérityphlite de l'enfance, 49 morts et 21 guérisons ; il s'agit, il est vrai, de cas recueillis dans la littérature et dont beaucoup n'ont probablement été publiés qu'à raison de leur gravité. Les chiffres donnés par Mlle Gordon et par Brun sont plus rassurants : 38 morts et 84 guérisons, soit une mortalité d'un peu moins du tiers. Nous croyons même cette proportion de décès un peu au-dessus de la réalité, car elle est fondée sur des statistiques recueillies dans les hôpitaux où on admet surtout les cas graves. Néanmoins, l'appendicite est toujours une maladie redoutable, d'autant plus que, lorsqu'elle guérit, l'enfant reste sous la menace d'une récidive et doit être pendant longtemps attentivement surveillé à ce point de vue.

TRAITEMENT. — Jusqu'à ces dernières années, la maladie n'était traitée que médicalement et le bistouri n'intervenait que pour ouvrir les collections purulentes faisant saillie sous la paroi abdominale. Actuellement encore, bien que Dieulafoy ait proclamé qu'il n'y a pas de traitement médical de l'appendicite, ce traitement est usité dans un grand nombre de cas exclusivement ou jusqu'au moment où l'intervention chirurgicale est réclamée par le médecin. Nous le décrirons en premier lieu, puis, après avoir exposé le traitement chirurgical, nous discuterons les indications des deux méthodes.

**Traitement médical.** — Le repos absolu de l'intestin est la première condition du traitement de l'appendicite ; aussi ordonnera-t-on une

(1) Voir : Monod et Vanverts, *L'appendicite*. Paris, 1897, p. 148.

*diète rigoureuse* ; l'enfant ne prendra que quelques cuillerées de lait à intervalles éloignés, et ce n'est qu'après la fin de la crise aiguë qu'on permettra une alimentation plus substantielle, mais qui restera purement liquide jusqu'à la terminaison de la maladie. L'*opium* donné, suivant l'âge, à la dose de 5 à 10 centigrammes par jour, assurera l'immobilité de l'intestin et calmera la douleur. On s'abstiendra pendant toute la période aiguë de l'emploi des purgatifs ou même des lavements, afin d'éviter de provoquer des contractions intestinales ; celles-ci pourraient déterminer l'extension de la maladie en empêchant la formation ou en amenant la rupture d'adhérences protectrices autour du foyer périappendiculaire.

Pour combattre la réaction inflammatoire, une *vessie de glace* séparée de la peau par une compresse de flanelle sera maintenue en permanence sur la paroi abdominale. On a recommandé aussi les onctions avec l'onguent mercuriel belladoné. Les sangsues appliquées dans les premiers jours sur le point douloureux amènent souvent un soulagement notable ; cependant elles sont généralement proscrites comme ouvrant une porte à l'infection, ce qui serait un grave inconvénient, particulièrement en cas d'opération. Si la vessie de glace est mal supportée ou lorsque la suppuration est établie, l'application de cataplasmes ou de compresses de Priessnitz sera indiquée.

**Traitement chirurgical.** — Dans les cas d'appendicite simple ou de périappendicite enkystée, l'intervention opératoire habituellement pratiquée, sauf dans les cas exceptionnels de siège anormal de la maladie, consiste dans une incision faite, suivant les préceptes de Roux (de Lausanne), dans la fosse iliaque parallèlement au ligament de Poupart. Cette incision sera de 10 à 15 centimètres de longueur et distante de 1 1/2 à 2 centimètres de l'épine iliaque antérieure et supérieure. Les tissus seront divisés couche par couche jusqu'au péritoine, qui sera ouvert à la partie supérieure de la plaie. L'index sera alors introduit entre l'intestin et la paroi abdominale, et, lorsque le pus ne jaillira pas de suite, on ira à la recherche de la collection purulente en décollant les tissus en arrière. Si on trouve l'appendice à ce moment, on le réséquera ou on le suturera s'il est déjà partiellement détruit par la gangrène, mais on ne le fera que si la recherche de cet organe est facile et n'exige pas une trop longue prolongation de l'intervention chirurgicale ou si le péritoine ne présente pas des signes d'irritation diffuse (Sonnenburg) (1) ; autrement, on risquerait de provoquer une péritonite généralisée ; on remettra alors à plus tard, s'il y a lieu, ce complément de l'opération et on se contentera de l'évacuation du pus. Un drainage sera établi, mais on s'abstiendra de tout lavage, pratique inutile et qui peut

(1) Sonnenburg, *XXVIII*<sup>e</sup> *Congrès de la Soc. allem. de chir.*, 7 avril 1899.

être dangereuse en provoquant la dissémination de l'infection (1).

Les suites sont généralement simples, et la plaie se cicatrise rapidement; cependant il persiste parfois une fistule ou une tendance à l'éventration et aux hernies qui nécessitera le port d'un bandage ou une opération complémentaire.

Dans le cas de péritonite appendiculaire généralisée, on pratiquera la laparotomie, qui sera faite généralement sur la ligne médiane et sera suivie d'un lavage à l'eau stérilisée et salée chaude ou d'une toilette soignée de la séreuse. Cette intervention échouera le plus souvent, mais quelques faits prouvent qu'elle peut réussir ; c'est ainsi que Lebrun (de Namur) (2) a guéri par la laparotomie un enfant de sept ans rachitique et très chétif, atteint de péritonite généralisée à la suite de la rupture d'un abcès appendiculaire. Il va sans dire que l'opération aura d'autant plus de chances de succès qu'elle aura été pratiquée plus tôt.

**Indications.** — Les indications concernant les deux traitements sont difficiles à poser; si un très grand nombre de cas traités exclusivement par les moyens médicaux se sont terminés favorable ment, on en a vu aussi trop souvent dans lesquels l'inflammation, après avoir affecté au début une apparence bénigne, a envahi brusquement tout le péritoine et dans lesquels une intervention chirurgicale trop tardive n'a pu conjurer la terminaison fatale. Le traitement médical ne devra donc jamais être considéré que comme expectatif et, si le médecin n'est pas opérateur, il réclamera, dès le début, le concours d'un chirurgien.

On a préconisé l'opération immédiate au moment où éclate la crise appendiculaire, le péritoine est probablement encore indemne et l'ablation de l'appendice enflammé pourra prévenir une péritonite qui se serait peut-être généralisée (3), mais il est rare que le chirurgien soit appelé à cette période de la maladie qui ne dépasse guère vingt-quatre heures. Le plus souvent, on se trouve en présence d'un foyer péritonéal enkysté et, si les symptômes ne sont pas menaçants, le mieux sera de recourir au traitement médical, qui sera continué s'il amène une amélioration rapide, mais si, déjà dès le lendemain, on constate qu'il n'y a eu aucune atténuation dans l'intensité des douleurs, dans l'élévation de la température et surtout dans la fréquence du pouls, il y aura lieu d'intervenir. L'opération pourra parfois avoir été superflue, mais, comme elle est peu dangereuse, on regrettera rarement de l'avoir pratiquée, et on aura peut-être conjuré une aggravation fatale ; en outre, on abrégera la durée de la maladie et on préviendra les longues suppurations et les fistules qui ont été constatées parfois

---

(1) Nous renvoyons, pour les détails de l'opération, aux travaux déjà cités de Roux, de Brun, de Monod et Vanverts, etc.

(2) Lebrun, *Revue mens. des mal. de l'enf.*, 1898, p. 347.

(3) Voir en particulier : Peyrot, *Soc. de chir. de Paris*, 22 mars 1899.

lorsqu'on avait attendu l'évacuation spontanée du pus par l'intestin. Si le traitement médical a été continué au delà des premiers jours, la surveillance continuera à être rigoureuse et le chirurgien sera prêt à intervenir à la moindre aggravation des symptômes ou lorsque la formation d'une collection purulente pourra être nettement reconnue.

**Résection de l'appendice à froid.** — L'ablation de l'appendice après la guérison des accidents inflammatoires a été proposée pour prévenir les récidives de l'appendicite et a été souvent pratiquée avec succès chez les enfants. Plusieurs chirurgiens estiment qu'elle doit être conseillée déjà après une première attaque de la maladie, car une seconde est toujours à craindre et peut être fatale. Nous croyons cependant qu'il est permis d'hésiter en pareil cas, si la guérison paraît être complète, mais que la résection doit être proposée quand, plusieurs semaines après la disparition de tout phénomène inflammatoire, il persiste encore de la douleur et de l'induration, et surtout après une première récidive.


# CHAPITRE XIX

## CONSTIPATION

Nous étudierons dans ce chapitre toutes les causes qui arrêtent ou retardent le cours des matières fécales chez les enfants en dehors de l'invagination et des vices de conformation de l'intestin et de l'anus, et nous les passerons successivement en revue dans la première et dans la seconde enfance.

### Première enfance.

**Constipation congénitale.** — Hirschsprung a décrit, sous le nom de *mégacôlon congénital*, une anomalie de développement caractérisée par une dilatation considérable du gros intestin et surtout de l'S iliaque qui est très flexueux. Lorsqu'on ouvre l'abdomen pour l'autopsie, le gros intestin cache presque entièrement l'intestin grêle et l'estomac. L'épaisseur de ses parois est presque doublée ; l'hypertrophie porte sur toutes les tuniques et principalement sur la couche musculaire à fibres circulaires. Parfois, on trouve, comme complication terminale, une série d'ulcérations dysentériformes de la muqueuse.

Le symptôme caractéristique de cette affection est une constipation habituelle qui existe depuis la naissance et ne cède qu'à des lavements ou à des laxatifs répétés. La défécation est difficile et amène l'expulsion de matières d'un jaune plâtreux, agglomérées en général en scybales. Le tympanisme devient considérable, quand il s'est écoulé un certain temps sans évacuation. On sent que le rectum est obstrué par un bol fécal très dur et la palpation permet parfois de sentir des scybales plus ou moins mobiles à travers les parois abdominales, surtout dans la fosse iliaque gauche. L'état général peut rester longtemps satisfaisant, mais néanmoins, sous l'influence de l'auto-intoxication, les enfants maigrissent et ils peuvent être emportés par une colite ulcéreuse.

Dans un certain nombre de cas, la constipation congénitale s'atténue après la deuxième année, époque à laquelle la forme fœtale de l'S iliaque commence en général à s'effacer. Parfois, au contraire, la constipation ne cède que vers la cinquième année ou même persiste toute la vie. Osler cite le cas d'un garçon de dix ans, chez lequel les symptômes d'occlusion finirent par nécessiter l'établissement d'un anus contre nature, qui amena un soulagement durable.

Sur les 14 cas de constipation congénitale publiés jusqu'à ce jour (1), 3 se sont terminés par la mort dans le courant de la première année, un dans la seconde année, un autre à onze ans. Eisenhart décrit les mêmes lésions qu'Hirschsprung chez un homme adulte mort à trente-quatre ans.

La pathogénie de cette affection est obscure. Marfan émet l'hypothèse qu'elle est due à un développement congénital anormal des inflexions de l'S iliaque, qui favorise la stase des matières. Jacobi (2) parle de cas chez le nouveau-né dans lesquels le côlon était si flexueux et engendrait une rétention stercorale telle qu'il fallut faire l'opération de l'anus contre nature. La malformation de l'S iliaque, dont les différents types ont été bien décrits chez le nouveau-né par Bourcart (3), serait la cause de la dilatation du côlon et de l'hypertrophie consécutive des tuniques du gros intestin sous l'influence de la stagnation des matières.

**Constipation acquise.** — La constipation est très fréquente dans les deux premières années de la vie, principalement chez les enfants qui sont élevés au biberon ou qui sont nourris prématurément avec des farineux.

Bohn regarde la constipation opiniâtre comme le premier signe précurseur du rachitisme ; il est plus rationnel de considérer la constipation et le rachitisme comme le résultat d'une alimentation vicieuse.

(1) Voici l'indication de ces cas : Hirschprung (4 cas), *Jahrb. für Kinderheilk.*, 1888, t. XXVIII, p. 1, et *Festschr. an Henoch*, 1890, p. 78. — Genersich (1 cas), *Jahrb. für Kinderheilk.*, 1894, t. XXXVII, p. 91. — Walter et Griffiths (1 cas), *Brit. med. Journ.*, 1893, II, p. 230. — Eisenhart (1 cas) *Centralbl. für inn. Med.*, 1894, p. 1153. — Mya (2 cas), *Lo Sperimentale*, 1894, p. 215. — W. Osler (4 cas), *Arch. of Pediatrics*, 1893, p. 111.

(2) Jacobi, *Arch. of Pediatrics*, 1893, p. 439.

(3) Bourcart, *Thèse de Paris*, 1863.

La constipation est souvent causée chez les petits enfants par la *fissure à l'anus* et la contracture douloureuse qui en est le symptôme caractéristique (Gautier) (1). D'après Kjellberg (2), la fissure anale n'est pas rare dans la première année, surtout dans les quatre premiers mois de la vie; dans certains cas, même, elle est congénitale et siège alors ordinairement au niveau du sphincter interne. La fissure à l'anus acquise siège toujours au niveau du sphincter externe.

Un nourrisson bien portant rend dans les vingt-quatre heures au moins deux ou trois selles jaunes, d'une consistance demi-liquide; une seule selle par jour est déjà un indice de constipation. Quand les enfants n'ont de selles que tous les deux ou trois jours, les matières sont dures, sèches, souvent décolorées et parfois recouvertes de stries de sang provenant de la muqueuse excoriée. La défécation est alors pénible et difficile; elle n'a lieu qu'après des efforts violents et répétés, pendant lesquels l'enfant s'agite, pousse des cris, devient bleu et présente même parfois de légers mouvements convulsifs; elle se complique souvent de *prolapsus de la muqueuse rectale*. La constipation habituelle favorise aussi le développement des *hernies ombilicales*. Le ventre est habituellement dur, ballonné, et l'on peut sentir par la palpation de petites tumeurs bosselées formées par des scybales le long du côlon ascendant, du côlon transverse ou de l'S iliaque.

La santé générale peut rester longtemps parfaite; cependant, surtout chez les nourrissons élevés au biberon, elle s'altère au bout de quelque temps; le teint perd sa fraîcheur, les chairs deviennent flasques. Le sommeil est agité et interrompu par des cris prolongés; l'enfant a souvent dans la soirée ou dans la nuit un accès de fièvre éphémère; il a des régurgitations fréquentes, parfois même des vomissements; il éprouve de violentes coliques qui se traduisent par des cris et une rétraction des jambes sur le tronc. Si l'on ne combat pas à temps ces accidents, il est fréquent de voir la constipation remplacée par de la diarrhée ou même suivie d'une entérite grave.

Le *traitement* de la constipation chez les jeunes enfants est presque exclusivement hygiénique. Quand on ne peut procurer à l'enfant une nourrice, il faut avoir soin d'alcaliniser le lait de vache qu'on lui donne. Dans quelques cas, le sevrage est le meilleur moyen de rétablir le cours régulier des selles. Il faut faire faire à l'enfant une promenade quotidienne au grand air et éviter autant que possible l'usage des farineux. Les *suppositoires* au savon, au beurre de cacao ou à la glycérine, les *lavements*, et de temps à autre l'administration d'un purgatif léger, tel que le sirop de manne, le sirop de chicorée ou l'huile de ricin, suffiront le plus souvent pour entretenir la liberté du ventre. Bohn recommande contre la constipation habituelle deux moyens

(1) V. Gautier, *Arch. des sc. phys. et nat. de la Bibl. univ.*, juillet 1862.
(2) Kjellberg, *Nordiskt med. Ark.*, VIII, H. 4.

dont nous avons dans bien des occasions reconnu l'efficacité : c'est l'usage des *lavements froids* (deux à cinq par jour) et de l'*huile de foie de morue* (une à deux cuillerées à café par jour). Dans la constipation habituelle congénitale, de grands lavements huileux (deux cuillerées à soupe d'huile émulsionnée avec un jaune d'œuf dans 200,0 à 300,0 d'eau) seront le meilleur détersif. Il faudra parfois les renouveler tous les jours ou même plusieurs fois par jour.

Quand ces moyens simples ne réussissent pas et que les selles sont blanchâtres, on pourra prescrire le *podophyllin* qui rend de si grands services contre la constipation chez l'adulte; sa dose efficace est d'un demi-centigramme pour la première enfance et de 1 à 2 centigrammes pour la seconde. On l'administre dans un sirop pour dissimuler sa saveur désagréable. Bouchut recommande la formule suivante :

| | |
|---|---|
| Podophyllin ....................................................... | 0,05 |
| Sirop de guimauve.............. ........................ | 95,0 |
| Cognac................................................. | 5,0 |

Une à deux cuillerées à café tous les trois ou quatre jours.

Kraus (1) préconise la *cascara sagrada* qui a l'avantage de provoquer des selles le plus souvent molles, très rarement diarrhéiques ; il associe 10,0 de teinture de cascara à 100,0 de sirop simple qu'il fait prendre à la dose d'une cuillerée ou une demi-cuillerée à café par jour suivant l'âge de l'enfant.

Dans le cas de *prolapsus du rectum*, on emploiera les bains de siège froids, les applications de glace ou d'eau froide sur le fondement ; on aura soin, au moment de la défécation, de soutenir le bord de l'anus avec les doigts, afin d'empêcher la sortie de la muqueuse (Underwood). Si la muqueuse herniée ne rentre pas naturellement, il faudra la réduire de suite avec le doigt coiffé d'un linge fin préalablement graissé (Bouchut).

Comme traitement curatif de cet accident, l'application sur l'anus d'un tampon maintenu par un bandage pendant vingt-quatre ou quarante-huit heures suffit souvent. On a préconisé également la strychnine administrée par la méthode endermique (Duchaussoy) ou en injections sous-cutanées (Foucher, Dolbeau, Henoch). Cet agent n'a pas toujours donné des résultats favorables et est d'un emploi dangereux. L'électricité paraît avoir donné quelques succès (Duchesne). Dans les cas rebelles qui sont exceptionnels, on devra recourir à l'intervention chirurgicale (cautérisation, excision).

Contre la *fissure à l'anus*, Gautier s'est bien trouvé chez les petits enfants d'une pommade contenant 2,0 d'extrait de belladone et 2,0 d'extrait de ratanhia pour 30,0 d'axonge. Cette pommade sera

---

(1) Kraus, *Arch. für Kinderheilk.*, 1891, XIII, p. 87.

appliquée avec le doigt au niveau de l'anus, ou bien, si ce traitement
ne suffit pas, on en enduira une mèche qu'on introduira dans le rectum ; on réduira alors la dose d'extrait de belladone à 0,50. Dans les
cas rebelles, on pratiquera la dilatation forcée de l'anus avec le petit
doigt.

### Seconde enfance.

La *constipation simple* survient dans la seconde enfance sous l'influence des mêmes causes que chez l'adulte: alimentation insuffisante
ou indigeste, manque d'exercice, travaux intellectuels exagérés ou
prématurés, gloutonnerie, irrégularité dans les heures des repas et
de la défécation, etc.

L'*occlusion intestinale* est très rare dans la seconde enfance, en
dehors de l'invagination. On a cité quelques exemples d'obstruction
par les ascarides, par une tumeur carcinomateuse ou lymphatique,
ou d'étranglement par des brides péritonéales, l'appendice vermiforme, le diverticule de Meckel. Ce sont là des raretés pathologiques.
Gerhardt a pu en rassembler neuf cas dans la littérature médicale,
dont huit se rapportaient à des garçons ; la plupart des malades
avaient plus de dix ans.

Wynne Foot (1) a observé, chez un garçon de treize ans, un cas
d'occlusion intestinale survenu à la suite d'excès de nourriture ; le
tympanisme et le collapsus atteignirent à deux reprises, le onzième
et le seizième jour des accidents, un degré si inquiétant, que l'on dut
faire une ponction capillaire des anses dilatées au-dessus de l'ombilic.
Après la première ponction, il y eut une rémission prolongée des
accidents; après la seconde, le cours des matières se rétablit peu à
peu, et l'enfant guérit.

La cause d'obstruction la plus fréquente dans la seconde enfance
est l'accumulation de matières fécales durcies, pouvant former une
véritable tumeur que Demons (2) a proposé d'appeler *coprome infantile*. L'observation qu'il en a présentée au Congrès français de chirurgie, en représente bien le type. Un garçon de huit ans, habituellement constipé, chez lequel les purgatifs n'avaient aucune action,
présentait depuis près de dix-huit mois une volumineuse tumeur
abdominale, qui avait été prise pour un néoplasme. La consistance
argileuse des bosselures abdominales, qui conservaient l'empreinte
des doigts, et le toucher rectal permirent de reconnaître le coprome,
qui disparut après cinq séances d'évacuation des scybales qui avaient
été fragmentées dans le rectum au moyen des doigts et d'injections
tièdes. Ozier (3) cite un cas d'occlusion intestinale complète chez un
garçon de quinze ans, qui fut opéré par Dubourg. Après la laparo-

(1) Wynne Foot, *Dublin Journ. of med. Sc.*, avril 1876.
(2) Demons, *Congrès français de chirurgie*, 19 oct. 1896.
(3) Ozier, *Thèse de Bordeaux*, 1898, p. 45.

tomie, ce chirurgien incisa l'S iliaque, dont il retira une tumeur stercorale du poids de 720 grammes, puis il sutura l'intestin hypertrophié et termina par une suture de la paroi abdominale. L'enfant succomba à une péritonite à la suite du relâchement des sutures intestinales qui avaient été fort difficiles à pratiquer par suite de l'hypertrophie des parois de l'S iliaque.

L'un de nous a eu l'occasion d'observer à l'hôpital Sainte-Eugénie un étranglement interne chez un jeune garçon de treize ans, qui était causé par un *rétrécissement fibreux* du rectum. L'enfant, qui avait toujours été vigoureux et bien portant, se plaignait depuis huit mois environ de constipation et de fausses envies d'aller à la selle. Peu à peu le ventre se ballonna, et l'enfant maigrit notablement. La constipation était devenue absolue et la tympanite considérable dans les derniers jours qui précédèrent son entrée à l'hôpital. Trois jours après, l'enfant présentait tous les symptômes d'un étranglement interne; une tumeur appréciable dans la fosse iliaque gauche et la présence d'un bourrelet muqueux obturateur dans le rectum firent diagnostiquer une invagination du gros intestin; on pratiqua l'entérotomie par le procédé de Nélaton; l'enfant succomba à une péritonite dix jours après. A l'autopsie, on trouva que l'obstacle au cours des matières siégeait dans le rectum à 10 centimètres environ de l'anus et était dû à un rétrécissement fibreux annulaire des parois de l'intestin; on ne put trouver aucune bride pour expliquer la constriction. Le siège de cette occlusion étant exactement le même que celui des rétrécissements congénitaux, il est probable que la lésion remontait à la vie fœtale et que l'anneau fibreux n'était devenu assez étroit pour gêner le passage des matières que dans la dernière année de la vie.

Le *traitement* de la constipation habituelle est le même chez l'enfant que chez l'adulte. Les tumeurs stercorales doivent être traitées, autant que possible, médicalement. On pratiquera tout d'abord des séances de *massage* de dix minutes, faites avec précaution et consistant principalement dans le pétrissage des masses fécales.

Les lavements *huileux* sont également très efficaces, quand ils sont bien donnés. Voici comme ils doivent l'être suivant Collignon : Le malade étant placé sur un plan incliné, la tête basse, on introduit aussi profondément que possible un tube Faucher muni d'une sonde en gomme, et on verse l'huile par l'entonnoir élevé à une hauteur qui varie entre 20 centimètres et 1 mètre. On facilite la pénétration par un massage de l'abdomen de bas en haut jusqu'à production de coliques. On attend que celles-ci se soient calmées pour introduire une nouvelle quantité d'huile.

Le curage du rectum avec le doigt s'impose dans certains cas.

On a préconisé aussi les courants continus suivant la méthode de Boudet (de Paris), ainsi que le lavage de l'estomac, en cas de vomissements fécaloïdes.

Enfin, si les accidents d'occlusion continuent malgré tout, la laparotomie s'impose.

## CHAPITRE XX

## INVAGINATION

Gorham (1) est le premier qui ait attiré l'attention sur la symptomatologie de l'invagination dans la première enfance (1838), mais c'est seulement depuis la monographie de Rilliet (1852) (2) que l'anatomie pathologique et le diagnostic de cette affection sont bien connus ; les nombreuses observations publiées depuis lors n'ont fait que confirmer les conclusions du médecin genevois.

ÉTIOLOGIE. — **Age**. — L'invagination est plus fréquente dans les quatre premières années de la vie, particulièrement dans la première année, qu'à tout autre âge. Sur une quarantaine de cas recueillis par Ribbing (3), 19 appartiennent à la première année, 10 à la deuxième, 3 à des enfants plus âgés. Pour Leichtenstern (4), la maladie est surtout fréquente du quatrième au sixième mois, et Wiggin (5), sur 103 cas d'invagination infantile, en trouve la moitié dans ces mêmes mois. Elle a été constatée chez le nouveau-né.

**Sexe**. — Les garçons en sont beaucoup plus souvent atteints que les filles.

**Causes prédisposantes**. — L'invagination survient ordinairement chez les enfants vigoureux et bien nourris, sans maladie préalable du tube digestif; les cas dans lesquels elle a été précédée d'une constipation habituelle ou d'un flux intestinal prolongé sont exceptionnels. Quelques auteurs considèrent cependant l'entérite chronique comme prédisposant à cette affection.

La vraie cause prédisposante de l'invagination dans la première enfance réside dans les particularités anatomiques que présente l'intestin à cet âge; l'adhérence lâche du cæcum à la fosse iliaque, parfois la présence d'un mésocæcum et l'ampleur considérable du

---

(1) Gorham, *Guy's Hosp. Rep.*, 7 oct. 1838.
(2) Rilliet, *Gaz. des hôp.*, janvier et février 1852.
(3) Ribbing, *Congr. internat. des sc. méd. de Copenhague*, 1884, sect. de pédiatrie. Copenhague, 1886, t. III, p. 86.
(4) Leichtenstern, *Prag. med. Vierteljahrschr. für prakt. Heilk.*, 1873-74, t. CXVII-CXXI.
(5) Wiggin, *Med. Rec.*, 1896, t. I, p. 73.

mésocôlon dans la première année, favorisent les déplacements du gros intestin ; l'absence de bosselures au cæcum, partant la moindre résistance musculaire des parois de cet organe et de la valvule iléocæcale, facilitent la pénétration de l'iléon dans le gros intestin (Rilliet).

**Causes déterminantes.** — Les causes déterminantes de l'accident ne sont pas toujours faciles à reconnaître. On a regardé comme telles : les efforts de toux, les mouvements exagérés communiqués au paquet intestinal en berçant les enfants ou en les faisant sauter, l'usage immodéré des purgatifs ou des suppositoires, des violences directes, etc., etc. Rilliet rapporte l'observation d'un garçon de neuf ans chez lequel l'invagination paraît avoir été déterminée par un coup de pied dans le ventre.

ANATOMIE PATHOLOGIQUE. — Dans la *première enfance*, c'est presque toujours dans le gros intestin que se fait l'invagination. C'est la dernière partie de l'intestin grêle qui fait hernie à travers la valvule de Bauhin ; elle forme le fil conducteur du boudin d'invagination et attire à sa suite le cæcum avec son appendice, le côlon ascendant, quelquefois même le côlon transverse. Les invaginations dans l'intestin grêle sont le plus souvent un phénomène d'agonie ; cependant Audeoud (1) a constaté, à l'autopsie d'un enfant de quatre mois qui avait succombé à une invagination chronique, que celle-ci avait porté uniquement sur l'iléon ; l'étranglement avait produit la gangrène de la partie invaginée et une péritonite ; la valvule iléocæcale était indemne.

A l'ouverture de l'abdomen, on trouve la fosse iliaque droite et le flanc droit remplis par les anses dilatées de l'intestin grêle ; le côlon ascendant et parfois aussi le côlon transverse ont disparu ; l'iléon vient s'aboucher à angle aigu avec le côlon descendant ou la partie gauche du côlon transverse. L'invagination est presque toujours descendante ; on a constaté cependant l'invagination ascendante. Jalaguier (2) a observé la coïncidence des deux invaginations chez un enfant de six mois opéré avec succès par A. Broca.

La *tumeur* formée par l'intussusception est située en général à gauche de l'ombilic et elle s'étend obliquement, sous la forme d'un boudin brun rougeâtre, de la région hypogastrique à la fosse iliaque gauche.

Quand la mort survient après le quatrième jour, on trouve en général les surfaces séreuses du boudin accolées par des adhérences molles, qui rendent difficile le déroulement de l'intestin. La gangrène du boudin invaginé est parfois constatée, mais moins souvent que dans la seconde enfance. Les anses intestinales environnantes sont par-

(1) Audeoud, *Revue méd. de la Suisse rom.*, 1899, p. 136.
(2) Jalaguier, *Traité des mal. de l'enf.*, t. II, 1897, p. 700.

fois rouges et poisseuses, mais la péritonite générale est rare.

Dans la *seconde enfance*, l'invagination siège tantôt dans le gros intestin, tantôt dans l'intestin grêle. La participation du gros intestin au boudin d'invagination est encore la règle jusqu'à l'âge de cinq ans ; au-dessus de cet âge, c'est l'intestin grêle, comme chez l'adulte, qui est le siège ordinaire de l'intussusception. Leichtenstern donne à l'appui de ce fait la statistique suivante : De deux à cinq ans, iléon 13 pour 100, iléon et cæcum 49 pour 100, côlon 25 pour 100, iléon et côlon 13 pour 100 ; de six à dix ans, iléon 28 pour 100, iléon et cæcum 41 pour 100. Wright et Knowles Renshaw (1) ont constaté, en opérant un enfant de deux ans atteint d'invagination chronique, que cet accident était dû à la présence de l'appendice qui était invaginé dans le cæcum ; l'opéré guérit après que le cæcum eut été incisé et l'appendice réséqué. Erdmann (2) a constaté, à l'autopsie d'un garçon de neuf ans opéré pour une invagination, que celle-ci était due à un diverticule de Meckel.

La durée plus longue de la maladie dans la seconde enfance a permis d'étudier sur le cadavre ses terminaisons diverses ; ainsi, on a souvent l'occasion de constater la gangrène partielle ou complète du boudin d'invagination, avec ou sans perforation des parois de l'intestin, et dans quelques cas une cicatrisation véritable des parois de l'intestin après élimination de la partie invaginée. Il n'est pas rare non plus de trouver de la péritonite, même quand l'intestin n'a pas été perforé à la suite de la gangrène.

DESCRIPTION. — **Première enfance.** — Le *début* de la maladie est presque toujours brusque. Au moment où l'accident se produit, l'enfant pousse des cris et agite avec violence ses bras et ses jambes ; sa face pâlit et ses traits se contractent, son pouls est petit et serré, ses extrémités sont froides. En même temps, il est pris de vomissements et de ténesme, il fait de violents efforts de défécation et rend des matières mêlées de quelques gouttes de sang. La fièvre est nulle, le ventre n'est ni tendu, ni douloureux, de sorte qu'une fois la crise passée il est difficile de se rendre compte de la nature du mal. Bientôt les coliques reparaissent, elles se renouvellent en général plusieurs fois dans le cours du premier jour ; les selles, qui contenaient encore au début des matières fécales, deviennent très peu abondantes et sont composées uniquement de mucus et de sang pur. Le second jour, les vomissements augmentent de fréquence et contiennent de la bile ; le ventre est tantôt flasque et indolent, tantôt développé et sensible à la pression.

La *palpation* révèle souvent alors la présence d'une tumeur facile à déplacer ; parfois on sent très nettement à gauche de l'ombilic un

(1) Wright et Knowles Renshaw, *Brit. med. Journ.*, 1897, t. I, p. 1410.
(2) Erdmann, *New York med. Journ.*, 16 avril 1898.

cordon dur qui s'étend obliquement vers la fosse iliaque gauche ; d'autres fois, c'est une masse mobile, donnant une sensation pâteuse ; d'autres fois enfin, le ventre est souple et ne révèle rien d'anormal. On peut constater dans certains cas la présence du boudin d'invagination par le *toucher rectal*; parfois même la partie invaginée descend jusqu'à l'anus et fait prolapsus au moment des épreintes de défécation.

L'état général est encore satisfaisant, la réaction fébrile, lorsqu'elle existe, est très modérée. Dès le troisième jour, le tableau change; des symptômes de *collapsus* apparaissent. Les yeux s'excavent et s'entourent d'un cercle bleuâtre, les extrémités se refroidissent. Les vomissements continuent, mais en diminuant de fréquence; ils restent bilieux et ne prennent que très rarement le caractère stercoral (Rilliet, Groos) ; les selles sont toujours peu abondantes, très fréquentes et muco-sanguinolentes ; quelquefois elles cessent complètement et sont remplacées dès le second jour par une constipation opiniâtre. Le ventre peut rester jusqu'à la fin mou et pâteux (obs. de Rilliet); habituellement, néanmoins, il se ballonne un peu dans les derniers jours, mais il n'atteint jamais le degré de tension qu'on observe dans l'étranglement interne chez les enfants plus âgés ou chez l'adulte.

Parmi les *terminaisons*, la mort est de beaucoup la plus fréquente ; elle survient en général du troisième au cinquième jour, quelquefois plus tôt (1) ; l'enfant meurt dans une prostration profonde ou bien au milieu d'un accès de convulsions. La guérison est assez rare. Dans un cas observé par Rilliet, l'invagination se réduisit spontanément. Dans un autre cas, Thomas (2) constata la réduction quelque temps après un massage opéré pendant un quart d'heure de bas en haut sur la tumeur et suivi de l'administration d'une petite quantité d'opium. Dans d'autres cas encore, l'invagination a pu être réduite artificiellement. Tous les symptômes inquiétants disparaissent alors rapidement, le cours des matières se rétablit, et au bout de peu de jours l'enfant est guéri. Quelquefois cependant la maladie récidive à bref délai. Ludwig (3) rapporte le cas d'une petite fille de huit mois chez laquelle l'invagination parut se reproduire 22 fois dans le cours d'un mois ; l'enfant guérit néanmoins.

**Seconde enfance.** — On peut distinguer dans la seconde enfance deux formes cliniques de la maladie, dont l'une se rapproche de l'invagination dans la première enfance et l'autre de l'invagination chez l'adulte.

La *première forme* a une marche très rapide ; elle s'observe surtout chez les enfants de deux à cinq ans. Elle débute brusquement, comme

(1) Hempel, *Ugeskrift for Læger*, 1855, in *Journ. für Kinderkr.*, t. XLII, p. 332.
(2) Thomas, *Lancet*, 25 déc. 1886.
(3) Ludwig, *Berl. klin. Woch.*, 1er juillet 1878.

dans la première enfance, par de violentes coliques revenant par crises, par des vomissements et par des selles sanguinolentes, dysentériformes, mais l'écoulement de sang est moins abondant et moins persistant. Le ventre se ballonne plus rapidement et la tumeur est moins facile à percevoir que chez les enfants plus jeunes. Le collapsus apparaît rapidement, et les malades succombent au bout de trois à quatre jours.

Là *seconde forme* se rencontre en général après quatre ans. La constipation est alors la règle; le ventre commence à se ballonner dès le début; les vomissements, qui étaient d'abord alimentaires et bilieux, deviennent souvent fécaloïdes. Quelquefois l'enfant meurt dans un état de collapsus profond au bout de cinq ou six jours. Le plus souvent, il succombe à une péritonite généralisée au bout d'une semaine environ. Dans quelques cas, la péritonite n'éclate pas ou reste limitée, et l'enfant, après une semaine de constipation, évacue des selles fétides, formées de sang et de matières fécales; puis, le même jour ou le lendemain, il rend par l'anus une portion plus ou moins considérable d'intestin, constituée par le boudin d'invagination sphacélé. Après cette évacuation, la fièvre diminue, les coliques disparaissent, l'appétit renaît et, au bout de quelques semaines, l'enfant est à peu près guéri, mais le rétablissement complet est très lent; le petit malade conserve longtemps encore des coliques, des selles irrégulières, de l'amaigrissement et une grande difficulté à se redresser pour marcher (Rilliet). Quelquefois même, au moment où tout faisait espérer une guérison prochaine, la cicatrice se rompt, et l'enfant est emporté par une péritonite suraiguë.

**Forme chronique.** — L'invagination présente quelquefois, même dans la première enfance, une marche chronique; Raffinesque (1), qui en a réuni dans la littérature médicale 62 exemples, en compte 21 chez des sujets âgés de moins de seize ans dont 4 âgés de moins d'un an. La maladie débute alors le plus souvent d'une façon insidieuse et peut être facilement méconnue. Parfois cependant, après s'être présentée sous sa forme aiguë, elle prend une allure chronique. L'invagination se fait généralement par poussées successives, séparées par des périodes de bien-être relatif. Ces crises sont caractérisées par des douleurs et des vomissements alimentaires ou bilieux, parfois légèrement teintés de sang, très rarement fécaloïdes. On observe en même temps de la constipation alternant parfois avec de la diarrhée et souvent avec des selles sanglantes. La présence de la tumeur formée par l'invagination est habituellement facile à constater; elle n'est parfois appréciable que pendant les crises. Il n'est pas très rare de voir le boudin invaginé venir faire saillie hors de l'anus. Après une durée plus ou moins longue qui peut s'étendre

_______

(1) Raffinesque, *Thèse de Paris*, 1878.

d'une quinzaine de jours à plusieurs mois, la maladie abandonnée à elle-même se termine presque toujours fatalement, soit par épuisement du malade, soit à la suite d'une péritonite par perforation, soit dans une crise aiguë avec collapsus.

C'est de cette forme de la maladie qu'il faut rapprocher le cas suivant rapporté par Bock (1), et relatif à une invagination de l'intestin grêle et du côlon ascendant dans le côlon descendant observée chez un garçon de dix ans ; cette invagination *n'oblitérait pas complètement la lumière de l'intestin*, de telle sorte que l'enfant continuait à rendre des matières fécales pendant tout le cours de la maladie et n'eut pas de vomissements fécaloïdes. On put constater à deux reprises pendant la vie la présence d'une tumeur dans la fosse iliaque gauche ; le ventre était peu météorisé et le seul symptôme inquiétant était le retour fréquent des coliques. L'enfant, après des alternatives d'amélioration et d'aggravation, finit par succomber le vingt-sixième jour à une péritonite par perforation.

DIAGNOSTIC. — Dans la première enfance, le signe le plus caractéristique de l'invagination est une entérorragie survenant subitement après une crise de douleur et de vomissements, et suivie de symptômes de collapsus ; le diagnostic de la maladie peut être alors posé, même en l'absence de tumeur perceptible par la palpation ou par le toucher rectal. Deux affections, la *dysenterie* et le *mélæna des nouveau-nés*, sont aussi caractérisées par la présence du sang dans les selles, mais la première, rare dans la première enfance, ne débute jamais brusquement et ne s'accompagne pas de vomissements le premier jour, la seconde se juge dans les vingt-quatre heures et s'accompagne souvent d'autres hémorragies par l'ombilic, le nez ou la bouche. Les symptômes de collapsus et les vomissements rappellent au premier abord une attaque de *choléra infantile*, mais le caractère séreux des selles et l'absence de douleurs distinguent toujours nettement cette dernière affection de l'invagination.

Dans la seconde enfance, il n'est pas toujours facile de distinguer l'invagination des *obstructions intestinales* dues à une autre cause. Le diagnostic se fondera sur la fréquence plus grande de l'invagination à cet âge et sur la présence d'une tumeur mobile bien apparente siégeant en général à gauche de l'ombilic.

L'*appendicite* se distingue de l'invagination par l'existence d'une fièvre plus vive, par l'absence de sang dans les selles et par la présence dans la fosse iliaque droite d'une tumeur bien définie qui n'a pas la forme allongée du boudin d'invagination.

La *péritonite* aiguë complique quelquefois l'invagination ; elle s'en distingue par l'élévation considérable de la température et par une douleur vive généralisée à tout l'abdomen.

(1) Bock, *Jahrb. für Kinderheilk.*, 1869, t. II, p. 431.

PRONOSTIC. — Le pronostic de l'invagination est grave; dans la première enfance, il est absolument fatal, si l'on ne parvient pas à réduire l'intussusception. Sur 252 cas observés dans la première année, 49 seulement se terminèrent heureusement (Widerhofer) (1). Dans la seconde enfance, il y a quelques chances de guérison spontanée par élimination du boudin d'invagination, mais même alors on peut craindre d'un moment à l'autre l'apparition d'une péritonite aiguë. Sur 162 cas observés entre deux et dix ans, 89 (soit plus de la moitié) ont guéri (Widerhofer).

TRAITEMENT. — La seule indication fondamentale consiste à rétablir le cours des matières. On a proposé dans ce but les *purgatifs*, mais ces agents, qui rendent de si grands services dans l'obstruction intestinale, doivent être sévèrement proscrits dans l'invagination ; ils augmentent les contractions péristaltiques de l'intestin et accroissent l'intussusception au lieu de la diminuer.

La seule médication interne qui soit indiquée, est l'emploi des *opiacés* ; il faut administrer l'opium à haute dose, sous forme de *laudanum*, en surveillant son action et en proportionnant la dose à l'âge de l'enfant. Cet agent est le meilleur préventif contre la péritonite et parfois un remède efficace contre l'invagination elle-même ; en tout cas, il facilite beaucoup l'action des moyens mécaniques, en même temps qu'il diminue les douleurs et les vomissements.

L'*insufflation* est, parmi les divers moyens mécaniques proposés pour réduire l'intestin invaginé, celui que nous mettons en première ligne. Il a donné chez les enfants de nombreux succès, mais il n'est indiqué qu'au début, avant qu'il se soit formé des adhérences entre les anses du boudin d'invagination, et même alors il ne réussit pas toujours. L'opération se pratique à l'aide d'un soufflet qu'on adapte au rectum soit directement, soit à l'aide d'une canule en gomme. Il suffit parfois de quelques insufflations vigoureusement poussées, pour que l'intestin se réduise. La réduction se fait alors avec bruit, et tous les accidents disparaissent comme par enchantement. Dans un cas observé par Wagner (2), la tumeur se reproduisit le matin suivant et put être de nouveau réduite par le soufflet ; la guérison fut complète au bout de dix jours. Cousins (3) s'est servi avec succès de la pompe stomacale comme insufflateur ; il donne le conseil de pousser l'air très lentement, une insufflation trop précipitée ayant pour seul résultat de distendre l'S iliaque et de déterminer ainsi une sorte d'occlusion valvulaire qui empêche l'air d'arriver plus haut ; la pression de l'air doit atteindre progressivement son maximum et doit y être maintenue pendant un certain temps, pour qu'elle s'exerce à la

(1) Widerhofer, in *berhardt's Handb. der Kinderkr.*, t. IV, 2ᵉ partie, p. 618, 1880.
(2) Wagner, *Jahrb. für Kinderheilk.*, N. t. III, p. 243.
(3) Cousins, *Wien. med. Wochenschr.*, 1862, nᵒ 26.

fois sur l'extrémité invaginée et la paroi invaginante. Wilks (1) a chloroformé l'enfant avant d'insuffler ; cette pratique nous paraît devoir être suivie, si l'insufflation sans chloroforme a été infructueuse. Lucas recommande, en même temps que la chloroformisation, l'*inversion* du corps. L'enfant chloroformé est tenu en l'air par les pieds, le dos tourné vers l'opérateur. On introduit alors la sonde rectale mise en rapport avec un soufflet. L'effet de l'insufflation est surveillé par la main d'un aide appliquée sur la tumeur.

Un mode de réduction qui se rapproche de l'insufflation est l'injection dans le rectum d'*eau de Seltz* ou d'un *mélange effervescent*. Laboulbène a obtenu plusieurs succès chez les adultes en poussant successivement par la canule les potions de Rivière n° 1 et n° 2 et en fermant ensuite hermétiquement l'ouverture anale, de façon à s'opposer à la sortie du gaz. Ce moyen très simple nous a réussi chez un enfant de quelques mois qui présentait tous les symptômes rationnels de l'invagination, constipation, selles peu abondantes et sanglantes, vomissement, coliques, début de collapsus, mais sans tumeur, ni tympanite ; l'administration de ce *lavement forcé* a été bientôt suivie de selles normales, et les accidents n'ont pas reparu.

On a aussi préconisé les *douches ascendantes*, les lavements d'eau tiède, suivis, suivant le conseil de Monti, d'un lavement d'eau glacée, ainsi que le refoulement du paquet invaginé au moyen d'une *sonde porte-éponge* (Nissen), mais ces moyens ont échoué le plus souvent ; le procédé de Nissen, en particulier, qui a réussi deux fois entre les mains de son auteur, est d'un emploi difficile et limité. Lorsque l'invagination se fait au voisinage de l'anus, elle peut être réduite au moyen du doigt ou d'une sonde.

L'électricité a été appliquée aussi au traitement de l'invagination. Bucquoy (2) cite trois cas relatifs à des enfants où cette affection céda à l'emploi de la faradisation ; un des pôles de l'appareil était placé dans le rectum, tandis que l'autre était promené sur l'abdomen, particulièrement au niveau de la tumeur. Poupon (3) a traité avec succès par la galvanisation un enfant atteint d'invagination, il employa le *lavement électrique* préconisé par Boudet (de Paris), procédé qui consiste à introduire jusqu'à l'S iliaque, par le rectum rempli d'eau salée, une grosse sonde élastique pourvue d'un mandrin métallique creux en rapport avec le pôle positif d'une pile ; ce mandrin s'arrête à 1 centimètre de l'ouverture latérale de la sonde, pour éviter la production d'escarres ; l'autre rhéophore est placé sur l'abdomen.

Le *lavage de l'estomac*, recommandé dans le traitement de l'occlusion intestinale chez l'adulte, paraît aussi avoir donné quelques succès

(1) Wilks, *Lancet*, 1870, t. I, n° 21.
(2) Bucquoy, *Gaz. hebd.*, 1878, p. 125.
(3) Poupon, *France méd.*, 1885, p. 808.

dans l'invagination; en tous cas, il peut produire un soulagement momentané.

Nous avons parlé plus haut des tentatives de réduction de la tumeur par le *massage* au moment de l'accident ; ce moyen est dangereux et n'a que très rarement réussi.

Ces divers procédés ne sont applicables qu'au début de l'invagination ; ils ont souvent échoué, et quelques-uns d'entre eux, particulièrement l'insufflation et les lavements forcés, ont plusieurs fois provoqué des accidents, lorsque l'intestin avait déjà contracté des adhérences ; celles-ci peuvent survenir très rapidement et sans qu'il soit possible de s'en assurer ; enfin, la plupart de ces procédés sont sans effet quand l'invagination siège dans l'intestin grêle. D'après la statistique de Wiggin, la distension de l'intestin par l'eau ou les gaz a donné 54 insuccès sur 72 cas. Des guérisons n'ont été obtenues que chez des enfants traités avant la quarante et unième heure.

En présence de ces insuccès, une intervention chirurgicale est le plus souvent indiquée et elle l'est toujours après le second jour. Les résultats de la *laparotomie* sont, il est vrai, rarement favorables, ils le sont devenus cependant davantage depuis les progrès réalisés par l'antisepsie. Auparavant, d'après la statistique de Wiggin, le traitement chirurgical donnait une mortalité de 84 pour 100 ; depuis lors, pratiquée de bonne heure et avec toute la correction désirable, l'opération aurait donné 14 guérisons sur 18 cas. Jalaguier cite cinq succès postérieurs au travail de Wiggin, et d'autres encore ont été rapportés depuis; mais que d'insuccès restent dans l'ombre et ne figurent pas dans les statistiques ! Quoi qu'il en soit, la laparotomie doit toujours être tentée quand les autres moyens ont échoué ou sont contre-indiqués. L'existence d'une péritonite ne doit pas empêcher l'opération, si l'enfant paraît être encore en état de la supporter, mais s'il est déjà en état de collapsus, le mieux sera de s'abstenir. Les chances de réussite sont meilleures, quand on peut se borner à une simple laparotomie suivie de la désinvagination, que quand on doit réséquer l'intestin gangrené (1).


# CHAPITRE XXI

## VERS INTESTINAUX

L'ascaride lombricoïde et l'oxyure vermiculaire sont les vers qui s'observent le plus souvent chez les enfants, et qui feront le sujet principal de cet article ; néanmoins, tous les vers intestinaux ont été rencontrés également chez l'enfant.

(1) Pour les détails des opérations, voir l'article déjà cité de Jalaguier.

Le tænia armé (*T. solium*), le tænia inerme (*T. mediocanellata*), le botriocéphale (*B. latus*), de l'ordre des Cestodes, s'observent quelquefois dans le jeune âge. Le *Tænia mediocanellata* y était même devenu assez fréquent, à l'époque où la viande crue était très usitée dans la thérapeutique de l'enfance. Betz a observé un tænia chez un enfant de dix mois. Armor (1) a vu un nouveau-né de cinq jours rendre un *Tænia solium* entièrement développé; ce fait est jusqu'ici unique dans la science. Ces vers ne sont point toujours solitaires. C'est ainsi que Favre (de Commentry) (2) a observé un enfant de dix ans qui rendit dans l'espace de quatre mois huit *Tænia solium* avec la tête. L'histoire de ces parasites ne nous arrêtera pas ; les accidents généraux qu'ils peuvent occasionner sont les mêmes que ceux déterminés par les autres vers et seront décrits à propos des ascarides lombricoïdes. Insistons seulement sur ce fait que le tænia peut provoquer des attaques d'épilepsie (Voir p. 564) et que le botriocéphale peut être la cause d'une anémie pernicieuse (Voir p. 300).

Les tænifuges employés chez l'adulte contre les cestodes sont également applicables chez l'enfant; la dose du remède seule doit varier. L'*écorce de grenadier* à la dose de 15 à 40 grammes dans une potion sucrée et aromatisée, le *tannate de pelletiérine* (3) à la dose de 20 centigrammes, la *semence de courges* mondée, dont on fait une pâte avec du sucre ou qu'on incorpore dans un looch, dans du lait ou du miel à la dose de 20 à 45 grammes, enfin l'*extrait éthéré de fougère mâle* (4) à la dose de 2 à 3 grammes en électuaire ou en émulsion avec l'oléosaccharure de citron ou d'orange, sont les tænifuges que l'on peut recommander chez les enfants. Ils donnent en général de bons résultats, surtout lorsqu'on fait suivre leur adminis-

(1) Armor, *New York med. Journ.*, déc. 1871.

(2) Favre, *Gaz. méd. de Paris*, 8 sept. 1888.

(3) Dujardin-Beaumetz, Bérenger-Féraud et Laboulbène recommandent la plus grande prudence dans l'emploi de la pelletiérine chez l'enfant. Néanmoins, Barthez et Sanné disent qu'on peut prescrire sans crainte ce médicament dans l'enfance à la dose de 0,20 à 0,40 de tannate de pelletiérine, soit 0,05 à 0,10 de sulfate de pelletiérine. Nous l'avons administré à la dose d'une cuillerée à café de la solution Tanret (0,06 de sulfate) avec un plein succès et sans inconvénients à un garçon de cinq ans environ.

(4) La fougère mâle a une action très variable suivant les conditions dans lesquelles on récolte le rhizome. Ainsi, très active dans les Vosges et en Livonie, cette plante l'est moins dans le Jura et dans les Alpes; moins efficace encore en Bretagne, elle a une action presque nulle en Normandie. Cela explique pourquoi la fougère échoue fréquemment dans le traitement du tænia et pourquoi on a observé dans d'autres cas, heureusement exceptionnels, des phénomènes d'intoxication. Des symptômes inquiétants d'empoisonnement (crampes, troubles intellectuels, tremblement, somnolence, coma) se sont manifestés après l'administration de 3,60 grammes d'extrait éthéré chez un enfant de sept ans (*Lancet*, 1882, II, p. 633), et de 4, 7, 10 et 17 grammes chez les adultes. L'empoisonnement s'est terminé par la mort chez un adulte après l'ingestion de 43 grammes et, chez un enfant de deux ans et demi, après 8 grammes (*Therap. Monatshefte*, III, 1889, p. 90), et chez un enfant de sept ans et demi qui avait pris 7,50 grammes d'extrait éthéré de fougère mâle en trois doses prises en deux heures (Hofmann, *Wien. med. Woch.*, 1890, n° 26).

tration d'un purgatif salin. On évitera de prescrire l'huile de ricin
après la fougère mâle ; cette huile, en dissolvant l'acide filicique,
pourrait déterminer des phénomènes d'intoxication. On fera bien aussi
de prescrire la fougère en deux doses dont la seconde ne sera
administrée que si la première n'a pas déterminé d'accidents.

Le *Tænia cucumerina* ou tænia elliptique, commun chez le chien,
a été plusieurs fois rencontré chez les enfants. A. Hoffmann (1) l'a
observé chez une petite fille de quatre mois.

Le *Tænia nana*, long de 16 à 20 millimètres, est commun en Italie ;
il a été observé par Mertens (2) chez un enfant de dix ans qui rendit
300 à 350 de ces vers après l'administration de la fougère mâle.

L'ankylostome duodénal a été aussi rencontré dans le jeune âge,
où il produit les accidents décrits chez l'adulte sous le nom d'anémie
des mineurs ; il cède également au traitement par la fougère mâle (3).

Le *Trichocephalus dispar*, de l'ordre des Nématodes, peut se rencontrer à tout âge. Wrisberg l'a observé chez des enfants de deux
ans ; sa présence dans l'intestin ne se révèle par aucun signe certain ; on lui a attribué des symptômes de dyspepsie et de diarrhée
chronique. Sa présence ne peut être affirmée que par la constatation
de ses œufs dans les selles.

## Ascaride lombricoïde.

HISTOIRE NATURELLE. — L'ascaride lombricoïde, connu sous
le nom de *lombric*, est un annélide de l'ordre des Nématodes et de
la famille des Ascaridiens. Son corps est cylindrique, atténué aux
deux extrémités, blanc ou rougeâtre, et présente des stries transversales, ainsi que quatre lignes longitudinales opposées deux à
deux. La tête n'est pas distincte du corps, elle est munie d'un orifice buccal entouré de trois valves convexes. Ces valves, dont
l'une correspond au dos de l'animal et les deux autres au ventre, sont
formées de chitine et présentent en dedans de leur bord libre de
très fines dentelures qui servent à la mastication. L'intestin est droit,
l'anus est presque terminal. Les deux sexes sont séparés. Le *mâle* est
long de 15 à 17 centimètres ; sa queue, légèrement recourbée, est
munie de deux spicules ou pénis courts, coniques et un peu arqués.
La *femelle* est plus longue et atteint 20 à 25 centimètres ; elle présente,
vers le tiers antérieur du corps, un orifice vulvaire ; l'appareil géni-
tal est formé de deux longs tubes flottant autour de l'intestin, et
s'abouchant l'un avec l'autre près de la vulve.

Les mâles sont moins nombreux que les femelles ; on ne trouve en
général qu'un mâle pour trois ou quatre femelles.

(1) A. Hoffmann. *Jahrb. für Kinderheilk.*, 1887, XXVI, p. 386.
(2) Mertens, *Berl. klin. Woch.*, 1891, n° 44 et 45.
(3) Voir : Arslan, *Revue mens. des mal. de l'enfance*, 1892, p. 555.

La femelle pond annuellement un nombre d'œufs qui a été évalué à 50 ou 60 millions. Ces *œufs* sont longs de 75 µ, larges de 58 µ; ils sont ovoïdes, blancs avant la ponte, et munis de deux enveloppes, l'une interne, lisse et solide, l'autre externe, transparente et mamelonnée, qui leur donne un aspect mûriforme. Ces œufs ne se développent que longtemps après la ponte et par conséquent après avoir été expulsés du corps de l'enfant.

D'après les recherches de Davaine (1) et de Leuckart (2), la formation de l'embryon dure en général de cinq à six mois; elle est accélérée par les chaleurs de l'été et reste stationnaire sous l'influence du froid. L'humidité paraît une condition indispensable au développement de l'embryon, mais l'œuf peut se conserver intact très longtemps dans une atmosphère sèche. L'*embryon* une fois développé est cylindrique, long d'un quart à un tiers de millimètre; il reste enfermé dans l'œuf aussi longtemps qu'il ne se trouve pas dans des conditions favorables à son éclosion. Davaine estime qu'il peut vivre dans cet état pendant cinq ans au moins.

D'après le même observateur, l'embryon ne quitte l'œuf que lorsqu'il est porté dans l'intestin de l'homme ou d'un mammifère; il se développe alors librement dans la cavité intestinale; Davaine a constaté ce phénomène sur un rat auquel il avait fait avaler des œufs d'ascarides. Il estime qu'il n'est nullement nécessaire que l'embryon, avant de se développer dans l'intestin de l'homme, traverse le corps d'un autre animal, comme on l'a observé pour d'autres espèces d'entozoaires. Une fois éclos dans l'intestin, l'embryon s'y développerait rapidement, car le ver n'est presque jamais expulsé au dehors avant d'avoir atteint toute sa taille. C'est presque toujours avec l'*eau* que les œufs s'introduiraient dans le corps de l'homme; les rivières qui reçoivent les égouts, les puits dans lesquels se déversent les eaux de pluies après avoir délayé sur leur passage des excréments, contiennent une grande quantité d'œufs d'ascarides et contribueraient ainsi à propager le parasite. Une très forte chaleur tue l'embryon, aussi l'eau bouillie n'en renferme-t-elle jamais de vivants. Les filtres arrêtent l'œuf; c'est par ce dernier fait que Davaine explique pourquoi les lombrics sont beaucoup moins fréquents à Paris que dans les campagnes; c'est depuis 1830, époque où l'usage de l'eau filtrée est devenu habituel dans cette capitale, qu'il n'y est plus fait mention d'épidémies vermineuses.

Leuckart ne partage pas les opinions de Davaine sur le développement et le mode de propagation des ascarides. La grande différence que présentent les dimensions de l'embryon et celles de l'animal adulte lui fait penser que le ver accomplit en dehors de l'intestin humain une phase de son évolution; jamais on n'a rencontré dans

(1) Davaine, *Traité des entozoaires*, 2e édit. Paris, 1877.
(2) Leuckart, *Die menschlichen Parasiten*, Leipzig, 1863-1876.

les matières fécales ou dans l'intestin des embryons en voie de développement ; les plus petits ascarides observés dans ces conditions atteignent déjà une longueur de 20 millimètres. Leuckart rapporte en outre les résultats négatifs des expériences de Mosler, qui avala lui-même et fit avaler à des enfants des œufs d'ascarides, sans déterminer dans un seul cas la présence de vers dans l'intestin, mais ces expériences sont contredites par celles d'Epstein (1), qui a réussi à obtenir des ascarides chez trois enfants auxquels il avait fait avaler les œufs de ces vers ; Grassi a obtenu sur lui-même un résultat analogue.

ÉTIOLOGIE. — Quelle que soit la forme sous laquelle les ascarides arrivent dans l'intestin de l'homme, il est certain que ces animaux ne se développent pas indifféremment chez tous les individus. Certaines conditions d'âge, de tempérament et de santé paraissent indispensables à la prospérité du lombric. La *seconde enfance* est particulièrement sujette aux ascarides ; c'est vers l'âge de trois ans que les vers commencent à devenir communs. Il est bien rare qu'ils soient observés dans le cours de la première année, ce qu'on peut attribuer au mode d'alimentation des nouveau-nés ; d'après Guersant, on ne trouve à Paris qu'un ou deux enfants sur cent atteints de lombrics dans le premier âge, tandis que chez ceux de trois à dix ans il y en a au moins un sur vingt. Les filles y paraissent un peu plus prédisposées que les garçons. Les ascarides se développent principalement chez les enfants faibles, lymphatiques et scrofuleux, et chez ceux qui ont une dilatation de l'estomac.

Les vers paraissent être plus fréquents chez les nègres que chez les blancs. On les trouve sous tous les climats ; ils sont très communs en Suède, en Hollande, aussi bien que dans les pays tropicaux ; un sol humide, le printemps, l'automne, passent pour être favorables à leur développement. Epstein les a rencontrés beaucoup plus souvent chez les enfants de la campagne des environs de Prague que chez ceux de cette ville. Davaine a fait, comme nous l'avons dit, la même remarque pour Paris. Les *pluies abondantes* sont, d'après ce dernier, une cause puissante de multiplication des lombrics ; les œufs sont alors entraînés en grande quantité dans les mares et les puits, d'où ils passent avec les boissons dans le corps de l'homme. Sous l'influence de circonstances particulières et dans certaines localités, les ascarides se développent avec une telle abondance qu'ils constituent une véritable *endémo-épidémie*.

ANATOMIE PATHOLOGIQUE. — Siège. — L'intestin grêle est le séjour habituel des ascarides lombricoïdes, et il est probable que toutes les fois que ces animaux ont été trouvés dans d'autres organes,

(1) Epstein, *Jahrb. für Kinderheilk.*, 1892, t. XXIII, p. 287.

ils avaient émigré de l'intestin. Ils séjournent rarement dans le gros intestin ou l'estomac, dont ils sont généralement expulsés rapidement ; on les a rencontrés quelquefois dans l'œsophage, le pharynx, les voies pancréatiques, le canal cholédoque, la vésicule et les canaux biliaires. Dans quelques cas exceptionnels, les lombrics ont été trouvés en dehors des voies digestives, dans les narines, la trompe d'Eustache, les voies lacrymales, les voies respiratoires et la cavité péritonéale, où ils n'avaient pénétré souvent qu'après la mort. Enfin, on les rencontre parfois dans l'intérieur du foie et dans les parois de l'abdomen, où ils siègent en général au milieu d'un abcès (*tumeurs vermineuses, abcès vermineux*).

**Nombre.** — Le nombre des ascarides est très variable; il y en a rarement plus de six à huit en même temps dans l'intestin. Dans certains cas, cependant, on les a observés en nombre prodigieux, par centaines et même davantage ; Petit (de Lyon) parle d'un jeune garçon qui rendit 2 500 vers en cinq mois ; on trouva à l'autopsie l'intestin distendu par les lombrics disposés en pelotons volumineux; Fauconneau-Dufresne (1) a observé un jeune garçon de douze ans qui, dans l'espace de trois ans, rendit plus de 5 000 ascarides, soit par les selles, soit surtout par les vomissements.

**Lésions anatomiques.** — Le plus souvent, même lorsque les vers se trouvent en grand nombre dans l'intestin, cet organe ne présente aucune lésion appréciable ; parfois cependant leur présence s'accompagne d'une fine injection vasculaire de la muqueuse, semblable à celle de l'entérite érythémateuse (Rilliet et Barthez). Dans quelques cas, la présence de masses considérables de vers a paru être la cause déterminante d'une *entérite* ou d'une *péritonite*.

On a accusé les lombrics de produire des lésions directes des parois intestinales et de provoquer ainsi des *hémorragies* et des *perforations*. Les migrations de ces animaux en dehors de leur siège habituel et surtout leur présence dans la cavité péritonéale et sous la peau de l'abdomen ont été invoquées à l'appui de cette opinion. Davaine, qui a soumis à un examen rigoureux toutes les observations connues de perforations intestinales attribuées aux vers, refuse à ces animaux la possibilité de détruire avec leurs dents les parois saines de l'intestin ou de les traverser en écartant les fibres de leur tissu; il croit que les ascarides ne traversent jamais que des tissus déjà altérés ou perforés par une maladie antérieure. Les vers trouvés dans la cavité péritonéale y ont d'ailleurs presque toujours pénétré après la mort, autrement ils auraient déterminé une inflammation du péritoine dont on ne trouve le plus souvent aucune trace. Quelques faits (2) cepen-

---

(1) Fauconneau-Dufresne, *Union méd.*, 1880, n° 62.
(2) Voir en particulier : Marcus, *Deutsch. Arch. für klin. Med. et Jahrb. für Kinderheilk.*, XVIII, p. 318. — Archambault, Communication à la Soc. de thérap. (*Gaz. hebd.*, 23 mars 1883).

dant semblent établir la possibilité de perforations intestinales par les vers, suivies de péritonite.

Quant aux *tumeurs vermineuses* développées sous la peau, ce sont en général des abcès secondaires qui se forment à la suite de quelque lésion de l'intestin ou des voies biliaires, telles que l'inflammation, l'ulcération ou la gangrène. Presque toujours ces abcès ont été trouvés au niveau des orifices herniaires consécutivement à une hernie étranglée; chez les enfants, ils occupent en général le voisinage de l'ombilic, qui est le siège habituel des hernies dans le jeune âge. Ils renferment du pus et des matières intestinales en même temps que des vers, et, lorsqu'ils s'ouvrent au dehors, ils deviennent l'origine d'une fistule intestinale, ce qui prouve qu'ils sont en communication directe avec l'intestin et que les vers n'ont pas eu besoin de traverser les tissus pour y pénétrer. Quelquefois, cependant, on a rencontré des abcès vermineux qui ne renfermaient que du pus et des vers et se cicatrisaient rapidement une fois vidés. Davaine ne peut expliquer la formation de ces derniers qu'en supposant que les lombrics sortis de l'intestin par une perforation antérieure de cet organe sont arrivés par un trajet très oblique sous la peau de l'abdomen, où ils ont déterminé la formation d'un abcès. Leuckart n'est pas aussi affirmatif que Davaine; il admet que les ascarides peuvent jouer un rôle dans la perforation de l'intestin hernié, grâce à la pression prolongée de leur tête contre la muqueuse; il en résulterait la formation d'un abcès qui, s'ouvrant dans la cavité de l'intestin, permettrait aux vers d'en sortir.

SYMPTOMES. — On a attribué à la présence des vers dans l'intestin un grand nombre de symptômes, tels que des douleurs pongitives, des coliques au niveau de l'ombilic, de la tuméfaction du ventre, des nausées, quelquefois des vomissements, de la diarrhée avec des selles glaireuses ou striées de sang, de la bouffissure du visage, une coloration bleuâtre des paupières, la dilatation des pupilles, des démangeaisons continuelles dans le nez, l'âcreté de l'haleine, la salivation, la boulimie ou l'anorexie, l'irrégularité du pouls, une toux sèche, de l'agitation et des terreurs nocturnes, des grincements de dents, des douleurs vagues dans les membres, de l'amaigrissement, etc. Ces phénomènes manquent dans la plupart des cas. Les vers ne donnent habituellement lieu à aucun désordre fonctionnel ou se manifestent tout au plus par quelques troubles dyspeptiques passagers.

Souvent le seul signe par lequel se révèle la présence des ascarides est l'expulsion d'un ou plusieurs vers par l'anus et beaucoup plus rarement par la bouche. En outre, *les selles renferment des œufs d'ascarides* reconnaissables au microscope. La très grande abondance des œufs dans les selles rend la constatation de leur présence très facile; chez une jeune fille, qui rendit sous l'influence de la santonine

22 lombrics, dont 13 femelles, Davaine put constater de 320 à 3 000 œufs dans des parcelles de matières fécales de la grosseur d'un grain de blé. Chez un jeune garçon, les œufs étaient assez nombreux pour qu'il y en eût toujours au moins un sous le champ d'un microscope ; ils disparurent complètement après l'expulsion d'un seul lombric.

ACCIDENTS et COMPLICATIONS. — Les anciens auteurs ont mis sur le compte des vers les affections les plus diverses, mais un examen sérieux des faits permet de réduire considérablement le nombre des *maladies vermineuses.*

Ce sont principalement les *névroses* qui ont été attribuées à la présence des vers ; dans quelques cas, en effet, ces affections ont paru céder aux vermifuges ; on peut expliquer leur origine par une action réflexe dont le point de départ serait la muqueuse intestinale irritée par les entozoaires. Les plus fréquentes de ces névroses sympathiques seraient des convulsions épileptiformes, hystériformes et tétaniformes, des mouvements choréiques, l'aphonie, des désordres intellectuels, des paralysies diverses, le strabisme, la perversion d'un sens, etc. Guermonprez (1), en particulier, a observé, chez un enfant atteint d'ascarides, des hallucinations, l'aphonie, des troubles intellectuels et visuels, etc. ; ces accidents disparurent après l'expulsion d'un grand nombre d'ascarides. Jabez Hogg (2) a constaté un fait analogue chez un enfant de trois ans.

Nous avons mentionné plus haut (p. 300) le rôle qu'ont paru jouer les helminthes dans certains cas d'*anémie pernicieuse* ; le plus souvent, il s'agissait de cestodes, mais Demme et Karvaren ont observé la disparition d'accidents d'anémie grave après l'expulsion d'ascarides.

Chauffard estime que la présence d'ascarides en nombre considérable dans l'intestin peut déterminer des symptômes infectieux simulant ceux d'une fièvre typhoïde, et il en rapporte un exemple relatif à un jeune homme (3). D'autres faits analogues ou à forme méningitique concernant des enfants, ont été publiés (4). D'après Bouschoueff et Bakouemsky, la lombricose compliquant la fièvre typhoïde pourrait être la cause d'accidents cardiaques graves, se manifestant par des crises de faiblesse et d'arythmie du pouls et même par la cyanose et des accidents syncopaux (5). Sabrazès et Cabannes (6) ont vu, chez un enfant de six ans, des accidents de dysenterie chronique disparaître après l'expulsion d'ascarides et de tricho-

<hr>

(1) Guermonprez, *Gaz. des hôp.*, 1880, n° 34.
(2) Jabez Hogg, *Brit. med. Journ.*, 21 juillet 1888.
(3) Chauffard, *Sem. méd.*, 1895, p. 506.
(4) Voir : Tanchon, *Thèse de Paris*, 1897. — Loi, in *Med. mod.* 1898, p. 334. — Vermeulen, *Belg. méd.*, 1898, I, p. 769.
(5) Voir : Filatoff, *Traité des mal. de l'enf.*, 1897, II, p. 680.
(6) Sabrazès et Cabannes, *Soc. méd. des hôp.*, 4 juin 1897.

céphales sous l'influence des vermifuges; on avait constaté dans les selles la présence des œufs de ces helminthes.

L'*occlusion intestinale* déterminée par la présence des ascarides, bien qu'exceptionnelle, a été constatée quelquefois. Galvagno Bordaroni (1) en cite un exemple confirmé par l'autopsie; Stepp (2) en a également observé un cas relatif à un enfant de quatre ans, chez lequel il trouva à l'autopsie un peloton de 40 à 50 lombrics bouchant hermétiquement l'intestin immédiatement au-dessus de la valvule de Bauhin. Heidenreich (3) a pratiqué l'entérotomie chez un garçon de onze ans atteint d'une occlusion intestinale qui se trouva avoir été provoquée par un paquet d'ascarides. Rocheblaye (4) a opéré avec succès un cas analogue chez une petite fille de neuf ans, et Barkley (5) a pratiqué la laparotomie sur un enfant de six ans, chez lequel une tumeur vermineuse simulait une appendicite.

Des désordres fonctionnels résultent quelquefois des migrations des ascarides en dehors de l'intestin grêle. Ces migrations sont surtout fréquentes après la mort, mais elles ont été parfois observées pendant la vie.

L'introduction des ascarides dans les *voies biliaires* et dans le tissu du *foie*, où ils peuvent devenir l'origine d'abcès, ne peut être reconnue d'une manière certaine pendant la vie; très souvent même elle passe inaperçue. Quelquefois le malade présente des coliques hépatiques ou est pris des symptômes d'une hépatite suppurée (Voir *Abcès du foie*). Dans quelques cas, on a vu des abcès vermineux du foie s'ouvrir dans les poumons, les plèvres ou les bronches, ou venir faire saillie sous la peau et laisser échapper les vers au dehors au moment de leur ouverture.

La présence de lombrics dans l'*estomac* donne généralement lieu à des vomissements qui expulsent les parasites. Tonnellé a rapporté le cas d'un enfant qui faillit être suffoqué par un énorme paquet de vers accumulé dans l'œsophage et comprimant le canal aérien. Quand les vers arrivent jusque dans le pharynx, l'enfant les en retire quelquefois avec ses doigts ou les crache au dehors.

Lorsque les ascarides pénètrent dans les *voies aériennes*, ils peuvent y occasionner des accidents graves de suffocation. Davaine en a réuni quatorze exemples, dont huit sont relatifs à des enfants de quatre à dix ans; sept fois l'accident se termina par la mort, une seule fois l'enfant, ayant expulsé le lombric dans un accès de toux, fut sauvé. L'origine de pareils accidents est très difficile à reconnaître; les symptômes sont ceux des corps étrangers des voies aériennes, du

(1) Galvagno Bordaroni, *Vermi et verminazione*. Plaisance, 1885.
(2) Stepp, *Münch. med. Woch.*, 1887, n° 51.
(3) Heidenreich, *Sem. méd.*, 1891, p. 347, et P. Simon, *Revue méd. de l'Est*, 1892, p. 225.
(4) Rocheblaye, *Gaz. des hôp.*, 18 juin 1898.
(5) Barkley, *Arch. of Paediatrics*, avril 1898.

croup ou de la laryngite striduleuse; le début subit de la suffocation, la certitude qu'aucun corps étranger n'a pu être introduit de l'extérieur dans la glotte, la présence connue de vers dans l'intestin, sont les seuls éléments qui pourront mettre sur la voie du diagnostic.

Dagand (1) a retiré un lombric du *conduit auditif externe* d'un enfant de sept ans atteint de rougeole; l'extraction du ver avait été précédée de vives douleurs dans l'oreille.

Les lombrics traversent quelquefois des fistules intestinales accidentelles; on les a vus pénétrer dans la *vessie* par une fistule vésico-intestinale et sortir au dehors par l'urètre.

Les *tumeurs vermineuses*, qui siègent le plus souvent sous la peau de l'abdomen, peuvent être quelquefois reconnues avant leur ouverture à une sorte de crépitation qu'on y perçoit par la palpation et à une sensation de frémissement ou de picotement ressentie par le malade. Le plus souvent, elles ne se distinguent en rien des abcès simples.

DIAGNOSTIC. — Le seul signe pathognomonique de la présence des vers dans l'intestin est l'existence de leurs œufs dans les matières fécales; on devra donc examiner les déjections au microscope, toutes les fois qu'on soupçonnera chez un enfant la présence des lombrics dans le tube digestif; la disparition des œufs indiquera que l'expulsion des vers a été complète. Nous avons déjà indiqué la forme et les dimensions de ces œufs avant la ponte (p. 698); lorsqu'ils ont séjourné quelque temps dans l'intestin, leur membrane externe devient opaque, brune ou jaunâtre et masque presque complètement la membrane interne; ils sont alors mamelonnés, mûriformes, jaunes ou bruns, longs de 76 μ. et larges de 58 μ.; il est impossible de les prendre pour ceux d'un autre ver intestinal de l'homme. On pourrait à la rigueur les confondre avec les spores de quelques cryptogames, mais celles-ci sont plus petites et ne se trouvent jamais dans les selles qu'accidentellement et en très petite quantité.

Dans les cas de lombricose à forme typhoïde, l'absence de la réaction de Widal servira à distinguer ces cas de ceux où la fièvre typhoïde se complique de la présence de lombrics.

Des substances végétales mal digérées ont été prises parfois pour des vers ou des fragments de vers; l'erreur ne peut subsister devant un examen un peu attentif; le moyen le plus prompt de s'assurer de la nature de ces matières, c'est de les brûler; l'odeur qui s'exhalera pendant la combustion indiquera immédiatement s'il s'agit d'une substance animale ou végétale (Guersant).

PRONOSTIC. — Les ascarides lombricoïdes constituent dans l'immense majorité des cas une affection très bénigne, au moins dans

(1) Dagand, *Journ. de méd. et de chir. prat.*, 1883, p. 258.

nos climats ; bien souvent la présence des vers ne peut même être considérée comme une maladie. Les accidents qu'ils peuvent produire par leurs migrations sont très exceptionnels ; néanmoins, on devra toujours chercher à les expulser dès qu'on aura constaté leur présence.

Il est rare qu'un enfant soit atteint d'ascarides pendant plusieurs années de suite, deux générations de ces vers ne paraissant pas pouvoir se succéder chez le même individu ; mais chez les enfants prédisposés la maladie récidive très facilement.

TRAITEMENT. — Des habitudes de propreté et l'usage d'une eau filtrée sont les meilleurs moyens prophylactiques contre les lombrics.

Les vermifuges ne doivent pas être administrés et répétés aveuglément toutes les fois qu'un enfant sera soupçonné par son entourage d'avoir des vers ; ils ne seront donnés qu'en connaissance de cause ; l'usage prolongé de ces remèdes serait plus fâcheux que la présence des parasites eux-mêmes.

Un grand nombre de médicaments ont été proposés contre les ascarides lombricoïdes ; nous ne mentionnerons que les principaux. La *mousse de Corse* a été souvent employée ; elle se donne en poudre aux enfants à la dose de 4 à 16 grammes dans du lait très sucré ; on a prescrit également le *semen-contra*, le *calomel*, etc. Le remède le plus sûr et le plus habituellement employé est la *santonine*, tirée du semen-contra (*Artemisia contra*) ; cette substance, que les enfants prennent facilement à cause de son insipidité, doit se prescrire à la dose maximale de 0,05 par jour prise en plusieurs fois ; elle sera au besoin répétée quelques jours de suite ; son administration sera suivie de celle d'un léger purgatif, qui facilitera l'expulsion des vers. La santonine se donne souvent mêlée à du miel (1) ou sous forme de dragées ou de pastilles (les tablettes de Calloud en renferment 1 centigramme) ; elle doit être maniée avec précaution, car à une dose un peu élevée elle peut produire de la céphalalgie, des vertiges, des vomissements et de la xanthopsie ; 125 milligrammes de santonine paraissent avoir déterminé des accidents toxiques chez un enfant de trois ans (Lohrmann) et 10 centigrammes chez un enfant de trois ans et demi (Laure) (2). On fera suivre l'expulsion des vers d'un traitement tonique.

Les accidents déterminés par les migrations des vers ne présentent pas d'indications spéciales. Les abcès vermineux seront traités comme les abcès simples. L'introduction d'un lombric dans les voies aériennes

(1) D'après Lewin (*Berl. klin. Woch.*, 1883, n° 12) et Kaspari, la santonine doit être administrée dissoute dans l'huile ; sous cette forme, elle ne serait pas absorbée dans l'estomac et pénétrerait tout entière dans l'intestin, où elle se trouverait en contact direct prolongé avec les vers. Grâce à la lenteur de son absorption, on éviterait ainsi les accidents d'intoxication.

(2) Laure, *Lyon méd.*, 6 févr. 1887, p. 197.

nécessitera une trachéotomie immédiate, si l'animal n'a pu être enlevé de suite avec les doigts ou des pinces.

### Oxyure vermiculaire.

HISTOIRE NATURELLE et ÉTIOLOGIE. — L'oxyure vermiculaire est un annélide de l'ordre des Nématodes, famille des Ascaridiens ; son corps est cylindrique et d'une couleur blanche ; sa tête est pourvue de deux renflements latéraux vésiculeux et d'une bouche trilabiée, ronde dans l'état de contraction et triangulaire quand elle est saillante. Le *mâle* est long de 2$^{mm}$,5 à 3$^{mm}$,3, large de 0$^{mm}$,16; sa queue est enroulée en spirale et présente une extrémité terminale en forme de cupule qui peut jouer le rôle de ventouse ; le pénis est simple et recourbé en hameçon, l'anus est situé vers le milieu de la queue. La *femelle* est beaucoup plus longue que le mâle : elle atteint 9 à 10 millimètres, sa largeur est de 0$^{mm}$,4 à 0$^{mm}$,5 ; sa queue est longue et aiguë, l'anus est situé à sa base, le vagin s'ouvre à la partie antérieure du corps, l'utérus est biloculaire. Les *œufs* sont lisses, oblongs, non symétriques ; leur longueur est de 53 µ. et leur largeur de 28 µ. Les femelles sont beaucoup plus communes que les mâles ; on ne trouve, en général, qu'un seul mâle pour neuf femelles (Leuckart).

Les oxyures vermiculaires se développent souvent chez les enfants en nombre très considérable. On peut les rencontrer à l'état jeune dans toute l'étendue de l'intestin grêle (Heller) (1), mais à l'état adulte ils vivent principalement dans le cæcum et émigrent après la fécondation dans le rectum ; ils sortent par l'anus, surtout le soir, et se répandent sur les replis du sphincter et sur les parties avoisinantes ; ils arrivent quelquefois jusqu'à la vulve et au vagin, mais leurs migrations ne s'étendent jamais loin sur les parties sèches de la peau, sur lesquelles ils ne peuvent se mouvoir.

Les femelles déposent un grand nombre d'œufs dans le rectum et dans le voisinage de l'anus. Les œufs ne se développent probablement jamais sur place, comme l'admettait Küchenmeister. Leuckart, se fondant sur l'analogie qui doit exister entre l'oxyure et les autres vers intestinaux, estime que ces œufs doivent quitter l'individu sur lequel ils ont été pondus et être avalés de nouveau pour pouvoir se développer. Ils sont expulsés avec les matières fécales, puis se répandent sous forme de poussière dans l'atmosphère; ils peuvent alors tomber sur des fruits, des légumes, etc., qui sont mangés crus, et être ainsi réintroduits dans le canal intestinal de l'homme. Leuckart et trois de ses élèves ayant avalé quelques œufs d'oxyures, ces parasites apparurent au bout de deux semaines dans les matières fécales de trois des expérimentateurs, et continuèrent à se montrer chez Leuc-

_________________________

(1) Heller, in *Ziemssen's Handb. der spec. Path. u. Ther.*, VII, 2ᵉ partie, p. 638, 1876.

kart jusqu'à la quatrième semaine ; ils atteignaient déjà 6 à 7 millimètres de longueur. Un enfant atteint d'oxyures peut se réinfecter
lui-même en se grattant le pourtour de l'anus ou en portant sa main
sur ses draps ou ses vêtements imprégnés des œufs du parasite ; ses
doigts se chargent alors de ces œufs, qu'il peut avaler en portant la
main à la bouche. Ce fait explique la ténacité de la maladie, qui se
perpétue par ces auto-infections.

Les oxyures peuvent s'observer chez les sujets de tout âge, mais ils
sont surtout communs chez les enfants ; ils existent dans tous les pays
et paraissent être plus abondants au printemps et en automne que
dans les autres saisons.

SYMPTOMES. — Les oxyures passent rarement inaperçus pour peu
qu'ils soient un peu nombreux. Leur présence se révèle, en général,
par un *prurit* violent autour de l'anus, l'enfant se gratte continuellement ; dans quelques cas, le prurit est d'une intensité extrême,
s'accompagne de ténesme et arrache des cris au petit malade. Ce
symptôme s'observe habituellement vers le soir, au moment où
l'enfant se met au lit, et il correspond probablement au moment où
les vers sortent du rectum ; il cesse, en général, au bout d'une heure
ou deux pour reparaître le lendemain à la même heure, quelquefois
avec une périodicité remarquable qui peut induire en erreur sur le
diagnostic de la maladie (Cruveilhier).

Lorsqu'on examine la marge de l'anus, on la trouve en général
saine, mais la muqueuse qui tapisse le sphincter est injectée, gonflée
et enduite d'un mucus quelquefois sanguinolent ; on découvre souvent
des oxyures dans les plis du sphincter. Chez un garçon de treize ans,
atteint d'un eczéma du pli génito-crural et des parties voisines du
scrotum et de la cuisse qui s'accompagnait d'un prurit intense,
Michelson (1) découvrit, à l'examen microscopique des lamelles épidermiques de la région malade, une grande quantité d'œufs d'oxyures,
dont quelques-uns renfermaient des embryons à divers degrés de
développement.

L'examen des matières fécales y fait généralement constater la
présence des vers souvent en très grande quantité et facilement
reconnaissables à leurs mouvements vermiculaires ; quelquefois les
oxyures ne se montrent dans les selles qu'après l'emploi d'un vermifuge. On y reconnaît toujours au microscope un grand nombre
de leurs œufs. Lorsque les oxyures sont nombreux, les matières
fécales sont souvent liquides, enveloppées de mucosités et quelquefois striées de sang. Si les vers envahissent les parties génitales, ils
peuvent occasionner chez les petites filles un écoulement muqueux
de la vulve et du vagin, et ils provoquent, en général, une vive

(1) Michelson, *Berl. klin. Woch.*, 1877, p. 473.

démangeaison qui pousse l'enfant à se gratter et peut amener des habitudes de masturbation.

Dans quelques cas, les oxyures ont paru être la cause d'affections nerveuses sympathiques plus ou moins graves; on a attribué à leur présence, comme à celle du tænia et des ascarides, l'éclampsie, l'épilepsie, la chorée et des désordres intellectuels (Davaine). Souvent ils exercent une influence fâcheuse sur le caractère et la santé de l'enfant par l'irritation nerveuse répétée qu'ils provoquent.

Les oxyures déterminent très rarement des abcès; le seul exemple que nous en connaissions est celui de Frœlich (1), qui a observé chez un garçon de onze ans un abcès de la région interfessière d'où sortirent à l'incision un grand nombre d'oxyures; l'enfant souffrait depuis quelques mois de la présence de ces parasites dans le rectum, mais cet organe ne communiquait pas avec la cavité de l'abcès.

Les oxyures constituent souvent une affection très rebelle à la thérapeutique et qui récidive facilement.

TRAITEMENT. — Parmi les nombreux remèdes qui ont été proposés contre les oxyures, la santonine, le calomel, les purgatifs, sont surtout indiqués; on joindra à ces moyens des frictions faites au pourtour de l'anus avec une petite quantité d'*onguent mercuriel simple*, afin de détruire les parasites lorsqu'ils sortent au dehors. Lallemand (de Montpellier) conseillait les *eaux sulfureuses* naturelles, prises en boissons ou en lavements.

Les *lavements* avec l'eau froide, additionnée d'une cuiller à café de sucre ou de glycérine neutre, ont été également employés avec avantage; mais, pour être efficaces, ces lavements doivent être répétés chaque jour au moins pendant deux semaines, autrement les vers ne tardent pas à reparaître. Nous nous sommes bien trouvés des lavements d'huile de foie de morue. Monti recommande dans les cas rebelles de grands lavements d'un litre d'eau bouillie, additionnée de 5 grammes de savon médicinal. Unger remplace celui-ci par une cuillerée à soupe de la liqueur d'acétate d'alumine de la pharmacopée germanique.

Cobbold (2) estime que les remèdes échouent souvent parce qu'ils ne sont pas accompagnés d'un traitement hygiénique convenable et parce que les oxyures remontent quelquefois très haut dans le gros intestin, jusqu'au cæcum; cet auteur préconise les purgatifs salins répétés, suivis de grands lavements d'eau simple ou mélangée à une petite quantité d'éther chlorhydrique, de sulfate de fer, d'aloès ou d'asa fœtida; ces lavements seront continués pendant plusieurs jours.

Pendant le cours du traitement, il sera bon de prescrire les amers et de recommander des soins rigoureux de propreté; les ongles

(1) Frœlich. *Rev. mens. des mal. de l'enf.*, 1897, p. 497.
(2) Cobbold, *Brit. med. Journ.*, 1874, I, p. 167.

seront au réveil nettoyés à la brosse et avec un savon antiseptique pour empêcher les réinfections.

Il sera prudent aussi de faire coucher seuls les enfants atteints d'oxyure pour éviter toute chance de contagion.

CHAPITRE XXII

# TUBERCULOSE DU TUBE DIGESTIF ET DES GANGLIONS MÉSENTÉRIQUES

La généralisation des lésions est un des caractères particuliers à la tuberculose de l'enfance, aussi est-il habituel de trouver des tubercules dans l'intestin, les ganglions mésentériques, le foie, la rate, etc., chez les enfants qui ont succombé à la phtisie pulmonaire.

Les ulcérations tuberculeuses de la *bouche* et du *pharynx* sont très rares dès le jeune âge. Mentionnons cependant deux cas de tuberculose bucco-pharyngée des enfants de quatre et six ans rapportés par Spillmann (1) et un cas d'ulcération buccale suivie de tuberculose des ganglions du cou et de l'intestin chez une petite fille de seize mois observé par Marfan et Apert (2).

### ESTOMAC.

La tuberculose de l'estomac, qui est rare à tout âge, est cependant moins exceptionnelle chez les enfants que chez les adultes.

Rilliet et Barthez ont trouvé dans 20 cas des ulcérations tuberculeuses stomacales siégeant ordinairement le long de la grande courbure, et dont les dimensions variaient entre celles d'une lentille et celles d'un écu de cinq francs ; excepté dans un seul cas, ces lésions ne s'étaient accompagnées pendant la vie ni de nausées ni de vomissements, ni de douleurs épigastriques. D'après Steiner, qui a observé huit cas de tuberculose stomacale, les signes de cette affection sont des douleurs épigastriques et des vomissements fréquents de substances alimentaires mêlées de stries de sang. Bignon (3) rapporte le cas d'un enfant tuberculeux qui succomba à une hématémèse foudroyante ; on trouva à l'autopsie une ulcération arrondie de la grande courbure qui siégeait au niveau des vaisseaux gastro-épiploïques et par laquelle le sang s'était épanché dans le tissu cellulaire sous-péritonéal ; la muqueuse stomacale avoisinante était soulevée par plusieurs granulations tuberculeuses. Dans un cas

(1) Spillmann, *Thèse d'agrég.* Paris, 1878.
(2) Marfan et Apert, *Revue mens. des mal. de l'enf.*, 1896, p. 273.
(3) Bignon, *Bull. de la Soc. anat.*, 1853, n° 6, et *Thèse de Paris*, 1854.

observé par Cazin (1) et relatif à une petite fille de dix ans atteinte de scrofule ganglionnaire, on constata également une hématémèse abondante, une ulcération de l'estomac et des granulations tuberculeuses de la muqueuse de cet organe.

### INTESTINS.

La tuberculose intestinale se rencontre à peu près chez le tiers des enfants tuberculeux (Steiner); elle coïncide presque toujours avec la tuberculose d'autres organes, tels que le péritoine, les ganglions mésentériques ou bronchiques, le foie, les poumons, etc.; il est extrêmement rare de voir la tuberculose se limiter exclusivement à l'intestin.

La tuberculose de l'intestin peut être la manifestation d'une infection tuberculeuse généralisée; elle peut se développer aussi par propagation d'un foyer tuberculeux siégeant dans le péritoine ou les ganglions mésentériques, mais elle résulte en général de la déglutition de produits tuberculeux, provenant des poumons et des bronches et beaucoup plus rarement du lait de vaches tuberculeuses (Voir p. 376).

Le siège de prédilection des lésions tuberculeuses est l'intestin grêle, surtout l'iléon, parfois aussi la partie du cæcum qui avoisine la valvule de Bauhin. Les tubercules se déposent sous forme de *granulations demi-transparentes* dans le tissu sous-muqueux; en même temps, les glandes intestinales sont le siège d'inflammations tuberculeuses qui donnent naissance à dès foyers caséeux miliaires, puis à des *ulcérations*. Celles-ci sont sinueuses, inégales, déchiquetées; elles s'étendent surtout perpendiculairement à l'axe de l'intestin et affectent ainsi une forme annulaire; leurs bords sont habituellement décollés, et leur fond se couvre de granulations demi-transparentes; celles-ci, en se caséifiant, contribuent à augmenter la profondeur de l'excavation. Ces ulcérations atteignent très rarement chez l'enfant les dimensions que l'on observe chez l'adulte. C'est ainsi que le type annulaire complet avec rétrécissement consécutif de l'intestin, est tout à fait exceptionnel. Au contraire, les lésions tuberculeuses des plaques de Peyer paraissent plus fréquentes chez l'enfant que chez l'adulte (Spillmann).

La *diarrhée* est le seul signe par lequel se révèle la tuberculose de l'intestin; son abondance est en raison directe du nombre et de l'étendue des ulcères; cependant on ne peut conclure de ce qu'un enfant tuberculeux a des évacuations liquides à la présence d'ulcérations intestinales, car la diarrhée peut être liée à un simple catarrhe de la muqueuse. La constatation des bacilles tuberculeux dans les selles est au contraire un signe pathognomonique de l'entérite

______________
(1) Cazin, *Union méd.*, 1881, I, p. 55.

tuberculeuse dans les cas où il n'y a pas de foyer pulmonaire.

Sur 63 enfants tuberculeux observés par Rilliet et Barthez, le dévoiement s'est déclaré dès le début dans la moitié des cas, à une époque également distante du début et de la terminaison fatale dans le tiers des cas; dans le plus petit nombre des cas, la diarrhée n'est survenue qu'à la fin ou a manqué.

Nous avons décrit plus haut (Voir p. 377) les formes intestinales de la tuberculose du premier âge.

Le *traitement* de l'entérite tuberculeuse est celui de la tuberculose et de l'entérite chronique.

## GANGLIONS MÉSENTÉRIQUES.

On a confondu sous le nom de *carreau* des affections très différentes, telles que le gros ventre des rachitiques, l'entérite chronique non tuberculeuse et la péritonite tuberculeuse; il faut réserver ce nom à la *phtisie mésentérique*.

Rilliet et Barthez ont constaté à l'autopsie la tuberculisation des ganglions mésentériques chez la moitié des enfants tuberculeux, mais cette lésion n'était avancée et prédominante que chez un seizième de ces enfants; on voit donc que le carreau, contrairement à l'opinion vulgaire, n'est pas une maladie fréquente. Les garçons en sont plus souvent atteints que les filles; rare avant trois ans et après douze ans, le carreau atteint son maximum de fréquence vers l'âge de cinq ans. Bednar a rencontré une fois la tuberculose mésentérique sans autre complication chez un enfant à la mamelle et Noble (1) l'a observée chez un nouveau-né où elle se compliquait d'un abcès situé sous le diaphragme.

Les ganglions tuberculeux sont au début augmentés de volume, rouges à la coupe et parsemés de foyers caséeux miliaires qui ont été pris souvent pour des granulations tuberculeuses. A un stade plus avancé, toute la masse du ganglion se ramollit et prend une teinte blanchâtre qui lui donne l'aspect d'un marron dépouillé de son enveloppe. Parfois plusieurs masses ganglionnaires s'accolent et forment une tumeur bosselée qui peut atteindre le volume des deux poings. Les ganglions tuberculeux suppurent quelquefois et forment des abcès qui peuvent s'ouvrir dans le péritoine et déterminer une péritonite ou bien perforer le tube intestinal ou la peau où ils produisent une fistule persistante. Ils peuvent subir la dégénérescence amyloïde (Steiner) ou plus souvent la transformation crétacée.

La tuberculose mésentérique s'accompagne presque toujours de tuberculose intestinale; on voit souvent alors se dessiner sous la séreuse des vaisseaux lymphatiques noueux, moniliformes, blan-

(1) Noble, *Amer. Journ. of med. Sc.*, juill. 1889, p. 29.

châtres, qui, partant des ulcérations de l'intestin, vont se rendre aux ganglions mésentériques; ces vaisseaux sont distendus par de la matière tuberculeuse formée soit par de vraies granulations, soit par les produits d'une lymphangite caséeuse (Thaon). La tuberculose du mésentère est donc habituellement *secondaire* à celle de l'intestin, mais dans quelques cas on ne peut contester l'existence d'une tuberculose ganglionnaire *primitive*, sans lésions intestinales. Le carreau coïncide au contraire rarement avec la tuberculose du péritoine (Rilliet et Barthez).

Les anciens auteurs (Baumes, Goy, Guersant) ont distingué un *carreau indolent* et un *carreau douloureux*. Cette dernière variété se rapporte à la péritonite tuberculeuse, qu'ils confondaient avec la phtisie mésentérique. Dans le carreau proprement dit, le ventre reste mou, indolent; il est rarement ballonné, il est en général facile à déprimer ; la palpation fait parfois sentir au niveau de l'ombilic et en avant de la colonne vertébrale une *tumeur* dure, bosselée, peu mobile, douloureuse au toucher, formée par l'agglomération des ganglions engorgés. Pour bien sentir cette tumeur, il faut saisir les parois du ventre entre les deux mains placées latéralement dans chaque flanc et les rapprocher peu à peu de la ligne médiane, jusqu'à ce qu'on soit arrivé sur la masse ganglionnaire, qui se trouve prise entre les deux mains (Jenner).

Le carreau n'a pas de symptômes qui lui soient propres, à part la tumeur abdominale qui fait très souvent défaut. On a vu quelquefois la masse ganglionnaire déterminer de l'*ascite* et une *dilatation des veines abdominales*, parfois même de l'*œdème des membres inférieurs* par la compression de la veine cave (Rilliet et Barthez, Steiner). Ollivier(1) a constaté, à l'autopsie d'une petite fille de huit ans qui avait présenté de l'amaigrissement, de la diarrhée et les signes d'une phlegmatia alba dolens des deux crurales, une thrombose primitive de la veine cave inférieure ; immédiatement au-devant du tronc de la veine et au niveau du duodénum se trouvait une tumeur constituée par un paquet de ganglions mésentériques tuberculeux ; l'intestin grêle présentait un grand nombre d'ulcérations tuberculeuses, qui avaient été la porte d'entrée du bacille, car les poumons, les bronches et les ganglions bronchiques étaient sains.

Les autres symptômes qui sont mentionnés par les auteurs, tels que l'amaigrissement, la diarrhée, la pâleur, etc., dépendent presque toujours d'autres localisations tuberculeuses. On a remarqué que dans le carreau, plus que dans toute autre forme de la tuberculose, l'appétit, loin d'être amoindri, est parfois augmenté ; cette *voracité* a d'ailleurs été observée aussi dans le rachitisme et le catarrhe chronique des intestins.

(1) Ollivier, *Leçons clin. sur les mal. des enf.* 1889, p. 279.

Certains auteurs admettent la curabilité du carreau; Rilliet et Barthez ont trouvé dans le mésentère d'un enfant une masse tuberculeuse considérable qui avait subi dans son entier la transformation crétacée. La gravité du mal dépend le plus souvent des autres localisations tuberculeuses concomitantes (intestins, poumons, bronches, etc.).

Le *traitement général* du carreau sera celui de la scrofule et de la tuberculose; on insistera particulièrement sur l'emploi des eaux thermales bromo-iodurées, salines et sulfureuses (Lavey, Bex, Salins, Kreuznach, Nauheim) ou des bains de mer. Quant au *traitement local*, on a préconisé les badigeonnages à la *teinture d'iode*.

# CHAPITRE XXIII

## MALADIES DU FOIE

Le foie est relativement plus considérable dans les premières années de la vie que chez l'adulte. A la naissance, il représente 4,39 du poids du corps, chez l'adulte seulement 2,77 (Vierordt). Jusqu'aux environs de la quatrième année, son bord inférieur dépasse normalement le rebord costal de 1 à 2 centimètres dans la ligne mamillaire. Avant de se prononcer à l'autopsie sur la question si importante de l'hypertrophie ou de l'atrophie du foie, il faut connaître le poids moyen de cet organe aux différentes périodes de l'enfance. On pourra se guider sur le tableau de ces poids, donné par Birch-Hirschfeld [1].

| | |
|---|---:|
| A la naissance | 127,0 |
| A 6 mois | 197,0 |
| A 1 an | 312,0 |
| A 2 ans | 346,0 |
| A 3 ans | 453,0 |
| A 5 ans | 480,0 |
| A 7 ans | 638,0 |
| A 9 ans | 661,0 |
| A 10 ans | 830,0 |
| A 12 ans | 1028,0 |
| A 15 ans | 1248,0 |

Certaines altérations du foie et des voies biliaires n'ont chez l'enfant qu'un intérêt anatomo-pathologique. Tels sont le foie gras, le foie amyloïde, le foie tuberculeux.

Le **foie gras**, dû à l'infiltration graisseuse des cellules hépatiques, est une lésion fréquente chez les enfants, de un à quatre ans surtout (Steiner et Neureutter) [2]. L'alcoolisme, qui en est la cause la plus

(1) Birch-Hirschfeld, in *Gerhardt's Handbuch der Kinderkrank.*, 1880, IV, 2° partie, p. 668.
(2) Steiner et Neureutter, *Jahrb. für Kinderheilk.*, 1865, A. F., VII, Heft 3, p. 1.

fréquente chez l'adulte, ne joue qu'un rôle minime chez l'enfant. La tuberculose trachéo-bronchique ou pulmonaire chronique est la maladie qui s'accompagne le plus souvent de stéatose hépatique dans le jeune âge (Rilliet et Barthez). On l'a rencontrée aussi dans le cours du rachitisme, de l'entérite chronique ou comme symptôme concomitant de l'obésité précoce. Le foie gras déborde habituellement les fausses côtes, il est mou et n'est pas douloureux; ses bords sont émoussés. Il ne s'accompagne ni d'ictère, ni d'ascite.

Le **foie amyloïde** est une lésion relativement fréquente dans les cachexies infantiles. Le tiers des cas de cette affection recueillis par Frerichs appartient à l'enfance et à l'adolescence (1).

Elle s'observe le plus souvent chez les enfants qui souffrent d'une suppuration prolongée, surtout d'une suppuration chronique des os ou des ganglions lymphatiques; elle est alors un des phénomènes ultimes de la scrofule grave. On la rencontre aussi quelquefois dans le cours de la tuberculisation pulmonaire chronique et de la syphilis, plus rarement dans la leucémie, l'entérite chronique ou dans la cachexie amenée par une fièvre typhoïde d'une durée anormale.

Sous l'influence de cette dégénérescence, qui se reconnaît à l'autopsie par la coloration spéciale que présentent les parties altérées sous l'action de l'eau iodée, le foie prend parfois des dimensions énormes; c'est ainsi que, dans un cas observé par Schüppel sur un enfant de dix ans, cet organe pesait près de trois kilos. Les reins et la rate sont généralement atteints en même temps que le foie de l'altération amyloïde; parfois la muqueuse intestinale présente aussi la même dégénérescence (Voir *Entérite chronique*, p. 648).

La maladie, survenant dans le cours d'une autre affection, présente peu de symptômes qui lui soient propres; on devra la soupçonner quand, chez un enfant déjà cachectique, on observera une hypertrophie du foie accompagnée d'hypertrophie de la rate et d'une albuminurie abondante. Cette augmentation du foie frappe déjà souvent à la simple inspection, à côté de la maigreur générale de l'enfant, surtout quand il n'y a pas en même temps de l'ascite ou du météorisme. La palpation et la percussion font percevoir, dans la région hépatique, une tumeur volumineuse, indolente à la pression. Ce symptôme est quelquefois le seul que présente la maladie, mais on voit souvent celle-ci se compliquer de troubles dans les fonctions digestives et parfois d'ascite.

Sa durée est toujours longue et la mort survient en général sous l'influence de la cachexie générale ou de l'affection primitive qui a déterminé la dégénérescence du foie. Quelques faits cependant permettent d'admettre que la maladie, lorsqu'elle est encore peu développée, est susceptible de guérison.

_______________

(1) Frerichs, *Traité pratique des maladies du foie*, 3e édit., 1877, p. 438.

Le traitement de la dégénérescence amyloïde du foie se réduira à celui de la maladie primitive, dont elle n'est qu'une manifestation ultime. Le chlorhydrate d'ammoniaque à la dose de 0$^{gr}$,25 à 0$^{gr}$,50, trois fois par jour, est préconisé par Budd, qui lui aurait dû un succès dans un cas qui avait résisté aux mercuriaux et à l'iodure de potassium.

**L'atrophie jaune aiguë** du foie est une maladie rare dans l'enfance (1). La plupart des cas publiés jusqu'à aujourd'hui se rapportent à la forme primitive ou essentielle de Monneret, d'autres appartiennent à la forme secondaire et sont consécutifs à une septicémie puerpérale (Politzer), à une syphilis hépatique congénitale (Bar et Renon), à une cirrhose hypertrophique avec ictère (Henoch), (Voir p. 724), à un empoisonnement par le phosphore, etc.

La nature microbienne de l'ictère grave, généralement admise aujourd'hui, a pu être démontrée dans quelques cas ; c'est ainsi que Bar et Renon ont retiré le *Proteus vulgaris* en cultures pures de la veine ombilicale thrombosée chez un nouveau-né syphilitique. La présence du colibacille dans les voies biliaires a été constatée par Auché et Coyne à l'autopsie d'un enfant de dix ans ayant succombé à un ictère grave apyrétique.

L'atrophie jaune aiguë a été observée à tous les âges dans le cours de l'enfance. Elle présente les mêmes caractères et les mêmes lésions que chez l'adulte (Voir *Ictère grave*, p. 719).

Les **calculs biliaires** sont exceptionnels dans la seconde enfance ; quelques auteurs (Bouisson, Portal, Lieutaud, Cruveilhier, Bärensprung) en ont rencontré à l'autopsie de petits enfants et même de nouveau-nés. Still (2) a trouvé des calculs dans les voies biliaires chez trois enfants morts dans la première année ; ces calculs étaient constitués uniquement par du pigment biliaire sans cholestérine, et n'avaient pas donné lieu à de l'ictère. Il a pu recueillir 23 cas de lithiase biliaire chez des nouveau-nés ou chez des enfants dans la première année. Frerichs mentionne le cas d'une petite fille de sept ans ; quelques autres cas de la même affection ont été rencontrés

---

(1) Voici la liste des principales observations : Löschner, *OEsterr. Zeitschr. für Kinderheilk.*, 1856, n$^{os}$ 8 et 9. — Pleischl et Folwarczny, *Wien. Zeitschr. N. F.*, 1858, p. 139. — Fritz, *Gaz. méd. de Paris*, 1858, n° 21. — Widerhofer, *Jahrb. für Kinderheilk.*, N. F. 1859. — Politzer, *Jahrb. für Kinderheilk.*, 1860, p. 40. — Mettenheimer, *Memorabilien aus der Praxis*, 1862, VII, 1 et 3. — Steiner, *Jahrb. für Kinderheilk.*, N. F., 1871, p. 428. — Mann, *Amer. Journ. of Obstetrics*, 11 nov. 1875. — Rehn, *Berl. klin. Woch.*, 1875, n° 38. — West, *Pathol. Soc. London*, 1880. — Rosenheim, *Zeitschr. für klin. Med.*, XV, Heft 5-6. — Greves, *Brit. med. Journ.*, 1884, I, p. 766. — Siegenbeck van Heukolom, *Neder. Tijdschr. v. Geneesk.*, 1888, I, n° 7. — Lewitzki et Brodowski, *Virch. Arch.*, 1877, LXX, p. 421. — Bjélin, cité par Baginsky, *Mal. des enfants*, trad. franç., 1892, t. II, p. 186. — Merkel, *Münch. med. Wochenschr.*, 30 janv. 1894. — Auché et Coyne, *Congrès de médecine de Bordeaux*, séance du 9 août 1895. — Bar et Rénon, *Soc. de biol.*, séance du 18 mai 1895. — Fraenkel et Weinberg, *Mém. de la Soc. méd. des hôp. de Paris*, 1896, p. 506. — Lanz, *Wien. klin. Woch.*, 1896, n° 30. — Kissel, *Jahrb. für Kinderheilk.*, 1898, t. XLVIII, p. 235.

(2) Still, *Pathol. Soc. of London*, séance du 4 avril 1899.

dans la seconde enfance. Wendel (1) en a observé seize chez des sujets au-dessous de huit ans; dans l'un, relatif à une petite fille de dix-neuf mois, la cholélithiase se termina par une perforation de la vésicule biliaire suivie d'une péritonite mortelle. Le même accident fut observé chez un petit garçon de sept ans et guérit à la suite de la laparotomie et de l'ablation de neuf calculs de la vésicule.

Le plus souvent, les calculs n'ont donné lieu chez les enfants à aucun symptôme pendant la vie; Birch-Hirschfeld mentionne cependant un cas de Lolatte (2) relatif à un enfant de quinze ans qui souffrait de coliques hépatiques; ces coliques furent accompagnées d'ictère et suivies de l'expulsion de plusieurs calculs avec les selles. J. Simon a observé un fait semblable chez un enfant de cinq à six ans, et Gibbons chez un enfant de douze ans. Mercat (3) rapporte deux cas de colique hépatique chez des sujets de dix à douze ans recueillis dans le service de Cadet de Gassicourt. Parrot a constaté la présence d'un calcul biliaire accompagné d'ictère chez un nouveau-né de douze jours, et Dunbar Walker (4) a vu un enfant de trois mois qui, à l'âge d'un mois, avait présenté de l'ictère, rendre trois calculs biliaires, dont le plus gros pesait 2 grammes, après avoir éprouvé pendant quelques heures des symptômes de malaise et de douleur. V. Gautier (de Genève), nous a communiqué le cas d'une petite fille de huit ans qui rendit avec les selles une douzaine de calculs, dont les deux plus gros ne dépassaient pas le volume d'un grain de chènevis. Ces calculs furent expulsés à la suite de coliques violentes et répétées pendant deux jours avec vomissements, ictère et ralentissement du pouls. Cette enfant fut prise encore deux fois de crises de colique hépatique, mais moins intenses; elle cessa d'en avoir à la suite d'une cure aux eaux de Brides. Wendel a observé plusieurs fois divers accidents dus à la cholécystite calculeuse.

**La tuberculose du foie et des voies biliaires** est une trouvaille d'autopsie. Nous décrirons plus loin avec la *cirrhose*, les symptômes spéciaux que présente cette affection chez les tuberculeux.

Le foie chez l'enfant est plus fréquemment que chez l'adulte le siège de *granulations tuberculeuses* disséminées, demi-transparentes, parfois fibreuses, entourées d'une aréole rougeâtre contrastant avec la couleur jaune-chamois du reste de l'organe, qui est presque toujours le siège d'une infiltration persistante. On constate ces granulations principalement chez les jeunes enfants de deux à cinq ans et dans les tuberculoses granuliques à détermination thoracique, méningée ou abdominale.

Les *gros nodules caséeux* sont fréquents dans le foie des petits

<hr>

(1) Wendel, *Med. Record*, 9 juillet 1898, p. 41.
(2) Lolatte, *Gaz. méd.*, 1834, II, n° 2.
(3) Mercat, *Thèse de Paris*, 1884.
(4) Dunbar Walker, *Brit. med. Journ.*, 1882, n° 1112.

enfants tuberculeux. Ils englobent souvent dans leur évolution un canalicule biliaire, d'où la teinte verte qu'ils présentent parfois au centre ; ils peuvent se vider dans les canalicules biliaires et former ainsi des *cavernes* communiquant avec les canaux biliaires. Sergent (1), frappé de la fréquence des ulcérations intestinales concomitantes, admet que c'est d'elles que provient l'infection bacillaire du foie par l'intermédiaire de la veine porte. Jacobson (2) admet au contraire avec Gilbert et Claude (3) que l'infection se fait habituellement par l'artère hépatique, les gros tubercules caséeux existant en même temps dans d'autres viscères tels que la rate et les reins.

Nous consacrerons des articles spéciaux à l'*ictère infectieux*, à l'*ictère des nouveau-nés* qui sera traité à propos des maladies des nouveau-nés, à l'*abcès du foie*, à la *cirrhose* et aux *kystes hydatiques*.

### ICTÈRE INFECTIEUX.

ÉTIOLOGIE. — L'ictère peut se produire en dehors des premiers mois chez l'enfant sous l'influence des mêmes causes que chez l'adulte.

Nous ne ferons que mentionner ici l'ictère *émotif*, en général bénin, dont Coulon (4) a rapporté trois cas chez l'enfant, et l'*ictère par compression ou oblitération des voies biliaires* dont Ashby (5) a observé deux cas chez des petites filles de cinq et sept ans, terminés tous deux fatalement à la suite l'un d'une hémorragie intestinale, l'autre d'une péritonite provoquée par une opération exploratrice sur les voies biliaires dilatées.

Nous avons ici surtout en vue l'ictère essentiel, appelé souvent aussi *catarrhal*, parce qu'il peut s'accompagner d'un catarrhe du canal cholédoque et qui est probablement toujours de cause infectieuse. Cet ictère s'observe habituellement sous la forme d'*épidémies* qui frappent souvent les enfants de préférence (Rehn) (6) et sévit ordinairement en automne ou au commencement de l'hiver dans nos climats. Tous les cas observés par Baron (7) à Paris se sont produits en septembre et en octobre.

On a invoqué parfois la contagion outre l'influence saisonnière. Ainsi Weissembach (8) cite le cas de quatre enfants d'une même famille qui furent successivement atteints d'ictère à huit jours de distance et transmirent la maladie à d'autres enfants. La contagion

(1) Sergent, *Thèse de Paris*, 1895.
(2) Jacobson, *Thèse de Paris*, 1898.
(3) Gilbert et Claude, *C. R. de la Soc. de biologie*, 1895 et 1896.
(4) Coulon, *La médecine infantile*, 1894, p. 203.
(5) H. Ashby, *Medical chronicle*, oct. 1898, p. 30.
(6) Rehn, *Jahrb. für Kinderheilk.*, 1869, t. III, p. 197.
(7) Baron, *Thèse de Paris*, 1895.
(8) Weissembach, *Revue méd. de la Suisse rom.*, 1892, p. 101.

est également nettement affirmée par Krassnobajew (1) chez quatre malades d'une même famille contaminés à Moscou par un enfant ictérique venu de Saint-Pétersbourg.

Dans l'épidémie décrite en 1886 par Graarud (2), on ne constata pas de cas de contagion ; sur les trente-huit personnes malades, vingt-deux étaient des enfants, dont le plus jeune était âgé de deux ans. L'ictère était précédé pendant quelques jours des symptômes d'une gastro-duodénite ; tous les cas paraissaient rentrer dans la forme bénigne, l'ictère catarrhal des anciens auteurs.

Il n'en a pas été de même dans d'autres épidémies plus récentes, qui ont sévi plus particulièrement parmi les enfants. Ainsi celles qui ont été observées par Kissel (3) ont sévi en automne et en hiver ; sur quatre-vingt-seize enfants atteints d'ictère, six sont morts avec les symptômes de l'ictère grave, seize ont présenté des symptômes infectieux de moyenne intensité dont ils ont guéri ; les autres ont été atteints de la forme bénigne, décrite jusqu'ici sous le nom d'ictère catarrhal. Le jeune âge paraît avoir été une cause prédisposante importante, puisque cinquante-quatre, soit plus de la moitié des malades, étaient âgés de moins de cinq ans ; les plus jeunes avaient un an révolu. Le sexe ne paraît avoir joué aucun rôle (quarante-neuf garçons et quarante-sept filles).

Ces faits rappellent les épidémies observées dans l'armée, soit en France par Arnould et Coyne (Lille), par Rizet (Amiens), par Decaisne (Paris), soit en Allemagne par Pfuhl (Magdebourg), par Jäger (Ulm), etc.

On admet aujourd'hui que l'agent infectieux est un microbe appartenant à la famille du *Proteus* et qui pénètre dans l'organisme avec l'eau ou les aliments. Une eau impure avalée pendant un bain de rivière a été à plusieurs reprises la cause de l'épidémie (4).

SYMPTOMES. — L'ictère est exceptionnellement précédé de troubles gastro-intestinaux. Habituellement, il apparaît brusquement, souvent avec de la fièvre, des frissons et de la céphalalgie.

La **forme bénigne** est la plus fréquente. La durée de l'affection est de trois à quatre semaines. A part la coloration jaune de la peau et des conjonctives et la teinte foncée des urines qui donnent la réaction des pigments biliaires par l'acide nitrique, on ne constate que de l'asthénie musculaire, accompagnée d'un amaigrissement notable.

---

(1) Krassnobajew, in *Arch. für Kinderheilk.*, 1896, t. XXI, p. 213.
(2) Graarud, *Norsk. merg. f. Læger*, 1886, p. 125.
(3) Kissel, *Jahrb. für Kinderheilk.*, 1898, t. XLVIII, p. 235.
(4) Jäger (*Zeitschr. für Hyg.*, 1892, t. XII, p. 525) a isolé, soit dans l'eau du bain, soit dans le foie, un bacille appartenant au groupe protée qu'il décrit sous le nom de bacille proteus fluorescent. Kolli a retrouvé un bacille analogue chez cinq personnes qui avaient succombé à l'ictère grave (*Soc. pédiatrique de Moscou*, séance du 11 mars 1896).

Les selles sont habituellement décolorées et argileuses ; elles sont dures et rares, graisseuses et fétides ; c'est la forme catarrhale classique. Parfois, au contraire, les selles sont liquides, abondantes et fortement colorées par la bile ; c'est la forme pléiochromique de l'ictère infectieux (Chauffard) (1).

Les décharges urinaires caractérisées par une polyurie azoturique, bien décrites dans la convalescence de l'ictère chez l'adulte par Chauffard, ont été observées parfois chez l'enfant (Baron).

L'ictère bénin est en général apyrétique, sauf dans les premiers jours où il peut s'accompagner d'une légère élévation de température. Le ralentissement du pouls dû à la cholémie manque le plus souvent chez l'enfant dont la fibre cardiaque résiste mieux que celle de l'adulte à l'empoisonnement biliaire.

L'augmentation de volume du foie est toujours sensible et parfois notable ; elle peut persister après la disparition du pigment biliaire de l'urine (Baron) et même pendant la convalescence (Kissel).

La convalescence est longue. Caussade (2) a observé un cas d'ictère catarrhal prolongé chez un enfant, où la durée de la maladie a été de cent cinquante-cinq jours.

**L'ictère pseudo-grave** (3) ou typhus hépatique bénin (Landouzy) forme souvent dans une même épidémie la transition entre les cas légers et les cas mortels (Kissel). Il est caractérisé en général par un début brusque, avec hyperthermie, accompagnée de frissons, par un état fébrile adynamyque rappelant celui de la fièvre typhoïde, par la tuméfaction de la rate, qui est en général considérable chez l'enfant, par une légère albuminurie et par la prédominance de l'ictère qui peut devenir très foncé. La maladie se termine par la guérison après une convalescence longue, interrompue parfois par des rechutes et annoncée par une polyurie de bon augure. Les douleurs contusives qui siègent habituellement dans les mollets, étaient localisées principalement dans les muscles de la nuque et ont précédé l'apparition de l'ictère chez un garçon de onze ans observé par Wassilieff (4). Les selles sont ordinairement bilieuses et non décolorées dans cette forme fébrile de l'ictère infectieux.

**L'ictère grave** est l'expression clinique de l'atrophie jaune aiguë (Voir p. 715). Dans sa forme primitive, il est habituellement fébrile et s'accompagne souvent d'hémorragies nasales ou cutanées. La plupart des cas signalés chez les enfants ont eu une marche très rapide à partir du moment de l'apparition des premiers accidents

(1) Chauffard, in *Traité de médecine*, 1892, t. III, p. 753.
(2) *In* Herzenstein, *Thèse de Paris*, 1890.
(3) Cette maladie, connue depuis longtemps en France (Grellety-Boswiel, *Thèse de Paris*, 1873), décrite en 1883 par Landouzy, puis par Chauffard et par Mathieu, est appelée à tort en Allemagne maladie de Weil, d'après un mémoire de cet auteur publié en 1886 quelques mois après celui de Mathieu.
(4) Wassilieff, *Gaz. clin. de Botkin*, 1888, nos 22 à 26.

graves. L'enfant, après avoir présenté de l'agitation, du délire, est pris de somnolence, parfois de convulsions tétaniformes et succombe dans l'espace de deux à trois jours à la paralysie du cœur et de la respiration.

TRAITEMENT. — L'ictère catarrhal bénin doit toujours être traité sérieusement, vu la possibilité de sa transformation en ictère grave. L'enfant sera soumis à un régime lacté exclusif; le lait sera toujours bouilli, stérilisé même chez les jeunes enfants. Des boissons alcalines (Vichy, Vals), des bains tièdes répétés, le repos au lit compléteront le régime du petit malade.

Les grands lavements froids de 20° à 26°, recommandés par Krull (1), seront administrés une fois par jour dans l'ictère catarrhal; ils amènent parfois rapidement l'expulsion du bouchon muqueux du canal cholédoque et la cessation de la rétention biliaire.

De petites doses de salicylate de soude (0,20 à 0,50) sont indiquées pour combattre l'infection et faire couler la bile. Un purgatif léger non huileux (manne, magnésie calcinée, sulfate de soude, limonade au citrate de magnésie) devra être administré de temps en temps, quand les selles sont rares et fétides.

Renon (2) a préconisé dans la forme grave les injections sous-cutanées de sérum artificiel et de benzoate de caféine.

### ABCÈS DU FOIE.

L'hépatite suppurée, quoique rare dans l'enfance, n'y est point exceptionnelle. Le premier travail important sur ce sujet est celui de Bernhard (3), qui rapporte trois cas d'abcès du foie observés dans la clinique de Kohts à Strasbourg. Musser (4) en a réuni 34 observations en 1891; Leblond (5) en porte le nombre à 45 en 1892; Oddo (6) a pu en retrouver une douzaine d'observations qui n'avaient pas été mentionnées par les auteurs précédents.

ÉTIOLOGIE. — Le *traumatisme* paraît jouer un rôle plus important dans l'étiologie des abcès du foie chez l'enfant que chez l'adulte; c'est en général à la suite d'une chute ou d'un choc direct sur la région hépatique, que l'on voit se former l'abcès, tantôt au bout de peu de temps, tantôt seulement après une période silencieuse plus ou moins longue. L'abcès est toujours unique en pareil cas.

---

(1) Voir : Krull, *Berl. klin. Wochenschr.*, 1877, n° 12, et Krems, *Arch. für Kinderheilk.*, 1886, t. VIII, p. 1.
(2) Renon, in *Traité des maladies de l'enfance*, 1897, t. III, p. 168.
(3) Bernhard, *Thèse de Tübingue*, 1886.
(4) Musser, *Keating's Encyclopedia*, 1891, vol. III, 1re partie, p. 466.
(5) Leblond, *Thèse de Paris*, 1892.
(6) Oddo, *Traité des mal. de l'enf.*, 1897, t. III, p. 185.

L'*appendicite* peut être le point de départ de l'infection qui se transmet en général au foie par l'intermédiaire d'une pyléphlébite. Berthelin (1), sur 26 cas d'abcès du foie dus à cette origine, en cite 8 appartenant à l'enfance. En pareil cas, les abcès sont en général multiples et peu volumineux.

La *dysenterie*, qui, dans les pays chauds, est la cause la plus fréquente de l'hépatite suppurée, ne provoque qu'exceptionnellement cette affection chez l'enfant. L'abcès tropical endémique n'a été observé qu'une fois dans l'enfance chez un garçon de douze ans, par Rouis (2) à Alger, qui en relate 252 cas.

Ash (3) a trouvé une dizaine d'abcès à la convexité du lobe droit du foie à l'autopsie d'un garçon de douze ans, qui mourut au trente-cinquième jour d'une *fièvre typhoïde*. Les ganglions mésentériques suppurés de la région iléo-cæcale étaient le point de départ de l'infection hépatique.

Leblond cite 8 cas d'abcès du foie dus à la présence d'*ascarides*, soit dans le foyer hépatique, soit seulement dans l'intestin.

Dans quelques cas d'abcès dits *idiopathiques*, aucune cause n'a été trouvée pour expliquer leur origine. Il en était ainsi dans le cas présenté à la Société pathologique de New-York en 1882 par Swift (4), et relatif à un enfant de trois ans, atteint d'un abcès qui remplissait presque tout le lobe droit du foie.

DESCRIPTION. — Les formes latentes de la pyléphlébite hépatique suppurée sont plus communes chez l'enfant que chez l'adulte (Oddo). Néanmoins, surtout dans le cours de l'appendicite, des accès de fièvre rémittents ou intermittents, accompagnés de frissons ou de convulsions chez les très jeunes enfants, doivent faire penser à une pyléphlébite.

Le diagnostic ne peut être posé que lorsque le foie est douloureux, augmenté de volume. Dans quelques cas, l'abcès formait une tumeur proéminente dans l'hypocondre droit [Bernhard (5), Easmon (6), Renaud (7)]. Dans d'autres, il y avait une pleurésie droite de voisinage, qui rendait le diagnostic difficile. Un cas de Lebert cité par Davaine (8) est relatif à une jeune fille de quinze ans, qui fut prise de toux le quinzième jour de la maladie et vomit des ascarides le dix-septième jour; huit jours après, on constata la présence d'un pneumothorax, dû, comme le prouva l'autopsie, à la perforation du

(1) Berthelin, *Thèse de Paris*, 1895.
(2) Rouis, Recherches sur les suppurations endémiques du foie, 1860, p. 189.
(3) Ash, *Berl. klin. Wochenschr.*, 1882, n° 51.
(4) Cité par Holt, *The diseases of infancy and childhood*. Londres, 1897, p. 411.
(5) Bernhard, *Jahrb. für Kinderheilk.*, 1886, t. XXV, p. 303.
(6) Easmon, *Lancet*, 1887, t. II, p. 310.
(7) Renaud, *Union méd.*, 1851, n° 37.
(8) Davaine, *Traité des entozoaires* (obs. XXXIV).

diaphragme et à l'ouverture dans le thorax d'un abcès du foie. Dans une observation de Bernhard (1) prise à la clinique de Kohts à Strasbourg, un enfant de treize ans présenta les signes d'un épanchement pleurétique droit ; l'opération radicale accompagnée de résection des côtes démontra que la plèvre ne contenait que de la sérosité, tandis que la ponction dans le septième espace faite en plein foie livra passage à du pus putride ; l'enfant succomba trois jours après.

PRONOSTIC et TRAITEMENT. — Leblond relève, sur 40 cas d'abcès du foie chez l'enfant, 17 guérisons et 23 décès.

La guérison dépend avant tout du diagnostic, qui peut être rendu parfois certain par la ponction exploratrice. Le traitement chirurgical s'impose alors : incision en un temps suivant le procédé de Little pour les abcès superficiels ; incision couche par couche en plusieurs temps, après suture du foie au péritoine, pour les abcès situés plus profondément. On introduit ensuite un drain et on panse antiseptiquement.

### CIRRHOSE DU FOIE.

La cirrhose du foie est une affection rare dans le jeune âge, moins cependant qu'on ne l'a cru longtemps, et on peut évaluer actuellement à plus de 100 (2) le nombre des cas relatifs à l'enfance qui en ont été publiés. Nous en avons observé nous-mêmes 6 dont trois ont été vérifiés par l'autopsie. Sur 7 000 enfants malades, West n'a rencontré que 4 fois la cirrhose. Toedten (3) l'a trouvée par contre 13 fois sur 889 autopsies faites en sept ans à l'Hôpital d'enfants de l'Université de Munich ; elle avait passé inaperçue pendant la vie dans 40 pour 100 des cas.

ÉTIOLOGIE. — La maladie a été observée plus fréquemment chez les garçons que chez les filles. Les deux tiers des cas de cirrhose hépatique infantile réunis par Palmer Howard (4) appartiennent au sexe masculin.

La majorité des cas a été rencontrée chez des sujets de six à quinze ans, et surtout de neuf à douze ans, mais la cirrhose peut être plus précoce ; on cite même des cas où elle était congénitale et était parfois liée à des anomalies des canaux biliaires.

Wunderlich (5) a observé la cirrhose hépatique chez deux sœurs de onze à douze ans chez lesquelles elle paraissait occasionnée par des

<hr>

(1) Bernhard, *loc. cit.*
(2) Une des dernières statistiques, celle de W. Edwards (*Arch. of Paediatrics*, juillet 1890), arrivait à 100 cas, mais elle est maintenant dépassée.
(3) Toedten, Die Lebercirrhose im Kindesalter. Munich, 1892.
(4) P. Howard, *Amer. Journ. of med. Sc.*, oct. 1887, p. 350.
(5) Wunderlich, *Arch. der Heilk.*, 1856.

habitudes alcooliques. Jollye (1) l'a aussi rencontrée chez un frère et une sœur de onze et dix ans, et l'attribua à l'influence de la rougeole, ainsi qu'à l'abus du vinaigre.

L'**alcoolisme**, rare dans le jeune âge, ne joue qu'un rôle restreint dans l'étiologie de la cirrhose infantile; il paraît cependant en avoir été la cause déterminante dans au moins 11 pour 100 et probablement dans 17 pour 100 des cas publiés. Une des observations de Toedten se rapporte à un enfant de vingt et un mois qui buvait jusqu'à un litre et demi de bière par jour! Le foie de l'enfant paraît être plus vulnérable à l'alcool que celui de l'adulte; aussi la thérapeutique alcoolique ne doit-elle être employée que très passagèrement chez les jeunes sujets (2).

La **syphilis** est une des causes de la cirrhose hépatique chez les enfants; dans sa forme héréditaire tardive, elle peut se localiser sur le foie et revêtir la forme d'une hépatite interstitielle diffuse impossible à distinguer cliniquement de la cirrhose non spécifique. Barthélemy (3) a publié huit observations de cette affection recueillies chez des enfants de cinq à treize ans avec cinq guérisons qui furent dues à ce que le traitement spécifique fut appliqué à temps et avec l'énergie voulue. Jollye n'admet la syphilis comme cause probable de la cirrhose infantile que dans 16 pour 100 des cas. Nous croyons cette proportion trop faible; les lésions hépatiques trouvées à l'autopsie sont très suspectes à ce point de vue dans un certain nombre de cas sans antécédents spécifiques connus (4). L'inefficacité du traitement antisyphilitique s'explique facilement quand la maladie est trop avancée ou se complique de dégénérescence amyloïde du foie. Peutêtre aussi la syphilis du premier âge crée-t-elle seulement un terrain favorable à la cirrhose qui se développe dans la seconde enfance sous l'influence d'autres causes.

Les **fièvres éruptives**, la scarlatine et la rougeole principalement, peuvent s'accompagner d'une hépatite interstitielle aiguë qui, dans quelques cas, se transforme en cirrhose confirmée; aussi quelques auteurs [Laure et Honorat (5), Henoch, Pidancet (6)] admettent-ils une forme infectieuse de cette affection. Sur 100 cas de cirrhose infantile, W. Edwards a trouvé 25 fois une fièvre éruptive antérieure; dans d'autres cas, on a noté dans les antécédents la fièvre typhoïde, la coqueluche, la diphtérie, la fièvre intermittente, des brûlures éten-

<hr>

(1) Jollye, *Brit. med. Journ.*, 1892, I, p. 858.

(2) Consulter, sur la cirrhose alcoolique chez l'enfant, les travaux suivants: Lancereaux, *Acad. de méd.*, séance du 13 octobre 1890. — Sainsbury, *Soc. roy. de Londres*, 23 juillet 1894. — Blagovestschemski, *Vratch*, 1894, n° 2. — Roland, *Thèse de Paris*, 1895. — Marfan, *Bull. méd.*, 1897, p. 57.

(3) Barthélemy, *Arch. gén. de méd.*, 1884, I, p. 513 et 674.

(4) Voir un cas de Morel Lavallée, *Revue mens. des mal. de l'enfance*, 1885, p. 166.

(5) Laure et Honorat, *Revue mens. des mal. de l'enfance*, 1887, p. 97 et 159.

(6) Pidancet, *Thèse de Paris*, 1897.

dues, etc. Il est difficile d'admettre sans réserve pour tous ces cas
une relation de cause à effet, si l'on compare la rareté de la cirrhose
à la fréquence des maladies infectieuses dans l'enfance.

La cirrhose hypertrophique biliaire essentielle (maladie de Hanot)
a été observée par Henoch (1) chez une fille de dix ans malade
depuis deux ans, qui succomba à une ictère grave, et dans 7 cas
(4 garçons et 3 filles) par Gilbert et Fournier (2). La forme consécutive
à une malformation des voies biliaires a été observée par Lotze (3),
Muller (4), Olivier (5), Freund (6), Gibbs (7). Dans un cas de Bettelheim (8), le point de départ de la cirrhose paraissait être dans le
canal cholédoque comprimé au niveau du hile du foie par deux gros
ganglions.

La tuberculose peut donner lieu chez l'enfant, comme l'a démontré
Hutinel (9), à une forme clinique de la cirrhose dont l'évolution est
parfois assez lente; cette forme représente le 13 pour 100 des cas dans
la statistique d'Edwards. Dans deux cas observés par Pitt (10), la
cirrhose compliquait une tuberculose abdominale.

Les maladies du cœur se compliquent parfois de cirrhose. Le foie
muscade hypertrophié et induré a été signalé chez l'enfant par Gee (11),
par Bouchut (12) et par Hanot et Parmentier (13).

Dans un certain nombre de cas bien décrits par Hutinel (14),
sous le nom de cirrhose *cardio-tuberculeuse*, la maladie s'accompagne d'une inflammation des séreuses (périhépatite, péritonite chronique simple, pleurésie, péricardite).

Un cas qui nous est personnel (15) rentre dans cette catégorie. Il
se rapporte à un garçon de six ans et demi qui fut atteint d'une
anémie sans cause connue suivie d'une ascite; un engorgement temporaire des ganglions bronchiques ayant coïncidé avec le début de
la maladie, on crut à une tuberculose. Le foie était dur, mais hypertrophié. Une première ponction fut pratiquée un mois après le début
de l'ascite, et il en fut fait trente-six en tout pendant l'espace de
deux années donnant chaque fois de 2 à 7 litres de liquide.


(1) Henoch, *Charité Annalen*, 1888, XIII, p. 636.
(2) Gilbert et Fournier, *C. R. de la Soc. de biologie*, 1895, p. 419.
(3) Lotze, *Berl. klin. Woch.*, 1876, n° 30.
(4) Muller, *Thèse de Gœttingue*, 1884.
(5) Olivier, *Brit. med. Journ.*, 5 juin 1880.
(6) Freund, *Jahrb. für Kinderheilk.*, 1875, IX, p. 178.
(7) Gibbs, *Trans. of the pathol. Soc. of London*, XXXIV, 1882.
(8) Bettelheim, *D. Arch. für klin. Med.*, 1891, XLVIII, p. 438.
(9) Hutinel, *Bull. méd.*, 1889, p. 1595, et 1890, p. 33.
(10) Pitt, *Med. Times and Gaz.*, 26 déc. 1885.
(11) Gee, *St. Bartholomew's Hosp. Rep.*, 1872, VII, p. 144.
(12) Bouchut, *Clin. de l'hôp. des Enf.-Mal.*, 1884, p. 317.
(13) Hanot et Parmentier, *Arch. gén. de méd.*, 1890, II, p. 439.
(14) Hutinel, *Revue mens. des mal. de l'enf.*, 1893, p. 528, et 1894, p. 15.
(15) Voir : D'Espine, *Assoc. franç. pour l'avanc. des sciences*. Besançon, 1893, II,
p. 790.

Vers la fin de la maladie, il se fit un épanchement pleural qui nécessita deux fois la thoracentèse. L'enfant finit par succomber. On constata à l'autopsie l'absence de tuberculose et l'existence d'une cirrhose
hypertrophique du foie, qui était accompagnée d'une périhépatite
et d'une péritonite chronique caractérisée par de nombreuses adhérences entre les organes abdominaux ; la rate était hypertrophiée, et
on trouva une symphyse totale du péricarde et de la plèvre gauche.
Les voies biliaires étaient normales. L'enfant n'avait jamais présenté
d'ictère. Les antécédents de famille et le résultat de l'autopsie permet-
taient d'exclure absolument l'influence de la syphilis ou de l'alcoolisme.

Une seconde observation personnelle est plus caractéristique,
parce qu'une méningite tuberculeuse termina la scène. Une jeune
fille de seize ans fut prise pendant trois semaines environ d'une
fièvre sans localisation appréciable, qui fit penser à une fièvre
typhoïde. Néanmoins, l'absence de la roséole et des déterminations
abdominales, les signes d'une légère adénopathie bronchique joints à
une grande pâleur firent soupçonner une granulie. Au bout de quelques
jours, la fièvre reprit et on en eut bientôt l'explication en constatant
une péricardite avec épanchement et bientôt aussi un épanchement
pleurétique gauche, qui guérirent en un mois. Quinze jours après,
on reconnut la présence d'une ascite qui persista jusqu'à la fin avec
des alternatives de diminution et d'augmentation, mais sans jamais
nécessiter la paracentèse. Au huitième mois de la maladie, l'enfant
fut prise d'accidents cérébraux et succomba à une méningite. L'autopsie permit de constater une tuberculose des ganglions bronchiques, une symphyse péricardique et une cirrhose cardiaque typique
(gros foie muscade), sans trace de granulations tuberculeuses dans
le foie. Les ganglions mésentériques étaient tuberculeux.

ANATOMIE PATHOLOGIQUE. — La plupart des cirrhoses dans
l'enfance sont des cirrhoses mixtes se rapprochant de la cirrhose
hypertrophique graisseuse de Sabourin. Le foie a été trouvé agrandi
dans le plus grand nombre des autopsies (10 fois dans les 14 autopsies
de Toedten). D'autres fois, il était manifestement atrophié, mais contenait néanmoins de la graisse ; dans un cas rapporté par Cazalis (1)
relatif à un enfant de neuf ans, l'atrophie du foie était telle que le
dimensions de cet organe ne dépassaient pas celle d'un poing d'adulte.
On a quelquefois rencontré la cirrhose annulaire, principalement
quand la maladie était due à l'alcoolisme.

La *cirrhose biliaire* avec foie hypertrophié et ictérique a été trouvée
chez l'enfant, où elle présentait les mêmes caractères que chez
l'adulte : cirrhose insulaire avec néoformation de canalicules biliaires.
L'un de nous en a publié un cas typique (2) que nous reproduisons

(1) Cazalis, *Bull. de la Soc. anat.*, 1874, p. 878.
(2) D'Espine, *Gaz. méd. de Paris*, 1880, nᵒˢ 43 et 48.

plus loin (Voir *Ictère des nouveau-nés*) et Neumann (1) a observé un cas analogue, congénital, et probablement d'origine syphilitique. Nous avons trouvé cinq autres observations de cirrhoses biliaires primitives [Steffen (2), S. West (3), Gibbons (4), Hutton (5), Zehnpfenning (6)] et deux où la maladie était consécutive à une compression du canal cholédoque par les ganglions du hile [Duvernoy (7), Bettelheim (8)].

Dans la cirrhose *cardio-tuberculeuse*, on trouve le foie hypertrophié, tantôt avec l'apparence du foie muscade type (notre deuxième observation, p. 725), tantôt présentant des lésions mixtes de cirrhose cardiaque et de cirrhose graisseuse, avec ou sans granulations tuberculeuses.

La cirrhose du foie peut coïncider avec une *péritonite tuberculeuse*. Elle peut être la première en date (obs. de Toedten) ; dans d'autres cas, au contraire, elle paraît secondaire (cas de Hutton, d'Howard, de Pitt, etc.).

Les cas de *cirrhose syphilitique* se distinguent parfois à l'autopsie de ceux des autres formes par la présence de profonds sillons fibreux qui donnent au foie un aspect cordé. On trouve souvent des cicatrices stellaires à la surface de l'organe et une répartition irrégulière des parties hypertrophiées et atrophiées dans les divers lobes. La périhépatite est toujours très caractérisée. On peut trouver un mélange de la forme scléreuse et de la forme gommeuse (Barthélemy).

SYMPTOMES. — La cirrhose du foie n'est souvent chez l'enfant qu'une trouvaille d'autopsie ; cette *forme latente* serait, d'après Toedten, la plus fréquente.

Dans la *forme vulgaire*, les symptômes sont les mêmes que chez l'adulte ; ce sont le plus souvent, au début, des troubles digestifs, accompagnés parfois d'un peu d'ictère et d'épistaxis et suivis, parfois assez rapidement, de l'apparition de l'ascite. Dans d'autres cas, les seuls prodromes sont un affaiblissement général et les signes de l'anémie. L'ascite, l'hypertrophie du foie et de la rate, la formation du lacis veineux abdominal dans les cas de cirrhose atrophique, sont les phénomènes habituels de la période d'état. L'ictère ne se montre pas dans tous les cas ; il est tout à fait exceptionnel dans l'hépatite syphilitique tardive. Dans cette dernière forme, l'ascite fait rarement défaut, le foie est presque toujours hypertrophié, formant une tumeur considérable, parfois bosselée et inégale. L'atrophie et

(1) Neumann, *Berl. klin. Woch.*, 1893, p. 445.
(2) Steffen, *Jahrb. für Kinderheilk.*, 1859, II, p. 211.
(3) S. West, *St. Bartholomew's Hosp. Rep.*, 1887, XIII, p. 221.
(4) Gibbons, *India med. Gaz.*, 1890, XXV, p. 119.
(5) Hutton, *Brit. med. Journ.*, 1883, I, p. 114.
(6) Zehnpfenning, *Thèse de Bonn*, 1890.
(7) Duvernoy, *Bull. de la Soc. anat.*, 1879, p. 520.
(8) Bettelheim, *loc. cit.*

le développement du lacis veineux sont cependant mentionnés dans quelques cas de cirrhose syphilitique de l'enfance.

Vers la fin de la maladie surviennent des complications diverses : ce sont la pleurésie, l'œdème des jambes, des symptômes nerveux graves (coma, convulsions), quelquefois de l'albuminurie (1), ou bien on n'observe qu'un épuisement général s'accompagnant de fièvre et de diarrhée parfois sanguinolente (Nascimbene) (2).

Hepp (3) constata à l'autopsie d'un garçon de six ans ayant succombé aux suites d'une hématémèse prolongée, une cirrhose du foie avec des varices œsophagiennes au niveau du cardia qui était également le siège d'une ulcération taillée à pic, du diamètre d'un centime.

La *cirrhose cardio-tuberculeuse* présente une remarquable uniformité clinique : début insidieux, souvent fébrile, parfois signes d'adénopathie bronchique, troubles cardiaques parfois insignifiants qui coïncident avec une péricardite adhésive, souvent hydrothorax simple ou double, puis développement de l'ascite qui constitue souvent à elle seule tout le tableau de la maladie. Elle est chronique et peut, grâce aux ponctions, être compatible avec la vie pendant plusieurs années, ou bien l'enfant succombe à des complications tuberculeuses, telles que la péritonite ou la méningite tuberculeuse.

Dans la *cirrhose hypertrophique biliaire*, l'ictère est le symptôme prédominant ; il se montre en général dès le début ; l'ascite est rare, à moins que la maladie ne soit due à la formation de masses ganglionnaires dans le hile du foie, comprimant la veine porte en même temps que les canaux biliaires. La diathèse hémorragique est très marquée vers la fin et peut être la cause de la mort (cas de Steffen et de D'Espine). Dans le cas d'Henoch, l'enfant succomba aux accidents nerveux de l'ictère grave.

Gilbert et Fournier ont été frappés des particularités que présentait la maladie de Hanot chez les sept enfants qu'ils ont observés. C'est d'abord la prédominance de la splénomégalie, qui peut l'emporter même sur l'hépatomégalie et faire croire à une pseudo-leucémie. En second lieu, c'est la présence d'altérations osseuses caractérisées principalement par l'hypertrophie de la dernière phalange des doigts et des orteils (doigts hippocratiques), parfois aussi par un gonflement des extrémités du tibia, du péroné et du fémur. En troisième lieu, c'est un arrêt de développement de l'enfant, caractérisé par un poids et une taille inférieurs à la moyenne.


MARCHE et PRONOSTIC. — La cirrhose présente généralement une marche plus rapide chez l'enfant que chez l'adulte. La mort en

---

(1) Stack (*The Practitionner*, mars 1892, p. 191) signale, sur 20 cas de cirrhose infantile, 7 cas avec néphrite aiguë constatée cliniquement et à l'autopsie.

(2) Nascimbene, *Rif. med.*, 1897, III, p. 174.

(3) Voir Costinesco, *Thèse de Paris*, 1897, p. 84 (obs. XIII).

est la terminaison habituelle, sauf dans les cas d'hépatite syphilitique soumis à temps au traitement spécifique. La durée de la maladie ne dépasse guère deux à trois ans et est habituellement plus courte; cependant, chez un enfant observé par Morel-Lavallée, elle fut de quatre ans. Dans certains cas, la marche a été très rapide à partir du moment où les premiers symptômes morbides ont été constatés; elle a été de trois mois dans un cas de Cazalis, de deux mois et demi dans un cas de Petel, de quarante-cinq jours depuis le début de l'ascite chez un enfant observé par Griscy (1), de six semaines dans un cas de Legg (2). Il est probable que dans plusieurs de ces cas la période latente avait été beaucoup plus longue.

TRAITEMENT. — En présence d'une cirrhose infantile, on fera bien de commencer par le traitement antisyphilitique, lors même qu'aucun renseignement ne ferait soupçonner l'origine spécifique de la maladie. L'observation suivante de Delbet (3) en est la preuve : Un enfant de deux ans et quatre mois présente un état général alarmant, un foie énorme et un peu d'ascite. Le médecin de la famille affirme que la syphilis est inadmissible. Delbet pratique une laparotomie exploratrice, suivie, à son grand étonnement, d'une amélioration rapide, puis d'une guérison apparente, mais, trois mois après l'opération, apparaissent des gommes sur le front et le cuir chevelu ; on institue alors seulement le traitement spécifique. Barthélemy cite cinq cas de guérison radicale de cirrhoses dues à la syphilis héréditaire tardive par le traitement mixte; il recommande d'agir vite et fort ; on emploiera successivement les frictions mercurielles et l'iodure de potassium à la dose de 1 à 2 grammes par jour.

Dans la cirrhose alcoolique, on pourra, si l'on s'en rapporte aux observations faites sur l'adulte, espérer de guérir les cas récents par l'abstinence complète des boissons fermentées et le *régime lacté*. Ce régime sera prescrit, si possible, dans toutes les formes de la maladie.

Dans la cirrhose biliaire avec ictère, on a recommandé les traitements successifs par le *calomel* (Sacharjin)(4). L'action diurétique de ce médicament, pris à la dose de 0, 15 à 0, 30 dans la journée, divisée en trois ou quatre paquets, peut être avantageusement utilisée contre l'ascite. Le traitement sera suspendu au moindre signe d'irritation gingivale. On pourra donner le calomel trois jours de suite, puis ne le reprendre qu'après trois jours de repos et continuer ainsi jusqu'à ce que l'effet diurétique soit produit (5).

(1) Grisey, *Thèse de Paris*, 1878.
(2) W. Legg, *St. Bartholomew's Hosp. Rep.*, 1877, XIII, p. 148.
(3) Delbet. *Bull. de la Soc. anat.*, 1892, p. 681.
(4) Sacharjin *Klin. Abhandl.*, 1890, p. 33.
(5) Bouchard (*Congrès de Besançon*, août 1893), qui préconise le traitement de la cirrhose par le calomel à doses faibles et fractionnées, ne dépasse pas volon-

La paracentèse abdominale ne sera pratiquée qu'en cas d'urgence. Elle est souvent suivie d'une reproduction rapide de l'ascite et a paru dans quelques cas hâter la terminaison fatale, tandis que, dans d'autres cas, elle a prolongé la vie.

La cure hygiénique de soleil et d'air maritime à laquelle nous avons soumis, pendant deux hivers consécutifs à l'asile Dollfus de Cannes, deux enfants atteints d'ascite d'origine cardio-tuberculeuse probable, a amené non seulement un arrêt dans la marche de la maladie, mais une amélioration telle, qu'elle mérite d'être signalée, fût-elle même passagère.

## KYSTES HYDATIQUES DU FOIE.

ÉTIOLOGIE. — Les kystes hydatiques du foie sont surtout communs entre vingt et quarante ans (Davaine), mais ils se rencontrent quelquefois aussi dans l'enfance. Pontou (1) a pu en rassembler vingt-deux cas, et l'un de nous en a observé deux exemples à l'hôpital Sainte-Eugénie pendant l'année 1872. L'existence des kystes hydatiques du foie dans la première enfance est très problématique ; on a publié quelques cas de cette affection chez des enfants de quatre à huit ans ; à partir de huit ou neuf ans, la fréquence de la maladie augmente ; un douzième des cas recueillis en Islande par Finsen (2) se rapporte à des enfants au-dessous de dix ans ; un tiers des cas rapportés par Pontou (7 sur 21) appartient à des enfants de huit à neuf ans.

Le tænia, dont les œufs fournissent le scolex de l'échinocoque (*Tænia echinococcus*), habite surtout l'intestin du chien ; Finsen explique la grande fréquence des kystes hydatiques chez les Islandais par leur vie en commun avec les chiens (20 000 chiens pour 70 000 habitants). Les enfants, qu'on laisse jouer avec ces animaux, sont donc tout particulièrement exposés aux hydatides.

ANATOMIE PATHOLOGIQUE. — Les kystes hydatiques observés dans le jeune âge sont en général uniloculaires ou présentent deux ou trois poches ; on n'a encore jamais rencontré chez les enfants la variété alvéolaire multiloculaire. Vierordt (3), dans sa monographie très complète, n'en cite aucun cas au-dessous de dix-neuf ans.

SYMPTOMES. — Les symptômes et la marche des kystes du foie ne diffèrent en rien chez l'enfant de ce qu'ils sont chez l'adulte ; nous

tiers, chez l'enfant, 0,01 par jour, divisé en quatre prises. Cette médication sera continuée d'une façon ininterrompue pendant six mois. Si elle détermine l'irritation des gencives, la dose sera encore diminuée de façon que le traitement puisse se continuer sans interruption.

(1) Pontou, *Thèse de Paris*, 1867.
(2) Finsen, *Ugeskrift for Læger*, 1867, 3.
(3) H. Vierordt, *Abhandl. über den multiloculären Echinococcus*. Freiburg i. B., 1886.

empruntons à Pontou un résumé des observations qu'il a recueillies.

Le *début* de la maladie est en général difficile à préciser. Le kyste reste quelquefois latent pendant des mois et même des années ou ne se révèle que de temps à autre par quelques douleurs sourdes dans l'hypocondre droit ou plus rarement par de l'ictère, de la fièvre et des douleurs aiguës qui se dissipent rapidement. Il ne détermine guère de troubles locaux ou généraux qu'à un moment où, par son volume, il est déjà devenu accessible à l'exploration.

La tumeur occupe habituellement le lobe droit du foie et siège plus souvent à la face convexe de l'organe qu'à la face concave. Les symptômes observés dans ces deux cas sont assez différents. Les kystes de la *face convexe* ne s'accompagnent que de quelques troubles respiratoires, qui se bornent en général à un léger essoufflement ; dans quelques cas, on peut observer une toux sèche et fréquente, une oppression marquée et des palpitations. Les kystes de la *face concave* déterminent souvent les accidents dus à la compression des canaux biliaires, de la veine porte, de la veine cave, du tube digestif, etc. Ainsi Pontou a noté dans les cas qu'il a observés un ictère intense, des symptômes d'embarras gastrique, le développement des veines sous-cutanées au niveau de l'hypocondre droit, parfois même de l'ascite. D'autres fois, le kyste, après une période latente assez longue, détermine de l'amaigrissement et une coloration blanc mat de la peau et des muqueuses ; des épistaxis répétées augmentent l'anémie et la faiblesse.

Les signes physiques auxquels on peut reconnaître la présence des kystes hydatiques sont en général plus faciles à percevoir chez l'enfant que chez l'adulte. Grâce à la laxité des côtes, ces kystes se révèlent souvent par une tumeur saillante à l'hypocondre ; la minceur des parois abdominales rend plus aisée la palpation de cette tumeur et la perception du frémissement hydatique. Ce dernier signe a été constaté dans six cas sur vingt (Pontou).

Les kystes hydatiques du foie, abandonnés à eux-mêmes, entraînent tôt ou tard la mort ; le seul cas de guérison spontanée que nous avons trouvé mentionné chez les enfants est celui de Bohn, relatif à un garçon de huit ans, chez lequel le kyste s'était vidé dans l'*intestin*. Habituellement, ce mode de terminaison n'est pas favorable ; il entraîne une diarrhée incoercible qui épuise le malade. Le kyste peut se rompre dans le péritoine et déterminer la mort par péritonite suraiguë (obs. de Lassus et De la Porte), ou bien s'ouvrir dans la cavité pleurale, dans les bronches, etc., comme chez l'adulte. Goetz (1) a constaté à l'autopsie d'une petite fille de douze ans une propagation des échinocoques dans la cavité péritonéale qui était remplie d'un nombre considérable de tumeurs kystiques ; la compression déterminée par

_______

(1) C. Goetz, *Jahrb. für Kinderheilk.*, 1881, XVII, p. 223.

ces tumeurs, avait déterminé une oblitération de la veine cave inférieure et une pyélonéphrite.

DIAGNOSTIC. — Le diagnostic de la maladie est facile, quand le
kyste est assez considérable pour être accessible à l'exploration. On
ne pourra alors le confondre ni avec l'*hypertrophie hépatique* des maladies du cœur, ni avec le *foie gras* qui dépasse parfois les fausses
côtes chez les enfants tuberculeux ou atteints d'entérite chronique.
Les *kystes congénitaux* de l'épiploon pourraient en imposer pour des
kystes du foie, quand ils ont contracté des adhérences avec cet
organe, comme Gerhardt en a vu quelques exemples ; la ponction,
qui n'est pas sans danger (Voir p. 732), lèvera tous les doutes ; un
liquide clair comme du cristal de roche, non albumineux, faiblement
minéralisé, est pathognomonique pour les kystes hydatiques non
suppurés, lors même qu'il ne renfermerait pas de crochets d'échinocoques.

Quand le kyste proémine du côté du thorax ou communique avec
la plèvre, il est pris presque toujours pour une *pleurésie purulente.*
Le diagnostic n'est possible que si le kyste se vide par les bronches,
et, même alors, la présence d'hydatides dans les crachats n'est pas
toujours le signe d'un kyste du foie. Roger (1) a observé chez les
enfants deux cas d'*hydatides du poumon et de la plèvre*, qui paraissaient s'y être développées primitivement ; le foie semblait indemne
dans les deux cas, et les symptômes rappelaient ceux de la pleurésie
purulente ou de la phtisie pulmonaire ; le premier malade, garçon
de huit ans, se rétablit rapidement après deux vomiques de pus
mélangé à des hydatides ; la seconde, jeune fille de quinze ans,
succomba à l'hecticité.

TRAITEMENT. — Le traitement des kystes hydatiques réclame
toujours à un certain moment l'intervention chirurgicale. L'expérience a montré qu'il faut agir dès que la tumeur est accessible au
trocart et ne pas attendre que la rupture devienne imminente. Dans
les deux cas que nous avons observés, la ponction suivie de l'aspiration avec l'appareil Potain s'est faite sans accident et a déterminé une guérison rapide. Murchison (2), qui a été le promoteur
des ponctions simples, a obtenu 17 guérisons sur 20 opérations;
il recommande d'employer un trocart capillaire et de maintenir le
malade dans un état d'immobilité absolue durant les deux jours consécutifs à l'opération. Dieulafoy (3), qui préconise depuis 1870 la
ponction simple et l'aspiration du liquide avec son aspirateur, fait à
ce sujet les recommandations suivantes: 1° faire la ponction aspira-

(1) Roger, *Gaz. hebd.*, 1861, p. 677.
(2) Murchison, *Arch. gén. de méd.*, 1867, II, p. 127.
(3) Dieulafoy, *Acad. de méd.*, 30 mai 1899.

trice aseptiquement avec l'aiguille n° 2, si le kyste n'est ni trop ancien, ni trop volumineux et s'il n'y a ni fièvre, ni douleur locale ; 2° évacuer le liquide en totalité ; ce sont les ponctions exploratrices partielles qui peuvent produire une intoxication parfois mortelle par suintement dans le péritoine du liquide sous pression par l'orifice de la ponction.

Baccelli se contente de retirer 30 centimètres cubes de liquide et de les remplacer par 20 centimètres cubes d'une solution de sublimé à 1 pour 1000 ; Bokaï (1), qui a employé le procédé de Baccelli chez trois enfants, a vu disparaître la tumeur au bout de quelques semaines. Quant aux injections de naphtol camphré proposées par Chauffard, elles ne doivent pas être employées chez les enfants, car elles peuvent déterminer des phénomènes d'intoxication.

Le traitement opératoire proprement dit à été appliqué d'emblée chéz les enfants aux kystes hydatiques du foie avec des résultats variables. L'opération se fait tantôt en un temps (Lindmann), tantôt en deux temps (Volkmann), en faisant une première incision jusqu'au foie, et n'ouvrant la poche que lorsque des adhérences ont uni les deux feuillets du péritoine. Nous renvoyons pour les détails de l'intervention aux traités de chirurgie.

## CHAPITRE XXIV

### PÉRITONITE AIGUË

ÉTIOLOGIE. — La péritonite aiguë est le plus souvent une affection secondaire. Elle peut se montrer chez les nouveau-nés comme manifestation de l'infection puerpérale (Voir *Maladies des nouveau-nés*). Dans la seconde enfance, elle a été observée comme complication de la *scarlatine*, tantôt pendant l'éruption, tantôt pendant la desquamation ; elle peut être alors précédée d'une ascite (Rilliet et Barthez). Elle peut aussi compliquer la fièvre typhoïde, même sans qu'il existe de perforation (R. Pott) ; on l'a observée dans quelques cas à la suite de la *vulvo-vaginite* des petites filles. Les *traumatismes* (coups ou chutes sur le ventre, plaies abdominales, etc.) en sont une cause fréquente ; Curling a observé chez un garçon de deux ans une péritonite généralisée à la suite d'une contusion du testicule retenu à l'anneau. On l'a signalée aussi chez l'enfant comme complication du *cancer du rein*. L'origine la plus habituelle des péritonites secondaires, chez l'enfant comme chez l'adulte, est la *perforation de l'intestin* ou l'ouverture d'un abcès dans le péritoine, de là la fréquence de la

_______________

(1) Bokaï, *Arch. für Kinderheilk* 1897, XXIII, p. 310.

péritonite à la suite de l'invagination avec gangrène intestinale et de l'appendicite perforatrice. Rilliet et Barthez ont trouvé, à l'autopsie d'une jeune fille de douze ans, une péritonite circonscrite à la face inférieure du foie, qui avait été causée par une perforation de la vésicule biliaire. Ces péritonites secondaires ne présentent dans leur symptomatologie rien qui soit spécial à l'enfance.

Il n'en est pas de même de la péritonite dite *idiopathique*, rare chez l'adulte, et qui a été plus souvent observée dans la seconde enfance. Duparcque (1) a signalé dès 1827 et décrit en 1842, sous le nom de péritonite essentielle des jeunes filles, une forme de péritonite primitive qu'il a observée chez de jeunes filles, mais qui peut se rencontrer aussi dans l'autre sexe, comme on peut le voir par le travail de Gauderon (2), consacré à la même affection, et qui en rapporte 25 observations relatives à des enfants de cinq à douze ans dont 15 filles et 10 garçons. Gauderon attribue principalement cette maladie au refroidissement et aux exercices immodérés. Legrand signale, parmi les causes de la péritonite idiopathique, l'usage de boissons glacées et le décubitus à plat ventre sur la terre humide. Les recherches récentes de Cassaet (3), de Brun (4), de Comby (5), d'Hagenbach-Burkhardt (6), etc., ont démontré que cette affection est due à l'infection pneumococcique et établissent également sa plus grande fréquence chez les petites filles. C'est à cette variété de péritonite, plus particulière à l'enfance, que sera principalement consacré ce chapitre.

ANATOMIE PATHOLOGIQUE. — Les lésions des péritonites secondaires sont les mêmes que chez l'adulte ; lorsque la maladie succède à une perforation de l'intestin, les altérations sont généralement plus marquées au voisinage de celle-ci. Nous avons décrit plus haut (p. 674) celles de la péritonite appendiculaire localisée ou généralisée. L'infection péritonéale peut être due au streptocoque, au staphylocoque, au bacille d'Eberth ; le microbe le plus habituellement rencontré est le colibacille ; quand la maladie est d'origine blennorragique, on a constaté la présence du gonocoque.

Dans les cas de péritonite à pneumocoques, c'est ce microbe qu'on rencontre en abondance dans le pus ; celui-ci est en général crémeux, verdâtre, inodore et mêlé de fausses membranes. Il est souvent répandu dans toute la séreuse péritonéale ; la maladie se localise cependant volontiers à la partie inférieure de la cavité abdominale, et, grâce à l'abondance des fausses membranes, forme parfois des collections enkystées.

(1) Duparcque, *Ann. d'obstét.*, 1842, I, p. 241.
(2) Gauderon, *Thèse de Paris*, 1876.
(3) Cassaet, *Arch. chir. de Bordeaux*, mars, avril et mai 1896.
(4) Brun, *Presse méd.*, 18 janv. 1896 et 27 févr. 1897.
(5) Comby, *Traité des mal. de l'enf.*, 1897, III, p. 442.
(6) Hagenbach-Burkhardt, *Correspondenzblatt. für Schweizer Aerzte*, 1898, p. 577.

DESCRIPTION. — La péritonite **idiopathique** ou à **pneumo-coques** coïncide parfois avec d'autres manifestations de l'infection pneumococcique; c'est ainsi que Netter (1) l'a rencontrée chez un nouveau-né en même temps qu'une méningite à pneumocoques; dans un cas de Goriatschkine (2), elle accompagnait une pneumonie chez un garçon de dix ans, et dans un de ceux d'Hagenbach-Burkhardt, relatif à une petite fille de deux ans et demi, elle se compliqua d'abcès à pneumocoques dans les membres; l'un de ces abcès, situé à la cuisse, communiquait sous le ligament de Poupart avec la cavité péritonéale enflammée. Le plus souvent, la maladie est primitive et reste limitée au péritoine.

Elle débute dans ce cas brusquement par une fièvre vive qui atteint 39 à 40° et par une douleur intense et limitée au début à un des flancs, à l'hypogastre ou au voisinage de l'ombilic. Cette douleur ne tarde pas à se généraliser à tout l'abdomen; l'enfant reste alors immobile dans le décubitus dorsal, les cuisses fléchies sur le ventre; l'abdomen se ballonne; on observe en même temps des vomissements alimentaires ou bilieux et souvent de la diarrhée. Si cet état persiste au delà de quelques jours, on voit apparaître du délire, de la stupeur, et la mort peut survenir du cinquième au neuvième jour, exceptionnellement dès le deuxième ou le troisième jour (Duparcque, Rilliet et Barthez).

Souvent, au contraire, la douleur s'atténue assez rapidement, les vomissements deviennent moins fréquents ou s'interrompent pendant quelques jours pour reparaître au moment où s'établit la suppuration; le ventre reste ballonné et la diarrhée persiste. Au bout d'une semaine environ la fièvre cesse, mais le ventre reste tuméfié, l'enfant très amaigri tombe dans un état cachectique et on peut parfois le croire atteint d'une péritonite tuberculeuse. On constate dans la cavité abdominale la présence d'un épanchement qui peut être généralisé et assez abondant pour donner la sensation de flot; souvent, cependant, il reste limité à la région hypogastrique, et ne se déplace pas, étant enkysté par les fausses membranes.

Si l'on n'intervient pas, et que la vie se prolonge, on voit quelquefois la maladie se terminer spontanément par résorption; mais plus souvent, après une durée de trois à six semaines au plus, le pus vient former à l'ombilic une saillie fluctuante et est évacué en dehors à la suite de l'ouverture spontanée ou artificielle de celle-ci. Pochon (3) rapporte un cas de péritonite à pneumocoque relatif à une petite fille de deux ans et demi, chez laquelle la maladie avait débuté par une pneumonie; la complication péritonéale qui avait passé inaperçue

(1) Netter, *Soc. de biol.*, 26 juill. 1890.
(2) Goriatschkine, *Soc. de chir. de Moscou*, 1894, in Degos, *Thèse de Bordeaux*, 1895, p. 59.
(3) Pochon, *La médecine infantile*, 1895, p. 335.

se révéla par une évacuation considérable de pus par l'ombilic, qui fut suivie d'une évacuation par le vagin ; l'enfant guérit. Le pus évacué est en général séro-purulent ou crémeux, et ne présente ni odeur fécale ni odeur septique, comme celui de la péritonite par perforation.

Cette terminaison par issue spontanée du pus par l'ombilic est actuellement rare, car elle est le plus souvent prévenue par l'intervention chirurgicale, mais elle a été observée dans 8 cas sur 25 par Gauderon. Cet auteur explique cette terminaison spéciale à l'enfance par ce que, grâce à l'absence du *fascia ombilicalis* à cet âge, l'ombilic est chez l'enfant le point le moins résistant de la paroi abdominale. L'évacuation du pus est généralement suivie d'une amélioration notable dans l'état général. Le ventre reprend peu à peu sa souplesse et son volume normal. Il se forme une fistule ombilicale qui se ferme quelquefois assez rapidement (huit jours à un mois), mais qui peut persister aussi pendant plusieurs mois, bien que l'enfant soit à peu près rétabli. Sur 10 cas de péritonite purulente avec issue du pus par l'ombilic, Gauderon compte 8 guérisons et 2 morts. Dans un cas de Brun, relatif à une enfant de trois ans qui présentait une fistule purulente de l'ombilic, la mort survint après une laparotomie tardive, à la suite d'une pleuro-pneumonie à pneumocoques.

**La péritonite par perforation** évolue chez l'enfant plus rapidement encore que chez l'adulte ; nous en avons mentionné les principaux symptômes à propos de l'appendicite (p. 677). Lorsqu'elle est généralisée, la guérison sans intervention chirurgicale est tout à fait exceptionnelle. Quand elle est localisée, elle peut se terminer favorablement.

DIAGNOSTIC. — Le diagnostic de la péritonite aiguë est ordinairement très simple ; il ne présente de difficultés que dans les cas suivants.

Une péritonite suraiguë, comme celle qui succède à une perforation, peut être prise pour un *étranglement interne*, surtout si elle s'accompagne d'une constipation opiniâtre par paralysie de l'intestin. L'erreur a été commise par des praticiens distingués ; cependant, le plus souvent, si l'on a affaire à une péritonite, l'élévation considérable de la température, les vomissements porracés et la douleur généralisée à tout le ventre lèveront bientôt les doutes.

L'*appendicite* peut être confondue avec la péritonite ; elle s'en distingue néanmoins par la localisation de la douleur à la fosse iliaque droite, par une tuméfaction ou un empâtement de cette région, parfois par la rétraction de la cuisse et toujours par une fièvre moins intense et des vomissements moins persistants.

Le *phlegmon sous-péritonéal* est beaucoup plus rare chez l'enfant que la péritonite idiopathique suppurée; il se distingue de celle-ci parce qu'il siège dans les parois abdominales où il forme un épais plastron, parce que l'évacuation du pus se fait toujours ailleurs que par l'ombilic, enfin par l'absence de signes caractéristiques de la péritonite, tels que les vomissements, le tympanisme, la douleur généralisée, le facies grippé (Gauderon).

Les symptômes de la péritonite à pneumocoque peuvent être quelquefois masqués au début par d'autres manifestations de l'infection pneumococcique, ou bien, si la maladie s'accompagne de diarrhée, on peut songer à une fièvre typhoïde. L'apparition de l'épanchement permettra en général de faire le diagnostic. Si la tuméfaction du ventre succède à une péritonite dont le début est resté latent, on pourra croire à une péritonite tuberculeuse. L'enkystement de l'épanchement et sa localisation sous-ombilicale feront présumer la nature pneumococcique de la maladie, qui pourra être vérifiée bactériologiquement, lors de l'évacuation artificielle ou spontanée du liquide.

PRONOSTIC. — La péritonite généralisée par perforation est presque toujours mortelle. La maladie est au contraire d'un pronostic relativement plus favorable chez l'enfant que chez l'adulte, quand elle est essentielle et primitive; sur 14 cas de péritonite à pneumocoque, Brun compte 3 décès et 11 guérisons, dont une spontanée et 10 à la suite de la laparotomie. Dans les cas de péritonite idiopathique infantile recueillis par Gauderon, à une époque où on ne pratiquait pas encore cette opération, il y a eu 13 guérisons et 12 morts.

TRAITEMENT. — La péritonite primitive réclame un traitement énergique. Dès le début, on appliquera sur le ventre un nombre de *sangsues* proportionné à l'âge de l'enfant et une vessie de glace; l'*opium* et le *calomel* seront administrés alternativement toutes les deux heures à doses fractionnées. Si le second jour la douleur abdominale n'a pas diminué, on couvrira le ventre d'une couche d'onguent mercuriel. Il faut s'abstenir de purgatifs, dans la crainte d'une perforation de l'intestin.

Dans les cas où l'épanchement est très abondant et vient faire saillie à l'ombilic, on donnera au pus une issue rapide. L'incision, faite avec toutes les précautions de la méthode antiseptique, suivie de l'introduction d'un gros drain, a été pratiquée en pareil cas. Bossart (1), qui l'a employée chez une petite fille de quatre ans atteinte de péritonite suppurée idiopathique, a obtenu une prompte guérison, mais, même dans les cas de péritonite à pneumocoque, une *laparotomie précoce*, paraît être le meilleur moyen de conjurer les

(1) Bossart, *Revue méd. de la Suisse rom.*, 1885, p. 490.

accidents, et, comme nous l'avons dit plus haut, a donné de nombreux succès.

Dans la péritonite par perforation, il faut agir promptement, malgré le peu de chances de succès, immobiliser l'intestin par des doses massives d'*opium*, faire observer une diète absolue, appliquer de la glace sur le ventre en permanence, combattre le collapsus et les vomissements par du vin de Champagne frappé. La laparotomie, qui a été suivie dans quelques cas rares d'un résultat favorable, pourra être tentée.

## CHAPITRE XXV

## PÉRITONITE TUBERCULEUSE

La péritonite tuberculeuse peut être *aiguë* ou *chronique*; la première forme n'est qu'une des manifestations de la phtisie aiguë ; la péritonite chronique, au contraire, a une physionomie particulière ; c'est elle que nous avons surtout en vue dans ce chapitre.

ÉTIOLOGIE. — La péritonite tuberculeuse est relativement fréquente dans l'enfance ; Rilliet et Barthez en ont recueilli 86 observations. Steiner, sur 800 enfants tuberculeux, a observé 92 fois une tuberculose du péritoine, avec ou sans inflammation concomitante.

Cette affection survient sous l'influence des mêmes causes que les autres formes de la tuberculose (Voir *Tuberculose*, p. 365), mais elle s'observe rarement avant l'âge de six ans ; c'est de huit à onze qu'elle atteint sa plus grande fréquence.

ANATOMIE PATHOLOGIQUE. — La *forme aiguë* s'accompagne d'un épanchement ascitique clair souvent très abondant ; la séreuse est en même temps recouverte d'un semis de granulations grises, surtout nombreuses au niveau de la rate et sur la face convexe du foie, parfois aussi sur les anses de l'intestin grêle.

Dans la *forme chronique*, l'épanchement peut être aussi caractérisé par une ascite, mais le plus souvent il est peu abondant et purulent ou séro-purulent. La paroi abdominale adhère parfois à l'épiploon et aux intestins (Grisolle); les anses intestinales, unies par de nombreuses adhérences, forment une seule masse recouverte d'une couche épaisse de fausses membranes jaune verdâtre qui la dérobent tout d'abord à la vue; ces fausses membranes contiennent dans leurs mailles du pus liquide ou caséeux et des tubercules miliaires jaunes ; parfois elles flottent librement dans la cavité péritonéale sous la forme de masses caséeuses (Henoch). D'autres fois, elles se présentent sous forme de plaques tuberculeuses épaisses pouvant atteindre 3 ou 4 centimètres d'épaisseur, qui siègent tantôt entre les parois abdominales et les intestins, tantôt entre le foie et le diaphragme.

On trouve souvent un semis de petites granulations tuberculeuses grises ou jaunâtres sur les intestins, la rate et le foie; le péritoine est épaissi à leur niveau et souvent coloré en noir par du *pigment* (Carswell, Lebert).

Les masses tuberculeuses du péritoine déterminent parfois la *perforation* de l'intestin ; il peut en résulter un écoulement du liquide péritonéal par le rectum (Henoch). L'épanchement des matières fécales dans la cavité péritonéale est en général empêché par les nombreuses adhérences qui se sont formées autour de la perforation. Rilliet et Barthez ont vu une communication directe s'établir par une double perforation entre des parties très éloignées du tube digestif, telles que la partie supérieure de l'intestin grêle et le colon ascendant. Dans un cas observé par Lebert chez un garçon de huit ans, l'ulcération de l'intestin avait déterminé la formation d'un *anus contre nature* à deux travers de doigt de l'ombilic entre la peau et la fistule intestinale existait une espèce de poche présentant la forme d'un entonnoir dont la base se trouvait du côté de l'intestin. Henoch a observé chez un enfant, dans le cours d'une péritonite tuberculeuse, une perforation spontanée de l'ombilic qui donna issue à du pus, puis à des matières fécales et à un lombric vivant. Caussade (1), rapporte le cas d'un petit garçon de onze ans atteint d'une péritonite tuberculeuse suppurée périhépatique, chez lequel l'épanchement perfora le diaphragme et détermina une vomique. L'enfant guérit après une résection costale et l'évacuation d'un foyer purulent sus-hépatique pratiquées par Lannelongue.

L'*épiploon* est en général relié par des adhérences à l'intestin ou à la paroi abdominale; il est parfois dur et fibreux, épaissi et tellement recroquevillé, qu'au premier abord il est difficile de le reconnaître. Le *mésentère* peut présenter une rétraction semblable, qui est due à l'infiltration plastique de nature fibreuse qui englobe les granulations et qui possède la même puissance rétractile que le tissu inodulaire (Thaon).

La péritonite tuberculeuse peut être *générale* ou *partielle*. D'après Rilliet et Barthez, la seconde variété est trois fois plus fréquente que la première. La péritonite partielle siège de préférence au niveau du foie, de la rate ou sous le diaphragme ; parfois, mais plus rarement, elle est limitée au grand épiploon.

La péritonite tuberculeuse coïncide parfois avec des ulcérations tuberculeuses de l'intestin, mais rarement avec la tuberculisation des autres viscères abdominaux ou des ganglions mésentériques. On trouve ordinairement, en même temps qu'elle, des tubercules dissé-

______
(1) Caussade, *Revue mens. des mal. de l'enf.*, 1888, p. 350.

minés dans les *poumons*, mais qui sont en général peu nombreux
et s'accompagnent de lésions inflammatoires peu marquées et peu
étendues; parfois même tout l'effort de la diathèse se concentre sur
le péritoine.

DESCRIPTION. — La péritonite tuberculeuse est en général une
affection primitive qui se développe chez des enfants auparavant
vigoureux et bien portants ; elle ne complique qu'exceptionnellement
la phtisie pulmonaire aiguë ou chronique ; dans ce cas, elle est
presque toujours limitée au voisinage de la rate ou du foie et ne s'accuse pendant la vie que par quelques douleurs dans les hypo-
condres.

**Début.** — Il est très rare de voir la péritonite tuberculeuse éclater
brusquement et se manifester par des douleurs abdominales vives,
des vomissements et de la fièvre. Ordinairement le début est lent et
insidieux ; l'appétit se conserve, l'état général reste satisfaisant en
apparence, mais les enfants se plaignent de coliques sourdes qui
s'accompagnent d'une constipation opiniâtre alternant avec des
débâcles diarrhéiques ; puis la diarrhée finit par prédominer et le
ventre se ballonne.

Marfan (1) a vu, dans tous les cas de péritonite tuberculeuse qu'il
a observés chez les enfants, la maladie débuter par un épanchement
ascitique, qu'il considère comme de même nature que celui qui a été
décrit sous le nom de péritonite exsudative chronique (Voir p. 741)
et il croit que les cas où l'on perçoit d'emblée de l'empâtement et des
masses tuberculeuses dans le ventre, sont exceptionnels.

**Période d'état.** — Quand la maladie est confirmée, le ventre proémine et prend une forme globuleuse ovalaire ; il donne au palper
une sensation de *rénitence* caractéristique, qui est due au plan résistant formé par les anses intestinales soudées entre elles (Grisolle).
Parfois, dans les premiers temps, la percussion permet de reconnaître à la partie inférieure de l'abdomen et dans les flancs une *zone
de matité* due à l'épanchement péritonéal ; celui-ci est rarement assez
abondant pour donner la sensation de flot. Le reste du ventre présente une *sonorité tympanique* exagérée, la peau est tendue, luisante,
et se couvre d'un *lacis veineux* plus ou moins développé.

Plus tard, à mesure que l'épanchement se résorbe et que les
dépôts plastiques augmentent, la rénitence devient de plus en plus
sensible. On sent en même temps sous le doigt de petits gargouillements très brefs, sortes de *cris intestinaux* (Guéneau de Mussy) produits par les gaz retenus dans les anses intestinales accolées. Dans
les cas où l'épanchement est nul ou peu abondant, on perçoit parfois
la sensation d'*amidon froissé*, due au frottement des fausses mem-

_______________

(1) Marfan, *Traité des mal. de l'enf.*, 1897, III, p. 81.

branes péritonéales. Rien de plus irrégulier à cette période que la répartition des zones de sonorité et de matité dans l'abdomen ; elles dépendent de la distribution de l'épanchement et des fausses membranes.

A une période plus avancée de la maladie, le ventre perd peu à peu sa forme ovalaire régulière et se rétracte en partie ou en totalité ; cette période correspond à l'infiltration fibreuse de l'épiploon et du mésentère et aux adhérences qui s'établissent entre le paquet intestinal et la paroi abdominale antérieure. On sent parfois alors une bride oblique de gauche à droite et de haut en bas qui suit la ligne d'insertion du mésentère, ou bien des bosselures dures et inégales au niveau de l'ombilic formées par le pelotonnement de l'épiploon.

Les symptômes fonctionnels que présentent les petits malades sont très variables. La *douleur abdominale*, qui est toujours assez marquée au début, subsiste sous forme de coliques sourdes, mais n'est jamais très intense et est peu augmentée par la pression ; de temps à autre elle se réveille, devient lancinante et contusive ; ces exacerbations coïncident en général avec l'augmentation de volume du ventre produite par le tympanisme. La *diarrhée* devient habituelle pendant la période d'état. Les *vomissements*, au contraire, sont très rares, et l'appétit se conserve presque jusqu'à la fin. L'*amaigrissement* des membres et de la partie supérieure du corps contraste avec le développement du ventre.

Quand une communication anormale s'établit entre des anses éloignées, la diarrhée devient *lientérique*, la digestion se faisant d'une manière insuffisante (Rilliet et Barthez). Lorsque l'épanchement péritonéal se fait jour par l'intestin, l'enfant rend tout à coup par l'anus une grande quantité de pus, en même temps que le ventre s'affaisse et perd sa sensibilité (Henoch).

**Marche, terminaisons.** — La marche de la péritonite tuberculeuse chronique est lentement progressive ; elle est interrompue parfois par des *rémissions* momentanées, après lesquelles la maladie reprend son cours. L'enfant est miné par la fièvre hectique et les sueurs nocturnes ; la cachexie devient de plus en plus évidente ; dans les derniers temps, on voit souvent apparaître des taches de purpura et un œdème des membres inférieurs sans albuminurie.

Dans quelques cas, comme nous l'avons dit, on a vu la maladie se terminer par une *perforation* au niveau de l'ombilic avec issue de matières fécales. Cette perforation est précédée de la formation d'une tumeur rouge et arrondie au niveau de l'ombilic. Hirschberg (1) en rapporte un exemple relatif à un enfant de un an et trois mois qui succomba deux jours après l'ouverture de la cavité péritonéale.

Des accidents d'*occlusion intestinale* à forme aiguë ou chronique

_______

(1) Hirschberg, *Arch. für Kinderheilk.*, 1887, IX, p. 100.

dus à un étranglement par une bride, des adhérences, ou à une paralysie de l'intestin, surviennent quelquefois et peuvent précipiter la
terminaison fatale.

Parfois enfin la maladie se complique des symptômes d'une
phtisie pulmonaire, qui amène la mort.

Dans la plupart des cas, l'enfant succombe à l'épuisement général
au bout de quelques mois. Ce dénouement peut être brusqué par
une péritonite suraiguë due à une perforation intestinale.

La terminaison n'est pas cependant nécessairement fatale et on a
observé quelques cas de guérison spontanée.

DIAGNOSTIC. — La péritonite tuberculeuse est facile à reconnaître à sa période d'état par l'aspect ovalaire du ventre et la rénitence
toute particulière que l'on sent à la palpation ; ces deux caractères permettront toujours de la distinguer du *carreau* et du *tympanisme* qui accompagne si souvent le rachitisme et la dyspepsie.

Le diagnostic avec l'ascite **symptomatique** d'une autre affection
n'est pas toujours facile, puisque dans la péritonite tuberculeuse
l'épanchement peut être considérable et masquer longtemps les
plaques tuberculeuses ou le plan résistant formé par le paquet
intestinal. Il faut se rappeler cependant que l'ascite, chez les
enfants, est le plus souvent liée à une affection des reins, du cœur ou
du foie dans ce cas, les symptômes concomitants éclaireront le
diagnostic ; la *cirrhose*, est d'ailleurs plus rare chez l'enfant que
chez l'adulte (Voir p. 722). On peut donc dire avec Grisolle
« qu'une ascite qui se développe lentement chez des enfants ou des
jeunes gens, qui a été précédée de douleurs abdominales, de vomissements et de diarrhée, est généralement l'effet d'une péritonite
chronique ; l'exploration du ventre viendra presque toujours confirmer cette présomption. Dans aucune autre affection connue, on ne
trouve cette *rénitence* tout à fait caractéristique. Le ventre, même
lorsqu'il est le siège d'un épanchement, n'a pas la même forme qu'il
a dans l'*ascite* ; il est ovale, saillant, peu développé à la partie inférieure ; il n'a pas la forme hémisphérique, la forme d'*outre* qu'il affecte
dans les ascites qui sont symptomatiques de toute autre affection. »

Les mêmes signes permettront de distinguer la péritonite tuberculeuse de la péritonite chronique non tuberculeuse décrite aussi sous
les noms d'ascite essentielle et de **péritonite exsudative chronique
simple** (1) ; cette dernière maladie, dont les causes sont encore peu
connues, a été plusieurs fois observée dans la seconde enfance, sur-

(1) Consulter à ce sujet : Wolff, Sur une forme particulière de l'hydropisie
ascite (*Hufeland Journ. prakt. Heilk.*, mai 1828, p. 78) ; — Rilliet et Barthez,
2ᵉ édit., II, p. 205 ; — Galvagni, *Rivista clin. di Bologna*, 1869, nᵒˢ 86 et suivants ;
— Vierordt, *Die einfache chronische Exsudativ-peritonitis*, Tubingue, 1884 ; —
Hirschberg, *Arch. für Kinderheilk.*, IX, p. 114, 1887 ; — Henoch, *loc. cit.*, p. 548. —
Filatoff, *Arch. für Kinderheilk.*, 1898, XXV, p. 1.

tout chez les petites filles ; Wolff en aurait même rencontré plus de cent cas chez les enfants en quelques années. Rilliet et Barthez ne l'ont vue que deux fois, mais Vierordt, sur 28 cas de cette affection qu'il a observés, en a trouvé 16 chez des enfants de deux ans et demi à seize ans. Cette maladie est caractérisée par le développement d'un épanchement séreux dans l'abdomen dont le volume augmente lentement, et s'accompagne souvent d'un mouvement fébrile peu intense ; la température dépasse rarement 39°. La maladie se termine le plus souvent favorablement, par résorption de l'épanchement, après une durée que Galvagni fixe en moyenne à soixante-quinze jours, mais qui varie, suivant les cas, entre quelques semaines et quelques mois (Vierordt). Henoch (1) en rapporte un cas relatif à une fille de douze ans qui guérit après quatre ponctions successives. Elle ne pourra être confondue qu'au début avec la péritonite tuberculeuse ; l'absence fréquente de douleurs abdominales, la marche régulière du développement et de la diminution du volume du ventre sans que jamais on sente les bosselures de la péritonite tuberculeuse, l'absence de symptômes de tuberculisation d'autres organes, la bénignité de la maladie la feront habituellement distinguer de la tuberculose du péritoine. Si l'on fait une ponction, on fera bien, cependant, de pratiquer l'examen bactériologique du liquide et d'inoculer celui-ci au cobaye, car la péritonite exsudative peut être de nature tuberculeuse et a été quelquefois suivie d'une péritonite tuberculeuse à forme chronique. Marfan la considère même comme étant habituellement tuberculeuse, bien qu'elle puisse guérir complètement sans être suivie d'une inflammation chronique.

La péritonite tuberculeuse peut être simulée par une **tumeur maligne de l'abdomen**. Chez un garçon de cinq ans observé par Henoch, un médullosarcome des ganglions rétropéritonéaux, qui avait rempli peu à peu tout l'hypogastre, avait déterminé pendant la vie les mêmes accidents qu'une tuberculose péritonéale. Rendu a observé le même fait chez un garçon de onze ans dans un cas où l'autopsie révéla la présence d'un lymphadénome de l'appendice iléo-cæcal généralisé aux ganglions mésentériques, au péritoine et aux reins. L'un de nous a eu l'occasion d'observer un cas analogue chez un garçon de douze ans ; il s'agissait également d'un lymphadénome de l'intestin qui s'était propagé à la paroi abdominale et avait déterminé un épanchement purulent dans le péritoine (2). Le diagnostic, en pareil cas, sera à peu près impossible.

---

(1) Henoch, *Berl. klin. Woch.*, 8 nov. 1886. — Le même auteur (*Vorlesungen*, p. 551) recommande dans les cas de péritonite chronique essentielle la ponction précoce, les badigeonnages avec le collodion iodoformé et les applications de compresses humides.

(2) Ces deux dernières observations ont été publiées par E. Demange, *Étude sur la lymphadénie. Thèse de Paris*, 1874, p. 73 et 75.

PRONOSTIC. — La péritonite tuberculeuse, avant qu'elle fût traitée chirurgicalement, était considérée comme presque toujours mortelle. Néanmoins, nous avons observé un cas de guérison sans opération chez une petite fille de six ans, atteinte en même temps d'un mal de Pott ; aujourd'hui, après plus de quinze ans, la guérison ne s'est pas démentie. D'autres cas analogues ont été rapportés.

TRAITEMENT. — Le traitement général sera le même que celui de la tuberculose. E. Thomas (1) s'est bien trouvé de l'emploi de lavements contenant 100 à 150 grammes d'huile de foie de morue et 0,50 à 1,50 de créosote suivant l'âge et la tolérance de l'enfant.

Le traitement local sera principalement dirigé contre la péritonite. « Après l'hygiène, dit Grisolle, on peut dire que les agents les plus utiles dans le traitement de la péritonite chronique sont les *révulsifs*. On promènera sur les diverses parties du ventre, surtout dans la région sous-ombilicale, de larges vésicatoires qu'on multipliera plus ou moins, et dans l'intervalle on donnera quelques *bains sulfuro-alcalins*. »

On combattra en outre les divers symptômes de la maladie au fur et à mesure qu'ils se présenteront. Contre la tympanite, on emploiera les cuirasses de *collodion élastique* étendues sur l'abdomen et laissées en place jusqu'à ce qu'elles aient déterminé un affaissement marqué du ventre. L. Revilliod emploie une pommade à l'ichtyol. Si l'ascite est considérable, gêne la respiration, entrave les digestions, on évacuera le liquide au moyen de *ponctions* avec l'appareil Potain. La diarrhée sera combattue par les opiacés, par le sous-nitrate de bismuth, etc.

La *laparotomie*, suivie] du lavage du péritoine, appliquée par Kœnig au traitement de la péritonite tuberculeuse, a donné quelques succès chez les jeunes sujets ; Hartmann et Aldibert (2), résumant en 1892 tous les cas connus où cette opération avait été pratiquée chez les enfants, au nombre de 48, ne comptaient que 2 cas où la mort avait suivi immédiatement l'intervention chirurgicale ; dans 11 cas, la guérison persistait au bout d'une année, et dans 6 d'entre eux la nature tuberculeuse de la péritonite avait été constatée bactériologiquement. Depuis lors, de nouveaux cas ont été opérés avec succès. Sengensse (3) en a observé un chez un enfant de trois ans. La laparotomie ne devra être tentée que quand la tuberculose est principalement localisée dans le péritoine. Marfan ne la considère comme indiquée que dans les cas où la maladie est fibro-caséeuse et s'accompagne d'un épanchement ou est enkystée, ou bien lorsqu'il survient des accidents d'occlusion intestinale.

(1) E. Thomas, *Rev. méd. de la Suisse rom.*, 1897, p. 712.
(2) Hartmann et Aldibert, *Ann. de gynéc.*, 1892, p. 466.
(3) Sengensse, *Ann. de policlin. de Bordeaux*, mars 1899, p. 45.

Une des causes attribuées à la guérison des tubercules du péritoine par la laparotomie étant l'exposition de ceux-ci à l'air, von Mosetig-Moorhof a proposé de traiter la maladie par l'injection d'*air stérilisé* dans la séreuse après une ponction; ce procédé a donné quelques succès, en particulier à Folet (1), chez un enfant de quatre ans atteint de tuberculose épididymaire compliquée d'ascite. Il mérite d'être encore expérimenté. Il en est de même des injections d'*eau boriquée* (Debove) (2), d'*eau stérilisée*, de *naphtol camphré* (Rendu) (3), etc. Les injections de naphtol ne sont pas sans danger, à cause des propriétés toxiques de cette substance; elles ont donné cependant un succès à Spillmann (4) chez un garçon de treize ans atteint de tuberculose thoracique et d'ascite et qui guérit après la ponction de celle-ci qui donna 850 grammes d'un liquide jaune-citron et qui fut suivie d'une injection intrapéritonéale de 10 grammes de naphtol camphré.

Dans un cas de péritonite tuberculeuse à forme ascitique relatif à une petite fille de trois ans et qui avait été jugé trop grave pour être traité par la laparotomie, Marais (5) vit survenir une perforation de l'ombilic suivie d'évacuation de pus; il pratiqua alors une contre-ouverture dans la fosse iliaque gauche et passa un gros drain par la fistule ombilicale élargie ; des lavages avec de l'eau bouillie salée et tiède, puis avec des solutions d'abord faibles, puis de plus en plus fortes d'acide phénique et de sublimé amenèrent une guérison complète.

(1) Folet, *Acad. de méd. de Paris*, 27 mars 1894.
(2) Debove, *Soc. méd. des hôp.*, 10 octobre 1890.
(3) Rendu, *Ibid.*, 27 octobre 1893.
(4) Spillmann, *Ibid.*, 27 juillet 1894.
(5) Marais, *Année méd. de Caen*, 15 déc. 1897, et *Arch. de méd. des enf.*, 1898, p. 425.

# QUATRIÈME PARTIE
## MALADIES DU CŒUR

Nous renvoyons pour les indications relatives à l'examen clinique du cœur chez l'enfant à notre introduction (p. 42).

Les dimensions normales du cœur varient notablement suivant l'âge, et il est utile de les connaître lorsque l'on pratique l'autopsie de cet organe. Voici un tableau relatif à son poids dans l'enfance emprunté à W. Müller (1), qui l'a estimé après avoir enlevé le péricarde et les vaisseaux de la base et débarrassé les cavités des caillots.

| Poids moyens. | Garçons. | Filles. |
|---|---|---|
| Dans la première semaine................. | 16,4 | 12,8 |
| De 4 à 6 mois........................... | 23,1 | 21,8 |
| De 7 à 12 mois......................... | 29,6 | 29,2 |
| A 2 ans............................... | 42,1 | 41,5 |
| A 3 ans............................... | 56,5 | 47,7 |
| De 4 à 5 ans.......................... | 62,7 | 66,1 |
| De 6 à 10 ans......................... | 88,9 | 75,8 |
| De 11 à 15 ans........................ | 119,0 | 124,0 |
| De 16 à 20 ans........................ | 209,0 | 192,0 |

Laënnec a indiqué pour le volume du cœur celui du poing fermé de chaque individu. Bizot (2), en mesurant l'épaisseur de la paroi du ventricule gauche à la partie moyenne, sans comprendre les colonnes charnues, démontre que cette épaisseur varie peu chez l'enfant, puisqu'elle est de 6 millimètres et demi de un à quatre ans, et de 7 à 8 millimètres et demi de dix à quinze ans. La même dimension prise sur le ventricule droit est de 2 à 3 millimètres de un à quatre ans et de 4 millimètres de dix à quinze ans.

Les maladies du cœur, sans être aussi communes que plus tard, jouent cependant un rôle considérable dans la pathologie de l'enfance. Leur étiologie et leurs terminaisons présentent à cet âge quelques particularités qui méritent d'être décrites.


## CHAPITRE PREMIER

### PÉRICARDITE

ÉTIOLOGIE. — La péricardite passe souvent inaperçue chez l'enfant, et elle est certainement plus fréquente chez lui que ne

(1) W. Müller, *Die Massenverhältnisse des menschlichen Herzens*, Hamburg u. Leipzig, 1883.
(2) Bizot, *Mém. de la Soc. méd. d'observation de Paris*, vol. I, 1836, p 262.

semblent l'indiquer les statistiques. C'est de six à quatorze ans qu'on l'observe le plus souvent ; elle est presque toujours alors de cause rhumatismale. Néanmoins, la péricardite existe aussi dans les six premières années ; Pfaehler (1) sur 22 cas de péricardite infantile observés à l'hôpital de Zurich, en compte 11 avant six ans, 6 de six à douze ans, et 5 de douze à quinze ans.

La péricardite du *nouveau-né*, sur la fréquence de laquelle Billard a le premier insisté (2), a été constatée à l'autopsie par Bednar (3) 30 fois dans le premier mois et 6 fois du deuxième au quatrième mois. Elle peut remonter à la vie fœtale comme dans un cas de Steffen (4), ou survenir à la suite d'une infection pyémique ombilicale (Weber) (5). Elle est habituellement purulente.

Dans le cours de la première année, la péricardite a été observée à la suite de l'inflammation d'organes voisins (poumons, plèvre, thymus, etc.), ou même comme localisation de la tuberculose (Parrot, Weber). Racchi (6) rapporte un cas depéricardite séro-fibrineuse constatée à l'autopsie d'une petite fille de quatre mois atteinte de broncho-pneumonie et de coqueluche.

Dans la seconde enfance, la péricardite *séro-fibrineuse* est le plus souvent une manifestation du rhumatisme, et s'accompagne fréquemment alors d'endocardite. Il est probable qu'un certain nombre de péricardites dites idiopathiques ne sont que des déterminations primitives de la même diathèse, comme le prouve parfois d'ailleurs dans la suite l'apparition de la polyarthrite ou de la chorée. West, R. Blache (7), Charon et Pfaehler rapportent néanmoins chacun un exemple de péricardite primitive ou idiopathique chez de jeunes sujets. A côté du rhumatisme, il faut signaler la scarlatine et les inflammations de voisinage, telles que la pneumonie et la pleurésie, surtout quand elles siègent à gauche. La péricardite, qui est alors souvent due au pneumocoque, est habituellement purulente chez les enfants au-dessous de six ans.

La péricardite *purulente* de la seconde enfance peut être aussi consécutive à une pyémie partie d'un foyer d'ostéomyélite aiguë [Lambl (8), Pfaehler (2 cas), Louvet (1 cas) (9), Culot (5 cas) (10)], d'un phlegmon du cuir chevelu, d'un abcès du foie qui avait perforé le diaphragme (Pfaehler), d'une angine diphtérique septique (2 cas de Pfaehler).

(1) Pfaehler, *Thèse de Zurich*, 1897.
(2) Billard, *Traité des maladies des nouveau-nés*. Paris, 1828, p. 571.
(3) Bednar, *Die Krankh. der Neugeb. u. Saugl.*, 1852, II, p. 113.
(4) Steffen, *Klin. der Kinderheilk.*, 1889, III, p. 83.
(5) Weber, *Beitr. z. pathol. Anat. des Neugeborenen*, 1852, p. 78.
(6) Racchi, *Arch. di patol. inf.*, 1885, fasc. 4 et 5.
(7) R. Blache, *Thèse de Paris*, 1869.
(8) Lambl, *Aus dem Franz Josef Kinderspitale*, 1860, I, p. 146.
(9) Louvet, *Thèse de Paris*, 1867, p. 21.
(10) Culot, *Thèse de Paris*, 1871.

La péricardite *tuberculeuse* n'est pas rare dans l'enfance ; elle est tantôt séreuse, tantôt fibro-caséeuse, tantôt hémorragique, tantôt purulente et provient, soit d'une infection hématogène, soit d'une infection de voisinage (poumons, ganglions bronchiques, plèvre). Ainsi Dubarry (1) a constaté une péricardite purulente chez une fillette de quatre ans, due à la perforation de ganglions bronchiques tuberculeux dans le péricarde.

La péricardite *hémorragique* a été observée dans quelques cas de péricardite rhumatismale avec vascularisation intense des fausses membranes (Roger, Blache). Elle a été rencontrée aussi dans les cas de tuberculose du péricarde et dans le cours de diverses dyscrasies hémorragiques.

SYMPTOMES ET DIAGNOSTIC. — La péricardite passe souvent inaperçue chez l'enfant, parce que les symptômes des maladies concomitantes telles que la pleurésie, ou les accidents généraux septicémiques, absorbent toute l'attention et font négliger l'examen du cœur.

Il est rare d'ailleurs qu'elle se manifeste par une douleur précordiale. Nous ne trouvons celle-ci signalée que par Day (2), chez un enfant de onze ans, qui accusa des douleurs au niveau du cœur pendant neuf jours.

Parmi les signes physiques, le seul qui soit certain est le *frottement*, et il disparaît souvent dans les épanchements péricardiques considérables. La forme triangulaire de la matité précordiale n'est vraiment caractéristique que lorsque le sommet obtus du triangle remonte au premier espace intercostal gauche ou à l'articulation sterno-costale. Le caractère absolu de la matité, sur lequel insiste Steffen, n'est pas non plus pathognomonique, car on le trouve aussi dans certaines hypertrophies cardiaques considérables. Il en est de même de la voussure.

La disparition du choc dans le décubitus dorsal, et sa réapparition dans la position génu-pectorale, surtout la réapparition du frottement dans cette dernière position et l'extension de la matité à gauche au delà du choc, ont beaucoup plus de valeur quand il s'agit de faire le diagnostic entre un épanchement péricardique et un cœur volumineux.

Nous avons constaté dans plusieurs cas, comme l'ont fait Perret et Devic (3), des signes *pseudo-pleurétiques* à la base gauche, dus à la compression du poumon par un épanchement péricardique abondant et caractérisés soit par de la matité, soit par l'absence de respiration, mais nous n'avons jamais trouvé de souffle. D'après

(1) Dubarry, *Rev. mens. des mal. de l'enf.*, 1888, p. 49.
(2) W. H. Day, *Lancet*, 1881, II, p. 85.
(3) Perret et Devic, *Province méd.*, 1889.

Pins (1), ces phénomènes disparaissent par l'inclinaison du malade en avant dans la position génu-pectorale.

MARCHE. — PRONOSTIC. — La péricardite rhumatismale aiguë guérit presque toujours. Elle détermine rarement la mort chez l'enfant par la compression aiguë du cœur ; néanmoins, Cadet de Gassicourt cite le cas d'un garçon de quatorze ans, enlevé en quelques jours par un épanchement péricardique abondant survenu dans le cours d'un rhumatisme. Elle est surtout sérieuse parce qu'elle peut amener la formation d'adhérences partielles ou totales entre les deux feuillets de la séreuse, ce qui peut aggraver singulièrement le pronostic, surtout quand il existe en même temps une affection valvulaire.

La péricardite tuberculeuse peut guérir également, quand elle ne s'accompagne pas d'autres manifestations de la tuberculose ; elle se termine alors, plus souvent que la péricardite rhumatismale, par une symphyse du péricarde.

La péricardite purulente est presque toujours mortelle ; elle n'est d'ailleurs ordinairement qu'une trouvaille d'autopsie. Elle peut se terminer par la mort subite. Exceptionnellement on a vu l'abcès péricardique s'ouvrir par un trajet fistuleux à travers la paroi thoracique, soit au sommet de l'appendice xiphoïde, soit vers la clavicule gauche, soit dans le deuxième espace intercostal droit (O. Wyss) (2).

**Symphyse du péricarde.** — Les adhérences du cœur au péricarde, qui sont une terminaison fréquente de la péricardite simple et surtout de la péricardite tuberculeuse, ne sont pas toujours faciles à reconnaître. La dépression systolique des espaces intercostaux, indiquée comme signe de symphyse et que nous avons constatée dans deux cas contrôlés par l'autopsie, peut s'observer aussi dans les grandes dilatations cardiaques sans adhérences.

Parmi les autres signes indiqués, nous regardons celui de Weill (3) comme un des moins trompeurs ; il consiste dans l'invariabilité de la position du cœur et du choc en particulier, dans le décubitus latéral gauche, dont on peut se rendre compte par la fixité de la figure de percussion.

L'auscultation peut donner lieu à des erreurs de diagnostic dont il faut être prévenu ; les adhérences du péricarde se révèlent parfois par un souffle d'insuffisance fonctionnelle. Ainsi nous avions diagnostiqué une insuffisance mitrale organique chez un garçon de douze ans, qui succomba à l'asystolie ; nous constatâmes à l'autopsie l'intégrité de l'orifice mitral et, comme seule lésion, une adhérence partielle entre le péricarde et la face antérieure du cœur. Ce fait démontre le

(1) Pins, *Wien. med. Woch.*, 1889, n^os 6 et 7, et *Philad. med. Times*, 15 avril 1889.
(2) O. Wyss, *Wien. med. Presse*, 1879, n° 6.
(3) Weill, *Traité clin. des mal. du cœur chez les enf.* Paris, 1895, p. 111.

rôle important que jouent les fibres ventriculaires dans l'occlusion systolique de l'orifice mitral.

Weill a observé un cas d'insuffisance aortique fonctionnelle ; il l'attribue à une dilatation de l'orifice aortique par des adhérences péricardiques

Nous avons déjà mentionné (voir p. 724) l'existence de la cirrhose cardiaque et de l'ascite, comme conséquences de la symphyse tuberculeuse du péricarde.

TRAITEMENT. — Si une péricardite survient chez un enfant vigoureux de huit à dix ans et s'accompagne d'une réaction fébrile vive et de dyspnée, l'application d'une sangsue au creux épigastrique pourra procurer un soulagement immédiat.

L'application d'une *vessie de glace* sur la région précordiale a été recommandée par Lees (1), qui lui attribue la guérison de sept malades, dont quatre étaient des enfants.

Nous lui préférons néanmoins la révulsion par des badigeonnages iodés ou mieux encore par l'application successive de petits *vésicatoires* volants d'après la méthode de Davies et l'administration de la *macération des feuilles de digitale* (0,05 à 0,30 par jour suivant l'âge), qui est la médication de choix de la dyspnée et de la stase veineuse dues à la compression du cœur par l'épanchement. Le régime lacté, une tisane diurétique (chiendent nitré), le repos au lit, corroboreront l'action de la digitale.

Matter (2) considère le *salicylate de soude* comme un remède souverain dans la péricardite rhumatismale. Nous conseillons ce médicament dans la forme fibrineuse et croyons qu'il prévient peut-être la formation des adhérences.

La *ponction du péricarde* sera rarement nécessaire chez l'enfant, au moins dans la péricardite séreuse, si l'on applique à temps le traitement médical. Villeneuve (3) l'a pratiquée avec l'aspirateur de Dieulafoy chez un enfant de cinq ans et demi atteint d'une péricardite avec épanchement et dont l'état semblait désespéré. Les symptômes asphyxiques qu'il présentait, disparurent rapidement après l'opération ; l'œdème céda peu à peu, le pouls se régularisa. La sérosité péricardique continua à s'écouler par la piqûre du trocart pendant plusieurs jours ; elle se transforma bientôt en pus et cet écoulement purulent se prolongea pendant cinq mois, quoique l'enfant fût du reste entièrement remis. A ce moment, un abcès se forma au niveau de la cinquième côte et dut être incisé. Il se cicatrisa rapidement et la fistule péricardique se ferma définitivement dans le courant du sixième mois. Bouchut a obtenu une guérison après huit ponctions

(1) Lees, *Brit. med. Journ.*, 1893, I, p. 314.
(2) Matter, *Thèse de Zurich*, 1897.
(3) Villeneuve, *Soc. de méd. de Marseille*, 1876.

et Roger après deux ponctions. Dans d'autres cas, cette opération n'a été d'aucune utilité.

Le procédé classique pour la ponction du péricarde est celui de Dieulafoy (1). Après anesthésie locale avec l'appareil Richardson ou la cocaïne, le malade est légèrement relevé par des oreillers. L'aiguille est enfoncée dans le quatrième ou le cinquième espace intercostal à 5 ou 6 centimètres en dehors du bord sternal gauche, pour éviter sûrement l'artère mammaire interne. Puis, l'aiguille ayant pénétré d'un centimètre, on fait le vide en ouvrant le robinet qui met en rapport l'aspirateur avec l'aiguille. On pousse alors très lentement celle-ci obliquement en haut et en dedans, en surveillant attentivement le moment où le liquide apparaîtra dans l'index de l'aspirateur, et on se gardera de pénétrer plus profondément; autrement on risquerait de blesser le cœur, accident qui a été plusieurs fois observé dans cette opération.

Lorsque la ponction a révélé la nature purulente de l'épanchement, le seul traitement rationnel consisterait, d'après Weill (2), dans l'*incision* large du péricarde. Dickinson (3) a traité avec succès par cette opération suivie du drainage, un enfant qui avait déjà subi inutilement trois ponctions. Rosenstein (4) et West (5) ont obtenu également chacun une guérison par l'incision après l'insuccès des ponctions. Par contre, cette opération paraît avoir provoqué la mort subite dans un cas de Parker (6) qui l'avait fait suivre d'un lavage de la cavité péricardique. Dans un cas rapporté par Ashby (7) et relatif à un enfant de quatre mois qui présentait un abcès au niveau de l'orifice xiphoïde, la mort survint quatre jours après l'incision et le drainage de cet abcès, qui communiquait avec le péricarde rempli de pus, comme le démontra l'autopsie.

Delorme et Mignon (8) ont pu recueillir 82 observations de ponction du péricarde avec une mortalité de 65 pour 100 et 18 observations d'incision avec une mortalité de 38 pour 100. Cette dernière est pour eux l'opération de choix, parce qu'avec elle la rétention du liquide péricardique n'est plus à craindre et qu'on ne risque pas, comme dans les ponctions, de blesser le cœur et la plèvre.

(1) Dieulafoy, *Traité de l'aspiration.* Paris, 1873, p. 279.
(2) Weill, *loc. cit.*, p. 93.
(3) Dickinson, *Lancet*, 1888, II, p. 1068.
(4) Rosenstein, *Berl. klin. Woch.*, 1881, p. 61.
(5) West, *Proc. of. the roy. med. and chir. Soc. of London*, t. LXVI, 1883.
(6) Parker, *Lancet*, 1888, II, p. 1069.
(7) Ashby, *Lancet*, 1884, I, p. 559.
(8) Delorme et Mignon, *Rev. de chir.*, 1895, p. 987, et 1896, p. 52.

# CHAPITRE II

## ENDOCARDITE

**ÉTIOLOGIE.** — **Age.** — L'endocardite *fœtale* est une des causes fréquentes des malformations congénitales du cœur (Voir *Cyanose*). Rauchfuss a pu recueillir dans les auteurs ou dans sa pratique 237 cas d'endocardite développée avant la naissance.

L'endocardite après la naissance est exceptionnelle avant cinq ans. Demme (1) en a constaté un cas chez un enfant de neuf semaines et Henoch (2) chez un enfant de deux ans et demi dans le cours d'une attaque de rhumatisme. En réunissant les statistiques de Sansom (3), de Hochsinger (4) et de Weill (5), on trouve 26 cas de un à cinq ans et 123 cas de cinq à douze ans.

**Sexe.** — Les statistiques sont discordantes sur l'influence du sexe. Un fait intéressant est signalé par Weill pour le rétrécissement mitral, dont la prédominance chez la femme adulte est bien connue. Il en a observé 10 cas, dont un avec autopsie, exclusivement chez des filles de six à quatorze ans. Landouzy propose comme explication de cette singulière prédisposition, l'angustie physiologique de l'orifice mitral dans le sexe féminin.

**Rhumatisme.** — Roger (6) a montré que le rhumatisme retentit sur le cœur beaucoup plus souvent chez l'enfant que chez l'adulte. C'est l'endocardite isolée qui en est la complication la plus fréquente ; puis vient l'endo-péricardite et, seulement en troisième ligne, la péricardite isolée. La fréquence de l'endocardite dans le rhumatisme chez l'enfant varie suivant les diverses statistiques de 60 à 80 pour 100 des cas. Si l'enfant échappe à une première attaque, son cœur sera très souvent atteint dans une attaque subséquente. Roger rapporte l'observation d'un enfant dont le cœur avait résisté à trois atteintes successives de rhumatisme ; à quatorze ans, il est repris de douleurs pour la quatrième fois et, quelques jours après, il présentait les signes d'une endocardite qui laissa des traces persistantes.

L'endocardite s'observe chez l'enfant même dans le cours des formes légères du rhumatisme articulaire, ainsi dans le *torticolis* (R. Blache)(7), ou dans ses manifestations abarticulaires, en particulier

(1) Demme, *14ter Jahresb. über die Thätigkeit des Jennerschen Kinderspital in Bern pro 1876*.

(2) Henoch, *Beit. z. Kinderheilk.*, N. F., 1868, p. 241.

(3) Sansom, *Med. Times and. Gaz.*, 1879, II, p. 361, 471 et 711.

(4) Hochsinger, *Die Auscultation der kindlichen Herzens*, 1890, p. 105.

(5) Weill, *Traité des mal. de l'enf.*, 1897, III, p. 668.

(6) Roger, *Arch. gén. de méd.*, déc. 1886 et numéros suivants.

(7) R. Blache, *loc. cit.*, 1869, p. 110 ; voir aussi : Picot, *Thèse de Paris*, 1872.

dans la *chorée*. Martineau, Archambault, Bouchut, Zuckholdt (1), Ausset (2), Weill, l'ont observée dans le cours de l'*érythème noueux*, qui est probablement aussi une affection rhumatismale. De nombreuses observations démontrent que chez l'enfant l'endocardite peut être la première et la seule manifestation de la diathèse.

**Autres causes.** — L'endocardite idiopathique, c'est-à-dire sans causes connues, figure pour une proportion très variable dans les statistiques ; ainsi Steffen (3) en compte 55 cas sur 95 observés par lui ; Sansom (4), sur 118 cas d'insuffisance mitrale infantile, en compte 40, soit le tiers, qui étaient dus à d'autres causes que le rhumatisme ; Pott (5), sur 95 cas d'affections valvulaires, n'en a point observé d'idiopathiques ; celles qui ne dépendaient pas du rhumatisme s'étaient développées à la suite de *maladies infectieuses*.

Si dans certains cas on peut admettre une endocardite rhumatismale d'emblée, il est certain néanmoins que chez l'enfant un nombre important d'endocardites proviennent d'une infection microbienne produite dans le cours ou à la suite d'une pneumonie, d'une scarlatine (voir p. 72), d'une varicelle, plus rarement d'une rougeole, de la coqueluche (Stoos) (6), d'une variole, de la fièvre typhoïde, de la fièvre récurrente, des oreillons, d'une ostéomyélite, du rhumatisme blennorragique (cas de Chiasso et Isnardi) (7), etc.

Les infections méconnues partant de la peau (impétigo, varicelle, etc.) peuvent être aussi la cause d'une endocardite dite idiopathique. Nous mentionnerons en particulier les *brûlures* ; ainsi Charon (8) a observé une endo-péricardite qui se termina fatalement, chez une petite fille de cinq ans, six semaines après une brûlure étendue qui avait déterminé une abondante suppuration. L'un de nous, M. D'Espine, a traité une petite fille atteinte de rétrécissement mitral et dont la maladie ne pouvait être attribuée qu'à une large brûlure survenue à l'âge de trois ans ; cette brûlure avait laissé de profondes cicatrices sur le devant du thorax. Von Dusch (9) cite un cas d'endocardite aiguë qui se développa chez un garçon de neuf ans à la suite d'une brûlure étendue ; l'endocardite récidiva et amena la mort.

Les affections congénitales du cœur prédisposent aux endo-péricardites.

ANATOMIE PATHOLOGIQUE. — L'endocardite présente chez l'enfant, comme chez l'adulte, deux variétés. L'une, *formative*, est


(1) Zuckholdt, *Thèse de Berlin*, 1876.
(2) Ausset, *Leçons clin. des mal. de l'enf.* Paris, 1898, p. 273.
(3) Steffen ; *loc. cit.*, p. 263.
(4) Sansom, in *Keating's Cyclopedia*, 1890, vol. II, 2e part., p. 819.
(5) Pott, *Fortschr. der Med.*, 1895, Bd XIII, p. 893 et 933.
(6) Stoos, *Bericht des Jennerschen Kinderspital*, 1895, p. 74.
(7) Chiasso et Isnardi, *Giorn. d. R. Acad. d. med. di Torino*, févr. 1894.
(8) Charon, *Contribution à la pathologie de l'enfance*, 2e éd., 1881, p. 71.
(9) Von Dusch, *Gerhardt's Handb.*, 1878, t. IV, 1re part., p. 337.

caractérisée à la période aiguë par le développement de petites végétations molles, adhérentes aux valvules, qui, à la période chronique, subissent une transformation fibreuse, diffuse, avec tendance à la rétraction ou à la formation des excroissances verruqueuses ; l'autre, *ulcéreuse*, amène la destruction d'emblée de l'endocarde ou l'ulcération secondaire des produits d'une endocardite chronique.

Il faut distinguer avec soin des végétations dues à l'endocardite, les *hémato-nodules* observés par Parrot (1) sur la valvule mitrale et la valvule tricuspide des nouveau-nés ; ces petites nodosités multiples, demi-transparentes, parfois rouges et adhérentes à la valvule, de la grosseur d'un grain de chènevis ou de moutarde, sont constituées par un tissu fibro-élastique. Leur surface est lisse et recouverte, comme l'a montré Berti (2), par une couche d'endothélium. Ce ne sont que des kystes hématiques en rapport avec les transformations que subissent les valvules dans les derniers temps de la vie fœtale (Darier) (3).

L'endocardite siège habituellement au cœur gauche, sauf l'endocardite fœtale, qui atteint principalement le cœur droit. Les lésions portent presque toujours sur la valvule *mitrale*. Les valvules sigmoïdes de l'*aorte* ont été plus rarement trouvées altérées : 1 fois sur 18 (Steffen et Hochinger), 1 fois sur 11 (Weill), 1 fois sur 7 (Henoch).

**Endocardite ulcéreuse.** — Elle est très rare dans le jeune âge. Steffen, qui a pu en recueillir une vingtaine d'observations dans l'enfance, n'en a trouvé que quatre relatives à des sujets au-dessous de dix ans. Elle était tantôt primitive, tantôt secondaire à une ancienne endocardite, à une pneumonie franche, à une scarlatine, etc. Elle était compliquée d'embolies septiques dans la peau (taches purpuriques) ou dans les viscères et d'autres inflammations telles que la broncho-pneumonie, la pleurésie, la méningite cérébro-spinale, la néphrite, etc.

**Endocardite chronique.** — La plupart des lésions constatées chez l'adulte dans les affections organiques du cœur ont été trouvées chez les enfants ; les plaques athéromateuses et calcaires de l'endocarde y sont cependant fort rares, bien que Taupin en ait rapporté un exemple et que Charon cite deux cas de plaques athéromateuses de l'aorte chez des enfants de huit à neuf ans.

Lésions d'orifices. — C'est l'*insuffisance mitrale* qui a été constatée dans le plus grand nombre des autopsies ; elle s'accompagne souvent d'un certain degré de rétrécissement, les valvules se soudant sur une partie de leur trajet et pouvant former un entonnoir plus ou moins rigide qui fait saillie du côté du ventricule.

Le *rétrécissement mitral* a été rencontré chez les enfants dans

<hr>

(1) Parrot, *Arch. de physiol.*, 1874, p. 538.
(2) Berti, *Sopra alle cisti ematiche delle valvole cardiache dei neonati.* Bologne, 1898.
(3) Darier, *Arch. de physiol. norm. et path.*, 15 août 1888.

40 cas recueillis par Sansom (1), 19 fois son existence a été vérifiée après la mort; ce rétrécissement n'était jamais pur, comme dans la forme de Durosiez, il était tantôt associé à un léger degré d'insuffisance mitrale, tantôt à des lésions des autres orifices du cœur.

Les *lésions de l'orifice aortique* trouvées chez les enfants sont parfois d'origine congénitale. C'est ainsi qu'il faut interpréter l'observation de Blache (2), relative à un garçon de deux ans et demi mort de broncho-pneumonie, chez lequel on trouva, à un centimètre au-dessous des valvules sigmoïdes, un rétrécissement sous-aortique constitué par une bride fibreuse horizontale faisant saillie dans la cavité ventriculaire. On avait constaté pendant la vie un souffle ayant son maximum à la base du cœur. Lefèbvre (3), sur 24 cas d'insuffisance aortique qu'il a pu recueillir chez l'enfant, en compte 7 d'origine congénitale. Nous donnons comme type de cette lésion l'observation de Blin (4), relative à un garçon de cinq ans, chez lequel les valvules de l'aorte insuffisantes étaient réduites à deux et rétrécissaient par leur adhérence entre elles l'orifice aortique. Le trou de Botal n'était pas complètement fermé ; l'aorte présentait au niveau de son origine une dilatation assez considérable qui ne s'étendait pas au delà de la crosse. Blache (5) rapporte un fait analogue relatif à un garçon de trois ans.

Parmi les cas d'endocardite chronique acquise, Lefèbvre en compte 6 d'insuffisance aortique pure, 3 d'insuffisance avec rétrécissement aortique et 8 où cette lésion s'accompagnait de celle d'autres orifices du cœur. L'insuffisance aortique avait été produite dans un des cas, relatif à un garçon de dix ans, par une endocardite ulcéreuse récente qui était venue compliquer une cardiopathie ancienne (obs. XI). Dans un autre cas, la déchirure d'une valvule sigmoïde était probablement la cause d'une insuffisance aortique survenue brusquement en même temps qu'une hémiplégie droite avec aphasie (obs. XX).

Lésions du cœur droit. — Les lésions du cœur droit sont presque toujours le résultat d'une endocardite fœtale et s'observent rarement après la naissance. Bouillaud rapporte cependant un cas de rétrécissement pulmonaire acquis chez une petite fille de sept ans, et l'un de nous, M. Picot, a eu l'occasion d'observer un cas analogue à l'hôpital des Enfants-Malades à Paris. Colomiatti (6) en relate un exemple relatif à un enfant de quatre ans, mort de tuberculose pulmonaire ; on sait, en effet, depuis les travaux de C. Paul et de Solmon, combien cette complication est fréquente dans le rétrécissement pulmonaire acquis.

Lésions du péricarde et du muscle cardiaque. — La mort, dans les

<hr>

(1) Sansom, *Amer. Journ. of med. Sc.*, 1890, I, p. 229.
(2) R. Blache, *loc. cit.* (obs. XXXIII).
(3) Lefèbvre, *Thèse de Paris*, 1886.
(4) Blin, *Bull. de la Soc. anat.*, 1854, p. 119.
(5) R. Blache, *loc. cit.* (obs. XXXV).
(6) Colomiatti, *Arch. ital. de biologie*, 30 juin 1882.

affections organiques du cœur chez les enfants, est déterminée très souvent par les complications péricardiques (péricardite avec épanchement, symphyse péricardique), comme l'a montré Cadet de Gassicourt (1). Weill et Barjon (2) ont trouvé néanmoins le péricarde normal à l'autopsie d'une fille de dix ans morte à la suite d'un rétrécissement avec insuffisance mitrale. Le cœur présentait une hypertrophie générale avec dilatation portant sur les quatre cavités. L'asystolie terminale était expliquée par une *myocardite parenchymateuse* diffuse, caractérisée essentiellement par une diminution de la striation avec multiplication des noyaux et une raréfaction des fibrilles musculaires.

**Embolies.** — L'embolie dans le cours des cardiopathies infantiles est beaucoup plus rare que chez l'adulte (3). Dans presque tous les cas publiés, elle a été produite par une endocardite ulcéreuse, soit primitive, soit secondaire, survenant dans le cours d'une affection valvulaire chronique.

Sur 14 cas d'embolies parties de l'endocarde, Steffen (4) en a trouvé le siège 9 fois dans le cerveau et 8 fois dans la rate et les reins ; ce sont également les organes affectés le plus souvent chez l'adulte. Dans le cerveau, c'est l'artère sylvienne qui est obstruée habituellement. Dans une observation de Broadbent (5), c'était la cérébrale postérieure qui était le siège de l'embolie. Comme curiosités pathologiques, nous citerons encore un cas d'embolie dans l'artère brachiale droite (Redenbacher) (6), deux autres dans les artères du membre inférieur qui s'accompagnèrent de gangrène (Alibert) (7), un cas d'embolie de l'artère mésentérique supérieure (Wittmann) (8) et un cas d'embolies médullaires (Weiss).

Les embolies pulmonaires ont été constatées parfois aussi chez l'enfant à la période asystolique de l'endocardite (obs. LVI de Blache, Steffen, Weill) ; il faut en chercher alors le point de départ dans des thrombus adhérents de la paroi du ventricule droit. Dans les embolies observées après la diphtérie, on a trouvé comme origine des thrombus pariétaux du ventricule gauche (obs. de Berend) (9). C'est la mitrale qui est le point de départ le plus fréquent des embolies cardiaques chez l'enfant ; néanmoins, dans quelques observations, c'étaient les valvules aortiques [Church (10), Barlow (11), Lefèbvre (12)].

(1) Cadet de Gassicourt, *Traité clin. des mal. de l'enf.*, 1882, t. III, p. 146.
(2) Weill et Barjon, *Arch. de méd. expérim.*, 1895, VII, n° 2.
(3) Consulter pour la bibliographie, Beaufort, *Thèse de Paris*, 1896.
(4) Steffen, *loc. cit.*, p. 273.
(5) Broadbent, *Brit. med. Journ.*, 1876.
(6) Redenbacher, *Jahrb. für Kinderheilk.*, 1873, VI, p. 432.
(7) Alibert, cité par Weill, *loc. cit.*, p. 237.
(8) Wittmann, *Jahrb. für Kinderheilk.*, 1876, IX, p. 325.
(9) Berend, *Arch. für Kinderheilk.*, 1894, t. XVII, p. 321.
(10) Church, *St Bartholomew's Hosp. Rep.*, 1869, p. 193.
(11) Barlow, *Brit. med. Journ.*, 1876, II, p. 243.
(12) Lefèbvre, *loc. cit.* (obs. XX).

SYMPTOMES et DIAGNOSTIC. — **ENDOCARDITE AIGUË**. — La forme bénigne passe inaperçue si l'on n'ausculte pas le cœur. La modification des bruits cardiaques, du premier surtout, qui devient éteint ou voilé, et la présence d'un souffle coïncidant exactement avec un des temps du cœur et non modifié par la respiration, l'accentuation du second bruit pulmonaire et parfois l'augmentation de la matité cardiaque à droite du sternum permettent chez l'enfant d'affirmer l'existence d'une endocardite aiguë avec plus de certitude que chez l'adulte, surtout si le souffle est persistant, comme c'est le cas habituel.

L'auscultation fait entendre au premier temps et à la pointe un souffle généralement doux; plus rarement le souffle siège à la base ou s'étend aux deux temps du cœur. Un souffle de la base au premier temps est presque toujours anémique ou cardio-pulmonaire, à moins qu'il ne soit très rude, superficiel et ne s'accompagne d'un frémissement cataire; et encore le plus souvent en pareil cas, s'il s'agit d'une affection aiguë, on a affaire à un frottement péricardique et non à un rétrécissement aortique.

Parfois l'endocardite guérit complètement sans laisser de trace; cette heureuse terminaison, sans être la plus fréquente, s'observe cependant plus souvent dans l'enfance qu'à l'âge adulte; il n'est pas très rare chez les jeunes sujets de voir disparaître entièrement les bruits de souffle consécutifs à une endocardite valvulaire qui avaient persisté pendant plusieurs jours ou même plusieurs mois; René Blache, Roger, Cadet de Gassicourt, Henoch, ainsi que Meigs et Pepper, en citent des exemples remarquables. Dans l'endocardite consécutive à la scarlatine, cette disparition de toutes les traces de la phlegmasie peut même être considérée comme très fréquente; nous avons pu en recueillir de nombreux exemples (1). Cette issue favorable de la maladie est due probablement à la résorption plus active des produits inflammatoires dans l'enfance et à l'intégrité du système vasculaire à cet âge, mais on ne peut guère l'espérer quand les signes de la lésion cardiaque ont persisté pendant plus de deux ans (Roger).

La forme maligne (ulcéreuse) s'accompagne d'une fièvre intense et souvent, comme chez l'adulte, de symptômes typhoïdes qui font soupçonner une dothiénentérie [Duguet et Hayem (2), Cayley (3), Henoch (4)]. Dans d'autres cas, les frissons répétés, les éruptions de pétéchies ou de petites bulles purulentes, rappellent plutôt la pyémie (Senhouse Kirkes) (5). Parfois, l'apparition d'une hémiplégie (Cheadle) (6), d'un ptosis (Rauchfuss) (7) indique nettement la

---

(1) Voir : Picot, *Thèse de Paris*, 1872, p. 140.
(2) Duguet et Hayem, *Gaz. méd. de Paris*, 1865, p. 637.
(3) Cayley, *Med. Times a. Gaz*, 10 nov. 1877.
(4) Henoch, *Vortes über Kinderheilk.*, 1887, p. 638.
(5) Senhouse Kirkes, *Med. chir. trans.*, 1852, t. XXXV.
(6) Cheadle, *Lancet*, 1882, I, p. 442.
(7) Rauchfuss, *Allgem. Centralzeitung*, 1878, n° 20.

cause embolique des accidents. Le plus souvent, il y a obnubilation de l'intelligence ou coma; sur les 12 cas recueillis par Steffen, la connaissance ne resta entière jusqu'à la mort que dans 4 cas.

L'auscultation du cœur permettra en général de rapporter les symptômes généraux à une lésion valvulaire; ainsi, chez une petite fille de douze ans, malade depuis trois jours et amenée à l'hôpital sans connaissance avec de la fièvre et une éruption de taches rouges disséminées qui devinrent rapidement hémorragiques, Jackson (1) constata une augmentation de l'étendue de la matité cardiaque et une accélération des bruits du cœur qui s'accompagnaient à la pointe d'un souffle à la fois systolique et présystolique. L'autopsie démontra la présence d'une endocardite chronique de la mitrale avec ulcération et thrombus adhérent dans l'auricule gauche, ainsi que celle d'infarctus emboliques dans la sylvienne gauche, dans la rate et dans les reins. Néanmoins, dans une curieuse observation de Fruitnight (2) relative à une petite fille de onze ans, on ne constata rien d'anormal au cœur. L'autopsie fit constater la présence de petites végétations et d'ulcérations sur les valvules auriculo-ventriculaires, dues à une infection par le staphylocoque doré. La porte d'entrée de l'infection avait été une ulcération de la peau du pied gauche.

La marche de l'endocardite ulcéreuse chez l'enfant est en général très rapide. La mort survient le plus souvent au bout de trois à huit jours; il est rare que la durée de la maladie dépasse deux semaines.

**ENDOCARDITE CHRONIQUE.** — **Caractères généraux.** — Les affections valvulaires sont mieux tolérées par l'enfant que par l'adulte, tant qu'elles ne sont compliquées ni de péricardite ou de symphyse péricardique, ni de maladies infectieuses qui peuvent en aggraver le pronostic en altérant la fibre cardiaque ou en ulcérant l'endocarde.

La proportion des cardiopathies *latentes* est très considérable dans le jeune âge. Barthez et Sanné (3), sur 71 enfants atteints d'affections valvulaires, en comptent 8 ne présentant aucun désordre fonctionnel quelconque, 21 atteints de symptômes légers, tels que palpitations, essoufflement, et 31 présentant des signes de rupture de compensation à des degrés variables d'intensité, depuis un léger œdème des membres inférieurs parfois passager, jusqu'à la cachexie cardiaque la plus avancée et l'asystolie.

L'*arythmie* est très rare, même à la période de rupture de compensation, ce qui s'explique probablement par la plus grande résistance vitale de la fibre cardiaque infantile et par l'hypertrophie de l'oreillette gauche (4) qui empêche l'onde en retour de retentir sur le cœur

(1) Jackson, *Boston med. a. surg. Journ.*, janv. 1885.
(2) Fruitnight, *Arch. of Pædiatrics*, 1896, p. 648.
(3) Barthez et Sanné, *Traité clin. des mal. des enf.* Paris, 1887, t. II, p. 64.
(4) Ce fait a été démontré soit par les autopsies, soit par les tracés cardiogra-

droit. Le *bruit de galop* et l'*embryocardie* ou tachycardie avec rythme fœtal (Huchard) sont chez l'enfant, plus fréquemment que l'arythmie, le signe de l'affaiblissement des ventricules.

Les troubles fonctionnels, tels que l'essoufflement, la dyspnée et les troubles de la circulation veineuse, l'œdème des extrémités inférieures, l'oligurie avec albuminurie, n'apparaissent en général qu'à une époque tardive ou sous l'influence de complications. La cause de cette remarquable tolérance doit être cherchée d'une part dans l'intégrité de la fibre cardiaque et l'hypertrophie compensatrice, d'autre part dans la flexibilité de la cage thoracique dans le jeune âge qui permet au cœur hypertrophié, grâce à la voussure précordiale considérable, d'échapper à toute compression et de se mouvoir à son aise. Les adhérences du péricarde, qui gênent le cœur dans ses mouvements, transforment le plus souvent une cardiopathie latente en une asystolie grave.

La preuve du rôle mécanique de ces adhérences est souvent donnée à l'autopsie dans les cas de symphyse péricardique par la constatation de l'intégrité de la fibre cardiaque et de la stase veineuse du foie qui souffre le premier de la gêne circulatoire du cœur.

Dans les affections mitrales pures, les enfants n'éprouvent de la dyspnée ou des palpitations avec angoisse précordiale qu'à la suite d'une émotion morale, d'efforts prolongés ou d'un séjour à une trop grande altitude.

Les affections valvulaires compliquées d'adhérences du péricarde se terminent le plus souvent chez l'enfant par la mort. La marche peut être plus rapidement fatale que chez l'adulte et la mort arrive quelques semaines ou quelques mois après le début de l'endo-péricardite. Guersant a vu un enfant de onze ans succomber aux accidents de la cachexie cardiaque un mois après le début d'une endocardite rhumatismale et Bamberger rapporte le fait d'une petite fille du même âge qui mourut au bout d'une année à la suite d'une endo-péricardite avec symphyse péricardique totale.

Le plus souvent, néanmoins, c'est à la suite de plusieurs rechutes de rhumatisme avec retentissement sur le cœur, que la rupture de compensation devient permanente et que l'hydropisie, soit de la peau, soit des séreuses, apparaît et s'installe définitivement, comme chez l'adulte.

Il peut cependant se produire chez l'enfant une amélioration durable, même lorsque l'affection cardiaque est arrivée à un degré avancé. C'est ainsi que nous avons vu un garçon de douze ans, atteint d'insuffisance mitrale avec rétrécissement, revenir pendant un certain temps à un état de santé relativement satisfaisant

phiques d'insuffisance mitrale recueillis par M. D'Espine. On trouve habituellement après le choc systolique un second choc au début de la diastole déterminé par le renvoi brusque de l'onde en retour, qui est dû à une systole auriculaire anticipée.

après avoir présenté pendant plusieurs mois une anasarque généralisée avec ascite, œdème pulmonaire et tous les signes de l'insuffisance tricuspide; il n'a succombé qu'à l'âge de dix-sept ans à une aggravation de l'affection cardiaque.

La *guérison* possible des affections valvulaires, quoique rare, est attestée aujourd'hui par trop d'observations sérieuses pour pouvoir être mise en doute. Ce processus curatif est propre aux cardiopathies infantiles. Peter (1) a rapporté un exemple remarquable de guérison d'une insuffisance mitrale relatif à un garçon de trois ans, dont la maladie avait été constatée par Blache, plus tard par Roger, plus tard encore par Trousseau; un an après, le souffle mitral avait disparu et l'enfant, suivi encore par Peter pendant trois ans, put être considéré comme entièrement guéri. Andrew (2) a constaté la guérison de la même affection chez une petite fille de neuf ans qui en avait souffert pendant cinq ans. L'un de nous (3) a publié un fait analogue dont voici le résumé : Une petite fille de six ans présentait un souffle énorme au premier temps avec maximum à la pointe et un léger souffle présystolique (rétrécissement et insuffisance mitrale); elle se plaignait de palpitations depuis quatre mois, époque où elle avait été atteinte d'une pleuro-pneumonie. Ce souffle, qui persistait à l'âge de onze ans, a complètement disparu à l'âge de quinze ans; la jeune fille a été revue encore à l'âge de dix-sept ans, il n'y avait plus trace d'affection cardiaque. Ajoutons encore que Gerhardt a constaté chez un adulte la disparition des signes d'une insuffisance aortique, qu'il avait présentés dans son enfance.

**Caractères spéciaux.** — Lésions mitrales. — Ces lésions représentent la grande majorité de celles qui se rencontrent dans les affections organiques du cœur du jeune âge.

Les enfants qui en sont atteints sont habituellement pâles et très sujets aux *épistaxis*. L'abondance et la répétition des saignements de nez chez un enfant doit toujours éveiller l'attention du médecin et l'engager à ausculter le cœur.

L'*insuffisance mitrale*, pure ou accompagnée d'un léger degré de rétrécissement, est la lésion la plus commune; c'est celle que nous avons le plus souvent rencontrée. Le souffle nettement systolique à la pointe, qui la caractérise, a chez l'enfant une aire de propagation beaucoup plus grande que chez l'adulte et s'entend très bien, parfois mieux qu'en avant, sur la colonne vertébrale à la hauteur du cœur. Ce caractère permet de distinguer un souffle organique de la pointe des souffles cardio-pulmonaires qui naissent et meurent sur place. D'ailleurs, la voussure précordiale qui manque rarement, l'accentuation du second bruit pulmonaire et l'extension transversale de la matité

<hr>

(1) Peter, *in* Blache, *loc. cit.*, p. 145.
(2) Andrew, *St Bartholomew's Hosp. Rep.*, 1876, III, p. 161.
(3) D'Espine, *Rev. méd. de la Suisse rom.*, 1892, p. 449.

cardiaque, qui dépasse à gauche la ligne mamillaire et à droite la ligne médiane, et souvent même la ligne sternale droite, permettront toujours de faire le diagnostic.

Le *rétrécissement mitral* pur, tel qu'il a été décrit par Durosiez (1), chez la femme adulte, est très rare chez l'enfant; il est presque toujours lié chez lui à un certain degré d'insuffisance.

Weill, qui en a observé 10 cas chez de jeunes enfants de six à quatorze ans, insiste sur l'arrêt de développement qui l'accompagne. « Nombre de jeunes filles, dit-il, à rétrécissement mitral sont petites et chétives. » Il a eu l'occasion d'en observer deux cas chez deux sœurs, l'une âgée de six ans, l'autre de dix ans.

Le rétrécissement mitral se reconnaît au rythme mitral entendu à la pointe et qui est caractérisé par un roulement diastolique et souvent par un souffle présystolique bref, se terminant par un premier bruit sonore ou un souffle systolique d'insuffisance. Le dédoublement du second temps (bruit de caille de Bouillaud), qui l'accompagne souvent, ne suffit pas à lui seul pour affirmer la présence d'un rétrécissement mitral.

Sansom, sur 35 cas de rétrécissement mitral, a noté 17 fois un *frémissement* valvulaire présystolique, perceptible à la palpation immédiatement au-dessus et en dedans du choc de la pointe.

Nous avons observé un cas de rétrécissement mitral chez une jeune fille de treize ans, dont le début remontait probablement à l'âge de trois ans, à la suite d'une brûlure de la peau. La lésion, qui était latente et bien tolérée dans l'enfance, s'est accompagnée de dyspnée et parfois de crises d'asystolie depuis que la malade est entrée dans l'adolescence.

LÉSIONS AORTIQUES. — Ces lésions existent rarement seules. Crandall (2), qui donne une statistique considérable d'affections valvulaires acquises chez l'enfant, a observé la localisation aortique dans une forte proportion :

| | |
|---|---:|
| Insuffisance mitrale | 124 |
| Rétrécissement mitral | 16 |
| Insuffisance aortique | 9 |
| Rétrécissement aortique | 26 |

Il fait ressortir que le pronostic des lésions aortiques chez l'enfant n'est pas sensiblement plus défavorable que celui des lésions mitrales.

Le *rétrécissement aortique*, caractérisé par un souffle rude, systolique à la base, accompagné en général d'un frémissement cataire au niveau du sternum, ne s'accompagne le plus souvent d'aucun désordre fonctionnel chez l'enfant, et permet une longue survie. Weill a pu suivre pendant plusieurs années un enfant atteint de cette lésion;

(1) Durosiez, *Traité clin. des mal. du cœur*. Paris, 1891, p. 276.
(2) Floyd-M. Crandall, *Arch. of Pædiatrics*, t. VIII, déc. 1891.

ce n'est qu'à partir de la puberté que se manifestèrent quelques accidents névropathiques, caractérisés par une insomnie tenace, de l'inaptitude au travail, une fatigue cérébrale rapide, sans troubles bien sensibles de la circulation.

Le « pulsus tardus » avec son plateau systolique allongé, qui démontre une tension artérielle moyenne élevée, se voit bien dans les tracés de Blache pris sur deux enfants atteints de rétrécissement aortique, âgés l'un de quatre ans, l'autre de six ans.

L'*insuffisance aortique*, qui, d'après Blache, est le plus souvent associée chez l'enfant à un rétrécissement aortique ou à une lésion mitrale, a été néanmoins observée isolément, ou du moins a été assez prédominante pour imprimer son caractère clinique spécial à la cardiopathie.

Le souffle diastolique de la base s'entend le long du sternum ; il est souvent aussi intense à la pointe qu'à la base, ce qui tient à ce que chez l'enfant le ventricule gauche hypertrophié est en rapport direct avec la paroi thoracique dans une étendue beaucoup plus grande que chez l'adulte.

Lefèbvre dit que le pronostic de cette lésion est presque toujours fatal chez l'enfant, et dans un temps relativement assez rapproché ; sur 20 enfants cités par lui, tous, sauf trois, avaient succombé. Cela est surtout vrai quand la lésion s'est produite chez de jeunes enfants, parce qu'à leur âge elle coïncide habituellement avec d'autres lésions valvulaires ou péricardiques.

Il n'en est pas toujours de même plus tard. L'un de nous, M. D'Espine, a assisté au développement d'une insuffisance aortique dans le cours d'un rhumatisme aigu, chez un garçon de seize ans, qui en fut très affecté jusqu'au moment où l'hypertrophie s'ajouta à la dilatation du ventricule gauche. Aujourd'hui, ce jeune homme, âgé de vingt et un ans, jouit d'une excellente santé, malgré un souffle diastolique persistant et un pouls de Corrigan ; il remonte en bicyclette des pentes assez fortes sans essoufflement.

La mort *subite* est signalée dans trois observations de la thèse de Lefèbvre.

Une observation de Barlow, relative à un garçon de dix ans, est remarquable par le fait de la production de deux embolies cérébrales, la première dans la sylvienne droite, la seconde dans la sylvienne gauche, à quatre semaines de distance. L'enfant succomba après la seconde attaque.

TRAITEMENT. — **Endocardite aiguë.** — Dans les cas d'endocardite rhumatismale, on prescrira d'abord le salicylate de soude en surveillant son effet sur le cœur, et le régime lacté. S'il y a tendance à la syncope, les alcooliques à hautes doses, les injections d'éther et de sérum artificiel, seront indiqués. S'il survient des symptômes de tachycardie avec dilatation aiguë du cœur, on ordonnera la digitale ou la teinture de strophantus comme nous l'indiquons ci-dessous. A la période subaiguë, on emploiera la méthode révulsive (teinture d'iode, vésicatoires) ou les frictions avec l'onguent napolitain sur la région précordiale.

**Endocardite chronique.** — Tant que la maladie ne se manifestera que par des signes physiques, on veillera simplement à ce que l'enfant évite tout exercice violent ou fatigant, et on soutiendra ses forces par une alimentation tonique. Une *hygiène* bien entendue pourra contribuer à la prolongation de l'existence. Il faut interdire aux petits malades le séjour à de grandes altitudes et toutes les vocations qui nécessitent un exercice musculaire violent et prolongé. Nous insistons beaucoup sur l'action tonique des lavages froids faits chaque matin, sur l'usage du lait qui doit entrer toujours pour une part importante dans l'alimentation. Nous prescrivons, pour combattre l'anémie, les préparations *ferrugineuses*, qui nous ont donné, comme à Henoch, d'excellents résultats. Dès que le cœur paraît fatigué ou surmené, un repos absolu est de rigueur. Le bromure de sodium est le meilleur calmant de l'agitation cardiaque à cette période; nous le faisons prendre dans la soirée à la dose de 1 ou 2 grammes, suivant l'âge, dans de l'eau de tilleul ou de fleurs d'oranger.

Dès qu'apparaîtront les accidents de l'asystolie, on prescrira le traitement usité en pareil cas (digitale, purgatifs, régime lacté), en proportionnant les doses des médicaments à l'âge de l'enfant. D'après G. Sée (1), la digitale ne doit être employée qu'avec une extrême circonspection, car, suivant lui, c'est un des remèdes que l'enfant tolère le moins, et on ne doit pas dépasser comme dose 0,03 de poudre prise en nature. Nous l'avons cependant prescrite sans inconvénient à la dose journalière de 0,10 à 0,20 de poudre en infusion. Il faut se rappeler seulement que l'intolérance se produit plus rapidement chez l'enfant que chez l'adulte, et il ne faut pas attendre le ralentissement du pouls pour suspendre l'emploi du médicament.

Moncorvo (2) a observé un amendement immédiat et parfois une cessation complète des phénomènes d'asystolie, chez des enfants atteints de lésions mitrales, en administrant la *teinture de strophantus* (1 pour 20 suivant la formule de Fraser) à des doses variant de 6 à 15 gouttes dans les vingt-quatre heures. Les effets du médicament persisteraient longtemps après la cessation du traitement, et ces doses ne provoqueraient pas de phénomènes toxiques.

(1) G. Sée, *Du diagnostic et du traitement des maladies du cœur*. Paris, 1879, p. 339.

(2) Moncorvo, *Union méd.*, 4, 7 et 9 janvier 1890.

# CHAPITRE III

## TROUBLES FONCTIONNELS DU CŒUR

Les troubles fonctionnels du cœur chez les enfants ont été peu étudiés, si l'on en excepte les accidents réunis sous le nom d'hypertrophie cardiaque de croissance, qui sont propres au sexe masculin et appartiennent plutôt à l'adolescence (dix-sept à vingt ans) qu'à l'enfance proprement dite. Nous en dirons quelques mots, puis nous étudierons les tachycardies essentielle ou symptomatiques, en traitant à part la maladie de Basedow, et nous terminerons ce court aperçu par l'étude de l'asystolie fonctionnelle, symptôme de la dilatation du cœur.

**Troubles cardiaques de croissance.** — G. Sée (1) et R. Blache (2) ont attribué à une véritable hypertrophie cardiaque une série d'accidents survenant pendant la croissance et dont la réalité clinique n'est pas contestée, mais dont la pathogénie est douteuse.

Dans certains cas, la tachycardie avec palpitations est le seul symptôme observé ; on constate à la région précordiale des battements un peu plus étendus et exagérés qu'à l'état normal, parfois aussi un souffle systolique variable et des bouffées de chaleur au visage ; le souffle ne peut être qu'anémique ou cardio-pulmonaire ; habituellement, il s'y joint de la dyspnée d'effort ou parfois de la gêne respiratoire même au repos. Ces auteurs ont rapproché de ces symptômes la céphalalgie de croissance, sur laquelle nous nous sommes déjà expliqués (Voir p. 297) et qui n'a aucun rapport nécessaire avec les troubles cardiaques.

Huchard (3) a montré qu'habituellement, quand l'hypertrophie cardiaque existe, elle relève d'une autre cause que la croissance. C'est ainsi que les palpitations réflexes observées chez les collégiens (Voir p. 637), proviennent généralement de la dyspepsie. Ajoutons que l'hérédité nerveuse joue aussi un rôle qui prédispose aux palpitations ; l'onanisme en est souvent la cause efficiente.

Quant au rôle mécanique que jouerait la compression thoracique, et qui a été invoqué par Ollivier (4) pour expliquer les palpitations dans les cas d'étroitesse transversale du thorax, il nous paraît douteux. Nous avons observé souvent des cœurs de bossus, et nous avons été frappés de leur fonctionnement normal dans la majorité des cas ; la

(1) G. Sée, *Acad. des sciences,* séance du 26 janv. 1885.
(2) R. Blache, *Rev. des mal. de l'enf.,* 1891, p. 529.
(3) Huchard, *Congrès franç. de méd. de Lyon,* 1894, p. 788.
(4) Ollivier, *Leçons clin. sur les mal. des enf.,* 1889, p. 12.

gêne respiratoire, quand elle existe, dépend chez eux moins du cœur
que de l'emphysème pulmonaire.

Potain et Vaquez (1) ont renversé l'édifice déjà si frêle de l'hypertrophie de croissance par des mensurations exactes de la matité cardiaque aux différents âges. Ils ont montré qu'en dehors des états
pathologiques et de certaines hypertrophies observées chez des
gymnastes, l'accroissement du cœur se fait parallèlement avec
l'accroissement du reste du corps, et que l'on ne pouvait constater
une augmentation de volume du cœur chez les malades qui présentaient les accidents rapportés à l'hypertrophie de croissance.

Pour Gallois et Fatout (2), la véritable cause des troubles cardiaques
dits de croissance résiderait dans les végétations adénoïdes du
rhinopharynx qui, en gênant le développement du thorax, agiraient
du même coup sur le cœur. Cette théorie, qui peut être vraie pour
quelques cas, ne peut prétendre s'appliquer à la généralité des palpitations et des tachycardies de la puberté.

Le meilleur traitement des troubles cardiaques qui coïncident avec
une croissance exagérée consistera dans une cure de repos avec
régime approprié (viandes blanches, farineux, lait, proscription de
l'alcool, du thé et du café), suivie d'un exercice modéré et progressif, dans l'habitation à un air salubre (campagne, montagne jusqu'à
une altitude de 1 000 à 1 100 mètres). Sée vante l'emploi de l'iodure de
potassium à la dose de 0$^{gr}$,50 à 1 gramme par jour, et de la convalla-
marine à la dose de 0$^{gr}$,02 à 0$^{gr}$,04 par jour, chez les enfants atteints
de palpitations avec dyspnée.

**Tachycardie paroxystique.** — La *tachycardie paroxystique essentielle*, si bien décrite chez l'adulte par Bouveret (3), est tout à fait
exceptionnelle chez l'enfant. Fritz (4) rapporte cependant le cas d'un
jeune homme qui eut son premier accès à dix-huit ans, mais qui
était atteint depuis l'âge de six ans de palpitations et de dyspnée dès
qu'il faisait un effort violent. Dans une observation de Durosiez (5),
il s'agit d'une femme hystérique de vingt-neuf ans, qui souffrait
de palpitations depuis l'âge de dix ans.

Le seul cas positif de la maladie de Bouveret observé dans l'enfance
est celui d'Herringham (6). Les accès avaient commencé chez une
fillette à l'âge de six ans et persistaient à l'âge de douze ans sous
la forme d'attaques accompagnées d'angoisse précordiale et de
cyanose légère. Au cours de l'attaque, le pouls était très petit et
battait de 240 à 260 par minute; les accès duraient de treize heures à
un jour et demi et se terminaient généralement pendant le sommeil. Le

(1) Potain et Vaquez, *Sem. méd.*, 1895, p. 413.
(2) Gallois et Fatout, *Bull. méd.*, 1897, p. 1189.
(3) Bouveret, *Rev. de méd.*, 1889.
(4) Fritz, *Thèse de Zurich*, 1894, p. 753 (obs. I).
(5) *In* Larcena, *Thèse de Paris*, 1891, p. 113.
(6) Herringham, *Soc. clin. de Londres*, 8 janv. 1897.

volume du cœur avait fini par augmenter en dépit de tous les traitements employés.

La tachycardie chez l'enfant est habituellement symptomatique. Elle est due alors le plus souvent à une compression du pneumogastrique dans le cours de l'*adénopathie bronchique* [obs. de Jacquet (1), de Luzet (2), de Merklen (3), etc.], ou à la paralysie du bulbe dans le cours de la diphtérie [obs. de Guttmann (4)]. Nous avons décrit plus haut les crises bulbaires qu'on peut observer dans le cours de la paralysie diphtérique (Voir p. 195).

Les *bromures*, la *valériane*, les inhalations d'oxygène, sont les seuls remèdes symptomatiques à employer contre la tachycardie paroxystique.

**Maladie de Basedow.** — Elle est exceptionnelle chez l'enfant. P. Steiner (5), qui en publie 3 cas personnels, n'a pu trouver que 28 observations détaillées de goitre exophtalmique infantile dans la littérature médicale. Sur ces 31 cas, 22 appartiennent au sexe féminin et 9 seulement au sexe masculin. Le début remontait dans 3 d'entre eux avant l'âge de six ans, dans 13 cas avant dix ans et dans 15 cas avant quinze ans. Nous avons déjà signalé cette affection comme maladie familiale (p. 524).

Parmi les trois symptômes cardinaux de la maladie de Basedow, les *troubles cardiaques* sont ceux qui apparaissent les premiers et jouent le rôle principal chez l'enfant; la tachycardie n'est pas permanente et n'est pas aussi marquée que chez l'adulte; il est rare que la fréquence du pouls dépasse 120 pulsations à la minute. Elle se combine avec des *palpitations*, qui surviennent au début par accès et tendent dans la suite à devenir permanentes.

Le *goitre* ne se développe que tardivement et n'est jamais très considérable; il est mou et pulsatile, et est prédominant dans le lobe droit.

L'*exophtalmie* est peu accusée chez l'enfant et peut même manquer complètement. Elle se développe en général de bonne heure; c'était le premier symptôme observé dans 6 cas sur 31 (Steiner). D'après Ehrlich (6), elle serait plus accentuée à l'œil droit qu'à l'œil gauche.

Le *tremblement*, si bien décrit par Marie chez l'adulte, n'a été observé que 2 fois chez l'enfant.

On a vu dans quatre cas la maladie se compliquer d'une chorée grave. Cardarelli (7) a observé la combinaison du goitre exophtalmique

(1) Jaquet, *Bull. de la Soc. anat.*, déc. 1887.
(2) Luzet, *Rev. de méd.*, 1890, p. 770.
(3) Merklen, *Soc. méd. des hôp.*, séance du 14 nov. 1887.
(4) Guttmann, *Virch. Arch.*, 1874, t. LIX, p. 51.
(5) Steiner, *Arch. für Kinderheilk.*, 1896, t. XX, p 321.
(6) Ehrlich, *Thèse de Berlin*, 1890.
(7) Cardarelli, *Le malattie nervose e funzionali del cuore*. Napoli, 1882.

avec une paralysie pseudo-hypertrophique chez un garçon de douze ans. Parmi les troubles fonctionnels observés le plus souvent chez les enfants, nous citerons l'impressionnabilité nerveuse, alliée avec l'insomnie, et parfois avec des migraines ou des vertiges et une dyspnée pouvant aller parfois jusqu'à la suffocation. La cachexie basedowienne est inconnue chez l'enfant.

La marche, quoique habituellement chronique, présente chez l'enfant une allure plus rapide au début que chez l'adulte. La maladie était arrivée à son apogée en quatre semaines dans un cas de Steiner, en cinq jours dans un cas de Demme (1) et en deux jours dans un cas de Solbrig (2). Ces derniers cas méritent d'être rapportés à cause de leur courte durée :

C'est le dixième jour après une scarlatine de moyenne intensité que Demme vit se développer, chez un garçon de cinq ans, de l'exophtalmie, un goitre vasculaire du volume d'une noisette dans le lobe droit du corps thyroïde et de fortes pulsations des carotides et des radiales ; le pouls était dur, tendu, et battait 120 par minute. Tous ces symptômes, qui s'étaient développés en quelques jours, disparurent complètement au bout de trois mois, après une cure de repos à la campagne.

Dans le cas de Solbrig, il s'agissait d'un garçon de huit ans dont la mère était atteinte de goitre exophtalmique, qui fut pris, sous l'influence d'une violente émotion, de palpitations et de dyspnée, et présenta déjà dès le second jour du gonflement thyroïdien et de l'exophtalmie ; sous l'influence du repos et de faibles doses de digitale, tous les accidents disparurent au bout de dix jours.

Le pronostic paraît meilleur chez l'enfant que chez l'adulte. Trois fois la guérison a été complète. Les deux seuls cas de mort observés ont été déterminés par des complications (tuberculose, affection valvulaire) ou des maladies intercurrentes.

Le traitement de la maladie de Basedow consistera principalement dans une cure *hydrothérapique* bien dirigée. La galvanisation du sympathique a aussi à son actif quelques succès. De faibles doses de digitale paraissent avoir bien agi contre les crises de palpitations avec dyspnée. On proscrira sévèrement toutes les préparations iodées et les tablettes thyroïdiennes.

**Asystolie par dilatation du cœur.** — La *dilatation du cœur* a été observée chez les enfants, comme complication de maladies générales infectieuses (néphrite scarlatineuse), ou des troubles de la petite circulation produits par les quintes de coqueluche. Nous ne reviendrons pas sur les signes de la dilatation du cœur droit dans cette maladie (Voir *Coqueluche*, p. 248).

La dilatation primitive ou le cœur forcé tel qu'il a été décrit chez

(1) Demme, *XVIII° Rapport de l'hôpital Jenner*. Berne, 1890, p. 81.
(2) Solbrig, *Zeitschr. für Psychiatrie*, 1871, t. XXVII, p. 5.

l'adulte par Myers, par Da Costa et par Seitz, est tout à fait exceptionnel dans l'enfance. L'un de nous (1) en a observé un cas chez une petite fille de six ans, atteinte d'asystolie aiguë qui a guéri rapidement par la digitale et dont la cause est restée obscure. Le cœur, qui, pendant l'attaque, battait jusque dans le septième espace, a repris ses dimensions normales. Le seul phénomène d'auscultation digne d'être rapporté a été un dédoublement du second bruit. L'anasarque, la congestion des bases des poumons et du foie, les pulsations des veines jugulaires, l'oligurie avec albuminurie légère, témoignaient d'une façon irrécusable de l'insuffisance musculaire du cœur droit. Néanmoins, au bout de huit à dix jours tout était rentré dans l'ordre et l'enfant, revue un mois après, présentait un cœur normal ainsi qu'une santé parfaite.

La dilatation du cœur peut survenir dans le cours d'une autre affection. Silbermann (2) a observé trois enfants de quatre à six ans qui présentèrent des troubles circulatoires rapidement mortels dans le cours d'une néphrite scarlatineuse; dans la première observation, la dilatation du ventricule gauche put être suivie de jour en jour; le choc du cœur, qui battait d'abord dans les limites normales, finit par être senti en dehors du mamelon jusqu'à la ligne axillaire et en bas jusque dans le septième espace. L'hypertension artérielle, qui était caractérisée par un pouls très dur et non compressible, avait déterminé par la dilatation du ventricule une insuffisance mitrale fonctionnelle, qui disparut dans les derniers jours. L'enfant succomba à l'œdème pulmonaire, et l'on constata une dilatation des cavités cardiaques portant principalement sur le ventricule gauche dont les parois étaient hypertrophiées. Steffen et Goodhart (3) ont rapporté des cas semblables.

## CHAPITRE IV

### CYANOSE

La cyanose est l'expression clinique habituelle des malformations congénitales du cœur.

ÉTIOLOGIE. — La cyanose est parfois, comme toutes les malformations, une maladie familiale; ainsi, une femme rachitique mit au monde cinq enfants tous atteints de cyanose (Strehler) (4).

La syphilis des parents a été incriminée comme une cause de dystrophie cardiaque. Outre les cas de Crocker, de Virchow et

(1) D'Espine, *Gaz. hebd. de méd.*, 1874, p. 86.
(2) Silbermann, *Jahrb für Kinderheilk.*, 1881, t. XVII, p. 178.
(3) Goodhart, trad. franç., 1895, p. 530.
(4) Strehler, *in* Gintrac, art. CYANOSE du *Nouveau dict. de méd. et chir. prat.*, 1869, X, p. 622.

de Rauchfuss, cités par Moussous (1), E. Fournier (2) rapporte neuf observations de cyanose congénitale chez des descendants de syphilitiques.

La cyanose s'observe plus souvent chez les garçons que chez les filles. Elle apparaît en général dès les premiers jours ou les premiers mois de la vie; quelquefois cependant elle ne se manifeste que dans la seconde enfance ou même à l'âge adulte. D'après une statistique de Smith (3) portant sur 138 cas, la cyanose s'est montrée 97 fois dans la première semaine de la vie, 23 fois depuis cette époque jusqu'à la fin de la première année, 9 fois de un à cinq ans, 7 fois de cinq à vingt ans, 1 fois entre vingt et quarante ans, et 1 fois au delà de cet âge. Son apparition est déterminée quelquefois par un trouble momentané de la respiration ou de la circulation à la suite d'une chute, d'un mouvement brusque, d'un exercice violent, d'une attaque de convulsions ou d'une émotion morale vive.

ANATOMIE PATHOLOGIQUE. — Les altérations trouvées à l'autopsie des enfants morts de cyanose présentent une assez grande diversité, et il faudrait, pour les exposer toutes, faire l'histoire presque complète des vices de conformation du cœur; nous ne mentionnerons ici que les plus communes; ce sont : la *persistance du trou de Botal*, l'*ouverture de la cloison interventriculaire*, et la *persistance du canal artériel* ; ces lésions sont tantôt isolées, tantôt réunies, et s'accompagnent habituellement d'un *rétrécissement* ou même de l'*oblitération complète de l'artère pulmonaire*. Sur 153 cas de malformation du cœur, Peacock (4) a trouvé 74 fois un rétrécissement et 25 fois une oblitération de l'artère pulmonaire, soit, dans 64 pour 100 des cas, une anomalie de cette artère. Cette proportion augmente considérablement, si l'on ne tient compte que des malformations cardiaques compatibles avec la vie ; ainsi, sur 39 cas observés chez des sujets qui avaient dépassé la douzième année, Peacock a constaté 32 fois le rétrécissement pulmonaire, soit dans 82 pour 100 des cas. Cette lésion domine donc toute l'histoire clinique de la cyanose congénitale.

Ajoutons qu'on trouve habituellement, dans les cas de communication interventriculaire, des *anomalies de situation des gros troncs artériels*, dont la plus commune est la communication de l'aorte avec les deux ventricules, grâce à la perforation ou au défaut du septum. Cette disposition entraîne forcément un mélange des deux sangs, qui ne résulte pas nécessairement de la simple communication des deux ventricules.

(1) Moussous, *Traité des mal. de l'enf.*, 1897, III, p. 601.
(2) E. Fournier, *Thèse de Paris*, 1898, p. 195.
(3) Smith, *Diseases of Inf. and Childh.*, 1869, p. 578.
(4) Peacock, *On malform of human heart*, 2ᵉ édit. Londres, 1866.

Signalons enfin une lésion qui se rattache plus ou moins directement à la vie fœtale, c'est le *rétrécissement de l'aorte* à la hauteur du canal artériel.

La cause de ces anomalies du cœur est obscure; elle tient tantôt à un simple arrêt de développement (Geoffroy Saint-Hilaire, Rokitansky), tantôt à une endocardite fœtale (Bouillaud, H. Meyer), tantôt enfin à un arrêt de développement et à une endocardite tardive qui se développe lentement après la naissance et prend son point de départ au niveau des orifices anormaux de communication (V. Dusch, Virchow). En pareil cas, l'endocardite peut s'étendre tantôt au cœur droit (artère pulmonaire ou valvule tricuspide), tantôt au cœur gauche (valvules sigmoïdes ou mitrale).

Chez les individus cyanosés, on constate aussi le plus souvent une dilatation de l'oreille droite et une hypertrophie du ventricule droit; le poumon est ordinairement affaissé et gorgé d'un sang noir, il est quelquefois emphysémateux ou tuberculeux; le thymus est augmenté de volume, même chez les enfants d'un certain âge.

PATHOGÉNIE. — La cause principale de la cyanose congénitale est le mélange du sang rouge et du sang noir, qui résulte de la communication anormale entre les deux côtés du cœur, mais ce mélange ne sera suffisant pour déterminer la coloration bleue que s'il est favorisé par les obstacles que rencontre la petite circulation et particulièrement par le rétrécissement de l'artère pulmonaire. Cette théorie explique bien l'augmentation considérable de l'intensité de la cyanose chez les enfants, quand, sous l'influence d'efforts, de quintes de toux, etc., les cavités droites se déchargent plus largement dans les cavités gauches.

Quand la communication entre le cœur droit et le cœur gauche ne se fait que par un orifice étroit ou oblique, ou bien quand la pression est égale dans les deux côtés du cœur, le mélange des sangs ne se fait que difficilement et la cyanose n'apparaît que si la respiration et la circulation sont entravées par une cause accidentelle; dans quelques cas même, la cyanose peut manquer absolument, malgré la persistance du trou de Botal (1).

Gintrac (2) avait donc raison en assignant comme cause à la cyanose congénitale la présence dans les artères de la grande circulation d'un sang non oxygéné, mais il n'a pas tenu assez compte de la part due aux difficultés mécaniques de l'hématose pulmonaire provenant du rétrécissement de l'artère pulmonaire (Louis). Ce rétrécissement ne peut, d'autre part, expliquer à lui seul les phénomènes de la cyanose congénitale, car la coloration bleue est très peu mar-

(1) Voir en particulier un cas observé par Jules Simon : Cyanose blanche chez un enfant de trois mois (*Rev. mens. des mal. de l'enf.*, 1888, p. 151).
(2) Gintrac, art. CYANOSE du *Nouv. Dict. de méd. et chir. prat.*, 1869.

quée ou manque complètement dans les cas de rétrécissement acquis sans communication entre les deux cœurs (1) ; on a d'ailleurs observé des cas de cyanose avec persistance du trou de Botal sans rétrécissement pulmonaire [Mackey (2), Samson (3)].

**DESCRIPTION. — Signes fonctionnels.** — Le premier signe qui frappe l'attention chez un enfant atteint de cyanose, c'est l'aspect de la peau ; celle-ci présente une teinte livide, bleuâtre, violacée ou même noirâtre ; cette coloration est surtout marquée aux narines, à la paupière supérieure, au lobule de l'oreille, aux lèvres et à la bouche, aux parties génitales et aux doigts ; elle devient plus foncée pendant les efforts, les accès de toux, le travail de la digestion, etc., tandis que, sous l'influence du sommeil ou d'un repos prolongé, elle diminue ou disparaît même complètement.

Les autres symptômes de la maladie ne sont pas aussi constants et varient en intensité suivant les cas. Le visage est généralement tuméfié, les yeux sont proéminents, les conjonctives sont d'un bleu noirâtre. Les doigts offrent une conformation spéciale qui rappelle celle qu'on observe chez les phtisiques ; ils sont allongés et renflés au niveau de la dernière phalange, qui est arrondie comme l'extrémité d'une baguette de tambour ; les ongles sont longs, larges, épais, leur pulpe est violacée.

. La chaleur de la peau est presque toujours diminuée, les petits malades se plaignent d'un froid habituel. S'ils sont pris d'une affection fébrile, leur température s'élève peu.

Le système musculaire est faible, l'enfant est mou, paresseux, incapable de faire un effort ; l'intelligence est lente, la céphalalgie fréquente. L'évolution des dents est quelquefois retardée. Le thorax est rétréci dans sa partie supérieure ; les veines sont dilatées. On observe souvent des épistaxis, des hémoptysies ou des hémorragies par les gencives.

La respiration est en général difficile et accélérée ; les nourrissons sont souvent obligés d'interrompre leur repas pour respirer par la bouche ; l'enfant ne peut dormir que la tête haute, il est sujet à de fréquents accès de dyspnée et de palpitations. Ces accès surviennent quelquefois périodiquement, ou bien ils sont provoqués par un effort ou une émotion morale ; ils sont parfois d'une grande violence, s'accompagnent de mouvements convulsifs épileptiformes dus à l'asphyxie et peuvent aller jusqu'à la syncope. Ces *paroxysmes* (Gintrac), au cours desquels les malades peuvent succomber, ont une durée variable, tantôt seulement de quelques

---

(1) Moussous (*Traité des mal. de l'enf.*, 1897, p. 609) démontre, comme nous l'avons fait depuis 1876, que la cyanose est presque constamment de cause mixte et que les théories de Gintrac et de Louis, loin de s'exclure, se complètent l'une l'autre.

(2) Mackey, *Brit. med. Journ.*, 9 déc. 1871.

(3) Samson, *Med. Times and Gaz.*, 9 janv. 1875.

instants ou de quelques heures, souvent aussi de quelques jours.

Les attaques *épileptiformes* que nous avons mentionnées ne sont pas toujours liées à l'asphyxie; Moussous les a trouvées signalées dans le quart des observations qu'il a dépouillées. Elles sont particulièrement graves dans les deux ou trois premières années de la vie et sont suivies d'une période comateuse fort longue, qui parfois se termine par la mort (Variot) (1).

L'œdème des membres inférieurs et les hydropisies sont relativement rares, car les communications entre les deux cœurs servent, dans les cas de rétrécissement pulmonaire congénital, de soupapes de sûreté qui empêchent la rétro-dilatation du système veineux.

Ce tableau n'est plus vrai pour un certain nombre d'affections congénitales bien tolérées, où les enfants se développent normalement et, arrivés à l'âge adulte, peuvent même exercer avec succès une profession libérale. Nous avons connu un jeune homme atteint de cyanose, qui pendant plusieurs années remplit avec succès et dévouement la charge fatigante de pasteur d'une cure de montagne.

La dyscrasie de la cyanose congénitale présente un procédé spontané de compensation à l'anoxémie, qui consiste dans une augmentation du nombre et des dimensions des globules rouges [Krehl (2)], Vaquez (3); elle rappelle l'hyperglobulie qui se produit dans l'anoxémie des grandes altitudes.

**Signes physiques.** — On trouve presque toujours, à la percussion, le cœur augmenté de volume au niveau des cavités droites, tandis que parfois le ventricule gauche n'atteint pas son développement normal; la palpation fait sentir souvent à la région précordiale un *frémissement cataire*; les battements cardiaques sont tumultueux, et on entend généralement à l'auscultation un *bruit de souffle systolique* très prononcé qui a son maximum à la base ou vers la partie moyenne du cœur et se propage le plus souvent de droite à gauche, dans la direction de l'artère pulmonaire; dans ce dernier cas, ce souffle est le signe du rétrécissement de cette artère. Le pouls est ordinairement petit, faible, irrégulier ou intermittent; il est quelquefois accéléré et peut présenter jusqu'à 120 pulsations par minute.

**Marche, terminaisons** — La maladie débute tantôt par la coloration bleue de la peau, tantôt par la faiblesse musculaire, tantôt par la dyspnée. Sa marche est quelquefois lente et graduelle; d'autres fois elle revêt rapidement toute son intensité. Sa terminaison est presque toujours fatale, l'enfant succombe à l'asphyxie ou à la syncope dans un espace de temps relativement assez court. Quelquefois cependant les symptômes de la maladie disparaissent

(1) Variot, *Journ. de clin. et de thér. inf.*, 1898, n° 5.
(2) Krehl, *Deutsch. Arch. für klin. Med.*, 1889, t. XLIV, p. 426.
(3) Vaquez, *Bull. méd.*, 1892, p. 849.

pendant plusieurs années, et l'enfant arrive à l'âge adulte ; on a vu des individus cyanosés atteindre cinquante et même soixante ans. D'après une statistique de Smith portant sur 186 cas de cyanose, la mort survint 67 fois dans le courant de la première année, 54 fois entre un et dix ans, 41 fois de dix à vingt ans, 20 fois de vingt à quarante ans et 4 fois au delà de cet âge.

DIAGNOSTIC. — Le diagnostic de la cyanose se fonde sur la précocité habituelle de son apparition, sur la coloration bleuâtre de la peau, sur la déformation caractéristique des doigts et sur l'existence d'un bruit de souffle au cœur ; aucun de ces signes n'est pathognomonique, mais leur réunion empêchera de confondre la cyanose avec une affection organique du cœur d'origine accidentelle.

Le diagnostic de l'anomalie cardiaque est presque toujours aléatoire. Les caractères spéciaux assignés par divers auteurs, tels que Gerhardt et Sansom, à la persistance du trou de Botal, ou à la persistance du canal artériel, ne sont pas assez sûrs pour mériter d'être rapportés. Roger (1) a décrit un souffle systolique rude, présentant son maximum au tiers supérieur de la région précordiale (3ᵉ espace intercostal), accompagné souvent d'un frémissement cataire, et ne se propageant pas dans les vaisseaux du cou, qui serait caractéristique de la communication intraventriculaire ; les sujets qui le présentent ne seraient atteints ni de cyanose ni d'essoufflement. Quelques autopsies postérieures à la publication du mémoire de Roger paraissent démontrer la valeur de la constatation de ce souffle au point de vue du diagnostic. Nous avons indiqué plus haut à quels signes physiques probables on reconnaîtra l'anomalie la plus fréquente, le *rétrécissement pulmonaire*.

L'intensité de la cyanose permettra seulement d'affirmer une communication entre les deux cœurs ; si le bruit de souffle se propage nettement dans les carotides et que l'on puisse exclure un rétrécissement de l'aorte, on pourra admettre avec une grande probabilité que l'aorte communique avec les deux ventricules.

PRONOSTIC. — Le pronostic de la cyanose est grave ; sa terminaison est le plus souvent rapidement fatale. Les cas où la vie se prolonge le moins longtemps sont ceux où la circulation est le plus entravée.

TRAITEMENT. — Le traitement de la cyanose ne peut être que palliatif. Le repos, les toniques et, dans le cas de dyspnée ou de palpitations, la digitale et les antispasmodiques rempliront les principales indications. Les inhalations d'oxygène pourront être utiles dans les attaques de dyspnée.

(1) Roger, *Bull. de l'Acad. de méd.*, 1879, p. 1074.

# CINQUIÈME PARTIE
## MALADIES DE L'APPAREIL RESPIRATOIRE

### CHAPITRE PREMIER
#### CORYZA

Le coryza s'observe comme affection secondaire dans le cours
de plusieurs maladies de l'enfance ; c'est ainsi qu'on le rencontre au
début de la *rougeole*, de la *coqueluche* et de la *grippe* ; il est un des
symptômes les plus constants de la *syphilis congénitale* (Voir p. 390)
et une manifestation fréquente de la *diphtérie* (Voir p. 183). On a
décrit chez les nouveau-nés une rhinite purulente d'origine *blennorragique*. Le coryza se présente aussi chez les enfants comme une
affection idiopathique d'origine infectieuse et revêt tantôt une *forme
aiguë*, tantôt une *forme chronique*.

#### CORYZA AIGU.

ÉTIOLOGIE. — Le coryza aigu s'observe à toutes les périodes de
l'enfance ; il est le plus souvent occasionné par un refroidissement ;
ainsi il est fréquent chez les petits enfants qui ne sont pas suffisamment couverts ou habillés ; il est quelquefois aussi déterminé par
l'inspiration de vapeurs ou de poudres irritantes.

DESCRIPTION. — Le coryza est caractérisé au début par une
sécheresse de la pituitaire, qui se manifeste par une sensation de
chatouillement dans le nez et par des éternuements. Bientôt à la
sécheresse succède une sécrétion plus ou moins abondante d'un
liquide d'abord clair et filant, puis verdâtre et épais, qui par son
abondance peut obstruer les fosses nasales et entraver la respiration.
Chez les enfants à la mamelle, cette obstruction peut devenir un
obstacle sérieux à l'allaitement, en forçant le nourrisson à quitter le
sein à chaque instant pour respirer par la bouche ; si le petit malade
est déjà faible et digère mal, le coryza revêt alors une certaine gravité et peut même dans quelques cas entraîner la mort par inanition.
Souvent aussi il entrave le sommeil chez les petits enfants qui ont
l'habitude de ne respirer en dormant que par le nez (Kussmaul).
Bouchut considère enfin comme une complication grave du coryza
des nouveau-nés l'aspiration et le retrait de la langue qui se produisent sous l'influence des efforts de respiration par la bouche ; cet

accident pourrait entraver l'hématose et devenir ainsi une cause de mort.

En dehors du premier âge, le coryza aigu est toujours une affection légère ; il est habituellement apyrétique, à moins qu'il ne s'accompagne de phénomènes inflammatoires du côté du larynx et des bronches. Sa durée dépasse rarement quelques jours.

DIAGNOSTIC. — Le diagnostic du coryza aigu ne présente aucune difficulté, mais on devra toujours s'assurer si la maladie est idiopathique ou symptomatique.

Le *coryza syphilitique* se reconnaîtra en général aux symptômes concomitants de la maladie ; il atteint presque toujours les deux narines.

Le *coryza diphtérique* est caractérisé par la présence de fausses membranes dans les fosses nasales et dans la gorge ; le liquide qui s'écoule des narines est âcre et irritant et souvent accompagné de sang ; il détermine facilement autour de l'orifice nasal des excoriations qui se couvrent souvent de fausses membranes ; l'examen bactériologique y fait reconnaître la présence du bacille de Löffler.

Le *coryza blennorragique* se reconnaît à la précocité de son apparition après la naissance, à son jetage franchement purulent, à sa coïncidence fréquente avec d'autres accidents dus au gonocoque (ophtalmie) et à l'existence antérieure d'une vaginite chez la mère.

PRONOSTIC. — Le coryza aigu est, comme nous l'avons dit, une affection généralement des plus bénignes en dehors de la première enfance. Cependant il peut parfois, s'il se prolonge ou récidive souvent, devenir l'origine d'un coryza chronique ou favoriser le développement de polypes muqueux dans les fosses nasales. Quelquefois aussi il peut être la première manifestation d'une infection qui deviendra sérieuse par sa propagation, soit aux voies respiratoires (broncho-pneumonie), soit à l'oreille moyenne (otite, mastoïdite). Enfin, il peut être d'une certaine gravité chez les enfants atteints de tumeurs adénoïdes du rhino-pharynx dont il peut provoquer l'inflammation ; on observe alors un peu de fièvre avec tuméfaction des ganglions sous-maxillaires ; les accidents provoqués par les végétations adénoïdes (surdité, dyspnée, etc.) sont en recrudescence ; on observe parfois alors de légers accès de faux croup (Lermoyez).

TRAITEMENT. — Les moyens les plus simples, tels qu'un bain de pieds sinapisé et quelques précautions contre le froid, suffiront le plus souvent dans une affection aussi bénigne que le coryza. Quand le catarrhe diminue, on prescrira, pour hâter la guérison, des insufflations d'une poudre composée de parties égales de sous-nitrate de bismuth et d'acide borique.

Quand le coryza entrave l'allaitement, on alimentera l'enfant à la cuiller aussi longtemps qu'il ne pourra pas teter; dans quelques cas même on sera obligé de recourir à une petite sonde œsophagienne.

Bouchut recommande, dans les cas où l'obstruction des fosses nasales rend la respiration par le nez absolument impossible, l'introduction dans chaque narine d'un petit *tube d'argent* long de 5 centimètres; cette pratique est dangereuse parce qu'elle peut déterminer des traumatismes. Lermoyez (1) conseille pour désobstruer les fosses nasales, la douche sèche donnée avec la poire de Politzer à laquelle on adapte un petit tube de caoutchouc. On fera avant les tetées quelques insufflations de chaque côté, qui débarrasseront la narine du côté opposé. Il faut s'abstenir des lavages ou des injections de liquides, qui risquent d'infecter l'oreille moyenne par la trompe d'Eustache, qui est courte et large chez les petits enfants.

Dans les cas de *coryza blennorragique*, on n'emploiera que des injections faites à très faible pression avec de l'eau boriquée, ou une solution de résorcine à 1 pour 100, qu'on fera suivre, quand la narine aura été lavée, d'insufflations pulvérulentes; Lermoyez recommande l'acide borique pulvérisé à la dose de 10,0, mélangé de 1,0 d'iodoforme et 3,0 de benjoin, et dans les cas rebelles une poudre renfermant 0,25 de nitrate d'argent pour 25,0 de talc; on entretiendra en même temps la propreté du visage par des lavages répétés, et on protégera les yeux contre tout contact infectant.

## CORYZA CHRONIQUE.

Nous nous occuperons dans cet article du coryza scrofuleux et de l'ozène; le *coryza caséeux*, affection rare à tout âge, l'est particulièrement dans l'enfance : nous ne le décrirons pas ici; Boulay (2) en a cependant observé un cas chez une petite fille de sept ans, qui présentait en même temps de petites végétations adénoïdes.

ÉTIOLOGIE. — Le **coryza scrofuleux** est surtout commun chez les sujets lymphatiques et accompagne souvent les autres manifestations de la scrofule; il est parfois précédé d'un coryza aigu, mais est le plus souvent chronique d'emblée. On l'observe quelquefois à la suite de la rougeole, de la scarlatine ou de la diphtérie. Il complique fréquemment l'impétigo de la face. Il peut être provoqué par la présence des végétations adénoïdes dans la partie supérieure du pharynx, ou peut être symptomatique d'une carie des os du nez; il est alors du ressort de la chirurgie.

L'**ozène** est souvent une affection héréditaire; il survient habituellement sans cause connue; la rougeole est, parmi les maladies de

<hr>

(1) Lermoyez, *Traité des mal. de l'enf.*, 1897, III, p. 763.
(2) Boulay, *Revue mens. des mal. de l'enf.*, 1896, p. 199.

l'enfance, celle qui est notée le plus souvent dans les antécédents des ozéneux.

DESCRIPTION. — **Coryza scrofuleux**. — La maladie n'affecte qu'une des fosses nasales ou bien s'étend aux deux en même temps ; elle est caractérisée par l'épaississement et le gonflement de la pituitaire. Cette membrane est le siège d'un écoulement plus ou moins abondant constitué par un mucus épais et verdâtre, ou bien elle est sèche et recouverte de croûtes qui obstruent partiellement l'ouverture des narines ; sous ces croûtes, on trouve la muqueuse rouge, violacée, vascularisée ou tomenteuse, et parfois excoriée superficiellement au niveau des orifices glandulaires. Au-dessous de l'orifice des narines, la peau est souvent irritée et est parfois le siège d'un impétigo ou d'un eczéma chronique. La lèvre supérieure est fréquemment tuméfiée et proéminente.

Le coryza scrofuleux est très rebelle ; il récidive facilement et dans quelques cas se termine par l'ulcération de la pituitaire, suivie de carie des os du nez.

**Ozène**. — Cette affection a été appelée aussi *punaisie* et *rhinite atrophique fétide*, à cause de l'odeur infecte qui la caractérise et des lésions de la muqueuse qu'elle présente.

Elle est essentiellement chronique ; elle débute en général entre huit et quinze ans, mais quelquefois plus tôt ; Boulay (1) l'a observée dès l'âge de trois ans. Elle se révèle par la fétidité de l'air expiré par les fosses nasales, et s'accompagne d'une augmentation de la sécrétion de la pituitaire dans laquelle Lœwenberg (2) a découvert la présence d'un microbe encapsulé, analogue au pneumobacille de Friedländer ; la présence de ce microbe a été constatée également par d'autres auteurs, en particulier par Belfanti et Della Vedova (3) qui l'ont trouvé accompagné d'un bacille très semblable à celui de la diphtérie.

L'examen rhinoscopique antérieur fait constater chez les ozéneux l'élargissement des fosses nasales qui sont couvertes de croûtes verdâtres. Si celles-ci sont enlevées, on trouve la pituitaire atrophiée principalement au niveau du cornet inférieur, qui est quelquefois réduit à un simple bourrelet, recouvert d'une muqueuse lisse et sèche. Lorsque la maladie est ancienne, la rhinoscopie postérieure révèle quelquefois un état analogue de la muqueuse pharyngée, dont les glandes peuvent disparaître presque totalement; le processus s'étend même exceptionnellement au larynx et à la trachée. L'odorat est considérablement diminué et peut même disparaître complètement.

(1) Boulay, *Traité des mal. de l'enf.*, 1897, III, p. 790.
(2) Lœwenberg, *Congrès di otologie de Bâle*, 1884, et *Annales de l'Institut Pasteur*, 1894, p. 292.
(3) Belfanti et Della Vedova, *Arch. ital. di otologia*, avril 1896, p. 189.

La respiration est gênée par l'accumulation des croûtes qui se détachent très difficilement dans les efforts que l'enfant fait pour se moucher. Cet état s'accompagne souvent de sécheresse de la gorge, de larmoiement, de blépharite ou d'autres accidents du côté de l'organe visuel. La santé générale est rarement altérée; cependant on a noté quelquefois chez les petits ozéneux des troubles digestifs, de la céphalalgie, et surtout un défaut d'attention ou un état de paresse intellectuelle, qui a été décrit sous le nom d'*aprosexie* (Guye) (1), et qui tient peut-être plutôt à des troubles de l'appareil auditif (Titeff) (2) qu'à la maladie primitive; cet état a été observé également chez les sujets atteints de végétations adénoïdes du pharynx.

Dans la plupart des cas, la fétidité de l'air expiré est le seul symptôme qui attire l'attention, mais cette fétidité peut arriver à un degré tel qu'elle est insupportable pour le voisinage du petit malade, et devient une gêne considérable pour ses rapports sociaux. Cet inconvénient peut persister longtemps, car la muqueuse atrophiée ne se régénère pas; l'odeur s'atténue cependant parfois passagèrement pour augmenter de nouveau, sous l'influence d'un coryza aigu, ou chez les petites filles au moment de l'apparition des règles. On observe rarement une amélioration durable pendant l'enfance, mais la maladie peut s'atténuer souvent considérablement à l'âge adulte ou dans la vieillesse.

DIAGNOSTIC. — Le diagnostic du coryza chronique est facile; on recherchera, au moyen des commémoratifs, si la maladie a une origine scrofuleuse ou syphilitique, et on s'assurera, par l'exploration avec le stylet et le rhinoscope, si elle n'est pas symptomatique d'une *carie osseuse*, d'un *polype* ou d'un *corps étranger*. La fétidité de l'air expiré par le nez, quand elle ne s'explique par aucune autre cause, est caractéristique de l'ozène.

TRAITEMENT. — Dans le **coryza scrofuleux**, on instituera un traitement général, dont l'huile de foie de morue, le sirop d'iodure de fer et les toniques formeront la base. Le traitement local consistera en applications topiques diverses; les poudres d'alun, de tannin, etc., donnent rarement des résultats satisfaisants; les pulvérisations dans les fosses nasales d'eau additionnée de goudron, de benjoin ou de teinture d'iode méritent d'être recommandées.

Le traitement le plus habituel de l'**ozène** consiste dans les *douches nasales* faites d'après la méthode de Weber, c'est-à-dire de façon que le liquide injecté par une des narines sorte par l'autre; pour cela, le malade devra respirer par la bouche, de manière que le voile du

(1) Guye, *Deutsch. med. Woch.*, 1887, n° 43, et 1888, n° 40.
(2) Titeff, *Thèse de Genève*, 1896.

palais ferme en arrière les fosses nasales; l'irrigateur ordinaire est excellent pour cette opération, il faut seulement le munir d'un embout qui remplisse exactement la narine. On emploiera comme liquide d'injection une solution faible de sel marin, d'alun ou de tannin, ou d'un liquide désinfectant, tel que l'acide borique ou l'acide salicylique. Boulay, redoutant l'infection possible de l'oreille moyenne par les injections dans le nez, préfère à la douche l'introduction, plusieurs fois par jour dans les fosses nasales débarrassées de leurs croûtes, de vaseline boriquée que l'enfant fait pénétrer profondément en l'aspirant par une narine, tandis qu'il bouche l'autre, et qu'il garde pendant cinq à six minutes, puis qu'il expulse en se mouchant. Dans les cas rebelles, on recourra à la méthode de Gottstein qui consiste à appliquer, sur les points où les croûtes sont le plus tenaces, un tampon de gaze hydrophile imbibé de vaseline mentholée ou camphrée, qu'on laisse quelques heures en place.

Ces moyens peuvent diminuer plus ou moins la fétidité, mais ne guérissent pas la maladie pour laquelle on ne connaît guère de traitement réellement curatif. Belfanti et Della Vedova (1), ayant constaté dans la sécrétion de l'ozène un bacille ressemblant à celui de la diphtérie, ont proposé de traiter la rhinite fétide par les injections de sérum antidiphtérique; mais, malgré quelques succès, ce traitement n'a pas donné des résultats assez généralement favorables pour être admis définitivement dans la pratique.


## CHAPITRE II

### ÉPISTAXIS

ÉTIOLOGIE. — L'épistaxis ou hémorragie des fosses nasales est tantôt idiopathique, tantôt symptomatique.

L'épistaxis *idiopathique* est rare dans la première enfance; elle est commune surtout vers la fin de la seconde enfance : on l'observe souvent chez les jeunes garçons fatigués par les études, par le confinement dans les écoles et pendant les grandes chaleurs. Les affections valvulaires du cœur y prédisposent. La mauvaise habitude qu'ont certains enfants d'introduire les doigts dans le nez est une cause fréquente d'épistaxis. Enfin les chutes, les coups si communs dans le jeune âge, les corps étrangers des fosses nasales provoquent souvent des hémorragies par le nez. La maladie est plus fréquente chez les garçons que chez les filles; cependant, chez ces dernières, l'épistaxis s'observe parfois au moment de l'établissement de la menstruation.

(1) Belfanti et Della Vedova, *Giorn. di r. Acad. di med. di Torino*, 1896, n° 3.

L'épistaxis *symptomatique* est tantôt un accident passager, comme dans la rougeole, dans la fièvre typhoïde ou dans la coqueluche, tantôt un symptôme grave et persistant, comme dans la maladie de Werlhof, dans l'hémophilie, dans la diathèse hémorragique des nouveau-nés, dans la diphtérie et dans les fièvres éruptives hémorragiques.

SYMPTOMES et DIAGNOSTIC. — L'épistaxis s'annonce souvent par de la céphalalgie ou par une sensation de chaleur à la région frontale. Le sang s'écoule au dehors en plus ou moins grande quantité; l'hémorragie est en général peu abondante et de courte durée chez les jeunes sujets; Rilliet et Barthez n'ont jamais vu l'épistaxis entraîner la mort. Quelquefois néanmoins les pertes de sang, par leur répétition fréquente, peuvent être la cause d'un état anémique grave et persistant.

L'épistaxis se reconnaît presque toujours immédiatement; dans certains cas, cependant, le sang s'écoule du côté du pharynx et est rendu avec les crachats ou bien passe dans l'estomac et se retrouve dans les vomissements ou dans les selles. La maladie peut être alors méconnue, surtout chez les très jeunes enfants; elle peut être prise pour une hémoptysie, une hématémèse ou une entérorragie; la présence de quelques caillots à l'entrée des fosses nasales permettra néanmoins, dans la plupart des cas, de reconnaître la provenance de l'hémorragie.

L'épistaxis une fois constatée, on recherchera si elle est idiopatique ou symptomatique; le pronostic en dépend.

Il importe aussi au point de vue du traitement de déterminer le point exact d'où part le sang; ce diagnostic est souvent difficile chez un enfant peu docile, qui ne se prête pas à l'examen et dont les narines sont remplies de caillots; cependant, avec un peu de patience et même sans le secours de la rhinoscopie, on peut souvent, en nettoyant l'entrée des fosses nasales avec un tampon de coton hydrophile et en relevant l'aile du nez, voir que le sang provient d'un point très limité, situé à la partie antérieure et inférieure de la cloison, un peu au-dessous et en arrière de l'épine nasale antérieure, là où les terminaisons de l'artère palatine ascendante s'anastomosent avec celles de la sphéno-palatine, et où existe la petite saillie formée par le cartilage de Jacobson; c'est là le point d'origine le plus habituel des épistaxis idiopathiques non traumatiques. D'après une statistique de Chiari, sur 25 cas d'hémorragie nasale spontanée, le sang provenait 22 fois de la partie antérieure de la cloison (1).

TRAITEMENT. — L'épistaxis cesse souvent d'elle-même et ne réclame aucun traitement; dans le cas où elle a été précédée de

_________

(1) Voir : Raugé, *Bull. méd.*, 1899, p. 598.

céphalalgie, de rougeur du visage, et reste modérée, elle est plutôt un phénomène favorable qu'on doit respecter. Si elle est abondante, on cherchera d'abord à l'arrêter par les moyens les plus simples, tels que l'élévation des bras, des applications d'eau chaude, d'eau froide ou de glace sur le front, à la racine du nez ou dans les narines, l'aspiration par le nez d'eau vinaigrée ou glacée, d'une solution d'antipyrine au dixième, etc. Les injections d'eau chaude dans les fosses nasales ont aussi donné des succès (Barthez et Sanné).

Si ces moyens échouent, on recourra à la compression du point saignant, qui se trouve le plus souvent, comme nous l'avons dit, à la partie antérieure et inférieure de la cloison. On appliquera sur ce point l'extrémité du doigt ou un tampon de gaze placé au bout d'une pince; si ce moyen réussit, c'est qu'on a atteint la partie lésée, et il suffira, pour arrêter définitivement l'hémorragie, de comprimer à ce niveau les ailes du nez avec les doigts, ou de remplacer ceux-ci par une pince à arrêt appliquée extérieurement sur le dos du nez, ou introduite, avec ses deux branches garnies de gaze, des deux côtés de la cloison.

S'il s'agit d'une hémorragie en nappe ou provenant d'un point qui ne peut être atteint directement, on recourra au *tamponnement* qui se fera autant que possible exclusivement par l'orifice antérieur de la narine; la cavité nasale sera bourrée méthodiquement, avec ou sans l'emploi du spéculum, de petits bourdonnets de gaze ou d'ouate aseptique libres ou attachés en queue de cerf-volant et qui pourront être imbibés d'une solution d'antipyrine au cinquième, ou, suivant le conseil de Lermoyez et Gellé, d'eau oxygénée à douze volumes. L'enlèvement des tampons sera facilité si on introduit tout d'abord dans la narine un petit sac de baudruche ou de gaze qui permettra de les retirer en une seule fois. Il est bien rare qu'on n'arrive pas par le tamponnement antérieur à arrêter une épistaxis chez un enfant. Si cependant le sang continue à couler par l'orifice postérieur des fosses nasales, ce dont on devra toujours s'assurer par l'examen du pharynx, on devra recourir au tamponnement antéro-postérieur, soit au moyen de la sonde de Belloc, soit, ce qui est préférable, surtout chez les enfants, avec une sonde urétrale molle de petit calibre dans l'œil de laquelle on aura attaché préalablement une anse de fil destinée à entraîner le tampon postérieur (Raugé); on évitera ainsi la manœuvre souvent si pénible d'attacher le fil dans la bouche. On aura soin de ne jamais laisser plus de vingt-quatre heures le tampon en place; on évitera ainsi les inconvénients que produirait son contact prolongé avec l'orifice des trompes, et la décomposition des caillots enfermés entre les deux tampons.

# CHAPITRE III

## LARYNGITES SIMPLES

Nous décrivons sous le titre de laryngites simples les laryngites de
l'enfance qui ne se compliquent ni de diphtérie, ni d'accidents spasmodiques. Ces maladies peuvent être divisées au point de vue de leur
marche en *aiguë* et *chronique*, et, au point de vue de leur siège, en
*catarrhale* et *sous-muqueuse*.

ÉTIOLOGIE. — **Laryngite catarrhale aiguë.** — Cette affection se
rencontre souvent dans l'enfance ; elle est tantôt primitive, tantôt
secondaire.

La *laryngite primitive* s'observe à tout âge et est surtout fréquente
chez les enfants au-dessous de cinq ans. Les garçons y sont plus
sujets que les filles. Cette maladie survient particulièrement en hiver
et au printemps et est le plus souvent occasionnée par un refroidissement ; quelquefois elle est provoquée par l'inspiration de vapeurs
irritantes, par la présence d'un corps étranger ou par des cris trop
prolongés.

La *laryngite secondaire* se développe quelquefois à la suite d'une
bronchite ou d'un coryza par propagation d'inflammation ; elle est un
des symptômes habituels de la rougeole et s'observe parfois aussi dans
le cours de la variole et de la fièvre typhoïde.

**Laryngite sous-muqueuse.** — La laryngite sous-muqueuse, qui se
manifeste toujours par un *œdème de la glotte*, est une affection trop
rare dans l'enfance pour que nous en fassions ici une description
complète. Sur 215 observations de laryngite œdémateuse rapportées
par Sestier, 17 sont relatives à des enfants ; l'œdème de la glotte a
été observé chez les jeunes sujets à la suite d'une angine, d'une laryngite catarrhale aiguë, d'un abcès rétro-pharyngien, de l'introduction
d'un corps étranger dans la glotte (Bonain) (1), dans le cours de la
variole et de l'érysipèle de la face, du sclérème et de la phtisie pulmonaire. On l'a vu aussi se développer sous l'influence de l'hydropisie due à la néphrite scarlatineuse et dans le cours de la fièvre
typhoïde à la suite d'une nécrose des cartilages du larynx.

Les auteurs anglais (Burges, Wallace, Jameson) ont décrit une
forme primitive d'œdème glottique qui se développe à la suite de la
*brûlure du larynx* ; cet accident s'observe quelquefois en Angleterre
chez les enfants qu'on laisse imprudemment aspirer par le goulot le

---

(1) Bonain, *Revue mens. des mal. de l'enf.*, 1895, p. 328.

liquide brûlant d'une théière ; la brûlure est suivie immédiatement ou après quelques heures d'une dyspnée extrême qui peut entraîner rapidement la mort, si on ne se hâte pas de pratiquer l'intubation ou la trachéotomie.

**Laryngite chronique.** — La laryngite chronique est assez rare chez les enfants. Elle est tantôt primitive, tantôt consécutive à une laryngite aiguë. Elle coïncide quelquefois avec une pharyngite chronique. On l'observe parfois à la suite de la rougeole, de la coqueluche ou du croup sous forme d'un enrouement persistant. Elle peut être aussi, comme chez l'adulte, une des manifestations de la tuberculose et de la syphilis.

ANATOMIE PATHOLOGIQUE. — Chez les enfants qui ont succombé dans le cours d'une laryngite catarrhale, on trouve la face interne du larynx rouge et hypérémiée ; la rougeur est généralisée ou localisée dans certains points, les glandes sont augmentées de volume. La muqueuse est épaissie et ramollie par places et présente souvent, surtout dans les laryngites secondaires, des *ulcérations* qui siègent presque toujours sur les cordes vocales ; ces ulcérations sont en général très petites, linéaires et peu profondes ; ce ne sont le plus souvent que de simples érosions. Dans quelques cas, cependant, elles offrent une certaine profondeur et peuvent mettre à nu les muscles et les cartilages ; leurs bords sont alors ramollis et d'un rouge violacé. Nous avons mentionné ailleurs (p. 85 et 93) les lésions observées dans les laryngites consécutives à la rougeole.

On a rarement l'occasion d'observer chez les enfants les lésions de la laryngite chronique primitive ; elles consisteraient, suivant Meigs et Pepper, dans un épaississement de la muqueuse du larynx.

DESCRIPTION. — **Laryngite aiguë.** — Rilliet et Barthez distinguent deux formes de laryngite aiguë chez les enfants, l'une de moyenne intensité qui peut être primitive ou secondaire, l'autre plus grave qui est presque toujours primitive.

Dans la *forme légère*, la maladie débute par un enrouement qui est suivi parfois rapidement d'une aphonie plus ou moins complète ; dans d'autres cas, l'aphonie est le premier symptôme observé. En même temps survient une toux rauque, mais sans dyspnée, à moins de complication bronchique ou pulmonaire. La fièvre est peu marquée ; dans les cas très légers, elle manque complètement ; la maladie n'est alors caractérisée que par une toux sèche et rauque revenant par quintes et par une altération de la voix qui ne se manifeste guère qu'au moment du cri ; ce symptôme est un peu plus accusé le soir que le matin. Lorsque la maladie est primitive, elle se termine toujours par la guérison ; quelquefois cependant elle passe à l'état chronique.

La *forme grave* peut débuter comme la forme légère ; habituellement, néanmoins, elle s'annonce par de l'agitation et une fièvre intense ; l'enfant est pris d'une toux rauque, sa voix s'altère, et on constate parfois de la rougeur du voile du palais. Tous les symptômes s'aggravent les jours suivants, la respiration devient pénible, elle s'accélère et s'accompagne d'un *râle laryngo-trachéal* très prononcé. Dans quelques cas, l'asphyxie paraît imminente, mais on observe très rarement de véritables accès de suffocation ; l'expectoration est nulle ou simplement muqueuse. Habituellement le larynx est douloureux à la pression, l'aphonie peut devenir complète, la fièvre est toujours vive et le pouls très petit. Si les symptômes ne s'amendent pas, les traits s'altèrent profondément, la dyspnée augmente ; on observe parfois du délire ou des convulsions, et l'enfant peut succomber au bout de sept à huit jours ou même plus rapidement encore ; dans un cas observé par Jurine, la mort survint dès le premier jour de la maladie.

Lorsque la laryngite se termine favorablement, la fièvre et la dyspnée diminuent, le ronflement disparaît, l'expectoration devient plus abondante, et l'enfant guérit assez rapidement ; néanmoins la voix peut encore rester enrouée pendant un certain temps.

Certaines laryngites à formes graves peuvent présenter des symptômes en tout semblables à ceux du croup diphtérique, y compris quelquefois les fausses membranes, sans que l'examen bactériologique fasse reconnaître l'existence du bacille de Löffler. C'est ainsi que Seuvre (1) a traité un enfant de huit ans atteint, au cours d'une grippe, d'une angine érythémateuse qui se compliqua de symptômes de sténose laryngée, et qui, malgré une injection de sérum antidiphtérique, nécessita la trachéotomie ; celle-ci amena l'expulsion d'une fausse membrane colloïde, dans laquelle on ne trouva qu'une culture pure de pneumocoques ; l'enfant guérit. Ballay et Halipré (2) ont observé un enfant de treize mois atteint d'une angine pultacée, compliquée d'un tirage très intense. On fit une injection de sérum antidiphtérique et le tubage qui amena une amélioration notable ; le tirage persista cependant après l'expulsion du tube et il survint dans la suite une broncho-pneumonie et une otite suppurée ; l'enfant finit par guérir ; l'examen de deux cultures ne révéla que la présence du pneumocoque. E. Revilliod et E. Martin (3) ont traité un petit garçon de deux ans et demi, présentant les symptômes d'un croup d'emblée par les injections de sérum et la trachéotomie ; l'enfant succomba le lendemain de l'opération, aux progrès d'une bron-

(1) Seuvre, *Soc. méd. de Reims*, 14 janv. 1898, et *Revue mens. des mal. de l'enf.*, 1898, p. 157.
(2) Ballay et Halipré, *Normandie médicale*, 1898, p. 201.
(3) E. Revilliod et Martin, *Rapport sur la Maison des Enfants malades pour 1898*. Genève, 1899, p. 10.

cho-pneumonie foudroyante; la culture bactériologique ne donna que du streptocoque pur. Hepp(1) rapporte 6 cas de laryngite aiguë chez des enfants de neuf mois à cinq ans, qui présentèrent une dyspnée permanente progressive interrompue par des accès de suffocation, et qui nécessitèrent dans 4 cas le tubage et dans 1 cas la trachéotomie; l'examen bactériologique, pratiqué dans trois de ces cas, donna un résultat nul pour deux d'entre eux, et pour le troisième révéla l'existence du bacille court. Ces cas sont exceptionnels, ils établissent cependant l'existence d'un croup non diphtérique, mais il ne faut jamais admettre l'absence du bacille de Löffler, lorsqu'il y a des fausses membranes, sans examens bactériologiques répétés. En effet, souvent, lorsqu'une première culture faite avec les exsudats de la gorge ou du larynx est restée nulle au point de vue de la diphtérie, un examen subséquent fait sur les fausses membranes elles-mêmes révélera la présence du bacille de Löffler; aussi doit-on faire toujours l'injection antidiphtérique sans attendre le résultat de l'examen, dès qu'on a constaté l'existence de fausses membranes accompagnées de tirage laryngé.

**Laryngite chronique.** — Meigs et Pepper décrivent une forme de laryngite chronique qu'ils ont observée chez des enfants exempts de toute affection pulmonaire et qui accompagne fréquemment l'*angine glanduleuse*. Elle est caractérisée par une toux rude et déchirante, qui présente quelquefois même un timbre croupal. Cette toux est fréquente le soir, elle est généralement augmentée par la position horizontale et persiste quelquefois pendant plusieurs heures de suite, lorsque l'enfant est couché. La maladie peut se prolonger pendant un temps fort long ; elle présente souvent des rémissions, mais récidive facilement sous l'influence du moindre refroidissement.


DIAGNOSTIC. — La laryngite est quelquefois méconnue quand elle est secondaire ; lorsqu'elle est primitive, elle se reconnaît habituellement à l'aphonie et à la raucité de la voix.

Le diagnostic différentiel entre la laryngite catarrhale grave et la *laryngite diphtérique* peut présenter de grandes difficultés, quand il n'existe pas d'angine diphtérique, ni d'expectoration de fausses membranes; on a vu des enfants, qu'on croyait atteints d'une laryngite simple et qu'on avait néanmoins trachéotomisés à cause de l'intensité de la dyspnée, rendre des fausses membranes après l'opération. Nous avons dit plus haut qu'en pareil cas le diagnostic ne pourra être fait qu'après des examens bactériologiques répétés. Variot (2) recommande aussi l'examen direct de l'épiglotte qui est généralement facile chez les enfants en déprimant fortement la

_____

(1) Hepp, *Gaz. des hôp.*, 1890, p. 240 et suivantes. — Voir aussi : Touchard, *Thèse de Paris*, 1893.

(2) Variot, *Traité des mal. de l'enf.*, 1897, t. III, p. 816.

langue ; la présence d'une bordure membraneuse sur cet organe fera admettre l'existence de la laryngite diphtérique.

La laryngite sous-muqueuse est souvent difficile à distinguer du croup ; son développement est cependant généralement plus rapide ; en outre, elle s'accompagne d'une dysphagie plus marquée (W. Stephenson), la toux est plus sonore ; enfin on peut, par l'introduction du doigt dans le pharynx, constater la tuméfaction des cordes vocales.

Le diagnostic avec la *laryngite striduleuse* sera indiqué à propos de cette affection.

PRONOSTIC. — La laryngite primitive est le plus souvent une affection bénigne ; elle ne menace que rarement la vie. La laryngite secondaire peut être grave, surtout lorsqu'elle devient œdémateuse.

TRAITEMENT. — Le meilleur traitement de la *laryngite aiguë* consiste, dans les cas légers, à faire des inhalations de vapeurs émollientes et à donner un pédiluve sinapisé; le cou sera enveloppé chaudement; si la toux est fréquente et trouble le sommeil, on prescrira un narcotique léger.

Dans les cas plus intenses, on fera au-devant du cou des applications fréquentes avec une éponge imbibée d'eau chaude ou avec du papier sinapisé. On maintiendra l'enfant dans une atmosphère chargée de vapeur d'eau et on prescrira la codéine qui pourra être administrée jusqu'à la dose journalière de 1 à 2 centigrammes suivant l'âge, prise en plusieurs fois.

Dans les cas exceptionnels d'accès graves de suffocation, on pratiquera l'intubation ou la trachéotomie.

Contre la *laryngite chronique*, on recommandera des précautions contre les refroidissements, l'usage de l'eau de goudron et des eaux sulfureuses en pulvérisation ou en boisson, et on fera faire des applications de teinture d'iode sur le devant du cou.

CHAPITRE IV

**LARYNGITE STRIDULEUSE**

La laryngite striduleuse a été longtemps confondue avec le croup proprement dit (*laryngite diphtérique*) ; elle a été décrite pour la première fois par Millar en 1769 et a été longtemps connue sous le nom d'*asthme aigu de Millar*. Wichmann l'a clairement séparée de la laryngite pseudo-membraneuse; depuis lors, elle a été décrite sous le nom d'*angine striduleuse* (Bretonneau), de *faux croup*, de *laryn-*

*gite striduleuse* (Guersant) et de *laryngite spasmodique* (Rilliet et Barthez).

ÉTIOLOGIE. — **Causes prédisposantes.** — La laryngite striduleuse est une affection spéciale à l'enfance. La cause organique de cette maladie paraît être l'étroitesse de la fente glottique dans le jeune âge; sous l'influence d'une irritation catarrhale des cordes vocales, qui se complique probablement d'un élément nerveux spasmodique, le passage de l'air est tellement rétréci que l'enfant est pris de suffocation. La prédisposition à la maladie disparaît avec les progrès de l'âge ; la laryngite striduleuse est surtout fréquente entre deux et sept ans. Elle est plus commune chez les garçons que chez les filles ; elle atteint aussi souvent les enfants qui sont vigoureux et bien portants que ceux qui sont chétifs et maladifs. La laryngite striduleuse est quelquefois héréditaire et peut s'observer chez plusieurs enfants de la même famille. La prédisposition individuelle est indéniable; un enfant qui a été une fois atteint d'une attaque de faux croup y restera sujet pendant plusieurs années ; les accès seront ramenés par les causes occasionnelles parfois les plus insignifiantes.

**Causes occasionnelles.** — La laryngite striduleuse se développe le plus souvent à la suite d'un refroidissement ; elle paraît survenir quelquefois sous l'influence du travail de la dentition ; on l'a observée à la suite de pleurs et de cris prolongés qui avaient déterminé probablement une congestion des cordes vocales. Chez les jeunes enfants, elle est quelquefois un des symptômes initiaux des maladies qui frappent la muqueuse des voies respiratoires ; c'est ainsi qu'on l'observe dans le premier stade de la rougeole, de la coqueluche et de la grippe.

DESCRIPTION. — L'apparition d'une attaque de laryngite striduleuse est souvent précédée d'une fièvre légère, de larmoiement, de coryza, d'enrouement ou de toux. Rilliet et Barthez ont observé ces phénomènes précurseurs dans 13 cas sur 15; leur durée varie entre quelques heures et un ou deux jours. Souvent néanmoins ils font défaut ou passent inaperçus, et la maladie débute subitement par un violent accès de suffocation au milieu des apparences d'une santé parfaite.

C'est habituellement pendant la nuit, souvent vers onze heures du soir, que survient l'attaque de laryngite striduleuse. L'enfant est éveillé en sursaut par des symptômes en apparence très alarmants; il est pris d'une *toux rauque et sonore* qu'on a comparée à l'aboiement d'un chien ou au cri d'un coq ; la respiration est très laborieuse et s'accompagne d'un *sifflement aigu.* Quelquefois la suffocation paraît imminente ; l'enfant s'assied sur son lit dans un état d'angoisse extrême, son visage est rouge, congestionné, parfois d'une teinte violacée et livide ; le pouls s'accélère, les muscles respiratoires sont violemment contractés, et chaque mouvement inspiratoire s'accompagne d'un tirage très prononcé. Dans quelques cas, les membres sont agités de mouvements convulsifs. La voix reste habituellement claire ; quelquefois cependant elle est enrouée. L'accès présente une durée assez variable qui n'est souvent que de quelques minutes, mais qui parfois se prolonge pendant plusieurs heures avec de courtes rémissions ; puis le calme renaît, l'enfant se rendort et paraît entièrement rétabli.

La maladie se borne quelquefois à un seul accès ; plus souvent, un second accès général moins intense que le premier reparaît dans la même nuit ou bien le lendemain dans la journée, plus rarement dans la nuit suivante ; la crise est souvent alors déterminée par une émotion morale ou une irritation quelconque. Il est rare que les attaques se reproduisent pendant plus de deux ou trois jours de suite, mais, chez certains sujets prédisposés, la maladie récidive très facilement.

On observe parfois entre les attaques un peu de toux, une rougeur du fond de la gorge et une fièvre légère, mais ces symptômes sont peu accusés et disparaissent rapidement. Une fois les accès terminés, le rétablissement est complet.

L'intensité de la laryngite striduleuse varie suivant les cas ; quelquefois la maladie n'est constituée que par un accès de toux rauque et aboyante sans sifflement ; d'autres fois, au contraire, les accès sont de longue durée ; ils s'accompagnent d'une fièvre vive et d'une dyspnée extrême qui ne disparaît pas toujours complètement après la crise ; la laryngite striduleuse se termine cependant presque toujours favorablement. Ce n'est que dans des cas très exceptionnels qu'elle se complique de nausées, de vomissements, d'un état de dépression extrême et que l'enfant succombe à l'asphyxie au milieu de la plus vive angoisse ; dans ce cas, on a trouvé à l'autopsie la muqueuse laryngée ramollie ou même ulcérée. Cadet de Gassicourt (1) a vu dans un cas, chez une petite fille de cinq ans, les accès de laryngite striduleuse provoquer un emphysème généralisé.


DIAGNOSTIC. — La laryngite striduleuse est quelquefois prise pour un *vrai croup* ; on évitera cette erreur en s'assurant tout d'abord que l'enfant ne présente pas les signes d'une angine diphtérique, mais cet examen ne suffit pas ; il est des cas, en effet, où le croup survient d'emblée sans angine et ne s'accompagne pas de l'expectoration de fausses membranes ; le diagnostic se fera alors d'après la marche de

_________

(1) Cadet de Gassicourt, *Rev. mens. des mal. de l'enf.*, 1887, p. 49.

la maladie. Dans la laryngite striduleuse, l'invasion est plus brusque ; le premier accès de suffocation survient presque toujours au milieu de la nuit, et les accès suivants n'augmentent pas en intensité ; dans leur intervalle, l'enfant respire librement ; la toux conserve toujours un timbre sonore, et la voix est rarement altérée. Dans la laryngite diphtérique, au contraire, le début est souvent insidieux, la dyspnée devient plus intense à mesure que les accès se répètent, et elle ne *présente jamais de rémission complète* ; la toux devient rapidement sourde et étouffée, et la voix s'éteint. Dans les cas douteux, on recourra à l'examen bactériologique.

La *laryngite aiguë* simple se distingue de la laryngite striduleuse par sa marche continue. Dans la forme grave de cette affection, qui s'accompagne d'accès de suffocation, les autres symptômes de la maladie persistent entre les accès.

Les accidents de l'*œdème glottique* se distinguent facilement de ceux du faux croup ; ils sont en général précédés des signes d'une affection chronique du larynx ou succèdent à une brûlure de cet organe ; quelquefois ils coïncident avec une anasarque généralisée, comme on l'a observé à la suite de la scarlatine ; ils s'accompagnent d'une altération complète de la voix, d'une dyspnée inspiratoire qui ne disparaît pas complètement entre les accès et d'une tuméfaction des cordes vocales facile à constater par le toucher ; l'œdème de la glotte est d'ailleurs exceptionnel dans le jeune âge.

Il est rare qu'un *polype du larynx* siégeant au niveau des cordes vocales se révèle subitement par un accès de suffocation simulant une attaque de faux croup ; le développement des polypes s'accompagne en général d'une dyspnée continue et d'une altération habituelle de la voix qui fera soupçonner leur présence ; dans les cas douteux, le diagnostic s'éclairera par le toucher et l'examen laryngoscopique.

Nous avons indiqué plus haut les signes auxquels on reconnaît les *corps étrangers du larynx* (p. 199) et les *abcès rétro-pharyngiens* (p. 624), qui simulent quelquefois une laryngite striduleuse. Le diagnostic avec le *spasme de la glotte* a été indiqué à propos de cette affection (p. 542).

La *broncho-pneumonie* peut, dans quelques cas, se compliquer d'accidents de spasme glottique qui simulent le croup ou la laryngite spasmodique ; Variot (1), ainsi que Ballay et Halipré (2), en ont observé des exemples. Dans ces cas, l'auscultation pulmonaire permettra de faire le diagnostic, lorsqu'elle ne sera pas rendue impossible par la dyspnée ; le peu de persistance du soulagement amené par l'intubation permettra aussi d'exclure la nature purement laryngée du spasme.

(1) Variot, *Traité des mal. de l'enf.*, 1897, p. 825.
(2) Ballay et Halipré, *Normandie médicale*, 1898, p. 204.

PRONOSTIC. — Le pronostic de la laryngite striduleuse est presque toujours favorable; les cas les plus sérieux en apparence guérissent habituellement, lorsqu'ils sont exempts de complications; sur 109 cas de faux croup observés par Meigs et Pepper, aucun ne s'est terminé par la mort, bien que 23 aient présenté une certaine gravité. Jurine, Vieusseux, Guersant, Trousseau ont rapporté cependant quelques cas dont l'issue a été fatale, mais qui rentraient probablement dans la forme grave de la laryngite aiguë décrite plus haut (p. 783).

TRAITEMENT. — La laryngite striduleuse guérissant le plus souvent spontanément, il est inutile de la combattre par des moyens énergiques; on se contentera d'appliquer un sinapisme ou une éponge imbibée d'eau chaude sur le devant du cou et on prescrira un vomitif; les inhalations de vapeur chaude, un bain chaud calment quelquefois rapidement les accidents (Meigs et Pepper); les auteurs allemands recommandent les cataplasmes froids sur le cou et les gargarismes d'eau glacée. Les antispasmodiques, les narcotiques, les vésicatoires et les sangsues à la région cervicale sont le plus souvent inutiles; on ne recourra à l'intubation et surtout à la trachéotomie qu'à la dernière extrémité.


# CHAPITRE V

## BRONCHITE

Nous décrivons sous ce titre l'inflammation de la trachée et des grosses bronches; la bronchite capillaire sera décrite avec la bronchopneumonie, dont il est difficile de la séparer. La bronchite présente une *forme aiguë* et une *forme chronique*.

### BRONCHITE AIGUË.

ÉTIOLOGIE. — La bronchite aiguë est une affection commune à tout âge; elle est très fréquente chez les enfants et peut survenir dès le début de la vie; elle est tantôt *primitive*, tantôt *secondaire*.

La bronchite primitive succède le plus souvent à un *refroidissement*; les petits enfants trop légèrement vêtus et qu'on expose sans précaution à l'impression du froid extérieur, y sont particulièrement sujets. Le *travail de la dentition* s'accompagne souvent d'un état catarrhal qui peut se traduire par une inflammation de la trachée et des bronches. Les enfants rachitiques ou scrofuleux sont particulièrement prédisposés aux catarrhes bronchiques.

La bronchite se manifeste comme affection secondaire dans le cours de plusieurs maladies de l'enfance, particulièrement dans la *rougeole* et la *coqueluche* : elle complique fréquemment la *tuberculose pulmonaire*.

**DESCRIPTION**. — **Forme légère**. — La bronchite aiguë n'est souvent qu'un simple rhume caractérisé par une toux modérée qui s'accompagne de quelques râles disséminés dans le thorax. D'autres fois, la maladie est plus accusée; elle débute par une toux sèche et un peu douloureuse, qui s'observe principalement au réveil. Bientôt on entend à l'auscultation un ronchus trachéal ou quelques râles sibilants dans les deux poumons; la respiration est fréquente, elle s'accompagne d'un stertor, tantôt sec et un peu ronflant, tantôt légèrement humide; le plus souvent, la voix et le cri sont naturels; quelquefois cependant, chez les très jeunes enfants, le cri est éteint ou voilé, la reprise seule se fait entendre (Rilliet et Barthez). La fièvre est généralement modérée, souvent intermittente, et s'accompagne d'un peu d'abattement, surtout vers le soir. La maladie reste stationnaire ou augmente légèrement pendant quelques jours, puis la fièvre tombe, la toux devient plus grasse et s'accompagne chez les enfants âgés de plus de cinq ans d'une expectoration muqueuse transparente ou verdâtre, qui cesse bientôt; le rétablissement se fait alors rapidement.

**Forme grave**. — Dans quelques cas, surtout dans la première enfance, la bronchite peut revêtir une certaine gravité; la maladie débute alors par une toux violente très fréquente, fatigante et douloureuse, revenant souvent par quintes. On observe un mouvement fébrile intense qui redouble le soir, la température du corps dépasse 38°, le pouls présente 120 à 130 pulsations; la peau est chaude et sèche, la respiration s'accélère notablement et s'accompagne d'un peu de dyspnée et d'agitation; les yeux sont rouges et larmoyants, l'enfant perd l'appétit et, si c'est un nourrisson, il refuse le sein. L'auscultation fait entendre dans les deux poumons des râles ronflants et sibilants très abondants, mêlés quelquefois à un gros râle sous-crépitant qui prédomine à la base du thorax; le bruit respiratoire entendu à distance a un timbre sec. Arrivée à ce degré, la bronchite se complique souvent d'*atélectasie pulmonaire*, chez les petits rachitiques surtout, ou bien elle s'étend aux petites bronches et aux poumons, et l'enfant succombe à un *catarrhe suffocant* ou à une *broncho-pneumonie*. Dans quelques cas enfin il est emporté par des *accidents cérébraux*; il est pris alors d'une grande agitation suivie de prostration, puis de convulsions générales, le pouls devient faible, petit, inégal, et la mort arrive au bout de quelques heures (Rilliet et Barthez).

Le plus souvent, cependant, la maladie se termine favorablement après une à trois semaines.

DIAGNOSTIC. — La bronchite aiguë est très difficile à distinguer de la *coqueluche* dans son premier stade; souvent la marche seule de la maladie éclairera le diagnostic (Voir p. 248). Nous avons parlé plus haut (p. 266) du diagnostic de la *grippe*.

PRONOSTIC. — La bronchite aiguë est le plus souvent une affection bénigne; néanmoins, chez les très jeunes enfants elle peut exceptionnellement se terminer par la mort. Chez les sujets prédisposés à la tuberculose, elle peut marquer le début de la phtisie pulmonaire.

TRAITEMENT. — La bronchite aiguë guérit le plus souvent d'elle-même et ne réclame aucun traitement. Lorsqu'elle s'accompagne de fièvre, on ordonnera le repos au lit et une infusion de fleurs pectorales; on y joindra, suivant les cas, un looch avec 0,50 à 1,0 de benzoate de soude, une potion avec 5 à 8 gouttes de teinture de belladone et l'application d'un emplâtre révulsif ou un badigeonnage de teinture d'iode sur les parois thoraciques. Chez les très jeunes enfants, la médication vomitive sera souvent indiquée; quelques cuillerées à café de *sirop d'ipécacuanha* données au réveil aideront l'enfant à se débarrasser des mucosités qui obstruent ses bronches.

La forme grave de la trachéo-bronchite aiguë réclame avant tout l'usage des révulsifs, des sinapismes ou mieux encore des *cataplasmes sinapisés* qui alterneront avec les frictions au liniment térébenthiné du Codex. Une seconde indication sera remplie par les *expectorants*, l'infusion d'ipéca (0,1 à 0,2 pour 60,0), de polygala senega (1,0 à 2,0 pour 60,0), l'acétate ou le benzoate d'ammoniaque et le kermès. Jurasz a préconisé les propriétés expectorantes de l'*apomorphine*, à la dose de 1 centigramme par jour pour la première année, de 2 centigrammes pour un enfant de trois ans, et de 5 centigrammes à partir de cinq ou six ans. Nous nous sommes bien trouvés de ce médicament dans les trachéo-bronchites à toux spasmodique, suffocante, quand la fièvre était peu marquée, mais nous n'avons jamais dépassé par jour la dose de 3 à 5 milligrammes de chlorhydrate d'apomorphine dans les deux premières années et de 1 centigramme chez les enfants plus âgés.

BRONCHITE CHRONIQUE.

La bronchite chronique n'est pas très commune dans le jeune âge; on observe cependant quelquefois, à la suite de la bronchite aiguë ou des maladies infectieuses à localisation bronchique, un catarrhe bronchique persistant. C'est surtout chez les enfants lymphatiques ou sujets à l'eczéma qu'elle a été rencontrée; les rachitiques et les dyspeptiques y sont également prédisposés.

Steiner a observé chez les enfants une variété de bronchite chronique qu'il a décrite sous le nom de *bronchite catarrhale sèche*. Cette affection est caractérisée par une accélération de la respiration, par une difficulté extrême de l'expiration et par des accès de toux fréquents et très intenses qui ne sont suivis d'aucune expectoration. On ne constate à l'auscultation qu'une respiration rude et quelques râles secs. Cette maladie se prolonge pendant plusieurs mois et est presque entièrement apyrétique. Elle se termine presque toujours fatalement; l'enfant présente dans les derniers temps quelques signes de congestion passive de l'encéphale, et la mort est parfois précédée de convulsions partielles ou générales. Dans quelques autopsies on a remarqué, outre une tuméfaction très considérable de la muqueuse des bronches depuis leur bifurcation jusque dans leurs petites ramifications, de l'engorgement et de la rougeur des ganglions bronchiques qui présentaient dans quelques points la dégénérescence caséeuse; les poumons étaient par places emphysémateux ou atélectasiés. Cette affection n'est probablement qu'une forme de la tuberculisation des ganglions bronchiques qui sera décrite plus loin.

La **dilatation chronique des bronches** se rencontre aussi quelquefois dans l'enfance; Rilliet et Barthez l'ont plusieurs fois observée. Cette maladie est généralement consécutive, soit à une bronchite chronique simple, soit à une pleurésie chronique avec rétraction du thorax, soit à une pneumonie passée à l'état chronique, principalement à la broncho-pneumonie de la coqueluche. Les *corps étrangers* introduits dans les bronches peuvent être ainsi une des causes de la maladie; Comby (1) en rapporte de nombreux exemples.

On trouve à l'autopsie des enfants qui ont succombé à cette affection un élargissement du calibre des bronches, qui sont parfois dilatées jusqu'à leur terminaison; leurs parois sont épaissies et inégales; elles crient sous le scalpel; la muqueuse est pâle, anémiée; les bronches dilatées sont entourées d'un tissu pulmonaire sclérosé et sont parfois soudées à la plèvre. La dilatation ampullaire des bronches simulant une caverne se rencontre rarement chez les enfants.

Les symptômes de la bronchectasie rappellent ceux de la phtisie pulmonaire, dont il est très difficile de la distinguer; on entend à l'auscultation une respiration bronchique ou même caverneuse et du retentissement de la voix; l'enfant tousse, il est pris quelquefois d'accès de suffocation suivis d'une expectoration très abondante muco-purulente, parfois très fétide. Les symptômes généraux sont ceux de la fièvre hectique; le petit malade maigrit, s'affaiblit et présente souvent la même déformation des doigts que les phtisiques. Il succombe au bout d'un temps plus ou moins long; dans un cas

_______

(1) Comby, *Traité des mal. de l'enf.*, 1898, IV, p. 25.

cité par Rilliet et Barthez, la mort survint au bout de quatre années. Les cas de guérison sont exceptionnels.

Le diagnostic de la dilatation chronique se fera surtout avec la phtisie pulmonaire dont elle se distingue par l'absence du bacille de Koch dans les crachats.

La **bronchite pseudo-membraneuse chronique**, qui survient en dehors de la diphtérie, est rare dans le jeune âge ; sur 43 cas de cette affection recueillis par P. Lucas Championnière (1), 2 seulement étaient relatifs à des sujets au-dessous de dix ans. Elle a été observée quelquefois chez des enfants chétifs ou atteints de phtisie pulmonaire. Nous en avons traité un cas chez un garçon âgé de douze ou treize ans, emphysémateux à un haut degré et sujet depuis plusieurs années à l'asthme avec bronchite, qui dans un accès plus violent que d'habitude, rendit des cylindres ramifiés et ne fut soulagé que lorsque l'expectoration devint plus liquide. Cette affection a pour symptôme principal l'expectoration de cylindres pseudo-membraneux formés d'une substance colloïde muqueuse renfermant un grand nombre de cellules. Grancher et Championnière ont démontré que les cylindres ne renferment pas de fibrine vraie. Claisse (2) y a trouvé le streptocoque en abondance, mais les recherches de Magniaux (3) et d'Huchard (4) montrent qu'on peut y rencontrer aussi le pneumobacille de Friedländer et le staphylocoque. La maladie s'accompagne souvent d'hémoptysies. Elle se termine quelquefois par la mort sous l'influence de la tuberculose pulmonaire concomitante ou à la suite d'un accès de suffocation déterminé par les fausses membranes ; le plus souvent cependant elle guérit après une durée plus ou moins longue.

La bronchite chronique ne se complique qu'exceptionnellement, chez les enfants, d'asthme et d'emphysème pulmonaire.

Les indications thérapeutiques que présentent les diverses formes de la bronchite chronique seront remplies par l'usage de l'huile de foie de morue, de l'eau de goudron, du sirop de térébenthine, de l'eucalyptus globulus (1 à 3 grammes de teinture par jour) et des eaux sulfureuses. Un hiver passé dans le Midi hâtera la guérison de la maladie. La *pneumotomie* proposée pour le traitement de la bronchectasie a donné des résultats peu encourageants ; elle ne sera autorisée que dans les cas de foyer très limité et en cas de symptômes menaçant gravement la vie.


(1) Lucas Championnière, *Thèse de Paris*, 1876.
(2) Claisse, *Presse médicale*, 1895.
(3) Magniaux, *Thèse de Paris*, 1895.
(4) Huchard, *Soc. méd. des hôp.*, 26 juillet 1895.


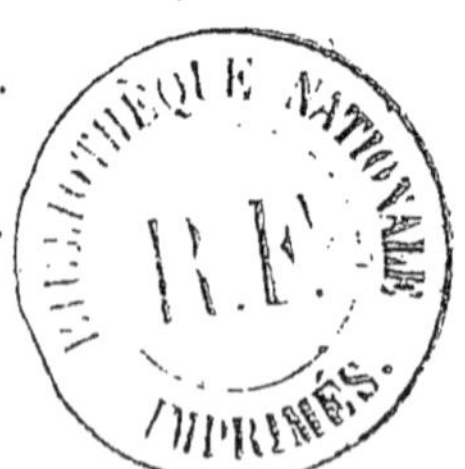

# CHAPITRE VI

## BRONCHO-PNEUMONIE

La broncho-pneumonie (*pneumonie catarrhale, pneumonie lobulaire*) n'a été nettement séparée chez l'enfant de la pneumonie franche (*pneumonie lobaire*) que depuis les travaux de Gerhard et Rufz, ainsi que de Rilliet et Barthez. Les anciens auteurs, tels que Boërhave et Sydenham, qu'on cite toujours à propos de la broncho-pneumonie, ont bien décrit une maladie analogue sous le nom de pneumonie bâtarde (*peripneumonia notha*), mais leur description est confuse et ne s'applique pas à la pneumonie infantile.

ÉTIOLOGIE. — La broncho-pneumonie est une des maladies les plus fréquentes et les plus meurtrières de l'enfance. Elle s'observe surtout dans les premières années de la vie et devient moins fréquente après l'âge de six ans.

Elle est presque toujours due à une infection des petites bronches, produite par des microbes de l'air (*hétéro-infection*) ou des microbes de la bouche et du pharynx (*auto-infection*). L'infection descendante est la plus fréquente, l'infection hématogène est exceptionnelle. La propagation descendante est d'autant plus rapide et généralisée que l'enfant est plus jeune.

Les moyens de défense naturels sont plus développés dans les grosses bronches que dans les petites bronches, grâce à leur épithélium à cils vibratiles, à leur appareil glandulaire développé dont la sécrétion muqueuse englobe les microbes et dilue leurs produits solubles, grâce enfin à la couche lymphoïde des premières voies bronchiques, qui concourt d'une façon active à la phagocytose, dès que la barrière épithéliale est franchie par l'infection. La sensibilité réflexe qui favorise la toux et l'expulsion des mucosités est très accentuée dans les grosses bronches ; elle est nulle dans les bronchioles et remplacée par la contraction des muscles lisses de Reissessen, qui peuvent être rapidement paralysés par l'inflammation. L'épithélium cylindro-cubique des petites bronches et l'absence de glandes sécrétantes favorisent la pénétration des microbes et l'absorption de leurs toxines (Claisse) (1).

A l'état normal, l'arbre bronchique est pauvre en microbes, surtout dans ses dernières ramifications. Dans les infections bronchiques, on peut trouver des espèces microbiennes variées et nombreuses dans

_____
(1) Claisse, L'infection bronchique. *Thèse de Paris*, 1893.

es mucosités des grosses bronches, tandis que la flore se simplifie dans les bronchioles où elle se réduit parfois à une seule variété microbienne (1), le streptocoque, le pneumocoque ou le bacille de Pfeiffer. Chez l'enfant, c'est le *streptocoque* qui joue le rôle prédominant; puis vient le pneumocoque. Plus rarement on a trouvé les staphylocoques pyogènes, le bacille encapsulé de Friedländer ou le bacille de Pfeiffer. Ce dernier, décrit par Pfeiffer, comme le bacille de l'influenza, a été retiré par Meunier (2), au moyen de la ponction des foyers broncho-pneumoniques, chez des enfants de un à trois ans, chez lesquels rien ne faisait soupçonner l'influenza grippale, sauf le milieu épidémique (Voir p. 262); 8 fois sur 10, ce bacille paraît avoir été le seul microbe pathogène à un moment donné de l'évolution morbide, à l'autopsie, il était associé aux microbes pyogènes vulgaires, comme c'est presque toujours le cas dans les complications inflammatoires grippales.

La broncho-pneumonie est presque toujours une maladie secondaire. Tout au plus peut-on considérer comme primitifs les cas consécutifs à un simple coryza, comme on les observe parfois chez les nourrissons.

L'infection bronchique est favorisée par toutes les maladies à détermination bronchique qui congestionnent les bronches et diminuent leurs moyens de défense naturels. La *rougeole* et la *coqueluche* sont les maladies qui dans l'enfance se compliquent le plus souvent de broncho-pneumonie; puis viennent dans l'ordre de fréquence, la *bronchite*, la *grippe*, le *croup* et la *fièvre typhoïde*.

Dans les deux premières années, la broncho-pneumonie est favorisée par des déformations *rachitiques* du squelette qui gênent le soufflet pulmonaire et l'expulsion des mucosités bronchiques. Elle est une complication terminale fréquente de la gastro-entérite et de l'athrepsie, comme nous l'avons indiqué plus haut. Enfin elle est souvent, chez les nouveau-nés, une des expressions symptomatiques de l'infection puerpérale ou hospitalière.

La *contagion* de la broncho-pneumonie morbilleuse a été prouvée par Bard (Voir p. 92). Aujourd'hui, cette contagiosité paraît établie pour la plupart des broncho-pneumonies hospitalières de causes diverses. Elle explique le fait déjà signalé par Bartels (3) en 1861, de l'influence de l'encombrement et du milieu hospitalier sur la fréquence et la gravité de la broncho-pneumonie.

L'*auto-infection* joue également un rôle important; elle est due à la présence chez les individus sains du streptocoque et du pneumocoque dans la bouche et à l'augmentation de virulence de ces microbes dans le cours de la rougeole par exemple (Méry et Boulloche).

(1) Voir : Mosny, *Thèse de Paris*, 1891. — Netter, *Arch. de méd. expérim.*, p. 28.
(2) Meunier, *Arch. gén. de méd.*, 1897, t. I, p. 129 et 156.
(3) Bartels, *Virch. Arch.*, 1861, t. XXI, p. 65 et 129.

Le *décubitus dorsal prolongé* (Léger) peut favoriser l'extension de l'inflammation des bronches au parenchyme pulmonaire. Nous en dirons autant de la constriction thoracique à laquelle sont soumis encore nombre de nouveau-nés dans leur maillot, qui, en gênant les mouvements du thorax, favorise la stagnation des microbes dans les petites bronches.

La broncho-pneumonie peut être encore produite chez l'enfant par la pénétration de *corps étrangers* dans les bronches [J. Morgan (1), M'Caler (2), H. Morell (3)].

**ANATOMIE PATHOLOGIQUE.** — Nous passerons successivement en revue les lésions *bronchiques* et les lésions *pulmonaires*.

**LÉSIONS BRONCHIQUES.** — Les bronches présentent dans la grande majorité des cas des altérations inflammatoires qui s'étendent à tout l'arbre aérien et qui prédominent dans les bronches moyennes et capillaires. La muqueuse bronchique présente une *vascularisation* anormale ; au début, elle est recouverte d'un mucus clair, vitreux, aéré (Bartels), qui se transforme rapidement en un *muco-pus* épais, non aéré, qui vient sourdre sous forme de gouttelettes à la coupe des bronchioles.

Dans les cas subaigus ou chroniques, il est fréquent de constater des *dilatations bronchiques* cylindriques, remplies souvent de produits de sécrétion épaissis et jaunâtres. Il faut se rappeler dans l'appréciation de ces lésions que la languette du lobe supérieur gauche et le bord postérieur des lobes inférieurs sont parcourus à l'état normal par des canaux bronchiques qui conservent presque jusqu'à la périphérie leur calibre primitif (Legendre) (4).

**LÉSIONS PULMONAIRES.** — Parmi les lésions pulmonaires qu'on trouve à l'autopsie des enfants morts de broncho-pneumonie, les unes reconnaissent une origine purement *mécanique*, ce sont l'atélectasie et l'emphysème, les autres sont de nature *phlegmasique*, ce sont la congestion et l'induration, ainsi que les diverses terminaisons de l'inflammation telles que les abcès vésiculaires, la carnisation, etc.

L'atélectasie joue un rôle important dans la broncho-pneumonie infantile en restreignant souvent dans une grande étendue et en peu d'heures le champ de l'hématose. Elle se rencontre surtout chez les jeunes enfants et chez ceux qui sont affaiblis par la misère physiologique ou une maladie antérieure. Elle est due à l'affaissement du tissu pulmonaire privé d'air ; les parties atélectasiées présentent l'aspect d'un poumon qui n'a pas encore respiré ; de là le nom d'*état fœtal* donné à cette lésion par Legendre, qui en a fait la meilleure description.

(1) J. Morgan, *Lancet*, 18 sept. 1895.
(2) M'Caler, *New York Policlin.*, juillet 1895.
(3) H. Morell, *New York med. Journ.*, 1899, p. 352.
(4) Legendre, *Nouv. rech. sur les mal. du poumon*. Paris, 1856.

« Lorsqu'on examine le tissu cellulaire ainsi affecté, dit-il, on le trouve privé d'air et ne crépitant plus à la pression. Il est charnu, compact, mais souple, flasque, d'une pesanteur spécifique plus grande que celle de l'eau, ce qui le fait plonger au fond de ce liquide. On distingue très bien à sa surface les interstices celluleux qui séparent les lobules. Sa couleur est en général d'un rouge violet ; mais elle peut devenir noirâtre, quand le sang qui l'engorge est en plus grande abondance... Sa coupe est lisse, uniforme, nette. On distingue parfaitement la texture organique et les différents éléments qui entrent dans la composition du tissu. Enfin, *l'insufflation fait pénétrer l'air dans toutes les vésicules et rend à l'organe ses caractères physiologiques.* »

L'atélectasie siège de préférence dans les parties du poumon qui ont le moins d'épaisseur, ainsi qu'au niveau de la circonférence inférieure du poumon et de la languette du bord supérieur gauche (Legendre), mais elle peut aussi s'étendre de bas en haut et d'arrière en avant sous la forme d'une bande continue sur la face postérieure des deux lobes inférieurs, à la partie interne du lobe moyen droit et à la face postérieure des lobes inférieurs (Ziemssen) (1). D'autres fois, les parties atélectasiées sont disséminées irrégulièrement à la surface et dans l'épaisseur du poumon sous la forme de taches ou de plaques irrégulières, d'une coloration lie de vin, qui tranchent par leur niveau déprimé sur les parties aérées qui les entourent.

La pathogénie de l'atélectasie dans la broncho-pneumonie est complexe ; elle résulte du concours de deux facteurs principaux qui sont : 1° les *mucosités bronchiques*, qui forment dans les petites bronches un bouchon imperméable à l'air inspiré, mais qui laissent passer pendant l'expiration l'air emprisonné dans les alvéoles (Gairdner); on sait, en effet, que les forces expiratrices sont supérieures d'un tiers aux forces inspiratrices (Mendelsohn). Cette cause agit surtout dans les parties marginales du poumon ; 2° la *congestion pulmonaire* qui, en rétrécissant le calibre des alvéoles, peut à la longue chasser l'air des vésicules et déterminer leur affaissement (Rilliet et Barthez, Damaschino); c'est surtout à cette dernière cause qu'est due l'atélectasie qu'on rencontre dans les parties déclives du poumon, particulièrement au bord postérieur.

L'**emphysème** est une complication habituelle de la broncho-pneumonie ; il se présente le plus souvent sous la forme *vésiculaire*, et est d'autant plus développé que l'atélectasie et les lésions inflammatoires du poumon sont plus étendues. Il occupe en général les parties supérieures et antérieures du poumon et tranche par son aspect boursouflé, sa coloration d'un blanc rosé et sa mollesse caractéristique, sur les tissus enflammés avoisinants. Son origine est purement mécanique ; il est dû tantôt à l'expiration forcée qui accompagne la toux, tantôt

---

(1) Ziemssen, *Pleuritis und Pneumonie in kindesalter*. Berlin, 1862, p. 297.

à la dilatation supplémentaire qui remplit le vide thoracique laissé par les parties affaissées. Plus rarement, on peut constater de l'*emphysème interlobulaire* qui se présente sous forme de bulles de quelques millimètres à 2 ou 3 centimètres de largeur; ces bulles sont situées soit dans le tissu cellulaire interlobulaire, soit sous la plèvre pulmonaire, qu'elles décollent graduellement (Damaschino); cet accident est dû à la rupture de quelques vésicules pulmonaires et est consécutif en général à de violentes quintes de toux.

Les lésions inflammatoires dans la pneumonie catarrhale ou lobulaire présentent un ensemble de caractères qui les distinguent complètement de celles de la pneumonie franche ou lobaire. Elles sont le plus souvent bilatérales et commencent toujours par les parties déclives, c'est-à-dire par la *face postérieure des lobes inférieurs*; de là elles s'étendent tantôt en avant dans l'épaisseur des lobes inférieurs et du lobe moyen droit, tantôt en haut dans la partie postéro-inférieure des lobes supérieurs. Cet envahissement est *irrégulier*, *diffus*, de telle sorte qu'on trouve, à côté de lobules infiltrés ou même purulents, des lobules normaux ou seulement hypérémiés; cette *bigarrure* des lésions est caractéristique de la pneumonie lobulaire. La solidification ou l'induration des poumons enflammés ne se fait jamais en masse, mais par noyaux circonscrits (*forme mamelonnée*) ou par la confluence de plusieurs infiltrations isolées (*forme pseudo-lobaire*). Le microscope démontre que l'infiltration alvéolaire est essentiellement *cellulaire*, formée d'épithélium et de leucocytes; il est tout à fait exceptionnel de trouver à la coupe du poumon des granulations saillantes et un véritable réseau fibrineux dans les vésicules, comme on l'observe dans la pneumonie franche; Damaschino (1) en a néanmoins publié un exemple irrécusable.

D'après Balzer (2), qui a examiné des broncho-pneumonies à la suite du croup, et Charcot, qui a eu sous les yeux des poumons de rougeole, de fièvre typhoïde, de coqueluche, la présence d'un réseau fibrineux serait la règle dans la portion du nodule hépatisé qui entoure immédiatement la bronche intralobulaire (*nodules péribronchiques*); quelquefois aussi on trouve des exsudats disséminés dans l'intérieur du lobule (*nodules erratiques*). La présence constante du nodule péribronchique, l'état plus avancé des lésions autour de la bronche capillaire qu'à la périphérie, où le tissu est seulement congestionné ou splénisé, indiquent clairement la marche suivie par l'inflammation, des bronches au parenchyme pulmonaire.

Examinons maintenant plus en détail les diverses apparences que revêtent les poumons, suivant l'époque à laquelle les enfants ont succombé; nous grouperons ces lésions suivant qu'elles correspondent aux *cas foudroyants*, aux *cas aigus* ou aux *cas subaigus* et *chroniques*.

(1) Damaschino, *Thèse de Paris*, 1867, p. 47.
(2) Balzer, *Thèse de Paris*, 1878.

1. **Cas foudroyants.** — Quand la mort survient peu de temps après le début des accidents broncho-pulmonaires, à la suite d'un *catarrhe suffocant*, les poumons présentent tous les signes de l'asphyxie; la plèvre est parsemée d'ecchymoses punctiformes. Le bord inférieur du poumon est affaissé, recroquevillé en dedans comme un morceau de drap; sa coupe est sèche, ce qui démontre qu'il est simplement atélectasié; les lobes supérieurs et la partie antérieure des lobes inférieurs sont gonflés et emphysémateux. Tout le reste du poumon présente une congestion intense (*engouement pulmonaire*) qui a son maximum à la face postérieure des lobes inférieurs. Extérieurement, les parties engouées sont d'un rouge noir foncé, leur surface est parfois inégale et parsemée de plaques déprimées d'une couleur plus violacée, dues à l'affaissement du tissu pulmonaire; en passant les doigts sur la face postérieure du poumon, on sent des bosselures profondes déterminées par un commencement d'infiltration du tissu pulmonaire (Bartels). L'insufflation est néanmoins partout possible, mais elle donne aux parties dilatées une coloration d'un rouge vif. La coupe des tissus engoués laisse écouler un sang noir abondant mélangé à des bulles d'air. Au microscope, on constate que la capacité des vésicules pulmonaires est rétrécie par des anses vasculaires formées par les capillaires variqueux qui entourent les travées alvéolaires; les vésicules sont remplies de cellules épithéliales granuleuses, surtout dans les parties plus résistantes du tissu pulmonaire.

2. **Cas aigus.** — Si la mort ne survient qu'au bout d'une ou deux semaines, comme on l'observe par exemple dans la broncho-pneumonie rubéolique, quelques fausses membranes molles récentes tapissent la base des poumons en arrière ou la partie inférieure du lobe moyen droit et attestent ainsi d'une manière irrécusable le caractère inflammatoire des lésions pulmonaires. La congestion s'est généralisée et s'est transformée par places en une véritable *induration* pulmonaire due à une infiltration cellulaire solide dans les alvéoles. Les parties indurées sont lourdes, compactes; elles ne se modifient pas par l'insufflation. La coupe est lisse, non grenue; elle présente au début une coloration *brun acajou* (Rilliet et Barthez), qui plus tard se veine de jaune et de gris, à mesure que les leucocytes prédominent dans le contenu alvéolaire; tous les auteurs ont insisté sur cet aspect *granité* ou *marbré* caractéristique que présente la coupe des parties indurées dans la broncho-pneumonie et qui est dû à l'envahissement irrégulier et progressif de l'inflammation dans les divers lobules, de sorte qu'on trouve côte à côte les trois degrés de la pneumonie. A mesure que les divers lobules de la masse indurée passent à la suppuration, à mesure aussi la consistance du tissu diminue; la friabilité et la décoloration commencent en général au centre et s'étendent peu à peu à toute la masse indurée.

L'induration pulmonaire peut être *circonscrite* ou *diffuse*.

1° Dans la forme circonscrite *(forme mamelonnée)*, les deux lobes inférieurs du poumon sont augmentés de volume ; leur surface est bosselée. A la coupe, on trouve disséminés au milieu du tissu pulmonaire un certain nombre de *noyaux* indurés, bien limités, dont le volume peut varier entre celui d'un grain de chènevis et celui d'un œuf de pigeon ; on en trouve depuis un seul dans tout un poumon, jusqu'à vingt, trente et plus (Rilliet et Barthez). Parfois les noyaux sont rouge noir ; l'*apoplexie pulmonaire* se joint alors à la broncho-pneumonie, sans qu'il soit toujours possible de déterminer quelle est la lésion initiale. Chez un enfant qui avait succombé à une pneumonie mamelonnée à la suite du croup, nous avons trouvé dans l'épaisseur des noyaux apoplectiques une thrombose veineuse. D'autres fois, le centre de ces noyaux est ramolli et est d'un gris purulent ou bien est creusé de petites *vacuoles*, qui apparaissent très nettement, quand on plonge le poumon dans l'eau.

2° La forme diffuse (*forme pseudo-lobaire*) est un peu moins fréquente que la forme mamelonnée ; l'induration présente les mêmes caractères physiques, mais, au lieu d'être circonscrite, elle s'étend en nappe dans une grande étendue des lobes inférieurs ou même les envahit tout entiers ; elle atteint parfois aussi le lobe moyen, plus rarement les lobes supérieurs. Cette solidification en masse peut en imposer quelquefois pour une pneumonie lobaire, mais la structure du poumon est encore reconnaissable ; la coupe est lisse et a un aspect marbré caractéristique. On peut rencontrer la forme pseudo-lobaire dans un poumon, tandis que la forme mamelonnée occupe l'autre poumon.

3. **Cas subaigus et chroniques.** — C'est dans le cas de mort tardive seulement qu'on peut étudier à côté des lésions déjà décrites les diverses terminaisons de l'inflammation, tels que les abcès pulmonaires, l'induration chronique et la caséification ; ces lésions ont été particulièrement rencontrées dans les cas de broncho-pneumonie consécutive à la coqueluche.

Les *abcès pulmonaires* se présentent soit sous la forme de grains purulents, soit sous la forme de vacuoles. Les *grains purulents* sont jaunes ou gris ; on les trouve en général au centre d'un noyau inflammatoire ; ils sont gros comme une tête d'épingle et s'affaissent quand on les pique en laissant sourdre une gouttelette de pus. Ils sont entourés de deux zones concentriques du tissu pulmonaire, l'une interne jaunâtre et friable, l'autre externe rouge et plus consistante (Rilliet et Barthez). Les *vacuoles* présentent deux variétés ; les unes sont profondes et se trouvent, comme les grains purulents, au centre des noyaux de pneumonie ; elles sont dues à la fonte purulente du tissu pulmonaire enflammé ; les autres sont situées sous la plèvre, qu'elles soulèvent sous forme de bulles ; elles crèvent dès qu'on les pique et laissent écouler une certaine quantité de pus. Leurs parois sont lisses, et elles communiquent largement avec les bronches ; cette dernière variété de vacuole est rare, elle est due probablement à la destruction emphysémateuse des cloisons d'un lobule et à l'accumulation du pus des bronches voisines dans cette cavité artificielle.

L'*induration chronique* est une terminaison rare de la broncho-pneumonie et s'observe surtout dans la forme mamelonnée (Damaschino) ; elle est toujours due à une prolifération du tissu conjonctif *(pneumonie interstitielle)*, qui se traduit par un épaississement des cloisons inter-lobulaires. Elle peut s'accompagner d'une dilatation persistante des bronches.

La *caséification* ne s'observe que chez les enfants cachectiques ou scrofuleux ; elle peut se manifester déjà au bout de quelques semaines (Ziemssen). Elle est plus fréquente dans la forme pseudolobaire que dans la forme mamelonnée. Les deux bords postérieurs du poumon, qui en sont le siège ordinaire, sont transformés en une masse homogène, d'un gris bleuâtre, imperméable à l'air ; leur coupe est lisse, sèche, d'un blanc jaunâtre. Les lésions pulmonaires portent presque exclusivement sur le contenu des alvéoles qui sont remplis de cellules épithéliales granuleuses et d'une masse grenue d'apparence homogène. Dans toute l'étendue des tissus caséifiés on trouve les bronchioles et les alvéoles dilatés par un bouchon caséeux formé de cellules épithéliales granuleuses, desséchées et pressées les unes contre les autres ; on peut souvent par la pression extraire ce bouchon en bloc sous la forme d'un petit cylindre (Bartels).

DESCRIPTION. — **Début.** — La broncho-pneumonie étant toujours une affection deutéropathique, le moment précis de son début est souvent difficile à fixer au milieu des symptômes bronchiques de la maladie primitive. Son invasion est insidieuse et ne peut en général se reconnaître que par l'auscultation et par le thermomètre ; les râles bronchiques deviennent à la fois plus nombreux et plus fins sous l'oreille ; la température s'élève dans la soirée ; cette élévation est d'autant plus notable que l'état antérieur s'accompagnait d'une fièvre moins marquée. Souvent aussi la toux change de caractère ; ainsi, quand la broncho-pneumonie survient dans le cours d'une coqueluche, les quintes diminuent ou disparaissent et sont remplacées par une toux sèche, fréquente, douloureuse, avec expiration un peu forcée, qui suffit souvent pour fixer le médecin sur la présence d'une complication pulmonaire.

Dans quelques cas rares, au contraire, l'invasion est brusque et orageuse ; elle peut s'accompagner de convulsions comme dans la pneumonie franche. C'est ce qu'on observe quelquefois dans les broncho-pneumonies morbilleuses.

La maladie, une fois déclarée, évolue sous deux formes assez différentes, l'une très rapide suffocante *(bronchite capillaire* de

Fauvel), l'autre plus lente à forme inflammatoire aiguë ou subaiguë (*forme lente congestive* de Legendre) ; on peut enfin distinguer encore une forme *latente*, spéciale à la première enfance.

**Forme suffocante.** — La broncho-pneumonie suraiguë est fréquente surtout au-dessous de deux ans ; on l'observe parfois dans le croup après la trachéotomie ou bien au début de la rougeole. C'est sous cette forme aussi qu'apparaissent en général les complications pulmonaires chez les enfants rachitiques chez lesquels la déformation du thorax et la débilité générale paralysent rapidement les forces respiratoires.

La *dyspnée* est le symptôme dominant de la maladie et prend parfois des proportions inquiétantes dès le début. Le nombre des respirations augmente rapidement et atteint souvent en un ou deux jours le chiffre de 80. Les ailes du nez se dilatent ; la toux est fréquente, l'inspiration est énergique, toute la cage thoracique y prend part ; parfois même les enfants s'arc-boutent avec les bras aux barreaux de leur lit et soulèvent les épaules à chaque mouvement d'inspiration. Les secousses de toux sont très brèves et fréquentes.

L'exploration physique fait constater au début, outre les râles sibilants ou ronflants des grosses bronches, des *râles sous-crépitants* fins aux deux bases en arrière, avec une diminution considérable du murmure vésiculaire et parfois une légère submatité. Tantôt ces signes subsistent seuls pendant toute la durée de la maladie, tantôt, mais plus rarement, on voit apparaître du *souffle* et de la *matité* en un point limité du thorax ; la souffle est parfois très mobile et peut disparaître sur un point pour reparaître dans un autre. Cette mobilité des signes physiques est caractéristique de la broncho-pneumonie ; elle est probablement en rapport avec la mobilité de la congestion et de l'atélectasie pulmonaire.

La *fièvre* est vive, surtout dans la soirée. La peau est sèche et brûlante, la soif ardente, les yeux sont brillants et hagards. L'agitation est grande ; elle augmente le soir avec la fièvre ; quand la dyspnée est considérable, elle s'accompagne d'une angoisse inexprimable et parfois de délire. L'assoupissement, au contraire, prédomine chez les très jeunes enfants, qui restent couchés sur le dos, la tête enfoncée dans les oreillers, et arrivent plus vite que ceux qui sont plus âgés à la période asphyxique.

La maladie marche en général rapidement vers une terminaison funeste ou favorable et reste rarement stationnaire ; dans ce dernier cas, elle se confond avec la forme inflammatoire que nous décrirons bientôt.

Quand la maladie suit une marche fatale, les symptômes de l'asphyxie deviennent de plus en plus évidents ; les pommettes sont violacées, le visage est d'un blanc mat. L'enfant cherche encore à lutter par moments, il fait quelques violents efforts respiratoires, puis ne tarde pas à s'assoupir; la respiration devient alors très rapide et superficielle, elle s'accompagne parfois d'un râle bruyant qu'on entend à distance. La toux devient plus rare et moins énergique, le pouls filant et excessivement fréquent, le cri faible, le regard éteint; l'enfant tombe dans le coma ou est pris d'une attaque convulsive; d'autres fois il conserve sa connaissance jusqu'au dernier moment; souvent il se dresse en sursaut dans son lit, comme pour en sortir, puis retombe lourdement. La respiration devient toujours plus superficielle et imperceptible et s'arrête enfin; le regard est fixe et profond, et le calme de la mort succède à l'anxiété et aux contorsions de l'agonie. La mort survient en général du cinquième au huitième jour, beaucoup plus rarement dans les trois premiers jours de la maladie.

Dans les cas au contraire où la maladie se termine par la guérison, la toux augmente de fréquence et d'énergie, le pouls se relève, la dyspnée diminue. Les enfants se rétablissent d'autant plus promptement que le début a été plus brusque. Rilliet et Barthez ont publié quelques observations de catarrhe suffocant chez de très jeunes enfants, dans lesquelles la maladie s'est terminée par la guérison dans l'espace de huit à dix jours, sous l'influence d'un traitement bien dirigé.

**Forme inflammatoire,** — Cette forme est caractérisée par la prédominance des symptômes fébriles; elle se rapproche plus que la précédente de la pneumonie franche, mais en diffère par sa marche irrégulière, interrompue par de fréquentes rémissions, ainsi que par sa durée indéterminée.

L'invasion est toujours marquée par une élévation considérable de la température et par l'augmentation du nombre des inspirations, dont le chiffre ne dépasse pas néanmoins 40 à 50 pendant toute la période d'état. Les pommettes sont rouges, le pouls est fréquent, plein et vibrant. L'*élévation de la température* est considérable pendant quelques jours, mais bientôt apparaissent de fortes rémissions matinales, et la fièvre conserve le type rémittent pendant une grande partie de la maladie; le niveau général de la courbe thermique peut s'élever et s'abaisser plusieurs fois de suite. On n'observe pas de défervescence vraie. Quand la terminaison est heureuse, la température ne revient que lentement à la normale; toute élévation ou toute chute subite du thermomètre est de mauvais augure. La dyspnée est moins marquée que dans la bronchite capillaire; la toux, sèche au début, devient grasse et humide; dans le cours de la coqueluche ou chez les enfants d'un certain âge, elle s'accompagne d'une expectoration de gros crachats nummulaires, purulents, non aérés.

L'exploration physique permet de constater au début, outre des râles sibilants et ronflants, des râles sous-crépitants qui diffèrent de ceux de la bronchite simple par leur plus grande finesse et leur abon-

dance, ainsi que par leur prédominance à l'inspiration. C'est tout
d'abord à la base et tantôt d'un seul côté, tantôt de deux côtés à la
fois, que l'examen révèle l'existence d'une induration pulmonaire.
La submatité, la diminution du bruit vésiculaire, le souffle et la
bronchophonie, qui en sont les signes, s'étendent parfois progressivement de bas en haut, en général inégalement de chaque côté ; d'autres
fois ils trahissent, par leurs variations fréquentes et leur apparition
dans des points différents du même côté du thorax, la mobilité de
l'hyperémie pulmonaire (Damaschino). Le souffle peut faire d'ailleurs
complètement défaut dans la forme mamelonnée, si les noyaux sont
peu étendus et séparés de l'oreille par une lame de poumon sain ;
quand il est d'emblée très étendu et se développe à la fois dans les
deux poumons, l'état devient rapidement grave.

La *marche* de la maladie est aiguë ou subaiguë. Dans le premier
cas, sa durée est plus longue que dans la pneumonie franche ; elle est
d'une à deux semaines au maximum et est souvent interrompue par
des *rémissions* suivies d'exacerbations fébriles qui correspondent à
de nouvelles poussées inflammatoires dans les poumons (Ziemssen) ;
on dirait un incendie mal éteint, dont la flamme se ranime chaque
fois qu'elle trouve une issue ou un nouvel aliment.

Quand la maladie est subaiguë, sa durée peut être d'un à deux mois.
C'est surtout à la suite de la coqueluche qu'on observe cette forme
traînante. La fièvre est modérée, mais l'apathie du malade est extrême.
La nutrition ne tarde pas à souffrir ; l'enfant perd de son poids, la
maigreur du tronc et des membres contraste avec la bouffissure du
visage. La peau sèche et écailleuse se couvre parfois de pustules
d'ecthyma, l'enfant en se grattant peut transformer cette éruption
insignifiante en ulcérations rebelles qui siègent surtout au pourtour
du nez et de la bouche (Ziemssen). On voit quelquefois survenir des
escarres au sacrum ; l'habitus extérieur rappelle celui de la phtisie.

La terminaison varie suivant les cas. La *mort* arrive tantôt par
asphyxie lente au bout de deux ou trois semaines, tantôt par épuisement au bout d'un ou deux mois. Dans les cas favorables, la *guérison*
ne survient que lentement ; l'amélioration est souvent interrompue
par des rechutes ; les enfants restent faibles et irritables longtemps
encore après la disparition de la fièvre. Le *passage à l'état chronique*
(pneumonie interstitielle) a été observé dans quelques cas très rares ;
quant à la transformation d'une broncho-pneumonie simple en
broncho-pneumonie tuberculeuse, elle est très exceptionnelle et n'a
été rencontrée que chez des sujets prédisposés à la tuberculose.

Parmi les complications, signalons le *pneumo-thorax*, dont Tordeus (1) a observé un cas chez une petite fille de huit ans, atteinte
d'une pneumonie lobulaire à la suite d'une fièvre typhoïde ; l'épan-

______
(1) Tordeus, *La clinique*, 1898, p. 849.

chement gazeux se résorba spontanément et l'enfant guérit. Cette complication est très rare.

**Forme latente.** — Chez les enfants en bas âge, débilités par le sclérème, l'atrophie ou la syphilis héréditaire, la broncho-pneumonie est souvent terminale et peut passer inaperçue, puisque, comme l'a indiqué Parrot, loin de se caractériser par une forte fièvre, elle s'accompagne alors d'hypothermie. La suffocation manque; l'accélération des mouvements respiratoires et parfois une respiration irrégulière rappelant le phénomène de Cheyne-Stokes, sont les seuls signes avec la teinte pâle du visage et la coloration légèrement violacée des lèvres, qui attirent l'attention du côté du poumon.

L'examen physique fera constater souvent un peu de submatité avec diminution du murmure vésiculaire, parfois aussi des bouffées de râles fins inspiratoires et du souffle.

La durée de ces broncho-pneumonies terminales est en général très courte; elle varie de deux à cinq ou six jours.

DIAGNOSTIC. — Au début, la broncho-pneumonie pourra être facilement méconnue et prise pour une *bronchite généralisée*; l'examen de la température et l'auscultation seront alors des guides précieux pour le diagnostic.

Dans certaines formes aiguës, à début brusque et à fièvre vive, on pourra hésiter dans les premiers jours entre une broncho-pneumonie et une *pneumonie franche*; l'erreur sera facile si les renseignements font défaut, si l'enfant ne crache pas et si les signes de l'induration pulmonaire sont limités à un seul lobe ou à un seul côté (forme pseudo-lobaire). La rémittence de la fièvre, le siège de la matité et du souffle qui commencent à la base et remontent peu à peu jusqu'à l'épine de l'omoplate sans s'étendre en largeur du côté de l'aisselle (Ziemssen), l'absence de défervescence aux jours critiques, devront faire admettre une broncho-pneumonie.

Le diagnostic de la broncho-pneumonie simple avec la *tuberculose pulmonaire aiguë* est très difficile au début dans la première enfance. Il ne pourra être fait par l'auscultation que s'il se produit des excavations pulmonaires. La recherche du bacille de Koch, provenant des crachats déglutis (Voir p. 380), a souvent donné des résultats positifs, soit par l'examen du contenu stomacal obtenu par les vomissements ou le cathétérisme, soit par celui des selles.

La broncho-pneumonie subaiguë cachectique, qui succède à la coqueluche, ressemble parfois, à s'y méprendre, à une tuberculose aiguë du poumon. Cependant la broncho-pneumonie simple étant beaucoup plus fréquente que la phtisie pulmonaire après la coqueluche, c'est la première maladie qu'on devra admettre tout d'abord, à moins qu'il n'y ait des antécédents fâcheux ou des signes concomitants de tuberculose du sommet ou des ganglions bronchiques; la présence d'une anasarque sans albuminurie et d'une dyspnée intense, peu en rapport avec les signes de l'auscultation, fera au contraire admettre la tuberculose pulmonaire. D'ailleurs, il est facile de se procurer des crachats chez l'enfant atteint de coqueluche et de trancher la question par la recherche du bacille de Koch.

PRONOSTIC. — La broncho-pneumonie est une affection toujours sérieuse, mais dont la gravité est en raison inverse de l'*âge* du malade. Elle contribue pour une large part à la mortalité de la première enfance. Chez les nouveau-nés, en effet, elle est toujours mortelle ; après le troisième mois, la maladie est encore très grave, mais ne tue pas fatalement ; d'après Ziemssen, la mortalité serait de 50 pour 100 dans la première année. Bartels a perdu cependant tous ceux de ses malades qui étaient âgés de moins d'un an. A partir de la troisième année, les cas de mort sont beaucoup moins nombreux.

Les broncho-pneumonies qui succèdent à la *coqueluche* sont celles dont la mortalité est la plus élevée (50 p. 100). Celles qui succèdent à la *rougeole* sont, d'après Ziemssen, celles qui tuent le moins (33 p. 100) ; néanmoins, celles qui éclatent avant la sortie de l'éruption et la flétrissent à son début, sont presque toujours mortelles. La broncho-pneumonie qui succède au *croup* est presque toujours fatale quand elle se déclare dans les deux ou trois premiers jours après la trachéotomie ; elle offre plus de chances de guérison quand elle est plus tardive.

Il faut regarder comme des circonstances très *aggravantes* pour le pronostic : la débilité native ou déterminée par des maladies antérieures, le rachitisme, la succession de plusieurs maladies, telles que la coqueluche et la rougeole, et surtout le séjour à l'hôpital ou l'entassement dans des habitations mal aérées.

Certains symptômes sont les indices d'une mort prochaine, tels sont : la somnolence, la pâleur plombée du visage avec la coloration violacée des pommettes et des lèvres, la petitesse et l'extrême fréquence du pouls, la cessation de la toux, le râle trachéal, les convulsions et le coma. Les symptômes de l'asphyxie sont d'un pronostic moins grave dans le catarrhe suffocant que dans la broncho-pneumonie à forme congestive et à marche lente.

TRAITEMENT. — **PROPHYLAXIE.** — Nous avons parlé, à propos de la rougeole (Voir p. 98), des mesures de *désinfection* individuelle propres à diminuer les chances d'une auto-infection. Les lotions antiseptiques de la bouche et du pharynx, les instillations d'huile mentholée au 1/50 dans les narines, la désinfection des croûtes impétigineuses des lèvres et du visage sont particulièrement indiquées.

L'*isolement* d'un enfant atteint de broncho-pneumonie s'impose, surtout quand son lit se trouve à côté de ceux qui sont occupés par des enfants atteints de rougeole, de diphtérie ou de coqueluche, qui sont un terrain propice à la contagion.

**THÉRAPEUTIQUE.** — Le traitement de la broncho-pneumonie est un des plus difficiles de la pathologie infantile.

Les indications principales qui surgissent dans le cours de cette redoutable maladie sont : 1° faciliter l'hématose par une bonne hygiène respiratoire ; 2° combattre la fièvre et la phlegmasie pulmonaire ; 3° désobstruer les bronches ; 4° stimuler et soutenir les forces. L'importance de chacune d'elles variera suivant les formes et la période de la maladie, ainsi que suivant la nature du sujet ; le médecin, semblable au pilote pendant les heures d'orage, doit savoir reconnaître à chaque moment d'où vient le danger et lutter jusqu'à la fin sans désespérer. Sa clairvoyance et sa persévérance seront souvent couronnées de succès.

1° Une bonne **hygiène respiratoire** est le point capital. L'enfant doit être placé dans la chambre la plus spacieuse de l'appartement, on proscrira en particulier les alcôves. L'air sera fréquemment renouvelé en ouvrant largement les fenêtres en été, en aérant la chambre à intervalles réguliers et en entretenant un bon feu dans la cheminée pendant la saison froide. Les coussins de plumes seront bannis et remplacés par des coussins de crin ; ils seront disposés suivant un plan incliné, de façon à faciliter le jeu de la cage thoracique. La position de l'enfant sera fréquemment changée, surtout s'il s'agit d'un sujet au-dessous de trois ans, pour éviter autant que possible l'atélectasie pulmonaire par décubitus. Enfin, dans les formes dyspnéiques avec sécheresse des bronches, on entretiendra dans la chambre une atmosphère humide, en y projetant de la vapeur d'eau.

2° Pour combattre la fièvre et la congestion pulmonaire, le médecin a à sa disposition trois sortes d'agents : les *médicaments antipyrétiques*, les *réfrigérants externes* et les *révulsifs*.

**Antipyrétiques.** — Disons d'abord que certaines médications, très vantées autrefois dans le traitement de la broncho-pneumonie, doivent être définitivement abandonnées comme inutiles ou dangereuses ; ce sont les *émissions sanguines* et les contro-stimulants, tels que l'*émétique*. On peut en dire à peu près autant de l'infusion de *digitale*, donnée comme antipyrétique.

Le *salicylate de soude* est, à notre avis, un médicament qu'on ne peut manier sans danger dans la broncho-pneumonie des jeunes enfants ; il abaisse bien la température, mais affaiblit en même temps l'énergie du cœur.

Nous sommes également peu partisans de l'emploi de l'*antipyrine* qui a été préconisée particulièrement contre la broncho-pneumonie morbilleuse. Ce médicament ne fait qu'abaisser momentanément la température, et son emploi prolongé peut exercer une action dépressive sur le cœur ; il a, d'ailleurs, plusieurs fois provoqué des symptômes d'intoxication à des doses relativement faibles.

L'*alcoolature d'aconit* est un excellent sédatif cardio-vasculaire très employé dans les maladies fébriles de l'enfance, qui peut rendre quelques services dans les bronchites fébriles simples, mais dont l'action nous paraît insuffisante dans la pneumonie lobulaire.

Le *sulfate de quinine* est un bon antipyrétique, à la dose de 0,50 à 1,0 donnée en lavement dans la soirée, et pourra rendre à l'occasion quelques services, mais, après l'avoir beaucoup employé, nous devons reconnaître qu'il a peu d'action sur le processus pneumonique lui-même ; nous ne le donnons plus que comme tonique, à petites doses fractionnées de 0,05 à 0,20, dans les formes prolongées et subaiguës de la broncho-pneumonie.

**Hydrothérapie.** — La médication antipyrétique externe est celle qui mérite le plus de confiance pour combattre la fièvre des pneumonies infantiles ; c'est la seule qui puisse être continuée longtemps sans inconvénient.

Les *bains tièdes*, déjà si vantés par Rilliet et Barthez, sont souverains contre l'agitation et la dyspnée fébriles ; ils nous ont paru aussi agir d'une manière efficace contre la congestion pulmonaire qui joue un rôle considérable dans l'extension de la phlegmasie du poumon. Le soulagement éprouvé après le bain par l'enfant se traduit en général par la diminution du nombre des respirations et de l'angoisse respiratoire, par la disparition des plaques rouges sur les pommettes et de l'agitation fébrile, et souvent aussi par un sommeil paisible. Ce bien-être, passager il est vrai, est si réel que les parents, même les plus prévenus d'abord contre ce mode de faire, sont les premiers à en réclamer la répétition (1). Ce mieux temporaire peut être utilisé aussi avec fruit pour l'alimentation, qui est habituellement acceptée volontiers et bien tolérée après le bain. Les bains doivent être donnés à la température de 25° à 30° centigr. ; on devra parfois commencer par un bain un peu plus chaud, de 32° à 35°. Leur durée variera de cinq à quinze minutes ; elle dépendra de l'intensité de la fièvre et surtout de l'état subjectif de l'enfant. Il est rare qu'il y ait besoin de donner plus de deux ou trois bains dans les vingt-quatre heures ; souvent un seul suffit dans l'après-midi ou dans la soirée au moment de l'élévation thermique la plus grande.

---

(1) Nous avons été heureux de voir que les anciens préjugés contre l'emploi des bains dans les affections pulmonaires fébriles de l'enfance ont disparu. Cadet de Gassicourt recommande, comme nous, les bains tièdes dans son Traité clinique. Les nombreuses observations rapportées par M. P. Lacour (*Thèse de Paris*, 1884), et recueillies dans le service de Colrat, à Lyon, ne font que confirmer les avantages de l'hydrothérapie dans la broncho-pneumonie des enfants. Colrat a surtout employé le drap mouillé recouvert d'une couverture de laine et appliqué pendant plusieurs heures jusqu'à sudation.

Néanmoins, une observation de Demons (1) démontre l'utilité des bains à 35° répétés toutes les heures le premier jour, toutes les deux heures le second jour, chez une petite fille de quatre ans et demi atteinte de broncho-pneumonie morbilleuse. Après deux jours de balnéation, l'enfant entra en convalescence.

Les *bains chauds* à 38° sont préconisés contre les bronchites fébriles et les broncho-pneumonies infantiles par Renaut, de Lyon (2). Ils paraissent avoir réussi, principalement comme révulsifs, dans les formes asphyxiques, à la condition d'être répétés toutes les heures ou toutes les deux heures. On pourra, avec avantage, transformer le bain chaud simple en *bain sinapisé* dans l'asphyxie.

Nous regardons les affusions froides, recommandées après le bain par Jürgensen, comme inutiles et peut-être même dangereuses dans le très jeune âge, où le collapsus arrive facilement. Nous employons les *compresses réfrigérantes* dans les cas de fièvre tenace, comme complément des bains tièdes et dans leur intervalle. Nous les préférons aux enveloppements complets dans un drap mouillé, préconisés par O. Wyss, parce qu'elles sont plus facilement acceptées et d'une application plus simple. La compresse sera trempée dans un mélange d'alcool camphré et d'eau froide dans la proportion de 1 à 4, puis tordue et appliquée sur le devant du tronc, de la poitrine et autour du ventre ; elle sera recouverte, dans toute son étendue, de flanelle sèche et d'une feuille de taffetas gommé ou de gutta-percha laminée. La compresse sera renouvelée dès qu'elle sera chaude, c'est-à-dire tous les quarts d'heure dans les premiers moments, puis toutes les demi-heures, ou toutes les heures, à mesure que l'accalmie se manifeste. Nous avons soin, en même temps, d'envelopper les jambes dans des bottes d'ouate et de donner une cuillerée de vin de Porto, de façon à réchauffer les extrémités en même temps que l'on cherche à abaisser la température centrale. Parfois les compresses suffisent à elles seules à calmer l'agitation fébrile, surtout chez les très jeunes enfants, mais elles ne peuvent, dans d'autres cas, remplacer les bains, qui sont plus actifs contre la dyspnée et la congestion pulmonaire.

C'est à cette méthode, employée avec persévérance, que nous devons le plus de succès dans la forme fébrile, et c'est à elle que nous nous sommes arrêtés après avoir échoué avec la médication purement interne ; nous pouvons même affirmer que, lorsque nous n'avions pas affaire à un vrai foyer d'hépatisation, nous avons constaté souvent à l'auscultation une amélioration rapide dans l'état local des poumons quand nous avons employé ce mode de traitement.

**Révulsifs.** — C'est aux révulsifs cutanés qu'il faut s'adresser dans la forme suffocante, qui peut constituer toute la maladie ou bien se produire comme incident dans la forme fébrile.

(1) Demons, *Gazette des hôp.*, 1898, n° 1.
(2) Renaut, *Bull. de l'Acad. de méd.*, 1896, p. 308.

Les *cataplasmes sinapisés* sont l'application la plus simple et suffisent parfois chez les très jeunes enfants. Les *bains sinapisés* ou les *fomentations au vin chaud* pourront les remplacer dans les cas plus graves. Treuthardt (1), insistant sur le devoir de la lutte prolongée contre l'asphyxie dans la période terminale de la broncho-pneumonie, rapporte avoir réussi à sauver des enfants de tout âge en combinant les frictions chaudes, d'abord au vin, puis au rhum avec les pressions méthodiques du thorax pour rétablir la respiration. Dès qu'il a obtenu quelques inspirations profondes, il détermine mécaniquement le vomissement par le doigt ou le manche d'une cuiller introduits dans la gorge. Les mêmes manipulations doivent être reprises aussi longtemps que le danger d'asphyxie n'est pas complètement écarté. Il faut surtout empêcher le sommeil léthargique. Enfin, les *ventouses sèches* rendront parfois quelques services dans la seconde enfance; c'est la forme de révulsion préférée par Cadet de Gassicourt.

Nous n'employons plus les *vésicatoires volants* que dans les formes chroniques de l'infiltration pulmonaire. C'est, en pareil cas, l'agent thérapeutique le plus efficace, et on peut l'employer sans crainte quand on prend les précautions que nous avons déjà indiquées (Voir p. 54).

3° La désobstruction des bronches, qui constitue la troisième indication, peut être obtenue dans les cas pressants par les **vomitifs** et dans les cas ordinaires par les **expectorants** proprement dits.

L'*ipécacuana* sera toujours préféré au tartre stibié comme vomitif; sa dose efficace est de 0,30 à 0,90 suivant l'âge de l'enfant. On se trouvera bien parfois, dans les cas d'asphyxie par suffocation, de faire précéder l'administration du vomitif de stimulants énergiques; on voit alors des enfants qui ne répondaient plus aux émétiques, être repris de secousses vomitives et se débarrasser des mucosités bronchiques qui les asphyxiaient.

On a préconisé comme expectorants dans la broncho-pneumonie : le *kermès* (de 0,03 à 0,05 suivant l'âge dans un julep gommeux), le *chlorhydrate* et le *carbonate d'ammoniaque* (0,20 à 0,50 par jour pour un enfant au-dessous de cinq ans), l'*ammoniaque anisée* (10 à 25 gouttes deux ou trois fois par jour), le *benzoate de soude* (1,5 à 3,0 par jour dans un looch additionné de sirop de menthe), le *polygala senega* (1,0 à 3,0 par jour, dans une infusion). Nous donnons la préférence à ces trois derniers médicaments. Quant à l'*apomorphine*, nous avouons que nous n'oserions l'employer dans une maladie aussi grave que la broncho-pneumonie, par la crainte d'affaiblir la force du muscle cardiaque.

4° La quatrième indication sera remplie par les **stimulants** et les **toniques.**

_______________

(1) Treuthardt, *Rev. méd. de la Suisse rom.*, 1898, p. 397.

Les stimulants sont des adjuvants indispensables des autres médications; ils ont pour but de soutenir et d'augmenter l'énergie des forces respiratoires. Le plus puissant est l'*alcool*, qu'on administre sous forme de rhum ou de vin de Porto, dans de l'eau sucrée ou du lait; il doit être donné largement et à doses rapprochées, toutes les fois que les symptômes de l'asphyxie se manifestent. Il faut se garder cependant d'employer l'alcool comme méthode générale de traitement dans la broncho-pneumonie et savoir réserver son action pour les cas où les forces respiratoires faiblissent. On a vanté également l'*eau camphrée* (60,0 dans une potion), le *musc* (0,30 à 0,50), la caféine (0,30 à 0,50). Nous préférons dans les cas urgents les injections sous-cutanées d'*éther rectifié* à la dose d'un tiers ou d'une demi-seringue de Pravaz, qu'on pourra répéter, s'il est besoin, plusieurs fois par jour. Ce moyen nous a permis de soutenir la vie dans un cas de suffocation imminente. Les *injections de sérum artificiel* sont préconisées par Ausset et son élève Lemaire (1), dès le début de la maladie, à la dose de 200,0 par injection pour les enfants de trois ans et au-dessus et à la dose de 180,0 répartie en trois injections pour les enfants plus jeunes ; ce traitement n'exclut pas les autres moyens thérapeutiques et en particulier la balnéation.

Les toniques deviennent l'indication principale dans la convalescence ou même pendant la période inflammatoire, quand les forces déclinent par la prolongation de la fièvre. Il faut soutenir les forces de l'enfant pendant toute la durée de la maladie par du lait de vache ou d'ânesse ou par du bouillon américain ; on pourra y joindre, dans la forme chronique, l'usage de la viande crue. Dans la convalescence, le quinquina, l'huile de foie de morue et l'iodure de fer seront indiqués chez les enfants très affaiblis ou prédisposés à la tuberculose. On conseillera en outre un changement d'air, tel qu'un séjour à la montagne ou au bord de la mer.


# CHAPITRE VII

## PNEUMONIE FRANCHE


La pneumonie franche, décrite aussi sous les noms de *pneumonie fibrineuse*, de *pneumonie lobaire* et de *pneumonie primitive*, se distingue de la broncho-pneumonie autant au point de vue clinique qu'au point de vue anatomique, comme l'indiquent les diverses dénominations que nous venons de rapporter.

Les tentatives faites pour confondre de nouveau ces deux entités

(1) Lemaire, *Sem. méd.*, 1898, p. 405.

morbides (Rautenberg), parce que les alvéoles pulmonaires renferment souvent un peu de fibrine dans la broncho-pneumonie, ont échoué. Les recherches bactériologiques ont prouvé que la pneumonie franche rentre dans la classe des maladies infectieuses. Il résulte des travaux de Fraenkel (1886) que la pneumonie est due à l'action pathogène d'un microbe spécial, le pneumocoque (*Diplococcus pneumoniæ*), déjà décrit sous le nom de coccus lancéolé par Talamon en 1883, qui peut exister accidentellement dans la salive d'individus sains et qui, sous l'influence de causes encore mal définies, se fixe dans le poumon. On a constaté sa présence, non seulement dans les crachats pneumoniques, mais aussi dans l'exsudat pleural ou péricardique et dans celui d'endocardites ou de méningites survenues comme complications de la pneumonie franche. Dans le premier cas, il s'agit de l'extension de l'infection par contiguïté; dans le second cas, de la généralisation de l'infection microbienne par le sang (1).

ÉTIOLOGIE. — La pneumonie franche est la maladie aiguë la plus fréquente chez l'enfant, si l'on fait abstraction des fièvres éruptives. Elle s'observe chez lui surtout entre deux et six ans, mais elle est fréquente aussi dans les deux premières années de la vie. D'après Rilliet et Barthez, près de la moitié des enfants atteints de pneumonie ont moins de deux ans. Nous l'avons souvent observée à partir de l'âge de six à huit mois. Viti (2) en cite un cas chez un nouveau-né dont la mère venait de succomber à une pneumonie grippale; l'enfant mourut trente-six heures après, et on trouva à son autopsie, outre une pneumonie fibrineuse, une pleurésie, une péricardite, une péritonite et la rate hypertrophiée; la présence du pneumocoque fut constatée dans le sang, la rate, le poumon et les exsudats.

La pneumonie reconnaît dans l'enfance les mêmes causes que chez l'adulte; c'est une maladie essentiellement *primitive*; elle survient habituellement chez des enfants vigoureux et en bonne santé; quand elle succède à une autre affection, il n'y a pas de lien pathologique appréciable entre les deux maladies.

Le refroidissement paraît être dans quelques cas la cause directe de la pneumonie; souvent la maladie éclate sans cause connue.

La *contagiosité* de la pneumonie franche, sans être encore définitivement admise, paraît prouvée dans quelques faits bien établis. C'est ainsi que Trosset (3) a observé une petite épidémie qui paraissait provenir d'un enfant atteint de pneumonie et qui atteignit huit autres enfants de deux à six ans, fréquentant le même asile. Les symptômes

(1) Consulter : Netter, *Arch. de physiol.*, 15 août 1886 et *Arch. gén. de méd.*, mars, avril et juillet 1887.
(2) Viti, *Arch. di Pediatria*, 1890, p. 188.
(3) Trosset, *Lyon méd.*, 18 décembre 1887.

furent chez tous les petits malades ceux de la pneumonie franche.

Les récidives de la maladie ne sont pas rares; Ziemssen en a observé 19 sur 201 cas de pneumonie infantile (1).

ANATOMIE PATHOLOGIQUE. — **Lésions.** — La pneumonie franche a pour siège exclusif les alvéoles pulmonaires; ces organes sont remplis d'un tissu inflammatoire qui est essentiellement formé de fibrine, de leucocytes, souvent aussi d'un certain nombre de globules rouges et accessoirement seulement de cellules épithéliales. Le tout forme une masse solide qui donne à la coupe du tissu hépatisé l'aspect grenu. Les *granulations* de la pneumonie sont plus petites chez l'enfant que chez l'adulte; elles atteignent en moyenne 70 à 110 μ, tandis que chez l'adulte elles ont en moyenne de 130 à 170 μ (Damaschino). Le poumon hépatisé est augmenté de volume; on trouve parfois à sa surface l'empreinte des côtes (Ziemssen, Bednar).

La terminaison de la pneumonie par *résolution* est la règle chez les enfants; il est tout à fait exceptionnel de voir la maladie passer chez eux à l'état d'*hépatisation grise* ou d'*induration chronique*. Le cas de Damaschino, qui trouva à l'autopsie d'un enfant de trois ans, mort de pneumonie lobaire, tout un lobe transformé en une vaste poche purulente, est une rareté pathologique. Citons aussi le cas de Hedges (2) qui a incisé un *abcès du poumon* chez un enfant de six ans qui avait été quelques semaines auparavant atteint d'une pneumonie suivie d'une pleurésie séro-purulente; le malade guérit.

La terminaison par *gangrène* est aussi très rare : Ziemssen en rapporte cependant un cas relatif à une jeune fille rachitique; nous en citons également un autre plus loin (Voir p. 821).

**Siège.** — La pneumonie franche est chez l'enfant habituellement unilatérale et limitée à un seul lobe. Le *lobe supérieur* est plus souvent atteint que chez l'adulte. Sur 342 cas de pneumonie observés chez des enfants par divers auteurs, la maladie siégeait 147 fois au sommet et 195 fois à la base du poumon.

La pneumonie *unilatérale* et *unilobaire* est à peu près aussi fréquente à gauche qu'à droite, avec cette différence que les pneumonies du *sommet* siègent habituellement à *droite* et les pneumonies de la *base* à *gauche*. Les pneumonies *doubles* et *multilobaires* sont environ huit fois moins fréquentes que les pneumonies d'un seul lobe.

**Complications.** — La complication la plus commune de la pneumonie franche est la *pleurésie*. On trouve presque toujours la surface du lobe hépatisé recouverte de fausses membranes jaunâtres. Quelquefois aussi, mais plus rarement, on constate un épanchement dans la plèvre; celui-ci peut se former, non seulement dans les pneumonies de la base, mais aussi dans celles du sommet; le liquide sécrété

(1) Ziemssen, *Pneumonie und Pleuritis im Kindesalter*, Berlin, 1862.
(2) Hedges, *Pediatrics*, 1899, t. VIII, p. 32.

descend à la base et s'y accumule; ce fait intéressant, qui avait été signalé chez l'adulte par Traube, a été observé par Ziemssen et par Damaschino chez les petits enfants. Chez ces derniers l'épanchement est fréquemment purulent.

La *péricardite* complique dans quelques cas rares la pneumonie lobaire *gauche* et coexiste alors toujours avec une pleurésie du même côté.

Les complications cérébrales de la pneumonie se traduisent à l'autopsie par des lésions appréciables; Barthez et Sanné ont trouvé deux fois une *méningite cérébrale* simple. Weber a signalé deux fois la coïncidence de la pneumonie et d'une *méningite spinale* avec exsudat dans le tissu cellulaire sous-arachnoïdien.

**DESCRIPTION.— Forme ordinaire.** — Le début de la pneumonie franche est marqué en général par un frisson, par des vomissements bilieux et souvent par des convulsions chez les plus jeunes enfants. Les petits malades présentent dès le premier jour un aspect fébrile très prononcé; leurs yeux sont brillants, leurs pommettes se couvrent de plaques rouges, qui sont parfois plus marquées d'un côté que de l'autre. Chez les plus jeunes, le corps tout entier peut être le siège d'une rougeur érythémateuse pareille au rash de la variole (Rilliet et Barthez). L'enfant est très accablé ou très agité. La peau est d'une chaleur âcre et mordicante; dès les premières heures, en effet, le thermomètre révèle une élévation considérable de la température et se maintient aux environs de 40°. Parfois, surtout chez les enfants au-dessus de cinq ans, l'attention est attirée de suite du côté de la poitrine par les symptômes classiques de la pneumonie : point de côté violent, toux sèche et incomplète, respiration haletante, quelques crachats visqueux, rouillés ou striés de sang. Habituellement néanmoins, surtout chez les enfants au-dessous de quatre ou cinq ans, ces symptômes font défaut, et les seuls signes qui fassent soupçonner une affection thoracique sont la fréquence et le type abdominal exagéré de la respiration ; l'enfant *pousse du ventre*; souvent aussi les ailes du nez se dilatent.

Les signes physiques apparaissent plus ou moins vite suivant le siège de l'hépatisation. Dans la *pneumonie de la base*, la respiration devient indistincte en arrière et en bas dès le premier jour, la matité se prononce le second jour, plus rarement seulement le troisième jour, et on entend sous l'oreille du souffle mêlé à des râles souscrépitants ; la voix et les râles sont retentissants, les vibrations thoraciques sont parfois augmentées. L'inflammation s'étend en général les jours suivants de bas en haut et d'arrière en avant, de sorte qu'à ce moment c'est dans l'aisselle qu'il faut chercher les râles les plus fins et le souffle naissant, tandis qu'en arrière le souffle a tantôt disparu et fait place à des râles humides, tantôt a persisté seul et est devenu tubaire. Dans la *pneumonie du sommet*, les signes physiques n'apparaissent que fort tard, rarement avant le troisième jour et parfois seulement le quatrième ou le cinquième jour. Ce n'est qu'à ce moment que, malgré une exploration journalière minutieuse, on parvient à entendre quelques bouffées de râles ou du souffle à l'inspiration dans la fosse sus-épineuse ou à la partie supérieure et externe de la fosse sous-épineuse ; ce jour-là la percussion ne révèle en général aucune différence dans la sonorité des deux côtés de la poitrine ; le lendemain, au contraire, on constate souvent une matité très marquée sous la clavicule et dans la fosse sus-épineuse avec le bruit skodique et un peu de voussure de la région ; en même temps on entend dans toute l'étendue du lobe supérieur un souffle intense. Dans d'autres cas, tous les signes physiques restent limités à la fosse sus-épineuse et disparaissent ou bout d'un ou deux jours.

La marche de la pneumonie franche est caractéristique ; la température, après s'être élevée en quelques heures de deux ou trois degrés au-dessus de la normale, se maintient d'une manière uniforme entre 39°, 8 et 41°, avec des variations diurnes inférieures à un demi-degré ; elle présente une légère rémission dans le cours du troisième jour. La défervescence véritable se déclare du cinquième au septième jour, en comptant comme jours les périodes successives de vingt-quatre heures qui se sont écoulées depuis le frisson initial, beaucoup plus rarement le neuvième, le onzième et même le treizième jour. Le premier indice de la crise est la moiteur des mains (Ziemssen). Quelques heures plus tard, une transpiration générale et abondante se déclare ; en même temps les joues prennent une teinte violacée, le visage est pâle et défait, le regard est éteint, et les enfants restent couchés sur le dos dans un état d'apathie et de prostration, qui alarme singulièrement leur entourage. On constate en même temps que le pouls, quoique petit et misérable, a perdu beaucoup de sa fréquence et que la température s'est abaissée en quelques heures de plusieurs degrés ; elle atteint la normale douze ou quinze heures après le début de la crise et tombe même pendant quelques heures au-dessous, surtout si le degré de la fièvre était très élevé ; cette hypothermie persiste même parfois pendant plusieurs jours. La toux au contraire a augmenté de fréquence et est devenue plus grasse ; l'auscultation fait entendre des râles de retour abondants et humides. La crise n'est pas toujours aussi brusque ; dans quelques cas la défervescence s'arrête subitement pendant quelques heures et peut n'être complète qu'au bout de vingt-quatre ou de trente-six heures (Ziemssen).

Une fois la crise terminée, la *convalescence* est très rapide ; l'appétit renaît presque immédiatement et, au bout de deux ou trois jours, les enfants ont parfois déjà repris leur vie ordinaire. Les signes physiques de l'induration pulmonaire peuvent persister quelques jours après la chute de la fièvre ; ainsi on peut trouver encore de la matité et du souffle pendant huit à dix jours. Ziemssen a observé dans certaines pneumonies du sommet une prolongation anormale de la fièvre et une résorption très lente de l'exsudat; ces cas, qui simulent à s'y méprendre certaines formes de tuberculose pulmonaire, sont tout à fait exceptionnels.

On observe parfois chez les enfants anémiques, à la suite de la pneumonie franche, de l'*anasarque sans albuminurie*; c'est là un accident sans gravité qui disparaît rapidement à mesure que les forces se rétablissent; il était fréquent à l'époque où l'on traitait la pneumonie par les saignées, mais il peut aussi apparaître spontanément en dehors de tout traitement spoliateur.

**Forme abortive** (1). — Dans cette forme, qui est très fréquente dans les deux ou trois premières années de la vie, la pneumonie, après avoir débuté aussi vivement que dans la forme ordinaire avec une température de 39°,5 à 40°,5, cesse brusquement le troisième jour, quelquefois même le second jour. On peut parfois constater, le premier ou le second jour, un souffle bien net et de la matité, en général au niveau de l'épine de l'omoplate; le lendemain ces signes ont disparu. Nous avons observé une série de transitions entre ces cas et les pneumonies du sommet de cinq jours; nous n'hésitons donc pas à les considérer comme des formes abortives de la pneumonie franche, de même qu'on observe plus souvent chez l'enfant que chez l'adulte les formes abortives de la fièvre typhoïde. Nous avons publié une observation de pneumonie congestive ou rudimentaire du sommet droit de huit jours de durée dans laquelle la présence du pneumocoque de Fraenkel dans les crachats ne laissait aucun doute sur le diagnostic. La même constatation a été faite par nous dans un cas de pneumonie abortive de trois jours chez un enfant de quatre ans.

La pneumonie abortive chez l'enfant a son siège de prédilection dans la fosse sus-épineuse droite, où elle s'accuse par la submatité, l'absence de la respiration, la bronchophonie et parfois même par un vrai souffle. La prédominance des symptômes fébriles, la présence assez fréquente au début de convulsions ou d'agitation nerveuse, le peu d'importance des signes fonctionnels (toux, dyspnée) rendent son diagnostic difficile; on la prend habituellement pour l'éclampsie ou pour une fièvre de dentition.

**Forme rudimentaire à fièvre prolongée.** — Nous avons observé, chez des enfants au-dessous de deux ans seulement, une forme de pneumonie caractérisée par une fièvre continue ou à rémissions peu accentuées, dans laquelle la défervescence ne se produit que tardivement, à la fin de la seconde ou de la troisième semaine. La toux et la

---

(1) Consultez en particulier : D'Espine, Contrib. à l'étude de la pneumonie franche infantile, *Revue de méd.*, 1887, p. 97. — Urdariano, De la pneumonie rudimentaire chez les enfants, *Thèse de Genève*, 1888. — D'Espine, *Congrès internat. de Rome* in *Pædiatria*, 1894, fasc. 5 et 6.

dyspnée sont peu marquées; l'abattement, au contraire, est parfois très accentué et peut faire supposer l'existence d'une fièvre typhoïde. Le diagnostic avec cette dernière affection ne peut être établi que par un examen quotidien et minutieux de la poitrine, qui fera en général constater au sommet du poumon un espace mat dessinant les limites de cet organe et qui, partant de la fosse sus-épineuse, s'étend à la fosse sus-claviculaire et peut envahir à la fin de la maladie la fosse sous-claviculaire. L'auscultation fait rarement constater l'existence d'un véritable souffle; on n'entend le plus souvent que de la bronchophonie, une respiration indéterminée (broncho-vésiculaire) ou une simple disparition du murmure vésiculaire. Cette forme de pneumonie se termine habituellement par la guérison, si on évite de la traiter par une médication débilitante.

**Forme cérébrale.** — Rilliet et Barthez ont décrit sous le nom de pneumonie cérébrale la pneumonie du sommet qui se complique d'accidents nerveux graves ; ils en distinguent deux formes principales, la *forme éclamptique*, dans laquelle les convulsions sont le symptôme prédominant, et la *forme méningée*, qui est caractérisée surtout par le coma chez les enfants de deux à cinq ans et par le délire chez ceux de cinq à dix ans.

La forme éclamptique de la pneumonie est commune chez les petits enfants, surtout chez ceux qui souffrent du travail de la dentition. Il est fréquent d'observer des convulsions au début de toutes les formes de pneumonie dans la première enfance; ces convulsions sont provoquées par l'élévation brusque de la température qui accompagne l'invasion de la maladie et en général se borne à une seule attaque. Dans la pneumonie éclamptique, elles se répètent ou bien n'apparaissent que du quatrième au sixième jour et alternent avec l'assoupissement ou même le coma ; dans quelques cas très rares enfin, elles ne se montrent que dans les derniers jours et amènent rapidement la mort. Les convulsions sont rarement généralisées, excepté au début ; elles restent limitées le plus souvent aux muscles de l'œil, de la nuque ou de la main. La pneumonie éclamptique, quoique très grave, peut se terminer parfois favorablement; la défervescence s'effectue alors comme dans la pneumonie ordinaire.

La forme méningée s'accompagne au début de céphalalgie et de vomissements, parfois aussi de constipation. Le symptôme prédominant est l'*assoupissement*, qui n'est jamais aussi profond que dans la méningite vraie; cet assoupissement, qui peut aller jusqu'au coma, cesse en général dès le quatrième ou le cinquième jour ; il ne disparaît parfois qu'au moment de la défervescence ; nous l'avons vu même dans un cas persister malgré la défervescence et se terminer par la mort; on trouva à l'autopsie de l'œdème des méninges et de la vascularisation de l'écorce cérébrale. Le *délire* ne s'observe qu'à partir de l'âge de cinq ans ; il est rarement violent et furieux et se présente plutôt sous la forme de typhomanie ou d'hallucinations de la vue et de l'ouïe ; il disparaît en général avec la fièvre et n'aggrave en rien le pronostic.

Aufrecht (1) rapporte deux cas d'*hémiplégie pneumonique* gauche chez des enfants ; dans les deux cas, l'hémiplégie apparut subitement dans le cours d'une inflammation du lobe supérieur droit. Dans le premier la paralysie persista trois jours après la défervescence ; il s'agissait évidemment de l'hémiplégie pneumonique vaso-motrice si bien décrite par Lépine. Dans le second, l'hémiplégie succéda aux convulsions du début de la pneumonie et disparut au bout de quelques heures.

Nous avons déjà dit (p. 404) que la méningite aiguë peut compliquer la pneumonie ; c'est ainsi que Rendu (2) a vu survenir chez une petite fille de cinq ans, trois jours après la rémission des accidents aigus d'une pneumonie cérébrale, tous les symptômes d'une méningite cérébro-spinale (raideur de la nuque, contracture des mâchoires et des membres, *signe de Kernig*, etc.) qui évoluèrent en même temps qu'une nouvelle poussée d'hépatisation pulmonaire ; l'enfant guérit à la suite d'un traitement par les bains chauds, les injections de sérum artificiel, le bromure de potassium et le calomel.

**Pneumonie multilobaire.** — Quand la pneumonie s'étend à plusieurs lobes d'un même poumon ou lorsqu'elle atteint successivement les deux poumons (*pneumonie double*), la fièvre augmente à chaque nouvelle extension de l'inflammation ; la crise est alors presque toujours retardée, et la défervescence n'a lieu que le neuvième, le onzième jour ou même plus tard. La pneumonie double se complique facilement d'œdème collatéral et peut entraîner la mort de l'enfant par asphyxie.

**Pneumonie à rechutes.** — Dans quelques cas rares, la phlegmasie des divers lobes est séparée par un intervalle apyrétique qui dure de quelques heures à un jour ; Ziemssen a attiré l'attention sur cette forme curieuse de pneumonie, et nous en avons observé un exemple dans lequel l'intermittence simultanée des symptômes locaux et généraux a été frappante.

La rechute peut être due exceptionnellement à un retour de l'inflammation dans le même lobe. Tordeus (3) rapporte le cas d'un enfant de huit ans qui présenta deux attaques successives de pneumonie franche du lobe inférieur droit, séparées par un intervalle de dix jours d'apyrexie. La résolution avait été complète après la première attaque, qui dura cinq jours ; la seconde, qui dura sept jours, se termina également par résolution.

**Pleuro-pneumonie.** — Lorsque la pneumonie se complique chez

(1) Aufrecht, *Arch. f. Kinderheilk.*, 1890, XI, p. 241.
(2) Rendu, *Soc. méd. des hôp.*, 12 mai 1899.
(3) Tordeus, *Journ. de la Soc. des sc. méd. et nat. de Bruxelles*, 1888.

les enfants d'une pleurésie avec épanchement, les signes physiques de la maladie primitive sont généralement modifiés. Dans quelques cas, une absence presque complète du bruit respiratoire remplace la respiration bronchique ; le plus souvent au contraire, le *souffle augmente d'intensité*, quelquefois même il prend un *timbre caverneux* ; si quelques râles de bronchite viennent se mêler au souffle, on croirait à s'y méprendre qu'il s'est formé une caverne dans le poumon. La bronchophonie est très augmentée ; la matité devient complète au niveau de l'épanchement. Ces signes s'observent principalement lorsque l'hépatisation pulmonaire compliquée de pleurésie siège à la partie postérieure du poumon.

La pleuro-pneumonie avec épanchement abondant s'accompagne d'une dyspnée plus marquée et d'une fièvre plus vive que la pneumonie simple ; la fièvre, au lieu de tomber subitement à l'un des jours critiques, persiste et se continue sous formes d'accès rémittents, principalement dans le cas de pleurésie purulente. Le pronostic de la pleuro-pneumonie est plus grave que celui de la pneumonie. Quand la maladie se complique de *péricardite*, la terminaison est souvent fatale.

DIAGNOSTIC. — Le diagnostic entre la pneumonie et la *pleurésie* sera indiqué à propos de cette dernière affection.

L'invasion rapide de la maladie, la fièvre élevée et continue, les vomissements et les convulsions qui en signalent parfois le début peuvent faire confondre dans les premiers jours la pneumonie franche avec une *fièvre éruptive*, surtout avec la variole ou avec une *fièvre typhoïde* ; l'erreur est d'autant plus facile que la pneumonie est plus centrale et se révèle plus tard à l'exploration physique. L'absence d'une part des signes prodromiques caractéristiques de ces fièvres, la présence d'autre part de la toux et de la rougeur des pommettes, la fréquence et le rythme spécial des respirations, permettront cependant de soupçonner la pneumonie. L'auscultation pratiquée avec soin, à intervalles rapprochés, lèvera tous les doutes dès le second jour dans les pneumonies de la base, mais, dans certaines pneumonies du sommet, elle ne fournira de signes au diagnostic que le quatrième ou le cinquième jour, parfois même plus tard. Nous avons vu dans une pneumonie du sommet droit un souffle manifeste et la matité n'apparaître que le huitième jour. Dans ces cas douteux, c'est au niveau de l'épine de l'omoplate qu'il faut percuter et ausculter, surtout à droite. Il arrive souvent que le jour où l'exploration donne un résultat positif, l'enfant commence à tousser et la fièvre tombe. Ces cas passent souvent inaperçus ou grossissent le nombre des prétendues synoques ou des fièvres de dentition.

Les convulsions initiales de la pneumonie se distinguent de celles d'une attaque d'*éclampsie* idiopathique par l'élévation considérable de la température qui les accompagne.

La forme méningée ne pourra être que difficilement confondue avec une *méningite* simple ou tuberculeuse; dans la pneumonie, le coma est toujours moins profond, et l'on ne constate ni paralysie, ni contractures; enfin la céphalalgie n'est presque jamais aussi violente et le signe de Kernig (voir p. 573) fait défaut.

Le diagnostic de la pneumonie franche d'avec la *phtisie aiguë* à forme pneumonique offre parfois des difficultés insurmontables, les signes physiques pouvant être identiques dans les deux maladies. La marche de la température pourra seule fournir quelques indications; dans la tuberculose, le thermomètre atteint rarement 40° et peut varier d'un à deux degrés entre le soir et le matin; ce dernier fait s'observe rarement dans la pneumonie franche. En outre, la persistance de la fièvre au delà du treizième jour doit faire craindre la phtisie aiguë. Néanmoins il faut se rappeler que certaines pneumonies franches du sommet évoluent très lentement; la période fébrile dépasse parfois deux semaines, et la résorption complète de l'exsudat peut se faire attendre un ou deux mois, tout en étant suivie d'un retour complet à la santé (Trousseau, Damaschino).

La *broncho-pneumonie* se distinguera dans la majeure partie des cas de la pneumonie franche par son étiologie, par sa marche lentement progressive, par la diffusion et la mobilité des signes stéthoscopiques, qui apparaissent aux deux bases en même temps, et par la courbe irrégulière de la température qui ne se termine jamais par une défervescence brusque. Il est cependant des broncho-pneumonies à début en apparence brusque, à forme très fébrile, à hépatisation pseudo-lobaire, qui, en l'absence de renseignements précis, pourront être prises pour une pneumonie franche; il faut se guider alors sur l'état du poumon du côté opposé; s'il est le siège d'une bronchite intense ou d'une congestion pulmonaire, et si la dyspnée prédomine, on admettra plutôt une broncho-pneumonie.


PRONOSTIC. — La pneumonie franche guérit presque toujours chez l'enfant quand elle est simple, limitée à un seul poumon, et n'est pas soumise à une médication hyposthénisante. Ziemssen, sur 201 pneumonies de l'enfance, n'a perdu que sept malades. Barthez (1) cite deux cas de mort sur 211 cas de pneumonie franche recueillis à l'hôpital Sainte-Eugénie; c'étaient deux pneumonies doubles.

Sur un nombre très considérable de cas de pneumonie franche qui ont passé sous nos yeux, nous ne croyons pas en avoir perdu plus de cinq ou six, si nous faisons abstraction des cas compliqués de pleurésie purulente dans la première enfance. Un de ces

___________

(1) Barthez, *Bull. de l'Acad. de méd.*, 1862, t. XXVII, p. 676.

cas était une pneumonie cérébrale du sommet droit à forme méningée, chez un garçon de trois ans et demi; la température rectale se maintint pendant plusieurs jours à 41°; la défervescence ainsi que la résolution se firent le douzième jour, mais le coma, qui durait depuis le huitième jour, persista, et l'enfant s'éteignit le treizième jour. L'autopsie démontra la présence d'une méningite séreuse de la convexité compliquant la pneumonie. Dans un second cas, il s'agissait d'une petite fille de deux ans, pour laquelle l'un de nous fut appelé en consultation le quatrième jour d'une pneumonie qui, après avoir solidifié tout le lobe inférieur du poumon gauche, venait d'envahir le lobe supérieur du même côté. Un grand vésicatoire avait été appliqué par le médecin traitant; malgré ce traitement énergique, le thermomètre marquait 41° le septième jour et l'enfant était dans un état comateux, que les bains tièdes ne parvinrent pas à dissiper complètement; la malade mourut deux ou trois jours après, sans que l'on pût l'attribuer à une complication spéciale. Dans un troisième cas, au contraire (1), la mort fut déterminée par une gangrène pulmonaire; il s'agissait d'une petite fille de trois ans et demi qui succomba le onzième jour d'une pneumonie droite étendue aux deux tiers du poumon. Le pronostic avait paru inquiétant dès le début à cause de l'élévation considérable de la température (40°,7), de l'extension de l'inflammation qui, partie du sommet, s'était propagée au lobe inférieur et à cause de la prostration des forces. La petite malade fut traitée par les bains et le salicylate de soude qui avait été prescrit pour remplacer la quinine, dont l'action était nulle. L'autopsie révéla trois foyers de gangrène pulmonaire dans le lobe supérieur hépatisé; cette gangrène était due à la phlébite avec thrombose des veines pulmonaires correspondantes. L'âge des lésions vasculaires démontrait nettement que la propagation de l'inflammation s'était faite de dehors en dedans.

La pneumonie est plus grave dans la première que dans la seconde enfance; les pneumonies du sommet chez les enfants d'un à deux ans, surtout chez ceux qui souffrent d'une dentition laborieuse, sont dangereuses parce qu'elles se compliquent souvent d'accidents cérébraux (Rilliet et Barthez). Un second danger naît de la fréquence de la pleurésie purulente comme complication de la pneumonie dans le jeune âge.

Mentionnons enfin quelques exemples de pneumonie à marche foudroyante, rapidement mortelle; Eichhorst a vu un enfant de quatorze ans succomber en trente-six heures à une pneumonie franche; Henoch a observé un cas analogue relatif à un enfant de quatre ans chez lequel la maladie ne dura que neuf heures, et Kissel (2), qui rapporte ces faits, y ajoute celui d'un garçon de dix

(1) Voir : D'Espine, *Revue de méd.*, 1887, p. 104.
(2) Kissel, *Vratch.*, 1892, n° 51.

ans qui succomba en trente-quatre heures à une pneumonie double à forme cérébrale.

Les symptômes les plus fâcheux pour le pronostic de la pneumonie sont : une forte dyspnée, une température très élevée et la continuation de la fièvre au delà du neuvième ou du onzième jour ; ce dernier signe doit faire craindre une complication (pleurésie, péricardite, méningite séreuse).

TRAITEMENT. — On peut poser en principe que chez l'enfant toute médication active doit être proscrite dans le traitement de la pneumonie franche ; aussi la *saignée*, qui jouissait autrefois d'une grande faveur dans le traitement de cette maladie, a été presque définitivement bannie depuis les importants travaux de Barthez et de Ziemssen ; ces auteurs ont prouvé que les déplétions sanguines retardent la convalescence et exposent les enfants à certains accidents consécutifs, tels que le noma et l'anasarque. Il faut borner exclusivement l'emploi de la saignée générale aux cas très rares d'œdème collatéral étendu qui menace directement la vie en augmentant subitement la dyspnée. La saignée locale n'est indiquée que chez des enfants forts et vigoureux, qui souffrent d'un violent point de côté ; dans ce cas, une ou deux ventouses scarifiées amènent un soulagement immédiat. L'*émétique* a un effet désastreux dans la pneumonie des enfants ; il suffit pour s'en convaincre de lire des observations consciencieuses recueillies dans les services de maîtres tels que Legendre ou Roger, à un moment où la potion rasorienne était encore en vogue (1). Le *vésicatoire* est sans action aucune sur la marche locale de la pneumonie franche ; il augmente inutilement l'agitation pendant la période et peut gêner l'élimination des toxines en provoquant la congestion rénale. L'un de nous (2) a insisté au Congrès de Rome sur le danger des vésicatoires dans la pneumonie infantile.

Le traitement se bornera à l'expectation et à la médication des symptômes. Ainsi, dans les premiers jours, on combattra la fièvre par des *lavages froids* ou des *bains tièdes*, qui ont l'avantage de soulager l'enfant, de calmer le délire, de diminuer la stupeur et de procurer un sommeil paisible. Nous avons vu, dans un cas, l'état comateux disparaître après chaque bain, chez une petite fille de quatre ans atteinte d'une pneumonie cérébrale à forme typhoïde qui paraissait être d'une extrême gravité ; les bains permirent d'atteindre le septième jour de la maladie, qui fut marqué par une défervescence brusque. Si les convulsions sont violentes et répétées, on accompagnera les bains d'*affusions froides* sur la tête et le haut du corps. Les *bains*

---

(1) Consulter particulièrement l'obs. III du mémoire de Legendre intitulé : *Nouvelles recherches sur quelques maladies du poumon*, 1846, p. 199, et l'obs. VI de la thèse de Damaschino, *loc. cit.*, p. 134.

(2) D'Espine, *La Pediatria*, 1894, II, p. 144.

*chauds* sont particulièrement indiqués dans les cas d'accidents à forme méningitique (Netter) (1). Au moment de la crise, si la dyspnée est très violente, on facilitera l'expulsion de l'exsudat pneumonique par de faibles doses de *benzoate d'ammoniaque* (25 à 75 centigrammes), associées à la teinture de musc ou de castoréum (1,0 à 20). En cas de collapsus, on fera une injection sous-cutanée d'éther ou de 100,0 de sérum artificiel.

Les *toniques* seront réservés pour la convalescence.


## CHAPITRE VIII

### GANGRÈNE PULMONAIRE

ÉTIOLOGIE. — La gangrène pulmonaire est une maladie rare à tout âge, mais qui paraît un peu plus fréquente chez l'enfant que chez l'adulte. Steiner en a observé à lui seul quarante cas. Elle peut survenir à toutes les périodes de l'enfance ; ainsi, sur 34 cas rapportés dans la statistique de L. Atkins (2), 17 étaient relatifs à des enfants au-dessous de six ans et 17 à des enfants au-dessus de cet âge.

La gangrène du poumon est une maladie *toujours secondaire* ; tantôt elle survient sous l'influence d'une maladie générale, tantôt elle est causée par une inflammation locale du poumon. Elle s'observe principalement chez les sujets faibles, chétifs ou affaiblis par une maladie antérieure ; exceptionnellement on l'a vue survenir chez des enfants forts et vigoureux. Dans le premier cas, la cause générale prime la cause locale ; dans le second cas, c'est l'inverse ; dans la majorité des cas, on doit admettre l'action combinée de ces deux ordres de causes.

Parmi les maladies générales qui se compliquent de gangrène pulmonaire, il faut signaler au premier rang chez l'enfant la *rougeole* (Boudet [3], Rilliet et Barthez) ; la gangrène du poumon coïncide parfois alors avec le noma, la gangrène du pharynx ou la carie du rocher. Elle a été observée aussi dans le cours de la *tuberculisation chronique*, et surtout de la phtisie ganglionnaire (Steiner et Neureutter), de la fièvre typhoïde, etc., et plus généralement dans toutes les maladies qui s'accompagnent d'une prostration considérable des forces ou d'une cachexie marquée.

Parmi les maladies locales qui peuvent s'accompagner de gangrène pulmonaire chez l'enfant, il faut citer la *pneumonie franche* (nous en avons observé un exemple rapporté plus haut, p. 821), la *broncho-*

(1) Netter, *Soc. méd. des hôp.*, 12 mai 1899.
(2) L. Atkins, *Thèse de Zurich*, 1872.
(3) Boudet, *Arch. gén. de méd.*, 1843, II, p. 385.

*pneumonie* et la *dilatation des bronches*, exceptionnellement aussi l'*apoplexie pulmonaire* (Rilliet et Barthez), l'*embolie de l'artère pulmonaire* (Langenbeck, Sturges), la *thrombose* de cette artère (Wyss) et les *corps étrangers des bronches*, comme l'un de nous a eu l'occasion d'en observer un exemple.

PATHOGÉNIE. — La pathogénie de la gangrène pulmonaire est souvent obscure, quoique la cause de cette affection soit évidemment microbienne. Les principaux agents qui concourent à sa production sont : 1° du *côté des bronches*, la stagnation et la putréfaction des crachats dans les bronches dilatées (bronchite putride) ou dans les cavernes pulmonaires ; la présence d'un corps étranger dans les canaux aériens ; la pénétration dans les ramifications bronchiques de produits provenant d'un foyer gangréneux (Cohen) (1) ; 2° du *côté des vaisseaux*, leur compression par un exsudat phlegmasique, ou leur inflammation par propagation de voisinage, leur obstruction par un caillot (thrombose cachectique), la pénétration dans leurs ramifications d'embolies septiques (gangrène métastatique), enfin les hémorragies du poumon assez considérables pour détruire une partie du parenchyme de cet organe.

ANATOMIE PATHOLOGIQUE. — Laënnec distingue deux formes de gangrène pulmonaire, l'une *circonscrite* dans laquelle l'escarre est nettement délimitée, l'autre *diffuse* dans laquelle la partie sphacélée se continue sans ligne de démarcation précise avec le tissu pulmonaire ambiant. La gangrène circonscrite est de beaucoup la plus fréquente chez l'enfant ; elle se présente tantôt sous la forme de stries verdâtres à odeur gangréneuse situées au centre de noyaux de broncho-pneumonie, tantôt sous la forme de petits abcès gangréneux multiples et disséminés dans le parenchyme pulmonaire au centre de noyaux inflammatoires ou autour de bronches dilatées. La gangrène diffuse s'étend en général à la plus grande partie d'un lobe ; celui-ci est creusé irrégulièrement d'une caverne à parois anfractueuses, dans laquelle pendent des débris de tissu pulmonaire sphacélé.

Le *siège* de la gangrène est très variable ; le lobe inférieur droit paraît un peu plus souvent frappé que les autres. Dans un cas relaté par Constant, les trois lobes du poumon droit étaient sphacélés dans leur totalité.

Quand le foyer gangréneux est près de la surface du poumon, la plèvre peut s'enflammer ou bien participer à la gangrène et se perforer ; il en résulte, suivant les circonstances, un pyopneumothorax fétide ou une pleurésie purulente enkystée. On a vu dans quelques cas la

_______________

(1) Cohen, *Thèse de Strasbourg*, 1876.

gangrène s'étendre au médiastin et à l'œsophage et déterminer même une communication anormale entre le foyer pulmonaire et l'œsophage.

SYMPTOMES et DIAGNOSTIC. — La gangrène pulmonaire peut passer complètement inaperçue pendant la vie. Rilliet et Barthez rapportent que presque toujours la maladie leur a échappé et que l'autopsie seule leur en a révélé l'existence. Les signes fonctionnels signalés par les auteurs, tels que la coloration terreuse du visage, la prostration des forces, la dyspnée, la toux, la faiblesse et la petitesse du pouls, la fièvre vive, l'inappétence, la diarrhée, n'ont rien de caractéristique et se confondent souvent avec les symptômes de la maladie primitive. Les signes physiques aussi sont très variables, suivant que la gangrène est disséminée ou localisée, suivant qu'elle s'accompagne ou non de la formation de cavernes ou bien qu'elle se complique de pleurésie et de pneumothorax. Dans quelques cas rares (Boudet, Wyss), le diagnostic a pu être fondé sur l'apparition du gargouillement, de la respiration amphorique et du tintement métallique dans des points où l'on avait constaté auparavant de la matité et du souffle.

Les seuls signes pathognomoniques sont ceux qui sont fournis par l'haleine et les crachats.

La *fétidité gangréneuse de l'haleine* est caractéristique quand il n'y a chez le petit malade ni noma, ni gangrène du pharynx; l'odeur en est moins fade et plus pénétrante que celle de la simple bronchite putride, qui se rencontre parfois dans les dilatations bronchiques. Ce signe important a été observé 26 fois dans les 31 cas recueillis par Atkins, mais dans 5 cas la présence concomitante de la stomatite ulcéro-membraneuse ou du noma diminuait la valeur de ce symptôme.

Les crachats manquent parfois chez les jeunes enfants; ils sont cependant plus fréquents à cet âge dans la gangrène pulmonaire que dans les autres maladies de l'appareil respiratoire. On a souvent noté chez l'enfant une *expectoration grisâtre* ou *brunâtre fétide*, plus ou moins mélangée de pus ou d'un sérum mousseux; le microscope a permis d'y reconnaître dans quelques cas la présence de cristaux de palmitine et de stéarine, de gouttelettes de graisse (Steiner) et de débris d'alvéoles pulmonaires (Steffen). Traube a insisté sur la formation de trois couches distinctes dans l'expectoration de la gangrène pulmonaire : la supérieure, mousseuse, d'un jaune vert opaque; l'intermédiaire, transparente, séreuse; l'inférieure, épaisse, jaune verdâtre purulente. On trouve dans cette dernière couche des grains grisâtres putrides, de la grosseur d'un grain de semoule ou de chènevis dans lesquels Leyden et Jaffé ont signalé la présence de vibrions et d'un champignon spécial, le *leptothrix pulmonalis*, ainsi que des cristaux d'acides gras. Ces grains purulents ont été trouvés aussi dans la bronchite putride.

L'*hémoptysie* est également un symptôme caractéristique de la gangrène pulmonaire dans l'enfance, mais elle manque souvent; Rilliet et Barthez ne l'ont observée que 4 fois sur 16 cas. Tantôt le sang est peu abondant et se présente sous formes de stries dans les crachats, tantôt il est battu avec l'expectoration, à laquelle il donne l'apparence d'une mousse aux framboises, tantôt enfin il est presque pur et très abondant.

MARCHE et PRONOSTIC. — La durée de la maladie est très variable; elle oscillera, suivant Atkins, entre deux et vingt jours. La maladie décrite par les Anglais sous le nom de *gangrène intermittente* peut se prolonger pendant des mois avec des rémissions passagères; elle ne se rapporte pas à la véritable gangrène du poumon, mais plutôt à la bronchite putride, à l'empyème avec fistule bronchique ou à la phtisie pulmonaire avec formation de cavernes.

La gangrène pulmonaire se termine presque toujours par la *mort*. Celle-ci peut être amenée par la dépression des forces et le collapsus; elle est annoncée alors par la teinte livide et plombée de la face et la petitesse du pouls; elle est accélérée parfois par une hémoptysie abondante ou la formation d'un pneumothorax.

La *guérison* est exceptionnelle; Rilliet et Barthez ne l'ont constatée qu'une fois; il s'agissait d'une pneumonie du sommet, probablement gangréneuse, consécutive à une rougeole chez une petite fille de six ans; la fétidité de l'haleine disparut le quinzième jour, mais le rétablissement ne fut complet que le soixante-treizième jour. Dans un cas rapporté par Steffen (1), la guérison survint le quatorzième jour; le diagnostic de la gangrène pulmonaire se basait dans ce cas non seulement sur l'hémoptysie, la fétidité de l'haleine et de l'expectoration, mais encore sur la constatation de débris d'alvéoles dans les crachats. Lorsque la grangrène a été occasionnée par la présence d'un corps étranger dans les bronches, les chances favorables paraissent plus grandes (Kohts) (2), cependant le cas que nous avons observé eut une issue fatale.

TRAITEMENT. — La thérapeutique offre peu de ressources pour le traitement de la gangrène pulmonaire. Les inhalations d'*essence de térébenthine*, très vantées en pareil cas, méritent d'être essayées; elles formaient la base du traitement dans le cas de guérison publié par Steffen; on pourra donner en même temps la même essence à la dose de seize gouttes dans un julep gommeux de 100,0 ou la *teinture*

(1) Steffen, *Klinik der Kinderkrankheiten*, II, p. 47.
(2) Kohts, art. GANGRÈNE PULMONAIRE, dans Gerhardt, *Handb. der Kinderkrank.*, III, 2e fasc. 1878, p. 852.

*d'eucalyptus* (1,0 à 2,0) dans un looch. On ordonnera en outre un antiseptique interne, tel que le *salol* (0,50 à 1,50 par jour) ou le *sulfate de quinine* à haute dose (0,5 à 1,0 par jour) et surtout *l'hyposulfite de soude* à la dose de 1 à 2 grammes dans une potion de 120 grammes. Dans quelques cas où la maladie est circonscrite, on pourra tenter la pneumotomie suivie du drainage et favoriser ainsi l'élimination des escarres; l'incision de la paroi thoracique est particulièrement indiquée quand la maladie se complique de pleurésie purulente et de pneumothorax.

Un régime tonique et l'usage de vins généreux seront les adjuvants indispensables du traitement.

## CHAPITRE IX

### PLEURÉSIE

ÉTIOLOGIE. — La pleurésie primitive idiopathique est presque inconnue dans la première enfance; Vilcoq (1) a cependant trouvé à l'autopsie de deux enfants nés avant terme les lésions de la pleurésie fibrineuse sèche sans altération concomitante et Cadet de Gassicourt a observé une pleurésie séro-fibrineuse chez un enfant de onze mois; elle ne devient fréquente qu'au-dessus de l'âge de six ans. Cette affection survient tantôt sans cause appréciable, tantôt sous l'influence d'un refroidissement; elle atteint de préférence des enfants prédisposés au rhumatisme soit par leurs antécédents de famille, soit par leur constitution; il n'est pas rare de voir une pleurésie de l'enfance suivie une ou plusieurs années après d'une attaque de rhumatisme articulaire aigu.

La pleurésie secondaire est beaucoup plus fréquente dans le jeune âge, c'est la seule qu'on observe chez les petits enfants; elle survient tantôt comme complication d'une phlegmasie thoracique, tantôt sous l'influence d'une maladie générale. Dans le premier cas, elle est presque toujours consécutive à une *pneumonie franche* ou *catarrhale*. Chez les nouveau-nés, la pleurésie qui succède à une hépatisation pulmonaire, est presque toujours purulente. Les empyèmes chroniques qu'on rencontre assez fréquemment plus tard dans le jeune âge remontent souvent aussi à une pneumonie aiguë. Exceptionnellement on a vu la pleurésie purulente occasionnée chez un enfant par un traumatisme, la migration d'un abcès ossifluent ou rétropharyngien, etc. Parmi les maladies générales qui se compliquent de pleurésie, il faut citer avant tout la *scarlatine*; sur 58 pleurésies

_______

(1) Vilcoq, *Arch. de tocol.*, juin 1888.

secondaires, West en a observé 32 après la scarlatine ; elles sont le plus souvent purulentes. La pleurésie survient vers la seconde ou la troisième semaine de la maladie, elle se développe principalement dans le cours des scarlatines qui se compliquent d'anasarque et d'hydrothorax liés à une albuminurie brightique.

On a signalé exceptionnellement la pleurésie comme complication de la *rougeole* (Heyfelder), de la *coqueluche* (Jenner) ou de la *fièvre typhoïde* (Trousseau). La pleurésie purulente peut être chez les nouveau-nés une des manifestations de la *pyémie*.

La pleurésie est relativement fréquente chez les enfants dans le cours du *rhumatisme* ; elle siège alors le plus souvent à gauche quand elle est accompagnée d'une endo-péricardite, et est toujours séreuse.

La *pleurésie tuberculeuse* est habituellement séreuse chez l'enfant comme chez l'adulte ; elle peut se comporter comme une pleurésie idiopathique et guérir spontanément ; l'enfant succombe en général plus tard à d'autres manifestations de la tuberculose. La pleurésie tuberculeuse s'accompagne presque toujours d'adénopathie bronchique, ce qui permet de la distinguer de la pleurésie séreuse idiopathique.

ANATOMIE PATHOLOGIQUE. — **Siège.** — Suivant Rilliet et Barthez, la pleurésie simple, dégagée de toute complication pulmonaire, est chez l'enfant plus fréquemment unilatérale que double et siège un peu plus souvent à droite qu'à gauche, tandis que la pleuro-pneumonie siège plus souvent à gauche qu'à droite. Ziemssen, sur 62 cas de pleurésies infantiles primitives ou secondaires, en a observé 4 doubles et 58 unilatérales, dont 22 à droite et 36 à gauche ; Simmonds, sur 175 cas de pleurésie purulente observés chez des jeunes sujets, compte 7 empyèmes doubles, 65 empyèmes droits et 103 empyèmes gauches.

Chez le nouveau-né, la pleurésie est souvent double, ce qu'il faut attribuer sans doute à son origine pyémique ; ainsi, sur 14 cas de pleurésie des nouveau-nés observés par Hervieux (1), 8 étaient doubles et 6 unilatérales, dont 5 gauches et 1 droite.

**Formes anatomiques.** — Les caractères anatomiques de la pleurésie sont les mêmes chez l'enfant que chez l'adulte, mais la fréquence relative des diverses formes de la maladie diffère.

La *pleurésie sèche* complique très souvent la pneumonie lobaire ou la pneumonie catarrhale ; elle n'acquiert une importance clinique que dans la tuberculisation de la plèvre ; nous en parlerons plus loin à propos de la phtisie pulmonaire.

La *pleurésie séreuse* est rare chez l'enfant avant l'âge de six ans. Ses caractères sont les mêmes que chez l'adulte.

_______

(1) Hervieux, *Gaz des hôp.*, 1864, p. 73.

La *pleurésie hémorragique* est très rare chez l'enfant. Hervieux a trouvé dans trois cas un épanchement pleurétique séro-sanguin chez le nouveau-né. La pleurésie hémorragique a été signalée aussi dans le cours de la maladie de Werlhof et de la rougeole hémorragique.

La *pleurésie purulente* au contraire est plus fréquente dans l'enfance qu'à toute autre époque de la vie et est beaucoup plus commune au-dessous de six ans qu'au-dessus de cet âge. Nous en avons même observé quelques cas chez le nouveau-né. *Presque tous les épanchements chroniques de la plèvre chez les enfants sont purulents* ; sur plus de 13,000 enfants qui ont passé dans l'espace de onze ans dans le service de Barthez, Verliac (1) n'a pas trouvé un seul cas de pleurésie séreuse chronique. Quand une pleurésie séreuse passe chez un enfant à l'état chronique, sans devenir purulente, ce qui est très rare, il s'agit presque toujours d'un sujet tuberculeux. Sanné (2) rapporte le cas d'un garçon de treize ans mort cachectique après sept mois de maladie ; il avait été atteint d'une pleurésie purement séreuse, qui avait nécessité cinq ponctions. L'autopsie fit constater une tuberculose des ganglions bronchiques.

Parmi les pleurésies aiguës, celles qui succèdent à la scarlatine, à la pyémie ou à la perforation de la plèvre, sont également presque toujours purulentes (3). Le pus contenu dans la cavité pleurale est tantôt épais et crémeux, tantôt séro-purulent et liquide ; il est habituellement inodore dans les épanchements qui ne communiquent pas avec l'air extérieur, mais prend rapidement une odeur infecte dans les pleurésies d'origine septique ou dans les empyèmes qui communiquent avec l'air extérieur, surtout quand la fistule thoracique ou bronchique est étroite et sinueuse. La quantité du pus contenue dans la plèvre peut être relativement plus considérable chez l'enfant que chez l'adulte à cause de la laxité et l'extensibilité plus grande des parois thoraciques. Dans les pleurésies récentes, la plèvre est vascularisée, rugueuse, recouverte d'une mince couche de fausses membranes ; c'est ce qu'on observe par exemple dans la pleurésie purulente des nouveau-nés (Hervieux). Dans les cas anciens, au contraire, la plèvre est très épaissie, fibreuse et peu vasculaire ; le poumon est ratatiné, accolé à la colonne vertébrale et caché par les fausses membranes ; cependant, malgré son aspect carnifié, il se laisse plus facilement insuffler que chez l'adulte. La pleurésie purulente est

---

(1) Verliac, *Thèse de Paris*, 1865.
(2) Barthez et Sanné, *loc. cit.*, I, p. 845.
(3) L'importante statistique de Simmonds (*Arch. f. klin. Med.*, 1884, XXXIV, nos 5 et 6) relative à l'étiologie de la pleurésie purulente chez les enfants indique, pour 110 cas, 26 empyèmes spontanés et 84 secondaires, dont 31 avaient pour origine la pneumonie, 14 la scarlatine, 12 la tuberculose, 8 la rougeole, 6 le traumatisme, etc. La même statistique est une preuve de plus de la fréquence relative de la pleurésie purulente dans les premières années de la vie ; sur 250 cas d'empyème infantile, 130 ont été observés avant l'âge de cinq ans.

presque toujours générale. Nous n'avons trouvé dans les auteurs que peu d'exemples d'empyèmes partiels. L'un d'eux est un cas de *pleurésie diaphragmatique* (1) enkystée. Un autre, observé par Bouvier (2), est un cas de pleurésie purulente *enkystée du sommet* consécutive à une gangrène pulmonaire; la base du poumon adhérait fortement à la paroi thoracique; la partie supérieure de la cavité pleurale, à partir du quatrième espace intercostal, était au contraire distendue par un litre de pus circonscrit par des adhérences solides; la thoracentèse, faite quelques jours avant la mort, était restée sans résultat; elle avait été pratiquée au lieu d'élection, c'est-à-dire trop bas.

La pleurésie purulente est toujours d'origine microbienne. Les recherches de Netter (3) ont mis en-évidence un fait bactériologique important au point de vue du pronostic, c'est que chez l'enfant le *pneumocoque* est l'agent infectieux le plus habituel des pleurésies purulentes; de là la bénignité plus fréquente de cette affection dans le jeune âge. Les empyèmes à pneumocoques représentaient les 53 0/0 des cas relatifs au jeune âge examinés par Netter, les empyèmes à streptocoques seulement les 17 0/0 et les empyèmes putrides, dus aux microbes de la putréfaction, les 18 0/0. Chez l'adulte la proportion est renversée, les empyèmes à streptocoques représentent les 53 0/0 des cas ceux à pneumocoques, les 17 0/0 seulement. Les pleurésies à pneumocoques sont chez l'enfant le plus souvent métapneumoniques, mais parfois aussi primitives et purulentes d'emblée.

**Lésions concomitantes**. — La pleurésie purulente s'accompagne très rarement de tubercules pleuraux ou pulmonaires; cette proposition est plus vraie encore dans l'enfance que dans l'âge adulte. La pleurésie tuberculeuse par excellence dans l'enfance est la pleurésie sèche (Voir *Tuberculose pulmonaire*); parfois la phtisie aiguë miliaire s'accompagne d'une pleurésie séreuse; parfois enfin, comme nous l'avons dit, les enfants atteints de tuberculose des ganglions bronchiques peuvent être pris d'une pleurésie séreuse susceptible de guérison.

Bouvier rapporte un cas de *cancer du médiastin*, chez un enfant de huit mois, qui s'était compliqué d'un épanchement séreux assez abondant dans la plèvre; ce fait est tout à fait exceptionnel.

SYMPTOMES. — La seule forme de pleurésie qui ait une importance clinique, et que nous décrivions ici, est la pleurésie avec épanchement.

**Symptômes fonctionnels**. — Le début de la maladie est dans quelques cas très *aigu*; il est accompagné alors d'une élévation considérable de la température, de vomissements et de convulsions chez

<hr>

(1) *Journ. f. Kinderkrankh.*, 1854, t. XXII, p. 412.
(2) Bouvier, *Bull. de la Soc. méd. des hôp.*, Paris, 1864.
(3) Netter, *Soc. méd. des hôp.*, 16 mai 1890.

les jeunes enfants (Henoch, Ziemssen) ou de délire alternant avec de la stupeur chez les enfants plus âgés (Constant). Habituellement le début est *subaigu*, marqué par une réaction fébrile modérée et souvent, chez les enfants au-dessus de cinq ou six ans, par un point de côté. Dans quelques cas rares l'invasion de la pleurésie passe inaperçue, la maladie est chronique d'emblée. Les symptômes fonctionnels sont en général moins accusés chez l'enfant que chez l'adulte. Le point de côté fait défaut, ou, s'il existait au début, il disparaît rapidement. La toux est nulle, à moins que la pleurésie ne se complique de catarrhe bronchique ; la dyspnée n'attire l'attention que dans les épanchements très aigus ou dans ceux qui se compliquent d'un hydrothorax ou d'une autre phlegmasie thoracique (pneumonie, péricardite). On comprend qu'à cette période la maladie puisse être facilement méconnue, si l'on ne songe pas à explorer le thorax.

**Signes physiques.** — L'inspection, la palpation et surtout la percussion donnent dans le jeune âge des résultats beaucoup plus nets que l'auscultation. La minceur des parois thoraciques et leur résonance remarquable au niveau du poumon sain permettent chez l'enfant de reconnaître la présence de la moindre couche de liquide dans la cavité pleurale, pourvu qu'on percute avec beaucoup de douceur en appuyant légèrement sur le doigt plessimétrique ; on obtient ainsi dans les cas d'épanchement pleurétique la sensation d'une *matité absolue*, qui serait complètement masquée par la sonorité du poumon sous-jacent, si l'on percutait avec force. Cette matité s'observe d'abord à la base en arrière ; elle s'étend en haut et en avant, à mesure que l'épanchement s'accroît.

La *diminution des vibrations thoraciques*, qui est un signe si précieux chez l'adulte, est difficile à percevoir chez l'enfant ; ce signe n'est évident que dans les épanchements considérables.

L'auscultation révèle dès les premiers jours du *souffle* à la base. Dans les cas aigus, Rilliet et Barthez ont constaté la présence de ce signe à l'inspiration dès le premier, le deuxième ou le troisième jour de la maladie. Le souffle est perçu au début dans toute la hauteur du thorax, plus tard seulement aux environs de l'angle inférieur de l'omoplate ou de l'espace interscapulaire. Le *bruit de frottement* est rare chez l'enfant. La voix est *retentissante*, bourdonnante dans tous les points où le souffle est perçu, mais la véritable *égophonie* ne s'observe que rarement avant l'âge de sept ans ; elle est remarquable par sa courte durée, qui ne dépasse pas trois ou quatre jours (Rilliet et Barthez). Dans les pleurésies très abondantes, le bruit respiratoire peut disparaître, même en avant sous la clavicule.

Quand l'épanchement remplit les deux tiers ou les trois quarts du thorax, c'est-à-dire quand la matité remonte en avant jusqu'au quatrième ou jusqu'au troisième espace intercostal, la percussion dans l'espace sous-claviculaire révèle une élévation remarquable de la tonalité du son connue sous le nom de *bruit skodique*. Ce symptôme est très marqué dans les pleurésies de l'enfance. Il disparaît quand l'épanchement remplit toute la cavité thoracique ou quand il se résorbe. Il est dû à ce que le poumon encore aéré est refoulé en avant par l'épanchement.

La *dilatation thoracique* est très marquée chez l'enfant dans les grands épanchements. Quand ceux-ci siègent à gauche, on observe en même temps le déplacement du cœur à droite.

MARCHE et TERMINAISONS. — La marche et les terminaisons de la pleurésie dépendant avant tout de la nature de l'épanchement, nous étudierons séparément la pleurésie séreuse et la pleurésie purulente.

**Pleurésie séreuse.** — Cette maladie est toujours aiguë chez l'enfant. Dans l'immense majorité des cas, qu'elle soit idiopathique ou qu'elle survienne dans le cours d'une phlegmasie thoracique, c'est une affection bénigne, qui se termine rapidement par la guérison. La fièvre est parfois très vive au début ; elle se modère pendant la période d'état, mais ne tombe souvent qu'au moment de la résorption de l'exsudat. L'épanchement se fait en général plus rapidement que chez l'adulte, il atteint son maximum au bout de huit à quinze jours ; quand il est très abondant, il s'accompagne au moment de son apogée d'une dyspnée due à la compression des viscères thoraciques ; mais, quelque grand que puisse être le refoulement du cœur et des gros vaisseaux, la mort par syncope est rare dans la pleurésie de l'enfance (voir *Pronostic*).

La guérison complète par résorption de l'épanchement est la règle dans la pleurésie primitive aiguë de l'enfance ; elle survient au bout de sept à dix-huit jours de maladie (Rilliet et Barthez). La réapparition du murmure vésiculaire précède presque toujours la disparition de la matité. Elle s'accompagne parfois de râles ronflants, plus rarement d'un bruit de frottement.

Le passage à l'état chronique et à la purulence ne s'observe guère que chez les enfants au-dessus de quatre ou cinq ans ou dans le cours des pleurésies qui surviennent sous l'influence d'une scarlatine.

Lebert a signalé la *dilatation des bronches* et la *gangrène pulmonaire* comme des terminaisons possibles de la pleurésie chez les enfants, mais ces complications sont extrêmement rares.

La terminaison par la mort est tout à fait exceptionnelle dans la pleurésie séreuse et n'a été observée que dans les cas compliqués d'endo-péricardite et de pneumonie, tels qu'ils peuvent se développer sous l'influence d'un rhumatisme articulaire suraigu.

**Pleurésie purulente.** — Cette forme de la pleurésie mérite, vu sa fréquence dans l'enfance, une description spéciale.

Parfois l'épanchement est purulent d'emblée ; c'est le cas habituel après les fièvres éruptives ou dans le cours d'une infection pyémique ; ainsi, chez les nouveau-nés, l'empyème se forme très rapidement sous l'influence du puerpérisme infectieux (1). Chez les enfants à la mamelle, l'épanchement qui accompagne parfois la pneumonie est presque toujours purulent dès les premiers jours. L'un de nous a retiré par la thoracentèse 130 grammes d'un pus crémeux chez un nourrisson de sept mois et demi qui toussait et présentait une fièvre vive depuis une quinzaine de jours. L'autopsie démontra que la pleurésie compliquait une hépatisation lobaire. Dans un autre cas appartenant également à la première année, nous avons vu l'aspiration du pus par l'appareil Potain suivie d'une notable amélioration des symptômes, puis quelque temps après d'une guérison complète sans nouvelle intervention.

. Habituellement, la pleurésie purulente succède à la pleurésie séreuse ; la transformation se fait d'une façon lente et insidieuse. L'épanchement, au lieu de se résorber, reste stationnaire ou même augmente de volume. L'enfant maigrit et pâlit ; il perd complètement l'appétit ; la fièvre, qui avait diminué ou qui était tombée, reparaît sous forme d'accès rémittents avec exacerbations vespérales très élevées ; l'enfant transpire abondamment pendant la nuit.

. Enfin, dans quelques cas, le début de la pleurésie purulente passe inaperçu et un empyème assez considérable peut se former sans fièvre vive et sans autre retentissement sur la santé générale qu'un amaigrissement progressif.

L'empyème chronique, arrivé à sa période d'état, se reconnaît habituellement à un élargissement considérable du diamètre de la poitrine du côté malade ; ce symptôme s'accompagne en général d'une dilatation des veines et plus rarement d'un œdème limité aux parois thoraciques. Le petit malade est très pâle ; il présente souvent de la bouffissure du visage et de l'œdème des malléoles ; l'amaigrissement est considérable.

La matité est absolue dans toute l'étendue du côté malade, excepté parfois au voisinage de la clavicule. La pression et la percussion éveillent une douleur profonde (Verliac) ; le murmure vésiculaire a

___

(1) Heubner (*Jahrb. f. Kinderheilk.*, 1884, t. XXIV, p. 42) a décrit une forme de pleurésie infectieuse, purulente d'emblée, dont il a observé cinq cas chez des enfants au-dessous de deux ans. La phlegmasie atteignait en même temps d'autres séreuses (péritoine, péricarde, méninges, séreuses articulaires). Elle débutait brusquement par une fièvre vive, de la toux, de la dyspnée, parfois des convulsions. La fièvre prenait bientôt un type rémittent, il survenait des vomissements et de la diarrhée, et l'enfant succombait dans le collapsus, après un temps variant de une à cinq semaines. A l'autopsie on trouvait des épanchements purulents de peu d'étendue enkystés dans la plèvre et les autres séreuses. Les organes respiratoires présentaient les lésions de la bronchite ou de l'œdème pulmonaire, jamais celles de la pneumonie franche. Pour Heubner, cette affection est due à la propagation d'une bactérie en forme de diplocoque qui proviendrait du lait.

disparu et est remplacé soit par du souffle, soit par du *gargouille-ment* et des *bruits amphoriques*. Ces derniers phénomènes, qui peuvent faire croire à la présence d'une caverne, ne sont pas rares chez l'enfant dans le cours des empyèmes chroniques ; ils sont attri-bués par Rilliet et Barthez aux petites dimensions du thorax infantile qui facilitent la propagation des ondes sonores et à la solidification du tissu pulmonaire comprimé qui entoure les gros troncs bron-chiques. Du côté sain, la respiration est puérile et la sonorité exagérée.

Les enfants toussent peu et respirent assez facilement quand ils sont couchés sur le côté malade, mais ils sont pris de dyspnée et de quintes violentes si on les change brusquement de position ; aussi l'immobilité instinctive de leur attitude est-elle caractéristique. Les autres fonctions sont languissantes, leur jeu n'est cependant pas entravé et suffit momentanément à maintenir un état de choses com-patible avec la vie.

La pleurésie purulente, abandonnée à elle-même, se termine rarement d'une manière favorable ; nous ne connaissons aucun exemple irréfutable de guérison par résorption spontanée de l'épan-chement. Le plus souvent l'enfant succombe après un temps plus ou moins long aux progrès de la cachexie ou à l'infection putride ; la mort est amenée quelquefois par une dégénérescence amyloïde des reins et du foie, ou beaucoup plus rarement par une tuberculisation secondaire. Souvent la terminaison fatale est retardée par une évacuation spontanée du pus, qui peut même dans quelques cas amener une guérison complète. Le pus se fraye une issue au dehors, soit par les bronches, soit par la paroi thoracique ; exceptionnelle-ment il fuse dans l'abdomen. Étudions successivement ces diverses terminaisons et les chances de guérison qu'elles présentent.

L'*évacuation du pus par les bronches* est la terminaison spontanée la plus favorable chez l'enfant ; elle survient quelquefois dès le quin-zième ou le vingtième jour après le début de la maladie, dans d'autres cas seulement au bout de deux ou trois mois ; le pus est rejeté de deux façons différentes, tantôt peu à peu sous la forme d'une expectoration purulente qui peut durer des mois, tantôt brusquement en quantité considérable, sous la forme de *vomique*.

Le premier mode d'évacuation est le plus fréquent ; la toux devient habituelle et s'accompagne, surtout au réveil, de l'expulsion de cra-chats purulents, nummulaires, opaques, non aérés et d'une odeur souvent fétide. Les enfants très jeunes qui avalent leurs crachats ont parfois de ce fait une diarrhée colliquative. Cette évacuation, parfois suffisante pour la guérison, peut se prolonger pendant des mois si elle n'est pas accélérée par une vomique ou par l'établissement d'une fistule thoracique.

Les *vomiques purulentes* surviennent tantôt subitement au milieu

du calme le plus complet, tantôt à la suite de quintes de toux violentes
et prolongées ; la quantité de liquide rendue en une seule fois est
souvent très considérable. L'évacuation du pus est quelquefois suivie
d'un pneumothorax habituellement circonscrit et sans gravité ; le
plus souvent elle amène un soulagement immédiat, et même dans
certains cas une guérison complète ; ainsi, dans une des observations
de Heyfelder (1), l'enfant guérit après une seule vomique. Nous avons
vu aussi plusieurs fois guérir radicalement par l'évacuation bronchique des enfants qui avaient présenté une récidive de l'empyème
après une seule thoracentèse. Dans un de ces cas, les parents s'étant
opposés formellement à une nouvelle intervention, nous avons pu
constater plus tard la guérison spontanée de la maladie. Souvent
néanmoins le soulagement n'est que passager ; l'épanchement se
reforme, et aux symptômes de l'hecticité se joignent ceux de l'infection
putride qui se développent sous l'influence de la pénétration de l'air
dans le foyer purulent et de la rétention du pus infecté. L'haleine
prend alors une odeur insupportable qui peut faire croire à une gangrène pulmonaire. Les fonctions digestives s'altèrent ; on observe de
l'anorexie, des nausées, des vomissements et de la diarrhée ; les
forces déclinent rapidement, la fièvre reprend une intensité nouvelle,
elle s'accompagne de frissons répétés et de sueurs profuses. L'enfant
prend l'aspect d'un phtisique à la troisième période et la terminaison
est alors le plus souvent fatale. Nous avons vu cependant une jeune
fille de seize ans, arrivée à cet état en apparence désespéré, guérir
rapidement à la suite de la pleurotomie et de lavages antiseptiques.

L'*évacuation du pus par la paroi thoracique* est précédée en général
d'une période d'angoisse, de dyspnée et d'agitation pendant laquelle
l'enfant cherche en vain une position confortable ; la poitrine est
très dilatée du côté malade ; la peau devient luisante et se couvre d'un
lacis veineux ; bientôt, elle est soulevée par une tumeur fluctuante
qui écarte les côtes et s'entoure d'un empâtement œdémateux et
rougeâtre, dû à la pénétration du pus dans le tissu cellulaire. La
fluctuation de la tumeur devient en général très manifeste dans les
jours qui précèdent sa rupture ; quand ce signe est douteux, il suffit,
pour s'assurer de la présence du liquide, de placer un doigt à plat
sur l'espace intercostal dilaté et de percuter avec l'autre main l'espace
voisin ; on sent alors nettement sous le doigt la pression du liquide.
Le siège d'élection de ces tumeurs fluctuantes est le voisinage du
mamelon entre le quatrième et le sixième espace intercostal (Verliac).
On les a observées quelquefois plus bas, très rarement plus haut sous
la clavicule (Cruveilhier). Exceptionnellement on a constaté la présence de deux ou trois tumeurs. Dans les pleurésies gauches, celles-ci
sont parfois le siège de battements isochrones au pouls, d'où le nom

(1) Heyfelder, *Arch. gén. de méd.*, 1839, p. 59.

d'*empyème pulsatile* qui leur a été donné par quelques auteurs (Aran, Owen Rees).

L'ouverture spontanée de l'abcès est toujours précédée d'un décollement assez considérable du tissu cellulaire sous-pleural et sous-cutané, ainsi que de la dénudation des côtes qui parfois se nécrosent et contribuent pour leur part à éterniser la suppuration; on voit aussi dans certains cas se former un vaste phlegmon érysipélateux de la paroi thoracique à la suite de la fusée du pus sous la peau, aussi les enfants succombent-ils souvent avant la rupture de l'abcès. La tumeur une fois ouverte, l'évacuation du pus se fait difficilement; l'air pénètre avec bruit à chaque inspiration par la fistule thoracique, mais le liquide ne sort qu'incomplètement et devient très fétide. Les enfants succombent alors fatalement à l'infection putride, s'ils ne sont pas soumis à un traitement convenable.

*L'évacuation par l'abdomen* est tout à fait exceptionnelle et est habituellement fatale. Le pus fuse en général le long de la colonne vertébrale entre les piliers du diaphragme. Chez un enfant de huit ans observé par Krause (1), il avait passé au-devant du psoas et était venu faire saillie sous le ligament de Poupart; l'enfant mourut quelques jours après l'ouverture de l'abcès. Dans un autre cas, le pus vint faire saillie à la région lombaire; l'enfant succomba dans le marasme deux mois après l'ouverture de la collection purulente (Owen Rees) (2). Dans un cas relatif à un enfant de dix-huit mois qui se termina favorablement, le pus fut évacué par l'ombilic (Willis) (3).

Il nous reste à étudier le *mécanisme de la guérison* de la pleurésie purulente, soit dans les cas rares où elle suit l'évacuation spontanée du pus, soit dans les cas beaucoup plus fréquents où elle est due à l'intervention chirurgicale.

Plus l'évacuation du pus est précoce et complète, plus les chances de guérison sont grandes. En effet, lorsque la collection est vidée de bonne heure, le poumon refoulé se dilate immédiatement, et le murmure vésiculaire reparaît bientôt dans tous les points où l'épanchement l'avait masqué ou anéanti; la matité seule persiste encore pendant un temps plus ou moins long. Quand l'évacuation est plus tardive et surtout quand elle se fait lentement, soit par une fistule bronchique étroite, soit par une fistule thoracique, le poumon reprend en général peu à peu ses fonctions, et cela plus souvent chez l'enfant que chez l'adulte, mais à mesure que l'épanchement disparaît et que le kyste pleural se rétrécit, les parois thoraciques sont attirées en dedans et il en résulte la déformation décrite par Laënnec sous le nom de *rétrécissement thoracique*. La colonne vertébrale s'infléchit du côté malade et détermine à la région lombaire une courbure de compen-

(1) Krause, *In* ZIEMSSEN, *loc. cit.*, p. 412.
(2) Owen Rees, *Gaz. hebd.*, 1858, p. 774.
(3) Willis, *Brit. med. Journ.*, 22 juillet 1893.

sation en sens inverse; le côté malade contraste par son aspect squelettique et l'enfoncement des côtes avec le côté sain. Quand le rétrécissement thoracique atteint un degré considérable, les enfants ne peuvent marcher que pliés en deux. Si l'on explore à ce moment la poitrine, on trouve encore de la matité dans toute sa partie inférieure, la respiration s'entend à peu près partout, mais elle est faible dans certains points et rude dans d'autres, phénomène qui dépend de la persistance des adhérences et des fausses membranes. Dans les pleurésies gauches, le cœur ne revient que lentement à sa place et peu même rester dévié pendant des années. Les fistules thoraciques sont en général très lentes à se fermer quand elles sont spontanées ou consécutives à un empyème de nécessité; néanmoins, d'une façon générale, elles persistent chez l'enfant beaucoup moins souvent et moins longtemps que chez l'adulte. Le rétrécissement thoracique guérit spontanément dans l'immense majorité des cas au bout d'un ou deux ans.

L'*infection purulente* est rare dans le cours de l'empyème. H. Meyer (1) rapporte néanmoins deux cas de suppurations métastatiques multiples, soit du tissu cellulaire, soit des os, compliquant la pleurésie purulente chez de jeunes enfants.

**Pleurésie putride**. — Cette forme de pleurésie n'est qu'une variété de la pleurésie purulente, mais qui par son étiologie ou sa gravité mérite une mention spéciale. Elle résulte presque toujours de la formation d'un foyer gangréneux dans le poumon. Comby (2) et Moussous (3) l'ont observée à la suite d'une contusion du thorax chez des garçons de onze à douze ans, Frænkel (4) chez un garçon de douze ans dans la convalescence d'une fièvre typhoïde et de Muralt (5) chez une petite fille de douze ans qui, dans le cours d'une pleurésie purulente droite, fut prise d'une vomique à la suite de laquelle se produisit un pyopneumothorax qui guérit par l'incision. Dans cette forme de pleurésie les symptômes généraux et locaux sont très accentués et la marche est fatale si on n'intervient pas de bonne heure par la pleurotomie et le siphonage de la plèvre.

DIAGNOSTIC. — **Pleurésie aiguë**. — Le diagnostic d'un épanchement pleurétique repose avant tout sur l'exploration physique; si la matité est absolue, si les vibrations thoraciques manquent, si la poitrine est dilatée, le diagnostic s'impose de lui-même. Lorsque ces symptômes sont encore peu accusés et que la pleurésie s'accompagne d'une fièvre vive et de symptômes nerveux graves, elle pourra facilement être prise au début pour une *pneumonie franche*; la présence de

<hr>

(1) H. Meyer, *Festschrift an Prof. Hagenbach Burkhardt*, Bâle, 1897, p. 220.
(2) Comby et Vogt, *Bull. de la Soc. méd. des hôp.*, 1897, p. 631.
(3) Moussous, *Soc. de méd. et de chir. de Bordeaux*.
(4) Cité par Netter, *Traité des mal. de l'enf.*, t. IV, 1898, p. 328.
(5) De Muralt, *Jahrb. f. Kinderheilk.*, 1883, XX, p. 193.

râles secs ou humides dans la poitrine ne peut pas suffire toujours pour faire admettre une pneumonie, on rencontre fréquemment ces râles au début de la pleurésie (Verliac) ; si la percussion révèle à la base du poumon une matité absolue dans une étendue même restreinte, on peut affirmer l'existence d'un épanchement. Dans le cas de pleuro-pneumonie, il est facile de méconnaître le présence de la pneumonie, si l'épanchement est considérable ; la consonance toute particulière du souffle et des râles, ainsi que l'élévation considérable et persistante de la température, suffiront cependant à la faire reconnaître, même en l'absence des crachats rouillés pathognomoniques.

Le diagnostic de la *nature* de la pleurésie est très difficile dans la forme aiguë ; on devra soupçonner la présence du pus dans les pleurésies suraiguës des *nouveau-nés* et dans les pleurésies consécutives à la scarlatine, au mal de Bright ou à la pyémie, et on devra craindre la transformation purulente d'une pleurésie séreuse, quand l'épanchement reste stationnaire au bout de deux ou trois semaines et quand la fièvre se réveille ou devient intermittente. Dans les cas douteux, on s'assurera de la nature du liquide par une ponction avec la seringue de Pravaz soigneusement désinfectée.

La nature *tuberculeuse* d'une pleurésie séreuse ne pourra être le plus souvent tranchée que par l'inoculation de 20 centimètres de sérosité sous la peau d'un gros cobaye, qui, s'il s'agit d'une pleurésie tuberculeuse, succombera à l'infection bacillaire dans l'espace d'un à deux mois, quelquefois même plus tard. D'une façon générale, les pleurésies séreuses primitives sont moins souvent tuberculeuses chez l'enfant que chez l'adulte.

**Pleurésie chronique.** — Les empyèmes chroniques sont souvent méconnus chez l'enfant ou ils ne sont reconnus qu'à une période avancée de la maladie, parce qu'on néglige de faire un examen attentif de la poitrine. A part quelques maladies exceptionnelles, telles que les *hydatides pulmonaires* ou les *abcès par congestion* ayant fusé entre les espaces intercostaux, il est une seule affection qui simule à s'y méprendre l'empyème chronique, c'est la *tuberculisation lobaire* du poumon, telle qu'elle s'observe chez les enfants de deux à six ans ; l'erreur a été commise même par les maîtres de la science. Les signes en apparence les plus caractéristiques de la pleurésie, tels que la dilatation du thorax, l'absence des vibrations thoraciques et du bruit respiratoire, la matité absolue peuvent se retrouver dans la phtisie lobaire ; il faut se guider alors, en l'absence de tumeur fluctuante, sur la déviation du cœur dans les pleurésies gauches et sur un examen attentif du côté présumé sain. La présence persistante de râles, de souffle ou de matité dans un point quelconque de ce côté feront pencher pour une phtisie pulmonaire. Il faudra tenir grand compte aussi, dans le diagnostic différentiel, des antécédents de famille et des commémoratifs ; enfin, dans les cas douteux, la ponction exploratrice sera formellement indiquée ; elle est innocente dans la phtisie et, dans l'empyème, elle peut décider de la vie de l'enfant par les indications qu'elle fournit pour le traitement.

PRONOSTIC. — La **pleurésie séreuse** guérit toujours quand elle est simple ; la pleurésie idiopathique passe rarement à l'état chronique. Une statistique considérable empruntée à Barthez et Sanné démontre combien les suites de cette affection sont moins à redouter pour les enfants que pour les adultes ; 245 pleurésies séreuses simples ou compliquées de bronchite ou de pneumonie chez les enfants n'ont donné que 2 décès.

La *mort subite* dans le cours d'un épanchement pleurétique est tout à fait exceptionnelle chez l'enfant, dont la cage thoracique est plus dilatable et soustrait ainsi le cœur aux effets de la compression. West (1) cite un cas de mort subite survenue dans le cours de la quatrième semaine chez une petite fille de deux ans, chez laquelle on trouva environ 350 grammes de sérosité dans chaque cavité pleurale ; il en a observé deux autres exemples chez l'enfant.

La **pleurésie purulente** est une maladie très grave ; elle ne guérit qu'exceptionnellement par les seuls efforts de la nature, mais, quand elle est reconnue et traitée à temps, elle guérit beaucoup plus souvent chez l'enfant que chez l'adulte. Dans une série de huit statistiques d'empyèmes infantiles relevées par A. de Finkelstein (2), la mortalité a oscillé entre 0 et 16 pour 100, tandis que, d'après neuf statistiques rapportées par Schwartz (3), la mortalité chez l'adulte a varié entre 16,7 et 33 pour 100. La guérison à la suite d'une vomique ou d'une seule ponction n'est pas très rare chez l'enfant, elle est exceptionnelle chez l'adulte ; la prédominance des pleurésies à pneumocoques dans le jeune âge explique cette bénignité relative.

Le pronostic dépend en premier lieu de la nature bactériologique de l'épanchement. On se rappellera d'abord que la pleurésie purulente chez l'enfant n'est pas habituellement tuberculeuse. Netter (4) compte 17 empyèmes tuberculeux sur 100 chez l'adulte et seulement 7 chez l'enfant. La pleurésie purulente à pneumocoques, si fréquente chez l'enfant, guérit le plus souvent ; Netter a obtenu 16 guérisons sur 17 cas, et le seul enfant qui a succombé était atteint d'un empyème double compliqué de péricardite et de broncho-pneumonie. La pleurésie purulente à streptocoques, qu'on observe surtout à la suite de la scarlatine et de la grippe et qui est beaucoup moins fréquente dans le jeune âge que la pleurésie purulente à pneumocoques,

(1) West, *Leçons sur les maladies des enfants.* Trad. franç., Paris, 1875, p. 454.
(2) A. de Finkelstein, *Thèse de Paris,* 1890.
(3) Schwartz, *Beitr. zur klin. Chir.,* 1889.
(4) Netter, art. Pleurésie du *Traité des mal. de l'enf.,* t. IV, p. 8.

est d'un pronostic beaucoup plus sérieux ; elle a donné à Netter 3 décès sur 4 cas, quoique l'opération eût été pratiquée de bonne heure.

Le pronostic dépend aussi de l'âge. Wightman (1) sur 656 cas d'empyème infantile, indique une mortalité de 10 pour 100 pour les enfants au-dessus de trois ans, et de près de 30 pour 100 pour les enfants plus jeunes. Nous avons constaté un cas de guérison dans la première année à la suite d'une simple thoracentèse.

Les pleurésies purulentes doubles sont plus graves que les pleurésies unilatérales. Batten (2) compte 3 décès sur 8 pleurésies doubles et seulement 5 décès sur 32 pleurésies unilatérales.

L'empyème pulsatile est toujours grave ; il ne s'observe en général que dans les vieux épanchements gauches négligés qui ont déterminé un décollement des tissus de la paroi thoracique et chez lesquels les battements du cœur se transmettent à travers le liquide de l'épanchement. Chez l'adulte, il s'agit presque toujours d'épanchements purulents de nature tuberculeuse (3).

TRAITEMENT. — **Pleurésie aiguë.** — Si l'enfant ressent un point de côté violent, on combattra ce symptôme par l'application de quelques sinapismes ou même d'une ou deux ventouses scarifiées. Si la fièvre est vive, on choisira comme antipyrétique interne, de préférence aux autres, le *salicylate de soude* en proportionnant la dose à l'âge de l'enfant et à la force du cœur. Le *régime lacté* exclusif, une tisane diurétique (tisane de queues de cerises, un litre, avec 5 grammes d'acétate de potasse) et un purgatif salin tous les deux ou trois jours compléteront l'intervention médicale à la période aiguë. Si la résorption est lente et si la matité persiste, on prescrira des badigeonnages de teinture d'iode ou un vésicatoire qui sera pansé comme nous l'avons indiqué plus haut (p. 54). Le vésicatoire pourra être répété deux ou trois fois sans inconvénient ; mais il ne faut pas s'acharner au traitement local dès qu'on a la preuve, par l'auscultation, que l'épanchement a diminué. La matité peut persister longtemps encore. A cette période, l'indication est de faire suivre à l'enfant un traitement général préventif de la phtisie (séjour à la montagne, cure d'Eaux-Bonnes, du Mont-Dore ou d'Allevard, huile de foie de morue, nourriture reconstituante).

Ziemssen recommande la saignée dans les pleurésies secondaires très abondantes, qui se compliquent d'hydrothorax ou d'œdème pulmonaire du côté sain, lorsque l'enfant a de la peine à respirer, que le teint est violacé et le pouls filiforme ; la déplétion sanguine procure

(1) Wightman, *Lancet*, 1895, II, p. 1357.
(2) Batten, *Lancet*, 1894, I, p. 1368.
(3) Voir : Comby, *L'empyème pulsatile*. Paris, 1895.

alors un soulagement immédiat et écarte parfois définitivement tout danger d'asphyxie ; Ziemssen en cite un exemple remarquable.

Il faut être sobre de la *thoracentèse* dans la pleurésie aiguë chez l'enfant et réserver cette opération pour les cas d'urgence où l'abondance de l'épanchement gêne considérablement la respiration et la circulation, et pour les cas purulents d'emblée qui s'accompagnent d'une fièvre intense et d'une prostration considérable des forces.

**Pleurésie chronique.** — Les épanchements purulents de la plèvre doivent être évacués dès que leur présence est reconnue. On essayera d'abord une *simple ponction* suivie d'*aspiration*. L'aspirateur Potain est, de tous les appareils usités en pareil cas, celui que nous préférons. Une seule ponction suffira parfois pour guérir l'enfant. Habituellement, néanmoins, l'épanchement se reproduit en totalité ou en partie, et une seconde ponction devient nécessaire. Elle doit être pratiquée dès que le soulagement procuré par la première ponction a disparu et dès que les accidents généraux redeviennent inquiétants. Si les enfants sont chétifs, on augmentera beaucoup les chances de guérison, après la ponction, par un changement d'air ; le séjour à la montagne ou au bord de la mer est un adjuvant très utile en pareil cas.

Il ne faut recourir à l'*opération de l'empyème*, chez l'enfant, qu'en cas d'insuccès de la ponction simple, et s'il existe des symptômes généraux de résorption purulente, tels que fièvre hectique, anorexie, diarrhée, amaigrissement, mais il faudra pratiquer cette opération aussitôt qu'elle sera indiquée, car elle présente d'autant plus de chances de succès qu'elle est employée plus tôt.

Kœnig a recommandé, dans les épanchements anciens chez l'enfant, l'opération d'Estlander, c'est-à-dire la résection d'une ou de plusieurs côtes, pour faciliter la sortie du pus et la rétraction du kyste pleural. Nous n'avons jamais eu besoin de recourir à cette opération, que nous considérons comme étant le plus souvent une mutilation inutile chez les enfants (1).

L'opération de l'empyème sera pratiquée avec toutes les précautions de la *méthode antiseptique*. L'incision de la plèvre sera faite

---

(1) Ollier (*Congrès français de chirurgie*, 3e session, Paris, 1888, p. 258) recommande de ne jamais faire que des excisions costales de très peu d'étendue chez les enfants ; grâce à l'élasticité des parois thoraciques dans le jeune âge, des résections considérables pourraient entraîner de graves désordres immédiats et dans la suite des courbures très accusées et irrémédiables de la colonne vertébrale. De Cérenville (*Revue méd. de la Suisse rom.*, 1886, p. 462) a cependant, chez une petite fille de trois ans atteinte d'une pleurésie purulente déjà ancienne suivie après l'incision d'une fistule rebelle, réséqué d'abord 3,5 cent. de la septième côte ; l'opération n'ayant pas donné de résultat durable, il réséqua successivement cinq côtes, de la troisième à la septième, et obtint ainsi assez rapidement une guérison complète. D'autres auteurs ont également appliqué avec succès la résection costale au traitement de l'empyème infantile (voir : Bouveret, *Traité de l'empyème*, Paris, 1888, p. 636), mais cette opération ne doit jamais être faite qu'en cas d'insuccès bien constaté de la pleurotomie simple.

au lieu d'élection, dans le cinquième ou sixième espace intercostal, à peu près à égale distance du sternum et de la colonne vertébrale; on ne s'inquiétera pas du siège de la tumeur en cas d'empyème de nécessité.

L'incision postérieure au niveau de l'angle inférieur de l'omoplate, qui a été pratiquée avec succès dans certains cas de pleurésie purulente chez l'adulte, nous paraît devoir être rejetée chez l'enfant, premièrement à cause de l'étroitesse en ce point de l'espace intercostal, qui rend difficile l'écoulement continu du pus, ensuite parce que c'est au lieu d'élection, c'est-à-dire sur la ligne de démarcation du lobe supérieur et du lobe inférieur, que le pus s'accumule en plus grande quantité. Il faut, avant d'opérer, s'assurer, dans les épanchements anciens, du degré de rétraction du diaphragme; on y arrive facilement en délimitant, par la percussion forte, la limite supérieure du son stomacal ou intestinal, et on opérera à un bon travers de doigt au-dessus de cette limite.

L'incision des parois thoraciques, qui doit avoir de 3 à 5 centimètres de longueur, sera faite couche par couche avec le bistouri. qui doit toujours raser le bord supérieur de la côte inférieure; on ponctionnera la plèvre fluctuante avec le bistouri droit, et l'on agrandira l'incision pleurale avec le bistouri boutonné, suffisamment pour permettre l'introduction d'un large tube. Le pus sort alors en jet et l'air pénètre dans la plèvre.

On fixera ensuite dans la plaie un tube de caoutchouc aussi gros que possible, d'une longueur suffisante pour pénétrer dans la cavité de la plèvre et assez résistant pour maintenir la communication avec l'abcès pleural tout le temps nécessaire. Ce tube est mis en rapport par un ajutage en verre avec le siphon de Revilliod (1) qui plonge à terre dans un flacon rempli d'une solution antiseptique et qui est facile à amorcer à l'aide d'une boule d'appel qui se trouve sur le trajet du tube. Ce tube est entouré au niveau de la plaie d'un pansement antiseptique sous forme de rondelle; il est composé de gaze iodoformée et d'une bande de sparadrap au diachylon qui assujettit le tube à la paroi thoracique.

Les *lavages* de la plèvre nous ont paru indispensables pour obtenir une chute complète de la fièvre; nous admettons volontiers, avec quelques auteurs, qu'il ne faut pas en abuser, mais nous ne leur avons jamais trouvé d'inconvénients chez les enfants, quand on les fait avec toutes les précautions voulues. La plèvre devra être lavée après le pansement et plus tard chaque fois qu'il y aura rétention du pus dans la plèvre ou que ce dernier sera putride. Les lavages seront faits très facilement à l'aide du siphon Revilliod en remplissant le flacon d'un liquide antiseptique (solution de permanganate de potasse, d'acide borique, de vin aromatique), qui pénètre avec toute la dou-

_____

(1) Voir la description de ce procédé dans : Archavski, *Rev. méd. de la Suisse rom.*, 1891, n° 6 à 8, et *Thèse de Genève*, 1891.

ceur désirable. Il suffit pour cela d'élever progressivement le flacon au-dessus du niveau de la fistule. On ne doit se servir de l'acide phénique qu'avec une grande prudence chez les jeunes sujets: deux cas de mort chez les enfants, par intoxication phéniquée, ont été signalés par Kœnig (1); pour notre part, nous avons renoncé à cet agent. L'eau employée pour le lavage doit avoir été stérilisée préalablement et doit être injectée tiède.

Revilliod se sert tout simplement d'eau tiédie additionnée de vin aromatique; il est d'avis, comme nous, que les objections qu'on a formulées contre les lavages pleuraux ne s'appliquent pas à un premier lavage post-opératoire, qui favorise en le diluant l'évacuation du pus, surtout quand il est ancien et épais.

Les effets de l'opération radicale sur l'état général sont merveilleux si l'on a soin de rendre impossible la stagnation du pus dans la plèvre; on voit alors, en un ou deux jours, la fièvre tomber, l'appétit renaître et la diarrhée diminuer. La faiblesse, néanmoins, est très grande, et le médecin doit mettre tous ses soins à soutenir l'enfant par des toniques (sirop magistral, extrait de quinquina), les vins généreux et une alimentation fortifiante.

Quand la fièvre reparaît, il faut en chercher presque toujours la cause dans un traitement local fautif; tel est le cas par exemple quand le tube en caoutchouc est trop mince ou trop étroit et que la plaie l'aplatit en se rétrécissant et détermine de la rétention.

Les résultats du traitement de l'empyème par le siphon de L. Revilliod, connu maintenant sous le nom de *procédé de Genève*, sont à notre avis supérieurs à tous ceux que nous avons employés ou vu pratiquer, chez l'enfant comme chez l'adulte.

La guérison de fistules qui persistaient depuis longtemps a été rapidement obtenue par ce procédé, aussi bien chez l'enfant que chez l'adulte (2). Cette méthode si simple nous paraît rendre le plus souvent superflue la résection costale dans le jeune âge.

Les accidents nerveux (*éclampsie pleurétique*) signalés pendant le traitement de l'empyème, particulièrement au moment des pansements, ont été plusieurs fois observés chez les enfants. De Cérenville (3), rassemblant 17 exemples de ces accidents avec indication de l'âge, en compte 2 entre un et dix ans et 5 entre dix et vingt ans. Il rapporte le cas d'un enfant de cinq ans, qui fut pris au moment du cathétérisme de la cavité thoracique de perte de connaissance et de convulsions toniques générales. Bouveret a recueilli quelques faits analogues

---

(1) Kœnig, 7e Congrès de la Soc. allemande de chir., *Deutsche Zeitschr. f. prakt. Med.*, 1878, n° 19.

(2) Consulter en particulier : Djouritch, *Thèse de Genève*, 1892. Sur les six cas de pleurésies purulentes anciennes réputées incurables et guéries en peu de temps par le siphon Revilliod, trois se rapportent à des enfants.

(3) De Cérenville, *Revue méd. de la Suisse rom.*, 1888, p. 1 et 65.

relatifs à de jeunes sujets; dans l'un, emprunté à von Dusch (1), une petite fille de onze ans succomba dans le coma après une crise de convulsions provoquée par l'introduction du tube de lavage dans la plèvre.

La guérison est beaucoup plus rapide après l'empyème chez l'enfant que chez l'adulte; l'écoulement purulent tarit, et la plaie se ferme au bout d'un mois ou six semaines en moyenne, quelquefois même beaucoup plus tôt (Heyfelder, Redenbacher). Les fistules thoraciques sont presque toujours dans l'enfance d'origine spontanée ou le résultat de l'ouverture d'une collection faisant saillie au dehors; le poumon reprend de bonne heure ses fonctions après l'opération.

Le rétrécissement thoracique est toujours assez prononcé après la thoracotomie, surtout lorsque l'opération a été faite tardivement. La difformité qui en résulte ne doit pas être traitée par les appareils orthopédiques : ceux-ci sont sans action sur le rétrécissement lui-même et sur la scoliose qui l'accompagne, et ils ont l'immense inconvénient de gêner le développement du thorax, tandis que, sous l'influence d'une *gymnastique* bien entendue, de la vie en plein air, des bains de mer, d'un régime fortifiant, etc., le rétrécissement diminue rapidement et disparaît complètement au bout d'un an ou deux.


# CHAPITRE X

## TUBERCULOSE PULMONAIRE

Nous avons insisté ailleurs (Voir *Tuberculose*, p. 365) sur la tendance qu'a la tuberculose dans l'enfance à se généraliser et à occuper à la fois un grand nombre d'organes. Il ne sera question dans ce chapitre que des cas où les poumons sont le siège principal de l'infection.

ÉTIOLOGIE. — Les causes de la phtisie pulmonaire sont celles de la tuberculose en général. D'après Rilliet et Barthez, le poumon est d'autant moins souvent le premier organe envahi par les tubercules que l'enfant est plus jeune. Cependant des cavernes pulmonaires ont été rencontrées dès les premiers mois de la vie; Henoch en rapporte plusieurs exemples. Demme en a constaté un à l'autopsie d'un enfant de douze jours.

Parmi les maladies qui prédisposent plus particulièrement à la tuberculisation des poumons, il faut mentionner la rougeole et la coqueluche, la grippe, et le rétrécissement congénital de l'artère pulmonaire (voir p. 374).

(1) Von Dusch, *Berl. klin. Woch.*, 1er sept. 1879.

ANATOMIE PATHOLOGIQUE. — **LÉSIONS ÉLÉMENTAIRES.** —
— Les **granulations tuberculeuses** du poumon présentent trois variétés : la granulation simple demi-transparente ou jaune par caséification, la granulation infiltrée (Thaon) (1) et la granulation fibreuse ou granulation de Bayle. Les *granulations simples*, qui sont de beaucoup les plus fréquentes, sont tantôt isolées, tantôt réunies et contribuent alors à la formation des *tubercules miliaires* (Laënnec). Les *granulations infiltrées* sont rares ; nous les avons cependant constatées plusieurs fois chez les enfants. Les *granulations fibreuses* de Bayle sont plus fréquentes chez l'enfant que chez l'adulte ; on les rencontre surtout chez les sujets de deux à cinq ans morts dans un état de cachexie avancée, après de longues suppurations (tumeurs blanches, mal de Pott, etc.) ; elles forment quelquefois la lésion pulmonaire prédominante et se présentent sous la forme de grappes groupées autour d'une ramification bronchique ou bien sont disséminées irrégulièrement dans le parenchyme pulmonaire. Nous avons observé plusieurs fois cette disposition.

La **pneumonie tuberculeuse** est très fréquente chez l'enfant ; elle accompagne presque toujours les granulations. La forme alvéolaire est beaucoup plus fréquente que la forme interstitielle ou fibreuse ; elle peut être lobaire ou lobulaire. Au début les alvéoles sont remplies tantôt de fibrine, tantôt seulement de cellules épithéliales et de leucocytes ; tous ces éléments subissent rapidement la dégénérescence caséeuse. Les petites bronches sont toujours altérées en même temps que les alvéoles ; leur paroi devient caséeuse, leur lumière est oblitérée par du pus ou des cellules épithéliales caséeuses. La broncho-pneumonie caséeuse se présente très souvent chez l'enfant sous la forme de bouquets dus à l'injection des alvéoles et de la bronche principale d'un lobule par la matière caséeuse (Thaon).

On trouve souvent chez l'enfant dans les formes galopantes de la phtisie pulmonaire un mélange de lésions pneumoniques avec pneumocoques ou streptocoques, et de lésions nettement tuberculeuses qui ne contiennent que le bacille de Koch. On peut aussi y rencontrer le bacille de l'influenza. Néanmoins, il est certain qu'il ne s'agit ici que de complications et que l'infiltration grise de la forme pneumonique peut être produite uniquement par le bacille tuberculeux (Frænkel et Troje [2]).

### FORMES ANATOMIQUES

La tuberculose pulmonaire peut affecter chez l'enfant trois formes principales, la *forme granulique*, la *forme pneumonique* et la *forme ordinaire*.

(1) Thaon, *Thèse de Paris*, 1873.
(2) Frænkel et Troje, *Zeitschr. f. klin. Med.*, 1894, t. XXIV, p. 268.

La **forme granulique** se rencontre à toutes les périodes de l'enfance dans le cours de la tuberculisation aiguë générale ; on trouve alors les deux poumons farcis de granulations demi-transparentes isolées, confluentes ou infiltrées ; le parenchyme pulmonaire lui-même est tantôt le siège d'une congestion intense, tantôt parfaitement sain. La forme granulique se rencontre quelquefois aussi dans la tuberculisation chronique où elle est représentée par des granulations simples ou fibreuses disséminées dans le parenchyme pulmonaire.

La **forme pneumonique** est la forme habituelle de la phtisie aiguë chez l'enfant, mais on l'observe quelquefois aussi dans la phtisie chronique, surtout chez les enfants de deux à six ans. Elle affecte volontiers la forme lobaire ou pseudo-lobaire et envahit rapidement une grande étendue du poumon, qu'elle convertit en une masse solide ; cette infiltration tuberculeuse est rouge, grise ou jaune, suivant l'âge de la pneumonie et la caséification plus ou moins avancée de ses produits. L'aspect du poumon tient au début le milieu entre celui de l'hépatisation lobaire et celui de l'infiltration grise demi-transparente, en se rapprochant tantôt de l'une, tantôt de l'autre (Rilliet et Barthez), puis toutes les parties malades passent à l'état d'*infiltration jaune* ; à cette époque, on peut encore reconnaître la coupe des bronchioles et le dessin formé par les divers lobules injectés de masse caséeuse, mais plus tard on ne trouve plus que d'énormes masses tuberculeuses homogènes, au milieu desquels le parenchyme pulmonaire n'est plus reconnaissable, et qui ne tardent pas à être éliminées en tout ou en partie par la fonte caséeuse ou purulente. Il se forme ainsi de vastes *cavernes* tapissées dans presque toute leur étendue par des fragments tuberculeux ramollis (Rilliet et Barthez). Dans certains cas, le poumon se creuse, comme une éponge, de nombreuses *cavernules* anfractueuses, allongées dans la direction des bronches ; ces cavités sont lisses, se continuent insensiblement avec la muqueuse bronchique et simulent parfois des dilatations bronchiques. Elles débutent par la fonte du tissu péribronchique devenu caséeux, et se prolongent sur toute la longueur des bronches (Thaon). Quand la forme pneumonique passe à l'état chronique, on trouve souvent des *plaques tuberculeuses de la plèvre*. Ces plaques sont quelquefois très épaisses et conservent l'empreinte des côtes (Rilliet et Barthez) ; elles coïncident souvent aussi avec la caséification des ganglions bronchiques.

La forme pneumonique est habituellement limitée à un seul poumon, qu'elle envahit dans sa totalité ou dans une très grande étendue ; elle n'a pas, comme chez l'adulte, son siège d'élection au sommet et peut se rencontrer presque aussi souvent dans la partie moyenne ou à la base du poumon.

La **forme ordinaire** ressemble à la phtisie chronique de l'adulte, avec cette différence néanmoins que l'infiltration fibreuse y est

beaucoup plus rare. Cette forme ne s'observe guère avant l'âge
de sept ou huit ans. Elle envahit lentement et successivement le
poumon du sommet à la base et s'accompagne, comme chez
l'adulte, de la crétification de certaines parties et de la formation de
cavernes ; la seule particularité que signalent Rilliet et Barthez est
la présence dans les cavernes des enfants de brides formées par
des ramifications vasculaires oblitérées ou perméables, mais jamais
rompues.

DESCRIPTION. — Les formes anatomiques de la tuberculose
pulmonaire que nous admettons avec les auteurs correspondent chacune à une forme clinique bien distincte.

### PHTISIE AIGUË

La forme granulique peut s'observer à tout âge ; ainsi Hervieux
l'a déjà constatée chez des enfants de onze à vingt-trois mois. Sa description se confond avec celle de la tuberculisation aiguë générale et
n'a rien de spécial à l'enfance. La tuberculisation est tantôt primitive,
tantôt secondaire à une maladie aiguë, à la rougeole surtout.

La forme *latente* est en général chronique et s'observe chez les
jeunes enfants rachitiques ou dyspeptiques. C'est alors une trouvaille
d'autopsie qui révèle souvent des granulations fibreuses en grappes
disséminées dans les poumons.

La forme *typhoïde* peut être difficile à distinguer d'une dothiénentérie. Les symptômes prédominants sont les symptômes fébriles,
tels que chaleur vive, agitation, langue sèche, lèvres fuligineuses,
urines rares et chargées de sels, etc.

Le tableau clinique varie suivant la prédominance des *symptômes
abdominaux* (ballonnement du ventre, diarrhée, tuméfaction de la
rate), des *symptômes thoraciques* (dypsnée, toux) ou des *symptômes
cérébraux* (stupeur, coma, délire, convulsions, etc.). L'auscultation
ne donne le plus souvent que des résultats négatifs, ou bien elle
révèle la présence de râles ronflants et muqueux à la base des deux
poumons. L'amaigrissement et la décomposition des traits sont très
rapides.

La maladie suit habituellement une marche régulièrement progressive ; il se produit parfois cependant des rémissions plus ou moins
longues (Hutinel) (1). Elle se termine presque toujours par la mort
après une durée qui varie entre seize et quatre-vingts jours (Rilliet
et Barthez).

Les rémissions sont surtout très accentuées et peuvent se transformer en intermissions véritables dans une forme atténuée appelée

_________

(1) Hutinel, *Revue mens. des mal. de l'enf.*, 1890, p. 522.

*typho-bacillose* par Landouzy, et dont Aviragnet (1) a donné une bonne description chez l'enfant. Nous citerons comme exemple de cette forme fébrile à poussées successives l'observation suivante d'Henoch (2). Un garçon de six ans entre à l'hôpital pour de la diarrhée et un peu de toux sans signes physiques. Il se remet, puis est pris au bout de trois semaines pendant quatre jours d'une fièvre avec hyperthermie allant jusqu'à 41°,2. Il reste ensuite deux mois sans fièvre. Nouvelle poussée hyperpyrétique qui dure six jours avec signes de bronchite, Après une nouvelle accalmie d'une douzaine de jours, la fièvre reprend, continue d'abord, puis rémittente, en même temps qu'il se produit de la diarrhée et un catarrhe bronchique jusqu'à la mort, qui arrive quatre mois après le début.

La *forme thoracique* est très fréquente chez l'enfant, principalement dans les premières années, et prend alors les allures d'une bronchite simple ou capillaire.

La forme suffocante ou asphyxique, avec signes stéthoscopiques négatifs, est beaucoup plus rare chez l'enfant que chez l'adulte.

La forme pneumonique peut débuter comme une pneumonie franche, au milieu d'une santé parfaite; habituellement, néanmoins, elle est consécutive à la rougeole ou à la coqueluche et est précédée d'un dérangement de la santé caractérisé par de la pâleur, de l'amaigrissement et un peu d'anhélation.

La marche de la maladie ne diffère en rien dans les premiers jours de celle d'une pneumonie ou d'une broncho-pneumonie aiguë; la fièvre est vive, la dyspnée est très marquée dès le début, la toux fréquente, et l'on voit se développer tous les signes d'une induration pulmonaire, qui débute tantôt à la base, tantôt au sommet, et peut s'étendre à tout un poumon. De l'autre coté la respiration peut être normale, ou bien l'auscultation révèle la présence de râles bronchiques disséminés. La fièvre subit des alternatives de rémissions et d'exacerbations, pendant lesquelles l'enfant maigrit à vue d'œil. Il succombe par asphyxie au bout d'un à deux mois, ou bien la maladie passe à l'état chronique.

Dans quelques cas exceptionnels, la marche peut être beaucoup plus rapide. Ainsi Petit (3) rapporte une observation de Mosny dans laquelle un garçon de vingt-sept mois prend une broncho-pneumonie dans le cours d'une rougeole et meurt le cinquième jour, ainsi qu'une observation de Landouzy relative à un garçon de trois mois atteint de coqueluche qui succombe à une broncho-pneumonie au bout de huit jours. Dans ces deux cas, la marche suraiguë était expliquée par l'association du pneumocoque au bacille de Koch.

(1) Aviragnet, *Thèse de Paris*, 1892.
(2) Henoch, *Vorlesungen über Kinderkrankheiten*, 1881, p. 366.
(3) Petit, *Thèse de Bordeaux*, 1898.

## PHTISIE CHRONIQUE

Chez les **enfants au-dessous de six ans**, la phtisie chronique affecte souvent une forme *latente*; les premiers symptômes suspects apparaissent après une rougeole, une coqueluche, une dentition laborieuse, un sevrage prématuré, etc., ou bien au contraire au milieu d'une bonne santé. La *pâleur du visage* a été signalée à juste titre comme un des premiers indices de la tuberculisation chez les jeunes enfants (Rilliet et Barthez). A ce symptôme se joignent bientôt l'*amaigrissement*, la diminution des forces, ainsi que la perte de l'entrain et de la gaieté. L'*anasarque* sans albuminurie est un des signes les plus certains de la tuberculisation latente, quand elle ne peut être rapportée ni à une diarrhée, ni à une suppuration chronique; elle se borne en général à la bouffissure des joues et à un œdème mou au pourtour des malléoles. Malgré ces indices de cachexie, *l'appétit est conservé*; les enfants ont parfois même un appétit vorace. Néanmoins les forces déclinent de semaine en semaine; les petits malades restent confinés dans leur lit, qu'ils n'ont plus la force de quitter; leur peau devient brunâtre et rugueuse, et présente par places des écailles furfuracées ou des taches purpuriques; parfois les lèvres s'ulcèrent et se recouvrent de croûtes brunâtres ou de fausses membranes; il survient de la diarrhée et des sueurs profuses. Les symptômes thoraciques sont la plupart du temps peu accentués; les enfants toussent, leur respiration est courte et rapide, mais souvent la percussion et l'auscultation ne permettent de reconnaître la présence d'aucune lésion pulmonaire; quelquefois cependant on constate dans la dernière période de la maladie les signes d'une bronchite disséminée. Les facultés intellectuelles se conservent en général intactes jusqu'à la fin. La maigreur devient effrayante, et l'enfant finit par s'éteindre dans le dernier degré du marasme.

Dans d'autres cas au contraire qui appartiennent à la forme pneumonique passée à l'état chronique, les symptômes thoraciques sont plus accusés. La percussion révèle une matité absolue qui peut s'étendre à tout un côté du thorax; celui-ci présente quelquefois en même temps un certain degré de dilatation, comme dans l'empyème chronique. Les *vibrations thoraciques* sont tantôt conservées, tantôt abolies, suivant que la tuberculose pulmonaire se complique ou non de plaques tuberculeuses de la plèvre. Les phénomènes stéthoscopiques qu'on constate dans toute l'étendue de la matité, sont assez variables; le plus habituel est l'*absence totale du murmure vésiculaire*; on entend parfois aussi du souffle et du gargouillement. Ces phénomènes s'observent aussi souvent à la base qu'au sommet du poumon. Dans cette forme, la dyspnée et la toux sont plus marquées que dans la forme précédente; les symptômes généraux et la terminaison sont les mêmes; la durée de la maladie varie entre trois et huit mois.

Chez les **enfants au-dessus de six ans**, la phtisie chronique se rapproche de plus en plus du tableau classique qu'elle présente chez l'adulte.

Le début est toujours lent et insidieux, mais bientôt l'attention est attirée du côté de la poitrine par une toux sèche et des douleurs thoraciques qui changent souvent de siège. Comme chez l'adulte, c'est au sommet qu'apparaissent les premiers signes physiques de la tuberculisation, tels que la submatité, l'expiration prolongée et le retentissement exagéré de la voix.

Quand la maladie reste limitée au sommet, quand elle ne s'accompagne d'aucune complication aiguë, telle qu'une pneumonie ou une pleurésie, elle peut être compatible avec un état de santé relativement satisfaisant : nous avons vu chez des jeunes filles de huit à treize ans la phtisie rester stationnaire pendant plusieurs années sous l'influence d'une bonne hygiène ou d'un traitement approprié. Cette forme de la tuberculisation pulmonaire est la seule dont on puisse espérer la guérison ou l'amélioration. Malheureusement dans la plupart des cas, au bout d'un temps qui peut varier de sept mois à trois ou quatre ans, les enfants succombent soit à la cachexie, soit à une complication.

COMPLICATIONS. — Les complications les plus fréquentes de la tuberculose pulmonaire sont les déterminations tuberculeuses sur l'intestin (ulcérations) ou sur le péritoine (péritonite tuberculeuse) et sur l'encéphale (méningite tuberculeuse), qui ont été déjà décrites.

La **tuberculose du larynx** est beaucoup plus rare chez l'enfant que chez l'adulte. Reimer l'a constatée 15 fois sur 151 cas et Dennig (1) 2 fois sur 61 cas sous la forme d'ulcères tuberculeux chez des enfants atteints de cavernes pulmonaires. Demme a observé un cas d'ulcération tuberculeuse du larynx sans lésions pulmonaires, qui s'était développée chez un enfant de quatre ans et demi à la suite d'une amygdalotomie.

Parmi les complications rares de la phtisie pulmonaire chez l'enfant, nous pouvons citer encore l'hémoptysie et le pneumothorax.

L'**hémoptysie** du début de la phtisie, qui est la plus fréquente chez l'adulte, ne s'observe pas dans l'enfance et ne commence à devenir fréquente qu'à partir de quinze ans.

L'hémoptysie terminale, foudroyante, due à l'ouverture d'une branche de l'artère pulmonaire dans une caverne creusée dans le poumon, a été signalée une trentaine de fois chez des enfants de tout

_____

(1) Dennig, *Ueber die Tuberkulose im Kindesalter*, Leipzig, 1896.

âge. Sur 24 observations (1) que nous avons pu réunir, 15 se rapportent à des enfants de deux à quatorze ans et 8 à des enfants au-dessous de cet âge, le plus jeune avait quatre mois (Mantel). L'autopsie
a été faite 16 fois et dans 9 cas la source de l'hémorragie a été
trouvée dans un vaisseau ulcéré ou dans un anévrysme de Rasmussen
qui s'était ouvert dans la caverne (7 cas).

Zuber a constaté à l'autopsie d'une fillette de six mois qui avait
succombé à une phtisie caséeuse étendue, une caverne ganglio-
pulmonaire qui présentait sur un des tractus vasculaires qui la tra-
versaient un petit anévrysme de la grosseur d'un pois, rempli de
sang, mais non ulcéré.

Chez les petits enfants, le sang est rendu à la fois par le nez et la
bouche; il est noir et provient de l'estomac, qu'on trouve encore
à l'autopsie rempli du sang qui a été dégluti dans les derniers
moments (Mantel). Hoffnung avait observé du melæna et un peu
d'écume sanguinolente après la toux chez une fillette de dix mois
qui succomba quatre jours après à une hémorragie foudroyante.

Le **pyopneumothorax** et le **pneumothorax simple** ne sont pas des
complications fréquentes chez l'enfant. D'après P. Simon (2), qui en
a observé deux exemples chez des enfants de deux ou trois ans, son
évolution serait plus silencieuse que chez l'adulte, il n'y aurait pas
de point de côté. Peut-être passe-t-il souvent inaperçu. La dyspnée
est en général intense et l'enfant meurt asphyxié au bout d'un à deux
jours. Un malade de E. Revilliod (3), âgé de deux ans, succomba
quatre mois après l'apparition du pneumothorax et l'on constata à
l'autopsie une perforation de l'étendue d'une pièce de 20 centimes en
argent, dans une petite caverne du lobe supérieur gauche. Parfois
néanmoins la survie est plus longue. Chez un des malades de P. Simon,
elle fut de six semaines environ. Rilliet et Barthez (4) ont même vu
guérir exceptionnellement le pneumothorax, quand il se produisait
chez des enfants non débilités ; chez un de leurs malades, la guérison
était survenue au bout d'un mois.

DIAGNOSTIC. — La **phtisie granulique** ressemble tellement dans

(1) Rasmussen (2 cas), *Hospital Tidende*, 1869. — Douglas Powel, *Pathol. Soc.
of London*, séance du 19 mai 1874. — West (7 cas dont 3 avec autopsie), *Leçons
sur les mal. de l'enf.*, 1875, p. 611. — O. Wyss, in *Gerhardt's Handb. der Kinderkrankh.*, 1878, t. III, 2e partie, p. 807. — Carrié, *Gaz. méd. de Paris*, 4 mai 1878.
— Foss, *Brit. med. Journ.*, 1879, t. II, p. 171. — Henoch. *Vorles über Kinderkrankh.*, 1881, p. 360. — Baginsky, *Lehrb. der Kinderkrankh.*, 1883, p. 444. —
Hoffnung, *Thèse de Berlin*, 1885. — Cadet de Gassicourt, *Journ. de méd. de Paris*,
21 mars 1886. — Mantel (2 cas), *Progrès méd.*, 1887, p. 455 et 482. — Meusnier.
(4 cas), *Thèse de Paris*, 1892. — Hilton Fagge, in Zuber, *Traité prat. des mal. de
l'enf.* 1898, t. IV, p. 270.
(2) P. Simon, *Conférences cliniques sur la tuberculose des enfants*, Paris, 1893,
p. 94.
(3) E. Revilliod, *Thèse de Paris*, 1886, p. 155.
(4) Rilliet et Barthez, 1854, t. III, p. 769.

ses allures à la *fièvre typhoïde* que le diagnostic de ces deux maladies est parfois impossible ; les taches lenticulaires qui sont le seul signe pathognomonique de la fièvre typhoïde, peuvent manquer chez les enfants. Rilliet et Barthez déclarent que le diagnostic de la tuberculisation générale est un des plus difficiles problèmes de la pathologie de l'enfance. Il ne peut être établi le plus souvent que par l'absence de la réaction de Widal (Voir p. 151) ou par l'autopsie. On tiendra compte surtout, dans le diagnostic différentiel, du terrain sur lequel s'est développée la maladie ; a-t-on affaire à un enfant vigoureux qui a été pris de fièvre au milieu d'une santé florissante, qui appartient à une famille exempte de scrofule et de tuberculose, toutes les présomptions seront en faveur de la fièvre typhoïde; l'enfant est-il au contraire chétif ou scrofuleux, a-t-il des antécédents tuberculeux, la maladie est-elle consécutive à une rougeole ou à une coqueluche ou a-t-elle été précédée d'une période plus ou moins longue de dépérissement, il faut craindre la tuberculose généralisée.

La **phtisie pneumonique** pourra être facilement prise au début pour une *pneumonie franche* ou une *broncho-pneumonie*. Ziemssen indique comme l'élément principal du diagnostic en pareil cas la marche de la température, qui, dans la tuberculose, présente des oscillations irrégulières et n'atteint jamais un degré aussi élevé que dans la pneumonie. On tiendra compte également des antécédents de santé de l'enfant et de ceux de ses parents et on examinera les crachats qui renfermeront de bonne heure le bacille de Koch.

**Phtisie chronique.** — Les éléments du diagnostic de la phtisie chronique sont les mêmes que chez les enfants âgés de plus de six ou sept ans que chez l'adulte.

Chez les jeunes enfants, le diagnostic de la tuberculisation pulmonaire chronique présente des difficultés parfois insurmontables lorsqu'il n'y a pas d'expectoration ; nous avons indiqué plus haut l'utilité en pareil cas de la recherche du bacille de Koch dans les matières vomies ou dans les selles. La maladie ne se révèle souvent à l'exploration du poumon par aucun signe physique ; la tuberculisation pulmonaire pourra être alors confondue avec toutes les *cachexies essentielles*, telles que celles de l'inanition, du rachitisme, des suppurations prolongées ou du catarrhe chronique des intestins. L'âge et les commémoratifs doivent être pris en considération dans ces cas difficiles; ainsi il faut se rappeler qu'au-dessous de deux ans la tuberculose chronique est rare et l'*atrophie infantile* simple très fréquente. Il faut se rappeler aussi le précepte de Rilliet et Barthez : « Trop de réserve est préférable à trop de précipitation » et ne pas conclure trop vite à la tuberculose.

Nous avons déjà dit plus haut que la forme pleuro-pneumonique chronique de la phtisie pulmonaire peut simuler la *pleurésie purulente* quand elle est limitée à un seul côté de la poitrine; si le cas est ancien et date au moins de plusieurs mois, on recherchera avec soin si l'enfant n'a pas eu de vomique, d'expectoration purulente, ou si l'on peut découvrir de la fluctuation dans les espaces thoraciques dilatés ; ces signes, comme la présence d'un lacis veineux ou d'un œdème limité aux parois thoraciques, seraient pathognomoniques de la pleurésie purulente ; dans les cas douteux, on fera une ponction exploratrice.

PRONOSTIC. — Le pronostic de la phtisie aiguë est absolument fatal ; la seule forme de la phtisie chronique qui offre quelques chances de curabilité est celle qui s'observe chez les enfants d'un certain âge, lorsque la maladie se limite au sommet.

TRAITEMENT. — Nous avons insisté ailleurs sur le traitement général de la tuberculose (Voir p. 380). Une bonne hygiène et l'administration de l'huile de foie de morue à haute dose en formeront la base. Maintenant que les *sanatoria* pour tuberculeux se fondent partout, même pour la classe pauvre, c'est dès les premiers stades de la phtisie qu'on installera les petits malades dans une localité jouissant d'un air pur et à l'abri des poussières des grandes villes.

La *créosote* est le médicament qui mérite, après l'huile de foie de morue, le plus de confiance dans le traitement de la phtisie pulmonaire. On la prescrira dès le début, si l'enfant ne présente pas de fièvre, à la dose de 0,15 à 0,25 par jour dans du vin ou une potion alcoolique. Revilliet (1) a proposé de la donner en lavement, et Blanchard (2) l'a employée avec succès sous cette forme chez cinq enfants ; il administre journellement, suivant l'âge et la tolérance du malade, 0,30 à 0,80 de créosote dissoute dans une cuillerée à soupe d'huile d'amandes douces, et émulsionnée avec un jaune d'œuf dans un lavement de 250,0 environ. Ce traitement exige une surveillance active et sera interrompu au moindre signe d'intolérance (urines noires, troubles digestifs, etc.). On peut employer également la créosote en pommade au 1/10, dont on frictionne le dos le soir.

Dans le cours de la phtisie pulmonaire chronique, certaines indications symptomatiques peuvent se présenter. Ainsi, quand la toux est sèche et très pénible, ou qu'il existe de la dyspnée, on ordonnera les préparations opiacées ou belladonées à faibles doses ; le *chlorhydrate d'apomorphine* a été également recommandé en pareil cas à la dose de 1 centigramme par jour dans une potion de 100 grammes.

Contre l'irritation bronchique, on prescrira les balsamiques, tel que le *sirop de Tolu* ou la terpine. Le *sulfate de quinine* a peu d'action sur a fièvre tuberculeuse, contre laquelle on donnera l'*antipyrine* (0,50 à 1,0) ou l'*antifébrine* (0,05 à 0,15), administrés dès le début de l'accès

(1) Revilliet, *Sem. méd.*, 1891, p. 265.
(2) Blanchard, *Revue méd. de la Suisse rom.*, 1893, p. 615.

fébrile. Les points pleurétiques seront combattus par des badigeonnages à la *teinture d'iode* ou par de *petits vésicatoires volants*.

La thérapeutique est habituellement impuissante contre les formes aiguës de la tuberculose pulmonaire.


## CHAPITRE XI

## TUBERCULOSE DES GANGLIONS BRONCHIQUES

La tuberculisation des ganglions bronchiques joue un rôle prédominant dans l'histoire de la tuberculose infantile, dont elle est habituellement la première et parfois la seule localisation (Voir p. 366). Son existence autonome et sa symptomatologie entrevues par Lalouette (1) et Leblond (2) n'ont été définitivement fixées que depuis la thèse de Becker (3) et les travaux de Rilliet et Barthez. Depuis lors, la plus importante monographie parue à ce sujet est la thèse de Baréty (4).

ÉTIOLOGIE. — La *phtisie bronchique*, c'est-à-dire la tuberculisation prépondérante ou exclusive des ganglions bronchiques, est une forme de la tuberculose spéciale au jeune âge. D'après Rilliet et Barthez, elle se rencontre à peu près également à toutes les périodes de l'enfance; elle coïncide en général avec la tuberculisation pulmonaire, mais dans certains cas (1 fois sur 8) elle peut être la seule manifestation de la diathèse. Son étiologie est la même que celle de la tuberculose en général; cependant les auteurs sont d'accord pour signaler sa fréquence toute particulière après les maladies qui s'accompagnent d'irritation bronchique, telles que la rougeole et la coqueluche.

ANATOMIE PATHOLOGIQUE. — Siège. — La tuberculisation des ganglions peut frapper également les quatre principaux groupes de ganglions intra-thoraciques, c'est-à-dire les ganglions *trachéaux*, *bronchiques*, *cardiaques* et *pulmonaires*. On voit ces organes former de grosses masses qui siègent, les unes dans le médiastin antérieur au niveau de la première pièce du sternum, les autres dans le médiastin postérieur, où elles peuvent déformer les grosses bronches et comprimer les gros vaisseaux ou le pneumogastrique.

Lésions élémentaires. — Rilliet et Barthez affirment que la lésion

(1) Lalouette, Traité des scrofules, 1780, p. 15, 34 et 35.
(2) Leblond, *Thèse de Paris*, 1824.
(3) Becker, *Thèse de Berlin*, 1826.
(4) Baréty, *Thèse de Paris*, 1875. — On trouvera une bibliographie détaillée dans : Biedert et Litting, *Festschrift an Henoch.*, Berlin, 1890, p. 2ː7.

la plus fréquente dans la phtisie bronchique est l'infiltration tuberculeuse, mais il est facile de se convaincre, par l'examen attentif des
ganglions, dans tous les cas de tuberculose thoracique, que l'infiltration n'est pas la lésion initiale; on trouve habituellement à côté des
ganglions caséeux qui sont d'une couleur jaune uniforme, d'autres
ganglions hypertrophiés qui sont encore rouges et présentent à la
coupe un semis de granulations grises demi-transparentes à côté de
petits foyers miliaires caséeux d'origine inflammatoire ; ces lésions,
granulations et inflammations caséeuses, marchent de pair dans les
ganglions comme dans le poumon; il est impossible de démontrer
chez l'enfant quelle est la lésion primitive et quelle est la lésion consécutive; elles sont toutes deux l'expression de la même infection.

**Marche des lésions.** — A un stade plus avancé, il se forme dans
ses ganglions caséeux des *cavernes*, comme dans le poumon, ou bien
toute la masse du ganglion suppure, tandis que la coque conjonctive
résiste, et il se forme un véritable *kyste purulent*. Quelques ganglions
peuvent subir la *transformation crétacée*.

On voit souvent les ganglions tuberculeux s'accoler et se fondre en
une seule masse irrégulière, ou bien contracter des adhérences avec
la plèvre, le poumon ou les bronches. Quand les kystes purulents sont
entourés par le tissu du poumon, on pourrait les confondre au premier abord avec des cavernes pulmonaires. Ils peuvent ulcérer les
organes voisins ; le pus et la matière caséeuse se vident alors dans les
bronches. Dans quelques cas exceptionnels, on a vu ces kystes s'ouvrir dans la plèvre, dans le péricarde, dans l'artère pulmonaire ou
dans l'œsophage.

Les masses ganglionnaires tuberculeuses s'accolent parfois à des
masses semblables développées dans les poumons ou dans la plèvre,
et il peut en résulter que toutes les parties molles, de la paroi thoracique au hile du poumon, sont converties en un pont tuberculeux
solide. Quand cette masse se ramollit et suppure, il se forme parfois
des cavernes mixtes ganglio-pulmonaires, qui peuvent s'ouvrir, soit
dans les bronches, soit dans la cavité pleurale et donner naissance
alors à un pneumothorax (Rilliet et Barthez).

SYMPTOMES. — La phtisie bronchique n'a pas une marche qui
lui soit propre, et son histoire se confond avec celle de la phtisie pulmonaire, avec laquelle elle coïncide souvent. Elle ne peut être reconnue pendant la vie que dans les cas où les masses ganglionnaires
tuberculeuses viennent se mettre en rapport direct avec la paroi
thoracique ou la colonne vertébrale ou bien déterminent des troubles
fonctionnels par la compression des organes qui traversent le
médiastin.

**Signes fonctionnels.** — La *toux* est un symptôme constant dans
la tuberculisation bronchique et affecte un caractère spécial ; elle est

sèche, quinteuse, fréquente, rauque, et s'accompagne parfois de
gros ronchus qui s'entendent à distance ; cette toux, qu'on a appelée
*coqueluchoïde*, diffère pourtant de celle de la coqueluche, parce
qu'elle ne se termine pas par une reprise et qu'elle est rarement suivie
de vomissements. Dans quelques cas rares, on observe une *aphonie
intermittente*. La *dyspnée* existe dans tous les cas de phtisie bronchique étendue ; elle offre un caractère paroxystique très marqué et
se présente habituellement sous la forme d'*accès d'asthme* qui peuvent
se répéter plusieurs fois dans la même journée sous l'influence des
excitations les plus minimes. L'enfant est pris alors presque subitement d'une oppression extrême ; sa face devient violacée, ses lèvres
bleuissent, son front se couvre d'une sueur visqueuse. Ces accès n'ont
rien de régulier dans leur répétition ; ils disparaissent parfois au bout
de quelque temps, après avoir tourmenté l'enfant d'une manière
inquiétante. On peut rapporter ces paroxysmes, ainsi que la toux
coqueluchoïde, à la compression des pneumogastriques par les ganglions engorgés.

Les symptômes dus à la compression vasculaire sont beaucoup
moins constants. Le plus fréquent est l'*œdème de la face*, qui commence aux paupières et peut s'étendre à tout le visage ; il n'apparaît
en général qu'à une époque avancée de la maladie ; il peut tenir alors
aussi bien à la cachexie tuberculeuse qu'à la compression de la veine
cave. La *dilatation des veines du cou*, ainsi que la *cyanose* de la face,
des lèvres et de la langue, n'ont été observées que rarement.

**Signes physiques.** — La percussion est habituellement de peu
d'utilité dans le diagnostic de la phtisie bronchique. On ne peut constater une matité spéciale due aux tumeurs ganglionnaires intra-thoraciques qu'en deux points de la poitrine, en arrière dans l'espace
interscapulaire, et surtout en avant, au niveau du manubrium, entre
les deux articulations sterno-claviculaires.

L'auscultation donne des résultats plus certains. En pratique, il
faut distinguer les cas dans lesquels l'engorgement ganglionnaire
autour de la racine des bronches est la seule lésion tuberculeuse et
ceux, beaucoup plus fréquents, où une partie plus ou moins étendue
du sommet du poumon a pris part à la tuberculisation par contiguïté.
Dans le premier cas, le seul signe physique est la *bronchophonie* dans
l'espace interscapulaire (plus fréquente à droite qu'à gauche). Dans
le second cas, il s'y joint une matité bien nette dans la fosse sus-épineuse ou le triangle sus claviculaire, du souffle et parfois des râles
muqueux à timbre bronchique. Les ganglions agissent aussi comme
agents conducteurs du son ; ils transmettent ainsi à l'oreille les bruits
normaux qui se passent dans un point du poumon éloigné de la cage
thoracique et semblent les exagérer (Rilliet et Barthez). Ce phénomène est surtout marqué dans les cas où existent ces ponts tuberculeux solides, ganglio-pneumo-pleuraux, qui mettent directement

l'oreille en contact avec les grosses bronches et permettent d'entendre, en divers points du thorax, des gargouillements, de la respiration soufflante ou caverneuse.

**Marche.** — La tuberculose des ganglions bronchiques évolue souvent d'une façon latente, et son existence n'est révélée que par la constatation de ses signes physiques. Elle peut être le point de départ d'une éruption de granulations tuberculeuses dans les méninges, la plèvre, le poumon, etc., mais dans beaucoup de cas elle reste limitée ; elle affecte alors une marche essentiellement chronique et peut même guérir quelquefois sous l'influence d'un traitement convenable.

Les bacilles peuvent rester enfermés dans les ganglions fort longtemps et devenir le point de départ d'accidents de généralisation, quand, sous l'influence de maladies aiguës (rougeole, grippe, etc.), il se produit une périadénite ou une suppuration ganglionnaire. Tantôt la propagation se fait par contiguïté au poumon, au péricarde, aux plèvres, tantôt par pénétration dans une veine aux méninges (méningite tuberculeuse) ou à tous les organes (granulie).

**Complications.** — La *perforation d'une caverne ganglionnaire dans la trachée ou les bronches* donne lieu presque toujours à un accès de suffocation qui peut être mortel (cas de Loeb) (1). Dans un cas (Petersen) (2), la mort put être évitée par la trachéotomie suivie de l'introduction d'une sonde en gomme qui permit de retirer un certain nombre de débris caséeux provenant de la caverne ganglionnaire ; dans d'autres cas, la trachéotomie fut inutile (Neumann, Labric). Parfois la perforation n'amène pas d'accidents aussi rapides, mais elle devient le point de départ d'une pneumonie tuberculeuse aiguë des lobes inférieurs par inoculation massive de bacilles.

La *mort par asphyxie* peut se produire aussi dans le cours de l'adénopathie en dehors de toute perforation par la compression d'une grosse bronche ou du pneumogastrique, par la production d'un épanchement pleurétique ou d'un pneumothorax.

La *mort subite* par syncope est plus rare ; elle est attribuée par Baréty à un réflexe bulbaire provoqué par la lésion du pneumogastrique.

Les *hémoptysies mortelles* ne sont pas très rares dans le cours de l'adénopathie bronchique tuberculeuse. Nous avons pu en recueillir une douzaine d'observations chez l'enfant. Elles sont dues à l'arrosion d'une branche de l'artère pulmonaire par le pus d'une caverne ganglionnaire. Elles surviennent souvent inopinément ; d'autres fois elles sont provoquées par une émotion morale ou un effort, tel est le cas relaté par Aldibert (3) de cette fillette de quatre ans qui fut prise

_________

(1) Loeb, *Jahrb. f. Kinderheilk.*, 1886, t. XXIV, p. 353.
(2) Petersen, *Deut. med. Woch.*, 1885, p. 145.
(3) Aldibert, *Rev. mens. des mal. de l'enf.*, 1891, p. 76.

brusquement d'une hémoptysie foudroyante au moment où elle se baissait pour cueillir une fleur.

Dans certains cas, on n'a pas trouvé de vaisseau ulcéré et on a attribué l'hémorragie à la stase produite par une compression vasculaire.

DIAGNOSTIC. — Le diagnostic de la phtisie bronchique est le plus souvent possible. Il reposera surtout sur les signes physiques indiqués plus haut, sur le caractère coqueluchoïde de la toux, sur les accès d'asthme, sur l'alternance et l'intermittence des signes rationnels de la maladie, parfois enfin sur la présence concomitante de tumeurs ganglionnaires à la région du cou.

La phtisie bronchique peut, dans certains cas, simuler la *coqueluche* et est souvent méconnue quand elle lui succède. L'absence de la reprise dans la toux, l'apparition de la matité ou de bruits anormaux aux sommets des poumons, permettront cependant de reconnaître le plus souvent l'invasion de la tuberculisation des ganglions.

Le diagnostic avec l'*asthme essentiel* sera mentionné plus loin.

Hodgkin, Wunderlich, Lambl, etc., ont observé chez les enfants quelques cas d'*adénie* qui s'était étendue aux ganglions intrathoraciques et avait déterminé des phénomènes de compression analogues à ceux de la phtisie bronchique. Il suffit de signaler la possibilité de pareils faits pour empêcher toute erreur, car la présence concomitante d'hypertrophies ganglionnaires au cou, aux aisselles, aux aines, l'hypertrophie fréquente du foie et de la rate, permettront toujours de reconnaître l'adénie (Voir p. 311).

PRONOSTIC et TRAITEMENT. — Le pronostic de la *scrofule broncho-pulmonaire* reste toujours grave, malgré la tendance de la maladie à la chronicité et la possibilité d'une guérison radicale, parce qu'elle peut toujours, à un moment donné, devenir le point de départ d'une généralisation tuberculeuse.

L'*hygiène* est plus importante encore que la thérapeutique proprement dite dans le traitement de cette affection. Signalons ici seulement les résultats remarquables obtenus pour plusieurs enfants atteints de scrofule broncho-pulmonaire par une ou deux saisons à l'asile Dollfus, à Cannes. Les petits malades ont presque tous bien supporté les fenêtres ouvertes et les bains de mer en hiver.

Les *badigeonnages iodés* à la racine des bronches, l'*iodure de fer*, l'*huile de foie de morue* et la *créosote* formeront la base du traitement pharmaceutique.

La dyspnée paroxystique réclame un traitement spécial ; on cherchera à la calmer par des frictions répétées avec l'*extrait de belladone* ou par l'administration de cinq à six gouttes de teinture de belladone dans une potion de 120 grammes. On pourra, en cas d'insuccès de la

belladone seule, unir celle-ci à l'opium (10 à 20 gouttes d'élixir parégorique du Codex dans la même potion, à donner par cuillerées à
dessert jusqu'à effet calmant).

## CHAPITRE XII

### ASTHME.

Les auteurs distinguent plusieurs variétés d'asthme symptomatique et un asthme essentiel ; ces diverses formes peuvent s'observer dans le jeune âge.

Nous avons déjà mentionné les phénomènes de suffocation et
d'asphyxie symptomatiques de l'*hypertrophie des ganglions bronchiques*
qui peuvent survenir dans le cours de l'adénie (Voy. p. 315) et
surtout de la tuberculose ganglionnaire (Voy. p. 379 et 854).

Kopp avait décrit sous le nom d'*asthme thymique* le spasme
glottique (Voir. p. 538) qu'il attribuait à la compression de la trachée
par le thymus hypertrophié. Il est établi maintenant que cette
maladie est une affection nerveuse, voisine de l'éclampsie. Nous
avons déjà dit cependant que, dans quelques cas, des accès de
suffocation suivis de mort avaient été attribués à l'hypertrophie du
thymus, mais la plupart de ces cas sont peu probants (Sanné) (1).

On a donné le nom d'*asthme réflexe* à une forme d'asthme paraissant
due à l'irritation de la muqueuse nasale et de celle des amygdales.
Dutauziet (2) a signalé la fréquence de cette affection chez les enfants
atteints de végétations adénoïdes de la partie supérieure du pharynx.

Les phénomènes décrits sous le nom de *fièvre des foins* et qui présentent une parenté rapprochée avec ceux de l'asthme s'observent
parfois dès le jeune âge, et sont dus peut-être à l'irritation des
fosses nasales par des poussières végétales.

Quelques dyscrasies, telles que l'*urémie*, peuvent déterminer des
accès de dyspnée analogues à ceux de l'asthme ; rappelons aussi
une des manifestations de l'intoxication digestive dans le jeune âge
décrite plus haut (p. 634) sous le nom d'*asthme dyspeptique*,
Moncorvo (3) a observé une forme d'asthme due à l'intoxication
*paludéenne* qu'il a rencontrée chez les enfants.

L'*urticaire* peut se manifester dans certains cas par des attaques
asthmatiques dues probablement à une congestion de la muqueuse
bronchique.

Certaines *affections du système nerveux* s'accompagnent égale-

(1) Sanné, Maladies du thymus, in *Traité des mal. de l'enf.*, 1897, t. III, p. 900.
(2) Dutauziet, *Thèse de Paris*, 1894.
(3) Moncorvo, *De l'asthme de l'enfance*, Paris, 1888.

ment de crises asthmatiformes ; nous avons parlé plus haut (p. 195) des crises bulbaires de la paralysie diphtérique et Comby (1) a traité un petit hydrocéphalique de deux ans qui était pris tous les mois d'accès d'asthme durant deux à trois jours.

L'asthme *essentiel* ou *idiopathique*, bien que rare dans le jeune âge, mérite cependant une courte mention, et nous lui consacrons le reste de ce chapitre.

ÉTIOLOGIE. — L'asthme peut se montrer déjà dès la première année ; Comby a observé chez un enfant né de parents tous deux asthmatiques, la première attaque de la maladie à l'âge de six semaines. Le début est cependant plus fréquent dans la seconde enfance ; Dauchez (2) sur 23 cas d'asthme infantile en compte 3 avant cinq ans, 18 de cinq à dix ans, et 2 de onze à dix-huit ans ; Moncorvo en a recueilli 49 cas avant dix ans. Pour Kissel (3) qui en a rapporté cependant 5 cas dont l'un relatif à un enfant de deux ans et demi et les quatre autres observés chez des sujets d'une dizaine d'années, l'asthme est extrêmement rare dans l'enfance ; il n'a pu en trouver que 19 exemples sur plus de 400000 enfants traités dans divers hôpitaux ou policliniques.

L'*hérédité* joue le rôle principal comme cause prédisposante ; souvent les parents du petit asthmatique souffrent aussi de la même maladie, ou bien sont sujets à la goutte ou à quelque affection nerveuse ou cutanée d'origine arthritique ; nous avons traité pour une attaque d'asthme, un petit garçon qui a été atteint aussi plusieurs fois de rhumatisme et qui appartient à une famille dont un grand nombre de membres sont asthmatiques.

L'asthme paraît être le plus souvent d'origine *arthritique*. Trousseau (4) a observé une crise d'asthme chez un garçon de cinq ans qui présenta, deux ans après, une attaque de goutte aiguë. Comby a vu, chez quelques enfants du premier âge, l'*eczéma* de la face alterner avec des accès asthmatiques et finalement être remplacé par eux.

Les causes déterminantes sont les mêmes que chez l'adulte ; souvent elles échappent complètement ; quelquefois c'est à la suite d'une indigestion, d'une attaque de bronchite ou du coryza que survient l'accès asthmatique.

DESCRIPTION. — L'asthme se manifesterait rarement, d'après Trousseau et H. Blache (5), par des attaques aussi nettes chez l'enfant que chez l'adulte ; cependant, même chez les jeunes sujets, on peut

<hr>

(1) Comby, *Traité des mal. de l'enf.*, 1897, t. II, p. 29.
(2) Dauchez, *Revue mens. des mal. de l'enf.*, 1894, p. 308.
(3) Kissel. *Arch. f. Kinderheilk.*, 1898, t. XXIV, p. 17.
(4) Trousseau, *Clin. méd.*, 9e édit., t. II. Paris, 1898, p. 464.
(5) R. Blache, *Étude sur l'asthme chez les enf.* Paris, 1890, p. 28.

observer tous les symptômes de la grande crise asthmatique, c'est-à-dire l'apparition brusque et parfois sans prodromes d'une dyspnée intense avec pâleur, anxiété du visage et cyanose des lèvres sans que la température s'élève notablement, et sans que l'auscultation fasse constater autre chose que l'existence de râles ronflants et sibilants dans les bronches. Cet état se prolonge rarement au delà de un à deux jours, puis la dyspnée diminue et disparaît, tandis que les râles persistent encore pendant quelques jours en devenant plus humides et plus abondants. La santé redevient peu à peu tout à fait normale, jusqu'à ce qu'un nouvel accès ramène les mêmes symptômes.

Le plus souvent, l'asthme infantile est moins bien caractérisé et ses symptômes se rapprochent de ceux d'un violent accès de bronchite avec congestion pulmonaire. L'accès débute souvent pendant la nuit ; l'enfant, qui s'est endormi paisiblement, se réveille en proie à un grand malaise qui se manifeste souvent par des vomissements et des sueurs froides, l'agitation est extrême, la respiration est courte, rapide, bruyante. Elle s'accompage de toux et de râles sibilants qu'on entend à distance ; le pouls est accéléré et la température s'élève parfois jusqu'à 39°. On peut croire au début d'une broncho-pneumonie, mais les mêmes symptômes persistent pendant quelques jours, sans que l'auscultation fasse reconnaître les signes d'une hépatisation pulmonaire, puis s'atténuent brusquement. Le diagnostic reste quelquefois incertain jusqu'à ce que la répétition des attaques ait éclairé sur leur véritable nature.

Les crises ne présentent du reste pas toujours les mêmes caractères. Quelquefois ce sont des accès de coryza spasmodique qui sont le signe précurseur de la maladie ; souvent à une attaque purement dyspnéique succèdent des attaques à forme bronchitique. Moncorgé (1) a observé deux frères, dont l'un âgé de six ans présentait depuis trois ans des attaques très nettes d'asthme, tandis que l'autre âgé de cinq ans, d'une nature plus lymphatique, était sujet à des crises bronchitiques avec râles sibilants qui n'étaient entendus qu'au début de l'inspiration ; la nature de sa maladie aurait été méconnue sans la coexistence de l'asthme chez son frère.

La santé générale peut rester parfaite entre les attaques, mais la répétition de celles-ci amène souvent à la longue le développement d'un *emphysème pulmonaire* persistant, se manifestant par un état habituel de dyspnée, mais qui n'entraîne habituellement pas, comme chez l'adulte, de troubles circulatoires à cause de l'intégrité du cœur et des artères chez les enfants.

DIAGNOSTIC. — L'asthme essentiel étant rare dans le jeune âge, on ne devra jamais admettre son existence chez un enfant, qu'après avoir éliminé par un examen attentif les affections dyspnéiques

_____

(1) Moncorgé, *Lyon méd.*, 9 juin 1896, p. 178.

d'origine nasale ou laryngée, (végétation, croup, etc.) et toutes celles mentionnées plus haut comme pouvant déterminer l'asthme symptomatique, particulièrement la tuberculose bronchique.

L'exploration du cœur et des poumons, et le peu d'intensité de la fièvre dans beaucoup de cas d'asthme, permettront d'exclure l'endopéricardite et les affections inflammatoires du poumon et de la plèvre, mais on pourra quelquefois prendre une crise d'asthme pour le début d'une *bronchite capillaire* surtout chez les petits enfants; la brusque amélioration des symptômes, et plus tard la répétition des accès éclaireront le diagnostic.

L'expectoration de cylindres membraneux empêchera de prendre pour l'asthme la *bronchite fibrineuse* à forme dyspnéique.

PRONOSTIC. — L'apparition d'une crise d'asthme, surtout chez un héréditaire, est toujours d'un pronostic sérieux, car il est à craindre que l'enfant ne reste toute sa vie sujet à la maladie. Brissaud (2) insiste cependant sur la bénignité relative de l'asthme infantile, qui persisterait rarement au delà de la puberté, ne laissant après lui qu'un état emphysémateux du poumon sans crises aiguës de dyspnée. Comby estime que quand l'asthme a débuté de bonne heure, il peut s'attéuuer plus tard et parfois même disparaître complètement, mais cette heureuse terminaison ne peut plus être espérée si la maladie ne s'est déclarée que dans la seconde enfance ou l'adolescence.

TRAITEMENT. — Le traitement de l'asthme infantile ne présente pas d'indications spéciales. L'iodure de potassium (0,10 à 0,30 par jour), la teinture de lobelia (1,0 à 2,0 de la seconde enfance), les préparations arsénicales, sont les médicaments les plus usités. Si on soupçonne que la maladie a une origine palustre, on prescrira la quinine. Les alcalins seront indiqués contre l'arthritisme. On recourra également aux cures thermales (la Bourboule, le Mont-Dore, les Eaux-Bonnes). On recommandera d'éviter toutes les causes de refroidissement et on aguerrira l'enfant contre ceux-ci par l'usage de l'hydrothérapie.

Les crises de dyspnée seront combattues par l'administration d'un vomitif, par les révulsifs, par l'inhalation de quelques gouttes de pyridine, par l'injection sous-cutanée d'une faible dose de morphine, etc.

(2) Brissaud, *L'hygiène des asthmatiques*, Paris, 1896.

# SIXIÈME PARTIE

## MALADIES DES ORGANES GÉNITO-URINAIRES.

---

### CHAPITRE PREMIER

#### MALADIES DES REINS.

Les maladies des reins jouent un rôle important dans la pathologie
infantile; néanmoins, comme la plupart d'entre elles présentent les
mêmes caractères que chez l'adulte, nous ne les décrirons pas en
détail et nous nous bornerons à mettre en relief ce qui chez elles se
rapporte plus particulièrement à l'enfance.

Nous donnons ici, d'après Lorey (1), le tableau des poids de la rate
et des reins de l'enfant, aux différents âges :

|  | Rate. | Reins. |
|---|---|---|
| 0 à 2 mois | 14,6 | 25,6 |
| 2 à 4 mois | 12,1 | 39,9 |
| 4 à 6 mois | 13,0 | 38,5 |
| 6 à 9 mois | 14,0 | 51,8 |
| 9 à 12 mois | 22 | 59 |
| 1 an à 1 1/2 an | 25 | 62 |
| 1 1/2 an à 2 ans | 30,4 | 71 |
| 2 1/2 ans à 3 ans | 36,6 | 91 |
| 3 à 4 ans | 44 | 99 |
| à 6 ans | 60 | 109 |

### ALBUMINURIE CYCLIQUE

Entrevue par Vogel (2) et par W. Gull (3), décrite par Moxon (4) sous
le nom d'albuminurie des adolescents, l'albuminurie cyclique a été
reconnue comme une maladie distincte des néphrites par Pavy (5)
en 1885. Sa fréquence chez les enfants ressort de nombreuses publications, en particulier de celle d'Heubner (6), qui en cite 30 observations, dont 13 personnelles. Keller (7) à lui seul en a publié 18 cas.
L'un de nous, M. D'Espine, a pu en suivre la marche pendant
plusieurs années jusqu'à la guérison complète chez deux sœurs nées
d'un père arthritique et d'une mère nerveuse.


(1) Lorey, *Jahrb. f. Kinderheilk.*, 1878, XII, p. 260.
(2) Vogel, *Virchow's Handb. der Spec. Path. u. Th.*, 1865, t. VI, p. 52.
(3) W. Gull, *Lancet*, 1873, t. I, p. 808.
(4) Moxon, *Guy's Hosp. Rep.*, 1878, vol. XXIII, p. 233.
(5) Pavy, *Lancet*, 1885, t. II, p. 706.
(6) Heubner, *Festschr. an Henoch.*, 1890, p. 170.
(7) Keller, *Jahrb. f. Kinderheilk.*, 1898, t. XLVII, p. 466.

ÉTIOLOGIE. — **Age.** — La maladie de Pavy a été observée aussi souvent chez les enfants de dix à quinze ans que chez les adolescents de quinze à vingt-cinq ans. Parmi les cas que cite Pavy, l'enfant le plus jeune était âgé de neuf ans.

**Sexe.** — La prédisposition spéciale du sexe masculin signalée pour les adolescents n'existe pas pour les enfants (Dubreuilh) (1). Heubner (2), sur treize cas d'albuminurie cyclique infantile, en a observé dix chez des filles.

**Hérédité.** — L'influence héréditaire nous paraît jouer un rôle important dans la maladie de Pavy. Moxon fait ressortir l'influence familiale dans trois cas. J. Teissier (3) dit avoir constaté cinq ou six fois l'albuminurie intermittente chez tous les enfants d'une même famille. Heubner cite trois sœurs atteintes d'albuminurie cyclique (4), Lécorché et Talamon (5) rapportent l'histoire de deux sœurs atteintes de la même maladie, dont le père et la grand'mère paternelle avaient succombé au mal de Bright, et dont la grand'mère maternelle était albuminurique.

L'hérédité arthritico-nerveuse ressort de notre observation ; l'arthritisme a été relevé chez les parents de tous les malades de Teissier.

**Maladies antérieures.** — Parmi les antécédents personnels des malades, on trouve souvent comme cause déterminante ou occasionnelle une maladie infectieuse, une scarlatine, une grippe, une angine, etc. D'autres fois, ce sont des antécédents nerveux d'hystérie ou de neurasthénie. Parfois enfin, la cause reste obscure.


SYMPTOMES. — L'albuminurie intermittente ou cyclique peut exister chez des enfants bien portants en apparence. Néanmoins, dans la majorité des cas, on a constaté de la pâleur des téguments ; les enfants ont un état de langueur spécial, signalé déjà par Gull et depuis lors par la plupart des observateurs ; cet état est caractérisé par la lassitude corporelle et la paresse pour les travaux intellectuels. Les petits malades sont parfois sujets à des douleurs dans la tête, dans le rachis ou dans les membres et aux vertiges.

L'albumine est peu abondante dans l'urine ; elle ne dépasse jamais et atteint rarement un gramme par litre ; elle varie habituellement de 0,25 à 0,50 pour 1000. L'urine est habituellement très dense et s'accompagne souvent d'une excrétion exagérée d'urates et d'urée.

L'albuminurie *disparaît la nuit pendant que le malade est couché* ; elle commence à se montrer peu après le lever et atteint son maximum

---

(1) Dubreuilh, *Rev. de méd.*, 1887, p. 693.
(2) Heubner, *Ueber chronische Nephritis und Albuminurie in Kindesalter.* Berlin, 1897, p. 70.
(3) J. Teissier, *Assoc. franç. pour l'avanc. des Sc., Congrès de Grenoble*, 1885. — *Régime des albuminuriques.* Paris, 1895.
(4) Voir : Schön, *Jahrb. f. Kinderheilk.*, 1896, XLI, p. 307.
(5) Lécorché et Talamon, *Notes cliniques sur l'albuminurie.* Paris, 1891, p. 190.

en général dans l'après-midi. Heubner rapporte le fait d'un enfant atteint d'une albuminurie cyclique qui disparut complètement pendant neuf mois pendant lesquels le malade fut maintenu au lit et reparut le jour même où il se leva pour la première fois.

L'urine examinée au microscope après avoir été centrifugée ne contient jamais de globules sanguins et presque jamais de cylindres; ce résultat négatif permet après un certain nombre d'examens d'exclure une néphrite chronique.

L'hypertrophie du cœur, les troubles rétiniens, l'anasarque n'ont pas été observés dans le cours de la maladie de Pavy.

MARCHE. — PRONOSTIC. — La durée de l'albuminurie cyclique peut s'étendre de quelques mois à plusieurs années. Elle ne se transforme pas à la longue en maladie de Bright, quoique plusieurs médecins, tels que Johnson et Engel, aient considéré leurs malades comme des candidats à la néphrite interstitielle. Les deux enfants que nous avons observées sont entièrement guéries depuis plus de deux ans.

TRAITEMENT. — Le régime lacté exclusif augmente l'albuminurie en affaiblissant les enfants (Lécorché et Talamon). Le repos au lit n'amène qu'une suspension momentanée du symptôme morbide. Aussi tous les auteurs s'accordent à ordonner une vie normale, permettant la continuation des études, un exercice musculaire modéré au grand air. Le froid humide paraît être dangereux, aussi avons-nous, comme Teissier, Moxon et Rendall, souvent recommandé le séjour au bord de la Méditerranée en hiver.

L'alimentation doit être variée, tonique et réparatrice. L'usage des œufs sera conseillé, car, d'après les observations de Teissier (1), avec cette alimentation la quantité d'albumine rendue diminue plus tôt. Le beurre frais est recommandé également.

Il sera prudent de faire porter à l'enfant de la flanelle, en particulier sur le ventre et autour des reins.

### MALADIE DE BRIGHT.

La maladie de Bright se distingue des albuminuries fébriles, mécaniques ou cycliques, par la production de lésions inflammatoires diffuses, qui sont à la fois interstitielles et épithéliales. Dans la forme aiguë, la néphrite est toujours mixte; dans la forme chronique, elle l'est souvent aussi; néanmoins la prédominance des lésions du tissu conjonctif ou de l'appareil glandulaire permet de distinguer cliniquement, dans un certain nombre de cas, une néphrite interstitielle et une néphrite parenchymateuse.

(1) Voir : Merley, *Thèse de Lyon*, 1887.

ÉTIOLOGIE. — **Age**. — La maladie de Bright est commune dans l'enfance. D'après Steiner et Neuretter, qui ont recueilli à l'hôpital des Enfants de Prague 265 cas de maladie de Bright constatée à l'autopsie, cette affection est fréquente chez l'enfant surtout entre deux et huit ans. Elle peut se rencontrer déjà dès les premiers jours de la vie ; Parrot attribue à l'urémie quelques-uns des accidents nerveux observés chez les nouveau-nés atteints d'athrepsie ; il a trouvé à l'autopsie de ceux d'entre eux qui avaient succombé à ces accidents une dégénérescence graisseuse de l'épithélium des tubuli, une thrombose des veines rénales et des infarctus uriques. Cahen (1) a constaté des lésions de la néphrite parenchymateuse à l'autopsie de plusieurs nouveau-nés qui avaient présenté pendant la vie de l'albuminurie et des accidents cérébraux.

Nous avons décrit plus haut l'*albuminurie du nouveau-né* (p. 16) et nous avons admis que, tout en étant transitoire, elle pouvait créer une prédisposition à la néphrite.

**Hérédité**. — La prédisposition héréditaire joue un rôle non seulement dans les premiers jours de la vie, mais peut s'étendre à toute l'enfance et explique pourquoi les complications rénales sont plus fréquentes dans certaines familles que dans d'autres. Dickinson a observé 18 cas de mal de. Bright, répartis sur trois générations de la même famille. Eichhorst et J. Kidd ont cité des cas analogues.

**Maladies infectieuses**. — La *scarlatine* est de toutes les maladies infectieuses celle qui se complique le plus souvent d'une néphrite diffuse, qui peut être aiguë ou subaiguë et se transforme pourtant rarement en mal de Bright chronique (Voir p. 73).

On a observé également, mais plus rarement, des néphrites diffuses, après la *rougeole*, la *variole*, la *varicelle* (Voir p. 136).

Perl (2) a vu une néphrite aiguë survenir chez un enfant de vingt-trois mois le cinquième jour d'une *vaccination*.

L'albuminurie de la *diphtérie* est presque toujours d'origine toxique ; elle est passagère et ne se transforme qu'exceptionnellement en maladie de Bright (Voir p. 188).

Il en est de même pour l'albuminurie de la *fièvre typhoïde*, quoiqu'on ait cité quelques cas de maladie de Bright consécutifs à cette affection (Geier) (3).

La néphrite diffuse peut compliquer exceptionnellement chez l'enfant la *coqueluche* [Lokkenberg (4), Mettenheimer (5)] et plus rarement encore les *oreillons* (Voir p. 259).

Koplik (6) considère la néphrite comme plus fréquente qu'on ne

(1) Cahen, *Union méd.*, t. VII, 1853, p. 589 et 595.
(2) Perl, *Berl. klin. Woch.*, 10 juillet 1893.
(3) Geier, *Thèse d'Heidelberg*, 1888.
(4) Lokkenberg, *Vratch*, 1892, p. 1306.
(5) Mettenheimer, *Jahrb. für Kinderheilk.*, 1891, t. XXXI, p. 379.
(6) Koplik, *Med. Rec.*, 1899, t. I, p. 451.

croît au cours de la *gastro-entérite* infantile; il l'a constatée dans un
grand nombre de cas ; si elle ne se traduit souvent que par l'albuminurie, elle serait cause dans les cas graves de l'œdème des jambes
et d'une plus grande persistance des vomissements qui ne céderaient
plus au lavage de l'estomac et à la diète.

Nous avons mentionné plus haut (p. 608) la néphrite aiguë comme
complication de l'*angine à streptocoques*.

Pour la néphrite chronique d'emblée, la *malaria* est un facteur
étiologique important chez l'enfant (Rilliet et Barthez, Ferreira) (1).

Il en est de même des *suppurations chroniques* du poumon, de la
plèvre, des os, qu'elles soient dues à la tuberculose ou à d'autres
infections. On trouve généralement dans ces cas-là, à l'autopsie, une
néphrite parenchymateuse pure ou compliquée de dégénérescence
amyloïde.

La *syphilis héréditaire* est rarement une cause du mal de Bright.
Bradley (2) a constaté une néphrite parenchymateuse chez un enfant
de quatre mois, atteint d'un psoriasis syphilitique ; elle guérit sous
l'influence du calomel. Hock (3) a observé le même fait chez un
enfant de deux mois atteint d'érythème syphilitique ; l'albuminurie
était au début accompagnée d'anasarque et persista quatre mois au
moins après; sa quantité augmentait dès qu'on cessait le traitement
mercuriel. Coupland (4) cite un cas de néphrite parenchymateuse
chronique qui détermina la mort chez une jeune fille de treize ans,
atteinte de syphilis héréditaire tardive. Massolongo (5) a constaté, à
l'autopsie d'une fillette syphilitique de six mois qui avait présenté tous
les symptômes de la maladie de Bright, une *néphrite interstitielle*
avec artérite spécifique qui avait rétréci la lumière des vaisseaux et
déterminé par places de la thrombose.

Signalons encore, parmi les causes du mal de Bright, la *maladie
de Werlhof*; nous en donnons plus loin une observation personnelle
et Moussous (6) et Henoch en ont rapporté chacun un exemple.

**Maladies cutanées.** — L'*eczéma généralisé* est une cause de néphrite chronique dans la première enfance. L'un de nous, M. D'Espine, a observé un cas de néphrite albumineuse avec cylindres
hyalins, leucocytes, globules rouges dans les urines et anasarque
revenant à plusieurs reprises, chez un garçon de deux ans atteint
d'eczéma généralisé depuis l'âge de trois mois. Chaque poussée nouvelle du côté de la peau s'accompagnait d'une excerbation du côté
des reins. La néphrite n'a disparu qu'après deux ans de soins continus.
Le bord de la mer et la chaleur paraissent avoir été les agents théra-

(1) Ferreira, *Revue mens. des mal. de l'enf.*, 1893, p. 97.
(2) Bradley, *Brit. med. Journ.*, 1871, t. I, p. 116.
(3) Hock, *Wien. med. Presse*, 1895, n° 44.
(4) Coupland, *Lancet*, 1880, t. I, p. 131.
(5) Massolongo, *Ann. de dermat. et de syphil.*, 1894, p. 1148.
(6) Moussous, *Rev. mens. des mal. de l'enf.*, 1891, p. 62.

peutiques les plus efficaces; l'enfant a pris également pendant plusieurs mois deux gouttes d'ichtyol par jour. Rilliet et Barthez (1) avaient déjà cité un cas de maladie de Bright, survenu chez un enfant de deux ans atteint d'eczéma depuis l'âge de six semaines. Nous mentionnerons encore les observations semblables d'Hirschprung (2), de Canali (3) et de Felici (4).

Si l'on peut admettre en pareil cas une irritation réflexe sur les vaisseaux du rein, il faut tenir compte aussi de l'infection microbienne qui peut se produire sur une peau dénudée. C'est la seule explication plausible de l'observation suivante due à M. D'Espine :

Un petit garçon de neuf mois présentait depuis un an deux mois, comme seul phénomène morbide, un eczéma intertrigo généralisé, qui avait été traité avec succès par les enveloppements humides à l'eau boriquée. Le traitement fut abandonné pendant un certain temps et, quand l'enfant fut revu, on constata une sécrétion purulente à la surface de la peau au siège de l'intertrigo. L'enfant était somnolent, ne présentait pas de fièvre ; il n'avait pas rendu une goutte d'urine. Il présentait sur le tronc un rash à macules rouges, qui fut considéré comme de nature urémique. Il fut pris d'une attaque de convulsions et succomba dans le coma, un ou deux jours après le début des accidents. A l'autopsie, la vessie était vide, ratatinée ; les reins étaient congestionnés et augmentés de volume, ils présentaient à l'examen microscopique les lésions de la néphrite parenchymateuse aiguë diffuse avec petites hémorragies interstitielles. La rate était un peu augmentée de volume et présentait les caractères de la rate infectieuse.

**Intoxications.** — Nous ne faisons que rappeler ici l'action délétère qu'exerce sur les reins le *chlorate de potasse*, donné à trop hautes doses. (Voir p. 50.) Pour le *mercure*, l'enfant présente une certaine tolérance ; néanmoins, il ne faut pas oublier que l'abus du calomel et surtout l'emploi de bains de sublimé à des doses trop fortes chez les nouveau-nés à peau dénudée peut entraîner une néphrite parenchymateuse aiguë.

Les *vésicatoires* trop étendus, les badigeonnages de *teinture d'iode* faits sur une large surface (Simon et Regnard) (5) ont parfois donné lieu à de l'albuminurie chez l'enfant. Henoch (6) a observé la néphrite chez deux enfants de six à sept ans à la suite de frictions généralisées avec le baume du Pérou employées pour le traitement de la gale. Les frictions au styrax et au naphtol ont été également incriminées.

<hr>

(1) Rilliet et Barthez, 1853, t. II, p. 63.
(2) Hirschsprung, *Jahrb. für Kinderheilk.*, 1883, t. XIX, p. 417.
(3) Canali, *Arch. di Pediatria*, mars 1891.
(4) Felici, *Ibid.*, mars 1892.
(5) Simon et Regnard, *Soc. méd. des hôp.*, 28 avril 1896.
(6) Henoch, *Charité Annalen*, 1888, t. XIII, p. 642.

**Refroidissement.** — Le mal de Bright, quoique habituellement secondaire, est plus souvent primitif dans le jeune âge que chez l'adulte. Barthez et Sanné (1) ont pu établir dans presque tous les cas qu'ils ont observés l'origine *à frigore*. Il y en a néanmoins qui ne rentrent pas dans cette étiologie et dont l'origine reste obscure.

**DESCRIPTION.** — **Forme aiguë.** — Le mal de Bright aigu a été décrit à propos de la néphrite scarlatineuse (Voir p. 73). Nous n'y reviendrons pas.

**Formes chroniques.** — NÉPHRITE MIXTE. — Le mal de Bright chronique chez l'enfant présente en général au début la forme clinique de la néphrite parenchymateuse, mais à la longue il se complique presque toujours de néphrite interstitielle. Nous donnerons comme type de cette *forme mixte* l'observation suivante recueillie par M. D'Espine :

Un garçon de quinze ans, habituellement très anémique, est pris, à la suite d'un refroidissement, de douleurs dans les reins et d'une anasarque qui a commencé à la fois aux malléoles et aux paupières. L'urine est louche, un peu sanguinolente, elle présente une densité exagérée (1030) et est albumineuse. Après des rémissions nombreuses, pendant lesquelles l'enfant a pu continuer ses études, il a été revu à l'âge de dix-sept ans ; il présentait alors de la polyurie (deux litres et demi d'urine par jour), les signes d'une hypertrophie concentrique du ventricule gauche et une albuminurie abondante (5,0 pour 1 000). L'année suivante, la polyurie avait persisté, mais l'albumine n'était plus que dans la proportion de 2 pour 1 000. Les signes d'hypertrophie du ventricule gauche étaient bien marqués : renforcement du premier bruit gauche, accentuation du second bruit aortique, choc à forte pression soulevant tout le cinquième espace intercostal jusqu'à la ligne mamillaire, pouls petit et régulier, mais tendu et difficile à déprimer. Le malade présentait un œdème léger de la face, souffrait de migraines et de crampes dans les mollets ; il avait des épistaxis fréquentes. Il succomba à l'âge de dix-neuf ans à une attaque d'urémie qui dura deux mois environ et pendant laquelle l'excrétion d'urée en vingt-quatre heures a varié de 13,0 à 2,0 par jour. Le bruit de galop était habituel à ce moment, tandis qu'il n'avait été constaté que passagèrement dans les années précédentes. A la dyspnée était venue se joindre une encéphalopathie caractérisée par des attaques épileptiformes et du coma. L'autopsie n'a pu être pratiquée.

A côté des formes mixtes que nous considérons comme les plus fréquentes, il peut y avoir des formes pures de néphrite parenchymateuse, de néphrite interstitielle ou de rein amyloïde.

NÉPHRITE PARENCHYMATEUSE. — Heubner (2) a observé un cas de

(1) Barthez et Sanné, *Traité des maladies des enfants*, 1887, t. II, p. 708.
(2) Heubner, *loc. cit.*, p. 5.

*gros rein blanc* chez un garçon de quatorze ans, qui avait présenté de l'anasarque et une albuminurie très abondante avec granulations graisseuses et nombreux cylindres hyalins dans l'urine et qui fut emporté au bout de six mois par une pneumonie. Agnès Bluhm (1) a trouvé le gros rein blanc à l'autopsie d'un garçon de sept ans qui avait succombé au bout de trois ans à un mal de Bright contracté à la suite des oreillons. Chez une fillette de sept ans observée par Gull et Sutton (2), l'anasarque et l'albuminurie durèrent un an; à l'autopsie, on trouva également un gros rein blanc. D'après Heubner, qui a recueilli ces observations, cette forme est rare chez l'enfant.

E. Wagner (3) a décrit une *forme hémorragique* de la néphrite parenchymateuse chronique, qu'il a observée chez des sujets jeunes (de seize à trente ans), qui serait caractérisée par la présence fréquente du sang dans l'urine chargée d'albumine et remplie de cylindres, l'absence habituelle d'anasarque et la terminaison souvent favorable même après plusieurs années de durée (4 cas guéris sur 6). Heubner en a observé quatre cas chez des enfants de deux à quatorze ans, dont un terminé par une guérison complète et persistante. Nous avons eu l'occasion de suivre pendant plusieurs années un jeune garçon atteint à l'âge de quatorze ans d'une maladie de Werlhof et qui a depuis présenté pendant plusieurs années les signes d'une néphrite chronique hémorragique. L'urine contenait, outre de nombreux globules sanguins, des épithéliums, des cylindres granuleux et des streptocoques révélés par la culture. La proportion d'albumine a été à plusieurs reprises très considérable, dépassant 1 pour 100. Aujourd'hui, la santé générale est bonne, l'urine ne contient plus de sang, mais elle est encore légèrement albumineuse.

Néphrite interstitielle. — Le *petit rein granuleux* est moins exceptionnel chez l'enfant que le gros rein blanc, si l'on en juge par les cas publiés. Heubner en cite 30 cas vérifiés à l'autopsie, parmi lesquels 7 appartiennent à la forme primitive (4). Les lésions constatées sont les mêmes chez l'enfant que chez l'adulte. Ainsi Ashby (5) a trouvé dans les trois autopsies de petit rein contracté qu'il a faites chez l'enfant, une hypertrophie considérable des parois du ventricule gauche sans dilatation. L'histoire clinique est également la même que chez l'adulte, sauf que la rétinite albuminurique est beaucoup plus rare chez l'enfant.

D'après Guthrie (6), la néphrite interstitielle observée chez les

<hr>

(1) A. Bluhm, *Thèse de Zurich*, 1890.

(2) Gull et Sutton, *Med. chir. Transact.*, 1872, p. 324.

(3) E. Wagner, *Ziemssen's Handb.*, 3e édition, 1882, t. IX.

(4) Barlow, *Lancet*, 1874, t. II, p. 151. — Bull, *Jahrb. für Kinderheilk.*, 1883, t. XX, p. 449. — Filatoff, *Ibid.*, p. 209. — Morel-Lavallée, *Revue mens. des mal. de l'enf.*, 1885, p. 166.

(5) H. Ashby, *Paediatrics*, 1896, t. I, p. 211.

(6) Guthrie, *Lancet*, 27 février et 1er mai 1897.

enfants déjà d'un certain âge, aurait souvent son point de départ dans une néphrite aiguë de la première enfance. Heubner cite à l'appui de cette opinion l'exemple d'un garçon de douze ans atteint de néphrite interstitielle, chez lequel le médecin de la famille avait constaté de l'albuminurie depuis l'âge d'un an et demi.

Rein amyloïde. — La dégénérescence amyloïde des reins n'est pas une complication fréquente des suppurations osseuses chroniques de l'enfance. Sur 56 cas de tout âge dus à cette cause, E. Wagner (1) n'en a trouvé que 12 chez des enfants de un à dix ans.

Le diagnostic se basera principalement sur la polyurie avec faible densité de l'urine, sur la quantité considérable d'albumine excrétée, sur la cachexie avec anasarque et sur la concomitance fréquente d'une tumeur de la rate due à la même dégénérescence.

TRAITEMENT. — Le *régime lacté* exclusif sera suivi aussi longtemps que possible pendant le cours de la maladie de Bright; quand l'enfant ne pourra plus supporter le lait, on le remplacera par les farineux, les viandes blanches bien cuites, les œufs également bien cuits, la croûte de pain et les légumes verts.

Le *repos au lit* est indiqué, tant qu'il y a de l'anasarque.

Au début de la néphrite et pendant les poussées d'anurie, on pourra, si l'enfant n'est pas trop faible, appliquer quelques *ventouses scarifiées* sur les lombes; on les remplacera par des ventouses sèches dans le cas contraire.

Tous les *diurétiques* irritants pour le rein doivent être sévèrement proscrits; tels sont la scille, la théobromine, le calomel à haute dose. Par contre, l'*acétate de potasse* et la *caféine* pourront être employés avantageusement dans les formes aiguës.

La *digitale* peut être utile également dans les formes aiguës quand le cœur faiblit, mais il faut être prudent et ne pas l'administrer plus d'un ou deux jours de suite, vu le danger de l'accumulation des doses.

Legendre (2) recommande les *lavements froids*, qui seraient d'excellents diurétiques dans l'anurie brightique; il en a administré jusqu'à dix ou douze dans les vingt-quatre heures.

Les *purgatifs drastiques* tels que le julep, la scammonée, le turbith végétal, pourront être employés avec avantage contre l'œdème de la peau ou l'hydropisie des séreuses.

On a recommandé également dans le même but les *bains* très chauds ou les *bains de vapeur*. Ils ne sont pas sans danger dans l'urémie chronique.

Le tannin, qui a été très vanté sous la forme d'*acide gallique* (0,15 à 0,40 par jour) dans la néphrite parenchymateuse chronique, réussira rarement à diminuer l'albuminurie.

(1) E. Wagner, *loc. cit.*, p. 315.
(2) Legendre, *Sem. méd.*, 1894, p. 566.

Nous prescrivons dans la forme hémorragique le *perchlorure de fer* à la dose de cinq gouttes, trois à quatre fois par jour dans un verre d'eau.

L'*iodure de potassium* est indiqué dans la néphrite interstitielle.

Les *inhalations d'oxygène* ont été vantées contre la forme dyspnéique de l'urémie.

## HÉMATURIE.

L'hématurie est presque toujours *symptomatique* chez l'enfant. Elle est parfois le signe d'une affection locale du système urinaire, telle que la lithiase ou la tuberculose du rein, des bassinets et des uretères, le cancer du rein, la cystite blennorragique, cantharidienne ou tuberculeuse, les pierres de la vessie; de toutes ces causes, la plus fréquente est la présence de calculs dans les voies urinaires.

Dans d'autres cas, l'hématurie apparaît comme signe d'une néphrite scarlatineuse ou bien d'une pyélonéphrite hémorragique, comme Barthez et Sanné (1) en ont observé un exemple chez un garçon de six ans à la suite de la fièvre typhoïde.

Enfin, il n'est pas rare d'observer l'hématurie dans le cours des maladies générales à dyscrasie hémorragique, telles que les fièvres éruptives hémorragiques, le purpura, l'ictère grave.

L'*hématurie essentielle* est rare dans nos pays; elle peut survenir parfois sans cause appréciable, mais elle a été particulièrement signalée chez l'enfant dans le cours des affections chroniques de la peau. Monti a observé plusieurs fois des hématuries chez les nourrissons atteints de prurigo ou d'eczéma chroniques et chez des enfants au-dessous de deux ans qui prenaient journellement des bains sulfureux d'une heure de durée pour des affections chroniques de la peau. Ces hémorragies disparaissaient peu à peu lorsqu'on cessait ces bains.

Dans les pays chauds, les hématuries essentielles sont souvent de cause parasitaire. En Égypte, elles sont dues à la présence dans les reins du *Bilharzia hematobia*, dont les œufs, faciles à reconnaître dans les caillots de l'urine, permettent d'affirmer la présence (Lortet) (2).

La *chylurie* due à la présence de la filaire de Médine s'accompagne souvent d'hématurie ou alterne avec elle.

Le traitement de l'hématurie symptomatique dépendra de la cause.

On a préconisé dans l'hématurie essentielle l'essence de térébenthine dont Dieulafoy a administré jusqu'à douze capsules par jour à une enfant de quinze ans.

(1) Barthez et Sanné, 1887, t. II, p. 677.
(2) Lortet et Vialleton, *Étude sur la bilharziose*. Paris, 1894.

## HÉMOGLOBINURIE PAROXYSTIQUE ESSENTIELLE.

L'hémoglobinurie paroxystique essentielle est une affection caractérisée par l'émission d'urines rouges, teinte gelée de groseille, contenant de l'hémoglobine dissoute sans hématies et revenant par accès irréguliers, accompagnés en général de frissons et de fièvre. Quoique l'on cite toujours Harley comme le premier auteur qui ait décrit cette curieuse affection en 1865, il est bon de rappeler que la première observation incontestable est due à Dressler (1) en 1854. Elle se rapportait à un garçon de dix ans et demi, retardé dans son développement sous l'influence probable d'une syphilis héréditaire et qui présentait des accès de douleurs lancinantes dans les extrémités, accompagnés de frisson et suivis d'un stade de chaleur fébrile avec émission d'une urine foncée contenant de l'albumine, mais sans globules rouges.

ÉTIOLOGIE. — La **forme essentielle** de cette maladie a été observée fréquemment chez les enfants, parfois même dès le premier âge. Ainsi Wiltshire (2) l'a vue se produire chez un enfant de sept mois, Henoch chez un enfant de neuf mois et un autre de deux ans et demi, Reale (3) chez un enfant de vingt-deux mois. Néanmoins, la maladie est plus fréquente dans la seconde enfance; Rosenbach (4) l'a observée chez un garçon de sept ans, Joseph (5) chez un garçon de cinq ans, sujet en même temps à des tuméfactions passagères de la peau de nature hémorragique, Rinonapoli (6) chez un garçon de sept ans et demi où elle accompagnait des engelures suppurées et guérit avec elles, Hood (7) chez un garçon de quatorze ans, où elle succéda à une néphrite aiguë, Southey (8) chez un garçon de neuf ans, dont la maladie coïncida avec une gangrène des doigts et des hémorragies cutanées rappelant l'urticaire tubéreuse et qui guérit en même temps que ces complications.

La prédisposition spéciale du sexe masculin paraît moins accentuée chez l'enfant que chez l'adulte ; ainsi, Comby (9), sur quatre observations personnelles, en a recueilli trois chez des filles. L'influence héréditaire paraît ressortir d'une observation de Southey.

On a cité la malaria comme cause de l'hémoglobinurie et on en a

(1) Dressler, *Virch. Arch.*, 1854, t. VI, p. 264.
(2) Wiltshire, *Trans. of the pathol. Soc. of London*, 1868, t. XVIII, p. 180.
(3) Reale, *Gaz. delle Cliniche*, 10 janv. 1882.
(4) Rosenbach, *Berl. klin. Woch.*, 1880, nos 10 et 11.
(5) Joseph, *Allgem. Wien. med. Zeitschr.*, 1889, n° 48.
(6) Rinonapoli, *Arch. di Pediatria*, nov. 1891.
(7) Hood, *Lancet*, 1890, t. II, p. 708.
(8) Southey, *Lancet*, 1883, t. I, p. 777.
(9) Comby, *Traité des mal. de l'enf.*, 3e éd. Paris, 1899, p. 746.

donné comme preuve l'action bienfaisante de la quinine dans le traitement de cette affection. Chez l'enfant, cette étiologie est exceptionnelle.

Par contre, la syphilis joue un rôle important dans l'étiologie de la maladie; Gœtze (1) a observé une fille de neuf ans hérédo-syphilitique qui ne présentait qu'au moment des accès d'hémoglobinurie une diminution considérable des globules rouges; ceux-ci reprirent leur chiffre normal après le traitement spécifique.

La cause occasionnelle habituelle est le *refroidissement*. Les malades de Comby n'avaient d'urines noires qu'en hiver, et toujours à la suite d'un refroidissement subit et accidentel (sorties par un temps froid, par la gelée, par la neige). Le refroidissement brusque peut être, à lui seul, la cause de la dissolution des globules rouges amenant l'hémoglobinurie, comme cela ressort d'une belle observation de Demme (2). Un garçon de cinq ans tombe au mois de mars dans un puits et parvient à se retenir par les mains à la corde; on le retire bientôt. Une heure après, il vomit des glaires sanguinolentes et deux heures après il rendit une urine hémoglobinurique sans globules rouges, présentant au spectroscope les raies de l'oxyhémoglobine et de la méthémoglobine. Sa température s'abaissa progressivement à 36°,7, puis à 35°,8, et il succomba dans le collapsus cinq heures après l'accident. Il avait toujours été bien portant et ne présentait aucune hérédité syphilitique.

La forme symptomatique de l'hémoglobinurie a été observée parfois à la suite d'empoisonnements par le chlorate de potasse, par l'acide phénique, par les champignons (*Helvella esculenta*) ou de brûlures étendues, ou bien encore dans le cours de maladies infectieuses, telles que la scarlatine (Heubner). Nous en connaissons un cas qui a bien guéri chez un jeune garçon dans le cours de l'éruption scarlatineuse. L'hémoglobinurie est parfois un des symptômes de la *maladie bronzée hématique* des nouveau-nés, qui sera décrite plus loin.

DESCRIPTION. — Les accès d'hémoglobinurie essentielle sont brusques, comme début et comme terminaison.

Ils s'accompagnent habituellement de frissons et de fièvre; les enfants deviennent anxieux, pâles, livides, et se plaignent de douleurs dans les lombes et les extrémités qui sont glacées. L'explication de ce trouble subit de la santé est donnée par l'émission d'une urine d'un brun rouge foncé, qui présente les raies spectroscopiques, soit de l'oxyhémoglobine, soit surtout de la méthémoglobine. L'examen du dépôt ne permet de constater que la présence de granulations noirâtres, mais pas celle de globules rouges.

(1) Gœtze, *Berl. klin. Woch.*, 1884, p. 716.
(2) Demme, *23ter Bericht über die Thätigkeit des Jennerschen Kinderspital's pro 1885*. Berne, 1886, p. 10.

La durée des accès est en général courte, elle est d'une à plusieurs heures; la fin de la crise est souvent accompagnée de sueurs. Le retour des accès est très irrégulier et peut se continuer pendant plusieurs années. Il est provoqué principalement par le froid et favorisé par la marche.

On a signalé quelquefois à la suite des accès un ictère léger et des éruptions cutanées qui rappellent l'urticaire ou l'œdème circonscrit.

La terminaison fatale est des plus rares dans la forme essentielle. Le seul cas mortel chez l'enfant que nous connaissions est celui de Demme, rapporté plus haut.

TRAITEMENT. — Le traitement spécifique s'impose dans tous les cas où la maladie est due à la syphilis héréditaire. On a vanté la quinine contre le retour des accès. Le séjour dans les pays chauds, en supprimant l'influence du froid, amènera parfois la guérison.

Pendant les accès, le séjour au lit est formellement indiqué et doit être continué une semaine au moins.

### PYÉLONÉPHRITE.

La pyélite et la pyélonéphrite peuvent être observées dans l'enfance dans des circonstances fort différentes. Elles sont le plus souvent secondaires. Néanmoins Holt (1) a rapporté trois cas de pyélite primitive bénigne, chez des enfants du premier âge; la description de ces cas se confond avec celle que nous donnerons plus loin de la cystite colibacillaire.

Baginsky (2) a observé deux cas de pyélite à colibacille chez deux petites filles de cinq à six ans, survenue dans le cours d'une entérite pseudo-membraneuse. La pyélonéphrite a été signalée comme complication de la vulvo-vaginite blennorragique; elle a été aussi observée chez l'enfant à la suite de maladies générales infectieuses. Nous connaissons un cas de pyélite à bacille d'Eberth chez un jeune garçon, qui a persisté plus d'une année après la guérison d'une dothiénentérie, et nous avons mentionné plus haut un cas de pyélonéphrite hémorragique observé par Barthez et Sanné à la suite de la fièvre typhoïde.

La cause la plus fréquente de pyélite chez l'enfant est la *lithiase rénale*; la maladie peut se compliquer alors de pyonéphrose et d'abcès périnéphrétique. Beaucoup plus rarement, elle est de nature tuberculeuse.

Souvent la pyélite est latente chez l'enfant, elle n'est alors reconnue que par l'examen des urines, qui sont habituellement très acides

(1) E. Holt, *The Diseases of Infancy and Childhood*. London, 1897, p. 628.
(2) Baginsky, *Lehrbuch der Kinderkrankheiten*, 5ᵉ édition, 1896, p. 817.

et contiennent une quantité considérable de pus. L'absence de cylindres et d'épithélium du rein permettra seule d'exclure la néphrite.

La pyélite calculeuse est souvent unilatérale; elle se caractérisera alors par l'alternance d'urines claires pendant que l'uretère est bouché, avec des urines troubles quand l'obstacle est chassé.

Le danger de la pyélite réside dans la tendance ascendante de l'inflammation et les complications rénales, qui peuvent déterminer la mort par urémie.

Le traitement consistera avant tout dans l'administration d'eaux minérales diurétiques, telles que l'eau d'Evian ou de Contrexéville, dans le régime lacté, le repos au lit et les bains tièdes prolongés. Le salol ou le salacétol paraissent indiqués, surtout quand il y a coïncidence d'une entérite. Holt recommande le citrate de potasse ($0^{gr}$,10 toutes les heures) et la quinine.

Si la pyélonéphrite suppurée est unilatérale, l'intervention chirurgicale pourra parfois être tentée avec succès. Dans un cas de pyélonéphrite tuberculeuse observé par Comby (1) chez une petite fille, et qui était compliqué d'une vaste collection purulente dans le flanc gauche, celle-ci fut incisée et drainée par Jalaguier. On obtint ainsi une survie de plus de six mois et l'enfant ne succomba qu'à la généralisation ultérieure de la tuberculose.


### LITHIASE RÉNALE.


La lithiase urinaire est loin d'être rare chez l'enfant, puisque sur 5 900 cas de tout âge réunis par Civiale, on en trouve 45 pour 100 chez les enfants. Dans la collection de calculs urinaires de Bokay (2), les calculs uriques forment les 7 douzièmes, les calculs phosphatiques les 4 douzièmes, les calculs oxaliques 1 douzième; Bokay n'a pas observé de calculs de cystine; il en existe néanmoins quelques rares exemples dans la littérature [Wollaston (3), Hodann (4), E. Martin (5)]. Nous renvoyons, pour l'histoire des calculs vésicaux infantiles, aux traités de chirurgie et nous ne parlerons ici que des calculs rénaux.

Nous avons déjà décrit plus haut (p. 16) les infarctus uriques des nouveau-nés.

Les calculs proprement dits ont été trouvés même chez les fœtus, et ils ne sont pas très rares dans les premières années de l'enfance; sur 8 enfants atteints de cette affection, que Rilliet et Barthez ont observés à l'hôpital, 5 étaient âgés de un an à deux ans et demi. Du Camp a constaté, à l'autopsie de nourrissons qui avaient succombé

<hr>

(1) Comby, *Traité des mal. de l'enf.*, 1897, t. III, p. 313.
(2) Bokay, art. LITHIASE URINAIRE du *Traité des mal. de l'enf.*, 1897, Paris, t. III, p. 314.
(3) Wollaston, in H. Picard, *Traité des mal. de la vessie.* Paris, 1878.
(4) Hodann, in *Gerhardt's Handb.*, t. IV, 3ᵉ partie, 1878, p. 479.
(5) E. Martin, *Revue méd. de la Suisse rom.*, 1899, p. 315.

à d'autres maladies, 14 fois des calculs ou des graviers qui menaçaient le parenchyme rénal; dans 9 cas, il y avait de la pyélite simple et une fois une pyélite suppurée double.

La lithiase rénale est tantôt acquise, et alors en rapport avec une alimentation carnée trop précoce, ou héréditaire. Les parents des enfants atteints de calculs sont souvent goutteux. Comme exemple d'hérédité, Bokay cite le cas de Clubbe ; il s'agit d'un homme dont les trois fils furent opérés de la pierre, qui présentait lui-même de la gravelle, ainsi que plusieurs de ses ascendants et collatéraux.

Le sexe masculin est, chez l'enfant comme chez l'adulte, singulièrement prédisposé à la lithiase urinaire ; dans la statistique de Bokay, portant sur 1 621 cas, il n'y avait que 62 filles.

La lithiase rénale est parfois latente; habituellement, néanmoins, la migration des calculs provoque des coliques néphrétiques, qui chez les jeunes enfants se révèlent par des cris incessants, la rétraction des cuisses qui sont fléchies sur le ventre, la pâleur du visage qui est couvert d'une sueur froide, et parfois même par des convulsions. Kjellberg (1) a déjà remarqué que les hématuries passagères dans le jeune âge sont souvent liées à une gravelle rénale.

Les complications, telles que la pyélite, les abcès périnéphrétiques, les calculs vésicaux, ne sont pas rares.

Le traitement de la lithiase rénale consistera dans une bonne hygiène alimentaire (lait, légumes, viandes blanches), et dans une cure d'eau de Contrexéville ou d'Évian, pour laver les reins.

Contre les coliques, on a préconisé les bains tièdes, les lavements d'*asa fœtida* et le chloral à l'intérieur.

### TUBERCULOSE RÉNALE.

La tuberculose rénale est parfois primitive chez l'enfant, surtout dans la forme massive, qu'on a appelée aussi tuberculose chirurgicale, parce que, dans le cas d'unilatéralité des lésions, la néphrectomie peut être tentée parfois avec quelques chances de succès [Glück (2), Aldibert (3)].

De tous les signes de la tuberculose en masse du rein, l'hématurie est la plus commune et la première en date.

Il y a parfois de la polyurie ou de la pollakiurie ; l'incontinence d'urine était le premier symptôme signalé par Harrison chez un garçon de quatre ans. Quand les masses caséeuses du rein ulcèrent cet organe, l'urine devient purulente et l'on peut habituellement, en centrifugeant le dépôt, y démontrer la présence du bacille de Koch.

Quand il y a rétention purulente, on observe des douleurs lom-

(1) Kjellberg, *Oest. Jahrb. für Pædiatrik*, 1873, t. I, p. 49.
(2) Glück, *Berl. klin. Woch.*, 1892, p. 516.
(3) Aldibert, *Revue mens. des mal. de l'enf.*, 1893, p. 498.

baires et parfois des crises aiguës douloureuses, qui simulent la colique néphrétique.

L'enfant succombe en général à la généralisation de la tuberculose aux poumons, plus rarement à la cachexie ou à des accidents urémiques.

Nous renvoyons, pour les détails opératoires, à l'article d'Hallé (1) sur la tuberculose du rein.

Dans les cas recueillis par Aldibert, la néphrotomie pour tuberculose rénale a donné 20 pour 100 de mortalité, la néphrectomie secondaire 33,3 pour 100, la néphrectomie primitive 25 pour 100.

## HYDRONÉPHROSE.

L'hydronéphrose est habituellement, chez les enfants, une affection congénitale, résultant d'un vice de conformation des voies urinaires faisant obstacle à l'écoulement de l'urine. Elle est rarement due à l'oblitération de l'uretère par un calcul; cependant, L. Bernard (2) a constaté, chez quatre enfants ayant succombé dans la première année à des affections intercurrentes, une dilatation des bassinets et de l'uretère qui lui a paru liée à la présence de concrétions uratiques, et Chopart (3) a trouvé, à l'autopsie d'une fille de dix ans qui avait été atteint plusieurs fois de rétention d'urine, le rein distendu par ce liquide et l'uretère bouché par une pierre. Quant à l'hydronéphrose due à l'ectopie rénale, nous n'en connaissons pas d'exemple dans l'enfance, bien que le rein flottant ait été constaté exceptionnellement à cet âge.

L'hydronéphrose peut être double, mais existe le plus souvent d'un seul côté ; elle est constituée par une tumeur liquide, parfois très volumineuse, formée par l'uretère et le bassinet dilatés par l'urine, et coiffée par le rein, refoulé, aplati et plus ou moins atrophié.

La tumeur, tant qu'elle est de petites dimensions, peut rester longtemps inaperçue ; aussi, lors même qu'elle est congénitale, elle ne se révèle souvent que plusieurs mois ou plusieurs années après la naissance ; on constate alors, dans un des côtés de l'abdomen, la présence d'une tumeur indolente de consistance liquide, qui ne peut exister longtemps sans altération de la santé. Si elle prend un développement considérable, elle amène tous les symptômes de la compression abdominale : dyspnée, dyspepsie, constipation, etc. L'urine reste normale; parfois elle est expulsée subitement en quantité considérable et la tumeur disparaît momentanément (*hydronéphrose intermittente*). Goodhart (4) cite le cas d'un enfant de six ans dont le

(1) Hallé, *Traité des mal. de l'enf.*, 1897, t. III, p. 348.
(2) L. Bernard, *Arch. de méd. inf.*, 1898, p. 343.
(3) Chopart, *Traité des mal. des voies urin.*, édit. Ségalas. Paris, 1841, p. 155.
(4) Goodhart, trad. franç., p. 385.

ventre était distendu par une tumeur ; celle-ci guérit définitivement après deux évacuations abondantes d'urine ; il s'agissait probablement d'une hydronéphrose calculeuse.

La maladie affecte habituellement une marche chronique, mais abandonnée à elle-même, si elle est congénitale, elle aura le plus souvent une terminaison fatale ; cependant, lorsqu'elle est simple, elle n'est pas incompatible avec la vie, l'atrophie d'un des reins pouvant être compensée par l'hypertrophie de l'autre.

Le diagnostic avec les autres tumeurs de l'abdomen est souvent fort difficile ; on pourra l'éclairer par la ponction exploratrice qui fera constater la présence dans le liquide des éléments de l'urine.

Les ponctions ont pendant longtemps constitué le traitement habituel de l'hydronéphrose quand les accidents amenés par la tumeur obligeaient à intervenir, mais ce moyen n'est le plus souvent que palliatif. L'extirpation a été plusieurs fois tentée dans ces dernières années ; E. Martin (1) a guéri, par la néphrectomie lombaire, un garçon de deux ans chez lequel la tumeur remplissait les deux tiers de l'abdomen, et il rapporte six autres cas relatifs à des enfants sur lesquels la même opération a donné un résultat favorable ; dans deux autres cas, la néphrectomie antérieure fut également suivie de succès.

## CANCER DU REIN.

Le cancer du rein n'est pas rare dans le jeune âge. Nous avons indiqué plus haut (Voir *Tumeurs malignes*, p. 320) que nous en avions trouvés mentionnés dans la littérature médicale 146 cas, dont 45 empruntés à Duzan (2), et que Longstreet Taylor (3) en avait recueilli 144 cas.

Les tumeurs malignes des reins ont été surtout observées chez les enfants dans les premières années de la vie ; Jacobi (4) a rencontré un sarcome du rein chez un fœtus, et Charon (5) un encéphaloïde rénal chez un enfant de cinq mois. D'après Kühn (6), le cancer du rein serait souvent une affection congénitale qui passerait inaperçue au moment de la naissance et qui ne se révélerait que dans les premières années de la vie. Sur 130 enfants atteints de tumeur maligne du rein, dont l'âge est indiqué, 20 pour 100 étaient dans la première année, 24 pour 100 dans la seconde, 17 pour 100 dans la troisième,

(1) E. Martin, *Revue de chir.*, 1895, p. 324.
(2) Duzan, *Thèse de Paris*, 1876.
(3) L. Taylor, *Amer. Journ. of Med. Sc.*, t. XCIV, oct. 1887, p. 461. — L'auteur ne donnant pas l'indication bibliographique de ces cas, nous ignorons combien d'entre eux sont communs avec ceux que nous avons recueillis.
(4) Jacobi, *Congrès internat. des sc. méd.*, 1884. Copenhague, 1885, t. III, Sect. de pédiatrie, p. 16.
(5) Charon, Contrib. à la pathol. de l'enfance, 2e édit. Bruxelles, 1881, p. 246.
(6) Kühn, *Deutsch. Arch. für klin. Med.*, 1875, t. XVI, p. 306.

21 pour 100 dans la quatrième; 18 pour 100 seulement avaient un âge plus avancé (Taylor). Sur les 45 cas rapportés par Duzan, un seul est relatif à un enfant de plus de dix ans.

La structure histologique de la tumeur est assez variable; le plus souvent c'est un *sarcome*. Sur 122 cas dans lesquels la nature du néoplasme est indiquée, on compte 72 sarcomes, 15 carcinomes et 35 tumeurs dont la structure n'est pas nettement définie (dont 17 encéphaloïdes et 3 fongus hématodes). Dans quelques cas de sarcome, on a trouvé dans la tumeur un noyau constitué par des fibres musculaires striées (*rhabdomyome*). Baginsky a trouvé à l'autopsie d'une petite fille de sept mois un sarcome rénal de la grosseur d'une tête d'enfant, flanqué d'un kyste renfermant la valeur de trois tasses d'un liquide brunâtre qui fut extrait par la ponction la veille de la mort de la petite malade. D'autres observateurs ont constaté également la présence de kystes hémorragiques ou plus rarement séreux dans ces tumeurs.

La maladie peut atteindre les deux reins à la fois, mais, dans ce cas, l'un de ces organes est toujours plus altéré que l'autre. Le néoplasme présente parfois un volume énorme; Audain (d'Haïti) (1) a rencontré à l'autopsie d'un petit nègre de dix mois un sarcome fasciculé du rein qui pesait près de 5 kilos; la plus grosse de ces tumeurs mentionnée par Jacobi pesait 18 kilos.

Le cancer du rein évolue quelquefois silencieusement. Comme nous l'avons déjà signalé à propos des autres tumeurs malignes dans le jeune âge, la cachexie cancéreuse ne se manifeste souvent que tardivement; l'état général du petit malade se maintient bon jusqu'à une période avancée de la maladie, surtout dans les cas de sarcome. Parfois on observe un peu d'œdème et d'intumescence du ventre; l'enfant éprouve des douleurs de reins. Dans quelques cas, on arrive à délimiter par la palpation une tumeur occupant l'un des flancs et s'enfonçant profondément dans la région lombaire; cette tumeur, qui atteint quelquefois un développement considérable, s'étend longitudinalement; elle est mate à la percussion et limitée en dedans par la sonorité du côlon. Elle cause parfois des déplacements notables des autres organes que renferme la cavité abdominale.

Ces signes permettront de distinguer le cancer du rein du *carreau*, avec lequel on est souvent tenté de le confondre au premier abord. Le diagnostic est facilité quand la tumeur s'accompagne de troubles dans la sécrétion urinaire, tels que des envies fréquentes d'uriner, et surtout de l'*hématurie*, qui est très fréquente dans le cancer du rein de l'enfance; ce symptôme existait dans la moitié des cas de Taylor. On ne pourra alors confondre la maladie ni avec les tumeurs du foie, ni avec les kystes congénitaux du péritoine, ni avec

_______________

(1) Audain, *Union méd.*, 1875, n° 75.

les kystes dermoïdes de l'ovaire, qui ont été observés quelquefois chez les petites filles. La consistance inégale de la tumeur est également un signe important pour le diagnostic, qui sera confirmé au besoin par une ponction exploratrice ou un harponnage (Jacobi).

Le cancer du rein, lorsqu'il a acquis un certain développement, évolue rapidement et amène fatalement la mort de l'enfant au bout de quelques mois (1). Il peut s'accompagner du développement de cancers secondaires dans d'autres organes, comme Marc Sée (2) en a observé un exemple relatif à une petite fille de six ans chez laquelle un sarcome du rein droit fut suivi du développement de tumeurs analogues dans le foie et les poumons.

Le seul traitement indiqué est l'ablation de la tumeur, mais l'opération, lorsqu'elle a été tentée, a échoué le plus souvent ; cependant, d'après Taylor, sur 25 cas où la néphrectomie a été pratiquée, on aurait obtenu 10 guérisons qui, dans 6 cas, furent suivies d'une récidive mortelle dans les dix-huit mois consécutifs à l'opération. Brodeur (3) mentionne l'ablation d'un carcinome du rein chez un enfant de deux ans et demi qui mourut d'une récidive, et l'ablation de douze sarcomes, également chez de jeunes sujets, avec un succès au moins momentané dans la moitié des cas. Dans 25 cas opérés chez les enfants mentionnés par Fischer (4), la mort survint dans 20 cas au moins dans l'espace de quelques mois. On ne doit donc recourir au traitement chirurgical que lorsqu'un seul rein paraît atteint, que les autres organes n'ont pas été envahis par le cancer et que la cachexie est peu avancée.

## DÉGÉNÉRESCENCE KYSTIQUE DES REINS.

La dégénérescence kystique du rein est une maladie congénitale, en général incompatible avec la vie ; souvent elle amène une distension énorme du ventre du fœtus et devient un obstacle à l'accouchement. On trouve à l'autopsie la substance du rein, et le plus souvent des deux reins, transformée en une multitude de kystes. D'après Virchow, cette affection résulterait de l'oblitération des canaux urinifères ; Koster l'explique par une absence congénitale des calices et des bassinets. Elle a été constatée chez plusieurs enfants d'une même famille. Elle est du reste fort rare ; on ne connaissait en 1893 que 36 cas de dégénérescence rénale kystique congénitale (Brault) (5).

(1) Dans 62 des cas de Taylor, la durée moyenne de la maladie a été de sept mois et demi ; les extrêmes ont été six jours et huit ans.
(2) M. Sée, *Bull. de la Soc. anat. de Paris*, 1875.
(3) Brodeur, *Thèse de Paris*, 1886.
(4) Fischer, *D. Zeitschr. für Chir.*, 1889, t. XXIX.
(5) Brault, *Traité de médecine*, t. V, Paris, 1893, p. 830.

### ABCÈS PÉRINÉPHRÉTIQUES.

Les abcès périnéphrétiques sont rares dans le jeune âge. D'après Hallé (1), ils ne commencent à être observés qu'à partir de dix ans. Cependant Lente (2) en a rencontré un exemple chez un petit garçon de cinp mois ; la maladie guérit complètement au bout de deux mois après l'incision de l'abcès. Rawdon (3) a trouvé un abcès autour du rein à l'autopsie d'un enfant de six ans, qui était atteint de calcul vésical et qui succomba à la suite de l'opération de la taille. Gibney (4) a rapporté 28 observations de phlegmon périnéphrétique relatives à des enfants âgés de un an et demi à quinze ans, dont 13 garçons et 15 filles ; la maladie siégeait 14 fois à gauche, 14 fois à droite ; 8 fois elle résultait d'un traumatisme ; elle se termina toujours favorablement, 12 fois par résolution et le plus souvent par issue du pus au dehors. L'ouverture peut se faire aussi dans l'intestin, la plèvre ou les bronches. Buscarlet (5) a observé chez un enfant de vingt mois un énorme abcès périnéphrétique qui s'étendait de l'angle de l'omoplate à la crête iliaque et qui s'était développé quelques semaines après une chute sur la région lombaire, suivie d'un épanchement sanguin périrénal ; l'enfant guérit après l'incision de la collection. Lannelongue a opéré un enfant de dix-huit mois pour un abcès périnéphrétique consécutif à la rougeole. La maladie aurait même été observée chez le fœtus (Weber). Ses symptômes et son traitement ne présentent rien de spécial à l'enfance. Nous avons parlé (p. 678) de son diagnostic avec le phlegmon appendiculaire quand celui-ci vient faire saillie à la région lombaire.


# CHAPITRE II

## CYSTITE

La **cystite** vulgaire à urines alcalines est rare chez l'enfant. Mayer a trouvé chez un garçon de huit ans, qu'il opéra avec succès pour un calcul vésical, des urines purulentes légèrement alcalines, contenant des staphylocoques.

La **cystite** tuberculeuse, surtout fréquente dans l'adolescence et dans les premières années de l'âge adulte, a été parfois observée chez

---

(1) Hallé, Des phlegmons périnéphrétiques. Paris, 1863.
(2) Lente, *med. Rec.*, 1876, t. XI, p. 275.
(3) Rawdon, *Brit. med. Journ.*, 1878, t. I, p. 152.
(4) Gibney, *Chicago med. Journ.*, 1880, n° 6.
(5) Buscarlet, *Revue méd. de la Suisse rom.*, 1894, p. 428.

l'enfant. En dehors des cas de tuberculisation descendante partant du rein et des uretères, il existe des cystites qui constituent pour ainsi dire la seule localisation secondaire du bacille de Koch parti d'un foyer primitif, tel qu'une coxalgie, une adénite cervicale, et transporté par le sang ou d'origine inconnue. Armandon (1), qui a recueilli un certain nombre de cas de cystite tuberculeuse chez l'enfant, insiste sur ce fait que les principaux symptômes de la maladie chez l'adulte, tels que la douleur, l'hématurie, manquent habituellement dans l'enfance où la cystite prend souvent l'allure d'une incontinence d'urine vulgaire. Néanmoins, si l'on examine l'urine, on trouvera généralement un dépôt purulent, qui, après avoir été centrifugé, permet de reconnaître la présence du bacille tuberculeux. Parfois, une inoculation de l'urine au cobaye s'imposera pour lever tous les doutes.

La *bénignité* est une particularité de la cystite tuberculeuse infantile. La prostate et les testicules restent en général indemnes, et si les autres manifestations de la tuberculose font défaut ou restent stationnaires, l'état général est peu atteint et la cystite peut se terminer par la guérison sous l'influence d'un traitement médical hygiénique et reconstituant.

La **cystite à colibacille** est au contraire fréquente chez l'enfant, comme l'ont démontré les recherches d'Escherich (2), de Trumpp (3), de Finkelstein (4), d'Hutinel (5), etc., et comme nous permettent de l'affirmer nos propres observations. C'est la seule que nous décrirons ici.

ÉTIOLOGIE. — La cystite colibacillaire est incontestablement plus fréquente chez les filles que chez les garçons. Le premier cas que nous en avons observé, en 1894, était néanmoins celui d'un garçon nouveau-né, dont l'urine acide et purulente nous donna une culture pure de colibacille. Nous avons attribué la pénétration de ce bacille dans la vessie à l'existence d'un phimosis qui retenait l'urine sous le gland et permettait l'infection par les matières fécales. Cette infection de cause externe a été prouvée également chez les petites filles atteintes de leucorrhée ancienne et dont le pus vaginal fourmillait de coli (Hutinel).

Mais il est un certain nombre de cystites qui échappent à cette pathogénie si simple et dans lesquelles l'origine intestinale nettement démontrée (surtout à la suite de l'entérite folliculaire du gros intestin), doit faire admettre une pénétration du coli dans le sang par les ulcérations intestinales.

(1) Armandon, *Thèse de Lyon*, 1897.
(2) Escherich, *Mittheil. des Ver. der Aertzte in Steiermark.*, nᵒ 5, 1894.
(3) Trumpp, *Münch. med. Woch.*, 1896, nᵒ 42.
(4) Finkelstein, *Jahrb. für Kinderheilk.*, 1896, XLIII, p. 148.
(5) Hutinel, *Presse méd.*, 1896, p. 625.

L'influence de la rectite sur la production de la cystite ressort des observations d'Hutinel; cet auteur admet que l'inflammation du rectum chez les garçons détermine une congestion du voisinage dans la vessie, qui crée une condition de réceptivité spéciale pour les microbes qui la traversent. Trumpp, par contre, admet le passage direct des colibacilles du rectum dans la vessie, à travers les tissus.

Pfaundler (1) a montré que les colibacilles extraits de la vessie dans les cas de cystite observés par lui étaient agglutinés par le sérum du malade, mais que la réaction faisait défaut avec des colibacilles provenant des selles du même malade ou d'un autre enfant.

DESCRIPTION. — Dans la première enfance, la cystite colibacillaire passe le plus souvent inaperçue et ne détermine ni symptômes généraux, ni dysurie marquée.

Elle n'est reconnue que par l'examen des urines qui sont troubles, acides, et laissent déposer un muco-pus contenant des colibacilles. Au bout de huit à quinze jours, la maladie guérit sans complications.

Quelquefois néanmoins, comme nous l'avons observé, la pyurie persiste pendant plus d'un mois.

Chez les enfants plus âgés, on a signalé des formes plus sérieuses. Sur 29 cas, Trumpp compte 9 cas de cystite grave, caractérisée par une fièvre à forme intermittente, avec une élévation de température pouvant dépasser 40° et interrompue souvent par plusieurs jours d'apyrexie. Les enfants présentent un teint blême, blafard, ils diminuent de poids et deviennent irritables. La douleur et le ténesme du col vésical sont très accentués et déterminent des efforts de miction incessants. L'urine est fortement troublée, exhale parfois une odeur fétide et contient une grande quantité de pus ; si les reins participent à l'inflammation, les urines deviennent fortement albumineuses. La cystite prend une marche traînante et peut durer plusieurs semaines ou plusieurs mois ; la terminaison est parfois mortelle par propagation de l'inflammation aux uretères et aux reins qui deviennent gros et douloureux. Les enfants succombent alors dans le coma urémique ; Trumpp a observé deux cas de mort dus à cette complication. Néanmoins, la guérison est la règle, qu'elle se produise spontanément ou qu'elle soit accélérée par un traitement rationnel.

TRAITEMENT. — L'administration du *salol* ou du *salacélol* à l'intérieur suffit dans beaucoup de cas à amener la guérison ; celle-ci pourra être accélérée par des lavages de la vessie faits avec une solution tiède de lysol à 1/4 pour 100 (Trumpp), ou de permanganate de potasse à 1/5000e (Hutinel). Le repos absolu au lit, les bains tièdes

---

(1) Pfaundler, *Verhandl. der 15ter Versamml. für Kinderheilk. zu Düsseldorf,* 1898. — Wiesbaden, 1899, p. 15.

prolongés, les cataplasmes sur l'hypogastre et le régime lacté compléteront utilement le traitement.

## CHAPITRE III

## INCONTINENCE NOCTURNE D'URINE

ÉTIOLOGIE. — L'incontinence nocturne d'urine s'observe particulièrement dans la seconde enfance entre trois et quatorze ans; elle est plus commune chez les garçons que chez les filles et peut se rencontrer aussi bien chez les sujets vigoureux et d'une bonne constitution que chez les enfants chétifs et scrofuleux.

L'incontinence nocturne d'urine est souvent une affection *héréditaire*; on l'observe quelquefois dans les familles d'individus sujets à la spermatorrhée ou à l'épilepsie (Trousseau); elle peut être une des formes larvées de l'épilepsie (Voir p. 565).

Les causes déterminantes de l'incontinence sont peu connues; quelquefois cette infirmité ne résulte que de la paresse ou de la pusillanimité de l'enfant qui craint de se lever la nuit, mais habituellement elle est entièrement involontaire. Dans quelques cas, elle paraît résulter de l'*onanisme*, d'un *phimosis congénital* ou de la présence d'*oxyures* qui entretiennent de l'irritation à l'orifice de l'urètre. Nous avons signalé plus haut (p. 616) sa coïncidence avec la présence de tumeurs adénoïdes dans le pharynx nasal (1).

DESCRIPTION. — L'incontinence nocturne d'urine, comme son nom l'indique, ne se manifeste que la nuit; il est cependant quelques enfants, surtout parmi ceux d'une constitution délicate, qui ont de la peine à retenir leurs urines même pendant le jour. En général, c'est pendant les premières heures de la nuit ou vers le matin que l'enfant mouille son lit; l'émission de l'urine passe souvent complètement inaperçue; quelquefois l'enfant rêve qu'il urine et sent qu'il se mouille. L'accident ne se répète pas en général toutes les nuits; parfois il se passe des semaines ou des mois avant qu'il reparaisse. La maladie cesse ordinairement avec les progrès de l'âge; souvent elle disparaît aux approches de la puberté, quelquefois cependant elle se prolonge jusqu'à l'âge adulte. Les fièvres éruptives et la fièvre typhoïde suspendent souvent momentanément l'incontinence d'urine et dans quelques cas la font cesser complètement.

TRAITEMENT. — Les menaces et les châtiments ne peuvent guérir les enfants de l'incontinence d'urine que lorsque cet accident est le résultat de la paresse.

(1) Voir : Kœrner, *Centralbl. für klin. Med.*, 1891, n° 23.

Les *moyens hygiéniques* réussissent rarement ; on peut cependant les employer comme moyens adjuvants : ainsi on interdira aux enfants les boissons prises le soir, on cherchera à augmenter la tolérance de leur vessie en les accoutumant à retenir longtemps leurs urines pendant la journée ; on les réveillera toutes les nuits pour les faire uriner en retardant chaque fois l'heure du réveil, jusqu'à ce qu'ils arrivent à passer toute la nuit sans accident.

Van Thienhoven (1), estimant que l'incontinence est due à la faiblesse du sphincter vésical irrité par la présence de l'urine dans la portion prostatique de l'urètre, recommande de faire dormir les enfants le siège élevé, afin que la vessie puisse se remplir notablement, avant que l'urine n'atteigne le col. Ce traitement lui a réussi le plus souvent, quand il était prolongé en moyenne pendant quarante-deux jours. Nous nous en sommes aussi bien trouvés dans quelques cas.

On prescrira à l'intérieur l'*ergotine*, la *noix vomique* et surtout la *belladone* qui a donné souvent des succès remarquables ; on commencera par faire prendre chaque soir à l'enfant une pilule d'un demi à un centigramme d'extrait de belladone suivant l'âge, puis on augmentera progressivement la dose si cela est nécessaire, en en surveillant attentivement les effets (Trousseau). La médication par la belladone doit être continuée quelque temps après que les accidents ont entièrement cessé.

Dans les cas où l'incontinence est due à un excès de sensibilité de la muqueuse vésicale, le *chloral*, administré dans la soirée à la dose de 0,30 à 1 gramme suivant l'âge, nous a aussi donné quelquefois de bons résultats.

L'*électricité faradique* a été recommandée par Webster, Ultzmann, Hertzka, Guyon, dans le but d'exciter la contractilité du sphincter vésical ; l'un des réophores est introduit dans le rectum ou dans le vagin, tandis que l'autre est appliqué sur le périnée ou à l'hypogastre. En cas d'insuccès, on appliquera le pôle positif sur les lombes et on introduira dans l'urètre le pôle négatif sous la forme d'une bougie à boule métallique qu'on enfoncera jusqu'au sphincter. Rossbach a guéri ainsi une incontinence datant de vingt ans.

Dans le cas où l'incontinence est provoquée par l'étroitesse du prépuce ou par des oxyures, l'opération du phimosis ou l'expulsion des parasites seront indiquées. Nous avons vu un cas dans lequel l'opération du phimosis produisit une guérison immédiate. Si on soupçonne une épilepsie larvée, on prescrira le bromure de potassium (Voir p. 567).

(1) Van Tienhoven, *Wien. med. Presse*, 1890, n° 3.

# CHAPITRE IV

## SPASME DE LA VESSIE

Le spasme de la vessie est une maladie qui se rencontre quelquefois chez les petits enfants ; nous avons eu l'occasion d'en observer un exemple chez une petite fille de trois ans. Cette affection a été jusqu'ici peu étudiée, et nous nous conformerons principalement, dans la description que nous allons en présenter, à celle qui a été donnée par Bokai (1).

Le spasme de la vessie paraît résider particulièrement dans le sphincter vésical et consister dans une occlusion spasmodique de ce muscle qui rend la miction difficile et douloureuse.

ÉTIOLOGIE. — Le spasme vésical peut s'observer déjà chez les nouveau-nés ; il est alors lié le plus souvent à la présence des *infarctus uriques* (Voir p. 16). Ces produits s'accumulent quelquefois pendant les premiers jours de la vie en quantité plus ou moins considérable dans la vessie et déterminent au niveau du col une contraction réflexe et une occlusion spasmodique de cet organe, qui cède rapidement dès que la quantité d'urine sécrétée par le nouveau-né est assez considérable pour dissoudre ou entraîner au dehors les infarctus.

Le même accident survient quelquefois plus tard chez les nourrissons, principalement lorsque l'oxydation des substances azotées qui sont éliminées par les reins est insuffisante et que l'urine renferme un excès d'acide urique ; aussi le spasme de la vessie s'observe-t-il surtout dans les catarrhes intestinaux intenses, dans les maladies des organes respiratoires, dans celles qui s'accompagnent d'une élévation considérable de la température et généralement dans toutes celles qui amènent une diminution dans la sécrétion de l'urine et une concentration de ce liquide. L'accumulation de mucus dans la vessie, les calculs, la gravelle urique, peuvent aussi déterminer le spasme vési-cal ; cette affection a été observée également chez les petits enfants dans l'ictère catarrhal et au début du rachitisme.

Chez les enfants plus âgés, le spasme de la vessie paraît être le plus souvent déterminé par un refroidissement ; il survient en particulier chez les enfants qui ne portent pas de caleçons ou des caleçons trop légers ; dans le cas que nous avons observé, relatif à un enfant généralement très bien portant, qui souffrit à deux reprises, à quelques

(1) Bokai, dans : Gerhardt, *Handbuch der Krankheiten*, IV, 3ᵉ partie, 1878, p. 538.

mois de distance, de difficulté extrême et de douleurs dans la miction, le refroidissement est la seule cause que nous ayons pu invoquer. Bokai indique, comme pouvant occasionner la maladie, l'usage des petits fruits rouges qui déterminent aussi l'urticaire, et de quelques purgatifs, tels que les follicules de séné.

Le spasme de la vessie est quelquefois *symptomatique* d'une maladie étrangère aux organes urinaires ; la carie des vertèbres lombaires, la psoïtis, la pérityphlite, certaines affections du rectum, de l'anus ou de la vulve peuvent s'accompagner de douleurs et de difficulté dans la miction. Nous ne nous occuperons ici que du spasme idiopathique.

SYMPTOMES et DIAGNOSTIC. — Le spasme de la vessie est une affection très difficile à reconnaître chez les nouveau-nés. Le symptôme le plus apparent est une suspension momentanée de la miction qui s'accompagne de malaise, de cris et d'une agitation générale du corps et particulièrement des membres inférieurs. Ces phénomènes s'exagèrent lorsque l'enfant rend quelques gouttes d'urine. La présence dans les langes, à la suite de la miction, d'un dépôt de sable jaune rougeâtre provenant des infarctus uriques, confirmera le diagnostic.

Les enfants plus âgés rendent mieux compte du siège de leurs sensations ; ils ne se plaignent qu'au moment où ils sont pris d'un besoin pressant d'uriner ; alors ils s'agitent, pleurent, demandent le vase, mais souvent au dernier moment ils renoncent à uriner à cause des douleurs qu'ils éprouvent ; si cependant ils arrivent à vider leur vessie ou si celle-ci est évacuée artificiellement, tous les phénomènes morbides disparaissent pour revenir bientôt après ; le sommeil est souvent troublé.

Le spasme vésical idiopathique est toujours une affection bénigne et généralement de courte durée ; quelquefois il se borne à un seul accès. Dans le cas que nous avons observé, les accidents ne persistèrent pas au delà de un à deux jours. Lorsque la maladie se prolonge plus longtemps chez un enfant en apparence bien portant, on doit craindre qu'elle ne soit symptomatique d'un calcul du rein ou de la vessie.

TRAITEMENT. — Le spasme de la vessie guérit le plus souvent de lui-même. Chez les nouveau-nés, il disparaît rapidement sous l'influence de l'augmentation de la nourriture liquide ; on pourra favoriser l'élimination des infarctus uriques en faisant prendre à l'enfant une eau légèrement alcaline.

Chez les sujets plus âgés, on cherchera à diminuer la sensibilité de la vessie au moyen d'applications chaudes sur le bas-ventre, et on rendra la miction beaucoup moins pénible en faisant uriner l'enfant dans un bain tiède. Dans le cas que nous avons traité, nous avons

recouru avec succès à ce moyen ; nous avons fait appliquer des
cataplasmes sur le ventre et une pommade belladonée au niveau de
l'orifice urétral ; nous avons, en outre, fait porter à l'enfant des
caleçons de flanelle, et les accidents ont rapidement cédé. Bokai
recommande les suppositoires ou les lavements faiblement opiacés.
Dans les cas rebelles, on devra recourir au cathétérisme avec une
sonde en gomme très mince. Lorsque l'urine est très chargée d'acide
urique, on prescrira une eau minérale alcaline.

## CHAPITRE V

### VULVO-VAGINITE

La vulvite et la vulvo-vaginite peuvent être chez les petites filles
secondaires ou primitives.

Elles s'observent parfois dans la convalescence des fièvres éruptives
et de la fièvre typhoïde; la vulvite pseudo-membraneuse peut être
une des manifestations de la diphtérie; la vulve est souvent le siège
de vésicules dans la varicelle et elle peut être atteinte par une éruption *impétigineuse* ou *herpétique*.

Parrot (1) a décrit sous le nom de **vulvite aphteuse** une affection
qu'il a observée principalement chez les filles atteintes de rougeole
(39 fois sur 56 cas) et qui est surtout fréquente entre deux et cinq
ans. Elle débute par l'apparition sur la vulve de petites plaques vésiculeuses blanchâtres rappelant les aphtes ; ces vésicules sont parfois
confluentes, mais le plus souvent elles ne dépassent pas le nombre de
dix à quinze ; elles peuvent s'étendre aux aines, au périnée ou au
pourtour de l'anus ; elles ne tardent pas à s'ouvrir, se transformant
en petites ulcérations arrondies, à fond grisâtre ou jaunâtre, qui occa-
sionnent souvent un prurit assez vif et une tuméfaction des tissus
voisins. Elles ne déterminent généralement pas d'adénite inguinale.
Quand elles sont confluentes, elles occupent parfois une surface assez
étendue. Elles peuvent être une des origines de la gangrène de la
vulve consécutive à la rougeole, lorsqu'elles sont négligées (Parrot).
Sous l'influence d'un traitement approprié, consistant principalement
en applications d'iodoforme maintenues par de la ouate, elles se cicatrisent en général rapidement.

Les jeunes filles, particulièrement celles qui sont d'un tempérament lymphatique ou scrofuleux, sont parfois sujettes à un écoulement
leucorrhéique passager, quelques mois avant l'apparition des premières règles (Descroizilles) (2).

(1) Parrot, *Revue de méd.*, 1881, p. 177.
(2) Descroizilles, *Arch. de tocol.*, août 1884.

A côté de ces formes généralement secondaires, il existe une vulvo-vaginite primitive assez fréquente dans l'enfance et que nous allons décrire.

ÉTIOLOGIE et PATHOGÉNIE. — La vulvo-vaginite des petites filles a été surtout observée entre deux et sept ans, mais elle peut se montrer dès les premiers mois de la vie ; on l'a vue chez des enfants de quinze jours (Marfan) (1) ; elle peut même remonter à la naissance quand elle résulte d'une infection directe provenant de la mère au moment de l'accouchement (2).

Parmi les causes déterminantes de la maladie, on a cité la malpropreté, l'accumulation de la sécrétion sébacée sur la muqueuse vulvaire, la présence des oxyures, le traumatisme provenant d'un viol ou d'une tentative de viol, mais la *contagion* paraît être la cause la plus habituelle, comme cela a été établi récemment par un grand nombre de faits, et en particulier par la constatation d'épidémies de vulvo-vaginite dans les agglomérations d'enfant.

R. Pott (3) qui a, un des premiers, admis la nature blennorragique de la maladie, a remarqué qu'un grand nombre de cas s'observent chez des petites filles dont la mère présentait un écoulement gonorrhéique et qui partageaient le lit de celle-ci. Plusieurs auteurs (Epstein, Widmark, Cséri, etc.) rapportent des faits analogues ; ils ont vu la vulvo-vaginite atteindre en même temps plusieurs sœurs ou bien d'autres membres de la famille présentaient des affections blennorragiques de la muqueuse génitale ou oculaire.

Dans quelques épidémies, le mode de contagion a pu être clairement établi ; Suchard (4) a observé chez des petites filles se baignant dans la même piscine une série de cas qui se déclarèrent quelques jours après l'arrivée d'une enfant atteinte de la maladie ; Skutsch (5) a donné la relation d'une épidémie qui atteignit plus de deux cents fillettes prenant des bains dans le même établissement et se servant pour s'essuyer des mêmes linges. Ollivier (6) a observé simultanément dans une salle d'hôpital un grand nombre de cas dans lesquels la transmission de la vulvo-vaginite paraissait due aux infirmières et aux éponges employées au nettoyage des enfants. Dans une épidémie analogue rapportée par Weill et Barjon (7), un thermomètre placé dans l'anus a paru être le véhicule de la contagion, bien que l'anus lui-même n'ait pas été infecté. Les sièges des latrines doivent probablement être souvent aussi incriminés. Nous avons mentionné plus

---

(1) Marfan, *Revue mens. des mal. de l'enf.*, 1897, p. 97.
(2) Voir : Epstein, *Traité des mal de l'enf.*, t. III, 1897, p. 505.
(3) R. Pott, *Jahrb. für Kinderheilk.*, 1882, XIX, p. 71.
(4) Suchard, *Revue mens. des mal. de l'enf.*, 1888, p. 265.
(5) Skutsch, *Thèse d'Iéna*, 1891.
(6) Ollivier, *Bull. de l'Acad. de méd.*, 23 oct. 1888.
(7) Weill et Barjon, *Congrès de méd. int. de Lyon*, 1891.

haut la possibilité de la contagion au moment de l'accouchement, signalée par Aubert (1) et bien établie dans les cas observés par Epstein (2) et par Morgenstern (3) ; l'infection de la vulve en pareil cas est beaucoup moins fréquente que celle de la conjonctive.

La contagiosité de la maladie s'explique facilement depuis que la présence du *gonocoque* de Neisser a été constatée dans la plupart des cas de vulvo-vaginite muco-purulente des petites filles. Aubert (4) a trouvé un des premiers ce microbe, et a établi que la maladie ne résulte cependant pas nécessairement d'un contact vénérien, mais peut être transmise accidentellement par le séjour dans le même lit qu'une personne contaminée, par les objets de toilette, etc.; depuis lors Neisser, Widmark, Cséri, Dupré, Cahen-Brach, etc. (5), ont trouvé le gonocoque dans presque tous les cas de vulvo-vaginite des petites filles qu'ils ont examinés bactériologiquement ; Veillon et Hallé (6) ont pu vérifier sa présence par les cultures dans 25 cas sur 28 où la sécrétion était franchement purulente.

Ajoutons cependant que le gonocoque n'a pas été constaté dans tous les cas ; parfois, on n'a trouvé que des diplocoques analogues au gonocoque (*pseudo-gonocoques*), mais n'en présentant pas tous les caractères (7), ou bien encore des microbes vulgaires de la suppuration tels que le streptocoque, le staphylocoque, le colibacille ou les saprophytes normaux de la vulve ; il y aurait donc lieu d'admettre deux variétés de la maladie, l'une blennorragique et certainement contagieuse, l'autre simplement inflammatoire et dont la contagiosité reste douteuse, mais ces variétés ne présentent pas des symptômes cliniques assez distincts pour être différenciées sûrement autrement que par l'examen bactériologique.

DESCRIPTION. — La vulvo-vaginite débute souvent sans symptômes qui attirent l'attention, et n'est reconnue que par l'examen des linges qui présentent quelques taches verdâtres ou semblent empesés ; on constate alors sur la vulve la présence d'un exsudat glaireux ou muco-purulent. Dans d'autres cas, l'affection est plus aiguë ; elle s'accompagne d'emblée d'un prurit vulvaire plus ou moins intense ou d'une sensation de chaleur au niveau des grandes lèvres, qui s'exagère par la marche, les attouchements ou le passage de l'urine ; la muqueuse de la vulve est alors généralement tuméfiée et rouge ; elle est parfois recouverte de croûtes provenant de l'exsudat desséché

(1) Aubert, *Lyon méd.*, 24 oct. 1884, t. XLVII, p. 263.
(2) Epstein, *Arch. für Dermat. und Syph.*, t. XXIII, 1891, 1 Heft.
(3) Morgenstern, *Med. Record*, 1895, t. I, p. 143.
(4) Aubert, *loc. cit.*
(5) Pour la bibliographie, voir : Epstein, *loc. cit.*, p. 543, et Marfan, *loc. cit.*, p. 103.
(6) Veillon et Hallé, *Arch. de méd. exp.*, 1896, p. 281.
(7) Voir : Bouvy, *Thèse de Paris*, 1899.

et peut présenter des ulcérations superficielles. Les ganglions inguinaux sont rarement engorgés. La muqueuse vaginale est également enflammée, comme Koplik (1) l'a constaté par l'examen au spéculum. Souvent aussi la portion antérieure de l'urètre participe à la maladie; dans ce cas, le méat urinaire est tuméfié et est le siège d'un écoulement muco-purulent.

Quand la maladie affecte une forme aiguë, elle peut s'accompagner d'une fièvre légère; elle guérit généralement alors en quelques semaines quand elle est bien traitée, autrement elle passe à l'état chronique.

La vulvo-vaginite peut être aussi chronique d'emblée; dans ce cas, ses symptômes ne sont que locaux et peuvent rester longtemps inaperçus chez les enfants mal soignés; elle ne détermine qu'un écoulement peu abondant, mais qui peut persister très longtemps et qui, lorsqu'il n'est pas traité avec persévérance, récidive presque toujours. Dans quelques cas, cet écoulement devient si minime qu'on ne peut le reconnaître à l'examen des linges, et cependant l'examen bactériologique y fait encore reconnaître la présence du gonocoque (Epstein).

COMPLICATIONS. — La maladie détermine quelquefois une inflammation des organes voisins; Rocaz (2) a observé une *bartholinite* chez une petite fille de dix mois atteinte de vulvo-vaginite.

Quand l'urètre est atteint, l'orifice de cet organe présente parfois un bourgeonnement fongueux qui peut être le siège d'hémorragies.

La *cystite* et la *pyélonéphrite* sont des complications exceptionnelles.

La *péritonite* consécutive à la propagation de l'infection blennorragique à l'utérus et aux trompes a été plusieurs fois signalée (3). Cette complication est d'une extrême gravité, et de nombreux cas mortels ont été rapportés; Marfan en a observé cependant des cas qui ont guéri sans intervention chirurgicale. Dans un cas traité par Bracquehaye (4) et relatif à une petite fille de quatre ans et demi, une péritonite blennorragique, qui s'accompagnait de deux poussées d'arthrite, guérit après la laparotomie.

Pour Sänger (5), c'est à la vulvite blennorragique des petites filles qu'il faut rapporter le plus souvent les cas de *salpingite* chronique ou de *pelvipéritonite* adhésive subaiguë ou chronique qu'on rencontre parfois à l'autopsie des jeunes filles vierges.

La vulvite infantile se complique fréquemment de *rhumatisme blennorragique*, comme le prouvent les nombreux cas publiés dans ces dernières années (6); cette complication a été signalée aussi

(1) Koplik, *Journ. of cut. anl. génito-urin. dis.*, juin 1893.
(2) Rocaz, *Ann. de la policlin. de Bordeaux*, sept. 1893, p. 47.
(3) Voir : A. Martin, *Thèse de Paris*, 1894. — Bouvy, *loc. cit.*
(4) Bracquehaye, *Bull. et mém. de la Soc. de chir. de Paris*, 1898, t. XXIV, p. 730.
(5) Sänger, *Verhandl. der. d. Gesellsch. für Gynäk.*, 1888, p. 255.
(6) Voir : Vauxcerre, *Thèse de Paris*, 1895. — J. Laborde, *Ibid.*, 1896. — Yantchuleff, *Thèse de Lyon*, 1898.

chez les nouveau-nés à la suite de l'ophtalmie purulente ; elle présente les mêmes caractères que chez l'adulte. Mentionnons enfin la *conjonctivite blennorragique* comme une complication possible, quoique rare, de la vulvo-vaginite infantile.

DIAGNOSTIC. — La vulvo-vaginite est en général facile à reconnaître ; lorsqu'elle s'accompagne d'ulcérations des lèvres, ce qui est rare, on distinguera celles-ci d'un *chancre* parce que leurs bords ne sont pas indurés et des *plaques muqueuses* à leur aspect et à l'absence d'autres accidents syphilitiques.

La nature blennorragique de la maladie sera établie par l'examen microscopique ou par les cultures qui feront reconnaître la présence du gonocoque. Les vulvites non gonococciques paraissent aussi présenter un écoulement plutôt muqueux que purulent, une durée plus courte et une guérison plus rapide qui survient sous l'influence de simples soins de propreté.

Il importe souvent, au point de vue médico-légal, de reconnaître si la maladie a été occasionnée par un viol ; lorsqu'il existe des traces de violence, telles que des ecchymoses, une déchirure de l'hymen ou de la muqueuse voisine, une chute de l'urètre, une dilatation de l'orifice vulvaire s'accompagnant d'un écoulement purulent renfermant le gonocoque, le doute n'est guère possible, s'il n'y a pas simulation ; mais s'il n'existe pas des lésions traumatiques ou si celles-ci ont disparu, il faut être très réservé avant d'admettre un attentat criminel, car, comme nous l'avons dit, la vulvo-vaginite des petites filles résulte dans la plupart des cas d'une contagion d'origine non vénérienne.

PRONOSTIC. — La vulvite non blennorragique est une affection sans gravité, mais quand la maladie est due au gonocoque, elle peut être sérieuse par sa longue durée, par les chances de contagion auxquelles elle expose l'entourage de la petite malade, par ses complications et par ses suites.

TRAITEMENT. — Le traitement prophylactique de la vulvo-vaginite résulte de ce que nous avons dit de son étiologie ; on évitera en particulier que les petites filles couchent dans le lit de personnes adultes, parce que les pertes blanches les plus simples en apparence peuvent être blennorragiques. On fera porter aux petites malades un pansement occlusif sur la vulve, et on recommandera d'éviter tout ce qui pourrait amener l'infection de la conjonctive oculaire.

Le traitement curatif de la maladie consistera en lavages de la vulve et en irrigations vaginales pratiquées avec des liquides antiseptiques. Dans les cas non blennorragiques, des lavages à l'eau boriquée ou avec une solution d'acide salicylique suffiront souvent, combinés avec des soins de propreté et l'isolement des surfaces malades par un pansement à la vaseline boriquée.

S'il s'agit de la forme blennorragique, on a recommandé les solutions de sublimé ou de nitrate d'argent ; actuellement on se sert de préférence du *permanganate de potasse* au millième, qui sera employé deux ou trois fois par jour en irrigation ou en lavage, et cela aussi longtemps que persistera l'écoulement et même encore quelque temps après pour prévenir les récidives.

Le *protargol*, qui a été recommandé par Neisser pour le traitement de la blennorragie chez l'adulte, a été appliqué par Bouvy (1) à la thérapeutique de la vulvo-vaginite infantile ; sur douze cas traités par le protargol en injections répétées trois fois par jour à des doses variant de 1 pour 1000 à 1 ou 2 pour 100, il a obtenu dix guérisons radicales en moins de deux mois ; les résultats de ce traitement lui ont paru supérieurs à ceux que donne le permanganate.

Un pansement avec une pommade ou des bougies à l'*iodoforme* sera indiqué dans les cas rebelles (R. Pott) où il y a suppuration vaginale ; en pareil cas, nous nous sommes bien trouvés de l'emploi des petites bougies molles iodoformées introduites le soir derrière l'hymen et maintenues par un tampon d'ouate. Nous ne sommes pas partisans des injections poussées avec force dans le vagin, de peur de provoquer une infection ascendante.

Le traitement général ne doit pas être négligé, surtout chez les enfants lymphatiques chez lesquels la maladie se prolonge indéfiniment ; on recommandera l'huile de foie de morue, l'iodure de fer et les bains sulfureux.


# CHAPITRE IV

## GANGRÈNE DE LA VULVE

ÉTIOLOGIE. — La gangrène de la vulve s'observe dans les mêmes conditions que celle de la bouche et coïncide parfois avec elle ; c'est toujours une affection secondaire, qui survient tantôt dans le cours des maladies chroniques de l'enfance, tantôt après la fièvre typhoïde, la scarlatine ou la variole, mais surtout à la suite de la *rougeole*. Nous avons indiqué dans le chapitre précédent que la gangrène avait parfois pour origine la vulvite aphteuse qui complique souvent cette dernière affection. Gee (2) a constaté à l'autopsie d'une petite fille de cinq ans la coïncidence d'une gangrène vulvaire avec des embolies du rein et du cerveau.

(1) Bouvy, *loc. cit.*, p. 51.
(2) Gee, *Med. Times and Gaz.*, 7 avril 1877.

D'après Richter, la gangrène des parties génitales s'observe principalement entre un et trois ans et entre six et onze ans.

DESCRIPTION. — La gangrène de la vulve apparaît toujours chez des petites filles affaiblies par une maladie antérieure et présentant déjà un état général fâcheux ; aussi son invasion peut-elle passer inaperçue au milieu des symptômes de l'affection primitive. Quelquefois elle s'annonce par un léger mouvement fébrile et de l'abattement ; les parties génitales deviennent le siège d'une vive démangeaison ; l'émission de l'urine est douloureuse, et on aperçoit à la face interne des grandes lèvres et sur les petites lèvres une tache peu étendue d'une coloration rouge pâle ; la muqueuse avoisinante est le siège d'un engorgement très dur. Au bout d'un ou deux jours, la tache prend une teinte grisâtre, puis noirâtre ; il se forme une escarre de la muqueuse, circonscrite par un cercle rougeâtre.

Si la gangrène continue sa marche, elle envahit toutes les lèvres et se propage au mont de Vénus, au périnée et jusqu'au pourtour de l'anus ; dans un cas observé par Rilliet et Barthez, les parties génitales externes étaient entièrement détruites, et la mortification des tissus s'étendait jusqu'à la partie supérieure des cuisses. L'escarre est quelquefois entourée d'une zone de tissus enflammés qui fournissent une suppuration sanieuse et fétide ; d'autres fois la gangrène est sèche, la plaque mortifiée se durcit et est arrachée par lambeaux par la petite malade. L'excrétion de l'urine est souvent très difficile ou même se supprime complètement, le pouls est petit, misérable, une diarrhée colliquative s'établit, les forces déclinent rapidement et l'enfant succombe au bout de peu de jours à l'épuisement général. Fournier (1) cite le cas d'une petite fille de dix-huit mois qui succomba subitement dans le cours d'une gangrène de la vulve consécutive à un herpès de cet organe, sans que l'autopsie ait pu révéler la cause de la mort.

Lorsque la maladie suit une marche favorable, l'escarre se limite ; il se forme autour d'elle un travail d'élimination, les tissus sphacélés se détachent, il en résulte une perte de substance plus ou moins étendue, mais qui se répare en général rapidement ; la maladie laisse quelquefois comme trace de son passage une cicatrice difforme des parties génitales ; il est rare cependant qu'elle entraîne l'atrésie ou le rétrécissement du vagin.

DIAGNOSTIC. — La gangrène de la vulve se reconnaît en général facilement.

La *vulvite diphtérique* s'en distingue par la présence des fausses membranes qui ne présentent jamais une coloration aussi foncée

_______

(1) Fournier, *Ann. de dermat.*, 1893, p. 25.

que l'escarre de la gangrène, la tuméfaction des parties enflammées est moins considérable et moins dure, et la maladie n'entraîne pas de perte de substance des tissus; elle s'accompagne d'ailleurs presque toujours de manifestations diphtériques à la gorge ou dans d'autres organes; l'examen bactériologique y fera reconnaître la présence du bacille de Löffler.

PRONOSTIC. — La gangrène de la vulve se termine fatalement dans la majorité des cas; son pronostic est cependant moins grave que celui des autres gangrènes de l'enfance; il dépend principalement de l'état dans lequel se trouve la petite malade au moment de l'invasion de la maladie.

TRAITEMENT. — Le traitement général sera avant tout reconstituant. On combattra les progrès locaux de la gangrène au moyen de *cautérisations*, comme nous l'avons indiqué à propos de la gangrène de la bouche (Voir p. 598). Velpeau recommande l'emploi du cautère actuel qu'on promènera rougi à blanc tout autour de l'escarre, de manière à cerner profondément les parties mortifiées; on transformera ainsi la maladie en une simple brûlure, qui guérira rapidement. Si l'état général le permet, il ne faut pas hésiter à employer ce moyen énergique dès la première apparition du mal; Guidi (1) rapporte un cas de gangrène très étendue de la vulve chez une petite fille de cinq ans qui, traitée par le thermocautère, ainsi que par des lotions et des pulvérisations antiseptiques, était en pleine cicatrisation au bout de huit jours.

(1) Guidi, *Arch. di patologia inf.*, nov. 1885.

# SEPTIÈME PARTIE
## MALADIES DE LA PEAU

---

## CHAPITRE PREMIER
### APERÇU GÉNÉRAL

Presque toutes les affections cutanées observées chez l'adulte peuvent se rencontrer dès les premières années de la vie ; cependant quelques-unes d'entre elles y sont assez rares, et un grand nombre ne présentent à cet âge aucun caractère spécial ; nous ne ferons donc que mentionner ou décrire très brièvement la plupart d'entre elles, en signalant seulement ce qu'elles présentent de particulier chez les jeunes sujets (1).

Nous ne consacrerons d'articles spéciaux qu'aux affections de la peau qui jouent un rôle important dans la pathologie de l'enfance ou qui s'observent plus particulièrement dans le jeune âge.

### ÉRYTHÈMES.

Les diverses variétés d'érythèmes sont communes chez les enfants ; la peau est délicate dans le jeune âge et subit très facilement l'influence du froid, de la chaleur ou des irritants internes ou externes ; de là la fréquence chez les enfants de l'*érythème pernio* et de l'*érythème solaire*. Les frictions mercurielles déterminent facilement chez eux une éruption caractérisée principalement par un érythème cutané parsemé de très petites vésicules (*hydrargyrie*). Les *exanthèmes sudoraux*, qui sont constitués par une rougeur de la peau souvent accompagnée d'une éruption miliaire, sont fréquents dans le cours des affections fébriles de l'enfance ou pendant les fortes chaleurs.

L'**érythème intertrigo** est très commun chez les petits enfants, surtout chez ceux qui sont chargés d'embonpoint. Il se manifeste particulièrement aux plis du cou, entre les fesses, au niveau des parties génitales et entre les cuisses. Il est caractérisé par une rougeur vive de la peau accompagnée de démangeaisons ou d'une sensation de chaleur plus ou moins vive ; souvent il détermine des excoriations superficielles qui peuvent être le siège d'une sécrétion

---

(1) Nous renvoyons pour la symptomatologie et le traitement des maladies de la peau en général à l'excellent ouvrage de Brocq intitulé : *Traitement des mal. de la peau*, Paris, 1890.

séro-purulente assez abondante. Lorsque la maladie est occasionnée ou entretenue par le contact de l'urine ou de matières fécales irritantes, comme on l'observe souvent chez les nourrissons atteints de diarrhée, elle se complique quelquefois de pustules d'ecthyma suivies d'ulcérations. L'intertrigo est généralement occasionné par le frottement des surfaces cutanées les unes contre les autres au niveau des plis de la peau. Il peut se transformer en eczéma, dont il n'est souvent qu'une variété. A part les causes locales d'irritation qui le produisent, il relève de causes générales qui lui sont communes avec l'eczéma.

Le traitement général est le même que celui de cette dernière affection. Le traitement local consistera principalement dans les soins de propreté, ainsi que dans l'isolement et la désinfection des surfaces suintantes. On y parviendra rapidement par des applications locales d'eau de sureau additionnée d'acide borique (4 pour 100), faites avec de la gaze hydrophile recouverte d'une étoffe imperméable (gutta-percha laminée) et fixée par quelques tours de bandes. Ces applications froides seront fréquemment renouvelées pendant les premières vingt-quatre heures. En général, au bout de ce temps, l'intertrigo a presque disparu ; il suffit alors, pour en prévenir le retour, de saupoudrer la peau avec le talc boriqué (talc, 4 parties ; acide borique, 1 partie) ou la poudre de salol (Bondet) et de préserver les parties souillées par les déjections en les graissant avec de la vaseline boriquée. On reviendra aux compresses humides si le suintement intertrigineux récidive. Ce traitement fort simple nous a toujours réussi quand il était fait proprement et avec intelligence. Les applications de poudres, au contraire, sont nuisibles au début ; elles forment au fond des plis de la peau, avec les produits de sécrétion, un magma qui entretient l'irritation et la saleté.

**L'érythème pernio** ou **engelure** mérite une mention spéciale à cause de sa grande fréquence chez les enfants lymphatiques et scrofuleux. Il siège le plus souvent à la face dorsale des doigts et des orteils et a une grande tendance à récidiver chaque hiver. La meilleure prophylaxie des engelures consiste dans un traitement général reconstituant à base d'huile de foie de morue ou de sirop d'iodure de fer. Un séjour d'hiver au bord de la Méditerranée et les bains de mer empêchent souvent les récidives. Les lavages froids alcoolisés, les badigeonnages à l'ichtyol en cas d'engelures simples, le traitement local antiseptique (lavages au sublimé à 1 pour 3000 et saupoudrage avec la poudre d'iodoforme) si les engelures sont ulcérées, suffiront généralement à empêcher les complications.

**L'érythème noueux** est la seule variété de l'érythème polymorphe qui s'observe fréquemment chez l'enfant. Tout en reconnaissant qu'il s'agit d'une affection spéciale, *sui generis*, nous nions qu'elle ait d'autres rapports avec la tuberculose que celui d'une simple coïncidence; par contre, sa parenté avec le rhumatisme est incontestable, chez l'enfant surtout, où l'érythème noueux peut être suivi d'endocardite. Nous avons eu plusieurs fois l'occasion d'observer cette affection dans les trois premières années, bien qu'elle ne devienne fréquente qu'à partir de trois ans; elle n'est jamais contagieuse, quoi qu'on en ait dit.

L'apparition de l'éruption sous forme de nodosités rouge sombre, douloureuses, sur la face antérieure des membres inférieurs ou sur la face dorsale de l'avant-bras est parfois précédée d'une périoap assez longue de malaise qui, chez les jeunes sujets, peut simuler les prodromes d'une méningite tuberculeuse. Boicesco (1) a décrit un érythème noueux d'origine palustre, qui serait spécial à l'enfance et se distinguerait de l'érythème noueux vulgaire par sa guérison rapide sous l'influence de la quinine et parce qu'il est habituellement précédé d'accès de fièvre intermittente.

Nous considérons le *salicylate de soude* comme le meilleur médicament à employer dans le traitement de l'érythème noueux.

### URTICAIRE.

L'urticaire est assez fréquente chez les enfants, surtout à partir de six à sept ans (Rilliet et Barthez), mais elle peut survenir beaucoup plus tôt. Henoch a observé chez un enfant de cinq mois une urticaire généralisée qui se déclara peu d'heures après l'application d'une sangsue à la poitrine; Sirot (2) a rencontré un cas d'urticaire hémorragique chez une petite fille de deux ans et demi. La maladie reconnaît en général les mêmes causes que chez l'adulte; le plus souvent elle paraît être le résultat d'une alimentation vicieuse ou d'une auto-intoxication.

Parmi les accidents que l'urticaire peut déterminer chez les enfants, signalons les accès de suffocation pouvant simuler le croup et dus à la propagation de l'éruption au larynx; nous avons eu connaissance d'un cas de cette nature relatif à un enfant de cinq ans, et Sevestre (3) rapporte un fait analogue concernant un enfant de quatre ans. Nous avons mentionné plus haut (p. 103) un cas d'urticaire géante observé chez un petit garçon à la suite de la rubéole.

Colcott Fox (4) a décrit une forme chronique de l'urticaire particulière aux enfants et se distinguant de celle des adultes par le développement au milieu de chaque plaque ortiée d'une lésion inflammatoire qui n'est le plus souvent qu'une papule, mais qui quelquefois

<hr>

(1) Boicesco, *Arch. roumaines de méd. et de chir.*, 1889. — Voir aussi : Moncorvo, *Revue mens. des mal. de l'enf.*, 1889, p. 537, et *Gaz. hebd.*, 1892, p. 281.
(2) Sirot, *Revue mens. des mal. de l'enf.*, 1888, p. 218.
(3) Sevestre, *Soc. méd. des hôp.*, 3 juillet 1891.
(4) Colcott Fox, *Brit. Journ. of Dermat.*, mai et juin 1890.

devient une vésicule, une pustule ou une bulle, et qui persiste après
la disparition de la plaque d'urticaire. Cette forme de la maladie
s'observe principalement chez les petits enfants dont le système nerveux et la peau sont très excitables; elle survient à la suite de troubles
digestifs, de piqûres d'insectes, du contact avec des étoffes grossières, etc.; elle succède parfois aussi à une fièvre éruptive. Cette
affection dure quelquefois des mois et des années et peut être le
premier stade du prurigo chronique d'Hebra.

### URTICAIRE PIGMENTÉE.

On a décrit sous le nom d'urticaire pigmentée une maladie signalée
pour la première fois par Nettleship (1) sous le nom d'*urticaire
chronique laissant après elle des taches pigmentées* et qui paraît
spéciale à la première enfance ; en effet, dans 19 cas réunis par
Colcott Fox (2), elle a toujours débuté dans les six premiers mois de
la vie et quelquefois dès les premiers jours après la naissance.
Beatty (3) en a cité depuis lors deux exemples qui ne se sont montrés
qu'à onze et douze ans chez deux frères. Cette affection est assez rare,
car P. Raymond (4), recueillant tous les cas publiés avant 1888, n'en
a trouvé que vingt-neuf, auxquels nous pouvons en ajouter neuf
autres (5).

L'urticaire pigmentée atteint plus souvent les garçons que les
filles et se manifeste chez des enfants jusque-là parfaitement sains.

La maladie débute sans prodromes par une éruption de taches
d'un rouge clair, de dimensions variables, pouvant atteindre plusieurs
centimètres, sur lesquelles se développent bientôt des élevures très
proéminentes, d'un rouge intense, ou parfois des papules blanches
analogues à celles de l'urticaire vulgaire. Au bout de quelques
heures ou de quelques jours, l'éruption prend une coloration brune
et devient moins proéminente; elle se décolore, laissant à sa place
des plaques plus ou moins saillantes, d'une coloration le plus souvent
jaunâtre, café au lait, rappelant les taches du pityriasis versicolor.
Ces plaques, dont les dimensions varient de quelques millimètres à
quelques centimètres, ont souvent la forme d'un pois ou d'un haricot;
la peau paraît indurée à leur niveau; elles sont généralement plus
foncées et plus étendues sur le tronc qu'à la tête et aux extrémités, et

(1) Nettleship, *Brit. Med. Journ.*, 18 sept. 1869.
(2) Colcott Fox, *Med. Chir. Transact.*, 1883, t. LXVI, p. 339.
(3) Beatty, *Dublin Journ. of med. Sc.*, 1884, p. 503.
(4) Raymond, *Thèse de Paris*, 1888.
(5) Deligny, *Union médicale*, 26 avril 1888. — Mibelli, *Lo Sperimentale*, avril
1888, p. 352. — Wickham et Thibault (2 cas), *Annales de dermat.*, 1888, p. 634. —
Elsenberg, *Vierteljahrsschr. für Dermat. und Syph.*, 1888, n° 3. — Doutrelepont,
*Berl. klin. Woch.*, 4 nov. 1889 — Stelwagon, *Amer. Journ. of med. Sc*, déc. 1889,
p. 594. — Feulard, *Ann. de dermat.*, 1893, p. 861. — Jacquet, *Revue méd. des mal.
de l'enf.*, 1899, p. 284.

sous l'influence de la chaleur, des cris, du froid, elles se colorent vivement, deviennent parfois cyanotiques ; elles se décolorent au contraire sous la pression du doigt ; une friction à leur niveau peut ramener l'état urticant ; sous l'influence de vives poussées, on voit se développer parfois de petites bulles. Dans quelques cas, l'état urticant fait défaut ou est très peu accusé (Wickham et Thibault), et on n'observe que des taches.

L'éruption peut occuper toutes les parties du corps ; le plus souvent on l'observe sur le tronc, le ventre, le dos, les membres, parfois au cou, à la face, au cuir chevelu (Feulard) (1) ; elle est rare à la plante des pieds et à la paume des mains. Dans deux cas on l'a rencontrée dans la bouche, au voile du palais et au pharynx. Elle est parfois discrète, d'autres fois si confluente qu'il reste à peine entre les plaques des espaces non colorés, la peau est comme truitée ou tigrée par de larges taches brun foncé.

L'urticaire pigmentée procède par poussées successives qui se renouvellent souvent pendant des semaines, des mois et même des années ; un trouble de la nutrition, une émotion morale, peuvent provoquer parfois leur apparition. Plus les poussées sont fréquentes, plus les plaques sont nombreuses. La maladie, une fois constituée par une série de poussées, ne progresse plus, mais peut persister pendant un temps fort long, puis peu à peu les poussées s'éloignent, la coloration des plaques diminue ; c'est par les plaques des extrémités que l'amélioration paraît débuter. Ce n'est qu'après des années que la guérison peut être considérée comme complète ; dans la plupart des cas cités, la maladie était encore en évolution. L'urticaire pigmentée ne laisse, après la guérison, d'autres traces de son passage que de petites cicatrices consécutives aux ulcérations qui résultent parfois de l'excoriation des bulles (P. Raymond). Pendant toute sa durée, elle ne paraît affecter en aucune façon l'état général de l'enfant.

La nature de l'urticaire pigmentée est encore diversement interprétée, et il est douteux qu'elle soit la même que celle de l'urticaire ordinaire. Les recherches histologiques paraissent établir qu'elle est due à l'infiltration du derme par des cellules spéciales, les *mastzellen* d'Ehrlich.

La plupart des agents thérapeutiques ont échoué contre cette affection. Raymond rapporte qu'on a obtenu, dans certains cas au moins, de bons résultats contre les poussées congestives par l'emploi de la belladone, de la valériane, du sulfate et du bromhydrate de quinine ; contre les démangeaisons, on prescrira des lotions avec une solution camphrée, chloroformée ou phéniquée. Burkley et Deligny ont employé avec avantage des onctions avec une pommade renfermant 4 grammes d'hydrate de chloral et 4 grammes de camphre pour

(1) Feulard, *Ann. de dermat.*, 1885, p. 155.

30 grammes d'axonge. L'action des bains chauds paraît être plutôt nuisible.

## ZONA.

Le zona (*herpes zoster*) s'observe assez souvent dans le jeune âge ; d'après Bohn (1), il peut survenir même chez les nouveau-nés. Cet auteur, réunissant 175 cas de zona observés par lui et par Baerensprung, en compte 59 chez les enfants. L'éruption suit le plus souvent le trajet d'un des nerfs intercostaux, mais elle a été rencontrée également dans d'autres régions. Henoch a rapporté un cas de zona du membre supérieur chez une petite fille de dix-huit mois ; l'un de nous a observé chez un petit garçon tuberculeux de treize ans et demi un zona qui s'étendit à toutes les branches antérieures du plexus cervical superficiel. Sur 86 cas de zona ophtalmique recueillis par A. Hybord (2), 7 sont relatifs à des sujets âgés de moins de dix ans. Lorsque le zona ne se manifeste que par un seul groupe d'herpès ou ne s'accompagne d'aucune névralgie, ce qui est habituel chez les enfants [Mettenheimer (3), Comby (4)], il peut être facilement méconnu.

## ÉRYSIPÈLE.

L'érysipèle n'est pas une affection fréquente dans la seconde enfance, Rilliet et Barthez n'ont pu en recueillir que neuf exemples à l'hôpital et un très petit nombre en ville, observés la plupart chez des jeunes filles voisines de l'âge de la puberté. L'érysipèle se montre généralement à la face ; souvent il paraît être provoqué par une éruption impétigineuse du nez ou de la lèvre supérieure. Ses symptômes sont les mêmes que chez l'adulte ; il provoque rarement une réaction fébrile vive et ne prend pas le plus souvent une grande extension ; cependant on l'a vu dans quelques cas envahir toute la surface cutanée. Il se termine presque toujours favorablement. Descroizilles (5) a vu chez un garçon de quatorze ans un érysipèle du cuir chevelu et de la face se compliquer d'une endocardite.

L'érysipèle des nouveau-nés sera décrit plus loin (Voir *Maladies des nouveau-nés*).

## ECZÉMA.

L'eczéma proprement dit est commun dans l'enfance, principalement à la face et au cuir chevelu.

Rilliet et Barthez ont signalé, particulièrement chez les enfants à la

(1) Bohn, dans Gerhardt, *Handbuch der Kinderkr.*, Nachtrag, 1883, p. 184.
(2) A. Hybord, *Thèse de Paris*, 1872.
(3) Mettenheimer, *Jahrb. für Kinderheilk.*, 1888, t. XXVIII, fasc. 1.
(4) Comby, *Revue mens. des mal. de l'enf.*, 1889, p. 487.
(5) Descroizilles, *Revue mens. des mal. de l'enf.*, 1887, p. 529.

mamelle, l'existence d'un eczéma généralisé débutant par le visage et envahissant toute la surface cutanée. Cette affection s'accompagne de vives démangeaisons qui, faisant perdre aux enfants le repos et le sommeil, entravent la nutrition; elle est souvent très rebelle; dans un cas, la maladie, qui avait débuté à l'âge de cinq mois, n'était pas encore guérie à quatorze ans. L'eczéma généralisé est souvent héréditaire, nous en avons observé plusieurs exemples. Il guérit avec l'âge, mais les récidives sont fréquentes. Nous avons déjà signalé, (p. 861 et 872) les complications rénales (néphrite parenchymateuse, hématurie) qu'il peut présenter et qui sont relativement rares; il en est de même de la bronchite et de l'asthme, qui peuvent aussi l'accompagner.

Le traitement de l'eczéma généralisé de la première enfance nous a toujours paru difficile. Les règles les plus importantes à observer sont les suivantes :

1. L'eczéma provenant le plus souvent d'un vice dans la digestion, on recherchera, dans chaque cas particulier, quel est le point fautif dans l'alimentation du nouveau-né. Y a-t-il dilatation de l'estomac avec flatulence et tendance à la constipation, il faut diminuer la quantité de lait prise à chaque repas, que l'enfant soit au sein ou au biberon, et proscrire tout autre aliment que le lait. Si la nourrice peut être incriminée, il faut la changer. On assurera la liberté du ventre par de légers purgatifs ou des lavements.

2. Si, malgré une bonne hygiène, la maladie persiste, ce qui est souvent le cas dans l'eczéma héréditaire, on essayera, suivant les conseils d'Unna, l'*ichtyol*, donné quotidiennement à la dose de deux gouttes (soit six gouttes du mélange suivant : ichtyol, 2,0 ; eau de cannelle, 4,0, administrées en trois fois avant les repas).

3. Parfois le séjour au bord de la mer aura une heureuse influence et coïncidera avec la disparition de l'eczéma.

4. Chez des enfants d'un certain âge, on prescrira avec avantage l'*arsenic* à petites doses (une cuillerée à dessert deux fois par jour, après les repas, du sirop suivant : arséniate de soude, 0,01 ; sirop de gentiane, 100,0).

## PRURIGO.

Le prurigo simple atteint quelquefois les enfants sales et misérables; il est caractérisé par une éruption de papules légèrement saillantes qui sont le siège d'une démangeaison plus ou moins vive. D'après Klemm, le prurigo s'observe chez les enfants, surtout entre deux et quatre ans, et ne s'accompagne pas d'un prurit aussi intense que chez l'adulte. Ce prurigo bénin (*prurigo mitis*) nous paraît devoir être rapproché de la maladie décrite par Hardy sous le nom de *strophulus prurigineux*, qui sévit particulièrement pendant les chaleurs de l'été chez les enfants placés dans de mauvaises conditions de nour-

riture et de logement. Il a une grande tendance à récidiver chez les
petits scrofuleux et s'accompagne alors d'un épaississement lichénoïde de la peau, marqué surtout à la face externe des membres. Il
est quelquefois l'origine d'un prurigo qui persiste toute la vie (*prurigo d'Hebra*).

L'usage externe d'une pommade au goudron, l'arsenic à l'intérieur,
constituent le meilleur traitement du prurigo chez les jeunes sujets ;
une solution de chloral à 4 ou 5 pour 100 dans la glycérine nous a
paru le topique le plus efficace contre les démangeaisons ; on peut
l'employer pure ou mélangée d'eau, suivant l'âge et l'étendue de la
surface malade ; dans les cas où le prurit est très vif et limité à une
région restreinte, on prescrira des lotions de sublimé. Jacquet recommande dans les cas de prurit chronique troublant le sommeil, qu'il
soit dû au prurigo ou à l'urticaire, l'emploi des douches chaudes
suivi d'un enveloppement ouaté. Les soins hygiéniques contribuent
beaucoup aussi à la guérison de la maladie. Les bains de mer nous
ont donné parfois d'excellents résultats dans les cas de prurigo récidivant de date ancienne.


### DERMATITE HERPÉTIFORME DE DÜHRING.

Unna a décrit, sous le nom d'*hydroa puerorum*, une maladie qui n'est
qu'une variété de la dermatite herpétiforme de Dühring. Thilliez (1)
insiste sur le fait que, dans le jeune âge, cette maladie est souvent
héréditaire, débutant dans la première enfance, s'observant chez plusieurs enfants de la même famille ; la plupart des malades sont des
nerveux ou des descendants de névropathes. Les garçons sont plus
souvent atteints que les filles.

Dans la majorité des cas, le début a lieu dans les six premiers mois
de la vie.

Les prodromes de l'éruption sont plus accentués chez l'enfant que
chez l'adulte ; ils consistent en un malaise accompagné d'abattement,
d'insomnie, de troubles digestifs et parfois de secousses convulsives.

L'éruption est caractérisée par une série de taches érythémateuses
à la périphérie desquelles se montrent des vésicules. L'érythème
l'emporte chez l'enfant sur les autres lésions élémentaires de cette
dermatite polymorphe ; les taches rouges qui peuvent s'étendre au
visage sont plus développées sur le tronc et les membres et peuvent
parfois former de vastes placards. Les vésicules sont habituellement
isolées, en nombre restreint et ne forment pas des groupes éruptifs
aussi nets que chez l'adulte. L'éruption est prurigineuse ou douloureuse. Thilliez insiste sur la *pigmentation de la peau*, qui est très
marquée chez l'enfant et qui s'accompagne souvent à la longue d'un

______

(1) Thilliez, *Thèse de Paris*, 1895.

épaississement cutané considérable, simulant au premier abord l'ichtyose.

La maladie procède par poussées successives, irrégulières comme époques d'apparition et comme intensité, et qui sont séparées par des intervalles de calme relatif. Elles paraissent influencées par les émotions morales et parfois aussi par l'alimentation carnée. Elles sont plus fréquentes en été qu'en hiver.

Ces poussées, qui se continuent pendant toute l'enfance, s'atténuent avec l'âge; elles perdent en particulier leur caractère bulleux et disparaissent parfois complètement à l'âge de la puberté (cas d'Unna, de Vidal).

Thilliez a retrouvé dans le sang d'un de ses petits malades une augmentation des leucocytes éosinophiles, fait qui a été signalé chez l'adulte.

Le traitement sera à la fois général et local. A l'intérieur, l'arsenic, employé sous la forme de liqueur de Fowler, peut être administré progressivement jusqu'à la dose de dix gouttes par jour. On aura soin d'interrompre toujours le traitement au bout de deux ou trois semaines pour prévenir une intoxication. Le traitement local conseillé par Dühring et qui paraît calmer le mieux le prurit, consiste dans des frictions générales avec une *pommade au soufre*, contenant de 4 à 8 grammes de soufre pour 30 grammes d'axonge ou de vaseline.

## GALE.

La gale est une affection parasitaire qui se rencontre souvent chez les enfants vivant dans un milieu malpropre ; elle se développe toujours par contagion et débute sur les parties exposées aux contacts extérieurs.

Chez les nouveau-nés confiés à des femmes atteintes de gale, l'acarus s'attaque en premier lieu aux pieds ou au bas des jambes qui sont en rapport avec les bras de la nourrice; plus tard, lorsque les cuisses et les fesses ne sont plus enveloppées de linges, c'est sur ces parties qu'on remarquera en premier lieu les sillons caractéristiques de la gale. Chez les enfants qui ne sont plus portés, la maladie débute en général par son lieu d'élection, c'est-à-dire entre les doigts. La gale se complique souvent d'éruptions secondaires, telles que l'eczéma et l'ecthyma. Elle peut provoquer en particulier chez les jeunes enfants des éruptions eczémateuses sur le tronc, tandis que les mains restent plus ou moins indemnes. Dans ce cas, la gale pourra être facilement méconnue; on la distinguera cependant de l'eczéma simple par l'intensité du prurit, la variété plus grande des lésions élémentaires de l'éruption (papules, vésicules, pustules), et surtout par la présence des sillons et la contagiosité de l'affection.

Le traitement consistera en bains sulfureux ou mieux en une friction prolongée de tout le corps avec la pommade d'Helmerich, précédée d'un bain savonneux. Les frictions avec le baume du Pérou, avec le styrax liquide additionné d'un quart d'huile et avec la pommade au naphtol (Kaposi) donnent également de bons résultats dans le traitement de la gale. Cette dernière préparation n'est pas exempte de danger chez les très jeunes enfants, surtout si la surface à frictionner est considérable. A cet âge, nous n'employons que le styrax ou le baume du Pérou qui sont moins irritants que la pommade d'Helmerich. Lorsque la maladie se complique d'éruptions secondaires, on traitera d'abord celles-ci par les bains et les applications émollientes.

### PHTIRIASE.

La phtiriase du cuir chevelu (*poux de tête*) est très commune chez les enfants pauvres et mal tenus ; l'école est souvent la source de la contagion.

La pédiculose, outre le prurit qu'elle occasionne, peut amener des complications nombreuses ; les plus fréquentes sont l'impétigo granulata du cuir chevelu, l'eczéma par grattage de la nuque et, chez les enfants lymphatiques, les abcès du cuir chevelu et les adénites cervicales. Aubert a démontré par des pesées précises que l'impétigo pédiculaire est parfois à lui seul une cause de dépérissement; dès que l'enfant en est guéri, il retrouve le sommeil, il reprend son teint normal et augmente de poids (Dubreuilh) (1).

Nous avons mentionné déjà (p. 528) le cas d'un enfant chez lequel les poux de corps paraissent avoir été la cause de convulsions.

Le traitement de la phtiriase commencera par la coupe des cheveux, puis ceux-ci seront nettoyés avec un peigne trempé dans du vinaigre, ce qui les débarrassera des lentes.

On détruira les poux par l'emploi d'un mélange à parties égales d'huile de pétrole de lampe et d'huile d'olives, dont on enduira les cheveux le soir en les recouvrant ensuite d'un bonnet, et on procédera le lendemain matin à un savonnage à l'eau de Panama ou au savon de soufre à 1 pour 10. Il suffit de répéter cette simple opération deux ou trois soirs de suite pour tuer tous les parasites (Dubreuilh). On a préconisé également le saupoudrage du cuir chevelu à la poudre de staphisaigre, les pulvérisations à la teinture de cévadille qui ne sont pas sans danger, les frictions à l'onguent gris ou au baume du Pérou (1 pour 10 d'axonge).

La prophylaxie consistera dans la désinfection des chapeaux et des oreillers, ainsi que dans l'isolement d'avec les enfants atteints de pédiculose.

_______

(1) Dubreuilh, *Traité des mal. de l'enf.*, 1898, t. V, p. 567.

## ECTHYMA TÉRÉBRANT.

L'ecthyma térébrant infantile (Fournier) est une maladie spéciale à la première enfance. Elle est une des complications des entérites et de l'athrepsie du premier âge, chez les sujets sales et mal tenus; néanmoins Lailler et Fournier en ont observé quelques cas chez des enfants bien portants.

Après deux ou trois jours de prodromes caractérisés par de la courbature et des troubles digestifs, on voit apparaître sur les membres inférieurs, aux fesses ou à l'hypogastre, une éruption de papules, qui se transforment rapidement en vésico-pustules. L'épiderme se rompt bientôt spontanément ou sous l'influence du grattage et l'on voit se produire, en lieu et place de la pustule, une ulcération sanieuse qui tend à gagner en profondeur. L'aspect de la région malade est alors caractéristique, elle est d'un rouge sombre et livide et criblée d'ulcérations arrondies, qui semblent taillées à l'emporte-pièce.

L'ecthyma térébrant peut donner lieu parfois à des erreurs de diagnostic par sa ressemblance avec le chancre simple ou le chancre syphilitique (*variété chancriforme* de Fournier). Par sa marche centrifuge, il peut simuler aussi les syphilides pustulo-ulcéreuses circinées.

Lascoronsky (1) rapporte quelques cas de complications phagédéniques graves de cette affection, pouvant mettre à nu les os. Ainsi un enfant, traité dans le service de Lailler, présentait une ulcération large comme la paume de la main, qui, pénétrant profondément, avait amené la dénudation partielle du fémur et déterminé la mort du petit malade. Ces formes gangreneuses foudroyantes sont heureusement rares ; nous n'en avons jamais observé.

Le streptocoque, qui est le microbe pathogène habituel de l'ecthyma (Balzer et Griffon) (2), a été trouvé plusieurs fois dans le contenu des pustules ou des ulcérations de l'ecthyma térébrant. Ehlers (3) y a constaté deux fois la présence du bacille pyocyanique à l'état pur. Triboulet (4) a pu extraire le même microbe soit des ulcérations cutanées, soit du sang du cœur et des viscères après la mort chez un enfant de dix mois atteint de la même maladie.

Le pronostic n'est pas nécessairement grave, quand l'enfant peut être bien alimenté et guéri de son affection gastro-intestinale, surtout quand l'état général est relativement bon.

Le meilleur traitement local consiste à aseptiser les surfaces ulcérées par un lavage avec une solution de sublimé à 1 pour 5 000 suivi d'un saupoudrage à la poudre d'iodoforme.

(1) G. Lascoronsky, *Thèse de Paris*, 1899.
(2) Balzer et Griffon, *C. R. de la Soc. de biologie*, 1897.
(3) Ehlers, *Hosp. Tid.*, 1890, t. VIII, p. 507.
(4) Triboulet, *Bull. de la Soc. anat.*, 1891, p. 703.

## GANGRÈNE DE LA PEAU.

**La gangrène symétrique des extrémités**, appelée aussi *maladie de Raynaud* (1), est rare à tout âge ; elle a été observée chez l'enfant. Maugue (2) en cite trois cas dans la première année, et trois dans la seconde année. Cette affection, qui siège le plus souvent aux dernières phalanges des orteils ou des doigts, est occasionnée par le froid. Bouchez (3) la considère comme la seconde période des engelures, ce que nous ne pouvons admettre vu la différence considérable de fréquence qui existe entre ces deux maladies.

Nous donnons comme exemple de cette affection une observation de Besson (4) relative à une petite fille de sept mois, qui présentait depuis trois semaines une teinte violette aux extrémités du médius et de l'annulaire des deux mains, teinte qui s'exagérait parfois en même temps qu'il survenait des crises douloureuses. Bientôt on observa sur la main de petites escarres noirâtres, sèches, entourées de phlyctènes et d'un œdème dur. Les parties malades furent pansées avec de l'ouate après avoir été baignées dans du vin aromatique tiède. On administra en même temps à l'enfant de l'extrait de belladone, à la dose de 4 milligrammes par jour, qui fut augmentée jusqu'à la dose quotidienne de 18 milligrammes. Cette dose, qui ne fut jamais dépassée, n'occasionna aucun phénomène d'intoxication, et fit disparaître dès le quatrième jour les crises douloureuses. Au bout de trois semaines, les tissus avaient repris leur coloration normale autour des lésions, dont la réparation s'effectuait rapidement. Au bout de deux mois environ, les doigts avaient retrouvé leur aspect normal, et il ne restait comme traces de la maladie, que deux petites cicatrices déprimées et blanches. Il n'y eut pas de rechute. De Rham (5) a observé chez une petite fille de huit ans, très anémique, un cas de la même affection qui se termina par la nécrose de plusieurs orteils et de la troisième phalange de quelques-uns des doigts.

**La gangrène de la peau disséminée** avait été déjà décrite chez les nouveau-nés par Billard (6), par Richter (7), par Bouley et Caillaut (8). Cette maladie a été dans ces dernières années le sujet de nombreux travaux, parmi lesquels nous citerons la monographie de M. Caillaud (9). On trouve déjà dans les anciens auteurs une description de cette affection sous le nom de *rupia escharotica* sous lequel nous l'avons décrite dans nos précédentes éditions.

(1) M. Raynaud, *Thèse de Paris*, 1862.
(2) C. Maugue, *Thèse de Paris*, 1895.
(3) Bouchez, *Thèse de Paris*, 1892.
(4) Maugue, *loc. cit.*, obs. II.
(5) De Rham, *Rev. méd. de la Suisse rom.*, 1897, p. 574.
(6) Billard, *Traité des maladies des nouveau-nés*, 1828, p. 164.
(7) Richter, traduit in *L'Expérience*, 1838.
(8) Bouley et Caillault, *Gaz. méd. de Paris*, 1852, p. 410.
(9) M. Caillaud, *Revue mens. des mal. de l'enf.*, 1897, p. 1 et 134.

La gangrène disséminée s'observe surtout dans la première enfance, et même jusqu'à cinq ans, chez des sujets débilités ou comme complication d'une maladie infectieuse telle que la rougeole, la tuberculose, la fièvre typhoïde, le paludisme, etc. Demme (1) l'a vue survenir sur des papules d'érythème noueux, Martin de Gimard (2) sur des taches de purpura, Hutchinson comme complication des vésicules de la varicelle (Voir p. 136) ou de la vaccine, Gastou et Canuet (3) dans le cours de l'impétigo.

La gangrène peut être primitive ou survenir secondairement sur une surface cutanée dénudée (vésicatoire). Dans le premier cas, on voit se produire des vésicules ou des bulles remplies d'un liquide louche et qui se transforment en pustules ; celles-ci s'affaissent ou s'ouvrent vers le quatrième jour, et on aperçoit à leur centre une escarre noire ou brune adhérente, entourée d'un empâtement livide, dur et rouge des tissus voisins. Il se produit un travail d'élimination qui amène la chute de l'escarre et laisse à sa place une ulcération à bords taillés à pic, à fond grisâtre et sanieux lorsque la gangrène a une évolution fatale, rouge et bourgeonnante lorsque la maladie tend vers la guérison. Dans ce dernier cas, il se forme des cicatrices persistantes, qui sont parfois prises à tort pour les stigmates de la syphilis.

La gangrène disséminée siège principalement sur le tronc ou à la partie supérieure des cuisses ; on l'a constatée aussi au cuir chevelu ; elle respecte généralement les extrémités.

Son évolution s'accompagne habituellement de troubles généraux caractérisés, tantôt par une fièvre intense, tantôt par de l'hypothermie ; on observe en même temps de la diarrhée et une prostration considérable des forces. L'urine est souvent albumineuse et renferme parfois du sucre.

La marche de la maladie est habituellement rapide. Dans les cas favorables, la chute des escarres se produit en huit ou quinze jours, et la formation des cicatrices est achevée du trentième au quarantième jour (M. Caillaud). La mort survient dans la moitié des cas au bout d'une à deux semaines, soit par l'adynamie déterminée par la gangrène, soit à la suite de complications, telles que la broncho-pneumonie, une arthrite purulente, l'endocardite, etc.

La nature infectieuse de la gangrène disséminée est incontestable ; c'est une maladie contagieuse, qui procède souvent par épidémies, surtout dans les milieux hospitaliers. Demme a extrait des bulles gangreneuses un bacille dont les cultures inoculées au cobaye ont reproduit la gangrène multiple ; Gastou et Canuet, ainsi que Hulot, ont incriminé le staphylocoque doré. Il faut admettre en outre, pour

---

(1) Demme, *Fortschritt der Med.*, 1887.
(2) Martin de Gimard, *Thèse de Paris*, 1888, obs. VIII et X.
(3) Gastou et Canuet, in *Revue mens. des mal. de l'enf.*, 1896, p. 549.

le développement de la gangrène, une prédisposition créée par une maladie antérieure et la débilitation du sujet.

La prophylaxie s'impose pour la gangrène de la peau, comme pour le noma ; il faut isoler avec soin les petits malades.

Le traitement antiseptique a souvent réussi à arrêter le processus morbide. On pourra plonger l'enfant un instant dans un bain sublimé (1,0 à 2,0 pour un bain de 50 à 60 litres) ; quand les plaies sont multiples, on les pansera avec des compresses humides antiseptiques, et quand l'escarre sera tombée, on saupoudrera l'ulcération d'iodoforme. A ce moment, un lavage au vin aromatique activera le travail d'élimination. On administrera à l'intérieur une potion au quinquina et une nourriture fortifiante, appropriée à l'âge de l'enfant.

### PITYRIASIS.

Le **pityriasis** alba ou séborrhée du cuir chevelu est une maladie très fréquente chez l'enfant. Elle se présente sous trois formes différentes, la *séborrhée concrète* des nourrissons, qu'un préjugé déplorable et fréquent dans nos campagnes fait respecter et transforme ainsi en une calotte qui nuit au développement de la chevelure et peut devenir le point de départ de complications eczémateuses ou impétigineuses, la *séborrhée grasse* ou teigne amiantacée de la seconde enfance, la *séborrhée sèche* ou pityriasis alba proprement dit, qui est la cause la plus fréquente de l'alopécie chez les enfants chétifs ou convalescents de maladies infectieuses.

Nous ne parlerons que du traitement de ces affections qui consiste pour la séborrhée concrète en onctions avec l'huile de foie de morue et en lavages savonneux à l'eau tiède. Pour la séborrhée grasse, qui est parfois très rebelle, il faut y joindre l'emploi du *soufre*, soit en pommade à 1 pour 20, soit en lotions ; Brocq recommande de se servir pour celles-ci du polysulfure de potassium liquide (1 partie de polysulfure solide pour 2 parties d'eau) dont on met de 10 à 50 gouttes dans un quart de verre d'eau chaude avec quelques gouttes de teinture de benjoin.

Le traitement de la forme sèche se fait d'après les mêmes principes : décapage des écailles furfuracées par l'huile de foie de morue et le savon, pommade soufrée, et, dans les cas rebelles, pommade à l'huile de bouleau blanc (*oleum rusci*) à 1 pour 5, ou à l'acide salicylique à 1 pour 50.

Le **pityriasis** rosea de Gibert est une éruption pseudo-exanthématique, qui a été observée non seulement à l'âge adulte, mais aussi dans la seconde enfance, et qui n'a d'importance qu'au point de vue du diagnostic, puisqu'on peut le confondre avec certaines éruptions syphilitiques, avec l'herpès circiné parasitaire ou avec l'eczéma séborrhéique du tronc, causé souvent par le port de la flanelle. L'éruption siège habituellement sur le tronc ; elle disparaît au bout de six semaines à deux mois et n'a aucune gravité.

Le **pityriasis versicolor** est une maladie parasitaire déterminée par un champignon, le *Microsporon furfur* (Eichstedt) ; son évolution est chronique et peut durer des années si elle n'est pas combattue ; cette affection n'a guère été observée dans l'enfance, où elle est rare, avant l'âge de six, sept ou huit ans ; elle se présente alors avec son aspect caractéristique de taches brunes café au lait, formant des archipels irréguliers sur la partie supérieure du thorax.

Sabouraud (1) a observé chez un nourrisson un type aberrant constitué par un érythème pityriasique à éléments rouges et circinés qui avait été pris pour une syphilide secondaire et dont la nature fut reconnue par la constatation sur la peau de la présence de spores de *Microsporon furfur* en quantité prodigieuse.

Cette maladie légèrement prurigineuse et sans gravité cède toujours à des lotions de sublimé (liqueur de Gowland) ou même à quelques bains sulfureux.

### PSORIASIS.

Le psoriasis est rare chez les jeunes sujets ; il s'observe cependant quelquefois dans la seconde enfance sous la forme discrète de *psoriasis guttata*, et ne présente pas à cet âge une prédominance aussi marquée dans le sexe masculin que chez l'adulte ; c'est alors presque toujours une maladie héréditaire ou familiale. Rille (2) en a signalé un cas chez un nouveau-né.

Loin d'affecter la santé générale, cette dartre s'observe volontiers chez des enfants vigoureux et sanguins. Elle nous a paru moins rebelle chez l'enfant que chez l'adulte. Le traitement habituel au savon noir et à l'huile de cade fait rapidement disparaître les poussées. Nous considérons le traitement interne par l'*arsenic* comme indiqué pour empêcher les récidives. La cure aux bains de Louèche a été également très recommandée. Kissel (3) a vu disparaître une éruption psoriasique du cuir chevelu chez un enfant à la suite d'un traitement par des pastilles de 0,15 de corps thyroïde, données à la dose progressive de deux à six par jour.

### TUBERCULOSES CUTANÉES.

Nous ne décrirons ici ni la tuberculose verruqueuse, que nous n'avons jamais vue chez l'enfant, ni les gommes scrofuleuses de la peau, qui appartiennent à la chirurgie infantile.

(1) Sabouraud, *Traité des mal. de l'enf.*, 1898, t. V, p. 664.
(2) Rille, *Soc. de méd. de Vienne*, 17 mai 1895.
(3) Kissel, *Soc. de méd. des enfants de Moscou*, 8 déc. 1895.

Le lichen scrofulosorum (Hebra) est presque exclusivement une maladie de l'enfance et de l'adolescence.

Nous l'avons observé chez un jeune garçon sur les côtés du tronc sous la forme typique de petites papules jaunâtres non prurigineuses.

Lefebvre (1) rattache à la même affection une éruption du visage caractérisée par des papules acnéiformes présentant un petit orifice béant visible au-dessous du capuchon squameux qui recouvrait la petite papule et laissant une cicatrice froncée après la guérison ; il propose pour cette affection le nom de *folliclis tuberculeux*.

Haushalter (2) a réussi à prouver la nature tuberculeuse du lichen scrofulosorum par l'inoculation positive au cobaye. Les réactions typiques obtenues avec les injections de tuberculine dans 14 cas par Jadassohn (3) sont également une preuve en faveur de la dénomination d'Hebra.

Le lupus, maladie à évolution lente, dont la nature tuberculeuse a été établie par la constatation du bacille tuberculeux dans les tissus atteints par cette affection, débute presque toujours dans l'enfance ou l'adolescence.

Le *lupus hypertrophique* est la forme de la maladie la plus communément observée dans le jeune âge. Cette affection se manifeste presque toujours au visage et commence par la formation dans l'épaisseur de la peau de tubercules peu saillants, indolents et d'une coloration rougeâtre ; ces tubercules, en général assez nombreux, s'étendent peu à peu et peuvent occuper toute la face. La peau et le tissu cellulaire sous-jacent deviennent le siège d'un engorgement général ; le visage présente alors une bouffissure caractéristique et est parsemé de taches rougeâtres mêlées de quelques points blancs dus à la résorption de tubercules qui se cicatrisent sans s'ulcérer (Cazenave) ; les lèvres sont généralement gonflées. Quelquefois le lupus se propage au pavillon de l'oreille ou bien il se complique d'ectropion, d'épiphora, d'oblitération des narines ; il en résulte un aspect hideux de la face. Le lupus hypertrophique est en général une affection de longue durée, qui peut persister pendant toute la vie.

Besnier (4) a observé un cas de *lupus tuberculeux disséminé* sur un grand nombre de points de la surface cutanée chez une petite fille de quatre ans qui avait été atteinte de rougeole trois mois auparavant, et Philippson (5) a constaté une éruption analogue chez deux enfants à la suite de la scarlatine.

Le traitement général du lupus est celui de la scrofule. Le traitement local consiste en badigeonnages avec la teinture d'iode ou en

(1) Lefebvre, *Thèse de Nancy*, 1898.
(2) Haushalter, *Soc. de méd. de Nancy*, 27 mai 1896.
(3) Jadassohn, *Arch. für Dermat. und Syphil.*, 1890, t. XXXVII, p. 250.
(4) Besnier, *Ann. de dermat.*, 1889, p. 32.
(5) Philippson, *Berl. klin. Woch.*, 1892, p. 358.

frictions avec la pommade à l'iodure de soufre (axonge 30 grammes,
iodure de soufre 1 gramme) ou à l'iodure de mercure (axonge
30 grammes, protoiodure de mercure 1 gramme), ou en applications
de compresses imbibées d'une solution de sublimé au millième (Doutrelepont) (1). La scarification linéaire (Vidal), qui a donné des succès,
est abandonnée aujourd'hui par crainte de l'infection du sang par le
bacille. Dans les cas rebelles, on devra recourir au raclage avec la
cuiller de Bruns suivi de la cautérisation au thermocautère ou au
chlorure de zinc. Besnier a préconisé l'ignipuncture, qui peut être
rendue indolore par l'emploi de la cocaïne.

**L'impétigo rodens** (*scrofulide pustuleuse*) n'est probablement qu'une
forme du lupus, assez fréquente chez les enfants atteints de scrofule
grave. Il débute par une éruption de petites pustules agminées qui
se montrent au visage, le plus souvent au voisinage du nez, quelquefois même dans l'intérieur des narines. Ces pustules se transforment
rapidement en croûtes quelquefois blanches ou jaunâtres, mais le
plus souvent noirâtres et colorées par du sang. Lorsque les croûtes
se détachent ou sont arrachées, on trouve au-dessous d'elles des
ulcérations plus ou moins étendues, peu profondes, à bords irréguliers, à fond rouge pâle et blafard, sécrétant un liquide ichoreux.
L'impétigo rodens ne s'accompagne ni de douleurs, ni de démangeaisons. Sa durée est généralement assez longue. La guérison succède
quelquefois directement à la chute des croûtes ; on trouve alors au-
dessous de celles-ci une cicatrice toute formée, d'une teinte violacée,
mais qui pâlit peu à peu ; d'autres fois, au contraire, les ulcérations
prennent une marche envahissante, détruisent sur une certaine
étendue les parties molles de la face et pénètrent jusqu'aux os, qu'elles
respectent cependant presque toujours. La maladie ne guérit alors
qu'en laissant au visage des cicatrices difformes.

L'impétigo rodens est souvent difficile à distinguer de la *syphilide
pustulo-crustacée ;* les antécédents, les symptômes concomitants et les
effets d'un traitement antisyphilitique éclaireront mieux le diagnostic
que l'aspect des lésions ; cependant, dans l'impétigo rodens, les pustules et les cicatrices présentent en général une teinte bleuâtre assez
différente de la coloration cuivrée des tubercules syphilitiques.

Le traitement général a été indiqué à propos de la scrofule ; les
applications de teinture d'iode ou de poudre d'iodoforme constituent
le meilleur traitement local.


### MALADIES RARES.

La **sclérodermie** est une maladie rare à tout âge. Bohn (2) admet
qu'un quart des cas publiés appartient à l'enfance ; 6 d'entre eux ont

(1) Doutrelepont, *Monatshefte für prakt. Dermatol.*, 1884, n° 1.
(2) Bohn, *Gerhardts Handb.* Nachtrag, 1883, p. 240.

été signalés dès les premiers mois et on peut admettre que deux fois la maladie était congénitale. Haushalter (1) a observé la sclérodactylie chez deux sœurs, la sclérodermie en plaques disséminées chez une fille de onze ans, la morphée du front chez une fille de douze ans et un cas de sclérose atrophique en placards chez une fillette de sept ans.

Il existe chez les nouveau-nés une forme spéciale de sclérodermie caractérisée par l'apparition de placards sur le tronc, qui guérissent en général en quelques mois par résorption, plus rarement par atrophie cutanée. Cruse (2) en a décrit quatre cas et Neumann (3) un cas chez des enfants âgés de quelques semaines.

Le **lichen plan** ou maladie de Wilson n'est pas une maladie de l'enfance. Néanmoins Colcott Fox (4) en a décrit une forme spéciale chez les enfants dans la première année, surtout chez ceux qui sont chétifs ou rachitiques. Il s'agit d'une éruption disséminée sur le tronc et les membres et même sur la face, de papules grosses comme des têtes d'épingle, brunâtres ou violacées à sommet plat, lisse, luisant et souvent ombiliqué. Le prurit, quelquefois très marqué, peut faire d'autres fois défaut. L'éruption se fait en général en quelques semaines et dure quelques mois.

**L'éléphantiasis des Arabes** a été observé par Moncorvo (5) au Brésil chez des enfants ; il était congénital dans 12 cas et acquis dans 44 cas. D'autres auteurs ont rapporté quelques cas d'éléphantiasis congénital ou acquis observés en Europe chez les enfants (6). La filariose du tissu lymphatique des membres, qui est la cause la plus fréquente de l'éléphantiasis des Arabes, n'a pas été retrouvée par Moncorvo, qui a constaté dans plusieurs cas la présence du streptocoque.

Dans la grande statistique de Warnig citée par Tilbury Fox (7), la proportion des cas d'éléphantiasis observés chez l'enfant est de 16 pour 100.

Les auteurs recommandent pour le traitement de cette affection, les massages méthodiques et continus du membre éléphantiasique, l'usage des courants continus sur le membre atteint et de l'iodure de potassium à l'intérieur.

Le **xéroderma pigmentosum** (Kaposi) est une maladie d'origine congénitale. Elle a été observée parfois chez plusieurs membres d'une même famille, ainsi dans un cas chez sept frères. Elle n'apparaît en

(1) Haushalter, *Revue méd. de l'Est*, 1899, p. 274.
(2) Cruse, *Jahrb. für Kinderheilk.*, 1879, t. XIII, p. 35.
(3) Neumann, *Arch. für Kinderheilk.*, 1897, t. XXIV, p. 24.
(4) C. Fox, *Brit. Journ. of Dermatol.*, 1891, p. 201.
(5) Moncorvo père, *Revue mens. des mal. de l'enf.*, 1886, p. 102 et 160. — Moncorvo fils, *Las lymphangites in infancia*. Rio de Janeiro, 1897.
(6) Voir en particulier les deux cas d'éléphantiasis congénital décrits par Variot et Chicotot à la Société de pédiatrie de Paris (séance du 11 avril 1899).
(7) Tilbury Fox, *Skin diseases*. Londres, 1873, p. 361.

général qu'un certain temps après la naissance, dans le cours des premières années de la vie, sous la forme de varicosités et de taches bigarrées, s'accompagnant d'une atrophie partielle de la peau qui, à la face, peut rétrécir le nez et la bouche ou produire de l'ectropion. Elle siège aux parties découvertes : à la face, sur le cou, les avant-bras, les mains, et chez les enfants qui ne portent pas de chaussure, sur les pieds et les jambes. La peau devient rugueuse et s'exfolie en fines lamelles furfuracées. Dans une dernière période, parfois très tardive, on voit se former sur les taches pigmentées de la peau des saillies variqueuses recouvertes d'un épithélium corné, qui peuvent devenir fongueuses et se transformer en véritables ulcères épithéliomateux. La maladie se termine fatalement dans le cours de l'enfance à la suite soit de la généralisation épithéliomateuse, soit de l'épuisement dû à une suppuration abondante.

## CHAPITRE II

### STROPHULUS

ÉTIOLOGIE. — Le strophulus s'observe particulièrement dans les deux premières années de la vie ; sa limite extrême est l'âge de cinq ans (Sanné) (1) ; il survient le plus souvent sous l'influence du travail de la dentition, de là le nom de *feux de dents* qui lui a été souvent donné ; on rencontre assez fréquemment des enfants qui sont pris d'une poussée de strophulus à chaque éruption de dents (Hardy). Les troubles digestifs, particulièrement ceux qui sont liés à la dilatation de l'estomac, prédisposent à cette affection.

DESCRIPTION. — Le strophulus est caractérisé par une éruption de papules plus ou moins confluentes, mais toujours distinctes ; ces papules ont le volume d'une tête d'épingle ou d'un gros grain de millet ; elles sont tantôt blanches, tantôt d'un rouge vif et s'accompagnent souvent d'un prurit assez intense qui porte l'enfant à se gratter continuellement et même à s'écorcher.

On peut distinguer avec Bateman plusieurs variétés de strophulus. Dans le *strophulus intertinctus*, les papules sont éparses et entremêlées de taches érythémateuses non saillantes ; dans le *strophulus confertus*, elles sont confluentes ; dans le *strophulus volaticus*, elles sont d'un rouge vif, disposées par petits groupes peu nombreux et disparaissent rapidement ; dans le *strophulus albidus*, elles sont blanches, et quelquefois entourées d'une légère aréole inflammatoire ; dans le

_____

(1) Sanné, art. STROPHULUS du *Dict. encycl. des sciences méd.*, 1883.

*strophulus candidus*, elles sont plus larges et sans aréole à leur base (1). Le siège de l'éruption est variable : tantôt c'est la face, tantôt le tronc ou les membres ; quelquefois les papules forment des groupes disséminés sur divers points de la peau.

Chaque poussée de strophulus dure de deux à dix jours, mais il peut en survenir plusieurs fois de nouvelles se succédant à intervalles rapprochés. La maladie ne s'accompagne pas en général de symptômes généraux ; quelquefois cependant on observe un léger mouvement fébrile ou quelques signes d'embarras gastrique.

Dans quelques cas exceptionnels, la maladie, prenant une forme chronique, paraît pouvoir se transformer, comme l'urticaire, avec laquelle elle présente quelque ressemblance, en prurigo chronique d'Hebra (Gebert) (2).

DIAGNOSTIC. — Le diagnostic du strophulus est facile : la maladie ne peut guère être confondue qu'avec la *gale* ; elle s'en distinguera par sa courte durée, par l'absence de sillons à la surface de l'épiderme, et par son siège ; l'éruption n'est pas limitée au début aux membres inférieurs comme dans la gale des petits enfants.

TRAITEMENT. — On prescrira quelques bains émollients ou légèrement alcalins et la poudre d'amidon en application locale pour calmer le prurit. Si l'éruption est liée à la dyspepsie, le traitement général aura plus d'importance que le traitement local ; il sera avant tout hygiénique et on recourra aux moyens préconisés contre les troubles de la digestion (Voir p. 634).


## CHAPITRE III

### IMPÉTIGO

L'impétigo est une maladie infectieuse de la peau, contagieuse et auto-inoculable. On peut distinguer un impétigo *primitif*, l'impétigo proprement dit, et un impétigo *secondaire*, dû à l'infection de surfaces dénudées par d'autres maladies de la peau, et en particulier par

______

(1) Nous avons rapporté plus haut (p. 137) le cas d'un enfant à la mamelle qui présenta une éruption caractérisée par des papules surmontées de petites vésicules qui simulaient celles du début de la varicelle. Cette éruption, qui s'accompagnait de prurit, se prolongea pendant tout le temps de la sortie des premières incisives ; elle nous paraît devoir être rapprochée du strophulus, de l'affection décrite par Rilliet et Barthez sous le nom d'*herpès disséminé* (*loc. cit.*, t. II, p. 73), qui accompagne également le travail de la dentition, ainsi que de la *varicelle persistante* d'Hutchinson.

(2) Gebert, *Arch. für Kinderheilk.*, 1891, t. XIII, p. 185.

l'eczéma (eczéma impétigineux). Il ne sera question ici que de la première variété.

ÉTIOLOGIE. — L'*inoculabilité* du pus de l'impétigo soit sur le
malade lui-même, soit sur d'autres sujets, est prouvée depuis longtemps [Tilbury Fox (1), Vidal (2)].

Sa *contagiosité* avait frappé déjà Tilbury Fox, Kaposi, Stelwagon (3), etc., qui admettaient deux variétés de la maladie, l'une
non transmissible qui s'observerait surtout chez les enfants lymphatiques et scrofuleux, c'est notre eczéma impétigineux, l'autre qu'ils
appellent *impétigo contagiosa*, dont Zit (4) a fait connaître une épidémie de 40 cas, dont 29 chez les enfants.

Leroux (5) a démontré que l'impétigo primitif est une maladie microbienne univoque, due à la présence d'un streptocoque qu'il croyait
distinct des autres microbes en chaînettes. F. Brocher (6), qui a
repris la question, a pu vérifier l'exactitude des faits avancés par
Leroux, mais une inoculation accidentelle, faite avec une culture
pure du streptocoque de l'impétigo, lui a prouvé que ce microbe ne se
distingue en rien du streptocoque pyogène; sa virulence, habituellement faible, peut être exaltée et déterminer des accidents graves
(phlegmon diffus, panaris, etc.). Il cite des cas de contagion de
l'impétigo, qui ont engendré chez les sujets contagionnés des tournioles (panaris épidermiques).

Quand la bulle d'impétigo s'est ouverte ou que la maladie est
secondaire (eczéma impétigineux), le pus peut renfermer d'autres
microbes que le streptocoque, en particulier des staphylocoques,
soit à l'état pur, soit associés au streptocoque.

Griffon et Balzer (7) sont arrivés aux mêmes conclusions que
F. Brocher; Thibierge et Bezançon (8) avaient déjà fait les mêmes
constatations pour l'ecthyma. On peut donc considérer l'impétigo
comme la forme superficielle et l'ecthyma comme la forme profonde de la streptococcie cutanée.

DESCRIPTION. — L'impétigo débute en général par l'apparition
sur la peau de taches rouges disposées irrégulièrement ou réunies
entre elles, et qui sont le siège de démangeaisons; bientôt sur ce fond
érythémateux se montrent de petites vésico-pustules, formant habi-

(1) Tilbury Fox, *Skin diseases*. Londres, 1873, n° 223.
(2) Vidal, *Ann. de dermatol. et de syphil.*, 1877-78, p. 329.
(3) Stelwagon, *Philadelphia med. Times*, 22 sept. 1883.
(4) Zit, *Arch. für Kinderheilk.*, 1887, t. VIII, p. 161.
(5) Leroux, *Bull. de l'Acad. de méd.*, octobre 1892, et *Journ. de clin. et de thérap. infant.*, février 1894.
(6) Fr. Brocher, *Thèse de Genève*, 1896.
(7) Balzer et Griffon, *Soc. de biologie*, séance du 23 octobre 1897.
(8) Thibierge et Bezançon, *Soc. de biologie*, séance du 11 juillet 1896.

tuellement des groupes plus ou moins étendus et renfermant un
liquide d'abord louche, puis opaque et purulent. Ces pustules se
rompent et s'affaissent au bout de deux ou trois jours ; leur contenu
s'écoule au dehors et se dessèche presque aussitôt pour former à la
surface de la peau des croûtes adhérentes. Ces croûtes sont quelquefois d'un beau jaune (*melitagra flavescens*), mais chez les enfants
elles présentent le plus souvent une coloration verdâtre ou noirâtre ;
elles sont en général sèches, rugueuses, et s'accroissent en épaisseur
par une exhalation continue qui se fait à leur face interne. Si elles se
détachent, soit spontanément, soit artificiellement, elles laissent à nu
une surface excoriée, rouge, enflammée, douloureuse et sécrétant
un liquide purulent ou séro-purulent qui ne tarde pas à se concréter
pour former de nouvelles croûtes. Sur les limites de la peau malade,
on trouve en général quelques pustules disséminées non encore
rompues (Bazin). La sécrétion purulente diminue peu à peu et finit
par tarir, les croûtes deviennent moins épaisses, moins adhérentes
et tombent enfin pour ne plus renaître ; on observe à leur place des
taches rougeâtres qui disparaissent au bout de quelque temps, sans
laisser de trace cicatricielle, quelle qu'ait été la durée de la maladie.

L'impétigo s'accompagne en général d'un prurit plus ou moins vif
et qui est peu marqué, d'après Bazin, lorsque la maladie est d'origine
scrofuleuse. Il ne provoque presque jamais de symptômes généraux
et est compatible avec une santé du reste parfaite.

L'impétigo peut s'observer sur toutes les parties du corps, mais il
atteint le plus souvent chez les enfants la face et le cuir chevelu.

L'*impétigo de la face* s'observe particulièrement chez les petits
enfants ; il se montre en général sous la forme de plaques arrondies
ou ovalaires plus ou moins bien circonscrites (*impétigo figurata*), qui
restent quelquefois limitées à une joue, au front ou aux paupières,
où elles peuvent s'accompagner de blépharite ciliaire. Souvent les
plaques d'impétigo occupent la partie postérieure du pavillon de
l'oreille, la commissure des lèvres ou l'entrée des narines, où elles
forment des croûtes épaisses. D'autres fois, l'impétigo s'étend à la plus
grande partie de la face, qu'il recouvre d'un masque hideux (*impétigo larvalis*) formé de croûtes fétides, d'un jaune brun, irrégulières,
rugueuses, et qui se fissurent par places sous l'influence des mouvements du visage ; quelquefois ces croûtes sont colorées en noir par
du sang, lorsque l'enfant les a grattées ou a cherché à les arracher.
Cette forme de la maladie est souvent d'une assez longue durée et
récidive facilement.

L'*impétigo du cuir chevelu* se présente aussi sous la forme de plaques disséminées, ou bien il occupe une large étendue.

Dans le premier cas (*impétigo granulata*), les pustules forment de
petites masses confluentes, qui ne tardent pas à se dessécher et à se
transformer en couches brunâtres très adhérentes qui emprisonnent

un certain nombre de cheveux ; il s'en détache de petites écailles sèches, friables, irrégulières, qui restent dans la chevelure et lui donnent un aspect sordide. Cette variété d'impétigo s'accompagne souvent de la présence de *poux*.

Lorsque l'impétigo est généralisé sur le cuir chevelu, celui-ci est recouvert d'une calotte épaisse et chagrinée, exhalant une odeur fade qui peut devenir à la longue horriblement fétide. Un liquide visqueux est sécrété par les surfaces atteintes ; il colle les cheveux et s'écoule sur la peau du front et de la partie postérieure des oreilles où il ne tarde pas à inoculer la maladie. Lorsque les croûtes se sont desséchées, la partie superficielle peut se détacher et laisse alors à nu une couche plus profonde d'un jaune clair qui ressemble aux croûtes du favus. L'impétigo généralisé du cuir chevelu est une des formes les plus chroniques de la maladie. La guérison est quelquefois suivie d'une *alopécie* partielle, mais qui n'est pas toujours incurable.

**Marche**. — L'impétigo peut être aigu ou chronique.

L'*impétigo aigu* débute après quelques symptômes fébriles, ordinairement peu accentués, mais qui peuvent être exceptionnellement assez intenses. Sa marche est assez rapide ; sa durée est en moyenne de deux à quatre semaines, mais elle peut être raccourcie par un traitement rationnel ; plus rarement l'impétigo passe à l'état subaigu ou chronique, en se reproduisant indéfiniment par de nouvelles poussées.

L'*impétigo chronique* évolue sans retentissement général et se perpétue par des auto-inoculations successives pendant des mois ou des années. Il n'est pas rare de le voir s'accompagner du développement de tournioles cutanées des ongles.

COMPLICATIONS. — Les *infections secondaires* ne doivent pas étonner dans une streptococcie de la peau ; elles sont néanmoins plus rares qu'on ne pourrait s'y attendre. L'impétigo du cuir chevelu peut s'accompagner d'abcès sous-cutanés, qui guérissent en général rapidement si on les incise de bonne heure et les traite antiseptiquement.

La *conjonctivite purulente*, accompagnée ou non de kérato-conjonctivite phlycténulaire, coïncide parfois avec l'impétigo de la face.

On a signalé également une *stomatite impétigineuse* (Voir p. 578), une *vulvite impétigineuse*, des adénites suppurées, dues au streptocoque ou à des infections secondaires par le staphylocoque. Chez des enfants affaiblis ou cachectiques, l'impétigo peut se transformer en ecthyma, affection due, comme nous l'avons vu, au même microbe.

Leroux (1) a signalé plusieurs cas de *broncho-pneumonie infec-*

(1) Leroux, art. IMPÉTIGO du *Traité des mal. de l'enf.*, 1898, t. V, p. 351.

*tieuse* mortelle survenue chez des enfants atteints de gourmes impétigineuses étendues et suppurées.

Les *néphrites* ont été également observées dans le cours d'eczémas impétigineux généralisés ; l'un de nous (Voir p. 868) en a signalé un cas relatif à un nourrisson qui succomba à des symptômes urémiques. Dans une observation de Haushalter (1), un enfant de deux ans présentait les symptômes d'un adéno-phlegmon sous-maxillaire à la suite d'un impétigo du pli mentonnier et de la narine gauche ; il en résulta une néphrite aiguë, avec anasarque et albuminurie qui disparut, qui récidiva un mois après sous la forme d'une seconde poussée et se termina par une guérison définitive.

Dans une observation d'Hulot, une petite fille de deux ans présenta, à la suite d'un impétigo ulcéré étendu du cuir chevelu et d'abcès consécutifs dont le pus contenait des staphylocoques, des convulsions violentes avec fièvre. L'enfant succomba et l'on constata à l'autopsie une *thrombose des sinus*; un caillot recueilli dans le sinus latéral donna une culture de staphylocoques.

DIAGNOSTIC. — L'impétigo est une maladie facile à reconnaître ; elle se distingue de l'*eczéma proprement dit* par son élément initial, qui est une vésico-pustule purulente d'emblée au lieu d'être une vésicule transparente, et par ses croûtes qui sont plus épaisses et plus rugueuses que celles de l'eczéma.

L'impétigo se distingue de la scrofulide pustuleuse (*impétigo rodens*) par sa marche plus rapide, par l'extension généralement plus grande des croûtes, par le prurit qui l'accompagne, et surtout par l'absence complète d'ulcérations de la peau ou de cicatrices après la chute des croûtes.

Le diagnostic avec le *favus* sera indiqué à propos de cette affection.

TRAITEMENT. — D'après un préjugé ancien et très répandu, il serait dangereux de traiter l'impétigo des enfants, et un grand nombre d'accidents ont été attribués à ce qu'on a appelé la *rétrocession des gourmes*. L'expérience des contemporains est peu favorable à cette opinion ; on voit souvent une maladie intercurrente faire disparaître momentanément une éruption impétigineuse, mais cette disparition est l'effet et non la cause de la complication. Nous pouvons affirmer que l'impétigo est une affection des plus bénignes, pourvu qu'on se donne la peine de faire tomber les croûtes ou de vider les pustules et les tournioles, puis de désinfecter la surface ainsi dénudée par un simple lavage au sublimé à 1 pour 1000 suivi d'un pansement aseptique. Aux lèvres et au pourtour de la bouche, où il est difficile de

_____________

(1) Voir : Lévy, *Thèse de Nancy*, 1897. — Hulot, *Thèse de Paris*, 1895.

maintenir un pansement, on obtient de bons résultats en remplaçant celui-ci par un badigeonnage avec la colle d'Unna à l'oxyde de zinc, qui a pour formule :

Oxyde de zinc.................................... 10 parties.
Gélatine................................................ 
Glycérine.............................................. $\left.\right\}$ ãã 30,0
Eau................................................. 

On commence par délayer complètement l'oxyde de zinc dans la glycérine, puis on ajoute de l'eau tiède, enfin la gélatine ; on fait fondre le tout dans un bain-marie et on badigeonne avec un pinceau les parties dénudées.

Le traitement général ne sera utile que chez les enfants scrofuleux ou dans l'eczéma impétigineux (Voir le traitement de l'eczéma, p. 903).


# CHAPITRE IV

## PEMPHIGUS

Le *pemphigus chronique* à forme bulleuse ou foliacée n'est pas commun dans l'enfance et ne présente à cet âge aucun caractère spécial ; le *pemphigus aigu* est au contraire assez fréquent chez les petits enfants où il a été décrit sous le nom de *pemphigus des nouveau-nés*. Cette dernière affection présente deux variétés, l'une *maligne*, qui est presque toujours symptomatique de la syphilis héréditaire et qui a été décrite à propos de cette maladie (Voir p. 389), l'autre généralement *bénigne*, qui est une affection idiopathique ; c'est la seule dont nous nous occuperons ici.

ÉTIOLOGIE. — Le pemphigus aigu idiopathique s'observe le plus souvent dans les premiers jours de la vie ; ainsi, dans l'épidémie décrite par Besnier et Homolle (1), la maladie débutait de trois à six jours après la naissance. On la rencontre cependant quelquefois dans la seconde enfance ; L. Secretan (2) l'a observée chez une petite fille de six ans, Badaloni (3) chez une enfant de douze ans et Senator (4) chez une fille de seize ans.

Le pemphigus aigu sévit le plus souvent sous forme d'*épidémies* dans les maternités ou chez les sages-femmes ; des épidémies de pemphigus aigu des nouveau-nés ont été signalées particulièrement par Hervieux, Besnier et Homolle à Paris, par Klemm et

<hr>

(1) Besnier et Homolle, *Union méd.*, 1874, nᵒˢ 138 et 139.
(2) L. Secretan, *Revue méd. de la Suisse rom.*, févr. 1882, p. 152.
(3) Badaloni, *Morgagni*, juillet 1883, p. 415.
(4) Senator, *Deutsche med. Woch.*, 1886, nᵒ 1.

Ahlfed à Leipzig, par Koch à Wiesbaden, etc. La *contagiosité* de la maladie paraît assez bien établie ; ainsi, plusieurs fois le pemphigus est resté limité à la clientèle d'une seule sage-femme (Koch, Palmer), et des faits positifs de transmission de l'éruption du nourrisson à sa nourrice ont été signalés [Koch, Mettenheimer (1), Salvage (2)]. Cependant, sur 150 cas de pemphigus des nouveau-nés, Hervieux ne cite pas un seul cas de contagion. Vidal (3) a réussi à inoculer le pemphigus idiopathique d'un nouveau-né à un de ses élèves ; quatre jours après la piqûre, une bulle de pemphigus très nette apparut ; l'auto-inoculation même réussit et Vidal a pu ainsi arriver à produire sur la même personne une bulle de troisième génération. Colrat (4) a obtenu par l'auto-inoculation des résultats analogues. Cette contagiosité est due probablement à un microorganisme ; cependant Vidal et Dejerine ont trouvé dans le liquide des bulles une bactérie, et Colrat un micrococque dont l'inoculation aux animaux n'a pas donné de résultats bien certains ; les recherches de Strelitz (5) et celles d'Almquist (6) paraissent avoir eu plus de succès. Ce dernier a trouvé dans le contenu des bulles un micrococque arrondi ressemblant au staphylocoque doré et reproduisant par inoculation la maladie.

D'après Dohrn, le pemphigus peut être le résultat d'une irritation mécanique de la peau du nouveau-né, telle que l'application du forceps ou une friction trop vive après la naissance.

Dans quelques cas, le pemphigus aigu est survenu en même temps que la *rougeole* ; Steiner a observé ce fait chez quatre sœurs ; Klüpfel, Henoch et Ripley ont signalé des cas analogues.

DESCRIPTION. — Le pemphigus aigu s'annonce quelquefois par un mouvement fébrile qui dure de un à deux jours ; cependant le plus souvent la maladie est apyrétique pendant toute sa durée. L'éruption apparaît sous la forme de bulles remplies d'un liquide limpide, incolore ou légèrement grisâtre, et dont la base est entourée le plus souvent d'une auréole rouge. Leurs dimensions sont très variables ; les unes sont très petites et ressemblent aux vésicules de la varicelle, les autres sont quelquefois plus larges qu'une pièce de deux francs ; on peut observer des bulles de toutes les dimensions sur le même individu. Ces bulles crèvent en général assez rapidement et sont remplacées par des croûtes minces, foliacées, qui tombent bientôt en laissant sur la peau des taches rouges ou violacées. Lorsque la maladie atteint des enfants d'un certain âge, le nombre

(1) Mettenheimer, *Jahrb. für Kinderheilk.*, 1873, VI, 3e fasc.
(2) Salvage, *Lancet*, 19 avril 1890.
(3) Vidal, *Soc. de biol.* Séance du 24 juin 1874.
(4) Colrat, *Revue de méd.*, 1883, p. 935.
(5) Strelitz, *Arch. für Kinderheilk.*, 1889, t. XI, p. 7, et 1892, t. XV, p. 101.
(6) Almquist, *Zeitschr. für Hyg.*, t. X, févr. 1891.

de ces bulles ne dépasse pas habituellement trois à six, mais chez les nouveau-nés l'éruption est souvent beaucoup plus abondante. Elle se montre principalement sur le ventre, aux cuisses, au cou et sur la face; dans l'épidémie décrite par Besnier et Homolle, on observa des bulles sur tous les points de la surface cutanée, sauf à la plante des pieds et à la paume des mains. Klemm a vu dans quelques cas l'éruption s'étendre à la conjonctive et à la muqueuse buccale.

La maladie a en général une marche rapide, bien qu'elle présente souvent plusieurs poussées éruptives successives. Dans les cas mentionnés par Besnier et Homolle, la durée maximum du pemphigus fut de seize jours. Dans l'épidémie observée par Klemm, la guérison survenait au bout de huit à douze jours, sauf dans quelques cas exceptionnels où les bulles furent suivies d'ulcérations; celles-ci persistèrent alors quelques semaines.

Le pemphigus aigu des enfants ne s'accompagne presque jamais d'accidents généraux ; ce n'est que dans les cas ulcéreux qu'on observe de l'amaigrissement et de la diarrhée (Klemm).

DIAGNOSTIC. — Le pemphigus aigu présente des caractères trop tranchés pour pouvoir être méconnu; on distinguera le pemphigus bénin des nouveau-nés du *pemphigus syphilitique* par l'absence des signes d'une cachexie avancée et des autres symptômes concomitants de la syphilis héréditaire ; en outre, dans le pemphigus bénin, l'éruption ne s'observe pas habituellement sur la paume des mains et la plante des pieds, qui sont le siège le plus commun du pemphigus syphilitique.

PRONOSTIC. — Le pemphigus aigu des enfants est le plus souvent une maladie très légère. Dans quelques cas, cependant, il peut se terminer fatalement. Besnier et Homolle ont perdu un de leurs petits malades, qui succomba après vingt-quatre heures de maladie ; toute la surface cutanée s'était dénudée dans ce court espace de temps; à l'autopsie, les viscères furent trouvés presque absolument sains. Dans une épidémie observée par Behrend, cinq enfants, chez lesquels l'épiderme avait été également détaché sur tout le corps, succombèrent ; Palmer a eu aussi plusieurs cas de mort; Zechmeister, sur 28 malades, en a perdu 6. Peut-être a-t-on dans ces cas confondu le pemphigus avec la dermatite exfoliatrice ? (Voir p. 967.)

TRAITEMENT. — Le traitement du pemphigus aigu des enfants se bornera dans la majorité des cas à l'expectation ; on fera bien cependant, pour hâter la guérison de l'éruption, de saupoudrer les parties malades avec de la poudre d'amidon ou de lycopode ; si les bulles sont suivies d'excoriations de la peau, on prescrira un liniment huileux. Dans un cas observé par J. Simon, le traitement consista en lotions faites avec une solution faible d'alun et dans l'application de poudres isolantes. Zechmeister a employé, outre les soins de propreté, des pansements avec la ouate iodoformée ou salicylée. Si l'enfant présente quelques symptômes de dépérissement, on cherchera à y remédier par un traitement hygiénique (aération, lait d'une bonne nourrice) et, s'il est déjà d'un certain âge, par les préparations de fer et de quinquina.


# CHAPITRE V

## TEIGNES

On désigne communément sous le nom de *teignes* les affections de la peau déterminées par le développement d'un champignon à la base des poils. Ces maladies sont surtout fréquentes chez les enfants.

On admet généralement trois variétés de teignes : la *teigne faveuse* ou *favus*, déterminée par l'*Achorion Schœnleinii*; la *teigne tonsurante*, déterminée par le *Trichophyton tonsurans*, que nous décrirons avec les autres affections dues au même parasite sous le nom de *trichophytie*, et la *pelade*, habituellement mise au nombre des teignes, bien que son origine parasitaire ne soit pas établie d'une façon aussi certaine.

### FAVUS.

ÉTIOLOGIE. — Le favus peut s'observer chez les individus de tout âge, mais il atteint de préférence les jeunes sujets; d'après Rilliet et Barthez, il est surtout fréquent entre six et neuf ans; les garçons y sont un peu plus prédisposés que les filles, ce qui tient probablement à ce que leur genre de vie les expose davantage aux affections contagieuses. D'après Horand (1), le favus est beaucoup plus commun dans les campagnes que dans les grandes villes. Sa fréquence tend à diminuer notablement (Feulard) (2). La maladie atteint surtout les enfants lymphatiques et scrofuleux (Bazin).

La *contagion* est la seule cause déterminante du favus; la transmission du parasite peut avoir lieu par contact direct, mais le plus souvent elle s'exerce par l'intermédiaire d'un peigne ou d'un objet quelconque sur lequel les spores de l'achorion se sont déposées ou même par l'air chargé des fines poussières provenant des croûtes faviques. La saleté et surtout la négligence dans les soins de propreté de la chevelure favorisent la contagion; il est très rare d'observer la teigne faveuse chez des enfants propres et bien tenus. Pour Aubert (3),

(1) Horand, *Ann. de dermat.*, 1875-76, n° 4.
(2) Feulard, *Thèse de Paris*, 1886.
(3) Aubert, *Ann. de dermat.*, 1881, p. 289.

les plaies du cuir chevelu seraient parfois la porte d'entrée du parasite. Le favus est inoculable artificiellement (Bazin, Deffis). Il peut
aussi se transmettre des animaux à l'homme et *vice versa*; le fait a
été constaté pour le rat, la souris, le lapin et le chat; le favus de la
souris serait même indirectement la principale origine du favus de
l'homme (1).

ANATOMIE PATHOLOGIQUE. — La lésion caractéristique du
favus est une croûte qui présente, au moins pendant une période de
son existence, la forme d'un *godet*. Les croûtes faviques siègent le
plus habituellement au cuir chevelu, mais elles peuvent s'observer sur
toutes les parties du corps garnies de poils et à la base des ongles.
Elles se développent entre la couche cornée de l'épiderme et le réseau
de Malpighi et se creusent des dépressions plus ou moins profondes
dans le derme.

La nature véritable des croûtes faviques a été longtemps ignorée;
ce n'est qu'après les travaux de Schœnlein (1839), confirmés depuis
par ceux de Lebert et de Robin, qu'on sait qu'elles sont essentiellement formées par un champignon. Lorsqu'on examine au microscope
un godet développé depuis peu de temps, on constate à sa surface
l'existence d'une mince couche épidermique; plus tard, cette couche
a disparu et on ne trouve plus qu'une enveloppe d'un jaune-soufre
renfermant une matière homogène, finement granuleuse et recouvrant une masse plus ou moins épaisse, constituée par l'*Achorion
Schœnleinii*. Ce parasite présente : 1° un *mycélium* composé de filaments simples ou ramifiés; 2° un *réceptacle* formé de tubes généralement simples, isolés ou accolés entre eux, larges de 3 μ.; quelques-
uns de ces tubes paraissent vides, les autres renferment des spores
placées bout à bout, ce qui leur donne un aspect cloisonné; 3° des
*spores* ou *gonidies* qui se présentent sous la forme de granulations
blanches, ovalaires ou arrondies, quelquefois irrégulières; leurs
dimensions varient entre 3 et 11 μ. Ces spores sont constituées par
une substance fortement réfringente, au centre de laquelle on distingue
parfois une ou deux granulations. Souvent elles se réunissent en
filaments ramifiés, et leur forme tend à devenir rectangulaire par
l'aplatissement de leurs facettes. Il s'établit ainsi des formes de transition entre les spores et les filaments du mycélium. Le procédé le
plus simple pour reconnaître la constitution de la croûte favique
consiste à prendre, avec la pointe d'une épingle ou d'une lancette, un
peu de la poussière dont elle est formée, de la dissoudre dans l'ammoniaque ou la soude caustique et de l'examiner avec un grossissement
de 200 à 300 diamètres.

Des cultures pures du champignon du favus ont été faites par

(1) Voir : Busquet, *Ann. de dermat.*, 1892, p. 916. — Gillot, *Union méd.*, 2 mars
1893.

Grawitz, Nicolaier et Quincke (1). Ce dernier a reconnu deux variétés différentes de champignons dans le favus humain qui correspondraient à deux variétés de la maladie : le *favus vulgaire* et le *favus herpétique*, mais les recherches subséquentes de nombreux observateurs n'ont pas confirmé cette distinction (2). Ces cultures ne réussissent bien que dans un milieu légèrement alcalin et à la température de 30° centigrades. Nous avons vu dans ces conditions les champignons se développer sur le sérum sanguin ou sur l'agar peptonisé sous forme de godets jaune-soufre aussi caractéristiques que ceux du cuir chevelu.

Le mode de développement du champignon et les rapports qu'il affecte avec les poils ne sont pas encore bien éclaircis ; on admet généralement que les spores venues du dehors et tombées dans la gaine qui entoure la base des poils, se développent dans ce canal et pénètrent dans ses parois. D'après Rémy, l'achorion ne se propagerait qu'entre les couches de l'épiderme et ne pénétrerait que très rarement dans l'intérieur des cheveux ; l'atrophie et les altérations de ceux-ci ne seraient que le résultat de la pression mécanique que le parasite exerce sur leur base. D'après Bazin, dont l'opinion est confirmée par les travaux de Kaposi et de Balzer, le poil lui-même serait envahi au bout d'un certain temps par la végétation cryptogamique, qui le pénétrerait soit directement, soit par sa racine. Une fois développé dans l'épiderme de la gaîne des poils, l'achorion y prend une rapide extension et vient bientôt faire saillie au dehors, où il détermine l'éruption caractéristique de la maladie. Pendant et après la formation du godet, le derme qui entoure le cheveu s'irrite, s'ulcère quelquefois, et le mycélium pénètre dans cette membrane, où il peut déterminer de la suppuration. Plus tard, la partie envahie du derme se résorbe, et c'est probablement à cette résorption que sont dues les cicatrices qu'on trouve parfois sous les godets et qui sont le siège d'une alopécie définitive (Renaut, Balzer).


DESCRIPTION. — Le favus s'annonce par du *prurit* et par l'apparition de *plaques érythémateuses* sur le cuir chevelu. Ces plaques sont quelquefois bien circonscrites et de forme circulaire ; le plus souvent elles sont diffuses et étendues sur de larges surfaces ; elles sont le siège d'une desquamation furfuracée plus ou moins abondante, et les écailles qui s'en détachent présentent déjà au microscope tous les caractères de l'achorion. Les cheveux implantés à leur surface perdent leur aspect luisant, ils deviennent secs et cassants.

Bientôt on voit apparaître au niveau de ces plaques de petits points

(1) Quincke, *Monats. für prakt. Dermatol.*, 1889, VIII, n° 2.
(2) Voir en particulier : Elsenberg, *Arch. für Dermat.*, 1889. — Pick, Ergænzungshefte zu *Arch. für Dermat.*, 1891, n° 1, p. 57 ; — Kral, *Ibid.*, p. 79 ; — Mibelli, *Riforma medica*, 9 avril 1891 ; — Sabrazès, *Arch. clin. de Bordeaux*, 1893, p. 261.

jaunâtres déprimés à leur centre, qui grandissent rapidement et atteignent ou dépassent quelquefois les dimensions d'un pois ; ils forment alors des croûtes d'un jaune-soufre en forme de *godet* et sont généralement traversés à leur centre d'un ou plus rarement de plusieurs poils ; au début, ces godets sont enchâssés entre deux lamelles d'épiderme, mais la lamelle supérieure cède bientôt à la pression, se déchire, et le parasite se développe en liberté à la surface de la peau.

L'éruption du favus peut présenter quelques variétés dans sa disposition. Quelquefois les godets sont isolés et indépendants les uns des autres (*favus urcéolaire, tinea lupinosa*), d'autres fois ils se réunissent et forment de larges plaques qui peuvent s'étendre à tout le cuir chevelu (*favus scutiforme*); celui-ci est alors recouvert d'une incrustation d'un jaune-fauve offrant à sa surface une multitude de dépressions en godet et comparables à des rayons de miel ; cette surface exhale une odeur fétide caractéristique, qu'on a comparée à celle de la souris ou de l'urine de chat. Souvent la partie supérieure dès godets se détache, et il ne reste sur le cuir chevelu qu'une croûte sans forme déterminée, lézardée de toutes parts et percée de loin en loin par quelques cheveux grêles et cassants. Dans la variété décrite sous les noms de *favus nummulaire* et de *favus en cercle*, l'éruption parasitaire se dispose en cercles sur le front et le cuir chevelu ; elle est plus abondante à la périphérie qu'au centre de la plaque circulaire. Bazin a décrit comme une forme spéciale le *favus squarreux*, qui est caractérisé par des croûtes décolorées, blanchâtres, inégales, semblables à du vieux plâtre ; cette forme n'est que le résultat des progrès de la maladie et peut être considérée comme son dernier terme (Hardy).

Lorsqu'on provoque artificiellement la chute des croûtes, on trouve au-dessous d'elles la peau rouge, inégale et déprimée en alvéoles ; bientôt, si la maladie est récente, ces dépressions disparaissent, et le cuir chevelu présente une surface parfaitement lisse, d'une teinte violacée, mais qui ne tarde pas à se recouvrir d'une nouvelle poussée de godets généralement précédée par une petite éruption de *pustules miliaires* à l'orifice des follicules pileux (Lailler).

Sous l'influence des progrès du parasite, les cheveux s'altèrent de plus en plus, leur couleur primitive disparaît, ils présentent une teinte gris cendré, un aspect terne et sont inégaux en diamètre dans les différents points de leur tige ; leur racine même est amincie, et le bouton qui la termine, au lieu de se trouver dans l'axe du poil, forme avec lui un angle obtus (Lailler). Les cheveux s'arrachent avec la plus grande facilité, et quelquefois tombent spontanément avec leur racine et leur bulbe ; dans quelques cas, ils se brisent au niveau des croûtes. Le cuir chevelu se dépouille ainsi peu à peu, et, si la maladie se prolonge, elle amène une alopécie partielle ou générale ; les cheveux qui persistent sont grisâtres, secs et lanugineux comme ceux des nègres.

Le avus se développe quelquefois en dehors du cuir chevelu ; on
peut le rencontrer sur toutes les parties du corps où il y a des poils :
aux sourcils, au nez, sur le genou, etc. ; Descroizilles (1) l'a observé
sur les deux épaules d'un enfant qui présentait la même maladie à
la base des cheveux ; Lebert a constaté la présence d'un godet sur le
gland et Bazin en a observé un dans la même région, où il était traversé d'un poil rudimentaire. Legludic (2) a vu un enfant de quatorze
ans couvert d'un favus squarreux généralisé sur les parties glabres
du corps. Quelquefois aussi la maladie se développe à la base des
ongles ; les enfants peuvent s'inoculer le parasite en ce point en se
grattant la tête ; il est aussi fréquent d'observer le favus unguéal
chez les épileurs. Dans toutes ces régions, la maladie se reconnaît à
ses godets jaune-soufre. Parfois elle produit sur la peau des éruptions
vésiculeuses ou squameuses rappelant celles de l'herpès circiné
(Koebner) ; Dubreuilh et Sabrazès (3) en rapportent quatre exemples
relatifs à des enfants, mais ces éruptions sont beaucoup plus rares
que les éruptions analogues dues au trichophyton ; elles se distinguent
de celles-ci, parce qu'elles affectent la forme de plaques dont le centre
ne présente pas, comme dans l'herpès circiné, de régression dans
l'éruption ; les lésions sont aussi accusées au centre qu'à la périphérie de la plaque.

Le favus s'accompagne en général d'un *prurit* qui peut être assez
intense et force l'enfant à se gratter continuellement ; en outre, le
parasite amène, quelquefois dès le début, le développement d'éruptions concomitantes, telles que l'*impétigo* ou l'*ecthyma*, qui rendent
souvent difficile le diagnostic de la maladie primitive. Dans quelques
cas, le favus se complique d'*abcès du cuir chevelu* ou d'*engorgements*
et d'*abcès ganglionnaires* à la région cervicale, mais il ne détermine
jamais par lui-même de symptômes généraux et est compatible avec
une santé parfaite.

Lorsque la teigne faveuse est abandonnée à elle-même, sa durée
est généralement très longue ; le parasite envahit successivement
toute l'étendue du cuir chevelu et ne disparaît que quand tous les
bulbes pileux sont détruits et atrophiés ; la maladie laisse alors après
elle une alopécie incurable et quelquefois de véritables cicatrices sur
le cuir chevelu.

Le favus développé sur les parties de la peau non pourvues de
cheveux présente en général une marche plus rapide que celui du
cuir chevelu et avorte souvent spontanément.

DIAGNOSTIC. — Les croûtes faviques ont une forme tellement
spéciale qu'il est presque impossible de confondre la teigne faveuse

<hr>

(1) Descroizilles, *Revue mens. des mal. de l'enf.*, 1884, p. 234.
(2) Legludic, *Bull. de la Soc. méd. d'Angers*, 1891, 2e semestre, p. 69.
(3) Dubreuilh et Sabrazès, *Ann. de dermat.*, 1892, p. 498.

avec une autre affection de la peau, lorsque les godets sont bien caractérisés. Ce n'est que lorsque les croûtes ont perdu avec le temps leur forme primitive ou lorsqu'elles s'accompagnent d'une éruption secondaire, que le diagnostic peut présenter des difficultés ; dans ce cas, l'examen microscopique permettra toujours de reconnaître la maladie ; en outre, lorsque la tête a été nettoyée, la rougeur à la fois intense et nettement limitée des espaces malades et l'état dissocié des fibres des cheveux qui sont pénétrés d'air, permettent de la soupçonner à première vue (Aubert) (1). La présence du favus en dehors du cuir chevelu ou chez les personnes qui vivent dans l'entourage du malade, viendra, le cas échéant, confirmer le diagnostic.

Le diagnostic différentiel du favus et des autres teignes sera indiqué à propos de ces affections. Nous venons d'indiquer les signes qui permettent de distinguer le favus de l'*impétigo chronique du cuir chevelu* ; ajoutons que, dans ce dernier, les croûtes sont moins sèches et plus foncées que dans le favus, les cheveux sont collés entre eux et résistent à la traction de la pince ; lorsque les croûtes sont tombées, on trouve au-dessous d'elles des surfaces rouges et irrégulières, sans inégalité de la peau, tandis que dans le favus on rencontre des dépressions nettement limitées, d'une coloration plus foncée et recouvertes d'une légère couche épidermique.

PRONOSTIC. — Le favus ne menace jamais la vie ; quelquefois cependant il détermine à la longue un véritable étiolement du petit malade ; en outre, c'est une affection pénible et repoussante qui, lorsqu'elle est négligée, amène une alopécie incurable ; au contraire, lorsqu'elle est traitée à temps, elle peut guérir complètement ; les cheveux se développent de nouveau avec leur abondance et leur vitalité normales.

TRAITEMENT. — La propreté du cuir chevelu et l'isolement des teigneux sont les seuls moyens prophylactiques contre les teignes.

Le favus étant une maladie essentiellement locale, c'est presque uniquement par des moyens topiques qu'elle doit être combattue ; on fera bien cependant d'instituer un traitement général tonique ou antiscrofuleux pour les enfants chez lesquels de mauvaises conditions hygiéniques ou une constitution lymphatique ont favorisé le développement de la maladie.

Le traitement local consiste à enlever les cheveux malades et à détruire le champignon au moyen d'agents parasiticides. Le procédé barbare de la *calotte*, qui consistait à arracher en une seule fois tous les cheveux, est maintenant entièrement abandonné dans la thérapeutique des teignes, et on emploie de préférence l'*épilation métho-*

(1) Aubert, *Ann. de dermat.*, 1881, p. 34.

D'Espine et Picot. — Mal. de l'enfance.

*dique*, telle qu'elle a été instituée par Bazin à l'hôpital Saint-Louis, à Paris. On commence d'abord par ramollir et enlever les croûtes de favus et d'impétigo qui recouvrent la tête, au moyen de cataplasmes, de bains ou de lotions émollientes ; Kaposi emploie dans ce but les onctions avec un corps gras, puis au bout de cinq ou six jours, le cuir chevelu étant bien nettoyé, on coupe les cheveux jusqu'à 2 ou 3 centimètres de leur base et on commence l'épilation. Bazin conseille, pour faciliter cette opération, de frictionner les surfaces que l'on veut épiler avec l'huile de cade, mais il est douteux que ce moyen soit de quelque utilité. On se servira, pour l'épilation, de pinces à mors larges, et on aura soin de n'arracher qu'un ou deux cheveux à la fois pour éviter de les briser ; la traction se fera tou - jours dans la direction de l'axe. Les cheveux doivent être arrachés sur toute l'étendue des surfaces malades, mais cette opération peut se pratiquer en plusieurs séances ; on épilera chaque jour 3 à 4 centimètres carrés, et on fera suivre chaque épilation d'une lotion avec une solution de sublimé (sublimé, 1 gramme ; eau 500 grammes : alcool, q. s.), d'acide phénique ou de teinture d'iode ; le liquide sera appliqué sur les parties malades au moyen d'une éponge ou d'une brosse, et cette application sera répétée tous les jours, matin et soir, pendant une semaine, en même temps qu'on continuera l'épilation. On terminera le traitement par l'application d'une pommade à base de soufre (soufre, 2 grammes ; axonge, 30 grammes) ou de mercure (turbith minéral, 0,50 à 1,0 ; axonge, 20 grammes).

Ce traitement employé à temps est généralement suivi d'une rapide guérison : les cheveux repoussent de nouveau, quelquefois avec une coloration plus foncée qu'auparavant. Assez souvent, cependant, une seule épilation ne suffit pas ; au bout de cinq à six semaines, les cheveux redeviennent secs et cassants, et il survient une nouvelle poussée de godets ; on renouvellera alors l'épilation et les lotions parasiticides aussi longtemps qu'on n'aura pas obtenu une cure radicale de la maladie. En général, trois à cinq épilations espacées sont nécessaires ; on arrive ainsi à faire disparaître entièrement la maladie dans un délai qui, d'ordinaire, ne dépasse pas six mois (Lailler). Ce n'est que lorsque deux mois se seront écoulés sans réapparition du favus, qu'on pourra considérer l'enfant comme entièrement guéri.


### TRICHOPHYTIE.

Les recherches des dermatologistes, particulièrement celles de Bazin, avaient établi que le champignon connu sous le nom de *Trichophyton tonsurans* (Malmsten), dont on a décrit depuis diverses variétés, est l'origine de l'*herpès tonsurant* ou *teigne tonsurante*, de l'*herpès circiné* et du *sycosis*. Nous ne décrirons ici que la teigne tonsurante et l'herpès circiné. Quant au sycosis, c'est presque toujours une maladie de la barbe dont l'étude n'appartient pas à la pathologie de l'enfance ; l'affection sycosiforme du cuir chevelu décrite sous les noms de *kérion Celsi* ou de *teigne disséminée* a été cependant souvent rencontrée chez les jeunes filles par C. Pellizzari ; Dubreuilh (1) l'a observée chez une petite fille de dix ans, et nous avons eu l'occasion d'en voir un cas chez un petit garçon à la clinique de Lesser à Berne.

ÉTIOLOGIE. — L'herpès circiné et la teigne tonsurante se rencontrent souvent dans le jeune âge ; d'après Hardy, cette dernière affection ne s'observe guère que chez les enfants ; la teigne tonsurante, à l'inverse du favus, est plus commune dans les villes que dans les campagnes (Horand). La malpropreté prédispose à la trichophytie. La seule cause déterminante est la *contagion*, qui s'exerce de la même façon que pour le favus ; souvent elle résulte d'un contact direct : ainsi l'herpès circiné peut être occasionné chez un enfant par le baiser d'un individu atteint de sycosis ; le parasite peut se transmettre aussi au moyen d'un peigne ou de tout autre objet ; dans les pensionnats, les changements de coiffures entre les élèves sont quelquefois la cause de la propagation de la teigne tonsurante.

Le trichophyton est inoculable chez l'homme (Deffis), et il résulte des expériences faites sur lui-même par Bouchard (2), qu'il suffit d'une dizaine de jours pour qu'une éruption érythémateuse apparaisse au point où a été déposée la matière infectée par le parasite. Le trichophyton peut se communiquer aussi par inoculation ou contagion au chat et au chien (Vincent) (3) ; il a été observé chez le cheval et chez le bœuf (Horand). Le kérion Celsi est toujours d'origine équine (Sabouraud).

ANATOMIE PATHOLOGIQUE. — Dans la trichophytie, le parasite se développe particulièrement aux dépens des poils qui sont plus désorganisés que dans toutes les autres espèces de teignes (Bazin). Si l'on examine au microscope un cheveu arraché sur une plaque de *teigne tonsurante*, on trouve que sa racine, au lieu d'être arrondie comme à l'état normal, est aplatie, tronquée, ou quelquefois même détruite ; le cheveu est coudé et renflé en certains points, où il semble comme éclaté et où il se brise avec la plus grande facilité ; sa cassure apparaît comme dentelée et formant un petit balai ; il est pénétré jusque dans ses parties profondes par des spores disposées en séries linéaires ou en groupes, et qui dissocient ses fibres longitudinales ; on trouve également des spores dans les squames et les

(1) Dubreuilh, *Ann. de la policlin. de Bordeaux*, 1891, n° 5, p. 270.
(2) Bouchard, Études expérimentales sur l'identité de l'herpès circiné et de l'herpès tonsurant. Lyon, 1860.
(3) Vincent, *Thèse de Paris*, 1874.

poussières qui s'attachent aux cheveux. Dans l'*herpès circiné*, les poils sont moins altérés et se brisent moins facilement que dans l'herpès tonsurant.

La trichophytie s'attaque aussi quelquefois aux ongles ; Horand en a observé cinq exemples chez les enfants. Dans ce cas, l'ongle est dissocié et réduit à l'état d'une lame papyracée ; les raclures de cet organe, examinées au microscope, sont pénétrées par le parasite.

Le trichophyton tonsurans est constitué par : 1° un *mycélium* en général peu abondant et qui a souvent échappé aux observateurs ; il est formé par des tubes cylindriques courbés et ramifiés en fourche ; 2° des *réceptacles* ou *sporophores*, qui sont des tubes analogues aux précédents, en partie vides, en partie remplis de sporules ; celles-ci sont souvent placées bout à bout et donnent au tube un aspect cloisonné ; 3° des *spores* transparentes et incolores, globuleuses, arrondies, ovoïdes ou allongées, quelquefois irrégulières ; elles ont 4 $\mu$ de largeur et présentent quelquefois jusqu'à 10 $\mu$ de longueur. La trichophytie est celle de toutes les affections parasitaires où l'on rencontre le plus de spores.

Le trichophyton a été isolé et cultivé à l'état pur, dans les mêmes conditions que l'achorion, par Grawitz, par Duclaux (1) et par Verujski (2). Des inoculations de cultures à l'homme ont reproduit la trichophytie. Les travaux de Sabouraud ont opéré une véritable révolution dans la parasitologie de cette affection, dont on distingue actuellement plusieurs variétés (Voir p. 934).

DESCRIPTION. — **Herpès circiné.** — L'herpès circiné débute par l'apparition d'une ou plusieurs taches rouges, isolées, arrondies, légèrement saillantes, surmontées par de petites écailles blanches ; ces taches s'accroissent excentriquement et, à mesure qu'elles s'étendent, leur partie centrale se guérit, en sorte qu'elles se présentent au bout de peu de jours sous la forme d'anneaux généralement arrondis, quelquefois irréguliers, de dimensions très variables qui s'agrandissent continuellement. On trouve quelquefois sur le cercle érythémateux de petites vésicules transparentes, mais ce phénomène n'est pas constant (Hardy) ; les poils de duvet développés au niveau des points malades de la peau s'arrachent aisément, mais ne se brisent pas ; le microscope y fait reconnaître, ainsi que dans les squames de la peau, la présence du trichophyton. L'herpès circiné s'accompagne en général d'une démangeaison légère ou d'une sensation de cuisson ; il ne provoque jamais de symptômes généraux.

L'herpès circiné peut siéger sur toutes les parties de la peau recouvertes de poils de duvet ; il s'observe particulièrement au visage, au

(1) Duclaux, *C. R. de la Soc. de biol.*, 16 janvier 1886.
(2) Verujski, *Ann. de l'Institut Pasteur*, 24 août 1887.

cou et en général sur les parties découvertes, qui sont les plus exposées à la contagion. Il est fréquent de voir les enfants atteints de teigne tonsurante ou d'herpès circiné à la tête s'inoculer la maladie au dos de la main.

Parfois la trichophytie se cantonne exclusivement au dos de la main ou à la plante des pieds où elle peut facilement être confondue avec d'autres affections (Djellaledin-Moukhtar) (1).

L'herpès circiné guérit le plus souvent spontanément au bout d'une à deux semaines ; lorsque les plaques sont nombreuses et que l'enfant se réinocule plusieurs fois de suite la maladie, sa durée peut se prolonger pendant quelques mois.

**Teigne tonsurante.** — La teigne tonsurante s'annonce en général par un *prurit* plus ou moins intense, qui persiste pendant toute la durée de la maladie, et par l'apparition de points ou de plaques arrondies qui sont le siège d'une *desquamation furfuracée* et font une légère saillie au-dessus des parties voisines ; très souvent aussi on observe une poussée de *vésicules herpétiques* sur le cuir chevelu ; ces vésicules n'ont quelquefois qu'une durée éphémère ; elles sont en général disposées circulairement et s'étendent excentriquement. Les cheveux deviennent rougeâtres, fauves, gris cendré ; ils sont ternes, secs, friables et se cassent quand on veut les arracher.

A une période plus avancée, ils se brisent spontanément à un demi-centimètre environ de leur base et sont entourés d'une gaine blanchâtre formée par le parasite. On voit alors apparaître sur le cuir chevelu une ou plusieurs plaques, ordinairement rondes, ressemblant à une *tonsure* ; la peau présente à ce niveau un état granuleux caractéristique ; elle est comme boursouflée, d'une teinte bleu-ardoisé, quelquefois masquée par des squames pulvérulentes. On aperçoit parfois sur le bord des plaques des vésicules d'herpès ; le parasite peut aussi provoquer une éruption pustuleuse suivie de la formation de croûtes semblables à celles de l'impétigo. Des éruptions secondaires analogues sont souvent déterminées par le grattage, l'épilation ou l'application de topiques irritants. Lorsque les plaques siègent sur la limite du cuir chevelu et de la peau du front, elles présentent sur cette dernière l'aspect de l'herpès circiné.

La teigne tonsurante est une affection beaucoup plus persistante que l'herpès circiné. Souvent les plaques se multiplient et s'étendent indéfiniment aux dépens des parties saines du cuir chevelu et amènent une calvitie plus ou moins complète, mais qui, d'après Lailler, ne serait pas incurable. Souvent, cependant, la maladie s'arrête d'elle-même, ou bien la suppuration des follicules pileux provoque la destruction du parasite.

---

(1) Djellaledin-Moukhtar, *Ann. de dermat.*, 1892, p. 885.

VARIÉTÉS. — Les travaux de Sabouraud (1) sur les trichophyties humaines, dont nous avons pu vérifier l'exactitude pour les faits essentiels, permettent de distinguer trois grandes variétés cliniques, qui dépendent chacune de parasites différents.

La *teigne tondante* à petites spores est due au *Microsporon Audouini* caractérisé par la petitesse excessive de ses spores qui forment un revêtement complet à la racine du cheveu et s'étendent encore à une certaine distance de l'émergence du poil ; ils ne pénètrent pas dans l'intérieur de celui-ci. Cette teigne, spéciale aux enfants, devient rare aux approches de la puberté ; elle ne s'accompagne jamais d'herpès circiné et est toujours localisée au cuir chevelu. Elle se présente sous la forme de plaques rondes de tonsure sur lesquelles on voit un duvet formé par les poils cassés et entourés de leur gaine parasitaire qui donne à la plaque un aspect grisâtre, cendré. C'est une affection très rebelle, qui résiste parfois plusieurs années au traitement le plus rationnel. Sa contagiosité est considérable, mais ne s'exerce que sur des enfants.

La *teigne trichophytique* est produite par le *Trichophyton megalosporon endothrix*, qui se développe dans le cheveu même ; il présente tantôt de longs mycéliums remplis de spores polygonales, tantôt seulement des spores arrondies, qui s'échappent comme des billes de billard d'un sac, du cheveu macéré dans la potasse caustique à 40 pour 100 et écrasé. C'est la teigne tonsurante ordinaire telle que nous venons de la décrire, qui se complique souvent de trichophytie cutanée. Nous avons souvent observé, comme Sabouraud, la forme disséminée sans tonsure apparente. Elle est alors difficile à reconnaître. Avant d'affirmer l'absence de la teigne, il faut avoir examiné avec soin toute l'étendue du cuir chevelu à la loupe, après avoir fait couper les cheveux ras. Les poils malades se présentent alors sous l'aspect de points noirs enfoncés comme des pieux cassés dans l'épiderme épaissi du cuir chevelu ou comme des poils noirs foncés, plus épais et plus succulents que les poils normaux, qui se laissent arracher avec la plus grande facilité, quand la pince arrive à les saisir.

Le *kérion Celsi*, plutôt rare chez l'enfant, est dû à un *Trichophyton megalosporon ectothrix*, d'origine équine presque toujours, qui remplit le follicule pileux sans jamais pénétrer dans le poil lui-même ; il est pyogène et détermine la chute du poil par la suppuration des follicules. A la période d'état, la maladie est constituée sur le cuir chevelu par une plaque dénudée, plus ou moins irrégulière, boursouflée et rouge, criblée de petits orifices qui laissent sourdre un peu de pus à la pression. Elle guérit rapidement par les lotions anti-parasiticides.

(1) Sabouraud, *Thèse de Paris*, 1894.

DIAGNOSTIC. — Les affections déterminées par le trichophyton se reconnaissent en général facilement ; elles peuvent cependant simuler au début un *pityriasis simple*, un *eczéma sec* ou une *syphilide circinée*; quelquefois aussi elles sont masquées par le développement d'éruptions secondaires ; le microscope permettra toujours de faire le diagnostic dans les cas difficiles. La coïncidence de l'herpès circiné et de la teigne tonsurante, lorsqu'elle existe, est également caractéristique de la trichophytie. Le *favus* se distingue de la teigne tonsurante par l'aspect si spécial de ses godets ; lorsque les croûtes ont été enlevées, les teignes se reconnaîtront encore aux altérations des poils ; dans l'herpès tonsurant, les cheveux se brisent lorsqu'on cherche à les arracher ; dans le favus, au contraire, ils sont plus résistants et s'enlèvent facilement tout entiers. Dyce Duckworth et Behrend (1) ont signalé le fait qu'en humectant avec du chloroforme les cheveux trichophytiques, ceux-ci prennent, après l'évaporation du chloroforme, une teinte blanc crayeux. Cette réaction, paraissant être absolument particulière au trichophyton, pourra être utilement employée pour le diagnostic.

PRONOSTIC. — Le pronostic de l'herpès circiné ne présente aucune gravité. La teigne tonsurante est plus rebelle au traitement que le *favus*, mais finit toujours par guérir, même spontanément (Lailler) (2). Elle n'exerce aucune influence fâcheuse sur la santé générale.

TRAITEMENT. — Le traitement de l'herpès circiné consiste en frictions sur les surfaces malades avec une *pommade mercurielle* ou *sulfo-alcaline* (axonge, 30,0 ; soufre, 1,50 ; carbonate de potasse, 0,50) ou dans un badigeonnage avec la *teinture d'iode*. Ces moyens amènent le plus souvent une guérison rapide ; l'arrachement des poils de duvet malades est presque impossible, mais est tout à fait superflu.

La teigne tonsurante est habituellement traitée comme la teigne faveuse. L'épilation avec la pince est souvent difficile au début de la maladie, les cheveux se brisant quand on les tire, et les tronçons ne pouvant être saisis solidement ; on se contente alors d'arracher les poils en raclant les surfaces malades avec un peigne fin (Horand). L'épilation est suivie des lotions déjà indiquées à propos du favus.

Besnier (3) recommande de tenir les cheveux courts et de ne pas les raser, de peur de favoriser les auto-inoculations, puis d'épiler dans une largeur de 6 à 8 millimètres autour des plaques malades ; on racle ensuite avec la curette les cheveux cassés et les détritus qui couvrent les plaques, mais avec douceur, sans provoquer d'hémor-


(1) Behrend, *Vierteljahrschr. für Dermat. und Syph.*, 1884.
(2) Lailler, *Ann. de dermat.*, 1889, p. 958.
(3) Voir : Brocq, *Ann. de dermat.*, 1890, p. 151.

ragie; ce raclage est facilité en enduisant la surface malade d'un corps gras; si le cuir chevelu est irrité, on le lavera tous les jours au savon ou avec un jaune d'œuf et de l'eau de son; enfin, on recouvrira les plaques de rondelles d'emplâtre de Vigo. Lailler et Hallopeau (1) se servent de vaseline iodée à 1 pour 100, dont le cuir chevelu est enduit tous les jours, après avoir été lavé avec du savon et un mélange d'alcool camphré (125,0), d'essence de térébenthine (5,0) et d'ammoniaque (5,0).

Quelques auteurs, frappés des insuccès qui suivent souvent l'épilation et désirant éviter aux malades les douleurs que provoque cette petite opération, ont cherché à combattre la maladie au moyen de frictions irritantes qui, déterminant l'inflammation du bulbe pileux, détruiraient et entraîneraient au dehors le trichophyton.

Ladreit de la Charrière (2) a proposé dans ce but l'*huile de croton tiglium*, dont il fait faire des frictions sur les places malades. Ce traitement, qui a donné des succès, est aujourd'hui abandonné parce que l'inflammation du cuir chevelu qu'il provoque peut amener une alopécie incurable.

Tilbury Fox (3) prescrit au début de la teigne des applications d'acide acétique ou mieux d'une pommade composée d'iode (8 grammes) et d'huile de goudron (30 grammes). Dans les cas plus anciens, il considère les simples vésicants du cuir chevelu comme insuffisants et emploie diverses substances parasiticides, telles que le sulfate de cuivre, le mercure et l'acide phénique, etc., qui amènent une inflammation suppurative du cuir chevelu et l'élimination des cheveux malades.

Lespiau (4) a obtenu plusieurs succès dans le traitement de la trichophytie au moyen de badigeonnages répétés deux fois par jour avec le glycérolé de teinture d'iode et de tannin (tannin, 1 gramme; teinture d'iode, 10 grammes; glycérine, 20 grammes).

Unna (5) se sert de la *chrysarobine* de la façon suivante : il fait d'abord couper les cheveux, puis enduire de colle de zinc la peau du front, des tempes et de l'occiput pour la préserver de l'action irritante du médicament; il fait ensuite badigeonner le cuir chevelu avec une pommade composée de 5,0 à 10,0 de chrysarobine, 5,0 d'ichtyol, 2,0 d'acide salicylique pour 100,0 de cérat simple. On recouvre alors le cuir chevelu d'un tissu imperméable (toile cirée, gutta-percha, etc.) qu'on fixe sur ses bords avec la colle de zinc pour avoir une occlusion parfaite; le tout est maintenu par des bandes de tarlatane et un bonnet. Chaque jour celui-ci est enlevé, l'enveloppe imperméable est

---

(1) Voir : Brocq, *loc. cit.*, p. 150.
(2) Ladreit de la Charrière, *Bull. de thérapeutique*, 15 août 1876, et *Union méd.*, 5 janvier 1884.
(3) Tilbury Fox, *Lancet*, 27 octobre 1877.
(4) Lespiau, *Soc. méd. des hôp.*, 26 mai 1876.
(5) Unna, *Monatsh. für prakt. Dermat.*, 1891, n° 12.

fendue d'un côté et soulevée, puis refermée après l'application d'une nouvelle couche de pommade. Le quatrième jour, la pommade à la chrysarobine est enlevée et remplacée par une pommade à l'ichtyol à 5 pour 100 qu'on applique une fois par jour pendant les trois derniers jours de la semaine. On renouvelle ensuite entièrement le pansement, et, après un lavage, on procède à une nouvelle série d'applications des mêmes pommades. On continue ainsi de semaine en semaine jusqu'à l'entière guérison, qui serait généralement obtenue, d'après Unna, au bout de quatre semaines. Ce traitement n'a pas toujours donné les mêmes succès qu'à son auteur; c'est ainsi que Marianelli (1) ne l'a vu réussir que dans un cas sur quinze. Pour von Sehlen (2), qui en a obtenu de meilleurs résultats, ce n'est pas à la chrysarobine, mais à l'acide salicylique et à l'ichtyol qu'il faut attribuer la guérison de la maladie.

Quel que soit le traitement employé, la ténacité extrême de la teigne tonsurante obligera à tenir les enfants longtemps en observation avant de pouvoir certifier leur guérison définitive.

## PELADE.

La pelade (*Area Celsi*, *Alopecia areata*, *Porrigo decalvans*) est une affection dont la nature est encore discutée. Gruby signala sur les plaques de pelade un champignon, analogue à celui des teignes, qu'il décrivit sous le nom de *Microsporon Audouini* et qu'il considérait comme l'origine de la maladie; nous savons aujourd'hui que ce champignon est celui de la teigne tondante à petites spores. Hutchinson, Cazenave, Baerensprung, Rindfleisch, Horand, etc., nient la nature parasitaire de la pelade, qu'ils estiment être le résultat d'un trouble nutritif de la peau; Bazin, au contraire, maintenant la nature microphytique de cette affection, a continué à la ranger parmi les teignes. Courrèges, Malassez, Thin, Eichhorst, von Sehlen, Majocchi, Pellizzari, Sabouraud, etc., ont signalé l'existence de microorganismes d'apparences diverses, au niveau des plaques de pelade, sans avoir pu établir la spécificité de ces parasites. Vaillard et Vincent (3) ont constaté à la surface des cheveux la présence de micrococques à grains petits et réguliers, tantôt isolés, tantôt géminés et groupés sans ordre, qu'ils ont pu cultiver et inoculer aux animaux de façon à reproduire la maladie et qui leur ont paru être le véritable agent de la pelade. D'autres auteurs (Joseph, Mibelli, Pontoppidan, etc.) ont vu des alopécies partielles analogues à celle de la pelade succéder à la destruction accidentelle ou expérimentale des nerfs se rendant au cuir chevelu. La question de la nature de la pelade est donc encore pendante ; il est probable

(1) Marianelli, *Giorn. ital. delle malat. ven. e delle pelle*, 1890, p. 359.
(2) Von Sehlen, *Congrès de Halle*, dans *Ann. de dermat.*, 1892, p. 61.
(3) Vaillard et Vincent, *Arch. de méd. et de pharm. militaires*, 1891, p. 369.

qu'il existe deux maladies différentes d'origine, confondues sous la même dénomination, l'une due à un parasite, l'autre résultant d'une trophonévrose.

ÉTIOLOGIE. — La pelade peut se développer à tout âge, mais est particulièrement fréquente chez les enfants de six à douze ans. On ne lui connaît pas de causes prédisposantes. Sa *contagiosité* est niée par quelques auteurs, particulièrement par Hebra et en général par tous les partisans de la nature trophonévrotique de la maladie, mais il existe un trop grand nombre de faits bien observés, dans lesquels la transmission de la pelade par contagion a paru évidente, pour que celle-ci puisse être niée; ces faits établissent que la contagion s'exerce soit par contact immédiat, soit par l'intermédiaire des peignes, des coiffures, etc. D'autre part, cette contagiosité est beaucoup moins marquée que pour les teignes proprement dites, et on peut citer un grand nombre de cas où elle ne s'est pas manifestée, malgré les circonstances les plus favorables en apparence (1).

ANATOMIE PATHOLOGIQUE. — Les cheveux des sujets atteints de pelade sont atrophiés ; le poil est grêle, sa racine est effilée, amincie en forme de crosse. C'est un poil mort. Le bulbe est infiltré de leucocytes (Giovannini) (2) ; souvent son extrémité libre présente l'aspect d'un balai, avec des fentes remplies d'air qui offrent à l'examen microscopique l'apparence de taches noires (Behrend). Il se laisse arracher sans résistance et entraîne rarement avec lui sa gaine épidermique. Parfois, sur les mêmes plaques, à côté des cheveux simplement atrophiés, on en trouve d'autres cassés au ras de la peau (pelades à cheveux fragiles de Besnier, pelade pseudo-tondante de Lallier). Les parasites signalés dans la pelade ont été généralement trouvés dans les couches épidermiques entourant le poil et non dans le poil lui-même. C'est uniquement dans la gaine épithéliale interne du follicule pileux qu'évolue le micrococque découvert par Vaillard et Vincent; ce microbe, en altérant le follicule, prive le poil de ses moyens d'attache et de nutrition et entraîne ainsi sa mort et sa chute rapide.

DESCRIPTION. — La pelade débute par un point quelconque du cuir chevelu ; le plus souvent une place est attaquée d'abord ; parfois la maladie commence sur plusieurs points à la fois, ou bien on voit se succéder plusieurs plaques à de courts intervalles. Les places atteintes sont le plus souvent disséminées sans ordre apparent ; dans quelques cas, cependant, elles ont paru symétriques.

(1) Consulter à ce sujet : *Bull. de l'Acad. de méd.*, séances du 6 nov., 20 et 27 déc. 1887, 26 juin et 31 juillet 1888 : communications de Ollivier, Hardy, Leloir et Besnier.

(2) Giovannini, *Ann. de dermat.*, 1891, p. 921.

Sur ces points, les cheveux tombent en se détachant de leurs follicules et laissent à leur base une petite surface dénudée qui s'étend rapidement par la chute de nouveaux poils. Il se forme ainsi un certain nombre de places chauves limitées par une chevelure normale ou même exubérante. La peau, à l'endroit malade, se présente comme une plaque entièrement glabre, d'une blancheur remarquable, parsemée de petits points qui sont les orifices des follicules pileux. Il est très rare que ces plaques fassent saillie ; le plus souvent, elles sont au même niveau que la peau avoisinante ; dans les cas anciens, elles sont parfois un peu déprimées (Hebra). Il est exceptionnel qu'elles soient le siège de prurit.

Autour des plaques, les cheveux s'arrachent facilement et tombent d'eux-mêmes ou sous l'influence du peigne ; les espaces chauves s'agrandissent rapidement et arrivent ainsi à se rejoindre. Larges d'un centimètre, quand on les aperçoit pour la première fois, les plaques atteignent souvent les dimensions d'une pièce de cinq francs ; de forme arrondie ou ovalaire quand elles sont isolées, elles peuvent prendre par leur réunion les formes les plus irrégulières et les plus variées. Si la maladie étend ses ravages, des espaces considérables du cuir chevelu sont entièrement dénudés.

Arrivée à un certain degré, souvent après plusieurs semaines ou plusieurs mois, la pelade présente en général un temps d'arrêt. Les cheveux cessent de tomber autour des plaques ; celles-ci se recouvrent d'un fin duvet de poils follets qui peuvent tomber plusieurs fois de suite ; des poils plus vigoureux finissent par s'y développer ; peu à peu la chevelure se reproduit aussi belle et aussi fournie qu'auparavant ; quelquefois les nouveaux cheveux présentent une teinte un peu plus foncée que ceux qui les avoisinent.

La réparation peut se faire sur un point, tandis que de nouvelles plaques, généralement moins étendues que les premières, se forment ailleurs ; aussi la maladie présente-t-elle souvent une très longue durée, qui peut s'étendre à plusieurs années.

Exceptionnellement la pelade prend une extension telle que non seulement tout le cuir chevelu est entièrement dépouillé, mais que les sourcils et les autres poils du corps peuvent tomber entièrement. Les lésions des ongles dans la pelade, signalées par quelques auteurs, sont beaucoup plus rares que dans les autres teignes.

La guérison complète est la terminaison de beaucoup la plus habituelle, quelle qu'ait été l'extension de la maladie. Quelquefois cependant il ne se reproduit que des poils follets ou bien les plaques ne se recouvrent jamais entièrement de cheveux. La terminaison par alopécie complète et définitive est très rare.

La pelade peut récidiver même après plusieurs années de guérison complète.

DIAGNOSTIC. — La pelade est généralement facile à reconnaître des autres teignes. Dans l'*herpès tonsurant*, la peau des surfaces dénudées présente une coloration bleuâtre ardoisée et est recouverte de points noirâtres dus aux poils cassés, au lieu d'être décolorée et entièrement dépouillée comme dans la pelade ; dans le *favus*, on observe généralement des godets, et les poils des surfaces malades ne sont pas tous détruits.

Le *vitiligo* diffère de la pelade par son origine, qui est le plus souvent congénitale, par l'aspect des poils qui, lors même qu'ils sont décolorés, conservent leur longueur et leur épaisseur ordinaires, et par la pigmentation anormale de la peau au voisinage des plaques blanches qui caractérisent la maladie. Feulard (1) a signalé un cas de coïncidence du vitiligo et de la pelade chez une petite fille de douze ans ; la pelade guérit.

PRONOSTIC. — La pelade n'est grave que par les ravages qu'elle peut produire dans la chevelure ; elle ne provoque presque jamais d'altération dans la santé. Cependant, d'après Hardy, lorsqu'elle s'étend à toute la surface cutanée, on observe quelquefois un arrêt dans le développement de l'enfant et un amaigrissement plus ou moins considérable.

TRAITEMENT. — Le traitement antiparasiticide est moins efficace contre la pelade que contre le favus ou la trichophytie. Nous avons vu souvent les lotions au sublimé échouer entièrement. Dans un cas, néanmoins, les frictions quotidiennes à l'*huile de foie de morue phéniquée* (1 pour 100) ont été suivies de guérison au bout de six mois.

Tous les traitements qui entretiennent une irritation modérée de la plaque peladique finissent par déterminer une poussée de poils follets peu apparents. Il suffit alors de raser ceux-ci de temps en temps en continuant les frictions irritantes pour obtenir une guérison au bout d'un temps qui varie de trois à six mois. Le choix de l'irritant a moins d'importance qu'on ne lui en attribue. Vaillard et Vincent recommandent de frotter journellement les plaques et le cuir chevelu avec une solution d'acide phénique ou avec l'essence de térébenthine ; on peut alterner les deux substances ; dans l'intervalle des frictions, on maintiendra sur les plaques un linge imbibé de ces médicaments. Hallopeau (2) s'est bien trouvé dans un cas de l'essence de Wintergreen. Les frictions avec l'alcool de Fioraventi, auquel on ajoute 1 pour 30 d'acide acétique pur, donnent souvent de bons résultats. L'emploi de vésicatoires appliqués successivement à quelques jours de distance au niveau des plaques, contribue aussi

---

(1) Feulard, *Ann. de dermat.*, 1892, p. 842, et 1893, p. 31.
(2) Hallopeau, *Bull. de la Soc. de thérap.*, 22 mars 1893, p. 56, et *Ann. de dermat.*, 1893, p. 618.

à hâter la guérison de la maladie (Besnier) (1). Nous avons vu ce traitement suivi très rapidement de la guérison chez un petit garçon atteint d'une seule plaque de pelade et traité dès le début.

Afin d'empêcher l'enfant atteint de pelade de propager la maladie, on lui tiendra les cheveux courts, et on lui fera porter une perruque ou un bonnet.

## CHAPITRE VI

### ICHTYOSE

ÉTIOLOGIE. — L'ichtyose est une maladie qui débute le plus souvent dans la première enfance ; elle se développe parfois dans la vie intra-utérine, et l'enfant vient au monde le corps couvert d'écailles ; d'autres fois la maladie n'apparaît que vers le troisième mois de la vie et prend tout son développement dans le cours de la première année. Dans quelques cas enfin, elle ne survient que dans la seconde enfance ou même à l'âge adulte. Elle est plus fréquente chez les garcons que chez les filles. L'ichtyose est souvent une maladie héréditaire ; elle peut atteindre, comme l'un de nous l'a observé, plusieurs membres d'une même famille ; Heulz (2) l'a rencontrée simultanément chez deux sœurs jumelles et leur frère. Ses causes déterminantes sont inconnues.

DESCRIPTION. — L'ichtyose est caractérisée par la formation incessante à la surface de la peau d'écailles épidermiques sèches, légèrement imbriquées ou juxtaposées, tantôt minces, fines et transparentes, tantôt opaques, dures et parfois d'une consistance cornée (Bazin). La peau est le siège d'une exfoliation continuelle, elle est rude et chagrinée au toucher. L'ichtyose s'étend le plus souvent à toute la surface cutanée, mais elle est particulièrement développée sur les parties sèches de la peau. La production épidermique est très limitée sur les régions qui sont le siège d'une sécrétion sudorale abondante, telles que les aisselles, les aines, les parties génitales, la plante des pieds, la paume des mains, etc. Le visage en est le plus souvent exempt. La production des squames diminue pendant les chaleurs de l'été et peut même disparaître à ce moment pour reprendre de plus belle en hiver.

L'ichtyose présente des variétés assez nombreuses ; dans sa forme la plus commune, elle est caractérisée par la présence de larges squames, minces, juxtaposées et soulevées sur leurs bords ; ces squames sont terminées par des lignes qui se rencontrent sous les angles les plus

(1) Voir : Schachmann, *Ann. de dermat.*, 1887 p. 178.
(2) Heulz, *Ann. de dermat.*, 1888, p. 237.

variés, et elles sont comme cassées au niveau des plicatures du derme. D'autres fois, les squames sont dures et épaisses, et présentent un reflet argenté comme des écailles de poisson (*ichtyose nacrée*); quelquefois, au lieu de se détacher et de tomber, elles s'épaississent considérablement, et la peau se recouvre de productions cornées ou même de véritables piquants (*icthyose cornée* ou *hystrix*). Kaposi (1) a vu le corps d'une petite fille de six ans recouvert par places d'excroissances d'un demi à 1 centimètre et demi, rappelant les plumes d'un oiseau.

L'ichtyose ne provoque en général aucune démangeaison et ne détermine jamais de troubles de la santé; c'est plutôt une difformité de la peau qu'une véritable maladie. Lorsqu'elle est congénitale, elle persiste souvent pendant toute la vie; lorsqu'elle est accidentelle, elle disparaît quelquefois complètement, mais elle est toujours de longue durée.

TRAITEMENT. — L'ichtyose est rebelle à toute thérapeutique Les bains alcalins répétés et les frictions à la glycérine neutre constituent le meilleur traitement.

(1) Kaposi, *Soc. de méd. de Vienne*, 25 nov. 1891, dans *Ann. de dermat.*, 1893, p. 30.

# HUITIÈME PARTIE
## MALADIES DES NOUVEAU-NÉS

---

## CHAPITRE PREMIER
### ICTÈRE

Les anciens auteurs confondaient sous le nom d'*ictère des nouveau-nés* deux états différents : l'un déterminé par la décoloration jaunâtre de la peau qui succède physiologiquement à la congestion sanguine des premiers jours, l'autre dû à la présence du pigment biliaire dans les capillaires de la peau et qui mérite seul le nom d'ictère. On peut en distinguer deux formes, l'une *idiopathique*, toujours bénigne, l'autre *symptomatique*, presque toujours mortelle.

#### ICTÈRE IDIOPATHIQUE.

L'ictère idiopathique est très fréquent dans les maternités et les hospices d'Enfants trouvés. A Vienne, Kehrer (1) l'a observé 474 fois sur 690 nouveau-nés et Porak (2), à l'hôpital Cochin, 198 fois sur 248 nouveau-nés, mais dans trois cas seulement il trouva un ictère assez intense pour se traduire par la coloration verte de l'urine. On observe parfois aussi en ville une légère coloration ictérique chez des nouveau-nés placés dans de bonnes conditions hygiéniques.

Les conditions étiologiques qui paraissent jouer un rôle pathogénique important sont : 1° la *compression prolongée du tronc pendant l'accouchement* (primipares, présentations du siège) ; ainsi l'ictère est assez fréquent chez les enfants qui naissent asphyxiés ; 2° la *naissance avant terme* et la *débilité congénitale*. D'après Kehrer, l'ictère serait six fois plus fréquent chez les enfants débiles et nés avant terme, que chez les enfants nés à terme et vigoureux. Pour Epstein (3), l'ictère serait beaucoup plus intense et dix-sept fois plus fréquent chez les enfants nés avant terme que chez les enfants à terme. Sur 240 enfants atteints d'ictère observés par Bauzon (4), 90 étaient venus au monde prématurément ou étaient jumeaux ; cet auteur cite le fait de ses propres enfants nés jumeaux environ trois semaines avant le terme et atteints tous deux d'ictère intense, ce qui ne les a pas empêchés de devenir plus tard de beaux enfants.


(1) Kehrer, *OEster. Jahrb. für Pæd.*, 1871, t. II, p. 71.
(2) Porak, *Revue mens. de méd. et de chir.*, mai-août 1878.
(3) Epstein, *Volkmann's Vortrage*, n° 180.
(4) Bauzon, *Méd. infant.*, 1894, p. 307.

L'hérédité n'est invoquée que dans un fait de Bauzon, qui a vu dans une même famille six enfants sur sept atteints de l'ictère bénin des nouveau-nés.

Hofmeier (1) a observé que, chez les nouveau-nés ictériques, la perte de poids des premiers jours est plus considérable et que l'augmentation de poids est plus tardive que chez les enfants non ictériques. Les troubles de la nutrition, qui seraient pour cet auteur une des causes les plus importantes de l'ictère, pourraient être aussi bien une conséquence de cette affection.

Les auteurs ne sont pas d'accord sur la pathogénie de l'ictère idiopathique des nouveau-nés. Virchow, appuyé sur une autopsie, regarde cette affection comme un ictère catarrhal dû à la présence d'un bouchon muqueux dans le canal cholédoque; d'autres observateurs, au contraire (Burdach, Leyden, Kehrer), n'ont jamais trouvé de catarrhe des voies biliaires. L'opinion de P. Franck, qui attribuait l'ictère des nouveau-nés à la rétention du méconium, est contredite par les faits.

Est-ce dans les changements que la naissance détermine dans la circulation hépatique qu'il faut chercher la cause de l'ictère ? C'est l'opinion de Frerichs, qui l'explique par la diminution subite de tension que subissent les capillaires du foie par l'interruption de la circulation ombilicale, mais, sans compter que les nombreuses anastomoses entre la veine ombilicale et le système porte doivent atténuer singulièrement la portée de ce changement, on ne peut y voir la cause efficiente de l'ictère des nouveau-nés, puisque dans cette hypothèse ce phénomène devrait toujours exister. Nous pensons plutôt avec Hewitt que l'ictère est le résultat de la stase veineuse, due à la gêne de la circulation pulmonaire, quand la respiration se développe lentement et que le poumon est atélectasié, ce qui est fréquent chez les enfants débiles et nés avant terme ou chez ceux qui naissent avec les symptômes de l'asphyxie. Peut-être aussi faut-il attribuer un rôle important à la congestion irritative du foie, produite par une longue compression de cet organe pendant un accouchement laborieux ? En tous cas, sans pouvoir affirmer que l'ictère vulgaire des nouveau-nés soit dû toujours à la même cause, on peut admettre que, cliniquement, il présente les mêmes caractères que l'ictère par congestion hépatique active ou passive. Ainsi, il est fréquent de voir, avec le foie muscade des maladies du cœur, les mêmes variétés dans les symptômes de l'ictère, depuis la teinte légèrement jaunâtre des téguments jusqu'à la teinte jaune foncé des conjonctives ; comme dans l'ictère bénin des nouveau-nés, il est rare de pouvoir constater la présence du pigment biliaire dans l'urine, et les selles restent colorées par la bile ; l'ictère disparaît dès que la tension diminue dans le cœur droit et dans le

_________

(1) Hofmeier, *Zeitschr. für Geburtsh. und Gynäk.*, 1882, VIII, n° 2.

cœur gauche. En faveur de cette similitude clinique, on peut citer encore la constatation directe faite par Birch Hirschfeld d'un œdème de la capsule de Glisson avec stase veineuse, à l'autopsie d'enfants nouveau-nés ictériques qui avaient succombé peu de temps après la naissance sous l'influence de causes accidentelles. C'est là une bonne preuve de l'origine hépatogène de l'ictère bénin des nouveau-nés.

Quincke (1), reprenant une ancienne opinion de P. Franck, attribue l'ictère des nouveau-nés à la persistance de la perméabilité du canal veineux d'Arantius qui permettrait le passage direct dans le sang de la bile résorbée par l'intestin ; la fréquence de l'ictère idiopathique chez les enfants nés avant terme s'expliquerait ainsi d'une façon rationnelle. Les recherches de Schreiber (2) paraissent confirmer cette théorie.

Nous ne mentionnons point ici la théorie de l'origine hématogène de l'ictère qui, déjà indiquée par Billard, a été encore appliquée récemment à l'ictère des nouveau-nés. Cette théorie ne repose sur aucune base expérimentale solide et peut s'appliquer seulement aux cas de faux ictère, c'est-à-dire de décoloration jaunâtre de la teinte ecchymotique cutanée du premier jour ou aux cas de dissolution du sang (*Maladie bronzée hématique*, voir p. 960).

L'ictère idiopathique apparaît quelques heures après la naissance, mais la coloration jaune ne devient bien marquée à la peau et aux conjonctives que le deuxième ou le troisième jour. Il est très rare de voir des enfants naître ictériques ; Bednar en a cependant observé un cas. La teinte jaune augmente d'intensité pendant quelques jours sans être jamais très accusée et disparaît peu à peu du huitième au dixième jour ; dans quelques cas, cependant, elle persiste pendant deux ou trois semaines ; dans d'autres cas, plus rares encore, elle diminue au bout de trois ou quatre jours pour reparaître bientôt après avec une nouvelle intensité. Les selles restent habituellement colorées, l'urine renferme rarement une quantité notable de pigment biliaire. Hofmeier a constaté une augmentation de la quantité d'urée dans l'ictère des nouveau-nés ; ce fait, déjà signalé chez l'adulte dans l'ictère par congestion hépatique, est regardé par Murchison, Brouardel, etc., comme une preuve de la fonction uréopoiétique des cellules hépatiques.

L'ictère idiopathique est une maladie essentiellement bénigne, qui disparaît spontanément et altère fort peu la santé générale.

Nous avons déjà mentionné plus haut le faible accroissement en poids des nouveau-nés ictériques.

(1) Quincke, *Arch. für exper. Pathol. u. Pharmac.*, 1885, t. XIX, p. 34.
(2) Schreiber, *Berl. klin. Wochenschr.*, 1895, p. 543.

## ICTÈRE SYMPTOMATIQUE.

L'ictère symptomatique reconnaît chez le nouveau-né trois causes différentes : les vices de conformation des voies biliaires, l'infection purulente d'origine puerpérale et l'hépatite interstitielle avec inflammation des canalicules biliaires.

Les **vices de conformation des voies biliaires**, qui s'annoncent par de l'ictère, portent tantôt sur le canal cystique seul qui est converti en un cordon fibreux (deux cas de Kœstlin) (1), tantôt sur le canal cholédoque seul [Lhommeau (2), Donop (3), Hennig (4)], tantôt sur tous les conduits du hile du foie qui sont oblitérés [Virchow (5), Binz (6)], tantôt à la fois sur la vésicule qui est rudimentaire et sur les gros canaux biliaires qui font complètement défaut [Romberg et Henoch (7), Freund (8)]. Ch. Putnam (9) a observé chez une fillette un ictère qui survint deux ou trois jours après la naissance, et qui persista jusqu'à la mort qui survint à l'âge de quatre mois ; l'enfant succomba après une intervention infructueuse pour rétablir le cours de la bile ; l'autopsie révéla l'absence totale du canal hépatique, la vésicule était bien conformée, mais vide de bile ; le foie était atteint de cirrhose par rétention biliaire. Ces anomalies de développement se reproduisent parfois successivement chez plusieurs enfants d'une même famille [Binz, Pearson (10)]. Le foie présente souvent les traces d'une maladie fœtale, tantôt d'une cirrhose [Sappey et Robin (11), Freund], tantôt d'une périhépatite, qui peut être d'origine syphilitique. Quand la veine porte est comprise dans le tissu conjonctif inodulaire, les intestins sont le siège d'une forte congestion, la rate est grosse, les ganglions mésentériques sont engorgés et le péritoine renferme parfois de la sérosité.

Quand il y a oblitération des voies biliaires, l'ictère se déclare en général peu d'heures après la naissance et acquiert rapidement une intensité considérable ; les téguments prennent une teinte jaune vert foncé, l'urine fortement chargée de pigment biliaire tache les langes en brun verdâtre ; les selles, au contraire, sont entièrement décolorées ; elles deviennent souvent fétides quand la vie se prolonge ; ces deux caractères distinguent nettement l'ictère dû aux vices de


(1) Kœstlin, *Würtemb. Correspondenzbl.*, n° 14, 1862.
(2) Lhommeau, *Bull. de la Soc. anat.*, 1847.
(3) Donop, *Thèse de Berlin*, 1828.
(4) Hennig, *Jahrb. für Kinderheilk.*, 1876, t. IX, p. 406.
(5) Virchow, *Ges. Abhandl.*, p. 858.
(6) Binz. *Virch. Arch.*, 1866, t. XXXV, p. 360.
(7) Romberg et Henoch, *Klinische Wahrnehmungen*, 1850, p. 158.
(8) Freund, *Jahrb. für Kinderheilk.*, 1875, t. IX, p. 178.
(9) Ch. Putnam, *Arch. of Pædiatrics*, sept. 1898.
(10) Pearson, *in* Cheyne, Diseases of children, 1808, t. II, p. 10.
(11) Sappey et Robin, *Bull. de l'Acad. de méd.*, 1859, t. XXIV, p. 943.

conformation des voies biliaires de l'ictère bénin idiopathique. On n'observe ni fièvre, ni ralentissement notable du pouls. Bientôt le ventre se ballonne et il survient des vomissements ; le foie, recouvert par les anses intestinales, est difficile à sentir à la palpation. Dès le second jour, le pouls est petit et rapide ; l'enfant décline visiblement ; il est somnolent ou est pris de convulsions et succombe en général dans la première semaine. Parfois, néanmoins, la vie se prolonge pendant deux ou trois mois ; les enfants sont alors très émaciés ; dans un cas rapporté par West, le ventre était distendu par un épanchement ascitique. Dans quelques cas, la terminaison fatale est amenée par une *hémorragie intestinale* ou *ombilicale*, complication fréquente des vices de conformation du foie (Grandidier) (1).

Quand le *canal cystique* seul est oblitéré, l'ictère n'apparaît que fort tard ; ainsi, l'un des enfants observés par Kœstlin ne devint ictérique qu'au bout de six mois. Le ballonnement du ventre fait complètement défaut, les selles restent colorées, mais les malades maigrissent et finissent par succomber à la cachexie ou à une complication (érysipèle, pneumonie).

**L'ictère pyémique** complique souvent la phlébite ombilicale suppurée ; il n'est qu'une des formes du puerpérisme infectieux des nouveau-nés (Voir *Péritonite des nouveau-nés*, p. 962) et se distingue nettement des autres ictères symptomatiques par l'élévation constante de la température et par sa coïncidence avec d'autres manifestations infectieuses, telles que la péritonite, la méningite ou la pleurésie suppurées, ainsi qu'avec le puerpérisme infectieux de la mère. Ritter et Klebs ont fréquemment observé en pareil cas des hémorragies cutanées, muqueuses ou viscérales qui étaient des manifestations de la dissolution du sang. C'est dans cette forme pyémique de l'ictère que l'on rencontre souvent la dégénérescence aiguë du foie, du cœur et des reins, dont Buhl et Hecker (2) ont cherché, à tort selon nous, à faire une entité morbide sous le nom de *dégénérescence graisseuse aiguë des nouveau-nés*.

La troisième forme de l'ictère grave des nouveau-nés est liée à des **altérations profondes du parenchyme hépatique** ; elle est encore peu étudiée ; nous donnons ici comme pierre d'attente le résumé d'un cas (3) que l'un de nous a eu l'occasion d'observer :

Les parents du petit malade ne présentent aucune trace de syphilis, la mère a été atteinte de scorbut ; de ses trois premiers enfants, l'un est mort en bas âge, les deux autres paraissent sains et vigoureux. La plus jeune a présenté de l'ictère dans les premiers jours de la vie ;

(1) Grandidier, *Journ. für Kinderkr.*, 1859, t. XXXII, p. 384.
(2) Buhl, Die acute Fettdegeneration der Neugeborenen ; — Hecker et Buhl, *Klinik der Geburtskunde*, t. I, 1861, p. 296. — Hecker, *Monatschr. für Geburtskunde*, t. XXIX, p. 321.
(3) A. D'Espine, *Bull. de la Soc. méd. de la Suisse romande*, 1879, p. 279, et *Gaz. méd. de Paris*, 1880, n°s 43 et 48.

depuis lors, elle a souvent eu des bosses sanguines et a souffert d'une
altération des gencives qui paraît avoir été de nature scorbutique.

Notre malade, gros garçon venu à terme après un accouchement
facile, est atteint dès sa naissance d'un ictère bien caractérisé, qui
augmente et se généralise les jours suivants, non seulement à la peau,
mais à toutes les muqueuses. Les selles sont naturelles, nettement
colorées par les principes de la bile. L'urine est très foncée et présente à l'analyse du pigment et des acides biliaires, ainsi qu'une très
faible proportion d'albumine. L'enfant est nourri par sa mère et prospère pendant les premiers jours; il ne présente sur le corps aucune
trace d'éruption syphilitique.

A partir du neuvième jour, le tableau change; des hémorragies
surviennent de divers côtés, sous la peau, par l'ombilic, par l'intestin.
La rate est très volumineuse, le foie déborde les fausses côtes; le
ventre est souple, pas d'ascite. Aucune élévation de la température
rectale, qui s'abaisse au contraire au-dessous de la normale dans les
derniers jours. L'enfant s'étiole et s'affaiblit peu à peu, il succombe
le vingt-troisième jour à une crise de convulsions.

L'autopsie fait constater une altération profonde du tissu hépatique, qui paraît avoir été le point de départ de tous les accidents.
Les grands canaux biliaires sont parfaitement perméables, sans bouchon; la vésicule biliaire renferme une bile foncée et poisseuse. Le
foie est augmenté de volume. Son tissu, d'une coloration vert-olive,
présente au microscope une prolifération abondante de jeunes cellules
le long de la capsule de Glisson et dans les espaces interlobulaires,
qui sont par places notablement agrandis. Cette néoformation se continue sous forme de guirlandes élégantes autour des cellules hépatiques dans l'intérieur des lobules; les cellules sont en grande partie
conservées et contiennent des blocs de pigment biliaire. Les petits
canalicules biliaires sont épaissis et remplis de cellules épithéliales;
le peu d'altération de leur paroi permet de supposer que les lésions
qu'ils présentent sont consécutives à l'hépatite interstitielle. Nulle
part on ne constate de gommes miliaires.

La veine ombilicale ne présente aucune altération; elle n'est
oblitérée que dans le dernier tiers de son parcours. La rate est
énorme, son tissu est dur, mais offre son aspect normal. Le cœur
présente à sa pointe une large ecchymose qui pénètre dans l'intérieur
du muscle; ce foyer hémorragique est entouré d'une infiltration de
jeunes cellules tout à fait semblable à celle du foie. Le tissu sous-
muqueux de l'intestin grêle présente également par places de petits
foyers microscopiques de prolifération. Les reins sont un peu gros,
très ictériques; on y observe quelques ecchymoses disséminées et
une prolifération cellulaire autour des artères qui donnent naissance
aux *vasa recta*. Les poumons, qui ne présentent à l'œil nu que
quelques ecchymoses, offrent au microscope les altérations de la

pneumonie interstitielle. L'humérus est fendu et, examiné, ne présente aucune lésion. Les autres organes sont sains, aucun signe de maladie infectieuse, nulle trace de bactéries, de micrococcus dans le sang. Pas de vice de conformation.

Il est impossible, en face de ces lésions, de ne pas penser à un cas de syphilis congénitale, bien que l'enquête relative aux parents ait été complètement négative et que l'enfant n'ait présenté aucun indice qui confirmât ce diagnostic. Le point de départ de toutes les lésions paraît avoir été la cirrhose hypertrophique du foie avec inflammation des canalicules biliaires. Nous attendons de nouvelles observations avant d'oser affirmer que les lésions multiples que nous avons constatées dans ce cas puissent se rencontrer en dehors de toute influence syphilitique (1). Signalons en même temps l'absence complète chez notre malade de dégénérescence graisseuse du foie, des reins et du cœur, qui coïncide souvent, d'après Hecker, avec l'ictère grave des nouveau-nés.

## CHAPITRE II

### HÉMORRAGIES

Les hémorragies chez le nouveau-né sont relativement rares, mais ont attiré depuis longtemps l'attention par les dangers qu'elles font courir à la vie de l'enfant ou par la gravité de l'état général dont elles sont l'expression.

Nous n'avons point en vue ici les hémorragies accidentelles ou traumatiques, telles que les hémorragies internes dues au traumatisme obstétrical ou celles qui accompagnent souvent l'opération de la circoncision, telle que la pratiquent les rabbins, et nous ne faisons que mentionner les cas très rares d'hémorragies observées à la suite d'une lésion quelconque, chez les enfants appartenant à des familles hémophiliques.

Ainsi délimitées, les hémorragies des nouveau-nés reconnaissent pour cause tantôt une lésion locale, tantôt une diathèse hémorragique, tantôt enfin elles relèvent à la fois de causes locales et générales.

Elles ont pour siège, par ordre de fréquence : 1º l'ombilic ; 2º la peau et les orifices cutanés ; 3º le tube digestif (estomac et intestin) ; 4º les organes génito-urinaires. Nous décrirons successivement

(1) Depuis lors, l'origine syphilitique de cette maladie a été rendue probable par la naissance, dans la même famille, d'un enfant hydrocéphale à terme, qui a succombé peu de jours après. Neumann (*Berl. klin. Woch.*, 1893, p. 445) a rapporté un cas analogue dans lequel l'origine syphilitique était probable. (Voir aussi l'art. *Cirrhose du foie*, p. 722.)

l'omphalorragie, le mélæna, les hémorragies rénales et vulvaires, sans nous arrêter aux hémorragies cutanées, qui ne sont presque toujours qu'une manifestation concomitante de l'omphalorragie ou du mélæna.

## OMPHALORRAGIE.

ÉTIOLOGIE. — L'hémorragie par l'ombilic peut être due tantôt à une gêne dans le mécanisme respiratoire quand le cordon ombilical n'est pas lié ou que la ligature est incomplète, tantôt à un trouble de la circulation hépatique (pyléphlébite), tantôt à un empoisonnement du sang (pyémie, syphilis, diathèse hémorragique); parfois, comme dans les cas de syphilis du foie, ces deux dernières causes se trouvent réunies.

**Hémorragies mécaniques.** — La ligature du cordon n'est pas indispensable à l'hémostase ombilicale après la naissance ; la nature y a pourvu par deux mécanismes très simples, pour la veine ombilicale par l'aspiration que produit la dilatation de la cage thoracique sur le sang veineux, pour les artères ombilicales par leur occlusion, grâce à leur rétraction qui, à l'état normal, est de beaucoup supérieure à la tension artérielle. Il est actuellement démontré que, dans les cas d'arrachement du cordon au ras de l'ombilic, comme dans ceux où on avait omis volontairement la ligature du cordon sectionné, il ne se produit pas d'omphalorragie, pourvu qu'on ait soin d'assurer le libre exercice de la respiration (Depaul, Kleinwächter).

Par suite, la gêne de la respiration causée par l'asphyxie, par des tentatives criminelles, par la faiblesse congénitale, par un maillot trop serré ou bien par l'augmentation subite de la tension artérielle, due aux efforts et aux cris continuels du nouveau-né, sont les causes ordinaires de l'omphalorragie mécanique, lorsqu'elle est rendue possible par l'absence de ligature du cordon ou par une ligature mal faite. Si l'on ne s'aperçoit pas à temps de l'accident, l'hémorragie peut être rapidement mortelle. Elle se produit le plus souvent peu de temps après la naissance; aussi l'accoucheur doit-il toujours lier le cordon ombilical et ne jamais négliger de s'assurer avant son départ que le cordon est étanche (1).

**Hémorragies dyscrasiques.** — Les omphalorragies dyscrasiques

(1) Dans les cas de cordon gras et volumineux (sarcomphale), Tarnier (*Progrès méd.*, 17 janvier 1880) recommande un procédé de ligature avec un fil élastique, dit *procédé de l'allumette* : « Au point, dit-il, où l'on veut faire une ligature, on applique sur le cordon et parallèlement à sa longueur le bois d'une allumette. On comprend alors dans la ligature le cordon et l'allumette ; cette dernière maintient le cordon rigide, et, de plus, sa surface n'étant pas glissante, le fil élastique reste fixé sur elle et n'a aucune tendance à s'échapper. Lorsque le nœud a été fait, on prend entre le pouce et l'index les deux bouts de l'allumette; en exerçant une pression sur le centre avec les pouces, on la brise en son milieu ; il suffit alors de tirer doucement pour dégager chacun des deux morceaux de bois de dessous le caoutchouc et la ligature élastique est définitivement fixée sur le cordon.

sont relativement plus communes que celles qui sont dues à l'absence de ligature du cordon ; elles sont néanmoins assez rares ; Roger n'en a vu qu'un seul cas sur 10 000 enfants observés à l'hôpital des Enfants Assistés de Paris. Leur fréquence paraît être plus grande en Allemagne ; ainsi Gerhardt estime qu'elles s'observent en moyenne une fois sur 5 000 nouveau-nés, et Ritter von Rittershain a pu en recueillir en six ans (1866-1871), à l'hospice des Enfants Trouvés de Prague, 132 cas sur 13 000 nouveau-nés.

L'hémorragie ombilicale a été observée aussi bien chez les enfants vigoureux et bien portants que chez ceux qui étaient chétifs. La fréquence de cet accident dans les maternités est due au rôle que joue dans sa production la *septicémie puerpérale*. C'est en effet cette affection qu'il faut signaler en première ligne dans l'étiologie de la *diathèse hémorragique temporaire* ; l'omphalorragie peut survenir sous son influence, qu'il y ait ou qu'il n'y ait pas de phlébite ombilicale, et c'est à l'infection elle-même qu'il faudrait rapporter le plus souvent l'accident ; c'est ainsi que Orth (1) a trouvé dans le sang et les foyers hémorragiques de nombreux micrococcus (mycosis septique), et que Klebs (2) a constaté dans tous les vaisseaux d'enfants morts d'hémorragie ombilicale la présence de bacilles assez nombreux pour les oblitérer.

Un cas rapporté par Bar (3) démontre d'une façon péremptoire que l'infection microbienne peut être a cause de l'hémophilie passagère des nouveau-nés. L'hémorragie commença le cinquième jour par les plaies de vaccine des bras, se continua les jours suivants par l'ombilic et par la peau ; l'enfant mourut exsangue le neuvième jour et Bar put démontrer par la culture la présence de streptocoques dans le sang de l'ombilic et le sang de l'abdomen.

Nous avons déjà mentionné (p. 395) la *syphilis* comme une des causes de l'omphalorragie. D'après Weber, cette affection agirait par l'intermédiaire des lésions hépatiques spécifiques (pyléphlébite, cirrhose périvasculaire), qui faciliteraient le reflux du sang par la veine ombilicale ou entraîneraient la diathèse hémorragique par l'atrophie aiguë des cellules hépatiques. La forme hémorragique de la syphilis est du reste relativement rare.

Les *maladies* et les *vices de conformation du foie* sont, comme nous l'avons déjà indiqué plus haut (p. 947), très souvent accompagnées d'omphalorragie, ainsi que d'hémorragies par la peau ou les muqueuses. L'ictère coïncide fréquemment avec l'omphalorragie ; il a été trouvé 84 fois sur 200 cas d'hémorragie ombilicale d'après Grandidier (4). Ce fait suffit pour démontrer l'importance de cette cause

<hr>

(1) Orth, *Arch. für Heilk.*, 1872, 2e et 3e fascicules.
(2) Klebs, *Oester. Jahrb. für Pæd.*, 1874, t. II, p. 151.
(3) Bar, *Revue gén. de clin. et de thérap.*, 29 nov. 1893.
(4) Grandidier, *Journ. für Kinderkr.*, 1859, XXXII, p. 380.

d'hémorragie chez le nouveau-né ; il s'agit de vrais ictères graves.

En dehors de ces causes incontestables, certains auteurs admettent encore, comme pouvant prédisposer les enfants aux hémorragies ombilicales, les troubles dans la nutrition chez la mère pendant la grossesse (Hecker) ; c'est ainsi que l'abus des alcalins a été incriminé par Minot et celui des boissons aqueuses par Jenkins. En tout cas, on ne peut nier que la misère physiologique primitive ou consécutive à des vomissements incoercibles n'ait été observée assez souvent, chez les mères des nouveau-nés atteints de diathèse hémorragique.

ANATOMIE PATHOLOGIQUE. — Le *siège* de l'hémorragie ombilicale n'est pas toujours facile à déterminer. Le plus souvent, l'hémorragie est capillaire, parenchymateuse ; dans quelques cas, le sang est fourni par les artères ou par la veine ombilicale. Dans un cas publié par Ray (1), les deux artères ombilicales non rétractées et la veine ombilicale venaient s'ouvrir dans une cavité commune, d'où suintait le sang.

Les lésions internes constatées à l'autopsie dépendent de la cause première de l'omphalorragie. En dehors de celles que nous avons déjà énumérées, mentionnons la *dégénérescence graisseuse aiguë* du foie, du cœur et des reins, décrite par Hecker et Buhl, qui peut être la conséquence soit de l'anémie aiguë, soit de l'infection pyémique.

SYMPTOMES. — Le *début* de l'hémorragie ombilicale de cause interne a lieu le plus souvent sans que rien ait pu faire craindre cet accident ; parfois néanmoins il est précédé par l'apparition de l'ictère ; tel a été le cas dans 44 cas sur 220 d'après Grandidier.

C'est en général après la chute du cordon que le premier écoulement se manifeste ; il se montre souvent le septième jour, en moyenne du cinquième au dixième jour. Dans quelques cas, le sang apparaît dès les premiers jours, c'est-à-dire avant la chute du cordon ou en même temps qu'elle. Grandidier a vu l'hémorragie commencer 44 fois avant la chute du cordon, 28 fois en même temps, 86 fois après elle.

L'hémorragie débute souvent la nuit ; la première perte est en général peu abondante, de sorte qu'on ne s'en aperçoit que par hasard le matin en changeant les langes de l'enfant.

Dans les cas rares d'hémorragie artérielle, la perte peut être rapide et très abondante, et on voit parfois le sang sourdre en jet. Le plus souvent, c'est un suintement goutte à goutte de toute la surface de la cicatrice ombilicale ou du tubercule fongueux qui la remplace dans les jours qui suivent la naissance ; quelquefois le sang provient aussi des ulcérations qui peuvent se former autour de l'ombilic.

(1) Ray, *Arch. gén. de méd.*, 1849, t. XXI, p. 177.

Cet écoulement s'arrête dans quelques cas sous l'influence d'un traitement hémostatique, plus rarement spontanément, mais alors il ne tarde pas à se renouveler, quoi qu'on fasse, et amène la mort de l'enfant par épuisement au bout d'un temps qui varie entre quelques heures et une ou deux semaines.

Les symptômes concomitants les plus fréquents sont les hémorragies par d'autres voies et l'ictère.

Sur 220 cas d'omphalorragie (Grandidier), 90 étaient accompagnés d'autres hémorragies ; les plus fréquentes étaient des *ecchymoses* spontanées provoquées par la moindre pression, puis les hémorragies stomacales et intestinales ; on a vu aussi le sang sourdre du nez, des oreilles ou de la vulve. La généralisation des hémorragies est en général d'un très fâcheux pronostic ; celui-ci est d'autant plus grave que ces hémorragies multiples apparaissent plus tôt ; on les a vues parfois précéder l'omphalorragie.

*L'ictère* est le plus souvent très foncé et dans ce cas le sang qui s'écoule prend un reflet verdâtre ; les linges présentent des taches rouges entourées d'une auréole jaunâtre. Quand l'ictère résulte d'un obstacle à l'écoulement de la bile, les selles sont blanches, argileuses et fétides ; quand il est dû à la polycholie, comme cela est le cas dans l'infection septique, les selles sont colorées en jaune, fréquentes et liquides.

PRONOSTIC. — Le pronostic de l'omphalorragie simple, non dyscrasique, dépend de la quantité du sang perdu avant que l'on s'en soit aperçu ; celui des hémorragies dyscrasiques est très grave. Grandidier, dans les cas qu'il a relevés, constate une mortalité de 83 pour 100. D'après Gerhardt, les omphalorragies compliquées d'autres hémorragies donnent une mortalité de 94,45 pour 100.

La guérison n'a été spontanée que dans 3 cas ; dans les 35 autres cas de guérison publiés, elle a été due à l'intervention chirurgicale.

Une statistique plus récente de Townsend (1) est un peu meilleure ; sur 50 cas observés personnellement, la mortalité a été de 62 pour 100 ; sur 709 cas qu'il a rassemblés dans la littérature, la mortalité a été de 79 pour 100.

TRAITEMENT. — On a préconisé beaucoup de moyens pour arrêter l'omphalorragie ; la ligature immédiate n'est applicable qu'aux cas rares où l'hémorragie est artérielle. La *ligature en masse* du tubercule ombilical a été proposée par Paul Dubois ; elle consiste à enfoncer deux épingles en croix à travers les diverses couches de l'ombilic et à faire une suture entortillée. Elle a donné 9 succès sur 28 cas publiés. La *cautérisation* échoue presque toujours et n'est pas sans danger.

(1) Townsend, *Arch. of Pædiatr.*, Aug. 1894.

Reste la *compression*, qui, pour être efficace, doit être très prolongée et peut être associée à l'emploi des styptiques, tels que le perchlorure de fer ou le tannin ; elle a donné quelques succès. Dans les premiers moments, la compression peut être faite avec les doigts en saisissant l'ombilic entre le pouce et l'index. On peut substituer ensuite au doigt une boule fortement pressée d'ouate perchlorurée et la recouvrir d'une épaisse couche de collodion (Debout) ; on applique sur ce bouchon quelques rondelles d'amadou, et l'on maintient le tout à l'aide d'une bande. Sims a imaginé, pour remplacer la compression digitale, une petite pince serre-fine, pour presser l'un contre l'autre les deux bords de l'anneau ombilical. Dans un cas, cette pince resta seize jours en place et arrêta définitivement l'hémorragie.

Pour combattre la faiblesse et l'anémie, il sera absolument nécessaire de nourrir l'enfant au lait et de lui faire prendre toutes les demi-heures de l'eau additionnée de rhum ou de cognac et d'un peu de sirop d'éther.

### MÉLÆNA.

ÉTIOLOGIE. — Les hémorragies gastro-intestinales chez les nouveau-nés sont très rares. Hecker (1) à Münich en a observé 8 cas sur 4 000 nouveau-nés (1 cas sur 500), Champetier de Ribes à l'hôpital Tenon 6 cas sur 2 662 accouchements (1 cas sur 437) ; Hermary (2), qui a recueilli un certain nombre de statistiques, arrive à la proportion moyenne d'un cas sur 800 nouveau-nés. On ne peut donc les attribuer aux changements physiologiques considérables qui se produisent au moment de la naissance dans la circulation porte ; tout au plus peut-on y voir une cause prédisposante qui expliquerait leur apparition dans les premiers jours de la vie extra-utérine. D'après la statistique de Milton Lewis (3), qui porte sur 79 cas, l'hémorragie gastro-intestinale s'est produite 31 fois le premier jour, 34 fois du premier au troisième jour et seulement 14 fois après le troisième jour.

Les hémorragies gastro-intestinales se reproduisent sous l'influence de causes très diverses ; elles sont tantôt idiopathiques, tantôt symptomatiques d'une lésion du tube digestif ou d'une maladie générale.

Les hémorragies gastro-intestinales **idiopathiques** se produisent en dehors de toute lésion de la muqueuse digestive ou d'une diathèse hémorragique. Leur pathogénie est encore obscure. Billard, qui en a recueilli quinze observations, les décrit sous le nom d'hémorragies passives. Kiwisch signale la ligature prématurée du cordon comme une cause importante de ces accidents auxquels il donne le nom d'apoplexie abdominale ; Bouchut pense également qu'il faut les

(1) Hecker, *Klinik der Geburtskunde*, 1864, p. 243.
(2) Hermary, *Thèse de Paris*, 1896.
(3) Milton Lewis, *New-York med. Journ.*, 1897, p. 137.

attribuer à une compression prolongée du cordon à la suite d'un accouchement laborieux. L'autopsie révèle souvent une injection générale de la muqueuse gastro-intestinale et une pléthore de tous les viscères abdominaux (Billard). Porak (1), par contre, a observé des hémorragies par l'intestin et le vagin et des hématémèses à la suite de la ligature tardive du cordon, et les attribue à une augmentation de pression dans le système circulatoire sous l'influence du surplus de sang que reçoit le nouveau-né, surplus qu'il est facile de démontrer par la balance.

La compression des centres nerveux au moment de l'accouchement et les lésions traumatiques qui en résulteraient dans les centres vaso-moteurs, pourraient être aussi la cause du mélæna, comme cela résulte d'un cas observé par Pomorski (2) dans lequel cet auteur a observé des hémorragies dans le cerveau, en même temps que dans les poumons, chez un enfant accouché par le forceps. Des expériences sur les animaux faites par Pomorski lui.ont paru confirmer cette opinion. Von Preuschen (3), sur 46 autopsies de mélæna chez les nouveau-nés, a constaté 3 fois une hémorragie intracranienne, et Milton Lewis (4), sur 68 autopsies, 10 fois des hémorragies de diverses parties de l'encéphale et 1 fois une fracture du crâne.

Le mélæna des nouveau-nés peut être symptomatique d'**ulcérations de l'estomac ou du duodénum**. Billard, qui a publié les premières observations d'ulcérations de l'estomac chez les nouveau-nés, rapporte celles-ci à la gastrite folliculeuse et signale le vomissement de matières brunâtres ou sanguinolentes comme un des signes de cette maladie; d'après les cas qu'il a recueillis, les enfants seraient d'autant plus exposés aux ulcérations de l'estomac qu'ils sont plus rapprochés de la naissance. Cruveilhier (5) a figuré dans son *Atlas d'anatomie pathologique* des ulcérations de l'estomac chez des nouveau-nés; dans un cas, on avait observé des vomissements noirs et l'estomac contenait du sang altéré.

La constatation faite par Landau (6) d'un ulcère rond à bords taillés à pic, situé dans la seconde portion du duodénum, et d'un thrombus dans l'artère pancréatico-duodénale, a été le point de départ d'une théorie embolique du mélæna des nouveau-nés. Ces embolies proviendraient de la veine ombilicale ou du canal artériel et seraient dues à des thrombus formés sous l'influence de l'asphyxie à la naissance. Des expériences faites par Epstein semblent démontrer la réalité de ce dernier facteur; en suspendant la respiration chez des

(1) Porak, *Revue mens. de méd. et de chir.*, 1878.
(2) Pomorski, *Deutsche med. Woch.*, 1888, n° 37, et *Arch. für Kinderheilk.*, 1892, XIV, p. 165.
(3) Von Preuschen, *Centralbl. für Gynækologie*, 1894, n° 9.
(4) Milton Lewis, *loc. cit.*
(5) Cruveilhier, *Atlas d'anat. pathol.*, 1835, livre XV, pl. III.
(6) Landau, *Thèse de Breslau*, 1874.

animaux, il a produit des hémorragies intestinales. Malheureusement, la clinique est en désaccord avec cette théorie, puisque, sur 52 cas de mélæna dans lesquels les détails sur l'accouchement étaient notés, Milton Lewis n'a trouvé d'anomalies du travail que dans 12 cas. On peut néanmoins citer en faveur de la théorie de Landau l'observation donnée par Homen (1) d'un enfant profondément asphyxique au moment de la naissance et qui succomba au mélæna le second jour avec des convulsions cloniques ; on constata à l'autopsie de l'estomac environ 150 petites ulcérations hémorragiques, outre un grand nombre de taches ecchymotiques.

Il ressort des diverses statistiques que l'on a constaté des ulcérations du tube digestif dans le 40 pour 100 environ des autopsies de mélæna des nouveau-nés. Exceptionnellement, elles peuvent siéger à l'œsophage au voisinage du cardia, comme Henoch (2) et Spiegelberg (3) en ont rapporté chacun un exemple ; dans le cas d'Henoch, l'ulcération était circulaire et occupait tout le pourtour de l'œsophage. Les ulcérations de l'estomac et du duodénum sont les plus fréquentes ; sur 33 autopsies de mélæna rapportées par Dusser (4), les ulcérations manquaient dans 12 cas ; dans les autres, elles siégeaient 9 fois à l'estomac et 4 fois au duodénum ; sur les 68 autopsies de Milton Lewis, elles siégeaient 6 fois à l'estomac et 3 fois au duodénum. D'ailleurs, la présence d'ulcérations folliculaires (Denis, Billard, Parrot) ou même d'un véritable ulcère rond (obs. XXIX de Billard) sur la muqueuse de l'estomac des nouveau-nés n'est pas toujours synonyme de gastrorragie (Voir page 639). Une observation de Binz (5) est très intéressante à ce point de vue ; il s'agit d'un enfant sain né à terme qui fut pris de diarrhée deux jours après sa naissance et mourut le onzième jour après avoir eu quelques vomissements qui ne renfermèrent de sang que le dernier jour sous la forme de caillots noirâtres peu abondants ; à l'autopsie, on constata un petit ulcère rond perforant de la petite courbure.

La présence d'ulcérations n'est d'ailleurs point habituelle dans le mélæna ; ainsi Kling (6), qui a eu l'occasion de faire six autopsies de nouveau-nés ayant succombé à une hémorragie gastro-intestinale. n'a constaté que dans deux cas des ulcères de l'estomac et du duodénum ; dans les autres cas, il fallait admettre comme une cause de la maladie une hémorragie capillaire ou veineuse.

Le mélæna n'est parfois, comme l'omphalorragie, que l'expression de la **diathèse hémorragique temporaire** (Grandidier, Ritter) ; dans ce cas, il est presque toujours accompagné d'hémorragies par d'autres


(1) Homen, *Finska läkaresällskr. Handl.*, 1890, t. XXXII, p. 347.
(2) Henoch, *Vorles über Kinderkrankh.*, 1889, p. 65.
(3) Spiegelberg, *Prag. med. Wochenschr.*, 1898, p. 61.
(4) Dusser, *Thèse de Paris*, 1880.
(5) Binz, *Berl. klin. Wochenschr.*, 1865, p. 148 et 164.
(6) Kling, *Thèse de Munich*, 1875.

voies, surtout par l'ombilic. Ces accidents ont été observés surtout dans les maternités, chez les enfants chétifs, nés avant terme ou mal nourris dans les premiers jours de leur existence (Rilliet).

Le mélæna, de même que l'omphalorragie, peut être le résultat de l'**infection microbienne**, soit directe, soit due à l'action des toxines sécrétées par les microbes ; ainsi Neumann (1) a retiré du sang du cœur et de la rate, chez des nouveau-nés ayant succombé au mélæna, le *bacille pyocyanique*, dont l'action hémorragipare a été établie par les expériences de Charrin (2) sur les animaux. Dans un autre cas de diathèse hémorragique des nouveau-nés, Neumann a trouvé le *streptocoque* et le *staphylocoque pyogènes*, qui lui ont paru être les agents de l'infection.

SYMPTOMES. — Le mélæna survient en général brusquement, sans phénomènes précurseurs, le plus souvent du premier au troisième jour de la vie. Il est plus fréquent de voir la maladie débuter par l'hémorragie intestinale que par l'hématémèse, sauf dans les cas d'ulcérations, où l'hématémèse paraît avoir été le premier phénomène (Spiegelberg). Dans les cas publiés par Kling, il y a eu dans un cas hématémèse seule, dans neuf cas hématémèse et entérorragie, et dans sept cas entérorragie seule. Au début, le sang des selles peut être altéré, noirâtre et mélangé au méconium (Hecker), mais bientôt il est rendu pur et en très grande quantité ; les selles se succèdent à intervalles rapprochés, les enfants nagent dans le liquide, leurs linges en sont imbibés (Rilliet) (3). Le plus souvent apparaissent aussi les vomissements de sang, qui peuvent être fréquents et abondants. L'hémorragie atteint en général son maximum dans les premières vingt-quatre heures, et la maladie se juge alors en bien ou en mal ; elle se prolonge dans quelques cas rares jusqu'au cinquième ou même jusqu'au dixième jour. L'état général est grave ; les enfants perdent de leur poids dès le début (Ritter) ; les chairs deviennent flasques, les téguments prennent une teinte blanc de cire, le cordon se dessèche, la température s'abaisse notablement.

Quand la maladie est symptomatique d'une diathèse hémorragique, les accidents apparaissent plus tardivement ; ils débutent habituellement par une *hémorragie ombilicale* et s'accompagnent bientôt d'autres hémorragies par la peau ou par les muqueuses.

TERMINAISONS et PRONOSTIC. — Le mélæna des nouveau-nés est toujours une affection sérieuse ; néanmoins le pronostic est relativement favorable dans les hémorragies idiopathiques ; il est au contraire très grave, quand le mélæna est symptomatique d'une

(1) Neumann, *Arch. für Kinderheilk.*, 1891, XII, p. 54, et XIII, p. 211.
(2) Charrin, La maladie pyocyanique. Paris, 1889.
(3) Rilliet, *Gaz. méd. de Paris*, 30 déc. 1848

ulcération gastro-duodénale ou d'une diathèse hémorragique ; il est désespéré, quand la maladie se complique d'accidents pyémiques. Kling a perdu 6 enfants sur 17 ; il s'agissait, dans presque tous les cas, de mélæna idiopathique. Dans 23 cas résumés par Rilliet, l'issue a été funeste 11 fois ; la mort est survenue 9 fois rapidement et 2 fois à la longue par épuisement. D'après Silbermann, la mortalité générale du mélæna serait de 56 pour 100 ; Ritter n'a eu que 24 pour 100 de guérisons dans les hémorragies constitutionnelles des nouveau-nés prises en bloc.

Dans quelques cas, on a vu des enfants se remettre après avoir été dans un état très alarmant ; ainsi Rilliet a publié une double observation presque unique dans la science. Deux jumeaux furent atteints simultanément de mélæna peu de temps après leur naissance ; l'amaigrissement, le refroidissement, la pâleur effrayante, la petitesse du pouls, tout indiquait une fin prochaine ; les deux enfants se remirent néanmoins sous l'influence d'un traitement énergique et jouirent plus tard d'une bonne santé. Le rétablissement n'est pas toujours aussi complet ; trois enfants dont Rahn-Escher a rapporté l'histoire sont restés chétifs et d'une constitution délicate.

DIAGNOSTIC. — Le mélæna est en général facile à reconnaître ; néanmoins, avant de conclure à une hémorragie gastro-intestinale, il faut rechercher si le sang ne provient pas d'une plaie de la bouche, d'une épistaxis ou d'une gerçure du sein de la nourrice ; cette dernière cause de *faux mélœna*, déjà signalée par Hesse, n'est pas rare.

Le mélæna étant reconnu, il est difficile de savoir s'il est idiopathique ou symptomatique, car on ne possède jusqu'à présent aucun signe certain qui permette de reconnaître la présence des ulcérations gastro-intestinales chez le nouveau-né.

TRAITEMENT. — Le traitement du mélæna doit être prompt et énergique. L'anatomie pathologique ayant démontré que le siège de l'hémorragie est toujours situé dans l'estomac ou la partie la plus élevée de l'intestin grêle, on évitera les lavements ; on administrera par la bouche alternativement le *perchlorure de fer* (trois à cinq gouttes toutes les dix minutes dans de l'eau sucrée) et une potion à l'*extrait de ratanhia* (2,0 à 4,0) et à l'ergotine (0,50), ou bien l'*huile de térébenthine* à la dose de cinq à six gouttes toutes les heures dans un looch. On emploiera en outre la glace à l'intérieur. On frictionnera et on réchauffera les extrémités avec des flanelles chaudes ou avec de l'eau-de-vie camphrée tiède. On aura soin de faire respirer à l'enfant un air vif et fréquemment renouvelé ; on lui tiendra la tête basse. Si sa température baisse, on le placera dans une couveuse. Dans le cas relatif à un enfant de deux jours qui guérit après une hémorragie abondante par la bouche et l'anus, Tross (1) a employé simultanément des injections de camphre et d'ergotine à la dose de 0,03 à 0,05 de chaque, répétées deux ou trois fois par jour, l'application d'une vessie de glace sur l'estomac, le perchlorure de fer à l'intérieur et l'alimentation avec du lait glacé. Rémy (2) s'est bien trouvé dans un cas de bains chauds à 38°.

Le meilleur moyen de soutenir les forces de l'enfant sera de pratiquer tous les jours une injection sous-cutanée de 10,0 de sérum artificiel ; ce traitement, qui a été continué pendant six semaines en même temps que le gavage, l'emploi de la couveuse et les bains aromatiques, a été suivi de succès chez un nouveau-né syphilitique cité par Hermary (obs. IV).

### HÉMORRAGIES RÉNALES.

Parrot (3) et Hutinel ont trouvé à l'autopsie de nouveau-nés, morts d'athrepsie aiguë, une thrombose des veines rénales, tantôt unilatérale (surtout à gauche), tantôt bilatérale. Cette lésion, déjà parfaitement décrite en 1859 par Beckmann (4), paraît être un accident préagonique, n'ayant guère qu'un intérêt anatomo-pathologique.

Il n'en est pas de même d'une maladie spéciale aux premiers jours de la vie et qui a été observée endémiquement dans quelques maternités. Cette affection, presque toujours mortelle, a pour symptôme essentiel l'émission d'urines sanglantes dont la coloration est tantôt produite par une véritable hématurie, tantôt seulement par une hémoglobinurie. Entrevue pour la première fois en 1871 par O. Pollak (5), cette maladie avait été rapportée à tort par lui à la thrombose des veines rénales, qui coïncide souvent avec elle ; c'est à Laroyenne et Charrin (6) que revient l'honneur d'en avoir donné en 1873 la première description complète sous le nom de *maladie bronzée hématique* et d'en avoir reconnu le caractère infectieux, endémo-épidémique. Presque en même temps, Parrot (7) en observait deux cas, et lui donna le nom bizarre de *tubulhématie rénale*. En 1875, Bigelow (8) observa chez les nouveau-nés de l'Institut de Boston une maladie épidémique qui paraît, avec quelques variantes, rentrer dans le même cadre que l'affection décrite par les auteurs précédents. Enfin, en 1879,

(1) Tross, *Deutsche med. Woch.*, 1888, n° 22.
(2) Rémy, *Revue méd. de l'Est*, 15 oct. 1890.
(3) Parrot, L'athrepsie. Paris, 1877, p. 252.
(4) Beckmann, *Verhandl. der med. physik. Gesellsch. zu Würtzburg*, 1859, IX, p. 201.
(5) O. Pollak, *Wien. med. Presse*, 1871, p. 458.
(6) Laroyenne et Charrin, Maladie bronzée hématique des nouveau-nés (*Assoc. franç. pour l'avanc. des sciences*, séance du 28 août 1873). — Charrin, *Thèse de Paris*, 1873.
(7) Parrot, *Arch. de physiol.*, 1873, V, p. 512.
(8) Bigelow, *Boston med. and surg. Journ.*, 11 mars 1875.

Winckel (1), qui en avait observé 24 cas à la maternité de Dresde, crut à une maladie nouvelle et la décrivit comme telle sous le nom de *cyanose ictérique pernicieuse sans fièvre avec hémoglobinurie.*

Tous les observateurs insistent sur le fait que cette maladie apparaît dans les premiers jours qui suivent la naissance; sur les 14 cas de Charrin, 13 ont commencé du sixième au quatorzième jour (2). Tous décrivent comme un de ses caractères essentiels la teinte violacée cyanotique des extrémités et des muqueuses, qui est mélangée à une teinte jaune ictérique; celle-ci passe peu à peu du jaune au brun et même au noir, d'où les noms de *maladie bronzée* (Charrin), d'*ictère noir* (Liouville), de *cyanose ictérique* (Winckel), qui lui ont été donnés; Charrin compare le teint de ses petits malades à celui d'un mulâtre. Néanmoins la maladie n'est pas un ictère dans le sens propre du mot ; Winckel et Parrot insistent sur l'absence de la réaction du pigment biliaire dans l'urine; Charrin dit que les conjonctives avaient à peine une teinte subictérique, le sang obtenu par la piqûre était foncé, poisseux et conservait, malgré son exposition à l'air, une couleur noir marron tachant en sépia; il contenait un grand nombre d'hématies altérées; Winckel n'a pu trouver dans certains cas un seul globule rouge normal dans le sang du cœur; ce liquide était dans un état de dissolution complète qui lui donnait un aspect sirupeux; Malassez a constaté dans le sang des malades de Parrot une aglobulie considérable, et Parrot attribue la teinte bronzée de la peau à la matière colorante des globules dissous qui imbibe les tissus. D'ailleurs les selles sont bilieuses, presque noires, ce qui exclut l'idée d'un obstacle au cours de la bile. L'urine est d'un brun-acajou ou noirâtre et forme sur les langes une tache rose encroûtée par un dépôt pulvérulent noirâtre. Dans les cas de Charrin, cette tache avait toujours une auréole sanglante. Dans les observations de Pollak et de Parrot, on trouve soit dans le sang, soit dans le dépôt urinaire, un grand nombre de globules rouges avec des dépôts noirs amorphes; dans celles de Winckel, il n'y avait pas d'éléments figurés, mais l'urine présentait les réactions caractéristiques de l'hémoglobine, comme on les observe dans certaines intoxications (chlorate de potasse, hydrogène arsénié, etc.) qui entraînent la dissolution des hématies dans le sang.

A côté de ces deux symptômes essentiels, coloration violet bronzé et hématurie ou hémoglobinurie, on observe chez les petits malades soit des symptômes athrepsiques (diarrhée, muguet, etc.), soit des symptômes nerveux qui rappellent ceux de l'encéphalopathie urémique

(1) Winckel, *Verœffentlich. der pædiatrischen Section der Gesellsch. für Heilk.* Berlin, 24 et 25 avril 1879.

(2) Hirschprung (*Congrès internat. des sc. méd. de Copenhague en 1887*, sect. de pédiatrie, p. 12) a cité cependant, postérieurement au travail de Charrin, deux cas d'hémoglobinurie avec cyanose qu'il a observés chez des enfants de cinq et huit mois.

décrite par Parrot chez les nouveau-nés ; ce sont tantôt l'assoupissement et le coma qui prédominent (Charrin), tantôt les convulsions
(Parrot, Winckel).

La maladie peut être foudroyante et déterminer la mort dans les
vingt-quatre heures, comme dans un cas observé par Sandner (1) et
relatif à un enfant de quatre jours, ou bien elle est aiguë et suit une
marche progressive de trois à quatre jours ; exceptionnellement enfin
elle est subaiguë et peut alors durer de quatre à sept jours. La mort
en est la terminaison habituelle. Pollak n'a observé que 2 guérisons
sur 12 cas, Charrin 1 sur 14, et Winckel 1 sur 24.

Les lésions constatées à l'autopsie sont variables ; les plus constantes sont celles du sang et des reins. Le sang est poisseux, couleur
chocolat. Pollak, Parrot et Winckel insistent sur la coloration noirâtre de la substance médullaire des reins ; les deux derniers décrivent
des stries noires dans les pyramides, qui sont évidemment dues au
pigment sanguin. D'après Parrot, les tubes droits surtout sont gorgés
d'hématies disposées en cylindres concentriques (d'où le nom de
*tubulhématie*). Charrin a observé la même disposition. La thrombose
rénale paraît être un phénomène accessoire et a été observée seulement par Pollak.

L'étiologie de la maladie est encore obscure ; Winckel a pu s'assurer
par l'analyse chimique et spectrale qu'il ne s'agissait pas dans les cas
qu'il a observés d'une intoxication par le chlorate de potasse, l'arsenic,
le phosphore ou des gaz délétères.

La thérapeutique a été jusqu'ici impuissante à modifier la marche
de la maladie.

### HÉMORRAGIES VULVAIRES.

L'écoulement de sang par la vulve peu de temps après la naissance
est assez rare (2) ; il a été cependant observé quelquefois dans la première semaine, du quatrième au cinquième jour surtout. Il paraît
se rattacher aux mêmes causes que l'apoplexie intestinale, c'est-
à-dire aux troubles de la circulation sous l'influence d'une gêne de la
respiration ou d'une disposition anormale du cœur ou des gros vaisseaux. A l'appui de cette dernière hypothèse, on peut citer un cas
observé par Pinard (3) dans lequel l'hémorragie vulvaire débuta le
second jour et dura huit jours, en diminuant progressivement, chez
une petite fille atteinte de cyanose congénitale.

---

(1) Sandner, *Münch. med. Woch.*, 1886, n° 24.
(2) Consulter à ce sujet : Billard, Maladies des nouveau-nés. — Boivin et Dugès,
Traité pratique des maladies de l'utérus. — Richelot, *Société médico-pratique de
Paris*, 1846, Discussion : Cerise, Blatin. — Cullingworth, *Brit. med. Journ.*, oct.
1875. — Wachsmuth, *Thèse de Gœttingue*, 1876, p. 514. — V. Gautier, *Revue méd.
de la Suisse rom.*, 1884, p. 504. — Erœss, *Arch. für. Kinderheilk.*, 1891, XIII,
p. 172.
(3) Voir : Ribemont, *Thèse d'agrég.*, Paris, 1880, p. 88.

Le sang provenait de l'utérus dans les observations de Billard; cet auteur a trouvé des caillots sanguins dans la cavité même de la matrice. Erœss a constaté à l'autopsie d'une petite fille morte, à quatre jours, de faiblesse congénitale et qui présenta le dernier jour un écoulement muqueux et sanguin par les parties génitales, un état congestif de la muqueuse utérine avec quelques petits foyers hémorragiques sous-muqueux; le péritoine qui recouvre le fond de la matrice était également congestionné.

Nous ne parlons point ici des écoulements sanguins par la vulve qui peuvent accompagner quelquefois l'hémorragie ombilicale ou le purpura dans la diathèse hémorragique temporaire.

L'hémorragie vulvaire est quelquefois précédée ou suivie d'une leucorrhée blanchâtre et séreuse, qui paraît être déterminée par la congestion utérine. Elle n'est jamais assez abondante pour inspirer des craintes au point de vue de l'anémie. Les organes génitaux externes sont souvent tuméfiés. L'écoulement de sang dure en moyenne deux jours; quelquefois il se prolonge pendant un septénaire. Une fois arrêté, il ne se reproduit jamais; le nom de *menstruation précoce*, que lui donnaient les anciens, était donc inexact.

Le pronostic est toujours favorable, à moins que l'hémorragie ne survienne chez un enfant atteint de faiblesse congénitale.

Le traitement doit agir contre la congestion; des bains tièdes suffiront le plus souvent. Chez un enfant très affaibli, Busey (1) recourut à l'emploi du cognac et de l'extrait fluide d'hydrastis canadensis (quatre gouttes toutes les quatre heures à l'intérieur); l'hémorragie cessa au bout de trente-six heures.


## CHAPITRE III

### PÉRITONITE

ÉTIOLOGIE. — La péritonite peut se développer chez le *fœtus* dans les derniers mois de la vie intra-utérine (Simpson, Weber). Tantôt elle entraîne la mort du produit dans le ventre de sa mère (Morgagni), tantôt elle détermine des vices de conformation du tube digestif (Dohrn) ou des voies biliaires, qui amènent la mort peu de temps après la naissance.

Les causes de la péritonite fœtale sont le plus souvent inconnues. Dans un cas unique dans la science publié par Breslau, la maladie avait été causée par une perforation de l'intestin à la réunion du côlon ascendant et du côlon transverse. Dans quelques cas, elle paraît avoir une origine syphilitique (Voir p. 387).

(1) Busey, *Amer. Journ. of Obst.*, 1889, XIII, n° 5.

Chez le *nouveau-né*, la péritonite est plus fréquente qu'à toute autre époque de l'enfance; elle est, comme la péritonite des femmes en couches, due à l'infection et constitue une des formes cliniques de la *septicémie puerpérale*. Elle sévit épidémiquement dans certaines maternités en même temps que la fièvre puerpérale des accouchées. Le nouveau-né est surtout exposé à l'infection dans les deux premières semaines de la vie, mais on a vu aussi la péritonite infectieuse frapper le fœtus dans le sein maternel (Lorain) (1).

Que l'infection provienne du sang maternel, des parties génitales de la mère au moment de l'accouchement ou de l'air vicié des maternités, elle se transmet toujours au péritoine par la plaie ombilicale, tantôt par l'intermédiaire de la phlébite ou de la lymphangite, tantôt directement par les lymphatiques, sans déterminer d'inflammation sur son passage. En un mot, les choses se passent comme dans la septicémie des accouchées, la plaie ombilicale jouant le même rôle que la plaie utérine.

La péritonite des nouveau-nés peut être exceptionnellement déterminée par le rétrécissement ou l'atrésie du tube intestinal (rectale ou duodénale).

ANATOMIE PATHOLOGIQUE. — Les cadavres des enfants morts de péritonite infectieuse entrent très rapidement en décomposition; le ventre est ballonné. A l'ouverture de l'abdomen, on trouve rarement une injection vive du péritoine. La séreuse est recouverte d'un épanchement purulent parfois assez abondant, mais qui souvent est peu considérable. Buhl a constaté une lymphangite suppurée du tissu cellulaire sous-péritonéal. Le foie est énorme, congestionné et souvent coloré en jaune par la bile; la rate est augmentée de volume et diffluente; on rencontre souvent aussi la pneumonie hypostatique, parfois la pleurésie ou la méningite purulentes; les lésions sont, en un mot, celles de la septicémie puerpérale, qui peut se compliquer de la dégénérescence graisseuse aiguë décrite par Buhl et Hecker.

SYMPTOMES. — La péritonite des nouveau-nés débute en général le troisième jour, quelquefois dès le premier jour de la vie ou bien seulement dans la seconde semaine. Elle s'annonce habituellement par une légère altération des traits, par une diarrhée verte accompagnée de coliques et par des vomissements d'abord alimentaires, puis bilieux. Ces vomissements bilieux jaunes ou verts sont très caractéristiques et ont été signalés par Lorain dans la plupart des cas de péritonite infantile; aussi la teinte jaune qu'ils laissent sur les commissures labiales ou à l'orifice des narines suffit-elle à établir le diagnostic en l'absence de renseignements précis (Quinquaud) (2). La

(1) Lorain, *Thèse de Paris*, 1855.
(2) Quinquaud, *Thèse de Paris*, 1872.

température s'élève rapidement à 40° ou 41° et peut même atteindre 42°,5 (Quinquaud) ; le poids du nouveau-né diminue graduellement jusqu'à la mort.

Pendant la période d'état, le ventre se ballonne et paraît très douloureux, car le moindre attouchement détermine des cris violents. L'épanchement péritonéal est parfois assez notable pour être reconnu par la percussion ; Lorain a souvent constaté sa présence dans la *tunique vaginale* ; le canal inguinal en effet est ordinairement ouvert chez le nouveau-né ; cet épanchement vaginal ne se trouve le plus souvent que du côté droit (neuf fois sur dix); il est facile à constater, surtout pendant les cris de l'enfant; il s'accompagne parfois d'œdème du scrotum (Quinquaud).

L'enfant, qui jusqu'alors avait continué à teter, refuse le sein ; il est d'abord très agité, puis tombe dans la stupeur. Sa bouche reste ouverte, sa langue se dessèche ; la face et les extrémités se cyanosent, des mouvements convulsifs apparaissent aux yeux et dans les muscles du visage, la figure prend l'aspect hippocratique, et l'enfant succombe après quatre ou cinq jours d'une fièvre ardente.

Parmi les nombreux accidents qui peuvent compliquer la péritonite et qui relèvent, comme elle, de l'infection septique, il faut signaler : l'*ictère*, que Lorain a observé 13 fois sur 30 cas ; les *hémorragies ombilicales* et *intestinales* qui peuvent dépendre autant de l'altération du sang que de la présence d'une pyléphlébite ; les *phlegmasies purulentes* des articulations, de la plèvre, etc. ; le *phlegmon*, la *gangrène* et l'*érysipèle de l'ombilic*, qui sont dus à l'action locale du poison septique au lieu de sa pénétration ; dans certaines épidémies, les plaques de gangrène se généralisent et s'étendent aux membres inférieurs.

DIAGNOSTIC. — Le diagnostic de la péritonite des nouveau-nés est toujours facile dans les cas où cette affection règne épidémiquement. Les vomissements bilieux, l'élévation considérable de la température, suffiraient à caractériser la maladie dans les cas douteux.

PRONOSTIC. — La péritonite des nouveau-nés, une fois développée, se termine fatalement par la mort après une durée qui est en général de deux à cinq jours, mais qui dans quelques cas ne dépasse pas vingt-quatre heures ; Thore et Lorain ont perdu tous leurs malades. D'après quelques faits rapportés par Quinquaud, la guérison du puerpérisme infectieux ne serait pas impossible quand l'infection n'est que légère.

TRAITEMENT. — La thérapeutique est à peu près sans ressource dans une affection aussi grave, mais on pourra prévenir parfois l'infection puerpérale chez les nouveau-nés dans une maternité où elle

règne épidémiquement, par un traitement prophylactique convenable
consistant en un pansement strictement antiseptique de la plaie ombilicale et par l'éloignement de l'enfant du foyer infectieux. La maladie une fois déclarée, on pourra recourir à la quinine, aux alcooliques et aux moyens indiqués plus haut (p. 736), mais sans grand
espoir de succès.

## CHAPITRE IV

### ÉRYSIPÈLE

ÉTIOLOGIE. — C'est surtout pendant les deux premières semaines de la vie que les nouveau-nés sont sujets à l'érysipèle ; la
maladie est généralement consécutive à une solution de continuité
de la peau ; le plus souvent elle apparaît au voisinage de l'ulcération
ombilicale qui résulte de la chute du cordon ou d'une plaie occasionnée par le forceps. Plus tard, elle peut se développer à la suite
d'un traumatisme quelconque ou de la vaccination (Voir p. 123).

L'érysipèle des nouveau-nés est une forme fréquente du *puerpérisme infectieux* (Lorain, Quinquaud), aussi coïncide-t-il souvent
avec d'autres affections dues à la même cause, telles que la phlébite
ombilicale et la péritonite purulente, et l'observe-t-on en général en
même temps que les épidémies de fièvre puerpérale ; il est très rare
que la maladie sévisse en dehors des hôpitaux ou des asiles d'enfants trouvés.

Lebedeff (1) a constaté un érysipèle au moment de la naissance
chez un enfant dont la mère présentait la même affection ; Kaltenbach et Runge ont observé des faits analogues. Toujon (2) a vu un
nouveau-né succomber à une lymphangite à forme érysipélateuse ; il
attribua la maladie à ce que l'enfant avait été infecté par sa mère
atteinte d'un panaris anthracoïde.

DESCRIPTION. — L'érysipèle se développe le plus souvent chez
les nouveau-nés au voisinage de l'ombilic ; il apparaît sous la forme
d'une plaque d'abord d'un rouge brillant, puis d'une teinte pourprée
qui s'étend à la surface de la peau ; les tissus sous-jacents sont indurés, mais ne présentent pas une tuméfaction notable ; la rougeur se
propage bientôt aux parties voisines, gagne les organes génitaux,
quelquefois la peau du thorax et des membres inférieurs. Dans
quelques cas, le tissu cellulaire sous-cutané s'enflamme, l'érysipèle
devient phlegmoneux ; d'autres fois la peau est frappée de *gan-*

(1) Lebedeff, *Zeitschr. für Geburtshülf. und Gynäk.*, 1886, XII.
(2) Toujon, *Ann. d'obstétrique*, juin 1893, p. 568.

*grène* (1); elle prend alors une teinte livide et se couvre de phlyctènes, bientôt suivies d'escarres qui se détachent par lambeaux lorsque la vie du petit malade se prolonge.

Les symptômes généraux n'apparaissent qu'après l'érythème cutané; l'enfant est pris d'une fièvre intense, il pâlit, il est agité et accuse par ses cris une vive douleur lorsqu'on touche les parties enflammées; souvent sa peau prend une coloration ictérique; bientôt il tombe dans un abattement extrême, il est pris de vomissements et de diarrhée et succombe à l'épuisement, quelquefois au milieu d'une attaque de convulsions. La terminaison fatale est la règle chez les enfants au-dessous de quinze jours, surtout lorsque la maladie revêt la forme gangreneuse; la mort est souvent hâtée par une complication, telle que la péritonite ou quelque autre accident infectieux. Néanmoins Friedjung (2) a vu guérir un nouveau-né atteint au neuvième jour d'un érysipèle gangreneux qui partit de l'ombilic, s'étendit au tronc et aux membres en déterminant une gangrène du scrotum et du dos du pied; l'enfant, qui fut pansé à la gaze iodoformée, était nourri au sein; il pesait à l'âge de deux mois 4 800 grammes et ne conservait de sa maladie qu'une perte de substance au scrotum ayant mis à nu les deux testicules.

DIAGNOSTIC. — Le diagnostic de l'érysipèle est facile; la rougeur de la peau, qui est limitée par un bord légèrement saillant, la marche ambulante de l'inflammation, la gravité des symptômes généraux suffisent pour caractériser la maladie.

PRONOSTIC. — L'érysipèle des nouveau-nés est toujours d'un fâcheux pronostic; il est presque toujours mortel, chez les enfants mal nourris et privés de nourrice, dans les hôpitaux et asiles encombrés et surtout lorsqu'il sévit épidémiquement; il peut guérir au contraire dans les circonstances inverses. Les signes les plus fâcheux pour le pronostic sont l'intensité de la fièvre, la diarrhée, les vomissements et l'apparition de plaques gangreneuses sur la peau enflammée.

TRAITEMENT. — Plusieurs méthodes de traitement ont été préconisées contre l'érysipèle des nouveau-nés; les bains de sublimé, les onctions avec une pommade mercurielle, les cataplasmes chauds ou froids, les cautérisations, les vésicatoires, ont été employés pour limiter l'inflammation, mais le plus souvent sans succès. Le mieux

---

(1) Dans quelques cas, la gangrène de l'ombilic survient primitivement sans avoir été précédée d'érysipèle. H. Bergeron (*Thèse de Paris*, 1866) en a observé quelques exemples remarquables dans une épidémie qui sévit dans le service d'accouchement de l'hôpital Necker. Meynet (*Thèse de Paris*, 1857) a également observé à Lyon deux épidémies de gangrène de l'ombilic chez les nouveau-nés.

(2) Friedjung, *Arch. für Kinderheilk.*, 1898, t. XXV, p. 27.

est de chercher à prévenir l'explosion de la maladie en plaçant l'enfant dans de bonnes conditions hygiéniques et en l'éloignant des foyers d'infection ; si la chose est impossible, on se bornera à panser antiseptiquement la plaie ombilicale. Une fois l'érysipèle déclaré, on cherchera à soutenir les forces du petit malade en prescrivant le rhum ou le cognac à hautes doses. On fera en même temps sur les parties enflammées des applications avec des compresses imbibées d'eau de sureau additionnée de 4 pour 100 d'acide borique ou avec une pommade composée de parties égales de vaseline et d'ichtyol ou de thiol. Autour de l'ombilic et à la racine des membres, le meilleur moyen d'empêcher l'extension de l'érysipèle consiste, comme nous l'avons indiqué pour l'érysipèle vaccinal (Voir p. 124), à circonscrire la plaque érysipélateuse par un badigeonnage avec du collodion iodoformé (4 pour 30) et à recouvrir la plaque elle-même de compresses de gaze hydrophile, imbibée d'une solution de sublimé (1 pour 3000 à 1 pour 5000).

La cautérisation a donné de bons résultats dans les cas de gangrène de l'ombilic, surtout quand elle était appliquée au début de l'affection (Meynet).

## CHAPITRE V

## DERMATITE EXFOLIATRICE DES NOUVEAU-NÉS

La dermatite exfoliatrice des nouveau-nés est une maladie rare et encore peu connue. Ritter (1), qui l'a décrite le premier, déclare cependant en avoir observé 297 cas, de 1868 à 1878, à l'hôpital des Enfants trouvés de Prague ; à peu près la moitié des cas observés par lui ont guéri. Mentionnée depuis par Behrend (2) qui en a rencontré deux cas, par Kaposi (3), Bohn (4), Caspary (5), elle a été l'objet d'un travail d'Elliot (6), qui en rapporte deux observations. Cette maladie semble être fort rare en France ; Raymond et Barbe (7) en ont cependant publié un cas qui nous paraît en être un exemple authentique, bien que le diagnostic des auteurs ait été contesté à la Société de dermatologie, de Paris. En Styrie,

(1) Ritter von Rittershain, *Centralzeit. für Kinderheilk.*, 1878-1879, n° 1.
(2) Behrend, *Vierteljahrsschr. für Dermat. und Syph.*, 1879, II, 2.
(3) Kaposi, *Pathologie et traitement des maladies de la peau*, 2e édition française. Paris, 1891, I, p. 821.
(4) Bohn, dans Gerhardt, *Handb. der Kinderkr.*, 1883, Nachtrag, p. 205.
(5) Caspary, *Vierteljahrsschr. für Dermat. und Syph.*, 1884, nos 1 et 2.
(6) Elliot, *Amer. Journ. of med. sc.*, janvier 1888, p. 1.
(7) Raymond et Barbe, *Soc. de dermat.*, janvier 1892, dans *Annales de dermat.*, 1892, p. 38.

Escherich (1) en a observé 6 cas dont 5 se sont terminés fatalement. Nous ne l'avons personnellement jamais observée.

DESCRIPTION. — La maladie débute rarement avant la fin de la première semaine, le plus souvent dans la seconde, parfois seulement plus tard, jusqu'à la septième semaine de la vie. Son apparition est quelquefois précédée par une sécheresse particulière de la peau, qui succède à la desquamation physiologique que présente l'épiderme du nouveau-né. Elle se manifeste d'abord par une hypérémie cutanée caractérisée par le développement rapide d'une rougeur diffuse ; celle-ci se montre le plus souvent en premier lieu à la partie inférieure de la face, au-dessous de la bouche, mais peut aussi commencer sur un autre point du corps. Parfois la rougeur apparaît simultanément sur toute l'étendue de la peau qui, dans tous les cas, ne tarde pas à être envahie. Les extrémités sont généralement atteintes les dernières. Dans quelques cas, la maladie ne présente toute son intensité que sur une surface limitée et reste peu marquée ailleurs. La muqueuse de la bouche et celle du nez sont quelquefois envahies ; il se forme alors des fissures au niveau des commissures labiales qui peuvent, en gênant les mouvements de succion, entraver l'allaitement de l'enfant. La conjonctive est le plus souvent atteinte. Dans un des cas rapportés par Elliot, l'inflammation de cette membrane s'était compliquée de la perforation des deux cornées.

La coloration de la peau est d'un rouge pourpre, plus ou moins intense suivant les cas ; l'hypérémie cutanée paraît s'accompagner d'un prurit aigu. Le tissu cellulaire sous-cutané est un peu tuméfié, ce qui au visage gêne souvent l'ouverture des paupières. L'épiderme commence bientôt à s'exfolier sur les surfaces atteintes les premières. Quelquefois l'exfoliation est absolument sèche, comme dans les deux cas observés par Elliot ; l'épiderme légèrement épaissi, ridé, se fissure alors en lambeaux de toutes dimensions, dont les bords se détachent et s'enlèvent facilement, découvrant une mince couche d'épiderme de nouvelle formation. L'aspect de l'enfant est à ce moment tout à fait caractéristique ; il présente sur tout le corps des lambeaux d'épiderme recroquevillés, qui prennent souvent l'aspect de ficelles. Escherich a vu se détacher en masse la peau des deux mains avec les ongles sous la forme de deux gants, chez un enfant de douze jours. D'autres fois on voit apparaître sous l'épiderme de fines vésicules miliaires qui se dessèchent et sont suivies d'une desquamation semblable à celle que nous venons de décrire. Dans d'autres cas beaucoup plus rares, la couche cornée qui recouvre les surfaces rougies de la peau est soulevée par de larges bulles de forme irrégulière, analogues à celles du pemphigus, remplies d'un liquide séreux

_______________

(1) Escherich, *Paediatrics*, 1897, t. IV, p. 1.

qui devient bientôt séro-purulent. Ces bulles sont surtout nombreuses et confluentes au visage et au cou, plus discrètes sur le reste du corps. Bientôt elles crèvent, se dessèchent et se desquament ; le grattage et les frottements amènent, particulièrement au tronc, dans les aisselles, dans les plis articulaires, la production d'excoriations humides. S'il s'est formé des vésicules dans le conduit auditif externe, on observe à ce moment de l'otorrhée.

Quand les parties ainsi atteintes sont entièrement exfoliées, l'épiderme se reproduit plus ou moins rapidement. La peau reprend sa coloration normale, plus tard aux membres que sur le reste du corps ; elle reste quelque temps squameuse et facile à irriter. La période aiguë de la maladie présente en général une durée de huit à dix jours, mais ce n'est qu'au bout de trois à quatre semaines que l'enveloppe cutanée a retrouvé toute son intégrité. On observe parfois, dans les dix jours qui suivent la guérison, des récidives qui sont le plus souvent bénignes.

La dermatite exfoliatrice des nouveau-nés peut évoluer sans que l'état général en paraisse affecté. Les fonctions digestives s'effectuent alors normalement ; l'enfant ne perd pas de son poids, il peut même augmenter et ne pas présenter de fièvre. D'autres fois, on observe une fièvre à type irrégulier, des complications intestinales ou pulmonaires, ou bien la peau devient le siège de furoncles ou d'inflammations phlegmoneuses qui se compliquent de septicémie ou de gangrène, et la mort survient rapidement.

PATHOGÉNIE. — La dermatite exfoliatrice est très probablement due à une infection septique générale de cause inconnue. Winternitz (1) a retiré du sang d'un enfant le staphylocoque doré et le staphylocoque blanc pendant la période fébrile ; après la guérison, l'examen bactériologique du sang a été négatif. La maladie n'a en tout cas aucun rapport étiologique avec la syphilis ; les bains de sublimé qu'on a employés quelquefois pour la traiter, ont été plus nuisibles qu'utiles.

DIAGNOSTIC. — La dermatite exfoliatrice se distingue de l'*érysipèle des nouveau-nés* par l'absence de fièvre, à moins de complications, et par son extension plus grande en surface ; de l'*eczéma généralisé*, par la minceur des croûtes et par la facilité avec laquelle celles-ci se détachent ; du *pemphigus des nouveau-nés*, dans les cas où la maladie s'accompagne de bulles, par la rougeur diffuse qui précède l'éruption de celles-ci. La maladie dont la dermatite exfoliatrice se rapproche le plus est le *pemphigus foliacé*, dont elle peut être considérée comme une forme aiguë.

(1) Winternitz, *Therapeutische Wochenschrift*, 1897 t. IV, p. 717.

TRAITEMENT. — La nature et la cause de la maladie étant inconnues, le traitement, à part les prescriptions relatives à l'alimentation et à une bonne hygiène, sera purement symptomatique. On préservera la peau de l'enfant de toute excoriation pendant la période d'exfoliation, en évitant la pression des vêtements et en recouvrant les parties malades de ouate enduite d'une huile de lin et d'eau de chaux (parties égales) ou d'un onguent antiseptique.

Dès que l'exfoliation sera terminée, on saupoudrera la surface de la peau avec la poudre suivante : dermatol, oxyde de zinc, talc, parties égales. Les bains et les nettoyages à l'éponge seront suspendus pendant toute la durée de la maladie. On combattra le refroidissement par des boules d'eau chaudes ou en plaçant l'enfant dans une couveuse.


# CHAPITRE VI

## ABCÈS MULTIPLES DES NOURRISSONS

Les abcès du tissu cellulaire sous-cutané sont particulièrement fréquents dans la première enfance. En dehors des cas où ils sont l'expression d'une affection générale, telle que la scrofule, la syphilis, une fièvre éruptive, le puerpérisme infectieux, l'érysipèle, il n'est pas rare de rencontrer, dans la première année, des abcès survenant sous la peau chez des enfants le plus souvent chétifs et mal nourris, mais jouissant parfois aussi d'une bonne santé.

Ces abcès sont généralement multiples ; ils siègent de préférence là où le tissu adipeux est peu abondant, au cuir chevelu, aux talons, aux coudes, ou dans les points particulièrement exposés aux frottements (Roulland) (1) ; on les observe aussi aux cuisses, au pourtour de l'anus, sur les parois de l'abdomen, au-devant du cou (Vilcoq) (2), etc. Ils apparaissent sous la forme de petites tumeurs fluctuantes, de volume variable, renfermant une quantité parfois assez considérable de pus, et guérissent rapidement à la suite d'une incision ou de leur ouverture spontanée, mais on les voit souvent récidiver sur un autre point du corps.

L'origine de ces abcès est difficile à expliquer ; ce ne sont pas des furoncles, car ils ne renferment aucun bourbillon. Escherich (3) pense qu'ils sont dus à l'inflammation des glandes sébacées quand ils sont superficiels, et des glandes sudoripares quand ils sont plus profonds ; l'introduction dans ces glandes du *Staphylococcus albus* ou *aureus* paraît être la cause de la suppuration. C'est à la même con-

(1) Roulland, *Ann. de gynécol.*, févr. 1888.
(2) Vilcoq, *Revue mens. des mal. de l'enf.*, 1889, p. 63.
(3) Escherich, *Münch. med. Woch.*, 1886, nos 51 et 52.

clusion qu'est arrivé Longard (1) à la suite d'essais de culture et
d'expérimentation sur  es animaux; il a constaté l'existence des
mêmes microbes dans le pus provenant des abcès des glandes sudoripares chez les petits enfants et a reproduit la maladie chez le lapin
par l'inoculation des cultures.

Le traitement de ces abcès consistera dans l'incision précoce suivie
d'un lavage de la cavité avec une solution d'acide salicylique à
3 pour 1000 et d'un pansement antiseptique. On cherchera à prévenir
les récidives par des lotions avec une solution boriquée et par des
soins minutieux de propreté du corps et des vêtements. Nous préférons ces moyens aux bains de sublimé préconisés par Escherich et
Longard, qui nous semblent présenter plus de danger que d'avantage quand les abcès sont nombreux.


# CHAPITRE VII

## SCLÉRÈME

Nous décrivons sous le nom de *sclérème* une affection du premier
âge connue également sous le nom d'*œdème des nouveau-nés*, et très
différente de la *sclérodermie*, maladie rare dans l'enfance, que nous
avons décrite plus haut.

ÉTIOLOGIE. — Le sclérème est une affection qui se rencontre
presque exclusivement chez les nouveau-nés; Billard et Suckling ont
tous les deux observé un cas de sclérème congénital. La maladie
survient le plus souvent dans les premiers jours qui suivent la naissance. Valleix (2) ne l'a jamais vue débuter après le troisième jour;
Isambert (3) a rapporté cependant une observation de sclérème avec
œdème qui se développa chez un enfant de treize mois, et Barlow (4)
cite un cas analogue relatif à un garçon de trois ans et demi, mais ces
faits sont très exceptionnels. La maladie est plus fréquente chez les
garçons que chez les filles.

Le sclérème atteint presque toujours les enfants mal vêtus, mal
nourris, et surtout ceux qui naissent avant terme ou dans un état de
débilité extrême; il s'observe principalement dans les hôpitaux et les
asiles d'enfants trouvés. Le *froid* est considéré comme une des causes
déterminantes du sclérème; les statistiques de Billard et de Bouchut
établissent que la maladie est plus fréquente en hiver que dans les

(1) Longard, *Arch. für Kinderheilk.*, 1887, VIII, p. 369.
(2) Valleix, *Clin. des mal. des enf. nouveau-nés*, 1838, p. 601.
(3) Isambert, *Gaz. hebd.*, 1863, p. 840.
(4) Barlow, *Obstetric. Journ. of Great Britain*, 1876, p. 451.

mois chauds de l'année, mais elle peut néanmoins s'observer en toute saison.

ANATOMIE PATHOLOGIQUE. — Les téguments présentent une dureté remarquable chez les enfants qui ont succombé au sclérème. Si l'on fait une incision à travers la peau et le tissu cellulaire sous-cutané, il sort en général par cette ouverture une quantité assez abondante d'un liquide légèrement visqueux et jaunâtre. D'après Valleix, l'infiltration cellulaire sous-cutanée est un phénomène constant dans la maladie, de là le nom d'œdème des nouveau-nés qu'il lui avait donné. Cependant on observe quelquefois chez les petits enfants un sclérème sans œdème ; cette forme de la maladie se rencontre surtout chez les sujets déjà épuisés par une maladie antérieure, telle que la pneumonie ou l'entérite [Clementovski (1), Parrot].

Le tissu adipeux sous-cutané est en général d'une coloration rouge, plus ou moins vive ; il se présente sous la forme de grains séparés par des lamelles de tissu cellulaire remplies de sérosité ; l'infiltration s'étend parfois aux interstices des muscles, mais y est généralement peu abondante. Dans les points où le tissu adipeux n'est pas œdématié, la peau semble collée aux parties sous-jacentes et les lobules de graisse sont serrés les uns contre les autres. Dans un cas observé par Ballantyne (2), la peau et le tissu graisseux sous-cutané paraissaient épaissis par une néoformation de tissu cellulaire.

Les organes internes présentent des lésions assez diverses. Le cerveau est généralement congestionné ; dans un cas observé par Clementovski, la substance corticale des hémisphères était le siège d'une hypérémie intense qui lui donnait une coloration rouge foncé. Le tissu cérébral et les méninges sont quelquefois gorgés de sérosité. Les organes thoraciques présentent en général des lésions analogues, les plèvres et le péricarde renferment un liquide séreux ; le poumon est œdématié, il est congestionné surtout à sa base, et on y rencontre fréquemment des foyers apoplectiques (Hervieux) (3). Très souvent aussi il est le siège d'une *atélectasie* plus ou moins étendue ; d'après West, cette dernière lésion se rencontre dans le sclérème beaucoup plus souvent que la pneumonie, avec laquelle elle a été confondue. Le cœur est fréquemment en état de dégénérescence graisseuse. Dumas (4) a constaté dans un cas une thrombose de deux veines fémorales. Le péritoine est quelquefois le siège de suffusions sanguines et d'un épanchement séreux. Le tissu du foie, de la rate et des reins est graisseux et ramolli. Ballantyne a trouvé dans un cas les lésions de la néphrite aiguë.

(1) Clementovski, *Oester. Jahrb. für Pœd.*, 1873, I, p. 1.
(2) Ballantyne, *Brit. med. Journ.*, 21 févr. 1890.
(3) Hervieux, *Gaz. hebd.*, 1863, p. 489.
(4) Dumas, *Ann. de gynéc.*, déc. 1887 et janv. 1888.

PATHOGÉNIE. — La pathogénie du sclérème est encore obscure ; il est probable que sous l'influence de la faiblesse congénitale de l'enfant et du développement incomplet des poumons qui en est la conséquence, la respiration se fait mal ; de là une gêne dans la circulation et une diminution dans la chaleur animale, qui se traduisent par des épanchements séreux et une coagulation partielle de la graisse à la face interne de la peau. On sait que la graisse du nouveau-né est plus riche que celle de l'adulte en acide palmitique et en acide stéarique, ce qui la rend plus coagulable. Les recherches de Knöpfelmacher (1) confirment cette manière de voir ; il a démontré que le contenu en acide oléique de la graisse du nourrisson est très inférieur à la naissance à ce qu'il est chez l'adulte et qu'il n'atteint la proportion de celui-ci qu'à la fin de la première année. L'amaigrissement augmente encore la pauvreté de la graisse du nouveau-né en acide oléique. Il en résulte que le sclérème s'observe principalement dans les premiers mois et ne se voit plus après le sixième, parce que la quantité d'acide oléique est alors assez élevée pour s'opposer à la solidification de la graisse sous l'influence de l'abaissement de la température et de la perte de liquide.

Suivant quelques auteurs, l'endurcissement des téguments est le phénomène primitif, et l'œdème sous-cutané serait le résultat de la gêne qu'éprouve la circulation capillaire de la peau.

DESCRIPTION. — Le sclérème survenant généralement chez des enfants déjà chétifs et atteints d'un épuisement précoce, le début de la maladie peut passer inaperçu.

Le premier symptôme qui frappe l'attention est l'endurcissement de la peau ; ce phénomène se manifeste d'abord dans un point limité de l'enveloppe cutanée, le plus souvent au niveau du mollet ; de là il s'étend au pied, à la cuisse, puis au reste du corps. Dans quelques cas, il se montre en premier lieu au visage. Les parties indurées conservent parfois au début leur coloration normale ; habituellement elles sont d'une teinte violette plus ou moins foncée, surtout aux extrémités et à la face ; les lèvres sont cyanosées ; quelquefois le corps tout entier est d'un rouge foncé ou présente des taches violacées séparées par des intervalles plus clairs (Valleix). Plus tard, la peau prend une teinte cireuse ou jaune terne qui s'étend aux sclérotiques. Sa consistance est dure et résistante, elle se laisse difficilement plisser ; cependant, lorsqu'on exerce sur elle une forte pression avec le doigt, elle en garde quelques instants l'empreinte ; elle présente en général un certain degré de tuméfaction déterminé par l'œdème. Ce phénomène est surtout sensible sur le dos du pied, qui offre quelquefois l'aspect d'un vrai bourrelet ; parfois aussi les paupières sont

_________

(1) Knöpfelmacher. *Jahrb. für Kinderheilk*, 1897, t. XLV, p. 177.

gonflées au point de devenir demi-transparentes (Valleix). Les membres conservent leur mobilité les premiers jours, mais les mouvements des lèvres sont entravés par la raideur des téguments ; la succion devient impossible. Lorsque le sclérème est généralisé, le corps acquiert dans quelques cas une raideur telle qu'on peut le soulever d'une seule pièce. La sensibilité de la peau est conservée.

La température du corps décroît rapidement ; ce symptôme apparaît en général dès le début de la maladie. La peau est froide au toucher, particulièrement au niveau des surfaces durcies. La diminution de la chaleur animale atteint un degré qu'elle ne présente dans aucune autre maladie ; ainsi, chez 29 enfants affectés de sclérème, observés par Roger (1), le thermomètre placé dans l'aisselle descendit 19 fois au-dessous de 33° et 7 fois au-dessous de 26° ; chez un des petits malades, il tomba jusqu'à 22°. Parrot a constaté dans un cas une température rectale de 21°,8. Le corps résiste à tous les moyens employés pour le réchauffer ; l'explosion d'une pneumonie ne suffit même pas à ramener la température à la normale (Gerhardt). Malgré cette diminution extrême de la température, la vie de l'enfant peut se prolonger encore pendant quelques jours. Le refroidissement s'accroît en général avec les progrès de la maladie ; dans quelques cas, cependant, le thermomètre présente des oscillations diverses ou même une légère élévation dans les derniers jours de la vie (Roger).

Le pouls et la respiration se ralentissent en raison directe de l'abaissement de la température ; Roger n'a constaté dans un cas que soixante pulsations, chiffre très peu élevé pour un nouveau-né ; chez un de ses petits malades, le chiffre des respirations était tombé à quatorze. Les mouvements respiratoires sont généralement embarrassés, les inspirations sont pénibles, courtes et séparées par des intervalles pendant lesquels le thorax reste immobile ; quelquefois elles sont presque imperceptibles. Le cri a un timbre aigu, mais très faible et souvent étouffé. L'enfant est plongé dans un état d'engourdissement général, les paupières sont constamment fermées, même dans les cas où elles ne sont pas œdématiées ; l'appétit est nul, la langue est froide. Le petit malade s'éteint en général progressivement et succombe sans agonie pénible.

La mort survient habituellement au bout de trois à cinq jours ; parfois cependant on l'a vue tarder jusqu'au vingtième jour. Dans les cas rares où la maladie tend vers la guérison, la circulation et la respiration se raniment peu à peu, le corps se réchauffe, l'appétit renaît, l'induration des tissus diminue, puis disparaît, l'allaitement redevient possible, et les forces se rétablissent ; quelquefois néanmoins cette marche favorable s'arrête au bout de peu de jours, et l'enfant succombe à l'affaiblissement général ou à une complication.

_______

(1) Roger, *Rech. clin. sur les mal. de l'enf.* Paris, 1872, I, p. 405.

DIAGNOSTIC. — L'endurcissement des téguments et l'abaissement de la température sont des symptômes pathognomoniques, qui ne permettent de confondre le sclérème avec aucune autre maladie. Dans l'*érysipèle des nouveau-nés*, on peut observer aussi une infiltration et une induration de la peau et du tissu cellulaire, mais ces phénomènes sont généralement localisés à une partie de la peau ; ils s'accompagnent d'ailleurs de douleur, de fièvre avec élévation de la température, symptômes qui n'existent jamais dans le sclérème.

PRONOSTIC. — Le sclérème est toujours une affection grave ; les cas de guérison sont rares. La faiblesse extrême de l'enfant au moment où il est pris de la maladie, la généralisation de l'induration à toute l'enveloppe cutanée et l'abaissement extrême de la température sont les indices les plus fâcheux pour le pronostic. Dans les cas où la tuméfaction reste partielle, on peut espérer la guérison ; nous en avons observé plusieurs exemples.

TRAITEMENT. — Le traitement du sclérème sera surtout dirigé contre le refroidissement du corps ; on pratiquera sur la peau des frictions excitantes, et on y appliquera des sachets de sable chaud ; on plongera l'enfant dans un bain d'eau chaude ou dans un bain de vapeur ; on le maintiendra jusqu'à son entière guérison dans une couveuse. Malheureusement, ces moyens échouent le plus souvent, le corps perd presque immédiatement la chaleur qui lui a été communiquée artificiellement. Roger conseille, pour les cas où l abaissement de la température n'est pas encore très considérable, des affusions froides ou des frictions sur les membres avec de la glace, dans le but de provoquer une réaction favorable. Le gavage sera pratiqué quand l'enfant sera trop faible pour teter. L'alcool administré par la bouche ou en lavement et les injections de sérum artificiel pourront être également essayées pour soutenir les forces défaillantes.

Legroux (1) a préconisé le *massage* méthodique comme un procédé de traitement du sclérème des nouveau-nés ; le massage facilite la résorption de l'œdème et active les mouvements respiratoires ; il a donné quelques succès, mais il doit être combiné avec les moyens déjà indiqués. Il en est de même de l'exposition de l'enfant sur des vapeurs de benjoin, traitement qui donne parfois de bons résultats (Depaul).

(1) Legroux, *Bull. de la Soc. méd. des hôp.*, 1885, n° 14.

## CHAPITRE VIII

### TÉTANOS

ÉTIOLOGIE. — L'étiologie du tétanos des nouveau-nés est la même que celle du tétanos traumatique, qui est dû à l'infection des plaies en suppuration par le bacille de Nicolaier. Peiper (1) a réussi à déterminer un tétanos expérimental chez les souris en inoculant à ces animaux des fragments de tissus provenant de l'ombilic d'un nouveau-né tétanique. Kitasato (2) a pu même retirer le bacille tétanique de la sécrétion sanguinolente de l'ombilic et le cultiver à l'état pur. Il faut donc admettre comme la cause efficiente de la maladie l'infection de la plaie ombilicale par les impuretés provenant d'un sol tétanifère ou de plaies tétaniques. Le seul cas que nous en ayons observé à Genève est celui d'un enfant né dans une cabane de chiffonnier.

L'infection de l'air avait paru dans plusieurs cas être la cause d'épidémies de tétanos des nouveau-nés. Ainsi à Westmannoé, sur la côte méridionale de l'Islande, plus de la moitié des enfants qui venaient au monde dans les misérables huttes enfumées des pêcheurs succombaient à ce redoutable fléau entre le cinquième et le douzième jour après leur naissance ; la maladie disparut dès qu'on eut purifié l'air des habitations et installé de bonnes maternités (Schleissner). Le tétanos a été observé aussi de temps à autre dans de grandes maternités (Copenhague, Pétersbourg, Dublin). Il y a soixante ans, près de 1 pour 6 des enfants nés dans la maternité de Dublin succombaient au trismus dans la quinzaine qui suivait la naissance ; des mesures efficaces ayant été prises pour purifier l'hôpital, la mortalité des nouveau-nés tomba à 1 pour 20, puis à 1 pour 60, et sur ce nombre le tétanos ne figurait dans la mortalité que pour 1 pour 9 (West). Keber (3) a signalé une épidémie de tétanos des nouveau-nés survenue dans la clientèle d'une sage-femme à Elbing dans le Holstein ; la maladie avait été attribuée à l'administration de bains trop chauds aux enfants ; il y eut plus probablement transmission de l'infection.

Le tétanos des nouveau-nés est très rare dans nos climats ; il sévit principalement soit dans le nord de l'Europe, soit dans les pays chauds (Cayenne, Java, Ceylan), où il atteint de préférence les enfants de la race noire.

(1) Peiper, *Deutsch. Arch. für klin. Med.*, 1891, XLVII, nos 1 et 2.
(2) Voir : Baginsky, *Deutsche med. Woch.*, 1891, no 7.
(3) Keber, *Monatschr. für Geburtsk.*, 1868.

ANATOMIE PATHOLOGIQUE. — Parmi les résultats assez discordants donnés par les autopsies des enfants morts de tétanos, il faut relever néanmoins la fréquence de la congestion médullaire et des extravasations sanguines à la face externe de la dure-mère rachidienne ; ces lésions sont peut-être dues à l'infection ou plus probablement consécutives aux convulsions.

DESCRIPTION. — La maladie éclate habituellement le premier ou le second jour après la naissance, plus rarement après le quatrième jour, exceptionnellement après le neuvième jour. Sur 93 cas de trismus des nouveau-nés observés de 1863 à 1872 à la maternité de Copenhague, un seul éclata le douzième jour (Stadfeldt) (1).

Le début est annoncé par des cris continuels d'un timbre plus sourd que le cri naturel. L'enfant saisit encore le mamelon, mais il l'abandonne bientôt, ne pouvant réussir à teter. Bientôt la mâchoire inférieure se raidit, la bouche reste entr'ouverte, le carré du menton forme un relief très apparent et prend la dureté du bois, les lèvres sont immobiles, les mouvements de la langue deviennent de plus en plus difficiles ; la déglutition n'est possible qu'au début ou dans les cas légers.

La contracture ne tarde pas à s'étendre aux muscles du dos et des extrémités ; le malheureux petit être présente alors la rigidité d'une barre de fer incurvée en arrière (*opisthotonos*). La contracture offre moins de rémittence que chez l'adulte.

La coloration de la peau passe du rouge au violet. On observe de la fièvre dès le début ; la température, qui dépasse 40° dès les premières heures, peut atteindre dans les derniers moments 43° et même 44°. Néanmoins, dans les cas légers, Monti (2) a constaté l'absence de fièvre et d'élévation de température. Dans un cas qui se termina favorablement, après une durée de vingt-huit jours, Hryntschak (3) a même vu la température anale s'abaisser jusqu'à 35°,3.

La mort arrive parfois au bout de quelques heures ou d'un jour ; elle ne survient presque jamais au delà du quatrième ou du cinquième jour de la maladie.

La guérison est exceptionnelle et ne s'observe que dans les cas tardifs qui ont débuté de trois à cinq jours après la naissance. On ne peut espérer une terminaison favorable que si la vie se prolonge au delà du sixième jour de la maladie et si la température reste peu élevée (Monti).

PRONOSTIC et TRAITEMENT. — Hüttenbrenner (4) distinguait deux variétés de tétanos chez les nouveau-nés : l'une *infectieuse*, à

(1) Stadfeldt, *Archiv der Tocologie*, juillet 1874.
(2) Monti, *Jahrb. für Kinderheilk.*, 1869, II, p. 298.
(3) Hryntschak, *Arch. für Kinderheilk.*, 1883, IV, p. 35.
(4) Hüttenbrenner, *Jahrb. für Kinderheilk.*, 1873, VII, p. 40.

marche rapide, à température très élevée, qui est probablement l'expression symptomatique d'une intoxication du sang ; l'autre *réflexe*, à durée plus longue, à température normale ou inférieure à 39°, due très vraisemblablement, suivant lui, à une excitation nerveuse périphérique. La première est presque absolument fatale ; la seconde laisse plus de chances favorables, et c'est à elle qu'il faudrait rapporter presque tous les cas de guérison publiés. Si l'on rapproche ce fait de la diversité des médications employées dans les cas heureux et de la rareté de la guérison en général, on en conclura qu'il n'existe pas de spécifique contre le tétanos, et que la thérapeutique en est réduite à la médecine des symptômes.

On a cité des cas de guérison du tétanos des nouveau-nés par l'huile de térébenthine (Byrd), par la fève de Calabar (Kirchstetter), par le chloral, par l'atropine, par le cannabis indica, par le sulfonal, etc.

*L'extrait de fève de Calabar* a été administré à l'intérieur et en injections sous-cutanées. C'est ce dernier mode qui paraît préférable. La dose pour chaque injection varie de 5 milligrammes à 1 centigramme ; s'il n'y a pas de détente musculaire au bout de dix ou quinze minutes, on répète l'injection jusqu'à ce qu'on observe une amélioration et, quand on a obtenu une rémission, on ne renouvelle l'injection qu'à la réapparition des convulsions toniques. Monti (1) a vu survenir la guérison dans un cas après une dose totale de 40 centigrammes répartie sur huit jours, dans un second cas dès le premier jour après deux injections de 1 centigramme chacune. Par contre, Ingerslev a employé cette médication sans résultat chez quatre enfants atteints de trismus et qui succombèrent tous dans les vingt-quatre heures.

Le *chloral* a tantôt réussi (1 cas d'Auchenthaler, 3 cas de Monti, 2 cas d'Hüttenbrenner, 1 cas de Hryntschak), tantôt échoué (8 cas de Steiner, 1 cas d'Hüttenbrenner, etc.), et l'on peut se demander, avec Steiner, si dans les cas de guérison la terminaison n'eût pas été la même sans le chloral ; on ne peut nier néanmoins que ce médicament ne diminue la contracture dans un court espace de temps. Il devra être donné à doses fractionnées de 5 à 10 centigrammes par le rectum et non par le nez, l'irritation de la muqueuse nasale pouvant augmenter momentanément les convulsions toniques. Dans le cas de Hryntschak, la dose journalière fut portée jusqu'à 1 gramme.

Le *cannabis indica* (Bouchut) peut être donné à l'intérieur sous forme d'extrait alcoolique étendu d'eau, à la dose de 5 à 8 centigrammes toutes les deux heures.

Le *sulfonal* a été administré par Bérenyi (2) à l'intérieur et en lavement à la dose de 0,20 à un nouveau-né qui guérit après

_______

(1) Monti, *Jahrb. für Kinderheilk.*, 1869, II, p. 298.
(2) Bérenyi, *Pest. med. chir. Presse*, 1891, n° 3.

six jours de traitement ; il avait pris en tout 10 grammes du médicament, sans avoir éprouvé de somnolence ou d'autre inconvénient de
la médication.

Le traitement de Bacelli contre le tétanos des adultes, consistant
dans l'injection sous-cutanée d'acide phénique au 2 pour 100, a
donné un succès dans le tétanos des nouveau-nés (1).

Les injections de *sérum antitoxique* proposées par Tizzoni et Cattani
ont donné également un succès entre les mains de ces auteurs,
mais ont été sans action dans un cas où elles ont été essayées par
Kitasato (2). Escherich (3) a obtenu une guérison sur 4 cas par les
injections de sérum antitétanique. Nous ne connaissons pas de cas
où l'injection intracérébrale du sérum ait été tentée chez le nouveau-né.

L'inanition sera combattue par l'injection forcée de lait par la
bouche ou par le nez.

La meilleure *prophylaxie* du tétanos des nouveau-nés consistera
dans un pansement antiseptique, mais non irritant, de la plaie ombilicale, dans une aération convenable et dans la préservation des
nourrissons contre l'impression du froid. Les enfants atteints de
tétanos dans une maternité doivent être isolés avec soin des autres
nourrissons. Baumes (4) rapporte que beaucoup de nègres à Cayenne
sont parvenus à soustraire leurs enfants au tétanos en oignant leur
corps d'une substance huileuse pendant les neuf jours qui suivent la
naissance. Les injections prophylactiques de petites doses de sérum
antitétanique pourraient être essayées dans les cas où la maladie
régnerait épidémiquement.

(1) Voir : Comby, *Traité des mal. de l'enf.*, 3e éd. Paris, 1899, p. 149.
(2) Voir : Baginsky, *loc. cit.*
(3) Escherich, *Wien. klin. Woch.*, 1893, p. 586.
(4) Baumes, *Traité des convulsions de l'enfance.* Paris, 1802, p. 361.

# MÉMORIAL THÉRAPEUTIQUE [1]

**Acétate d'ammoniaque** (stimulant diffusible). *Fièvres éruptives, adynamie, collapsus,* 1,0 à 3,0 en potion.

**Acétate de potasse.** *Hydropisies, néphrite scarlatineuse,* 1,0 à 5,0 dans 300,0 de tisane diurétique (queues de cerises, chiendent).

**Acide arsénieux.** *Malaria, dermatoses chroniques, anémie, pseudoeucémie, chorée.* A prendre sous forme de liqueur de Fowler dans une potion après les repas. Dose journalière : 2 à 10 gouttes (1 à 5 milligrammes d'acide arsénieux). On augmentera progressivement les doses en surveillant attentivement. Les traitements arsenicaux doivent être suspendus pendant quelque temps après deux ou trois semaines de durée.

**Acide borique** (antiseptique). U. E. (2), 4 p. 100 en solution aqueuse, *plaies, eczéma suintant ;* en poudre, *otorrhées.*

**Acide chlorhydrique.** *Dyspepsie* (Officinal $D = 1,17$). 4 à 6 gouttes dans un julep gommeux de 100,0, dont on prend une cuillerée à dessert ou à soupe après les repas.

**Acide gallique** (astringent). *Maladie de Bright,* 0,20 à 0,75.

*Poudre contre la néphrite* (Cantani).

| | |
|---|---:|
| Acide gallique.................................................... | 5,0 |
| Tannate de quinine............................................... | 1,0 |

Diviser en 20 paquets, 1 à 3 par jour.

**Acide lactique.** *Dyspepsie du premier âge, diarrhée verte* (Hayem), 1,0 à 1,5 pour Eau 100,0. Une cuillerée à café ou à dessert toutes les heures ou même tous les quarts d'heure dans les cas graves.

**Acide salicylique.** U. E. 3 p. 1000 pour désinfecter les *plaies* et les *abcès* après incision. Pour irrigations dans la gorge contre la *diphtérie*, 1,5 à 2 p. 1000. (Employer un litre par jour ; voir p. 214.)

*Pommade contre le rhumatisme* (Voir p. 273):

| | |
|---|---:|
| Axonge..................................................... | ãã 50,0 |
| Lanoline...................................................... | |
| Essence de térébenthine................................... | ãã 10,0 |
| Acide salicylique.......................................... | |

**Alcool.** Stimulant précieux dès la première enfance pour toutes les maladies *aiguës*, avec ou sans fièvre, s'accompagnant d'adynamie ou de collapsus, *diarrhées, broncho-pneumonies infantiles.* Rhum ou cognac, 20,0 à 100,0 dans de l'eau. Un vin généreux est préférable quand il y a tendance hémorragique.

---

(1) Toutes les doses sont calculées *pro die* et, sauf indication spéciale, pour un enfant de cinq à six ans.

(2) U. E. = usage externe.

Ne doit jamais être employé que temporairement, vu l'effet délétère que produit l'action prolongée de l'alcool sur le système nerveux et sur le foie des enfants.

**Ammoniaque** (stimulant diffusible). Liqueur ammoniacale anisée, 5 à 25 gouttes dans une potion. *Indigestion, broncho-pneumonie.*

**Antipyrine.** Antifébrile, *Fièvre tuberculeuse, érysipèle, rhumatisme.* Antispasmodique, *Coqueluche, chorée.*

```
0 à 6 mois..............................................  0,05 à 0,10
6 mois à 1 an..........................................  0,10 à 0,20
1 à 4 ans..............................................  0,20 à 0,30
4 à 6 ans..............................................  0,30 à 0,50
Depuis 7 ans..........................................  1,0 à 3,0
```

Fractionner les doses, en les donnant dans une potion alcoolisée, par cuillerées à bouche. *Surveiller* toujours l'effet, qui varie suivant les individus. Ne pas dépasser 3,0 chez les enfants.

U. E. — Antihémorragique local : Solution à 1 pour 5. *Épistaxis, hémorragies de l'ombilic.*

**Apomorphine.** Chlorhydrate d' —. 0,002 à 0,01 comme expectorant dans une potion additionnée de rhum et de 2 gouttes d'acide chlorhydrique ; par cuillerées à café jusqu'à effet calmant, *Bronchite sèche, toux spasmodique, laryngite striduleuse* (Voir. p. 791).

**Belladone** (calmant). *Coqueluche, bronchite, incontinence d'urine.* Extrait, 0,01 à 0,03 en potion. Teinture, 5 à 10 gouttes en potion. Sirop de —, 5,0 à 10,0 (pas avant cinq ans). 5,0 de ce sirop contiennent 0,012 d'extrait alcoolique de belladone (Codex).

*Potion* (Cadet de Gassicourt).

```
Sirop de belladone....................................   50,0
   —     tolu.........................................  150,0
```
Une cuillerée à café par jour, en deux fois pour les très jeunes enfants.

*Poudre contre la coqueluche* (Trousseau).

```
Poudre de racine de belladone.........................   0,25
Sucre en poudre.......................................   5,0
```
Diviser en 25 paquets. 1 à 6 par jour.

U. E. — Pommade : Extrait, 1,0 ; axonge, 15,0 gr.

**Benzoate de soude.** *Coqueluche, bronchites, broncho-pneumonie,* 1,0 à 3,0 dans un julep additionné d'alcool de mélisse.

*Potion.*

```
Benzoate de soude.....................................  1,0
Infusion de polygala..................................  1,0 : 80,0
Alcool de mélisse.....................................  2,0
Sirop de tolu.........................................  20,0
```
Par cuillerée à dessert toutes les deux heures.

Collutoire dans le *muguet,* en solution, 2,0 à 5,0 : 30,0 glycérine.

**Bismuth.** Sous-nitrate de —, *Diarrhée, dyspepsie,* 0,50 à 1,0 en poudre ou suspendu dans une potion.

*Potion contre la diarrhée chronique.*

```
Décoction blanche de Sydenham........................  80,0
Sous-nitrate de bismuth..............................  1,0
Sirop de coing.......................................  20,0
```
Par cuillerée à café toutes les deux heures,

**Borax.** *Stomatites.* En collutoire, 3,0 à 5,0 : 30,0 glycérine.

**Bromure de potassium** (antispasmodique). *Convulsions, épilepsie,* 0,25 à 2,0 dans une potion.

**Caféine.** *Hydropisie par maladie du cœur.* Citrate de caféine, 0,20 à 0,50 dans une potion de 100,0 additionnée de sirop de rhum. — *Paralysie du cœur* (diphtérie, fièvres), injections sous-cutanées (Voir p. 213). — *Coqueluche.* Valérianate de caféine 1,25, sucre 3,0. Diviser en 25 paquets : 2 à 6 par jour (Descroizilles).

**Calomel** (altérant). Fractionner les doses. *Méningites,* 0,03 à 0,10, en trois doses. — *Syphilis héréditaire,* 0,01 à 0,05 en trois doses. — *Cirrhose du foie,* 0,005 à 0,01. — *Diarrhée du premier âge,* 0,01 à 0,05 comme désinfectant en une seule dose, suivie d'un purgatif léger : scammonée ou huile de ricin.

U. E. — Pommade au calomel, contre l'eczéma.

| | |
|---|---|
| Calomel...................................................... | 0,15 |
| Vaseline..................................................... | 15,0 |

**Camphre** (stimulant diffusible). Eau camphrée, 30,0 à 60,0 dans une potion. *Choléra infantile, bronchite capillaire.*

Potion stimulante.

| | |
|---|---|
| Looch........................................................ | } ãã 30,0 |
| Eau camphrée................................................. | |
| Alcool de mélisse............................................ | 5,0 |
| Sirop de quinquina.......................................... | 25,0 |
| Teinture de musc............................................ | 2,0 |

Par cuillerées à café toutes les heures dans la *bronchite capillaire* avec collapsus.

**Carbonate d'ammoniaque** (stimulant diffusible). 0,10 à 0,60 en potion. *Bronchite, croup, laryngites.*

**Chaux.** Eau de —, 50,0 à 100,0 par litre pour couper le lait. *Dyspepsie.*

**Chloral.** Hydrate de —, *Convulsions, incontinence d'urine, insomnie, tétanos.* Mieux supporté que l'opium par les enfants. Vu son action locale irritante, doit être donné à dose réfractée dans une potion additionnée de sirop de menthe ; on le donne aussi en lavement.

Doses pro die :

| | |
|---|---|
| 0-6 mois.................................................... | 0,05 à 0,20 |
| 6 mois à 2 ans.............................................. | 0,15 à 0,50 |
| 2 à 6 ans................................................... | 0,25 à 1,0 |
| 7 à 12 ans.................................................. | 1,0  à 2,0 |

U. E. (antiseptique) en solution à 1 ou 2 p. 100. *Gangrène de la bouche, diphtérie, pleurésie purulente.*

Lotion contre le prurigo.

| | |
|---|---|
| Glycérine neutre............................................ | 100,0 |
| Chloral..................................................... | 1,0 à 2,0 |

**Chlorate de potasse.** *Stomatites, angines,* 0,50 à 2 grammes. Éviter les hautes doses (Voir p. 50).

**Citrate de magnésie,** 15,0 à 30,0 comme purgatif dans la seconde enfance, dans une limonade gazeuse.

**Codéine** (calmant). Sirop de —, 5,0 à 15,0 dans une potion, dans la *bronchite quinteuse.* 5,0 de ce sirop = codéine, 0,01 (Codex). On peut dissoudre aussi 0,01 à 0,03 de codéine, comme dose *pro die* dans 50,0 de sirop de tolu. Ne pas l'employer au-dessous de cinq ans.

**Créosote.** *Scrofule broncho-pulmonaire*, 0,10 à 0,20.

Potion contre la phtisie.

| | |
|---|---:|
| Vin de Xérès......................................... | 150,0 |
| Créosote............................................. | 1,0 |

Une cuillerée à dessert deux fois par jour dans de l'eau sucrée après le repas.

Lavements (Voir p. 853).

| | |
|---|---:|
| Huile d'amandes douces.............................. | 100,0 |
| Créosote............................................ | 0,50 |

Une cuillerée à soupe pour un lavement de 250,0, émulsionnée avec un jaune d'œuf.

Pommade.

| | |
|---|---:|
| Créosote............................................ | } āā 1 partie. |
| Essence de térébenthine............................. | |
| Lanoline............................................ | 2 parties. |
| Axonge ............................................. | 6 — |

Pour frictions sur le tronc à faire le soir.

**Cubèbe.** Extrait oléorésineux de — , 1,0 à 3,0.

Potion contre le croup.

| | |
|---|---:|
| Extrait de cubèbe................................... | 1,0 à 2,0 |
| Carbonate d'ammoniaque.............................. | 0,40 |
| Sirop de polygala................................... | 30,0 |
| Looch blanc......................................... | 70,0 |

Une cuillerée à café toutes les heures ou toutes les deux heures.

**Digitale** (tonique cardio-vasculaire). Feuilles de —, 0,05 à 0,25 en infusion dans : eau 100,0, additionnée d'alcool de mélisse ; en macération, même dose. Ne doit pas être employée avant l'âge de cinq ans.

**Élixir parégorique du Codex.** *Diarrhée* (Voir p. 661), 5 à 15 gouttes en potion. (L'élixir parégorique de la pharmacopée helvétique est deux fois moins actif).

**Ergotine.** *Hémorragies, incontinence d'urine*, 1,0 à 2,0 par jour dans un julep, ou en injections hypodermiques d'un tiers ou d'une demi-seringue d'une solution de 1,0 dans : eau 15,0, glycérine 15,0.

**Éther sulfurique.** 5 à 10 gouttes en potion; en injections sous-cutanées d'un tiers ou d'une demi-seringue de Pravaz (*Collapsus*). U. E. Éther 30,0, camphre 10,0, liniment dans *érysipèle des nouveau-nés* (Descroizilles).

**Eucalyptus** (antipyrétique, antiputride des voies respiratoires). *Fièvres infantiles, phtisie et gangrène pulmonaires.* Tisane d' — , feuilles 20,0 pour un litre, édulcorée avec sirop de tolu 100,0. Teinture d' — , 1,0 à 2,0 en potion.

**Fenouil.** Eau de — , 60,0 comme excipient dans les potions contre la dyspepsie.

**Fer.** La meilleure préparation dans *l'anémie* des enfants est le tartrate ferrico-potassique.

Sirop magistral ferrugineux genevois.

| | |
|---|---:|
| Teinture de malate de fer........................... | 3,0 |
| Eau de cannelle..................................... | 7,0 |
| Sirop d'écorces d'oranges amères.................... | } |
|    — de rhubarbe..................... | } āā 30,0 |
|    — simple.......................... | } |

Perchlorure de — , 5 à 20 gouttes dans la *néphrite albumineuse* et la *diphtérie*. Contre l'anémie aiguë (après épistaxis abondantes), teinture de Bestucheff, 10 gouttes deux à cinq fois par jour, dans l'eau de mélisse.

*Potion contre la diphtérie* (Aubrun).

Solution de perchlorure de fer.................... ... ... 20 gouttes.
Eau.......................................................... 125,0
Sirop d'écorces d'oranges amères..................... Q. S.
Une cuillerée à café toutes les cinq minutes pendant le jour, tous les quarts d'heure la nuit, suivie d'une cuillerée de lait.

*Potion contre le rachitisme.*

Sirop au lacto-phosphate de chaux...................... 100,0
Pyrophosphate de fer citro-ammoniacal.................. 1,0
Eau, Q. S. pour dissoudre le sel de fer.
Une à trois cuillerées à dessert par jour.

**Fougère mâle.** *Tænia, bothriocéphale.* Extrait, 1,0 à 3,0 dans un électuaire ( Voir p. 696).

**Gentiane.** Vin de — (stomachique), 1 cuillerée à dessert à 2 cuillerées à soupe avec de l'eau, dans la seconde enfance.

**Grenadier.** Écorce de racine de — (anthelminthique), 15,0 à 30,0. Macération dans : Eau, 250,0 à 500,0.

**Huile de foie de morue.** 1 cuillerée à café à 2 cuillerées à soupe par jour, pure ou associée au sirop de quinquina, parties égales. *Rachitisme, scrofule, tuberculose.*

**Ichtyol.** A l'intérieur, contre *eczéma généralisé, néphrite chronique.*

Ichtyol......................................................... 2,0
Eau de cannelle................................................ 4,0
(Unna.)
Trois gouttes deux à quatre fois par jour dans de l'eau vineuse avant les repas.

A l'extérieur, contre les *brûlures,* l'*érysipèle,* le *psoriasis,* l'*eczéma sec chronique,* en pommade de 10 à 50 p. 100.

**Iodoforme.** U. E., en poudre sur les ulcères scrofuleux et syphilitiques. Collodion (4 pour 30) contre l'érysipèle (Voir p. 967).

**Iodure de fer.** *Anémie, scrofule,* 0,05 à 0,50. Le sirop d' — contient, par cuillerée à bouche, 0,10 d'iodure (Codex). Chocolat à l'iodure de fer, tablettes contenant 0,05, trois à dix par jour ; faire croquer le chocolat sans pain (Maurin).

**Iodure de potassium** (altérant), 0,10 à 1,50 en potion. *Syphilis, asthme, méningite.*

**Ipécacuanha,** en lavement dans *entérite* (Voir p. 664), comme vomitif 0,15-1,0. Sirop d' —, par cuillerées à café toutes les cinq minutes jusqu'à effet vomitif, dans la première enfance ; ne pas dépasser 5 à 6 cuillerées.

**Jusquiame.** Sirop de —, 10 à 20,0 dans une potion contre *bronchite quinteuse* (seconde enfance).

**Magnésie calcinée.** *Dyspepsie acide avec constipation.*

Magnésie calcinée............................................. 60,0
Oléosaccharure de fenouil..................................... 25,0
Poudre de rhubarbe............................................ 15,0
Une pointe de couteau dans une cuillerée à soupe d'eau de camomille.

**Manne** (purgatif léger), 10,0 à 60,0 en solution dans du lait chaud. Éviter le *sirop de manne composé* (pharm. helv.) qui contient du séné et détermine des coliques douloureuses chez les petits enfants.

**Musc.** *Fièvres ataxiques, broncho-pneumonie, spasme de la glotte*, 0,10 à 0,50 en potion ou à doses réfractées. La teinture s'emploie à doses cinq fois plus élevées.

**Noix vomique.** Teinture de — , 5 à 10 gouttes dans une potion pour exciter l'appétit. Poudre de — , 0,005 à 0,02. *Incontinence d'urine.*

**Oxymel scillitique** (diurétique, expectorant). *Anasarque sans néphrite, bronchite* avec expectoration difficile dans le cours de la coqueluche, 10,0 à 20,0 en potion. Pas au-dessous de quatre ans.

**Quinine.** Sulfate de — à l'intérieur, en granules argentés de 1 centigr. (miel, Q. S.) ou en potion (bisulfate), dans infusion de café et sirop d'écorces d'oranges amères āā. En lavement chez les petits enfants, 0,20 à 0,50.

*Fièvre typhoïde.* Doses suivant l'âge, à donner dans la soirée :

| | |
|---|---|
| 0 à 1 an | 0,05 à 0,15 |
| 1 à 2 ans | 0,10 à 0,20 |
| 2 à 3 ans | 0,15 à 0,25 |
| 3 à 4 ans | 0,20 à 0,30 |
| 4 à 7 ans | 0,25 à 0,40 |
| 7 à 10 ans | 0,30 à 0,60 |
| 10 à 15 ans | 0,50 à 1,00 |

*Fièvre intermittente*, à dose réfractée dans l'intervalle des accès (Voir p. 160).

**Résorcine.** *Dyspepsie de la première année*, en potion, 0,10 à 0,20 dans la première année.

*Potion contre la coqueluche.*

| | |
|---|---|
| Résorcine pure | 1,0 |
| Vin de Malaga | 80,0 |
| Eau de mélisse | 20,0 |
| Acide chlorhydrique | 2 gouttes. |

Une cuillerée à dessert, deux à quatre fois par jour, avant les repas, suivant l'âge.

**Ricin.** Huile de — (purgatif), 5,0 à 20,0, suivant l'âge.

*Potion* (R. Blache).

| | |
|---|---|
| Sirop de gomme | 30,0 |
| Huile de ricin | 5,0-10,0 |

Une cuillerée à café. *Constipation, diarrhée, dyspepsie* de la première enfance.

**Salacétol.** Dose : 0,10 par année d'âge à administrer dissous dans de l'huile de ricin. Désinfectant de l'intestin (dyspepsies fétides) et de l'appareil urinaire (cystite, pyélite).

**Salicylate de soude**, 1,0 à 3,0 en potion contre le *rhumatisme*. Seconde enfance (Voir p. 273).

**Santonine**, 0,005 à 0,05, suivant l'âge, en poudre ou mêlée à l'huile d'amandes douces, contre les *ascarides* (Voir p. 705).

**Strychnine.** Sulfate de — , 0,001 à 0,005 (à surveiller), *paralysie spinale, chorée, incontinence d'urine.* En injections sous-cutanées à la dose de 0,001, *paralysie diphtérique* (Voir p. 215).

**Thiol.** En badigeonnage sur les surfaces couvertes d'érysipèle ou sur les brûlures au premier et second degré, après nettoyage de la surface brûlée.

**Zinc.** Oxyde de — , en pommade à 10 p. 100. *Affections chroniques de la peau.*

# ERRATA

P. 207, ligne 9, *au lieu de :* pharynx, *lisez :* larynx.
P. 540, *inverser les deux notes.*
P. 584, note, *au lieu de :* Guy, *lisez :* Guyon.
P. 616, note, *au lieu de :* 1892, *lisez :* 1891.
P. 860, avant-dernière ligne, *au lieu de:* H. Blache, *lisez:* R. Blache.
» note 4, *au lieu de :* 9e édit., *lisez :* 3e édit.
P. 862, ligne 12, depuis le bas, *au lieu de :* de la seconde enfance, *lisez :* dans seconde enfance.

# TABLE DES MATIÈRES

## TROISIÈME PARTIE

### Maladies de l'appareil digestif.



## QUATRIÈME PARTIE

### Maladies du cœur.

## CINQUIÈME PARTIE

### Maladies de l'appareil respiratoire.



## SIXIÈME PARTIE

### Maladies des organes génito-urinaires.



## SEPTIÈME PARTIE

### Maladies de la peau.



## HUITIÈME PARTIE

### Maladies des nouveau-nés.



1032-98. — CORBEIL. Imprimerie ÉD. CRÉTÉ.

# L'ATHÉTOSE DOUBLE
## ET
# Les Chorées chroniques de l'Enfance

Par le Dr J. AUDRY

Médecin des hôpitaux de Lyon.

1893, 1 vol. in-8 de 411 pages, avec photogr. et planches.. 10 fr.

# Tubage et Trachéotomie en dehors du Croup

Par le Dr SARGNON

Ancien interne des hôpitaux de Paris.

1900. 1 vol. gr. in-8, 660 p., avec 3 pl. et 47 fig............. 10 fr.

**Clinique de l'hôpital des Enfants-Malades,** par le Dr Bouchut. 1 vol. in-8 de 780 pages.......................................... 8 fr.

**Les maladies de la première enfance,** par le Dr E. Jacquemet. 1892, 1 vol. in-16 de 175 pages........................................ 2 fr.

**Les maladies de l'enfance,** traitement homœopathique, par le Dr M. Jousset. 1 vol. in-16 de 413 pages.................................... 3 fr. 50

**La folie chez les enfants,** par le Dr Paul Moreau (de Tours), membre de la Société médico-psychologique. 1 vol. in-16 de 444 pages.............. 3 fr. 50

**La pratique de la sérothérapie,** par le Dr Gillet. 1895, 1 vol. in-18 de 350 p. avec fig., cart........................................ 3 fr.

**Le sérum antidiphtérique** (sérum Roux), par le Dr R. Petit. 1897, gr. in-8, 86 p ........................................... 2 fr. 50

**La sérothérapie,** par le Dr Patet. 1895, gr. in-8, 104 p............ 2 fr. 50

**Maladies de la peau chez les enfants,** par le Dr Caillault. 1 vol. in-18 jésus de 408 pages (*Bibliothèque médicale variée*) .............. 3 fr. 50

**Les dents de nos enfants.** Conseils aux mères de famille, par le Dr Bramsen. 1 vol. in-16, de 142 p., avec 50 fig. (*Petite biblioth. médicale*)........... 2 fr.

**Les diplégies cérébrales de l'enfance,** par le Dr Rosenthal. 1893, 1 vol. gr. in-8, 160 p........................................ 4 fr.

**Les maladies des enfants à Paris,** par le Dr Elie Goubert. 1891, 1 vol. gr. in-8......................................... 5 fr.

**L'intubation du larynx** chez l'enfant et l'adulte, indications et valeur thérapeutique, par le Dr P. Ferroud. 1894, gr. in-8................... 3 fr. 50

**De la diarrhée infantile,** par le Dr G. Ollivier. 1893, in-8, 24 pages.. 1 fr.

**Des soins à donner aux bébés,** par le Dr Laurent. 1891, 1 vol. in-32 de 235 pages........................................ 1 fr.

# II. — CHIRURGIE

# CHIRURGIE ORTHOPÉDIQUE

## THÉRAPEUTIQUE DES DIFFORMITÉS CONGÉNITALES OU ACQUISES

### LEÇONS CLINIQUES PROFESSÉES

Par le Dr L.-A. DE SAINT-GERMAIN

Chirurgien de l'hôpital des Enfants-Malades.

1 vol. in-8 de 651 p., avec 129 fig......... ............ ......... 9 fr.

**Thérapeutique des maladies chirurgicales des enfants**, par le Dʳ Holmes, 1 vol. in-8 de 917 p., avec 330 fig.............................. 16 fr.

**Anatomie et chirurgie de la vessie** chez l'enfant, par le Dʳ Mayet. 1897 gr. in-8, 222 pages.............................. 5 fr.

**Leçons cliniques de chirurgie orthopédique**, par le Dʳ Phocas. 1895, 1 vol. in-8 de 524 pages.............................. 8 fr.

## III. HYGIÈNE

# FORMULAIRE
## d'Hygiène infantile individuelle

### Hygiène de l'enfant à la maison
#### PAR LE Dʳ **H. GILLET**

Ancien interne des hôpitaux de Paris, chef du service des maladies des enfants
à la Policlinique de Paris.

1898, 1 vol. in-18 de 288 p., avec 59 fig., cartonné.............................. 3 fr.

# FORMULAIRE
## d'Hygiène infantile collective

### Hygiène de l'enfant à l'école, à la crèche et à l'hôpital
#### PAR LE Dʳ **H. GILLET**

Ancien interne des hôpitaux de Paris, chef du service des maladies des enfants
à la Policlinique de Paris.

1899, 1 vol. in-18 de 288 p., avec 74 fig., cartonné.............................. 3 fr.

# Précis d'Hygiène de la Première Enfance

### Par le Dʳ ROUVIER

*Préface du Dʳ BUDIN*, professeur agrégé à la Faculté de médecine de Paris.

1893, 1 vol. in-18 de 500 p., avec fig., cartonné.............................. 6 fr.

# LE LAIT
### Par le Docteur ROUVIER
*Préface du Dʳ BUDIN*

1893, 1 vol. in-18 de 350 p. et figures.............................. 3 fr. 50

**Conseils aux mères** sur la manière de nourrir leurs enfants et de se nourrir elles-mêmes, par le Dʳ Bachelet. 1 vol. in-18 de 278 p., cartonné....... 4 fr.

**La médecine maternelle**, soins à donner aux enfants malades, et pharmacie de famille, par le Dʳ Binet. 1897, 1 vol. in-16 de 140 pages............. 2 fr.

**La première enfance**, par le Dʳ Périer. 10ᵉ *édition*, 1897, 1 vol. in-16, 212 p., avec 43 fig.............................. 2 fr.

**La seconde enfance**, par le Dʳ Périer. 1 vol. in-16.............................. 2 fr.

**Hygiène de l'adolescence**, par le Dʳ Périer. 1890, 1 vol. in-16 de 172 p. 2 fr.

**L'art de soigner les enfants malades**, par le Dʳ Périer, 1891, 1 vol. in-16.............................. 2 fr.

# Hygiène de la Première Enfance

Par le Dr BOUCHUT                    *8me Édition*

1 vol. in-16 de 460 p., avec 53 fig.......................... 3 fr. 50

# LA SANTÉ DES ENFANTS   par le Dr CORIVEAUD

1890, 1 vol. in-16 de 350 p..................... 3 fr. 50

Oxygénation des nouveau-nés, par le Dr LANDAIS. 1892, gr. in-8, 139 p................................ 3 fr. 50

De la protection des enfants du premier âge, par le Dr COURTAULT. 1894, gr. in-8, 140 p.............................. 3 fr. 50

# La Gymnastique des Demoiselles

### Par ANGERSTEIN et ECKLER

1892, 1 vol. in-16 de 168 p., avec 51 fig.............. 2 fr.

# La Gymnastique à la Maison,

## à la Chambre et au Jardin

### Par ANGERSTEIN et ECKLER

1892, 1 vol. in-16 de 152 p., avec 55 fig................. 2 fr.

# L'HYGIÈNE A L'ÉCOLE
## PÉDAGOGIE SCIENTIFIQUE

### Par le Dr A. COLLINEAU
Professeur aux Cours normaux de la Société pour l'Instruction élémentaire.

1 vol. in-16 de 314 p., avec 50 fig............................ 3 fr. 50

Les enfants aux bains de mer, par le Dr MONTEUUIS. 1899, 1 vol. in-18 de 150 p., avec fig., 1 vol. in-16................................ 2 fr.

La couveuse artificielle chez les nouveau-nés, par le Dr PASCAUD. In-8, 80 pages............................... 2 fr.

Le lait stérilisé dans le traitement de l'atrophie infantile, par le Dr IGNARD. In-8, 140 p.................................. 3 fr.

Conférence sur l'hygiène de l'enfance. Allaitement, par le Dr P. BUDIN. 1892, in-8, 24 p. avec fig........................... 1 fr.

Conseils aux mères sur la manière d'élever les enfants nouveau nés, par le Dr Alex. DONNÉ. 8e *édition*, 1 vol. in-18 de 378 p., cart............ 4 fr.

Les dispensaires pour enfants malades, par Ach. FOVILLE, inspecteur général des Etablissements de bienfaisance. 1 vol. in-16 avec 10 pl.... 3 fr. 50

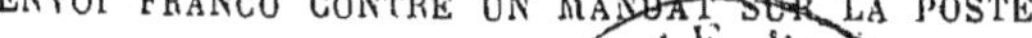



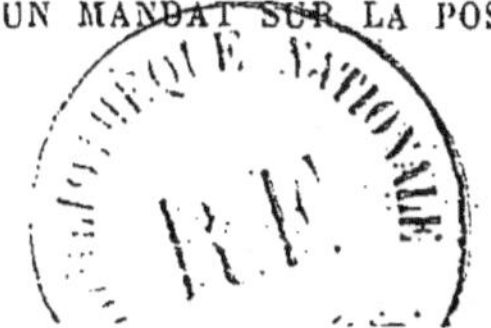

# TRAITÉ PRATIQUE

DES

# MALADIES DE L'ENFANCE

PAR

**D'ESPINE**
Professeur à l'Université de Genève,
Ancien interne
des Hôpitaux de Paris.

**C. PICOT**
Médecin de l'Infirmerie du Prieuré,
Ancien interne
des Hôpitaux de Paris.

## SIXIÈME ÉDITION ENTIÈREMENT REFONDUE
DU MANUEL DES MALADIES DE L'ENFANCE

### DEUXIÈME PARTIE

**Appareil digestif. — Cœur. — Appareil respiratoire.
Organes génito-urinaires.
Peau. — Maladies des nouveau-nés.**

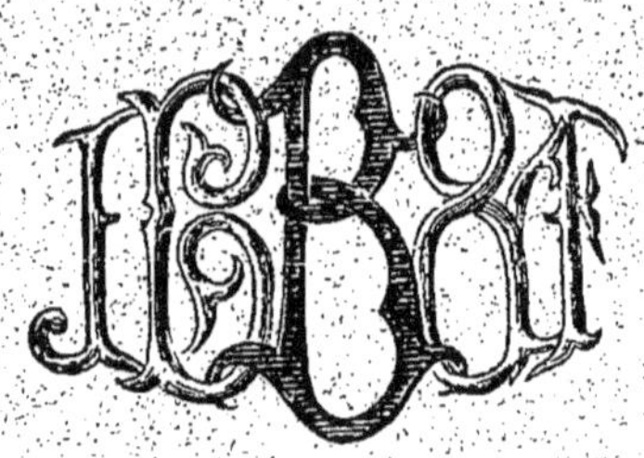

PARIS

## LIBRAIRIE J.-B. BAILLIÈRE ET FILS
19, Rue Hautefeuille, près du Boulevard Saint-Germain

1900